Lehrbuch der Allgemeinen
Chirurgie für Tierärzte

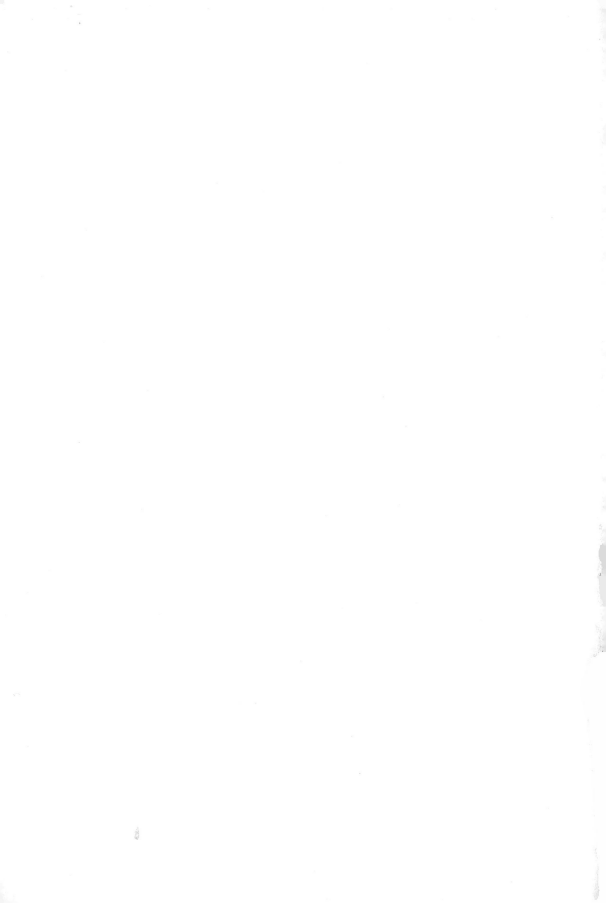

Walther Bolz

Lehrbuch der Allgemeinen Chirurgie für Tierärzte

Herausgegeben von Olof Dietz

Unter Mitarbeit zahlreicher Fachwissenschaftler

5., völlig neu bearbeitete Auflage

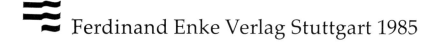

Ferdinand Enke Verlag Stuttgart 1985

Prof. Dr. sc. Olof Dietz
Humboldt-Universität, Bereich Chirurgie und Röntgenologie
Reinhardtstraße 4, DDR-1040 Berlin

CIP-Kurztitelaufnahme der Deutschen Bibliothek

Bolz, Walther:
Lehrbuch der Allgemeinen Chirurgie für Tierärzte
/ von Walther Bolz. Unter Mitarb. von Olof Dietz.
— 5., völlig neu bearb. Aufl. — Stuttgart: Enke 1985. —
  ISBN 3-432-80535-7

Alle Rechte, insbesondere das Recht der Vervielfältigung und Verbreitung sowie der Übersetzung, vorbehalten. Kein Teil des Werkes darf in irgendeiner Form (durch Photokopie, Mikrofilm oder ein anderes Verfahren) ohne schriftliche Genehmigung des Verlages reproduziert oder unter Verwendung elektronischer Systeme verarbeitet, vervielfältigt oder verbreitet werden.
© 1970, 1985 Ferdinand Enke Verlag, P.O. Box 1304, 7000 Stuttgart 1
Printed in the German Democratic Republic
Gesamtherstellung: Druckerei „Magnus Poser", Jena
Gesetzt aus 9 p Extended

Autorenverzeichnis

De Moor, Antoine, o. Prof. Dr. med. vet.,
Direktor der Chirurgischen Tierklinik der Reichsuniversität Gent

Dietz, Olof, OVR, o. Prof. Dr. sc. med. vet.,
Leiter des Wissenschaftsbereiches Chirurgie und Röntgenologie und der Chirurgischen Tierklinik, der Tierklinik Hoppegarten, der Zentralen Röntgenabteilung und der Lehrschmiede der Sektion Tierproduktion und Veterinärmedizin der Humboldt-Universität zu Berlin

Fritsch, Rudolf, o. Prof. Dr. med. vet.,
Vorstand der Chirurgischen Veterinär-Klinik der Justus-Liebig-Universität Gießen

Gängel, Horst, Dr. med. vet. habil.,
Leitender Oberarzt des Wissenschaftsbereiches Chirurgie und Röntgenologie und der Chirurgischen Tierklinik der Sektion Tierproduktion und Veterinärmedizin der Humboldt-Universität zu Berlin

Hartung, Klaus, Prof. Dr. med. vet.,
Klinik für Pferdekrankheiten und allgemeine Chirurgie der Freien Universität Berlin (West)

Kuntze, Armin, VR, Dr.. med. vet. habil.,
Leiter der Poliklinik für kleine Haus- und Wildtiere und Exoten, Berlin-Karlshorst

Linke, Holger, Dr. med. vet.,
Klinik für Anästhesiologie und Intensivtherapie des Bereiches Medizin (Charité) der Humboldt-Universität zu Berlin

Prietz, Gerhard, VR, Dozent Dr. sc. med. vet.,
Wissenschaftsbereich Chirurgie und Röntgenologie, Chirurgische Tierklinik der Sektion Tierproduktion und Veterinärmedizin der Karl-Marx-Universität Leipzig

Richter, Wilfried, VR, a. o. Dozent Dr. sc. med. vet.,
Leitender Oberarzt der Tierklinik Hoppegarten, Außenstelle der Chirurgischen Tierklinik der Sektion Tierproduktion und Veterinärmedizin der Humboldt-Universität zu Berlin

Schimke, Ernst, Dozent Dr. sc. med. vet.,
Leiter des Tierexperimentellen Zentrums und der Kleintierklinik der Friedrich-Schiller-Universität Jena

Schneider, Hans-Joachim, VR, Dr. sc. med. vet.,
Leitender Oberarzt des Wissenschaftsbereiches Chirurgie und Röntgenologie, Chirurgische Tierklinik der Sektion Tierproduktion und Veterinärmedizin der Karl-Marx-Universität Leipzig

Sønnichsen, Hans Victor, Prof. Dr. med. vet.,
Institut voor Kirurgie, Königliche Veterinär- und Landwirtschaftsschule Kopenhagen

Vorwort zur 5. Auflage

Dem Begründer und Herausgeber der 1. bis 4. Auflage dieses deutschsprachigen Standardwerkes der „Allgemeinen Chirurgie" Prof. Dr. W. Bolz war es im Jahre 1970 nicht vergönnt, das Erscheinen der 4. Auflage mitzuerleben. Noch während der Bearbeitung starb er, viel zu früh. Der Veterinärchirugie, die sich auf vielen Gebieten im Aufbruch, in einer stürmischen Entwicklung befand, man denke an die antibiotische und Chemotherapie, an neue Methoden der Asepsis, an neue Erkenntnisse auf dem gesamten Gebiet der Gelenkerkrankungen, auf dem Gebiet des Schockgeschehens, des Wundinfektionsgeschehens, der Tumorchirurgie und der Knochenbruchbehandlung beim Groß- und Kleintier, war einer der bedeutendsten Männer seiner Zeit verlorengegangen. Noch während seiner Krankheit hatte Prof. Bolz festgelegt, daß ich als sein Mitautor das Buch nach seinem Tode vollenden und später fortführen sollte. Prof Bolz hatte, weitsichtig und aus langjähriger fachlicher Erfahrung begründet, gefordert, daß an seinem Buch auch in Zukunft nur Veterinärchirurgen, die genügend praktische Erfahrungen besitzen, beteiligt sein sollten. Es liegen in der Zwischenzeit überzeugende Beweise dafür vor, daß diese Forderung und Einschätzung zu Recht bestand. Der Herausgeber der 5. Auflage hat es sich daher zur Pflicht gemacht, eine Autorenschaft zusammenzustellen, die international ein hohes Ansehen genießt und sich selbst durch ihre wissenschaftlichen Arbeiten seit Jahrzehnten ausgewiesen hat.

So bin ich in der 5. Auflage zu besonderem Dank verpflichtet

Herrn Prof. Dr. A. De Moor, Gent/Belgien, der in bewährter Weise besonders die Kapitel Schock/Bluttransfusion bearbeitet hat,

Herrn Prof. Dr. V. Sønnichsen, Kopenhagen/Dänemark, der die Kapitel der Sehnenerkrankungen übernommen hat,

Herrn Prof. Dr. R. Fritsch, Gießen/Bundesrepublik Deutschland, der das Kapitel Hernien übernommen hat, und

Herrn Prof. Dr. K. Hartung (Berlin/West), der die Strahlenschäden bearbeitet hat.

Der gleiche Dank gilt allen meinen Mitarbeitern, die in leitender Funktion seit 25 Jahren an der Chirurgischen Tierklinik Berlin und ihrer Außenstelle tätig sind, wie Herrn OA Dr. habil. H. Gängel, Herrn VR Dozent Dr. sc. W. Richter und Herrn VR Dozent Dr. sc. G. Prietz, der in der Zwischenzeit nach Leipzig berufen wurde.

Dem langjährigen leitenden Oberarzt der Chirurgischen Tierklinik Leipzig, Herrn VR Dr. sc. H-.J. Schneider, danke ich herzlich für seine stete Bereitschaft, an allen gemeinsam gestalteten Büchern, so auch diesem, mitgeschrieben zu haben.

Schließlich ist mein ehemaliger Schüler, Herr VR Dr. habil. A. Kuntze, Berlin, kurzfristig als Autor hinzugestoßen. Ihm sei herzlich gedankt.

Herr Dozent Dr. sc. E. Schimke, Jena, hat als bekannter Buchautor und Kleintierchirurg, als Leiter der Kleintierklinik Jena und des Medizinisch-experimentellen Zentrums der Friedrich-Schiller-Universität das Kapitel Fraktur übernommen. Auch ihm sei herzlich gedankt.

Der erstmalig an der Berliner Tierärztlichen Hochschulausbildungsstätte vorhandene Anästhesist Dr. H. Linke hat das Kapitel der Schmerzbekämpfung gestaltet.

Dem Herausgeber hat es viel Freude bereitet, mit einer solch versierten Mannschaft zusammenzuarbeiten.

Viele Kapitel des Buches wurden völlig neu gestaltet, so die Kapitel Schock/Bluttransfusion, Strahlenschäden, Sehnenerkrankungen, Tumorchirurgie. Größere Umarbeitungen machten sich bei den Kapiteln Wundinfektionen und den Gelenk- und Knochenerkrankungen erforderlich. Aber auch auf den anderen Gebieten wurde versucht, alle bewiesenen wissenschaftlichen Erkenntnisse, die bereits in praxi überführt und erprobt sind, in aktueller Form darzustellen. Das Buch ist in erster Linie für den Studenten bestimmt. Dem praktizierenden Tierarzt soll es als Nachschlage- und Orientierungswerk dienen. Das Buch soll Grundlagenwissen vermitteln. Es stellt die Voraussetzung für die operative und spezielle Chirurgie dar.

Es bleibt mir noch, allen anderen Mitarbeitern, die an der Entstehung der 5. Auflage beteiligt waren, zu danken, so meinem Vertreter Herrn Dozent Dr. E. Nagel, dem Leiter der Zentralen Röntgenabteilung, für das Überlassen zahlreicher Röntgenaufnahmen, unserer Veterinärtechnikerin Frau Renate Petersen für alle technische Mithilfe, Herrn Baxmann für die Mitgestaltung vieler neuer Abbildungen, und unserer langjährig tätigen Sekretärin, Frau Monika Nethövel, die zahlreiche Lehrbuchmanuskripte, so auch dieses, größtenteils geschrieben hat. Herrn Dr. Dr. R. Itterheim und Herrn J. Niendorf danke ich für die gute Zusammenarbeit, dem VEB Gustav Fischer Verlag Jena und dem Enke Verlag Stuttgart für ihr stetes Entgegenkommen.

Berlin, im Sommer 1984   O. Dietz

Inhaltsverzeichnis

1.	**Verletzung, Laesio**	15
1.1.	**Wunde, Vulnus** (H.-J. Schneider)	17
1.1.1.	Merkmale der Wunde	18
1.1.1.1.	Anatomische Zerstörungen	18
1.1.1.2.	Blutung, Hämorrhagie	21
1.1.1.3.	Schmerz (H. Linke)	30
1.1.1.4.	Funktionsstörungen und Kompensationsmechanismen bei Blutverlusten (A. De Moor)	33
1.1.1.4.1.	Schock	33
1.1.1.4.2.	Spontan auftretende Kompensationsmechanismen nach Blutungen	56
1.1.1.4.3.	Bluttransfusion	57
1.1.1.4.4.	Fieber (O. Dietz)	70
1.1.1.4.5.	Emphysem (O. Dietz)	71
1.1.2.	Behandlung der Wunde (A. Kuntze)	72
1.1.2.1.	Antisepsis	72
1.1.2.2.	Asepsis	76
1.1.2.3.	Sterilisation des Instrumentariums	77
1.1.2.4.	Sterilisation der Verbandstoffe und der Wäsche	79
1.1.2.5.	Vorbereitung des Operationsfeldes	81
1.1.2.6.	Händedesinfektion	81
1.1.2.7.	Raumdesinfektion	83
1.1.3.	Versorgung der frischen Wunde (A. Kuntze)	84
1.1.3.1.	Notversorgung	84
1.1.3.2.	Endgültige Versorgung	84
1.1.3.3.	Transplantation	95
1.1.4.	Grundsätze bei der Versorgung bestimmter Wundarten (O. Dietz)	100
1.1.4.1.	Operationswunden	100
1.1.4.2.	Akzidentelle Wunden	100
1.1.5.	Heilung der Wunde (G. Prietz)	111
1.1.5.1.	Heilungstendenz und Regenerationsfähigkeit	111
1.1.5.2.	Heilungsvorgänge	112
1.1.6.	Arten der Wundheilung (G. Prietz)	117
1.1.6.1.	Primärheilung	117
1.1.6.2.	Heilung unter dem Schorf	118
1.1.6.3.	Sekundärheilung	118
1.1.7.	Behandlung der heilenden Wunde (G. Prietz)	119
1.1.7.1.	Behandlung der primär heilenden Wunde	120
1.1.7.2.	Störungen der primären Wundheilung	120
1.1.8.	Behandlung der sekundär heilenden Wunde (G. Prietz)	122
1.1.9.	Störungen der sekundären Wundheilung	123
1.1.10.	Geschwür, Ulcus (O. Dietz)	131
1.1.11.	Fistel, Fistula (O. Dietz)	134
1.1.11.1.	Eiterfistel	134
1.1.11.2.	Organfistel	136
1.1.12.	Chemotherapie (Antibiotika und Sulfonamide) in der Chirurgie (A. Kuntze)	137

1.2.	**Wundinfektionskrankheiten** (O. Dietz)	152
1.2.1.	Pyogene Wundinfektionen	154
1.2.1.1.	Eiternde Wunden	156
1.2.1.2.	Pustel, Follikulitis, Akne, Furunkel, Furunkulose, Karbunkel	158
1.2.1.3.	Erysipel	161
1.2.1.4.	Phlegmone, Sklerodermie, Elephantiasis	162
1.2.1.5.	Abszeß	166
1.2.1.6.	Empyem	170
1.2.1.7.	Pyogene Entzündung der Muskulatur	171
1.2.1.8.	Pyogene Entzündung der Blutgefäße	172
1.2.1.9.	Pyogene Lymphgefäßentzündung	174
1.2.1.10.	Pyogene Lymphknotenentzündung	175
1.2.1.11.	Pyogene Sehnenscheidenentzündung, pyogene Tendovaginitis	176
1.2.1.12.	Pyogene Schleimbeutelentzündung, pyogene Bursitis	180
1.2.1.13.	Pyogene Gelenkentzündung, pyogene Arthritis	182
1.2.1.14.	Pyogene Knochenentzündung	188
1.2.1.15.	Pyogene Allgemeinerkrankungen	188
1.2.2.	Wundinfektionen durch Fäulniserreger	194
1.2.2.1.	Putride (jauchige) Wundinfektion	194
1.2.2.2.	Putride Allgemeininfektion, Saprämie	195
1.2.3.	Infektionen mit sporenbildenden Anaerobiern	195
1.2.3.1.	Gasbrand, Gasphlegmone, Wundclostridiose	196
1.2.3.2.	Tetanus, Starrkrampf	199
1.2.4.	Spezifische Wundinfektionen	203
1.2.4.1.	Aktinobazillose, Aktinomykose, sog. Strahlenpilzerkrankung	203
1.2.4.2.	Nocardiose (Streptotrichose) bei Hund, Katze, Pferd	212
1.2.4.3.	Botryomykose	214
1.2.4.4.	Lymphangitis epizootica	216
1.2.4.5.	Lymphangitis ulcerosa	217
1.2.4.6.	Rotz, Malleus	217
1.2.4.7.	Tuberkulose	218
1.3.	**Gedeckte Verletzungen** (H.-J. Schneider)	218
1.3.1.	Erschütterung, Commotio	219
1.3.2.	Quetschung, Contusio	219
1.3.2.1.	Quetschung der Haut	220
1.3.2.2.	Bluterguß, Hämatom	221
1.3.2.3.	Muskelquetschung	224
1.3.2.4.	Nervenquetschung	225
1.3.2.5.	Sehnenquetschung	226
1.3.2.6.	Quetschung der Schleimbeutel	227
1.3.2.7.	Quetschung der Sehnenscheide	228
1.3.2.8.	Gelenkkontusion	229
1.3.2.9.	Quetschung der Knochens	229
1.3.2.10.	Gefäßquetschung	230
1.3.3.	Zerreißung, Ruptur	230
1.3.3.1.	Dehnung und Zerrung	230
1.3.3.2.	Muskelzerreißung	231
1.3.3.3.	Sehnenzerreißung (V. Sønnichsen, Kopenhagen)	234
1.3.3.4.	Organzerreißung (O. Dietz, Berlin)	240
1.3.4.	Knochenriß (E. Schimke, Jena)	241
1.3.5.	Knochenbruch, Fraktur (E. Schimke, Jena)	243
1.3.5.1.	Entstehungsmechanismen	244
1.3.5.2.	Einteilung der Frakturen	247
1.3.5.3.	Bruchformen	247
1.3.5.4.	Symptomatologie	252
1.3.5.5.	Frakturheilung	257

1.3.5.6.	Frakturbehandlung	260
1.3.5.7.	Notversorgung	261
1.3.5.8.	Konservative Frakturbehandlung	263
1.3.5.9.	Operative Frakturbehandlung, Osteosynthese	266
1.3.5.10.	Pseudarthrosen	278
1.3.5.11.	Implantatentfernung	279
1.3.5.12.	Klinische Heilung durch Fragmentexstirpation	279
1.3.6.	Verstauchung, Distorsion (J. Schneider, Leipzig)	280
1.3.7.	Verrenkung, Luxation (J. Schneider, Leipzig)	281
1.4.	**Thermische und elektrische Verletzungen** (O. Dietz, Berlin)	287
1.4.1.	Verbrennung, Combustio	287
1.4.1.1.	Sonnenstich	292
1.4.1.2.	Hitzschlag	293
1.4.2.	Erfrierung, Congelatio	293
1.4.2.1.	Örtliche Erfrierung	293
1.4.2.2.	Allgemeine Kältewirkung	296
1.4.2.3.	Allgemeine Erfrierung	296
1.4.3.	Schäden durch ionisierende Strahlen (K. Hartung, Berlin/West)	297
1.4.4.	Elektrische Verletzungen (O. Dietz, Berlin)	303
1.4.4.1.	Starkstromverletzungen	303
1.4.4.2.	Blitzschlag	304
2.	**Eingeweidebruch, Hernie** (R. Fritsch)	305
2.1.	Allgemeines	305
2.2.	Nabelbruch, Hernia umbilicalis, Omphalocele	308
2.3.	Leistenbruch, Hernia inguinalis; Hodensackbruch, Hernia scrotalis	308
2.4.	Schenkelbruch, Hernia femoralis, Hernia cruralis	310
2.5.	Dammbruch, Hernia perinealis, Mittelfleischbruch	311
2.6.	Bauchbruch, Hernia ventralis, Hernia abdominalis	311
2.7.	Zwerchfellhernie, Hernia diaphragmatica, Ruptura diaphragmatica	312
2.8.	Andere Hernien	314
3.	**Atrophie** (O. Dietz, Berlin)	317
3.1.	Hautatrophie	317
3.2.	Muskelatrophie, Muskelschwund	317
3.3.	Nervenatrophie	319
3.4.	Sehnenatrophie	320
3.5.	Knochenatrophie	320
3.6.	Organatrophie	321
4.	**Nekrose** (O. Dietz, Berlin)	323
5.	**Hypertrophie und Hyperplasie** (O. Dietz, Berlin)	329
6.	**Stenose** (O. Dietz, Berlin)	330
6.1.	Obturationsstenose	330
6.2.	Kompressionsstenose	333
6.3.	Narbenstenose, Striktur	334
6.4.	Funktionelle Stenose	335

7.	**Kontraktur und Ankylose**	339
7.1.	Allgemeines (O. Dietz, Berlin)	339
7.2.	Sehnenkontraktur, Sehnenatrophie (V. Sønnichsen, Kopenhagen)	341
8.	**Dilatation, Ektasie, Divertikel** (O. Dietz, Berlin)	349
8.1.	Organerweiterung	349
8.2.	Gefäßerweiterung	351
8.2.1.	Dilatation (Ektasie) der Arterien, Aneurysma	351
8.2.2.	Erweiterung der Venen, Varix, Phlebektasie	353
8.2.3.	Erweiterung der Lymphgefäße, Lymphangiektasie	354
9.	**Lymphödem** (O. Dietz, Berlin)	355
10.	**Entzündung und Degeneration in der Chirurgie**	358
10.1.	Hautentzündung, Dermatitis, Ekzem (O. Dietz, Berlin)	365
10.2.	Muskelentzündung, Myositis (O. Dietz, Berlin)	368
10.2.1.	Akute Muskelentzündung, Myositis acuta	368
10.2.2.	Chronische Muskelentzündung, Myositis chronica	369
10.3.	Nervenentzündung, Neuritis (O. Dietz, Berlin)	371
10.3.1.	Akute Nervenentzündung, Neuritis acuta	371
10.3.2.	Chronische interstitielle Neuritis, Neuritis chronica interstitialis	371
10.3.3.	Neuralgie	372
10.4.	Blut- und Lymphgefäßentzündung (O. Dietz, Berlin)	372
10.4.1.	Arteriitis	372
10.4.2.	Venenentzündung, Phlebitis	372
10.4.3.	Lymphgefäßentzündung, Lymphangitis	373
10.5.	Tendinitis, Tendinose, Desmitis (V. Sønnichsen, Kopenhagen)	373
10.6.	Tendovaginitis (H. Gängel, Berlin)	378
10.6.1.	Tendovaginitis aseptica acuta	378
10.6.2.	Pyogene Tendovaginitis	379
10.6.3.	Infektiöse (symptomatische bzw. metastatische) Tendovaginitis	379
10.6.4.	Tendovaginitis chronica	379
10.6.4.1.	Tendovaginitis chronica serosa	379
10.6.4.2.	Tendovaginitis chronica serofibrinosa	380
10.6.4.3.	Tendovaginitis chronica fibrosa	380
10.6.4.4.	Sehnenscheidenhygrom, Hydrops	380
10.7.	Bursitis (H. Gängel, Berlin)	382
10.7.1.	Bursitis aseptica acuta	383
10.7.2.	Pyogene Bursitis	384
10.7.3.	Bursitis chronica aseptica	384
10.7.4.	Schleimbeutelhygrom	384
10.8.	Chondritis	386
10.9.	Arthritis, Arthrose (H. Gängel, Berlin)	386
10.9.1.	Arthritis aseptica acuta	387
10.9.2.	Arthritis chronica deformans	388
10.9.3.	Arthrose	390
10.9.3.1.	Altersarthrose	392
10.9.3.2.	Juvenile Arthrose	397
10.9.3.3.	Osteochondrose	398
10.9.4.	Ankylose	399
10.9.5.	Hüftgelenkdysplasie	400
10.9.6.	*Synovialdiagnostik* (H. Gängel, Berlin)	401
10.10.	Osteopathien (W. Richter, Berlin-Hoppegarten)	407
10.10.1.	Entzündung der Knochenhaut, Periostitis	407
10.10.1.1.	Akute aseptische Knochenhautentzündung, Periostitis aseptica acuta	407

10.10.1.2.	Chronische fibröse Knochenhautentzündung, Periostitis chronica fibrosa	408
10.10.1.3.	Chronische ossifizierende Knochenhautentzündung, Periostitis chronica ossificans	408
10.10.1.4.	Metakarpale Periostose des Galopprennpferdes	409
10.10.1.5.	Osteoarthropathia hypertrophicans	410
10.10.1.6.	Pyogene Knochenhautentzündung	411
10.10.2.	Entzündung der Knochensubstanz, Ostitis	411
10.10.3.	Entzündung des Knochenmarks, Osteomyelitis	413
11.	**Systemische Skeletterkrankungen** (W. Richter, Berlin-Hoppegarten)	419
11.1.	Entwicklungsstörungen des Skeletts	419
11.1.1.	Zwerg- und Riesenwuchs	419
11.1.2.	Akromegalie	420
11.1.3.	Chondrodysplasia fetalis	420
11.1.4.	Osteogenesis imperfecta	420
11.1.5.	Osteopetrose (Osteosklerose)	421
11.1.6.	Lokale aseptische Knochennekrosen	421
11.1.6.1.	Osteochondrosis dissecans	422
11.1.6.2.	Epiphysenlösung (Epiphysiolysis, Apophysiolysis)	423
11.1.6.3.	Calvé-Perthessche Erkrankung	423
11.2.	Stoffwechselbedingte Knochenerkrankungen	428
11.2.1.	Veränderungen durch gestörte Vitaminversorgung	436
11.2.2.	Veränderungen durch gestörte Versorgung mit Mineralstoffen und Spurenelementen	439
12.	**Geschwülste (Neoplasmen, Tumoren, Blastome)** (O. Dietz, Berlin)	441
12.1.	Allgemeines	441
12.2.	Benigne Tumoren epithelialer Herkunft	453
12.2.1.	Papillom	453
12.2.2.	Basalzelltumor (Basaliom)	455
12.2.3.	Verruca, Warze	455
12.2.4.	Adenom, Drüsengeschwulst	455
12.3.	Vom Deckepithel ausgehende maligne Tumoren	457
12.3.1.	Plattenepithelkarzinom	458
12.3.2.	Zylinderepithelkarzinom	458
12.3.3.	Übergangszellkarzinom	460
12.3.4.	Adenokarzinom	460
12.4.	Tumoren des pigmentbildenden Gewebes	460
12.5.	Vom Bindegewebe ausgehende benigne Tumoren	462
12.5.1.	Fibrom	462
12.5.2.	Myxom	463
12.5.3.	Lipom	463
12.5.4.	Sarkoid des Pferdes	464
12.6.	Vom Bindegewebe ausgehende maligne Tumoren	464
12.7.	Vom Knochen- und Knorpelgewebe ausgehende benigne Tumoren	466
12.7.1.	Chondrom	466
12.7.2.	Osteom	466
12.7.3.	Osteochondrom	468
12.7.4.	Odontom	468
12.8.	Vom Knorpel- und Knochengewebe ausgehende maligne Tumoren	468
12.8.1.	Chondrosarkom	468
12.8.2.	Osteogenes Sarkom	469

12.9.	Von der Muskulatur ausgehende Tumoren	471
12.10.	Von den Gefäßen ausgehende benigne Tumoren	472
12.11.	Von den Gefäßen ausgehende maligne Tumoren	472
12.11.1.	Malignes Hämangioendotheliom (Angiosarkom)	472
12.11.2.	Lymphangiosarkom	472
12.12.	Von den blutbildenden Organen bzw. dem retikulohistiozytären System ausgehende benigne Tumoren	473
12.13.	Von den blutbildenden Organen bzw. dem retikulohistiozytären System ausgehende maligne Tumoren	473
12.14.	Vom Nervensystem ausgehende Tumoren	474
12.15.	Mischgeschwülste	474
13.	**Zysten** (O. Dietz, Berlin)	476
13.1.	Epithelzysten	476
13.2.	Retentionszysten	478
13.3.	Exsudations- und Extravasationszysten	479
13.4.	Erweichungszysten, Knochenzysten	479
13.5.	Parasitäre Zysten	480
14.	**Anwendung von Vitaminen, Enzymen und Hormonen in der Chirurgie** (O. Dietz, Berlin)	482
14.1.	Vitamine	482
14.2.	Enzyme	488
14.2.1.	Enzymdiagnostik	488
14.2.2.	Enzymtherapie	490
14.3.	Hormone	492
14.3.1.	Allgemeines	492
14.3.2.	Hypophysenhormone	493
14.3.2.1.	Hypophysenvorderlappenhormone	493
14.3.2.2.	Hypophysenhinterlappenhormone	494
14.3.3.	Schilddrüsenhormone	494
14.3.4.	Parathormon	496
14.3.5.	Insulin	496
14.3.6.	Nebennierenrindenhormone und adrenokortikotropes Hormon	497
14.3.6.1.	Mineralokortikoide	497
14.3.6.2.	Glukokortikoide	498
14.3.7.	Nebennierenmarkhormone	504
14.3.8.	Keimdrüsenhormone	505
14.3.9.	Gewebshormone	507
15.	**Eiweiß-, Wasser-, Elektrolyt- und Säure-Basen-Haushalt** (O. Dietz, Berlin)	511
15.1.	Eiweißhaushalt	511
15.2.	Wasser- und Elektrolythaushalt	515
15.3.	Säure-Basen-Haushalt (Azidose, Alkalose)	521
Sachregister		523

1. Verletzung (Laesio)

Wird das Gewebe durch äußere Einwirkungen über das Höchstmaß seiner Widerstandsfähigkeit beansprucht, so löst sich das anatomische Gefüge aus seinem natürlichen Zusammenhang. Es entsteht eine **Verletzung**. Die äußeren Einwirkungen, die zu einer Verletzung führen, sind sehr unterschiedlicher Art. In den meisten Fällen handelt es sich dabei um mechanische Insulte. Aber auch thermische oder chemische Einwirkungen können eine Verletzung nach sich ziehen.

Bleibt dabei die Körperoberfläche (Haut, Schleimhaut) unversehrt, spricht man von einer *gedeckten*, subkutanen oder geschlossenen Verletzung. Die intakt gebliebene Haut oder Schleimhaut schützt in diesem Falle das geschädigte Gewebe vor äußeren Einflüssen. Gedeckte Verletzungen sind demzufolge niemals infiziert, da Erreger von außen her nicht in das Körpergewebe eindringen können. Aus einer gedeckten Verletzung kann durch Absterben der Haut oder Schleimhaut eine Wunde entstehen. Verletzungen, die mit einer Durchtrennung der Haut oder Schleimhaut einhergehen, werden als **Wunde** (Vulnus) bezeichnet. Die Wunde bringt das Körpergewebe immer mit der Außenwelt in Verbindung, da in diesem Falle an der verletzten Stelle die schützende Haut oder Schleimhaut nicht mehr vorhanden ist. Dieser Fakt ist von entscheidender Bedeutung für den Krankheitsverlauf, die einzuschlagende Behandlung und die Heilungsvorgänge, weil der Körper in diesem Fall nicht nur das getrennte anatomische Gefüge wieder aufbauen, sondern darüber hinaus die von außen an die Wunde gelangenden Störungen bekämpfen und abschirmen muß.

Bei einer Wunde besteht die Möglichkeit der Austrocknung des freiliegenden Gewebes, einer allgemeinen Reizung, der Verunreinigung und vor allem die Möglichkeit, daß Keime durch die Verletzung in die Wunde eingeschleppt werden oder später in sie eindringen. Diese Erreger können schwerste allgemeine oder örtliche Störungen hervorrufen, die eine Gefahr für das Leben bedeuten können.

Die Begriffe Verletzung und Wunde sind aus Gründen des prinzipiell unterschiedlichen medizinischen Vorgehens streng voneinander zu unterscheiden. Während bei einer Wunde immer der Kontakt des Gewebes mit pathogenen Keimen angenommen werden muß, kann bei einer Verletzung die Keimfreiheit vorausgesetzt werden.

Mechanische Insulte (Traumen) in Form von Zug- oder Druckbeanspruchung des Gewebes haben an unterschiedlichen Geweben die verschiedensten Verletzungsfolgen. Der Druck kann eine Quetschung, einen Bruch, einen Schnitt, der Zug eine Dehnung, Zerrung oder Zerreißung von Gewebe zur Folge haben. Oftmals wirken Druck- und Zugkräfte gleichzeitig auf das Gewebe ein. So wird beispielsweise bei einem Stoß das Gewebe gequetscht und infolge der zugleich auftretenden Gewebeverschiebung das in der Stoßrichtung liegende Gewebe gedehnt. Die Kontinuität des Gewebes kann vollständig getrennt werden, oder ein Teil des Gewebes wird nur verlagert. Ein verschieden großer Anteil der aus ihrem Zusammenhang gerissenen Zellen fällt sofort oder später dem Gewebetod (Nekrose) anheim. Zellen können so stark geschädigt werden, daß sie dem allmählichen Zelltod anheimfallen (Nekrobiose). Die Durchtrennung von Blutgefäßen bewirkt, wenn keine anderen Gefäße die Versorgung übernehmen, das Fehlen der für das Leben erforderlichen Versorgung des Gewebes mit Sauerstoff und Nährstoffen. Auch hierdurch kann der sofortige oder allmähliche Gewebetod verursacht werden.

16 1. Verletzung (Laesio)

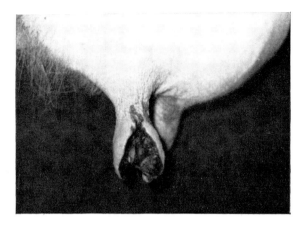

Abb. 1. Durch Trauma verursachte Zitzenwunde.

Chemische Verletzungen entstehen durch die Einwirkung von Säuren oder Laugen. Sie werden als Verätzung oder als Ätzwunde bezeichnet. Sie haben an empfindlichen Geweben, beispielsweise an der Hornhaut, eine Bedeutung. Je nach dem Schweregrad können sie nur eine Rötung der Haut, aber auch eine Blasenbildung und Nekrose von Zellen bewirken.

Thermische Verletzungen, bei Kälteeinwirkung als *Erfrierung* (Congelatio), bei Wärmeeinwirkung als *Verbrennung* (Combustio) auftretend, können auf unterschiedliche Weise verursacht werden. Verbrennungen entstehen durch direkte Wärmeeinwirkung, aber auch durch elektrischen Strom oder durch ionisierende Strahlen. Sie können geringe Folgen haben, aber auch tödlich sein. Die Auswirkungen einer Verletzung werden bestimmt durch ihre Ausdehnung, ihre Lokalisation, die Art des Traumas und die eventuelle sekundäre Infektion.

Eine lokale Quetschung hat geringere Auswirkungen als die eines ganzen Organs oder größerer Körperabschnitte, eine Hautwunde geringere als eine Durchtrennung einer größeren Arterie. Verbrennungen und Verletzungen durch ionisierende Strahlen sind häufig mit Komplikationen verbunden. Verletzungen können sowohl lokale als auch allgemeine Entzündungsreaktionen verursachen.

Bei äußeren Verletzungen ist die Diagnose in der Regel nicht allzu schwierig. Kleinere Wunden, vor allem Stichwunden, sind wegen des Haarkleides oft nicht sichtbar.

Bei Verdacht auf das Vorliegen von inneren Verletzungen ist stets eine gründliche Allgemeinuntersuchung durchzuführen. Besondere Aufmerksamkeit ist dabei der Untersuchung des Herz-Kreislauf-Systems, des Atmungsapparates, des Zentralnervensystems und der Nierenfunktion zu schenken. Eine ausgesprochene Anämie läßt auf eine innere Blutung schließen. Ursächlich können Milz- oder Leberrupturen dafür in Frage kommen.

Die Behandlung einer Verletzung erfordert ein unterschiedliches Vorgehen und hat sich in erster Linie nach der Art einer Verletzung zu richten. Eine sofortige Behandlung ist immer dann erforderlich, wenn starke innere oder äußere Blutungen bestehen, die eine erhebliche Hypovolämie auslösen können. Neben der Blutstillung müssen Transfusionen oder Infusionen zur Auffüllung des Kreislaufsystems durchgeführt werden. Innere abdominale oder intrathorakale Blutungen können durch Wunden oder durch Organrupturen entstehen. Sie machen eine Exploration der Bauch- oder der Brusthöhle erforderlich.

Bei Knochenbrüchen soll durch eine vorläufige Ruhigstellung mit Schienen weiteren Verletzungen vorgebeugt werden. Größere Fremdkörper, wie Holzsplitter, Nägel beim Nageltritt u. a., müssen vorsichtig entfernt werden. Zurückhaltung ist dann geboten, wenn durch die Entfernung derselben größere Blutungen ausgelöst werden können.

Infektionen müssen durch eine vorläufige aseptische Abdeckung möglichst verhindert werden. In jedem Falle müssen eine endgültige Versorgung der Verletzung und eine totale funktionelle Wiederherstellung angestrebt werden.

1.1. Wunde, Vulnus

Als Wunde wird jede Durchtrennung der Haut oder der Schleimhaut bezeichnet. Meistens sind die darunterliegenden Gewebe mit ergriffen. Für die Begriffsbestimmung spielt das jedoch keine Rolle.

Einteilung. Die Einteilung von Wunden kann nach verschiedenen Gesichtspunkten erfolgen:

1. nach der Ursache der Entstehung = Stichwunde, Schnittwunde, Schußwunde, Brandwunde, Bißwunde u. a.
2. Nach der Lokalisation = Kopf-, Hals-, Brust-, Bauch-, Extremitäten-, Augenwunde usw.
3. Nach der Tiefe = Exkoriation oder Schürfwunde, oberflächliche Wunde, bei der nur die Haut und die Subkutis betroffen sind. Manchmal können jedoch bei einer oberflächlichen Wunde auch oberflächlich gelegene Nerven und Blutgefäße, Periost und Knochen verletzt sein. Bei tiefen Wunden sind unter der Haut gelegene Muskeln, Sehnen, Sehnenscheiden, Gelenke u. a. mit betroffen.
4. Nach dem betroffenen Gewebe kann eine Einteilung in Haut-, Schleimhaut-, Faszien-, Muskel-, Gefäß-, Periost-, Knochen-, Knorpel-, Nerven-, Gehirn-, Hornhautwunde u. a. erfolgen.

Sind mehrere Gewebearten wie Faszien, Sehnen, Nerven, Gefäße, Muskeln, Knochen, Körperhöhlen oder innere Organe verletzt, handelt es sich um eine *zusammengesetzte* oder *komplizierte* Wunde.

Penetrierende Wunden reichen bis in einen Gewebehohlraum, in erster Linie bis in die großen Körperhohlräume, Bauch- und Brusthöhle. Die Eröffnung dieser Hohlräume kann auf verschiedenem Wege erfolgen. Die Bauchhöhle kann über die Bauchwand, das Rektum oder die Vagina eröffnet werden, der Thorax über die Brustwand, den Ösophagus oder die Trachea. Pene-

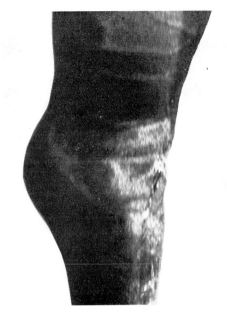

Abb. 2. Penetrierende Sprunggelenkwunde.

trierende Wunden findet man weiterhin an Sehnenscheiden, Schleimbeuteln, Gelenken, im Bereich der Schädelhöhle, der Nasennebenhöhlen, am Auge u. a.

Perforierende Wunden sind solche, die entweder quer durch einen Körperteil gehen, also eine Eingangs- und Ausgangsöffnung besitzen, oder solche, die ein Organ in einer Körperhöhle durchdringen. In erster Linie verursachen Schußverletzungen perforierende Wunden.

Aber auch durch *Pfählungswunden*, bei denen nach Durchdringen der Bauchwand Darmabschnitte eröffnet werden, oder wenn durch das Eindringen von Gegenständen über Mastdarm oder Scheide in der Bauchhöhle liegende Organe verletzt werden, entstehen perforierende Wunden.

Von Bedeutung für die Heilung sind *Form* und *Gestalt* einer Wunde. Danach unterscheidet man Schlitz-, Lappen-, Röhren-, Höhlen,- Taschenwunden und Wunden mit oder ohne Substanzverlust. Einzig und allein Operationswunden sind „sauber", also nicht infiziert und werden bezüglich ihrer Richtung und ihres Verschlusses unter Berücksichtigung der Gesetze der optimalen Wundbehandlung und Wundheilung angelegt.

Alle anderen Wunden, *Gelegenheits-* oder *akzidentelle* Wunden, entstehen zufällig und sind immer als infiziert anzusehen. Die Haut kann bei ihrer Entstehung von außen nach innen oder in umgekehrter Richtung (offene Frakturen, Platzwunden) durchtrennt werden.

Nach besonders hervortretenden Merkmalen teilt man Wunden weiterhin ein in *frische, blutende, infizierte, eiternde, jauchige, heilende, granulierende, hypergranulierende, schlecht heilende* Wunden usw.

Eine Wunde wird durch zahlreiche Merkmale charakterisiert. Aus diesem Grunde ist es nicht wie bei anderen Erkrankungen möglich, die Wunde nur durch einen Begriff näher zu bestimmen. Wunden sollten deshalb nach ihren hervorstechenden Merkmalen bezeichnet werden. Eine nähere Bezeichnung ist nur durch Beschreibung verschiedener Merkmale, beispielsweise nach Ursache, anatomischer Zerstörung, Alter usw. möglich.

1.1.1. Merkmale der Wunde

Man erkennt eine Wunde an der sichtbaren *Zusammenhangstrennung* der Haut oder Schleimhaut, an der *Blutung*, dem *Schmerz* und an den *funktionellen Störungen* der von der Wunde betroffenen Körperabschnitte.

1.1.1.1. Anatomische Zerstörungen

Blutung, Schmerz und Funktionsstörung können sich lebensbedrohlich auswirken. Auf derartige Erscheinungen muß nach dem Grundsatz „zuerst das Leben" eingehend untersucht und die entsprechende Behandlung eingeleitet werden. Erst danach wird der anatomische Defekt, der die Wunde im engeren Sinne bildet, einer eingehenden Untersuchung und Kritik unterzogen. Dies ist ebenso wichtig wie die der Untersuchung folgende Wundversorgung und gibt Hinweise für deren Durchführung.

Eine Wunde besteht aus drei Zonen: dem Gewebedefekt, der von einer gequetschten Zone umgeben ist. Diese kann bei Schnittwunden sehr gering in ihrer Ausdehnung sein, aber auch sehr ausgedehnt bei Wunden, die durch stumpfe Einwirkungen entstanden sind. Dieser Zone schließt sich die des gesunden, nicht geschädigten Gewebes an.

Der Gewebedefekt ist von verschiedenen Faktoren abhängig:

1. von der Ursache: Bei Stichwunden ist der Gewebedefekt meist sehr klein, bei Schnittwunden kann er manchmal sehr groß sein.

2. Von der Vitalität des Gewebes: Der Gewebedefekt kann sich durch eine Nekrose der Haut, die die Wundränder bildet, vergrößern. Ursachen hierfür können starke Quetschungen, Ischämie oder sekundäre Infektionen sein. Die Gefahr des Zelltodes besteht vor allem bei der Haut und bei stark differenziertem Bindegewebe wie Sehnen-, Knorpel- und Knochengewebe.

3. Vom Ort und von der Richtung einer Wunde, wobei die Spannung des Gewebes eine wichtige Rolle spielt. So ist an Gliedmaßen der Gewebedefekt bei horizontal verlaufenden Wunden größer als bei vertikal verlaufenden. Das Klaffen der Wundränder wird durch die Elastizität der Haut hervorgerufen. Verläuft die Zusammenhangstrennung in den Spannungslinien, die dem Verlauf der elastischen Fasern der Haut entsprechen, klaffen sie wenig oder gar nicht; verläuft sie senkrecht dazu, klaffen sie am stärksten. Das ist auch beim Anlegen von Operationswunden zu berücksichtigen.

4. Von dem entzündlichen und dem Stauungsödem: Durch ein Ödem der Wundumgebung klaffen die Wundränder meistens weiter auseinander. Manchmal können sie sich aber dadurch auch verkleinern.

Wundrand und *Wundhöhle* zeigen bei fast jeder Wunde ein verschiedenes Aussehen. Der Wundrand, aus Haut oder Schleimhaut bestehend, wird zuerst untersucht. Die Wunde kann geradlinig, bogenförmig, winklig, lappenförmig sein und längs, quer oder schräg zur Körperachse verlaufen.

Häufig ist der Wundrand gezackt und ausgefranst, bisweilen gequetscht und bläulich verfärbt. Der glatte Wundrand nach Schnitt- und Operationswunden bietet die besten, der zerfranste die schlechteren Heilungsaussichten. Häufig bedeckt ein Hautlappen die unter ihm liegende Wunde. Nicht selten fehlen auch größere Haut- oder Schleimhautbezirke völlig, die der Körper vom Wundrand her wieder ersetzen muß. Gequetschte, gefühllose und sich kalt anfassende Wundränder und Hautlappen fallen dem Zelltod anheim. Sie müssen abgestoßen (demarkiert) oder operativ entfernt werden.

Für die Wiederherstellung des Hautdefektes spielt nicht allein seine Größe eine Rolle, sondern mehr noch die Lokalisation, Richtung und sekundäre Komplikationen wie Nekrose und Infektion. Nekrosegefahr besteht immer dann, wenn die abgetrennten Hautlappen länger als breit sind. Für das Überleben eines Hautlappens ist nicht nur der arterielle Zufluß, sondern auch der venöse Abfluß von Bedeutung. Bei Unterbrechung der Blutzufuhr entsteht eine trockene Nekrose, bei venösen Abflußstörungen eine zyanotische, ödematöse Nekrose. Auch eine Gefühllosigkeit des abgetrennten Hautlappens muß nicht immer eine Nekrose bedeuten, sie kann durch die Durchtrennung eines sensiblen Hautnerven hervorgerufen werden.

Bei manchen Wunden an bestimmten Körperregionen, z. B. an der anterioren Seite des Tarsus beim Pferd, sind die Heilungsaussichten stets schlecht, weil eine Granulationsgewebshyperplasie und sehr verzögerte Epithelisation hier die Regel darstellen.

Die *Wundhöhle* wird zunächst auf den Inhalt untersucht. Sodann ist die Beschaffenheit ihrer Wände zu prüfen. Schließlich sind Ausdehnung und Form und die Art der freiliegenden Gewebe zu bestimmen.

Der *Inhalt* der Wundhöhle wird durch sorgfältiges tastendes Betupfen der Wundwände mit steriler Gaze entfernt. Fast immer enthält die Wunde in ihrem unteren Abschnitt Blutserum, Blutkoagula und Gewebeteile, die aus dem natürlichen Zusammenhang des Zellverbandes gelöst sind und als Wundtrümmer bezeichnet werden. Abgerissene Muskelteile, Bindegewebsfetzen, zerrissene Gefäße, Knochensplitter u. a. findet man nicht selten in einer Quetschwunde. Sie wirken nach Verlust des Zusammenhanges mit den Geweben des Körpers als Fremdkörper.

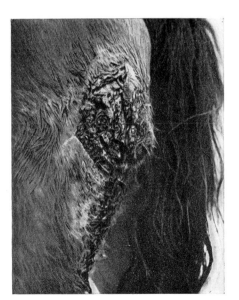 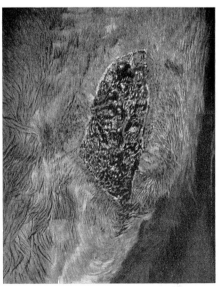

3a 3b

Abb. 3a. Rißwunde in der Hinterbackenmuskulatur seit 5 Tagen. Beginnende Nekrose des Hautlappens, Muskelstümpe liegen frei.

Abb. 3b. Dieselbe Wunde 21 Tage nach Wundausschneidung und Abtragung des Lappens. Wunde mit lockerem Schorf bedeckt. Die Epithelisierung setzt in der oberen Wundhälfte ein.

Blutungen, Blutgerinnsel und abgestorbenes oder absterbendes Gewebe stören die Wundheilung und erleichtern die bakterielle Besiedelung und nachfolgende Infektion der Wunde.

Fremdkörper, die von außen her in die Wunde eingedrungen sind, können frei in der Wundhöhle liegen oder in die Wände eingedrungen sein. In der Wundhöhle können sich Erde, Haare, Stroh, Gras, Stoffteile, Geschirrteile, Nadeln, Nägel, Messerklingen, Projektile, Holzsplitter, Blechstücke u. a. befinden. Nur deren sorgfältige Entfernung schafft die Vorbedingung für eine komplikationslose Heilung. Werden nach der Art der Entstehung derartige Fremdkörper in der Wunde vermutet, so muß nach ihnen gesucht werden. In manchen Fällen kann eine Röntgenuntersuchung das Auffinden erleichtern. Es ist nicht immer ratsam, größere Fremdkörper sofort aus der Wunde zu entfernen, weil danach größere Blutungen auftreten können. Bisweilen findet man in der Wunde Organe, Organteile oder Flüssigkeiten, die aus benachbarten Körperhöhlen stammen. Netz- und Darmteile, Uterus oder andere Organe, ferner Harn, Magen- oder Darminhalt können in Bauchwunden gefunden werden. Milch in Euterwunden, rasierschaum- oder apfelgeleeähnliche, geronnene Synovia in der Nähe von Gelenken, Sehnenscheiden oder Bursen, Luftaustritt in Thoraxwunden zeigen an, daß eine penetrierende Verletzung vorliegt.

Anschließend werden die Wände der Wundhöhle einer eingehenden Untersuchung unterzogen. Für die Heilungsvorgänge günstig zu beurteilen sind Wunden mit glatten Rändern und Wänden. Durch vorsichtiges Auseinanderziehen der Wundränder mit Wundhaken oder anderen geeigneten Instrumenten stellt man fest, welche Gewebe von der Verletzung mitbetroffen sind. Weiterhin kann der Grad ihrer Schädigung erkannt werden. In der Nähe des Wundrandes liegt meist sulzig gequollenes Gewebe oder verschmutztes, blutig durchtränktes Bindegewebe. Es folgen nach der Tiefe zu in der Regel schlitzförmig durchtrennte Faszien, deren ausgefranste und zerfaserte Ränder in die Wundhöhle hineinragen. Die durchtrennte Muskulatur hat nicht immer die frische rote Farbe. Man findet braun- bis schwarzrot verfärbte Abschnitte, die keine regelmäßige Anordnung von Muskelfasern mehr erkennen lassen. Sie fühlen sich weich und pappig an. Es handelt sich um gequetschte, nicht mehr regenerationsfähige Muskulatur. Auf Querdurchtrennungen ganzer Muskeln, deren Stümpfe entweder in den freien Raum hineinragen oder die sich retrahiert haben können, ist besonders zu achten.

Gefäße und Nerven, die dem Trauma durch ihre Elastizität Widerstand entgegensetzen, sind im zerstörten Gewebe oft noch erhalten, bedecken die Wände oder liegen frei in der Wundhöhle. Freiliegender Knochen ist darauf zu untersuchen, ob das Periost erhalten ist und ob Risse oder Absplitterungen vorhanden sind. Sehnen und Bänder können total oder partiell durchtrennt sein. Oft sind sie pinselartig aufgefasert. Gelenkkapseln oder Sehnenscheiden können eröffnet sein. Besonderer Untersuchung bedarf der *Grund* der Wundhöhle, um die Tiefe genau festzustellen und Perforationen zu erkennen. Häufig ist der Wundgrund der Besichtigung nicht zugänglich. Ein vorsichtiges Sondieren bei Wahrung der Keimfreiheit ist nur dann gestattet, wenn andere Untersuchungen zu keinem befriedigenden Ergebnis führen. Die Anwendung einer Sonde birgt immer die Gefahr in sich, daß mit ihr Keime in tiefer gelegene Gewebeschichten oder Körperhöhlen verschleppt werden.

Ausdehnung und *Form* der Wundhöhle müssen mit allen ihren Nischen, Buchten und Kanälen genau festgelegt werden. Alle subkutanen und tiefer liegenden intermus-

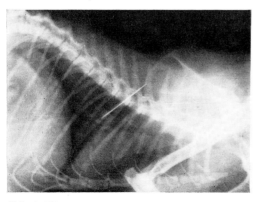

Abb. 4. Nadel im Bereich des Thorax einer Katze.

kulären Gänge und Höhlen sind genau festzustellen. Besonders sind die nach unten und zur Seite ziehenden Kanäle, Buchten und Taschen, die in verschiedener Tiefe mehrfach vorhanden sein können, genau festzulegen. Ihr Auffinden ist oft nicht leicht. Werden sie übersehen und ihr Vorhandensein bei der Wundversorgung nicht berücksichtigt, können erhebliche Wundheilungsstörungen auftreten. In jedem Fall ist die tiefste Stelle einer Wunde genau zu ermitteln.

Nachdem man sich einen Überblick über Wundränder, Inhalt, Wandung, Form und Grund der Wundhöhle verschafft hat, sind Überlegungen anzustellen, wie die Heilung der Wunde zu erwarten ist und wie die Heilungsvorgänge durch eine operative Wundversorgung unterstützt werden können. Bei Funktionsausfällen sollte man sich darüber im klaren sein, ob eine Wiederherstellung der Funktion überhaupt möglich ist. So ist beim Pferd eine Durchtrennung einer Strecksehne immer günstiger zu beurteilen als die einer Beugesehne, weil letztere auch im Stand kontinuierlich belastet wird. Bei Durchtrennung der Sehne des M. peroneus tertius im Bereich des Tarsus erfolgt fast immer eine Spontanheilung, während eine Durchtrennung der Sehne im Bereich des Knies niemals heilt. In solchen Fällen erübrigt sich natürlich eine Wundbehandlung.

1.1.1.2. Blutung, Hämorrhagie

Bei der Eröffnung von Arterien, Venen und Kapillaren kommt es je nach Art der Verletzung zu verschieden starken Blutungen. Größere Blutverluste, etwa ein Viertel bis zu einem Drittel der gesamten Blutmenge, können durch Mobilisierung der körpereigenen Flüssigkeitsreserven ohne Flüssigkeitszufuhr von außen kompensiert werden. Der Anteil der Blutmenge am Körpergewicht ist bei den einzelnen Tierarten und auch innerhalb derselben unterschiedlich. Er beträgt beim Pferd je nach Verwendungszweck und Trainingszustand etwa $1/5$, bei Rind, Schaf, Hund und Geflügel etwa $1/12$, bei Katze, Kaninchen und Meerschweinchen etwa $1/20$ und beim Schwein etwa $1/22$ der Körpermasse. Unter physiologischen Bedingungen gewährleistet der Hämostasemechanismus die Aufrechterhaltung der Fluidität des Gefäßinhaltes sowie der Integrität der Gefäßwand.

Die Hämostase resultiert aus der ausgeglichenen Bilanz eines Stoffwechselprozesses, der sich in 4 Phasen unterteilen läßt:

1. Synthese gerinnungshemmender Plasmaproteine und von Thrombozyten,
2. deren kontinuierlicher Umsatz und Abbau in der peripheren Strombahn,
3. die Clearance der Endprodukte von Gerinnung und Fibrinolyse durch das retikuloendotheliale System,
4. die Bereitstellung physiologischer Hemmstoffe der Gerinnung und Fibrinolyse.

Unter physiologischen Bedingungen besteht innerhalb der Zirkulation ein dynamisches Gleichgewicht, das von gerinnungsfördernden und gerinnungshemmenden Valenzen kontrolliert wird.

Die *primäre Blutung* entsteht mit der Verletzung. Die *sekundäre* oder *Nachblutung* stellt sich später nach einem bereits vorübergehenden Stillstand ein. Sie wird verursacht durch die mechanische Wiedereröffnung des Gefäßverschlusses oder durch die Eröffnung neuer Gefäße infolge Arrosion durch Eiterung, Geschwülste usw.

Die *Art der Blutung* richtet sich nach der Art der durchtrennten Gefäße. *Arterielle* Blutungen zeichnen sich durch das hellrote Blut aus. Die hellrote Farbe wird durch den an die Erythrozyten gebundenen Sauerstoff, das Oxyhämoglobin, bedingt. Das arterielle Blut spritzt oft rhythmisch, entsprechend dem Pulsschlag aus der klaffenden Wunde hervor. Innerhalb des arteriellen Kreislaufs nimmt der periphere Blutdruck nur wenig ab, so daß herznahe Arterien genauso bluten wie herzferne. Eine pulsierende Blutung fehlt bei Arterienverletzungen, wenn das Blut sich zunächst in der Tiefe einer Höhlen-, Taschen- oder Stichwunde ansammelt. Oft hört man dabei ein zischendes Geräusch. Dann fließt das Blut hellrot, manchmal schäumend und kontinuierlich aus der äußeren Wunde ab.

Das *venöse*, kohlensäurebeladene Blut ist dunkelrot gefärbt. Es fließt langsam und träge aus dem peripheren Gefäßstumpf. Auch der zentrale Venenstumpf kann bluten, wenn der venöse Abfluß nach dem Herzen gehemmt ist (Kompression durch Schwellungen, Tumoren, klappenlose Venen, die in ihrem unteren Abschnitt durchtrennt sind usw.) und Zufluß von Blut aus Nebenvenen erfolgt. *Kapilläre Blutungen* stammen aus den kleinsten Gefäßen. Sie treten an großen Wundflächen auf und zeigen keine Pulsation. Sie bilden feinste Blutperlen, die sich zu Tropfen vereinigen. Bei Blutungen aus Organen (Leber, Milz, Magen, Darm, Niere usw.) werden sie als *parenchymatöse Blutung* bezeichnet. Innere Blutungen sind nur an den durch den Blutverlust hervorgerufenen Allgemeinsymptomen zu erkennen. Die Stärke der Blutung ist abhängig von der Art und dem Kaliber des durchtrennten Gefäßes und von der Lage und Beschaffenheit der Gefäßwunde. Bei einem niedrigen Blutdruck und bei tief gelegenen Arterien kann die Pulsation nicht oder nur schwer zu erkennen sein. Bei geschlossenen Verletzungen können nach der Lokalisation, dem Grad und der Geschwindigkeit der Blutung ganz unterschiedliche Symptome zu verzeichnen sein. Bei einer größeren subkutanen Blutung kommt es zu einer mehr oder weniger schnell auftretenden Fluktuation. Es kann sich eine akute Anämie, eine Ischämie im Bereich der Gliedmaßen, durch den Druck des ausgeflossenen Blutes auf Nerven eine Paralyse entwickeln. Bei abdominalen Blutungen treten meist Schmerzen auf, bei intrathorakalen Blutungen Atembeschwerden, bei Blutungen in ein Gelenk oder in eine Sehnenscheide Lahmheiten. Stichwunden an größeren Venen (Punktion) bluten wenig und schließen sich schnell. Bei Stichwunden an größeren Arterien kommt es zu Nachblutungen und zur Ausbildung größerer Blutextravasate im umliegenden Gewebe. Bei der Punktion der Arteria carotis kann eine brotlaibgroße oder auch sich auf den gesamten Halsbereich ausdehnende Anschwellung zustande kommen. Bei Verletzung einer Arterie, die von festem Gewebe (Faszien) umgeben ist, entsteht durch ihre Blutung ein Gegendruck, der allmählich zu einem Nachlassen der Blutung führt. Bei Arterien, die nur von lockerem Gewebe umgeben sind oder sich frei in einem Hohlraum befinden, entsteht dagegen immer ein größerer Blutverlust. Bei einer Blutung in einem Hohlraum, der sich nur wenig ausdehnen kann (Augapfel, Hodensack), kann es durch die Druckzunahme zu einer Gewebsnekrose kommen. Quetschungen bedingen eine bessere Gefäßkontraktion als Schnittwunden. Längsschlitze rufen ebenfalls eine geringere Blutung hervor als Querschlitze. Gefäßwunden mit gezackten, gerissenen oder gequetschten Rändern bluten geringer als Wunden mit glatten Durchtrennungen der Gefäßwand. Blutreiche Gewebe werden deshalb während der Operation mit der Schere durchtrennt (Quetschwirkung) oder auch durch stumpfes Präparieren. Die Ruhigstellung einer Wunde vermindert die Blutung. Bewegung oder Berührung können sie verlängern.

Spontane Blutstillung. Die Blutung steht oft bereits nach 10 bis 20 Minuten. Infolge des Traumas kommt es zur Ausschüttung biogener Amine, die eine Kontraktion der glatten Gefäßwand hervorrufen. Dadurch wird nicht nur das Gefäßlumen verengt, sondern das Gefäß zieht sich unter den Wundrand zurück. Es kommt weiterhin zur Bildung eines Blutpfropfens, der für die Gefäßabdichtung sorgt. Der Hämostaseprozeß verläuft nach Lindenschmidt (1977) in folgenden Phasen ab:

1. Gefäßläsion (Endothelschaden), reflektorische Gefäßkontraktion.
2. Adhäsion der Thrombozyten am bloßgelegten subendothelialen Kollagen. Freisetzung vasokonstriktiver biogener Amine z. B. Serotonin, aus den Thrombozyten.
3. Aggregation der Plättchen untereinander (ADP, lösliches Kollagen, Adrenalin, Serotonin) und Ausbildung eines lockeren, lokal fixierten reversiblen Plättchenthrombus.
4. Freisetzung von Thrombozytenfaktor 3 aus den Plättohen, gefolgt von der Einbeziehung der plasmatischen Gerinnung (Intrinsic-Aktivierung) mit Bildung von Thrombin, viskose Metamorphose der Thrombozyten und Desintegration, Ausbildung von Fibrinstrukturen und Konsolidierung des Plättchenthrombus zum irreversiblen hämostatischen Pfropf.
5. Fibrinstabilisierung durch aktivierten Faktor XIII und Retraktion des Gerinnsels durch Thrombostheneinwirkung.

Die Ausbildung des soliden hämostatischen Pfropfens im Bereich der Gefäßläsion ist entscheidende Voraussetzung nicht nur für die Blutstillung, sondern auch für den regelrechten Verlauf der nachfolgenden reparativen Vorgänge, der Wundheilung im weiteren Sinne. Die hierzu notwendige Induktion des Fibroblastenwachstums ist nur in Gegenwart stabilisierter, durch die Faktor-XIII-Wirkung quervernetzter Fibrinstrukturen gewährleistet. Das auf diese Weise verschlossene Gefäß wird durch eine Umleitung (Kollateralkreislauf) ersetzt, indem sich entweder die Vasa vasorum erweitern oder die vor und nach der Durchtrennungsstelle abzweigenden Seitengefäße miteinander verbinden, dann erweitern und so das Hauptgefäß an dieser Stelle ersetzen.

Blutgerinnung. Die Blutgerinnung tritt beim Pferd nach 15 bis 30, beim Rind nach 8 bis 10 , bei Schaf und Hund nach 4 bis 8, beim Geflügel nach 1 bis 2 und beim Menschen nach 2 bis 6 Minuten ein. Die Funktionstüchtigkeit des Gerinnungsvorganges wird von den aus dem Knochenmark stammenden Thrombozyten und den plasmatischen Gerinnungsfaktoren gewährleistet. Die Blutplättchen sind zu etwa einem Drittel in der Milz gelagert, der Rest befindet sich im strömenden Blut. Sie besitzen die Fähigkeit zur Phagozytose. Eine Verminderung der Anzahl der Thrombozyten kann zu einer klinisch manifesten Blutungsneigung führen.

Die plasmatischen Gerinnungsfaktoren sind von ihrer biochemischen Struktur her Glykoproteine. Bisher sind folgende Gerinnungsfaktoren bekannt:

I	Fibrinogen
II	Prothrombin
III	Thrombokinase (Thromboplastin)
IV	Calcium
V	Proakzelerin
VI	Akzelerin
VII	Prokonvertin
VIII	Antihämophiles Globulin A
IX	Antihämophiles Globulin B
X	Stuart-Prower-Faktor
XI	plasma thromboplastin antecedent (PTA)
XII	Hageman-Faktor
XIII	Fibrinstabilisierender Faktor (FSF)

Die Faktoren des Prothrombinkomplexes II, VII, IX und X werden in der Leberzelle gebildet. Ihre Synthese ist vom Vorhandensein von Vitamin K abhängig. Der Faktor VIII entsteht wahrscheinlich extrahepatisch. Die Gerinnungsfaktoren liegen im Plasma in inaktiver Form vor. Während des Gerinnungsprozesses werden die inaktiven Vorstufen in die aktive Form überführt. Das Fehlen von Vitamin K oder die Verminderung oder das Fehlen eines dieser Gerinnungsfaktoren führen zur Blutungsneigung. Die hämorrhagischen Diathesen können angeboren sein (Hämophilie A, Hämophilie B). Eine Störung des Gerinnungsmechanismus wird als *Koagulopathie* bezeichnet. Die erworbenen Bildungsstörungen können unterteilt werden in Hypoprothrombinämien (Vitamin-K-Resorptions- und -Verwertungsstörungen), erworbene Umsatzstörungen *(Verbrauchskoagulopathie)* und die *Hyperfibrinolyse*. Daneben sind die sog. *Immunkoagulopathien*, die durch die Anwesenheit eines erworbenen Hemmkörpers gekennzeichnet sind, von Bedeutung.

Größere Defekte des Gefäßsystems können besser durch die Umwandlung des Fibrinogens in das Fibrin geschlossen werden. Das Fibrin ist das Endprodukt des Gerinnungsmechanismus. Es entsteht ein lokales Fibrinnetz, durch das lediglich noch Serum dringen kann. Durch seine Retraktion wird schließlich ein kompletter Gefäßverschluß erreicht.

Der Gerinnungsmechanismus ist ein sehr komplizierter Vorgang, der auf einer enzymatischen Kettenreaktion beruht. Die Thromboplastinbildung (Gerinnungsfaktor III) über das endogene *(intrinsic)* Gerinnungssystem wird durch einen Oberflächenkontakt ausgelöst. Hierdurch wird der Faktor XII aktiviert. Es kommt also zur Aktivierung der Blutthrombokinase, die auch als Plasmathromboplastin bezeichnet wird. Ihre Bildung erfolgt wenige Minuten nach Auslösung des Vorganges.

Die Gewebsthrombokinase wird bei Kontakt des Blutes mit Gewebesäften gebildet. Die Bildung der Gewebethrombokinase *(Gewebsthromboplastin)* erfolgt über das exogene System *(extrinsic)*. Da sie im Gewebe vorhanden ist und nicht erst über mehrere Stufen gebildet werden muß, ist sie bereits in wenigen Sekunden verfügbar. Bei Gewebsverletzungen werden Thromboplastin und Phospholipide freigesetzt, die das endogene System aktivieren. Thrombin führt durch Abspaltung von Fibrinopeptiden das Fibrinogen in Anwesenheit von Calciumionen und des aktiven Faktors XIII in Fibrin über. Das unlösliche Fibrin lagert sich über den Thrombozytenbelag und bildet mit den Blutplättchen einen festen Pfropf, einen Thrombus. Bei der Blutstillung wird sowohl das Extrinsic- als auch das Intrinsic-System einbezogen.

Vereinfacht kann der Gerinnungsvorgang folgendermaßen zusammengefaßt werden: Thromboplastinbildung – Thrombinbildung – Fibrinbildung – Retraktion – Fibrinolyse.

Die *Fibrinolyse* hat zweierlei Funktionen. Sie baut einerseits die Endprodukte der Gerinnung allmählich ab und ist gleichzeitig Gegenspieler des Koagulationsprozesses. Im Mittelpunkt der Fibrinolyse steht die Bildung des Plasminogens. Seine Aktivierung erfolgt über Gewebsaktivatoren oder über einen Blutaktivator. Durch die Aktivierung wird das Plasminogen in *Plasmin* umgebaut. Durch dieses Enzym werden das Fibrin aufgelöst, das Fibrinogen gespalten und die Aktivität der Faktoren V und VIII vermindert.

Ein zu rascher Abbau des das Gefäß verschließenden Fibrinpfropfens durch Toxinwirkung oder nach Infektion des Pfropfens kann zu einer erneuten Blutung führen.

Hämorrhagische Diathesen. Hämorrhagische Diathesen stellen Gerinnungsstörungen des Blutes dar. Sie können angeboren oder erworben sein. Nach ihren Ursachen und ihrer Klinik können sie in drei Gruppen eingeteilt werden:

1. plasmatische Gerinnungsstörungen oder Koagulopathien,
2. thrombozytäre Gerinnungsdefekte,
3. vaskuläre Blutungsneigungen.

Die erworbenen Gerinnungsstörungen überwiegen bei Mensch und beim Tier die angeborenen.

Die *angeborenen Koagulopathien* weisen typische Vererbungsmuster auf. Danach können sie in folgende drei Gruppen unterteilt werden:

X-chromosomal rezessive Gruppe, autosomal rezessive Gruppe, autosomal dominante Gruppe.

Zur X-chromosomal rezessiven Gruppe müssen die *Hämophilie A* und *B* gerechnet werden. Dieser Gerinnungsdefekt geht klinisch mit einer schweren Blutungsneigung einher, die lebenslänglich vorhanden ist.

• Schema der Blutgerinnung bei Gewebeverletzungen und im Gefäßsystem (aus W. Schmitt 1979):

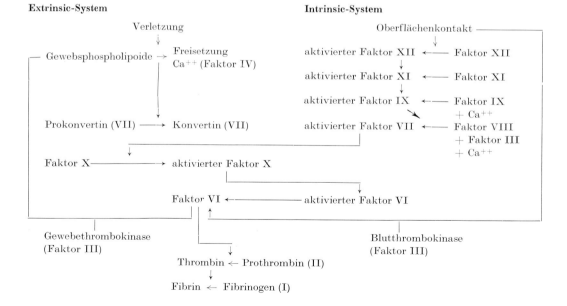

Sie äußert sich in unstillbaren Blutungen nach oft geringen Verletzungen und kann durch Verblutung zum Tode führen. Die Hämophilie A wird durch einen Mangel an Faktor VIII hervorgerufen. Sie wurde bisher bei Pferd, Hund und Schwein nachgewiesen. Der Faktor-VIII-Mangel ist an das X-Chromosom gebunden und wird rezessiv vererbt. Er tritt nur bei männlichen Tieren auf, wird aber von der Mutter vererbt.

Die Hämophilie B, der Faktor -IX-Mangel, kommt seltener vor. Zu den autosomal dominant vererbten Gerinnungsstörungen gehören die *Dysfibrinogenämie* und das *v. Willebrand-Jürgens-Syndrom*. Sie ist durch die stark verzögerte Gerinnselpolymerisation gekennzeichnet. Das v. Willebrand-Jürgens-Syndrom ist eine Kombination einer Thrombozytopathie mit einem Mangel der Gerinnungsfaktoren VIII bzw. IX. Sie wurde beim Schäferhund beschrieben. Zur autosomal rezessiven Gruppe gehört der angeborene Mangel an den Faktoren II, V, VII, X, XI, XII und XIII. Ob diese Gerinnungsstörung beim Tier auftritt, ist nicht bekannt.

Das beim Rennpferd auftretende Nasenbluten wird in der Literatur einmal der Hämophilie A, zum anderen einer Thrombozytopenie zugerechnet. Es tritt bei Hengsten und Stuten gleichermaßen auf.

Die *erworbenen Gerinnungsstörungen* lassen sich in zwei Untergruppen einteilen. Die sogenannten *Hypoprothrombämien* beruhen auf einem Mangel an den Vitaminen K_1, K_2 und K_3. Das Vitamin K spielt bei der Synthese des Prothrombinkomplexes eine wichtige Rolle. Hypoprothrombämien können durch fehlende Vitamin-K-Aufnahme, durch verminderte Vitamin-K-Resorption und durch eine gestörte Vitamin-K-Verwertung verursacht werden. Zu den erworbenen Hypoprothrombämien gehört der durch die Cumarintherapie verursachte Gerinnungsdefekt. Die Cumarintherapie wird bekanntlich zur Behandlung der Podotrochlose beim Pferd angewendet. Cumarine sind Vitamin-K-Antagonisten, deren genauer Angriffspunkt noch nicht geklärt ist. Es wird angenommen, daß sie über eine kompetitive Verdrängung die Prothrombinsynthese hemmen.

Die *Verbrauchskoagulopathien* und die *Hyperfibrinolyse* kommen durch eine Aktivierung des intravasalen Gerinnungsprozesses zustande. Der Mechanismus dieses Vorganges ist nicht bis zum letzten geklärt. Infolge der kontinuierlichen intravasalen Thrombinbildung kommt es zur Erschöpfung des Gerinnungspotentials bei gleichzeitiger Ausbildung generalisiert auftretender Mikrothrombosen. Die daraus resultierende, klinisch manifeste hämorrhagische Diathese bezeichnet man nach Lasch als Verbrauchskoagulopathie. Sie kann durch Schock oder Stress induziert werden.

Schließlich können *thrombozytäre Gerinnungsstörungen* zur Blutungsneigung führen. Die Ursache kann eine Bildungsstörung (Thrombozytopenie, Thrombozytopathie) oder eine Umsatzstörung sein (immunologisch bedingte Thrombozytopenie, postinfektiöse Thrombozytopenie).

Zur Diagnostik der hämorrhagischen Diathesen gibt es eine Vielzahl von Untersuchungsmethoden. Die wichtigsten sind: Bestimmung der Blutungszeit nach Duke, der Gerinnungszeit nach Lee-White, Thrombozytenzählung, Bestimmung des Fibrinogens im Plasma, Prothrombinkomplexbestimmung mit Hilfe der Thromboplastinzeit (Quick-Test), Euglobulinfibrinolyse und Thrombelastographie nach Hartert. Die Behandlung hat sich nach den Ursachen zu richten.

Vorläufige Blutstillung. Die vorläufige Blutstillung wird meist von Laien durchgeführt. Aber auch der Tierarzt ist nicht immer in der Lage, an Ort und Stelle die Blutung endgültig zu stillen. Um größere Blutverluste oder gar die Verblutung beispielsweise vor dem Transport in eine Klinik zu vermeiden, müssen stärkere Blutungen sofort gestillt werden.

Die vorläufige Blutstillung kann auf verschiedene Art und Weise durchgeführt werden. Die zur Anwendung kommende Methode hängt in erster Linie vom Ort der Blutung ab.

Gliedmaßen und Extremitäten können oberhalb der Wunde abgebunden werden. Man kann hierzu ein breites Gummiband, einen Gurt oder einen Kompressionsschlauch benutzen. Auch breite Lederriemen sind hierzu geeignet. Als Behelfsmittel kann ein Seil dienen, welches mit einem Holzstock als Knebel fest angedreht wird. Bindfaden oder Schnur dürfen hingegen nicht verwendet werden, weil sie die Haut zu stark einschnüren.

Da die Blutzufuhr distal der abgebundenen Gliedmaße stark eingeschränkt oder nahezu völlig unterbunden ist, kann es bei längerem Liegen der Kompression zu Ernährungsstörung des Gewebes kommen. Sehr empfindlich gegenüber Sauerstoffmangel sind Nerven. Aber auch andere Gewebe können der Nekrose anheimfallen, wenn die Blutzufuhr länger als $1^1/_2$ Stunden eingeschränkt wird. Kann bei einer Extremitätenverletzung nach dieser Zeit keine endgültige Blutstillung erfolgen, muß selbst bei Gefahr einer erneuten Blutung die Abschnürung vorübergehend gelockert werden, sonst droht eine Nervenlähmung oder Nekrose. Ein Absterben der Haut ist besonders bei länger liegenden Ligaturen am Schwanz zu befürchten. Später verlieren die Haare an der Stelle, wo sich die Ligatur befand, ihr Pigment, so daß für immer ein Ring von weißen Haaren zurückbleibt.

Vor Operationen an Gliedmaßen können ebenfalls Staubinden um die Gliedmaße gelegt werden, um Blutungen während der Operation zu vermeiden und das Operationsfeld übersichtlicher zu gestalten (Blutleere nach v. Esmarch). Die beste Blutleere im distalen Bereich der Gliedmaßen erzielt man dadurch, daß man nicht nur die Blutzufuhr drosselt, sondern das in der Gliedmaße befindliche Blut vor der Operation ausmassiert. Hierzu verwendet man Gummischläuche, die nicht zu schmal sein dürfen. Sie werden von distal beginnend nach proximal bis über die Stelle der Operation straff um die Gliedmaße gewickelt. Durch das Hochlagern von Körperteilen während der Operation und die Verwendung von Narkotika, die eine Senkung des Blutdruckes bewirken (z. B. Halothan), können Blutungen im Operationsfeld eingeschränkt werden. Auch bei Blutungen nach Verletzung kann der verletzte Körperteil höher gelagert werden. Zur vorläufigen Blutstillung können weiterhin Druckverbände angelegt werden, die gleichzeitig die Wunde vor Infektionen und anderen Irritationen schützen. Bei Wunden, die mit einer Hohlraumbildung einhergehen, kann die Wundhöhle mit sterilem Verbandmaterial, beispielsweise mit Gaze, straff austamponiert werden. Wunden, die mit anderen Hohlräumen, wie Bauchhöhle oder Brusthöhle, in Verbindung stehen, sollten nicht tamponiert werden, weil dadurch meist keine echte Blutstillung erreicht wird. Es fließt dann zwar nach außen kein Blut mehr ab, aber die Blutung in die Bauch- oder Brusthöhle kann weiterbestehen. Schleimhautblutungen können durch Auflegen von kalten Kompressen oder Eis gestillt werden. Durch die Kältewirkung kommt es zu einer Vasokonstriktion.

Bei kleineren lokalen Blutungen kann eine Blutstillung mit fibrin- oder thrombingetränkten Gelatineschwämmen erzielt werden. Die Anwendung von anderen chemischen Mitteln (Eisenchlorid) ist nicht sehr wirksam und kann andererseits zur Gewebsschädigung führen.

Endgültige Blutstillung. Zur endgültigen Blutstillung können je nach Art und Größe des Gefäßes verschiedene Methoden zur Anwendung kommen.

Kleinere Gefäße werden mit einer Schieberpinzette oder besser mit einer gezahnten Arterienklemme erfaßt und komprimiert. Die Klemmen werden einige Minuten liegengelassen und dann wieder entfernt.

Etwas größere venöse Gefäße werden, vor allem wenn sie in lockerem Gewebe liegen, mit einer geeigneten Arterienklemme erfaßt und durch Abdrehen *(Torsion)* verschlossen. Das Gefäß wird zu einem spiraligen Strang aufgedreht, bis sich die Klemme von selbst löst. Diese Art der Blutstillung ist nicht absolut sicher, durch die mechanische Irritation (Tupfen) können die Blutungen erneut auftreten.

Größere Gefäße (Arterien und Venen) werden abgebunden. Der Gefäßstumpf wird mit einer Klemme erfaßt, vorsichtig aus dem umgebenden Gewebe vorgezogen und mit einem dünnen Faden aus resorbierbarem Nahtmaterial abgebunden. Die Ligatur muß fest verknotet werden. Bei der *Unterbindung* wird neben dem Gewebsstumpf möglichst wenig Gewebe mit erfaßt, ansonsten rutscht die Ligatur leicht ab. Außerdem geht mehr Gewebe zugrunde. Die Klemme wird beim Herumführen des Fadens um den Gefäßstumpf möglichst weit abgehoben.

Anschließend wird durch Verbringen der Klemme von der senkrechten zur horizontalen Lage der Wunde ihre Spitze angehoben, damit der Faden nur auf dem Gefäßstumpf sitzt.

Größere Gefäße, die zur Freilegung des Operationsgebietes durchtrennt werden müssen, lassen sich vor ihrer Durchtrennung gut darstellen und nach beiden Seiten unterbinden. Hierzu benötigt man die Rillen(bzw. Rinnenhohl-)sonde, mit der das Gefäß unterfahren wird. Die Rillensonde dient als Schutz vor unbeabsichtigten Nebenverletzungen und als Führung für die Unterbindungsnadel nach Deschamps, mit der der Unterbindungsfaden um das Gefäß herumgeführt wird.

Kann das blutende Gefäß nicht ausreichend vorgelagert werden, muß es umstochen werden. Bei der *Umstechung* wird das umliegende Gewebe mit erfaßt. Entweder sticht man dabei die Nadel senkrecht zur Achse der Klemme flach durch das Gewebe und setzt auf der einen Seite derselben eine Schlinge und knotet auf der anderen, oder man umsticht das Gefäß mit einem Kreuzstich. Bei Kollateralkreisläufen ist eine doppelte Umstechung erforderlich.

Das Abbinden ganzer Gewebszapfen sollte nur ausnahmsweise durchgeführt werden. Bei dieser sog. *Massenligatur* werden größere Teile des angrenzenden Gewebes mit erfaßt. Dadurch kann die Wundheilung gestört werden.

Besondere Instrumente mit starker Quetschwirkung benötigt man zur Kastration und Ovarektomie (Kastrierzangen, Emaskulatoren, Effeminatoren). Sickerblutungen aus kleinsten Gefäßen, besonders an parenchymatösen Organen (Leber, Niere), werden elektrochirurgisch gestillt, da sich Klemmen nicht anlegen lassen. Beim Durchfluß hochfrequenter Ströme durch den Körper entsteht Joulesche Wärme. Diese Hitzewirkung im Gewebe selbst führt je nach Stromart zur Koagulation (Impulsstrom) oder zum linienförmigen Schmelzschnitt (Röhrenstrom). Zur Blutstillung dient die Elektrokoagulation, bei der es unter Wasserdampfbildung zur Eiweißkoagulation, Austrocknung und Schrumpfung des Gewebes kommt. Hiermit lassen sich allerdings nur kleinere Gefäße verschließen.

In besonderen Fällen kann die Blutstillung mit Hilfe der Kauterisation erreicht werden. Da es hierdurch zu erheblichen Gewebszerstörungen kommt, muß die Blutstillung in diesem Falle mit einer gestörten Wundheilung erkauft werden. Die Kauterisation wird mit glühend gemachtem Brenneisen durchgeführt. Auf der Wundoberfläche entsteht Brandschorf.

Nicht zu große Blutung aus der Spongiosa des Knochens können durch mechanische Verstopfung gestillt werden. Man setzt ein stumpfes Instrument auf den blutenden Knochen auf und führt leichte Hammerschläge in wechselnder Richtung aus. Durch die intravenöse Verabreichung von 50 bis 80 ml Blut eines anderen Pferdes kommt es oft zu einer spontanen Blutstillung. Bei diesen geringen Mengen besteht keine Schockgefahr.

Verletzte größere Gefäße können durch eine Gefäßnaht verschlossen werden.

Medikamentelle Blutstillung. Als **Hämostyptika** bezeichnet man Mittel, die lokal, per os oder nach Injektion eine Blutstillung hervorrufen sollen. Sie werden bei Dysfunktion der Gerinnungsmechanismen und zur Beschleunigung des Blutstillungsvorganges eingesetzt. Es muß jedoch hervorgehoben werden, daß keines dieser Mittel mit absoluter Sicherheit wirkt. Deshalb wird der Einsatz der Hämostyptika jenen Blutungen vorbehalten bleiben, bei denen operative Maßnahmen nicht angewendet werden können oder nicht zum Ziel führen. Hämostyptika können auch prophylaktisch vor Operationen injiziert werden, bei denen mit größeren Blutverlusten zu rechnen ist. Sie stellen eine Hilfe bei der Behandlung innerer Blutungen dar.

Hämostyptika können nur bei Patienten, bei denen keine pathologischen Gerinnungsstörungen die Ursache der Blutung sind, angewendet werden. Bei Koagulopathien kann die Blutstillung nur durch eine kausale Therapie erreicht werden. Als Hämostyptika werden eingesetzt:

1. Lokal wirkende Blutstillungsmittel.
Adstringentien: Für die Zwecke der lokalen Blutstillung werden vorzugsweise Alaun und Eisen(III)chlorid angewendet. Alaun besitzt wegen seines adstringierenden Ef-

fektes eine blutstillende Wirkung. Seine Anwendung erfolgt in Form eines Alaunstiftes oder eines Alaunsteines. Die Wirkung ist sehr gering und hat nur bei kleineren Blutungen Erfolg. Das Eisenchlorid wird als blutstillende Watte oder als 0,1%ige Lösung angewendet. In höheren Konzentrationen wirkt es ätzend und führt dadurch zu einer zusätzlichen Gewebsirritation.

Hochmolekulare Kolloidwirkstoffe: Oxidierte Zellulose kann bei diffusen Blutungen angewendet werden. Sie ist steril verpackt im Handel. Ihr Wirkungsprinzip ist nicht völlig geklärt, wahrscheinlich bietet sie eine gute Haftbasis für Blutkoagula. Möglicherweise wird auch eine Aktivierung des Hageman-Faktors bewirkt. Die Zellulose saugt sich nach Aufbringen auf die Wundoberfläche mit Blut voll und quillt dadurch auf. Sie wird vollständig resorbiert.

Gelatine ist ebenfalls in Form feinporiger steriler Schwämme im Handel. Sie besitzt eine hohe Saugfähigkeit. Durch das Aufsaugen kommt es schnell zu einer Koagulation, und es wird ein gut haftender Wundverschluß erreicht. Gelatineschwämme sind gewebsverträglich und werden später resorbiert. Sie können zur Stillung von Sickerblutungen und auch als Tamponade bei höhlenförmigen Wunden angewendet werden.

Pektine sind pflanzlicher Herkunft. Ihre Hauptbestandteile sind Polygalakturonsäureester mit hoher Gelierfähigkeit. Kolloidale Lösungen wurden früher als Blutersatz angewendet. Wegen der auftretenden Fremdkörperreaktion und degenerativer Gewebsveränderungen werden sie nicht mehr angewendet. Ihre Anwendung erfolgt aber noch zur lokalen Blutstillung.

Mikrokristallines Kollegen wird aus Rinderorganen hergestellt. Es verursacht eine Thrombozytenaggregation und haftet sehr gut auf feuchten Oberflächen. Es wird nach etwa 6 Wochen resorbiert; es ist ein ausgezeichnetes Hämostyptikum und beeinflußt die Wundheilung nicht negativ.

In der tierärztlichen Praxis spielt von den bekannten Gerinnungsfaktoren nur das *Thrombin* eine Rolle. Es wird aus Rinderblut gewonnen, lyophil getrocknet und in Ampullen abgepackt in den Handel gebracht. Thrombin kann wegen der Gefahr der Thrombusbildung nur lokal angewendet werden. Bei lokaler Anwendung ist eine Kombination mit gefäßkontrahierenden Mitteln angezeigt, weil das Thrombin seine Wirkung erst nach einiger Zeit zeigt.

Nicht zu starke Blutungen können durch Aufträufeln von *Adrenalin-* oder *Noradrenalinlösungen* vorübergehend zum Stillstand gebracht werden. Durch die Gefäßkontraktion wird der Gefäßverschluß durch Gerinnung gefördert. Die Gefäßkonstriktion wird später von einer Dilatation abgelöst.

2. Lokal und allgemein anwendbare Hämostyptika.

Das Suprarenin (Adrenalin) ist ein Nebennierenextrakt, der heute synthetisch hergestellt wird. Es ist in Lösungen 1:1000 im Handel. Es wirkt durch Gefäßverengung, bei Operationen blutsparend und beschleunigt die Blutstillung. Kleine diffuse Blutungen werden durch Auflegen eines mit Adrenalin getränkten Tupfers gestillt. Auf Schleimhäuten wird Blutleere vor der Operation auf diese Weise erreicht. Mit einem Lokalanästhetikum injiziert, verlängert es die Dauer der örtlichen Betäubung und verhindert zugleich infolge Gefäßverengung Blutungen. Es wirkt etwa 30 bis 60 Minuten, dann tritt eine Vasodilatation auf. An der Injektionsstelle kann es manchmal zur Depigmentierung der Haare kommen.

Verwendet wird das Levarterenolbitartrat (Noradrenalinbitartrat). Es erregt im wesentlichen die α-Rezeptoren. Die Applikation erfolgt subkutan oder intravenös. Bei der Infusion darf eine Tropfgeschwindigkeit von 10 bis 30 Tropfen nicht überschritten werden. Die Dosierung beträgt bei Pferd und Rind 2,0 bis 5,0 mg, Schaf, Ziege und Schwein 0,5 bis 1,0 mg und Hund 0,3 bis 1,0 mg.

Das Epinephrinbitartrat (Adrenalinbitartrat) besitzt eine Wirksamkeit an den α- und auch β-Rezeptoren. Da durch die α-Wirkung des Epinephrins Venen-, Haut- und Schleimhautarteriolen sowie die Splanchnikusgefäße einer starken Vasokonstriktion unterliegen, kommt es nach parenteraler Verabreichung zu einem kurzdauernden Blutdruckanstieg. Es findet Anwendung zu lokalen und allgemeinen Blutstillungen. Es wird subkutan injiziert. Die Dosierung beträgt für die Lösung 1 °/₀₀ beim Pferd und Rind 5,0 bis 10,0 mg, bei Schaf, Ziege und Schwein 0,5 bis 1,0 mg, beim Hund 0,3 bis 1,0 mg.

Bestimmte Schlangengiftpräparate wirken in kleinen Dosen blutstillend. Die Toxine besitzen eine thrombokinase-zersetzende Wirkung und aktivieren die Thrombozyten. Eine Blutstillung kann durch lokale oder auch parenterale Applikation erzielt werden. Sie werden insbesondere bei inneren und bei Sickerblutungen angewendet.

Bei pathologisch erhöhter Fibrinolyse nach Operationen oder anderen Ursachen können Antifibrinolytika zur Blutstillung herangezogen werden. Zur Anwendung kommen p-Aminomethylbenzoesäure (PAMBA) und ε-Aminocapronsäure (EACA). Sie hemmen die Aktivierung des Plasmins und schwächen dessen fibrinolytischen Effekt. Das Aprotinin wird aus Rinderorganen hergestellt und enthält einen Proteaseinhibitor. Durch das Aprotinin kommt es u. a. auch zu einer Inaktivierung des Plasmins infolge Komplexbildung.

Resorptionsverändernde und permeabilitätsbeeinflussende Arzneimittel können zur Blutstillung herangezogen werden. Hierzu gehört das Rutosid (Rutin). Es ist in vielen blutstillenden Präparaten enthalten. Es wirkt gefäßabdichtend und unterstützt die diesbezüglichen Effekte der Ascorbinsäure. Viele Präparate enthalten deshalb neben Rutin auch Vitamin C.

Das Vitamin K ist zur Bildung des Prothrombins in der Leber notwendig. Es ist als Vitamin K_1, K_2 und K_3 in manchen Hämostyptika enthalten. Eine Vitamin-K-Zufuhr ist in der Regel nicht notwendig, da es von der Darmflora reichlich synthetisiert wird und auch sonst in den meisten Futtermitteln enthalten ist. Das Vitamin K_1 wird direkt wirksam, während K_2 und K_3 erst metabolisiert werden müssen. Vitamin K wird in Fällen verzögerter Blutgerinnung bzw. verstärkter Blutungsneigung angewendet, die durch eine Verlängerung der Prothrombinzeit zum Ausdruck kommen. Es wird bei Blutungen nach Cumarinanwendung beim Pferd oder nach Kontamination der als Rodentizide verwendeten Cumarin- oder Indandionderivate beim Wiederkäuer angewendet.

Die Dosierung für das Menadion-Natriumbisulfat (Vitamin K_3) beträgt für das Pferd und Rind 0,1 bis 0,25 g intramuskulär oder oral.

Calciumsalze (Faktor IV) sind zur Thrombinbildung erforderlich. Obwohl Calcium fast stets in ausreichendem Maße im Körper vorhanden ist, führen manchmal Calciuminfusionen zu einem blutstillenden Effekt. Sie werden intravenös appliziert. Wegen der starken lokalen Gewebsreizung ist auf eine exakte Infusion zu achten.

Die Blutgerinnung kann durch Übertragung von Eigenblut beschleunigt werden. Es wird subkutan verabreicht. Die Wirkung setzt nach etwa 2 bis 4 Stunden ein und erreicht nach 6 bis 8 Stunden ihren Höhepunkt. Die Wirkung soll mindestens 60 Stunden anhalten. Die Dosierung beträgt für das Großtier etwa 150 ml. Auch das Plasma enthält alle Gerinnungsfaktoren außer Thrombozyten.

Die Applikation kleinerer Fremdblutmengen zeigt eine erheblich bessere Wirkung als die von Eigenblut oder Plasma. Das Spenderblut wird intravenös appliziert. Schockreaktionen sind bei Mengen von etwa 1 ml pro kg/Körpermasse nicht zu erwarten.

Literatur

Bentz, H.: Veterinärmedizinische Pharmakologie. VEB Gustav Fischer Verlag, Jena 1982.
de Moor, A.: Algemene Heelkunde. Deel 1 + 2. Vorlesungsmanuskript an der Reichsuniversität Gent, Fakultät für Tierheilkunde, 1978.
Kolb, E.: Grundriß der physiologischen Chemie. 7. Aufl. VEB Gustav Fischer Verlag, Jena 1982.
Lasch, H. G., Huth, K., Heene, D. L., Müller-Berghaus, G., Hörder, M. H., Janzarik, H., Mittermayr, C. H., und Sandritter, W.: Zur Klinik der Verbrauchskoagulopathie. Dtsch. med. Wschr. **96** (1971), 715.
Lindenschmidt, Th.-O.: Pathophysiologische Grundlagen der Chirurgie. Johann Ambrosius Barth, Leipzig 1977.
Potel, K.: Lehrbuch der Allgemeinen Pathologie für Tierärzte. VEB Gustav Fischer Verlag, Jena 1970.
Schebitz, H., und Brass, W.: Allgemeine Chirurgie für Tierärzte und Studierende. Paul Parey Verlag, Berlin-Hamburg 1975.
Stolpe, J., und Wiesner, E.: Das Fibrinogen bei nasenblutenden Galopprennpferden und Trabern. Arch. exp. Vet.-Med. **24** (1970), 3/03.

1.1.1.3. Schmerz

Der Schmerz gehört zu den Sinnesempfindungen der Säugetiere. Er entsteht als Antwort auf starke Reize (mechanische, chemische, thermische Reize), die eine bestimmte Intensität überschreiten und spezialisierte Schmerzrezeptoren (Nozizeptoren) erregen. Es sind mechanosensible, thermosensible, chemosensible und gemischt sensible Schmerzrezeptoren zu unterscheiden. Sie können direkt erregt werden, unterliegen aber insbesondere chemischen Einflüssen. Die körpereigenen Substanzen Bradykinin, Serotonin, Histamin und die Prostaglandine können auf die Nozizeptoren erregungsfördernd, also schmerzverstärkend wirken und bei höheren Konzentrationen selbst zur Erregung der Schmerzrezeptoren führen.

Der Schmerzreiz wird in den Nerven in Erregung umgewandelt und gelangt über Rückenmarkneuronen zum Thalamus und von dort in die Hirnrinde, wo er das bewußte Schmerzempfinden auslöst. Die von den Nozizeptoren in das Zentralnervensystem kommenden Informationen werden weit gestreut. Es gibt viele Bereiche des Zentralnervensystems, die an der Schmerzwahrnehmung, am Schmerzverhalten bei Tier und Mensch, beteiligt sind. Bis heute ist nicht geklärt, welche verschiedenen Teile des zentralen Nervensystems beim Zustandekommen von Schmerzen zusammenwirken. Der Schmerz wird über zwei Arten von Fasern geleitet. Die A-delta-Fasern sind markreiche, schnell leitende, afferente Nervenfasern (Oberflächenschmerz, Dehnungsrezeptoren). Die C-Fasern sind dünn, langsamleitend und markarm (Tiefenschmerz, Chemorezeptoren).

Man unterscheidet zwischen dem somatischen Oberflächen- und Tiefenschmerz und dem viszeralen oder Eingeweideschmerz. Der Oberflächenschmerz tritt in zwei Qualitäten als gut lokalisierbarer erster heller und weniger gut lokalisierbarer zweiter dumpfer Schmerz auf. Tiefen- und Eingeweideschmerz sind von dumpfer Qualität und schlecht lokalisierbar. Der spinal geleitete Oberflächenschmerz löst im Zentralnervensystem, im Hypothalamus, wahrscheinlich auch an der Hirnrinde, die Abwehrmaßnahmen auf den efferenten motorischen und vegetativen Bahnen oder auch humoral aus.

Viszerale Schmerzen äußern sich diffus als Bauchschmerz (Enteralgie), anfallsweise als Kolik, Stiche in der Brust usw. Die in den Nn. pelvici und im Vagusbereich entstandenen Schmerzreize werden über den N. parasympathicus geleitet.

Schmerzreize beeinflussen das vegetative Nervensystem, was sich in Beschleunigung der Herzaktion, der Atmung usw. zeigt. Andererseits kann aber auch das vegetative Nervensystem vielfältigen Einfluß auf den Schmerz haben.

Als Zeichen subjektiver Schmerzäußerungen beobachtet man bei einzelnen Tierarten unterschiedliche Verhaltensweisen, die auch altersbedingt sein können. So bemerkt man im hohen Alter eine Abstumpfung der Sinne und dadurch eine Abnahme der Schmerzempfindlichkeit.

Wundschmerz. Der Schmerz ist als Warner vor anhaltenden körperlichen Belastungen anzusehen. In dieser Funktion kann er das Tier vor weiteren Schäden bewahren. Der Nachweis der Schmerzen ist für den Untersucher ein wichtiger Hinweis auf die Lokalisation der Erkrankung. Da das Tier keine Mitteilung über Ort, Art und Ausdehnung der Schmerzen zu machen vermag, muß der Tierarzt in der palpatorischen Diagnostik der Schmerzen besonders geübt sein. Nach der Einwirkung von mechanischen Reizen (Druck, Schnitt), thermischen Reizen (Hitze, Kälte) oder anderen Faktoren, bei denen die Schmerzmediatoren Histamin, Serotonin, Bradykinin und Prostaglandine freigesetzt werden (Entzündungsvorgänge, örtliche Blutleere, starke Hyperämie), kann der Schmerz brennend, bohrend, ziehend, klopfend oder anfallsweise wehenähnlich empfunden werden.

Der primäre Wundschmerz (Verletzungsschmerz) dient der Abwehr und der Vermeidung von Schäden. Er ist kurz, hell, stechend (Oberflächenschmerz) und setzt momentan mit der Entstehung der Wunde ein. Er ist bedingt durch Zerrung, Durchschneidung, Zerreißung und Quetschung (Dehnungsrezeptoren) der freigelegten sensiblen Nerven und ihrer feinsten Verzweigungen im Wundbereich. Intensität und Dauer des primären Wundschmerzes sind abhängig von der individuellen Empfindlichkeit, der Schnelligkeit der Schmerzeinwirkung, der Lage und Größe der Wunde und von dem Nervenreichtum der verletzten Gewebe. Er ist um so geringer, je schärfer das Instrument ist und je schneller die Verletzung entsteht. Operativ zu setzende Schnitte werden daher schnell und sofort in der beabsichtigten Länge in einem Schnitt gelegt.

Der sekundäre Wundschmerz tritt später auf und ist charakterisiert durch ein pochendes, brennendes Schmerzgefühl (Tiefenschmerz). Er stellt die Verletzung still und fördert dadurch die Heilung. Verursacht wird er hauptsächlich durch die bei Wundschwellung, Entzündung oder Reizen durch Infektionsstoffe freiwerdenden körpereigenen Schmerzmediatoren.

In der Peripherie sind bei jeder Schmerzrezeption auch vegetative Fasern beteiligt. Der vegetative Anteil beeinflußt die Reizbarkeit der sensiblen Faser. Weiterhin gibt es afferente vegetative Bahnen, die den Schmerz zentral leiten. Der Schmerzreiz springt von der spinalen Faser auf den Grenzstrang über und setzt reflektorisch die vegetative und motorische Faser in Erregung. Die erregten sympathischen Fasern aber erhöhen die Reizbarkeit der peripheren sensiblen Fasern, sie erhöhen die Durchlässigkeit der Kapillaren, bewirken vor allem eine Vasokonstriktion und dadurch vermehrte Anoxie und Azidose im Gewebe. Es kann durch diesen Einfluß des sympathischen Nervensystems zu einem Aufschaukeln des Schmerzes und zu einem Circulus vitiosus kommen, weil Schmerzsignale aus der Peripherie zum Rückenmark geleitet werden, die wiederum selbst sympathische Reflexe erzeugen. Diese nervöse Dysregulation wird bei Wiederholung der Schmerzreize immer stärker, sie wird selbständig, ,,zur selbständigen Krankheit", wenn die ursprüngliche Noxe mit ihrem Schaden bereits abgeklungen ist. Im Extremfall kann ein starker Schmerz durch Beteiligung des vegetativen Nervensystems zum Schock führen.

Die Schmerzempfindlicükeit der Gewebe ist verschieden und vom Nervenreichtum des Gewebes abhängig. Haut und Schleimhaut als Schutzwall des Körpers gegen Einwirkungen von außen her sind äußerst empfindlich; ca. 50% der sensiblen Nervenfasern der Körperperipherie stehen mit Nozizeptoren in Verbindung. Nase, Lippe, Zunge, Analgegend, Geschlechtsorgane, Huf- und Klauenlederhaut, Nerven, Periost, Knorpel, Sehnen, Gelenke, Konjunktiven und Kornea sind nach Verletzung sehr schmerzhaft, weniger das Bindegewebe und die Muskulatur und fast gar nicht die Knochen. Das Bauch- und Brustfell und die Schleimhaut des Kehlkopfes, des Magens und der Blase sind schmerzempfindlich. Leber, Niere, Lungen, Herz und Teile des Gehirns sind wenig oder gar nicht schmerzempfindlich.

Tiere reagieren auf Schmerzreize vorwiegend reflektorisch ohne emotionale Zeichen. Allerdings können auch Erfahrungen und Gedächtnis oder Erregungszustände mitbestimmen, in welchem Maße sich Affekte und Emotionen auswirken.

Die Schmerzempfindlichkeit der Tierarten und der einzelnen Individuen ist verschieden. Rinder, Schafe und Ziegen sind meist sehr empfindlich. Der Kaltblüter verträgt mehr Schmerzen als der Vollblüter. Hund und Katze sind oft sensibler als das Pferd. Zwerghunderassen sind meist empfindlicher als Hunde großer Rassen. Hühner, Enten und Gänse vertragen mehr Schmerzen als andere Vögel.

Schmerzlosigkeit kann in bestimmten Bezirken der Wunde vorhanden sein. Sie beruht auf mangelnder oder aufgehobener Gefäßversorgung, Durchtrennung sensibler Nerven, starker Quetschung oder ähnlichen, die Lebensfunktion des Gewebes stark beeinträchtigenden Vorgängen.

Schmerzbekämpfung und Schmerzausschaltung. In den letzten Jahren wurde erkannt, daß die im Zentralnervensystem ankommenden Schmerzinformationen beeinflußt werden. Es existiert ein wirksamer Schmerzhemmungsmechanismus durch körpereigene Opioide, die Endorphine. Es sind Polypeptide, die chemisch keine Ähnlichkeit mit Morphin aufweisen, aber biologisch ähnlich wirken. Dieses körpereigene Analgesiesystem schließt eine notwendige Schmerzbekämpfung durch den Arzt bzw. Tierart nicht aus. Der Tierarzt muß sich vor der Bekämpfung von Schmerzen immer nach dem Nutzen für den Ablauf der Krankheit beim Tier fragen.

Die Schmerzbekämpfung soll zunächst die Ursache suchen und sich auf die Behandlung des Grundleidens erstrecken. Fremdkörper müssen entfernt werden, schnürende Verbände usw. sind zu beseitigen. Schmerzen können durch physikalische Verfahren, Pharmaka mit analgetischer und antiinflammatorischer Wirkung, verschiedene Anästhesieverfahren und auf operativem Wege beseitigt oder gemindert werden.

Physikalische Vefahren der Schmerzlinderung sind durch die Ära der Analgetika etwas in Vergessenheit geraten. Polsterverbände, Immobilisierungsverbände oder Kühlung bei akuten Entzündungen bewirken häufig eine ausreichende Schmerzausschaltung.

Breiten Raum in der Schmerzbekämpfung nimmt die medikamentelle Beeinflussung des Schmerzes ein. Stark wirkende Analgetika sind das Morphin und seine Derivate. In die Gruppe der sogenannten schwach wirksamen Analgetika gehören die Salizylsäureabkömmlinge, die Pyrazolon-, Pyrazolidin-, Indol- und Anilinderivate. Neben analgetischer und antipyretischer Wirkung haben sie einen antiinflammatorischen Effekt. Salizylsäure- und Anilinderivate finden in der Tiermedizin kaum Anwendung. Aus der täglichen klinischen Praxis nicht wegzudenken, besonders bei Pferd und kleinen Haustieren, sind die Pyrazolone und Pyrazolidinderivate, deren wichtigste Vertreter Phenylbutazon, Aminophenazon und Ketophenylbutazon sind.

Wichtigste Indikationen sind die Behandlung postoperativer Schmerzen sowie akute und chronische Gelenk- und Muskelentzündungen.

Sedativa und Neuroleptika (Diazepam, Xylazin, Propionylpromazin, Droperidol) verursachen eine zentralnervöse Dämpfung der Tiere und damit eine Herabsetzung des Schmerzbewußtseins.

Aus den viefältigen Betäubungsverfahren wählt man das Verfahren aus, welches bei sicherer Gewährleistung der Schmerzlosigkeit die geringste Gefahr für Patient und Operateur in sich schließt. Von der örtlichen Betäubung wird in starkem Umfang bei der chirurgischen Wundversorgung und kleinen chirurgischen Eingriffen Gebrauch macht. Die Lokalanästhesie umfaßt die Oberflächenanästhesie, die Infiltrationsanästhesie, die Leitungsanästhesie, die Expiduralanästhesie und das Anästhesieren von Gelenken und Sehnenscheiden. Die Wirkung beruht grundsätzlich auf Ausschaltung der Schmerzrezeptoren oder Unterbrechung der Schmerzleitung.

Bei chronischen Schmerzen kommt häufig, vor allem bei Lahmheit an den Gliedmaßen des Pferdes, die Neurektomie, d. h. die Resektion eines Stückes der versorgenden sensiblen Nerven zur Anwendung.

Die Allgemeinanästhesie (Narkose) ruft einen reversiblen Lähmungszustand des zentralen Nervensystems hervor, der neben Schmerzfreiheit auch Bewußtseinsverlust, Muskelentspannung und Reflexdämpfung bewirkt. Die Mononarkose (Injektionsnarkose, Inhalationsnarkose) wurde in den letzten Jahren mehr und mehr durch die Kombinationsnarkose verdrängt. Kombinationsnarkosen umfassen die Kombination zweier Inhalationsnarkotika, die kombinierte Anwendung eines Injektionsnarkotikums mit einem Inhalationsnarkotikum oder zwei Inhalationsnarkotika oder die Verknüpfung der Injektionsnarkose mit der Inhalationsnarkose und gleichzeitiger Anwendung von Muskelrelaxantien. Die Beherrschung dieser klassischen drei Typen der Kombinationsnarkose und ihrer Sonderformen (Neuroleptanalgesie, Transquanalgesie) ist auch in der Veterinärmedizin nur noch durch spezialisierte Anästhesisten möglich.

Ein wichtiges Problem ist die postoperative Schmerzbehandlung. Nicht jeder operative Eingriff zieht automatisch in der postoperativen Phase Schmerzen und damit die Notwendigkeit einer Schmerzbekämpfung nach sich. Der Bedarf an postoperativer Analgesie wird wesentlich durch Art und Ausmaß sowie Lokalisation des operativen Eingriffs und das verwendete Anästhesieverfahren bestimmt. So verlangen Laparotomien beim Pferd und Thorakotomien beim Kleintier unbedingt eine postoperative Analgesie; Eingriffe an der Körperoberfläche erfordern häufig keine postoperative Schmerzbehandlung.

Literatur

Benad, G., und Schädlich, M.: Grundriß der Anästhesiologie. VEB Verlag Volk und Gesundheit, Berlin 1980.
Benzer, H., Frey, R., Hügin, W., und Mayrhofer, O.: Anästhesiologie, Intensivmedizin und Reanimatologie. Springer Verlag Berlin, Heidelberg, New York 1982.
Dick, W.: Postoperative Schmerzbehandlung. Aktuelles Wissen für Anästhesisten. Refresher Course **7** (1982), 4–5.
Dietz, O., Schaetz, F., Schleiter, H., und Teuscher, R.: Anästhesie und Operationen bei Groß- und Kleintieren. S. Hirzel Verlag, Leipzig 1980.
Dudziak, R.: Neuroleptanalgesie-Standort und aktuelle Bedeutung einer Anästhesiemethode. Perimed Fachbuch-Verlagsgesellschaft mbH, Erlangen 1983.
Kolb, E.: Lehrbuch der Physiologie der Haustiere. 4. Aufl. VEB Gustav Fischer Verlag, Jena 1980.
Markwardt, F.: Allgemeine und spezielle Pharmakologie. VEB Verlag Volk und Gesundheit, Berlin 1980.
Wintzer, H.-J.: Schmerz und Schmerzbekämpfung in der Veterinärmedizin. Berl. Münch. tierärztl. Wschr **3** (1983), 73–75.

1.1.1.4. Funktionsstörungen und Kompensationsmechanismen bei Blutverlusten

1.1.1.4.1. Schock

Definition. Unter Schock versteht man einen Zusammenbruch des Systems, das die Durchblutung der Gewebe oberhalb eines solchen minimalen Niveaus hält, das für einen normalen oxidativen Metabolismus notwendig ist.

Ätiologie. Verschiedene Ursachen können bei der Entstehung des Schocks eine Rolle spielen:

1. Bedeutende äußere oder innere Blutungen, große Plasma- oder Flüssigkeitsverluste *(hypovolämischer Schock)*. Bei einem Blutverlust von 15–20% entsteht ein leichter, bei einem Blutverlust von 20–30% ein mäßiger Schock. Nach einem Blutverlust von mehr als 40% endet der Schock letal, wenn er nicht wirksam behandelt wird. Eine akute Verblutung verläuft so schnell, daß sich kein Schock entwickeln kann, während bei einem sehr langsam verlaufenden Blutverlust Kompensationsmechanismen einsetzen können, die die Entstehung des Schocks verhindern können. Bei starkem Blutverlust entstehen im Organismus eine Reihe von Anpassungen seitens des neurohormonalen Systems, die dafür sorgen, daß die Blutzufuhr zu bestimmten Geweben, z. B. zum Gehirn, gesichert bleibt. Dadurch kommt jedoch die Durchblutung anderer Gewebe in Schwierigkeiten. Als Blutverlust muß man auch einen Zustand betrachten, bei dem sich das Blut im Organismus befindet, ohne jedoch an der Zirkulation beteiligt zu sein. Dies liegt z. B. bei einer Blutanhäufung bei Uterusprolaps, Darmtorsion oder einem Darmverschluß, aber auch bei Blutanhäufung in den großen Venen des Splanchnikusgebietes und bei einer Speicherung von Erythrozyten in der Milz vor. Auch Erbrechen, Diarrhoe und Schweißausbruch können Ursache eines großen Flüssigkeitsverlustes sein. Bei Ischämie eines Darmteils, vor allem bei Torsion oder hochgradiger Lageveränderung, können viel Flüssigkeit und Albumin in das Darmlumen verlorengehen. Ebenso können großflächige Brandwunden und akute exsudative Entzündungsprozesse zu großen Albumin- und Flüssigkeitsverlusten führen.

2. Massive Infektionen, vor allem mit gramnegativen Bakterien, können u. a. durch Endotoxin einen *septischen* oder *endotoxämischen Schock* verursachen. Endotoxin ist ein Lipopolysaccharidkomplex in der Zellwand von gramnegativen Bakterien. Es wird durch Lysis dieser Bakterien oder während einer schnellen Wachstumsphase freigesetzt. Unabhängig von der Art der Bakterien hat Endotoxin identische Auswirkungen.

Beim Abschnüren eines Darmsegmentes entwickeln sich im Darmlumen Endotoxin enthaltende Colibakterien. Die Reihenfolge der Empfindlichkeit verschiedener Tierarten und des Menschen für Endotoxin ist, in abnehmendem Grade, folgendermaßen: Pferd, Mensch, Kaninchen, Ziege, Rind, Schaf (van Miert). Das Endotoxin kann Entzündungsmediatoren freisetzen. Endotoxin bewirkt eine Sequestrierung von neutrophilen Leukozyten und von Thrombozyten in den Kapillaren von Lunge, Leber und Milz. Diese Zellen zerfallen, wobei Serotonin, Histamin, lysosomale Enzyme und wahrscheinlich noch andere Faktoren freigesetzt werden. Gleichzeitig werden Komplement C_3–C_9 aktiviert und Prostaglandine synthetisiert. Die meisten schädlichen Effekte des Endotoxins sind indirekt und beruhen auf humoralen Mechanismen (Burrows, G. E., 1981).

3. Eine Herzinsuffizienz, die jedoch nur selten als primäre Ursache in Frage kommt, kann einem *kardiogenen Schock* zugrunde liegen. Bei einer Verminderung des Herzminutenvolumens wird die Transportkapazität des Blutes für O_2 im gleichen Maße vermindert, dies hat wiederum eine verringerte O_2-Versorgung des Myokards zur Folge, so daß ein Circulus vitiosus entsteht.

4. Auch nach schweren Traumen kann ein Schock entstehen. Die Ursache eines solchen *traumatischen Schocks* besteht meistens in einer Kombination von Hypovolämie, einer Freisetzung von toxischen Stoffen aus den beschädigten Geweben und von noch nicht näher bekannten nervösen Faktoren.

5. In bestimmten Fällen können heftige *allergisch-anaphylaktische Reaktionen* einen Schockzustand verursachen. Die Pathogenese und der Verlauf dieser Reaktionen unterscheiden sich oft von dem klassischen Schocksyndrom.

Pathogenese. Die Pathogenese des Schocks ist äußerst komplex und bedarf noch eingehender Untersuchungen. Außerdem ist sie von der Art des Schocks, der Tierart und den betroffenen Organen oder Geweben abhängig. Der hypovolämische und der traumatische Schock sind am gründlichsten untersucht. Hypovolämie oder Trauma veranlaßt u. a. eine Adrenalin-Noradrenalin-Ausschüttung aus den Nebennieren, während an den sympathischen Nervenendigungen Noradrenalin freigesetzt wird. Diese Stoffe wirken auf kleine Arterien, Arteriolen und Venulen sowie auf bestimmte Rezeptoren (Adrenalin in hoher Konzentration auf die α-, in niedriger Konzentration auf die β_1- und β_2-, Noradrenalin praktisch nur auf die α- und β_1-Rezeptoren).

Die Wirkung von Adrenalin und Noradrenalin auf verschiedene vaskuläre Systeme hängt von der Art und der Anzahl der Rezeptoren in den verschiedenen Geweben und Organen ab.

Eine Stimulation der α-Rezeptoren führt zu Vasokonstriktion, eine Stimulation der β-Rezeptoren verursacht Vasodilatation. Die Verteilung der Rezeptoren ist vor allem von den jeweiligen Geweben abhängig. Es bestehen aber auch tierartliche Unterschiede, die jedoch noch genauer untersucht werden müssen. In Haut und Nieren befinden sich ausschließlich und im Splanchnikusgebiet vorwiegend α-Rezeptoren (aber auch β_2-Rezeptoren im Magen und Kolon); im Myokard sind ausschließlich β_1-Rezeptoren (in den Koronarien β_2- und auch α-Rezeptoren), während in der Skelettmuskulatur α- und β_2-Rezeptoren vorkommen. Die Katecholamine verursachen eine Vasokonstriktion in Höhe der prä- und postkapillaren α-Rezeptoren, von denen möglicherweise 2 Typen bestehen (Andersson). Der Zirkulationswiderstand wird überwiegend durch die Arterien und Arteriolen bestimmt. Die präkapillaren Sphinkter bestimmen vor allem die Anzahl der Kapillaren, die in einem bestimmten Augenblick durchblutet werden. Die Kapillaren selbst sind starre Röhrchen, die einen gleich großen Durchmesser haben. Sie haben daher auch keinen aktiven Einfluß auf den Kreislaufwiderstand und den Blutfluß (Hershey). Durch diese Vasokonstriktion entsteht u. a. in Nieren, Darm und Haut eine Gewebeischämie *(ischämischer Schock)*. Das Blut wird eventuell direkt über arteriovenöse Anastomosen (Shunts) von den Arteriolen nach dem venösen Gefäßnetz geleitet (Abb. 5).

Durch diese arteriovenösen Shunts wird das zirkulierende Blutvolumen weitgehend aufrechterhalten. Die Gewebe werden jedoch nicht mehr durchblutet. Beim Hund verursacht ein septischer Schock eine deutliche Zunahme der Shunts im Blutgefäßsystem des Splanchnikusgebietes (diese Schockursache wurde durch das Herbeiführen einer Darmobstruktion realisiert); ein endotoxämischer Schock führt zu einer deutlichen Zunahme der Shunts im Blutgefäßsystem der Nieren (Archie). Es ist jedoch nicht sicher, daß Endotoxin bei dem letalen Verlauf der Darmobstruktion der wichtigste Faktor ist (McClure und Mitarb.). Zirkulierende Endotoxine verursachen vor allem in Höhe des Splanchnikusgebietes und der Lunge eine starke Vasokonstriktion.

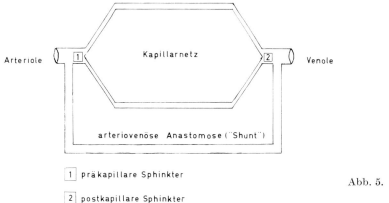

Abb. 5. Mikrozirkulation.

In bestimmten Organen (u. a. in der Lunge) verursacht eine α-Stimulation eine stärkere Kontraktion der postkapillaren als der präkapillaren Sphinkter: dies kann zu einer Extravasation von Wasser, Elektrolyten, Makromolekülen und Zellen mit Lungenödem führen (Romero und Mitarb.). Vasopressin (ADH) und Angiotensin II können ebenfalls beim Auftreten einer Vasokonstriktion im mesenterialen Kreislauf und in den Muskeln eine Rolle spielen. Außer durch ihren direkten Effekt verursachen diese zwei nicht adrenergischen Hormone auch indirekt eine Vasokonstriktion, indem sie die Reaktion der Blutgefäße auf Noradrenalin potenzieren oder die Freisetzung von endogenen Katecholaminen während neuraler Stimuli erleichtern (Heistad und Abboud). Gleichzeitig nimmt auch die Plasmareninaktivität stark und anhaltend zu (Hembrough und Mitarb.). Im weiteren Verlauf kommt es zu einem stagnierenden Schock, der in ernsten Fällen irreversibel wird. Der stagnierende Schock entwickelt sich dadurch, daß die Arteriolen und präkapillaren Rezeptoren schneller relaxieren als die an einen niedrigen pH-Wert angepaßten postkapillaren Rezeptoren und Venulen. Hierdurch entsteht eine Blutansammlung, vor allem in den Kapillaren des Splanchnikusgebietes. Besonders an der venösen Seite der Kapillaren treten Wasser, Ionen, Plasma und selbst Zellen aus, was zu einer die Mikrozirkulation noch ungünstiger beeinflussenden Ödembildung führt. Bei einem endotoxämischen Schock schädigt das Endotoxin die vaskuläre Membran, so daß Flüssigkeit und Plasma ungehindert austreten können.

Beim Hund verursachen endotoxämischer Schock und eine Infektion mit lebenden Bakterien unterschiedliche hämodynamische Reaktionen. Beim Endotoxinschock besteht eine deutliche Blutstauung im Splanchnikusgebiet mit einem ungenügenden venösen Rückfluß. Dies kann man bei einer Septikämie, die durch lebende Bakterien verursacht wurde, nicht feststellen (Hinshaw und Mitarb. 1968).

Bestimmte Stoffe, z. B. vasoaktive Peptide, Histamin, Kinine und Prostaglandine, können die Gefäßpermeabilität auch begünstigen. In terminalen Stadien geht jedoch die kininbildende Fähigkeit praktisch gänzlich verloren (Haberland). In bestimmten Gefäßgebieten kann sogar ein totaler Tonusverlust auftreten. In der stagnierenden Phase entsteht außerdem, vor allem bei Hypovolämie, eine bedeutende und gefährliche Verminderung des venösen Blutrückflusses. Dem Herzen wird zu wenig Blut angeboten. Auch der Lymphstrom wird stark vermindert. Ebenso ist beim Schock der Flüssigkeitsaustausch in Höhe der Kapillaren sehr empfindlich gestört (Zweifach).

Die Gewebedurchblutung wird beim Schock durch eine Anzahl von Faktoren ungünstig beeinflußt. Normalerweise wird sie durch das zirkulierende Blutvolumen und den Zirkulationswiderstand bestimmt. Der Schock beeinflußt den Zirkulationswiderstand außer durch die Arterien, Arteriolen und Sphinktermechanismen noch durch folgende Faktoren ungünstig:

1. Die Blutviskosität nimmt zusammen mit dem Hämatokritgehalt zu und wird außerdem durch Hypothermie erhöht.
2. Das Blut gerinnt stärker. In ernsten Fällen, vor allem wenn es sich um bakterielle Endotoxine handelt, können selbst zahlreiche, ubiquitär vorkommende intravasale Blutgerinnsel auftreten (D. I. C.). Dabei werden die Blutgerinnungsfaktoren verbraucht, was zu diffusen Blutungen führen kann. Nach Attar und Mitarb. entstehen diese Blutungen aber eher als Folge einer Leberhypoxie.

Auch Endothelschädigungen spielen beim Auftreten der intravaskulären Gerinnungen in der Mikrozirkulation eine Rolle. Endothelschäden können durch hypoxische, endotoxische und mikrothrombotische Beschädigungen verursacht werden. Aber auch Azidose, lysosomale Enzyme, Proteasen und biogene Amine können hierbei eine Rolle spielen (Heene und Lasch).

Verschiedene Leiden, z. B. Infektionen, können ebenfalls der Anlaß zur disseminierten intravaskulären Blutgerinnung sein und so Schock verursachen (Pilcher und Mitarb.).

3. Es bilden sich Aggregate von Thrombozyten und Fett; bei den Erythrozyten ist „sludging" festzustellen. Leukozyten heften sich an der Endothelwand fest.

Die anfallenden Stoffwechselprodukte werden unzureichend abtransportiert. Die verminderte oder selbst völlig unterbrochene Gewebedurchblutung ist die Ursache von verschiedenen, manchmal irreversiblen Veränderungen. Wenn es keinen Blutfluß mehr gibt, treten die Zellveränderungen viel schneller und stärker auf als wenn noch Blutfluß möglich ist, selbst wenn das Blut keinen Sauerstoff mehr enthält. Wegen Sauerstoffmangels gehen die Zellen auf einen anaeroben Stoffwechsel über, bei dem die Energieproduktion viel geringer ist und große Mengen Milchsäure gebildet werden. Der Muskel- und Leberglykogengehalt, der der anaeroben Glykolyse zur Verfügung steht, ist ziemlich gering. Als Folge des verminderten Blutflusses zur Leber kann dieses Organ außerdem das Lactat nicht ausreichend metabolisieren, da der niedrige pH-Wert die hepatische Glukoneogenese hemmt (Woods und Connor). Das Pyruvatcarboxylasesystem, ein geschwindigkeitslimitierender Faktor der vom Lactat ausgehenden Glukoneogenese, ist nämlich bei einem pH-Wert von 7,6 am aktivsten und bei einem pH-Wert von 6,9 nur noch sehr wenig aktiv.

Der Anstieg des Milchsäuregehaltes im Blut ist dann auch nicht nur das Resultat einer erhöhten Produktion durch den anaeroben Metabolismus, sondern auch die Folge einer unzureichenden Verstoffwechslung durch die Leber und eventuell auch durch die Nieren, das Herz und vielleicht die Skelettmuskulatur (Cohen). Bei starker Hypoxie bilden die Hepatozyten selbst Lactat. Diese metabolische Azidose wirkt sich ungünstig auf die Herzfunktion aus und aktiviert die Synthese von Katecholaminen. Die endogenen Katecholamine können aber bei einer metabolischen Azidose ihre positiv inotrope Wirkung auf das Herz nicht ausüben (Haskins). Beim septischen Schock, im Gegensatz zu anderen Formen des Schocks, entsteht manchmal ein hyperdynamischer kardiovaskulärer Zustand mit einer Zunahme des Herzminutenvolumens, einer Verminderung des peripheren vaskulären Widerstandes und einem Anstieg der Nierendurchblutung mit Polyurie.

Bei Hypoxie wird K^+ aus den Zellen freigesetzt. Dies stört seinerseits die zellulären Funktionen. Der intrazelluläre Wasser- und Na^+-Gehalt nimmt infolge eines defekten aktiven Na^+-Transportes durch die Zellmembran hindurch zu. Die Hypoxie verursacht auch eine Störung der Membranfunktion der Lysosomen, aus denen eine zelluläre Nekrose verursachende Enzyme freigesetzt werden. Die intestinale Mukosa, die sehr viele Lysosomen enthält, wird nekrotisch. Die lysosomalen Enzyme werden freigesetzt und gelangen in das Darmlumen. Von da aus können diese Enzyme in die Lymphgefäße diffundieren und so in die allgemeine Zirkulation gelangen (Clermont und Mitarb. 1972). Bei Nekrose der Darmmukosa kann das Endotoxin auch durch die Wand des Darmes hindurch diffundieren und über das Peritoneum in den Kreislauf gelangen (Moore und Mitarb. 1981a). Die Permeabilität der epithelialen Mukosazellen des Darmes für bakterielle Endotoxine, Bakterien sowie für proteolytische und hydrolytische Enzyme ist auch erhöht (Rhodes und Mitarb.). Die lysosomalen Hydrolasen, die aus dem Pankreas und anderen Organen freigesetzt werden, sensibilisieren außerdem das Myokard für den negativ inotropen Effekt des „myocardial depressant factor" (MDF) auf das Myokard. Außerdem verursachen sie eine zusätzliche Vasokonstriktion im Pankreas und im ganzen Splanchnikusgebiet (Lefer und Spath) und sind für die Mitochondrien toxisch.

Das Myokard kann beim Entstehen eines irreversiblen Schocks eine bedeutende Rolle spielen. Folgende Faktoren sind hierbei von großer Wichtigkeit: eine direkte toxische Wirkung des MDF und der Effekt der lysosomalen Hydrolasen, eine direkte toxische Wirkung des Endotoxins, eine geringe koronäre Durchblutung und in deren Gefolge eine Ischämie des Myokards und eine unzureichende Kontraktionskraft, eine metabolische Azidose, eine ungenügende venöse Rückzirkulation und das Entstehen eines Myokardödems.

Bei stagnierendem Schock wird im Pankreas ein Peptid, der „myocardial depressant factor", gebildet, der eine negativ inotrope Wirkung auf das Myokard ausübt. Dieser Faktor wird höchstwahrscheinlich durch Abbau von Pankreasprotein unter der Einwirkung einer lysosomalen Protease, die als Folge der Hypoxie aus dem Pankreas freikommt, gebildet (Lefer). Der MDF verursacht auch eine Vasokonstriktion der Splanchnikusgefäße mit einer daraus folgenden Hypoxie, die u. a. auch das Pankreas betrifft, was wiederum zu einer verstärkten Produktion des MDF führt. Der MDF vermindert gleichzeitig die intestinale Motilität.

Die Resistenz des Gewebes gegenüber Insulin wird verstärkt, was mit einer verminderten Oxidation von Glucose, einer verminderten Inkorporation von Glucose in Glykogen und einer verminderten Inkorporation von Aminosäuren in die Muskelproteine einhergeht (Ryan und Mitarb.). Die Hypoxie des Pankreas und das Adrenalin hemmen die Insulinsekretion. Die Sekretion von Glukagon, einem stark glukogenolytisch und glukoneogenetisch wirkenden Stoff, kann erhöht sein. Dies kann, zusammen mit der ebenfalls beim Schock auftretenden Hypoinsulinämie, die Hyperglykämie erklären (Brockman und Manns). Im Endstadium kann es zu einer Hypoglykämie durch Erschöpfung des Leberglykogengehaltes kommen. Bei Endotoxinschock entwickelt sich häufig eine starke Hypoglykämie, die progressiv und häufig letal sein kann. Diese Hypoglykämie entsteht auch im Anschluß an einen enormen Glucoseverbrauch von u. a. Blut, möglicherweise Thrombozyten und Leukozyten (Hinshaw und Mitarb. 1976). Zu Beginn entsteht durch die Streßreaktion erst eine Zunahme, dann aber eine Verminderung der Kortikosteroidproduktion.

In den Muskeln nimmt die intrazelluläre ATP-Konzentration (Kohama und Mitarb.), in der Leber der Gehalt an cAMP ab (Rutenberg und Mitarb.). Das mononukleäre phagozytierende System (MPS) – das frühere RES –, das eine wichtige Rolle spielt bei der Elimination von Bakterien aus dem Blut, von Fibrin und Produkten, die von diffusen intravaskulären Gerinnseln stammen, von beschädigten Thrombozyten, von Endotoxin, von lysosomalen Enzymen und anderen toxischen Stoffen, die im Organismus gebildet werden, wird stark gehemmt durch den MDF (Lefer und Blattberg), durch den verminderten Blutfluß, durch die Abnahme des Opsoningehaltes und durch lysosomale Hydrolase oder andere nicht identifizierte Substanzen, so daß Infektionen leichter entstehen. Durch Dysfunktion des MPS können der MDF, lysosomale Enzyme oder andere vasoaktive Stoffe nicht phagozytiert werden. Durch die schlechte Gewebedurchblutung werden auch weniger Leukozyten und Effektorproteine in die infizierten Gewebe gebracht. Durch die Verminderung des Entgiftungsmechanismus des MPS, vor allem der Kupfferschen Sternzellen in der Leber, gelangen Endotoxine aus dem Darm in den Kreislauf.

Die hämodynamischen Veränderungen und die Organe, die am stärksten betroffen sind, hängen von der Tierart ab. Beim Hund herrschen Schädigungen der Leber und des Magen-Darm-Kanals (sogar mit hämorrhagischer Enteritis) vor. Beim Menschen und bei den Wiederkäuern sind die Lungenveränderungen deutlicher. Für die starke hämorrhagische Enteritis des Hundes, die beim Schock entsteht, ist wohl die durch Pankreasenzyme verursachte Lysis der hypoxischen Darmmukosa verantwortlich.

Beim Pferd entstehen die Veränderungen vor allem im Dickdarm (Jenkins). Bei starkem stagnierendem Schock hört die Resorption von Wasser und Elektrolyten aus dem Darmlumen auf. Es können sogar Flüssigkeit und Elektrolyte aus dem Kreislauf in das Darmlumen verlorengehen.

Die Nierenfunktion ist durch den Blutdruckabfall und der damit einhergehenden verminderten Glomerulumfiltration und der Vasokonstriktion im Nierenkortex herabgesetzt. Dadurch tritt Oligurie oder sogar Anurie mit einer Anhäufung von Abfallprodukten im Blut auf.

In der Lunge entstehen oft, als Folge der verminderten Durchblutung, Ventilations-Perfusionsstörungen. Der Totraum nimmt zu, und das arteriovenöse Shunting wird durch Adrenalin vergrößert (Berk und Mitarb.). Die Kapillaren werden beschädigt, der pulmonale vaskuläre Widerstand nimmt zu, Lungenödem, Mikrothromben von Thrombozyten, Aggregate von Leukozyten und Fett in den Blutgefäßen treten auf, ebenso wie ein intraalveolärer Flüssigkeitsaustritt und Blutungen. Beim Entstehen eines interstitiellen oder alveolären Ödems spielen folgende Faktoren eine Rolle: erhöhte Permeabilität für Wasser und Protein, erhöhte venöse Konstriktion in den Lungen und Zunahme des pulmonalen Blutdruckes durch Insuffizienz des linken Ventrikels und den sehr niedrigen kolloidosmotischen Druck im Plasma (Anderson und de Vries), der durch Albuminverlust in die Bauchhöhle bei Peritonitis auftreten kann. Bei jungen Hunden kann man eine lokale Disruption von Endothelzellen und eine Diskontinuität von den Epithelzellen des Typs I feststellen. Diese Abweichungen entstanden innerhalb von 1 bis 2 Stunden (Harrison und Mitarb.). Das Ödem behindert den Gasaustausch und führt zu Hypoxämie und einem erhöhten alveolär-arteriellen O_2-Gradienten (Sembrat und Mitarb.).

Bei einem septischen Schock, durch gramnegative Bakterien verursacht, entstehen Lungenstau und Ödem u. a. durch die durch Endotoxin verursachte Konstriktion der Lungenvenen. Thrombozytenaggregate treten sehr schnell auf, polymorphkernige Leukozyten zerfallen, und Endothel wird beschädigt (Schaub und Mitarb.). Die Thrombozytenaggregate können vasoaktive Stoffe freisetzen, die den pulmonalen vaskulären Widerstand erhöhen. Die Thrombozytenaggregation ist teilweise reversibel (Myrvold und Svalander). Die sehr spannungsaktive „surfactant" der Lungenalveolen wird oft beschädigt. Dies geschieht vielleicht durch eine verminderte Phospholipidsynthese als Folge von Anoxie der alveolären Zellen (Typ II), die die „surfactant" bilden. Fibrin und andere aus den Blutgefäßen stammende Plasmaproteine unterdrücken die Aktivität der „surfactant". Ausgeprägte Schockveränderungen in der Lunge bilden eine Gefahr für sekundäre Infektionen.

Symptome. Folgende Symptome entstehen beim Schock: hohe Herzfrequenz mit einer Verminderung des arteriellen Blutdruckes mit Senkung der Differenz zwischen systolischem und diastolischem Druck und einem schwer fühlbaren peripheren Puls, Kälte der peripheren Körperteile, Hyperventilation, anfangs Blässe und später zyanotische Schleimhäute. Diese Zyanose ist beim Pferd am besten an den Rändern des Zahnfleisches der Schneidezähne wahrzunehmen. Bei Kolikpferden ist ein sehr niedriger systolischer Blutdruck prognostisch ungünstig (Gay und Mitarb.).

Hyperventilation: Sehr schnelle Atmung ist jedoch wegen der großen Turbulenz und des großen Widerstandes im Luftwege sowie wegen des großen O_2-Verbrauches der Atmungsmuskeln nicht ökonomisch. Mit Ausnahme des Pferdes legen sich die Tiere meistens nieder. Bei Infektionen kann Fieber auftreten; später liegt meistens Hypothermie vor. Beim Hund kann hämorrhagische Diarrhoe entstehen. Bei einer stark ausgeprägten Dehydratation ist der Hautturgor stark vermindert, es besteht Durst, und die Augen liegen tief in ihren Höhlen. Bei der Verminderung des Hautturgors bei Dehydratation gibt es jedoch 2 Ausnahmen: Die Haut eines kachektischen Tieres verliert vielleicht durch den Verlust von Fett und Proteinen auch seine Elastizität sogar ohne Dehydratation. Die Haut von fetten Tieren hat dagegen die Neigung, ihre Elastizität zu erhalten, auch noch bei ziemlich starker Dehydratation (Cornelius). Bei geringer Verminderung der Hautelastizität beträgt der Körpergewichtsverlust 5%, bei starker Dehydratation kann ein Körpergewichtsverlust von 10–15% auftreten. Es tritt Oligurie oder Anurie auf, ein Zeichen für eine unzureichende Durchblutung der viszeralen Organe. Es ist dann auch aufschlußreich, die Blase zu katheterisieren und zu entleeren sowie die Harnproduktion ununterbrochen zu kontrollieren. Ist die Schocktherapie erfolgreich, dann steigt der Harnfluß deutlich (siehe Therapie).

Zur Beurteilung der verschiedenen Grade des Schockzustandes sind folgende Untersuchungsmethoden und Bestimmungen sehr ergiebig: Der venöse Blutdruck fällt, außer bei kardiogenem Schock, die V. jugularis füllt sich langsam, und die peripheren Venen kollabieren. Mit Hilfe eines zentralvenösen Katheters kann der zentralvenöse Blutdruck auch exakt bestimmt werden. Der zentralvenöse Druck hängt von dem venösen Blutrückfluß, dem venösen Tonus und der Dehnbarkeit und Kontraktilität des rechten Herzens ab. Beim Pferd wird ein 70–80 cm langer Plastikkatheter über die V. jugularis bis in die V. cava cranialis vorgeschoben, so daß sich die Spitze des Katheters einige Zentimeter vor dem rechten Atrium befindet.

Beim Schock ist der zentralvenöse Druck negativ oder nur schwach positiv (< 295 Pa)[1]. Beim stehenden Pferd liegt der Mittelwert des zentralvenösen Druckes bei 1180 Pa. Die individuellen Abweichungen sind jedoch sehr groß (Hall und Nigham). Während einer Halothananästhesie ist bei Tieren in Seitenlage der zentralvenöse Blutdruck viel größer als in Rückenlage. Acepromazin (z. B. Azetylpromazin®) verursacht einen signifikanten Abfall des zentralvenösen Blutdruckes im Vergleich mit Kontrollpferden oder Pferden, denen man Xylazin (z. B. Rompun®) gegeben hat. Nach der Induktion der Halothannarkose erhöht sich der zentralvenöse Blutdruck signifikant. Dies könnte durch die Hyperkarbie bedingt sein (Klein und Sherman). Bei einer Infusion (siehe Therapie) ist aber der Verlauf einer Druckkurve wichtiger als eine einzige individuelle Messung. Der 0-Punkt der Meßskala liegt in Höhe des rechten Atriums. Wird das Manubrium sterni als 0-Bezugspunkt angenommen, kann dies zu Schwierigkeiten führen, da die Übereinstimmung des Manubrium sterni mit dem rechten Atrium von der Körperhaltung des Tieres abhängig ist. Dieses Problem muß noch weiter untersucht werden.

Beim Hund kann man bei Schock den zentralvenösen Druck ohne Schwierigkeiten durch Punktion der V. jugularis messen. Normalwerte dieses Druckes liegen bei ± 343 Pa; beim Schock wird der Wert meistens negativ (Kwick). Den Katheter zur Messung des zentralvenösen Druckes führt man am besten in die rechte V. jugularis ein; diese liegt nämlich in einer Linie mit dem rechten Atrium (Hanssen und Zaslow).

Der zentralvenöse Druck ist nur dann eine Indikation für die Funktion des rechten Ventrikels, wenn keine kardiopulmonalen Leiden vorliegen. Bei erhöhtem intrathorakalem Druck, u. a. bei künstlicher Beatmung oder bei Spannungspneumothorax, nimmt der zentralvenöse Druck zu. Der zentralvenöse Druck gibt keinen Aufschluß über das extrazelluläre Flüssigkeitsvolumen.

Beim stagnierenden Schock entsteht eine sehr starke Zunahme des Hämatokritwertes und der totalen Plasmaproteinkonzentration (Coffman und Garner). Die Plasmaproteinkonzentration ist normalerweise ein guter Indikator für den Hydratationsstatus. Bei Peritonitis kann jedoch die Plasmaproteinkonzentration niedrig oder normal sein, was auf dem Proteinverlust im Abdomen trotz der bestehenden Hämokonzentration beruht (Coffman). Bei der Beurteilung des Hämatokrits muß man jedoch mit den individuellen, tierartlich und rassebedingten Unterschieden sowie mit den möglicherweise in der Milz gespeicherten Erythrozyten rechnen. So hat ein Vollblüter normalerweise einen höheren Hämatokrit als ein Arbeitspferd. Der Greyhound hat gewöhnlich einen sehr hohen Hämatokrit. Bei ischämischem Schock kann der Hämatokrit manchmal durch Milzkontraktionen, wodurch Erythrozyten freigesetzt

---

[1] 1 mm H$_2$O = 9,81 Pa.

werden, steigen. Beim Schock ist der kapillare Hämatokrit 2–10 Vol.-% höher als der arterielle oder zentralvenöse: dies weist auf eine periphere Hypoperfusion.

Bei Wasserverlust sind sowohl der Hämatokrit als auch der totale Plasmaproteingehalt erhöht. Bei Plasmaverlust ist der Hämatokrit erhöht, während die Plasmaproteinkonzentration normal oder sogar erniedrigt sein kann. Bei mit Hypovolämie einhergehender Anämie kann der Hämatokrit normal sein, während die Plasmaproteinkonzentration meistens erhöht ist. Liegt ein endotoxämischer Schock mit starkem Verlust von zirkulierendem Plasmaprotein vor, dann ist die Zunahme der Plasmaproteinkonzentration im Blut letztlich geringer als die Zunahme des Hämatokrits (Boyd). Bei Wasserverlust ohne Proteinverlust ist der Anstieg der Plasmaproteinkonzentration vom Ausgangshämatokrit abhängig: Je höher der Ausgangshämatokrit, desto größer die Zunahme der Plasmaproteinkonzentration (Finsterer und Mitarb.). Es ist dann auch anzuraten, sowohl den Hämatokrit als auch die totale Plasmaproteinkonzentration zu bestimmen.

Die kapilläre Füllungszeit ist verlängert. Es dauert einige Sekunden, bis das Blut nach Fingerdruck auf die pigmentfreie Mukosa der Lippen oder Wangen zurückfließt.

Beim Schock entsteht meistens eine deutliche Hypotension. Daher ist eine arterielle Blutdruckmessung, es sei direkt oder indirekt, u. a. zur Beurteilung der Behandlungsresultate sehr aufschlußreich.

Der Milchsäuregehalt des Blutes steigt stark. Dies ist ein guter Indikator für den Grad des Schocks (Weil und Afifi) und die Prognose. So hat man z. B. festgestellt, daß beim Pferd mit einer Darmobstruktion die Überlebenschancen um so geringer sind, je höher die Milchsäurekonzentration im Blut gestiegen ist (Donawick und Mitarb; Genn und Hertsch). Bei intestinalen Obstruktionen ist die Lactatkonzentration in der Peritonealflüssigkeit im Hinblick auf den Grad der intestinalen Ischämie aussagekräftiger als die Lactatkonzentration im Blut (Moore und Mitarb., 1977).

Bei Darmobstruktionen beim Pferd ist der Unterschied zwischen der Natriumkonzentration (mval/l) und der Summe der Chlorid- und Hydrogencarbonatkonzentration ebenfalls von prognostischer Bedeutung: Wird der Unterschied größer, dann wird die Überlebenschance kleiner (Bristol).

Über die Bedeutung des Lactat-Pyruvat-Verhältnisses und eines Lactatüberschusses wird noch diskutiert, da auch eine Zunahme des Lactat-Pyruvat-Verhältnisses und des Lactatüberschusses ohne Gewebeanoxie auftreten kann. Bei einer 60–70%igen Verminderung der O_2-Aufnahme der Gewebe nimmt das Lactat-Pyruvat-Verhältnis jedoch immer zu. Die arteriovenöse O_2-Differenz nimmt zu; als Folge der verminderten Perfusion versuchen die Gewebe dem arteriellen Blut mehr O_2 zu entziehen (Beadle und Huber).

Im Vergleich mit wachen Pferden verlangsamt und modifiziert eine Allgemeinnarkose die klinischen und biochemischen Symptome des Schocks, wahrscheinlich durch Unterdrückung der sympathoadrenalen Reaktion und das Ausschalten der Schmerzempfindung (Hjortkjaer und Svendsen).

Bei Untersuchungen des Säure-Basen-Haushaltes zeigt sich ein niedriger pH-Wert als Folge der metabolischen Azidose, der durch Hypokapnie (niederer Pa_{CO_2}) als Folge einer Hyperventilation zu einem kleinen Teil kompensiert werden kann.

Die arterielle O_2-Spannung (Pa_{O_2}) ist manchmal vermindert. Ein normaler oder sogar hoher Pa_{O_2} ist beim Schock jedoch wegen der gestörten Mikrozirkulation kein sicheres Zeichen für eine gute Gewebeoxygenation. Geräte zur Bestimmung der Blutgase sind jedoch teuer. Der pH-Wert und die Plasmahydrogencarbonatkonzentration sind jedoch auf eine einfache Art zu bestimmen: Diese 2 Größen geben auch einen guten Einblick in das Säure-Basen-Gleichgewicht. Das Bestimmen der O_2-Spannung in den Geweben (Littooy und Mitarb.) soll ein viel besserer Indikator für die Gewebeoxygenation sein.

Zur Beurteilung der Gewebedurchblutung beim Hund liefern Messungen der pH-Veränderungen im Muskelgewebe mit Hilfe einer perkutan angelegten Elektrode aufschlußreichere Resultate als Bestimmungen der arteriellen oder venösen Blutgase (Kung und Mitarb.). Enzyme (LDH, GOT, CPK), die aus beschädigten Zellen frei werden, nehmen im Serum zu.

Bei hypovolämischem Schock entsteht meistens eine Leukozytose, bei Endotoxinschock dagegen entwickelt sich anfänglich eine starke Leukopenie. Beim Pferd ist eine Leukopenie bei Kolik meistens ein Zeichen für eine akute und starke Irritation des Peritoneums und/oder einer Endotoxämie (Svendsen und Mitarb.). Elektrolytbestimmungen sind ebenfalls aufschlußreich. Ein Anstieg des Harnstoff- und Kreatiningehaltes im Plasma weist auf eine gestörte Nierendurchblutung.

Prognose. Die Prognose ist immer vorsichtig zu stellen. In der Anfangsphase bei ischämischem Schock kann man jedoch mit einer schnell wirkenden Therapie eine Normalisierung erreichen, vorausgesetzt, daß die Einwirkungen nicht zu stark gewesen sind. Die Prognose wird ungünstig (irreversibler Schock), wenn ein sehr schlechter Zirkulationszustand, ernsthafte Lungen-, Leber- oder Darmschäden, Anurie und eine extreme metabolische Azidose mit hohem Lactatgehalt vorliegen. Nach sehr starkem Schock können Störungen im aktiven Kationentransport in Höhe der Zellmembran praktisch nicht mehr normalisiert werden (Baue und Mitarb.).

Therapie. Die Therapie muß sowohl ätiologisch als auch symptomatisch erfolgen und so schnell wie möglich geschehen.

1. *Ätiologische Behandlung:* Bei Flüssigkeitsverlust muß man die Flüssigkeit ersetzen, bei Plasmaverlust werden Plasma, Albumin oder ein Plasmaexpander verabreicht, während bei großem Blutverlust eine Bluttransfusion notwendig ist. Wenn das ursprüngliche Leiden operativ behandelt werden kann, z. B. ein Darmverschluß, dann muß dieser Eingriff natürlich so schnell wie möglich ausgeführt werden. Es muß jedoch erst eine allgemeine Schockbehandlung eingeleitet werden, und der Schockzustand muß sich zumindest teilweise normalisiert haben, bevor die Operation durchgeführt werden kann. Dies wird in der Veterinärmedizin noch oft mit meist letalem Ausgang als Folge übersehen. Halothan, das α-lytisch wirkt, eignet sich besser bei Blutungen als sympathikomimetische Anästhetika (Theye und Mitarb.). Bei großem und plötzlichem Blutverlust muß man so schnell wie möglich eingreifen.

2. *Auffüllen des Gefäßsystems:* Bei hohem Hämatokritgehalt ist eine Bluttransfusion nicht anzuraten. Das zirkulierende Blut kann am besten durch eine Kombination von Plasma, Albumin oder einem Plasmaexpander (auf Gelatine- oder Dextranbasis) und einer Elektrolytlösung, z. B. Ringerlösung, aufgefüllt werden. Bei sehr starker Blutkonzentration verwendet man am besten einen Plasmaexpander mit nicht zu hoher relativer Molekülmasse. Beim Schock müssen alle Applikationen nach Möglichkeit i.v. durchgeführt werden. Subkutane oder intramuskuläre Injektionen werden wegen der gestörten Durchblutung schlecht resorbiert und sind deshalb wenig effektiv. Intravenöse Injektionen oder Infusionen darf man niemals über eine stark traumatisierte Gliedmaße geben. Alle Infusionen müssen körperwarm verabreicht werden. Eine schnelle Infusion von kalter Flüssigkeit hat ungünstige Auswirkungen auf die Herzfunktion und die periphere Blutzirkulation. Außerdem muß der Körper extra Energie für die Aufwärmung der Flüssigkeit auf Körpertemperatur freimachen. Die Gefahr einer Hypothermie wird größer. Sind die Venen so stark kollabiert, daß eine perkutane Injektion unmöglich ist, muß man die Vene chirurgisch freilegen und kanülieren. Hypertonische Lösungen, z. B. Glucose > 5%, dürfen auf keinen Fall subkutan injiziert werden: sie werden sehr schlecht resorbiert und können sogar noch Wasser anziehen. Die schlechte Gewebedurchblutung verlängert sehr oft die Halbwertszeit vieler Pharmaka.

Die orale Applikation von Flüssigkeit und Elektrolytlösungen ist nur dann sinnvoll, wenn der Darm noch zur Resorption fähig ist.

a) *Elektrolytlösungen:* Die Art der Infusionsflüssigkeit hängt vor allem von den Ergebnissen der klinischen und der Laboruntersuchungen ab (Hämatokrit, Elektrolytkonzentration des Plasmas, Säure-Basen-Haushalt). Es können iso- bis leicht hypertonische Lösungen verwendet werden. Einige Autoren behaupten, mit leicht hypertonischen Lösungen (z. B. NaCl 2–3%ig) bessere Erfolge zu erzielen, wahrscheinlich, weil dadurch die meist bestehende Hyponatriämie (durch Eindringen von Na+ in die Zellen) korrigiert und die gefährliche intrazelluläre Hyperhydratation reduziert werden kann. Große Mengen 0,9%iger NaCl-Lösung können Hypokaliämie und metabolische Azidose verursachen.

Bei kleinen Haustieren nimmt man vorzugsweise im Handel erhältliche sterile Elektrolytlösungen, denen man eventuell noch Flüssigkeitsadditive sowie u. a. KCl und Calciumgluconat (10%ige Lösung) zufügt. Müssen die Infusionen langfristig gegeben werden, muß man einen Katheter anbringen. Bei Tieren, die sich in einem schlechten Allgemeinzustand befinden und bei denen das Immunsystem mangelhaft arbeitet, verursacht die Katheterisierung jedoch häufig Infektionen. Solch einer Infektion kann man durch sehr sorgfältiges Präparieren und Desinfektion der Haut vorbeugen (Burrows, C. F. 1982). Auch beim Pferd muß man streng aseptisch arbeiten und die richtige Technik beachten, um Komplikationen (z. B. Infektionen oder Thrombophlebitis) vorzubeugen (Gulick und Meagher). Bei kleinen Haustieren eignet sich die V. jugularis sehr gut für Infusionen: Über diese Vene kann man gleichzeitig mit der Flüssigkeitstherapie den zentralvenösen Druck registrieren. Die Angaben über die Flüssigkeitsmenge, die man geben muß, sind verschieden. An erster Stelle steht das Ersetzen des Flüssigkeits- und Ionenverlustes, während später auf eine Erhaltungsdosis, die den normalen täglichen Bedarf und den anhaltenden Verlust deckt, umgeschaltet werden muß. Die normale Unterhaltungsdosis wird beim Hund meistens mit 40 ml/kg/Tag und bei der Katze mit 30 ml/kg/Tag angegeben. Bei Tieren in schlechtem Allgemeinzustand ist der Bedarf jedoch meistens größer und beträgt 80 ml/kg/Tag. Der Flüssigkeitsbedarf wird bei den Tieren eher unter- als überschätzt (Burrows, C. F. 1981).

Beim Hund in Schockzustand kann man innerhalb von 15–20 min schnell 70–90 ml/kg Flüssigkeit infundieren. Bei günstigen Resultaten kann man auf eine Dauerinfusion von 75–100 ml/kg/h umschalten (Adams). Bei der Katze sollte die initiale Dosis 50 ml/kg am besten nicht überschreiten (Brasmer). Bei starkem Schock sind beim Pferd meistens 40–60 l Flüssigkeit (10% der Körpermasse) nötig, um den zentralvenösen Druck zu normalisieren. Wenn ein Schock durch einen Blutverlust verursacht worden ist, muß man das 2–4fache des verlorenen Blutvolumens an Flüssigkeit infundieren. Nach Blutungen bleibt diese Flüssigkeit zweimal länger als gewöhnlich im Kreislauf. Ist die Höhe der inneren oder äußeren Flüssigkeitsverluste nicht bekannt, muß man sich bei der Infusion vor allem an die klinischen Symptome halten (Pulsfrequenz und -qualität, periphere Durchblutung, Harnproduktion, Druck in den peripheren Venen, eventuell Körpermasse des Tieres, Hämatokritwert und Messen des zentralvenösen Druckes). Solange der venöse Druck niedrig bleibt (< 590 Pa beim Pferd), infundiert man weiter. Reicht der venöse Druck aus (590–1180 Pa) und hat sich auch der arterielle Blut- oder Pulsdruck normalisiert, dann hat sich der Zustand stabilisiert (Donawick). Wenn sich aber nur der venöse Druck erhöht und der arterielle Druck niedrig bleibt, dann weist dies auf Versagen des Herzens hin, da dieses den venösen Blutrückfluß nicht weiterpumpen kann. In diesem Fall muß man erst eine positiv inotrope Herzbehandlung durchführen (siehe unten).

Der venöse Druck kann aber auch bei einem erhöhten intrathorakalen Druck, u. a. bei einem Pneumothorax oder einer intermittierenden positiven Druckbeatmung, zunehmen. Bei einem sehr hohen zentralvenösen Druck besteht die Gefahr eines Lungenödems. Ein Nachteil der Elektrolytlösung liegt darin, daß sie vor allem bei einem stagnierenden Schock nur kurze Zeit im Kreislauf verbleibt. Bei einer mangelhaften Nierenfunktion (z. B. durch Schock oder starke Hypotonie während einer Halothananästhesie) und bei zu niedriger Plasmaproteinkonzentration besteht die Gefahr eines Lungenödems, während bei einem Darmverschluß größere Mengen der infundierten Flüssigkeit in das Darmlumen gelangen können. Hierdurch kann in bestimmten Fällen der Ileus noch verschlimmert werden. Messungen des zentralvenösen Druckes sind vor allem dann wichtig, wenn Gefahr für eine Kreislaufüberfüllung besteht, bei Herzschaden, Oligurie, Anurie oder Lungentrauma. Bei Lungenödem entstehen ein feuchtes Röcheln, Dyspnoe, Hyperpnoe, feuchter Husten und Zyanose; manchmal tritt Schaum aus den Luftwegen aus.

Es kann sich jedoch schon ein Lungenödem bilden, bevor der zentralvenöse Druck zunimmt. Dem kann man jedoch vorbeugen, indem man einen Katheter in die A. pulmonalis einführt und den enddiastolischen Druck oder den kapillaren „Wedge"-Druck mißt. Bei einem zu hohen „Wedge"-Druck besteht die Gefahr für ein Lungenödem. Die Technik ist jedoch ziemlich kompliziert und wird nicht routinemäßig angewendet. Messungen des zentralvenösen und des „Wedge"-Druckes stimmen meistens ziemlich gut überein, obwohl bei schneller Infusion der „Wedge"-Druck schneller und stärker als der zentralvenöse Druck zunehmen kann (Cornelius und Mitarb.).

Messungen der Harnproduktion sind einfacher und doch ein guter Indikator für die Wirkung der Flüssigkeitstherapie. Bei kleinen Haustieren deutet ein Harnfluß von 20 ml/kg/24 h meistens auf eine gute Gewebeperfusion. Ein Harnfluß von mehr als 1 ml/kg/h ist ein Zeichen für eine Kreislaufüberfüllung (Clark). Beim Pferd beträgt die normale Harnproduktion ± 200 ml/500 kg/h (Proctor und Conboy).

Um auf eine einfache Art und Weise die für große Infusionen beim Pferd und Rind notwendigen Elektrolytlösungen immer zur Verfügung zu haben, kann man folgende sterile wäßrige Lösungen herstellen: eine molare NaCl-Lösung (58,4 g NaCl/l), eine molare KCl-Lösung (74,6 g KCl/l) und eine molare Natriumacetatlösung (82 g wasserfreies Na-Acetat/l) zur Beeinflussung der metabolischen Azidose und eventuell Ca^{++}- und Mg^{++}-Lösungen. Um eine isotonische Infusionslösung zu bekommen, löst man 1 l der molaren Kochsalzlösung in 6 l Wasser und 20 mmol (1,49 g) KCl in 4 l dieser isotonischen NaCl-Lösung auf. Abweichungen des Ca^{++}-Gehaltes im Plasma werden ständig korrigiert. Zur Infusion, die ununterbrochen fortgesetzt wird, kann man sich die Schwerkraft zunutze machen oder ein Pumpensystem verwenden; der Katheter wird durch eine dicke Injektionsnadel hindurch in die V. jugularis geschoben. Die Gefahr der Thrombosebildung in der V. jugularis ist bei Verwendung von Silikonkathetern geringer als bei Verwendung von PVC-Kathetern. Die Infusionsgeschwindigkeit variiert beim Pferd zwischen 10 und 60 ml/kg/h.

In gleich guter Weise läßt sich auch eine isotonische Ringerlösung verwenden, die pro Liter Wasser folgende Elektrolytmengen enthält: 147 mmol Na^+, 4 mmol K^+, 2,5 mmol Ca^{++} und 156 mmol Cl^-, oder Ringerlactat, das eine universelle Erholungsflüssigkeit ist. Bei spezifischen Elektrolytmängeln, z. B. bei K^+-Mangel, infundiert man Lösungen, die eine große Anzahl mmol/l von diesem Elektrolyt enthalten.

Bei Tieren in schlechtem Allgemeinzustand kommt Hypokaliämie nicht so selten vor. Die Hypokaliämie zeigt sich in einer Schwäche der Skelett- und glatten Muskulatur, Erbrechen, einer intestinalen Atonie und einer mangelhaften Glucoseaufnahme in der Leber. Na^+- und vor allem K^+-Bestimmungen im Blut sind jedoch nicht immer für die Reserven dieser Ionen im Organismus repräsentativ. Der K^+-Gehalt kann also besser in den Erythrozyten gemessen werden. Bei kleinen Haustieren kann man die Hypokaliämie meistens korrigieren, indem man zu je 500 ml Unterhaltsflüssigkeit 20–30 mmol KCl zufügt (Burrows, C. F. 1981).

Bei K^+-Mangel beim Pferd kann K^+ in einer i.v. Dauerinfusion in einer Konzentration von 0,3 mmol/kg KM verabreicht werden. Eine Überdosierung von K^+ ist bei Nierenfunktionsstörungen gefährlich. Nach Darmoperationen bleibt der K^+-Mangel in der postoperativen Phase meistens bestehen. Wenn Magen und Dünndarm ihre Funktion wieder aufgenommen haben, kann man den K^+-Mangel durch eine 2–3malige orale Gabe von 30 g KCl in 8 l Wasser mittels einer Nasenschlundsonde korrigieren. Die Elektrolyt- oder Erythrozytenkonzentration von K^+ muß normalerweise mehrere Male untersucht werden. Bei Na^+-Mangel kann man NaCl applizieren.

Hyperkaliämie tritt viel weniger häufig auf, kann jedoch u. a. bei Niereninsuffizienz und Azidose vorkommen. Bei experimentellem Darmverschluß wird oft Hyperkaliämie festgestellt (Datt und Ursenik). Neben der meist geringfügigen Hypokaliämie, die bei Kolikpferden auftritt, sind Cl^-- und Ca^{++}-Konzentrationen niedrig, aber manchmal noch normal (Svendsen und Mitarb.). Während des Fastens tritt ein H_2O-Verlust auf, bei langem Fasten geht auch K^+ verloren. Bei starker Diarrhoe liegt vor allem ein großer Wasserverlust von bis zu 50 l/24 h H_2O (Mason), von K^+ und HCO_3^- vor, aber auch ein Verlust von Na^+ und Cl^-. Na^+ kann jedoch besser im Organismus zurückgehalten werden als K^+. Der Hydrogencarbonatmangel kann entweder direkt bei starker Diarrhoe durch den Verlust über den Darm entstehen oder aber indirekt durch die Pufferwirkung des HCO_3^- bei einer Überproduktion von Stoffwechselsäuren, vor allem von Milchsäure. Die Zeichen eines Na^+-Mangels sind praktisch dieselben wie die der Dehydratation: Extrazelluläres Na^+ ist zum größten Teil für die Retention des extrazellulären Wassers verantwortlich. Da bei Schock bereits Hyperglykämie besteht, sind Glucoselösungen nicht geeignet. Große Mengen Glucose bewirken außerdem eine osmotische Diurese, die mit Flüssigkeitsverlust einhergeht. Lävulose oder Fructose können jedoch unabhängig von Insulin verarbeitet werden.

b) *Plasma und Albumin:* Plasma kann man sehr einfach erhalten. Man läßt Blut mit einem Antikoagulans 24 Stunden im Kühlschrank stehen oder zentrifugiert und kann dann das sich abgesonderte Plasma kollektieren. Dieses Plasma kann man einfrieren; es ist sehr lange haltbar. Gerinnungsfaktoren von Hundeplasma, das 1 Jahr bei $-80\,°C$ gelagert wurde, zeigen nur wenige, klinisch unbedeutende Veränderungen (Green und Beck). Der Vorteil des Plasmas und des Albumins gegenüber den Elektrolyten liegt in der Tatsache, daß Plasma und Albumin viel länger im Kreislauf bleiben: Beim Hund befinden sich nach 24 Stunden noch 50% und nach 5 Tagen noch 20% von xenologem (heterologem) Rinderalbumin im Blut (Tufvesson); beim Schaf findet man nach 24 Stunden noch 50% und nach 5 Tagen noch 40% des humanen Albumins wieder (Owen und Mitarb.).

Plasma und Albumin halten durch ihren onkotischen Druck die simultan oder später zugefügten Elektrolyte viel länger im Blutgefäßsystem. Bei Ödem zieht Albumin am meisten und bei Dehydratation am wenigsten Wasser in die Gefäße. Wird Albumin mit physiologischer Lösung verdünnt, dann geht seine Fähigkeit, Wasser aus dem Interstitium in die Gefäße zu ziehen, teilweise oder vollständig verloren. Plasma ist auch im Vergleich mit den Plasmaexpandern viel preiswerter. Es enthält aber auch Globuline, so daß, vor allem nach wiederholten Applikationen, Unverträglichkeitsreaktionen auftreten können.

Obwohl man auch xenologes Plasma nehmen kann, ist bei Verwendung von allologem Plasma das Risiko von Überempfindlichkeitsreaktionen geringer. Auch mit lyophilisiertem allologem (homologem) Plasma hat man bei der Schockbehandlung bei Hunden günstige Resultate erzielt (Schwartz).

Nach einer einmaligen Verabreichung von Plasma treten manchmal milde allergische Reaktionen auf. Nur in seltenen Fällen werden beim Pferd Reaktionen beobachtet, die eine perakute Diarrhoe und dadurch einen großen Flüssigkeits- und Elektrolytverlust verursachen können. Um Isoantikörper im Plasma zu ermitteln, kann man einen Kreuztest zwischen dem Plasma und den Erythrozyten des Empfängers durchführen. Mit besonderer Technik (u. a. modifizierte Cohn-Methode) kann man die Globuline entfernen, so daß nur noch Albumin zurückbleibt. Da Albumin zu 70–80% für den onkotischen Druck des Plasmas verantwortlich ist, ist diese Lösung beim Schock sehr effektiv. Außerdem verursacht sie nie Unverträglichkeitsreaktionen (Elffors und Tufvesson), selbst nicht nach wiederholter Verabreichung von xenologem Albumin. Albumin ist außerdem eine N-Quelle. Beim Hund kann man auch eine im Handel erhältliche 20%ige Albuminlösung vom Menschen verwenden. Diese ist jedoch ziemlich teuer. Mit einer Albuminlösung wird auch der Verlust von Serumalbumin, das bei stagnierendem Schock durch die Kapillaren hindurch in den interstitiellen Raum sickert, ausgeglichen. Bei Blutverlust entspricht das infundierte Volumen von Plasma oder Plasmaersatz dem verlorengegangenen Blutvolumen. Bei starkem stagnierendem Schock können aber auch Plasma und Plasmaexpander den Kapillarkreislauf verlassen und so ein interstitielles Ödem (u. a. in den Lungen) verursachen.

c) *Plasmaersatzmittel oder Plasmaexpander:* Als Plasmaersatzmittel werden vor allem Dextranlösungen (das sind durch Bakterien gebildete Polysaccharide), Gelatine, Polyvinylpyrrolidon oder Hydroxyethylstärke verwendet. Polyvinylpyrrolidon wird nicht mehr genommen, da es zu lange im Körper verbleibt und eventuell toxisch sein kann. Die Plasmaersatzmittel bleiben viel kürzer im Kreislauf als Plasma oder Albumin. Diese Produkte sind außerdem teuer. Als Dextrane werden vor allem Makrodex®, Infukoll® (Dextran 70) mit einer relativen Molekülmasse von ± 70000 (90% der Moleküle zwischen 25000 und 125000) und Rheomakrodex® (Dextran 40) mit einer relativen Molekülmasse von ± 40000 (90% der Moleküle zwischen 10000 und 80000) verwendet. Dextran 70 hat eine Wirkungsdauer von 6–7 Stunden, während die von Dextran 40 auf ungefähr 4 Stunden begrenzt ist. Zuerst wird vorwiegend die niedermolekulare Fraktion ausgeschieden; die Elimination der hochmolekularen Fraktion geschieht langsam. Nach Blutverlust bleiben diese Stoffe jedoch länger im Kreislauf. Bei Niereninsuffizienz ist die Wirkung ebenfalls verlängert.

Dextran 40 hat einen „Antisludging"- und antithrombotischen Effekt; es wird daher auch bei einem sehr hohen Hämatokritwert und sehr großer Blutviskosität verwendet.

Dextran 40 kann jedoch, wenn nicht gleichzeitig eine Elektrolytlösung gegeben wird, bei dehydratierten Tieren die Plasma- und Blutviskosität erhöhen. Der Volumeneffekt der Plasmaersatzmittel hängt von der Wasserbindungskapazität, der Infusionsgeschwindigkeit und der Geschwindigkeit der Elimination aus der Blutbahn entweder über die Nieren oder durch Diffusion in das Interstitium ab. Die Wasserbindungskapazität ist abhängig von der relativen Molekülmasse und der Konzentration.

Hyperonkotische Stoffe, z. B. Makrodex® 6% und Rheomakrodex® 10%, ziehen Wasser aus dem Interstitium an, so daß sich das Volumen in der Blutbahn vergrößert (Expander). Ein Liter Makrodex® 6% kann dem Interstitium 200–500 ml Wasser entziehen. Die Expandereigenschaft ist also nicht ausgeprägt, hält aber wegen der geringen Eliminationsgeschwindigkeit (30% innerhalb von 6 Stunden, 40% innerhalb von 24 Stunden) lange an. Rheomakrodex® 10% hat einen viel stärkeren volumenvergrößernden Effekt. 1 l kann dem Interstitium 1–1,5 l Wasser entziehen. Die schnelle Elimination (60% innerhalb von 6 Stunden, 70% innerhalb von 24 Stunden) führt schon nach 90 min zu einer starken Verminderung der expandierenden Wirkung. Rheomakrodex® 5% ist praktisch isoonkotisch und hat daher auch keinen Volumeneffekt. Die expandierende Eigenschaft ist nach einer schnellen Infusion größer als nach einer langsamen. Vor allem Rheomakrodex® kann bei dehydratierten Tieren im Schockzustand eine mechanische Obstruktion der Tubuli verursachen. Die Harnviskosität kann durch die schnelle Elimination durch die Glomerula und die Resorption von Wasser aus den Tubuli stark zunehmen. Die Verwendung von Dextranen ist mit einigen Nachteilen oder Gefahren verbunden: Sie stören die Nierenfunktion und können Oligurie oder Anurie verursachen, haben antigene Eigenschaften und können einen anaphylaktischen oder anaphylaktoiden Schock verursachen.

Anaphylaktoide oder anaphylaktische Reaktionen treten vor allem zu Beginn der Infusionen auf. Meistens sind sie an Urtikaria zu erkennen, manchmal werden Atmungsschwierigkeiten (Glottisödem, Bronchospasmen) und verminderter Blutdruck, sogar gemeinsam mit einem Zirkulationsstillstand, beobachtet. Während der ersten 50–100 ml einer Dextraninfusion werden beim Pferd manchmal fibrilläres Muskelzittern, Schwäche der Nachhand, Niederfallen und Tachykardie beobachtet. Der Verlauf ist jedoch nicht letal (Greatorex). Kalsbeek konnte jedoch nach einer 6-l-Infusion von Makrodex®, Rheomakrodex® oder Haemaccel® nur ab und zu leichte und unbedeutende Hautreaktionen wahrnehmen. Beim Schockzustand treten fast niemals anaphylaktische oder anaphylaktoide Reaktionen bei Infusion von Dextranlösungen oder Gelatine auf. Dies kann vielleicht durch die Zunahme der Katecholamine und Kortikosteroide beim Schock erklärt werden. Während einer Allgemeinnarkose treten die normalen Symptome anaphylaktoider Reaktionen meistens nicht auf; manchmal entsteht nur Hypotension. Die meisten Fälle von Überempfindlichkeitsreaktionen gegen Dextrane treten bei einer ersten Infusion auf. Dies weist darauf hin, daß es sich um bereits anwesende und mit Dextran reagierende Antikörper handelt. Bei starken Reaktionen trifft man häufig hohe Titer von Dextranantikörpern der IgM- und IgG-Gruppen an. In einigen Fällen kann die Aktivierung des Komplementes beim Entstehen der Überempfindlichkeitsreaktionen eine Rolle spielen. Die freigestellten Faktoren C_{3a} und C_{5a} verursachen nämlich eine Mastzellendegranulation. Plasmaersatzmittel können jedoch auch direkt eine Mastzellendegranulation verursachen.

Für die anaphylaktoiden Reaktionen von unterschiedlichen Kolloiden (Gelatine-Dextrane) sind unterschiedliche Pathomechanismen verantwortlich. Auch Gelatinepräparate, die keine antigenen Eigenschaften haben, können Überempfindlichkeitsreaktionen verursachen. Diese Überempfindlichkeit geht mit einer Freisetzung von Histamin und einer Potenzierung der histaminartigen Wirkung anderer Stoffe einher. Bei Gelatine können eventuell auch Antikörper, die gegen Kollagen gerichtet sind, eine Rolle spielen (Ring und Meszmer). Bei starken Überempfindlichkeitsreaktionen verabreicht man O_2, Adrenalin (Vorsicht vor Arrhythmien während einer Halothananästhesie!), Kortikosteroide und Antihistaminika. Bei starker Hypovolämie muß das Kreislaufvolumen schnell aufgefüllt werden. Dextrane verhindern die Adhäsion der Thrombozyten und haben einen negativen Einfluß auf verschiedene Blutgerinnungsfaktoren. Bei hohen Dosen können dann auch diffuse Blutungen entstehen. Die Dosierung beträgt 2 bis maximal 6 l beim Pferd und 10–20 ml/kg bei kleinen Haustieren.

Die am häufigsten verwendete Gelatinelösung, Haemaccel® 3,5% hat eine relative Molekülmasse von ± 35000. Ihre volumenauffüllende Fähigkeit ist geringer als die von Dextran 70. Es besteht aber keine Blutungsgefahr, und die Nierenfunktion wird geringfügig angeregt, so daß dieser Stoff kürzer im Kreislauf verbleibt. Der Verdünnungseffekt von Haemaccel, Rheomakrodex und Makrodex ist beim Pferd nach 4 Stunden noch nachweisbar. Haemaccel® ist nach 72 Stunden, Dextran 70 nach 175 und Rheomakrodex® nach 144–170 Stunden aus dem Kreislauf eliminiert (Kalsbeek).

Haemaccel® 3,5% ist praktisch isoonkotisch und wirkt auch nur substituierend. Es bewirkt keine Volumenzunahme, da es dem Interstitium kein Wasser entzieht. Haemaccel enthält auch Na^+-, K^+-, Ca^{++}-Sulfat- und Phosphationen und Wasser. Es kann auch dann allein verwendet werden, weil es isotonisch ist und genügend Elektrolyte enthält. Beim Hund beträgt die maximale Dosis 20 ml/kg (alle 5–12 Stunden). Haemaccel ist preiswerter als die Dextrane. Haemaccel ist bei kleinen Haustieren bei Hypovolämie und Toxämie sehr wirksam (Wells, Baumberger). Beim Hund fällt der arterielle Blutdruck manchmal ab. Dies wird wahrscheinlich durch Histaminfreisetzung verursacht. Außer Haemaccel (Gelatine mit Harnstoffbrücken) verwendet man auch noch Oxylpolygelatine (Gelifundol®) und modifizierte flüssige Gelatinepräparate (Plasmagel®, Physiogel®). Physiogel® ist eine 4%ige Gelatinelösung mit einem durchschnittlichen Molekülgewicht von 23000. Es ist isotonisch und verursacht praktisch keine starken Unverträglichkeitsreaktionen (Müller und Mitarb.). Physiogel® hat eine biologische Halbwertszeit von 90 min und wird meistens zusammen mit Elektrolyten in einem Verhältnis von 1:3 verabreicht. Hydroxyethylstärke (Plasmotonin® 6%) hat keine oder nur eine geringe antigene Wirkung und übt keinen negativen Einfluß auf die Nierenfunktion aus. Es hat außerdem einen lang anhaltenden Volumeneffekt. Plasma oder Plasmaexpander müssen beim Schock bereits zusammen mit Elektrolyten gegeben werden, es sei denn, daß erstere selbst genug Elektrolyte und Wasser enthalten, um das Kreislaufvolumen auf den normalen Stand zu bringen. Eine geeignete Kombination besteht aus einem Teil Plasmaersatz und aus 3–4 Teilen einer Elektrolytlösung. Von dieser Mischung gibt man bei Blutungen die doppelte Menge des verlorengegangenen Blutes. Plasmaersatzlösungen werden möglichst körperwarm infundiert. Wird beim Hund im Schockzustand kühlschrankkaltes ($+4\,°C$) Dextran infundiert, treten häufig Herzfunktionsstörungen und sogar Herzstillstand auf (Copping und Mitarb.).

3. *Verbessern der Gewebeperfusion:* Die gestörte Gewebedurchblutung wird meistens mit dem Auffüllen des Blutgefäßsystems korrigiert. Dies verursacht häufig eine Relaxation der Sphinkteren. Beim Schock kann man die kapillare Durchblutung dadurch verbessern, indem man Stoffe appliziert, die die α-Rezeptoren blockieren und die Sphinkteren relaxieren, oder eventuell durch Stoffe, die die β-Rezeptoren stimulieren.

Isoprenalin, ein Stimulator der adrenergischen β-Rezeptoren, ist weniger indiziert. Es verursacht, neben peripherer Dilatation u. a. in den Skelettmuskeln, Tachykardie und steigert den Sauerstoffverbrauch des Herzens (Hapke 1975). Dieses Präparat kann beim Pferd langsam mit einer Infusionsgeschwindigkeit von 1 mg/5 min infundiert werden (Nelson und Meagher). Bei zu schneller Infusion können Arrhythmien auftreten. Wird Isoprenalin gesunden Pferden in einer Dosis von 2 mg s.c. injiziert, treten aber oft heftige Reaktionen, wie Zittern, starkes Schwitzen, Tachykardie und Hyperpnoe, auf.

Die meisten Tranquilizer sind α-Rezeptoren-Blocker. Neuroleptika der Phenothiazingruppe (z. B. Propionylpromazin) sind stärker wirksam als die der Butyrophenone (z. B. Azaperon). Ein sehr starker α-Rezeptoren-Blocker ist das Phenoxybenzaminhydrochlorid. Es hat aber verschiedene schädliche Nebenwirkungen und wird daher in der Klinik nicht verwendet. Die Anwendung von α-lytischen Stoffen ist aber auch mit großen Gefahren verbunden. Die verursachte Vasodilatation kann so stark sein, daß das zirkulierende Blut, das beim Schock meistens vermindert ist, lange nicht genügt, um den freiwerdenden Kapillarkreislauf aufzufüllen. Es kann auch ein insuffizienter venöser Blutrückfluß, u. U. mit letalem Ausgang, entstehen. α-Lytika dürfen nur dann gegeben werden, wenn das Zirkulationsvolumen ausreichend aufgefüllt ist. Phenothiazinderivate vor allem verursachen außerdem noch eine ausgesprochene Erythrozytenspeicherung in der Milz, wodurch das zirkulierende Blutvolumen noch mehr vermindert wird und O_2-transportierende Erythrozyten dem Kreislauf entzogen werden. Die sehr guten Resultate, die mit Thalamonal® (zusammengesetzt aus Droperidol® und Fentanyl®) erhalten wurden, kann man möglicherweise durch die antivasokonstriktorische Wirkung erklären (de Bie und Mitarb.). Experimentell konnte man feststellen, daß Ketamin nach Blutungen eine Dilatation der präkapillaren Sphinkter verursacht, während unter Halothan- oder Enfluraneinfluß eine normale Gefäßkonstriktion auftritt (Longnecker und Ross). Pharmaka mit α-stimulierender Wirkung wie Adrenalin, Phenylephrin, Methoxamin oder Noradrenalin sind beim Schock kontraindiziert, da sie die Gewebedurchblutung ungünstig beeinflussen. Sie sind nur beim anaphylaktischen Schock indiziert.

4. *Stimulation der Herzfunktion:* Da in den meisten Schockfällen die Kontraktilität des Myokards und das Stromzeitvolumen stark vermindert sind, kann eine Stimulation der Herzfunktion ratsam sein.

Bei kardiogenem Schock ist diese Behandlung absolut erforderlich. Dies kann u. a. mit einem schnell wirkenden Digitalispräparat, z. B. mit Gitoformat (z. B. Formiloxin®), geschehen. Beim Pferd liegt die Dosis zwischen 1 und 6 mg i.v., beim Hund bei 0,04 mg/kg i.v. Ein möglicher Nachteil der Digitalisbehandlung bei Schock liegt in der Potenzierung der mesenterialen Gefäßkonstriktion (Bynum und Jacobson), wahrscheinlich durch Konstriktion der präkapillaren Sphinkteren.

Dopamin liefert günstige Resultate bei der Schockbehandlung. Dieser Noradrenalinpräkursor verursacht in niederen Dosen ($< 10\,\mu g/kg/min$) Reizung der dopaminergen Rezeptoren von Darm und Nieren und dadurch eine aktive Vasodilatation des Splanchnikusgebietes und der Nieren. Letzteres führt zu einer erhöhten glomerulären Filtration; diese Rezeptoren werden jedoch durch Butyrophenon-Derivate blockiert (Hapke 1976, Barke). Diese hemmende Wirkung von Butyrophenon-Derivaten auf den durch Dopamin erhöhten renalen Blutfluß konnte jedoch von anderen Autoren nicht festgestellt werden. Mit klinischen

Dosen wird nämlich ein synergistischer Effekt dieser beiden Stoffe auf die kardiovaskuläre Funktion und die Nierenfunktion beschrieben (Schenk und Mitarb.). Höhere Dopamindosen führen zu einer Zunahme der Kontraktilität des Myokards, des Schlagvolumens und des Herzzeitvolumens. Die Herzfrequenz wird jedoch nicht erhöht. Durch die Zunahme des Herzzeitvolumens steigt der arterielle Blutdruck ein wenig, ohne daß sich jedoch der pulmonale arterielle Blutdruck erhöht (Wilson und Mitarb,). Die Dosierung beim Hund beträgt in der Infusionsflüssigkeit 0,5 mg/kg/h (Hapke 1977). Beim anästhesierten Pferd wird durch Dopamin bei einer Dosierung von 2,5 μg/kg/min eine deutliche Zunahme des Herzminutenvolumens vor allem durch Zunahme des Schlagvolumens verursacht. Bei einer Dosierung von 5 μg/kg/min besteht jedoch eine Gefahr für Herzarrhythmien (Trim und Mitarb.). Nur bei Überdosierung verursacht Dopamin eine α-stimulierende Wirkung. Dopamin ist jedoch im alkalischen Milieu, u. a. in einer Lösung mit 1,6% $NaHCO_3$, nicht sehr stabil. Solche Lösungen werden dann auch am besten innerhalb von 6 Stunden verbraucht (Barke und Hapke).

Glukagon, ein Polypeptidhormon, das in den α-Zellen der Langerhansschen Inseln des Pankreas synthetisiert wird, hat ebenfalls einen günstigen Einfluß auf die Kontraktilität des Myokards und kann den peripheren Gefäßwiderstand herabsetzen. Die Durchblutung des Splanchnikusgebietes und der Nieren wird verbessert, und der vaskuläre Widerstand des Lungenkreislaufs nimmt ab. Glukagon verursacht bei hämorrhagischem Schock beim Hund (Darle und Mitarb.) und beim Schwein (Lindberg und Darle) eine Zunahme des Blutflusses zur Leber hin. Obwohl Glukagon den Blutfluß zur Leber hin immer erhöht, geschieht dies bei den verschiedenen Tierarten scheinbar nicht über den gleichen Wirkungsmechanismus. Glukagon verursacht keine Herzarrhythmien, selbst nicht während einer Halothananästhesie. Die myokardstimulierende Wirkung von Glukagon kann durch β-Blocker nicht unterdrückt werden und ist additiv mit Digitalis (Ibler; Tarnow und Mitarb.).

Infusionen von Glukagon, Insulin und K^+ haben ebenfalls eine positiv inotrope Wirkung. Dobutamine, das vor allem die β_1-Rezeptoren des Myokards stimuliert, hat möglicherweise auch einen günstigen Einfluß; es kann eventuell mit Dopamin kombiniert werden.

5. *Glukokortikosteroide:* Beim Schock müssen hohe Dosen (das 10- bis 50fache der therapeutischen Dosis) von Glukokortikoiden gegeben werden, z. B. 50–200 mg Dexamethason beim Pferd und 5–8 mg/kg bei kleinen Haustieren. Prednisolon-Na-Succinat (Solu-Delta-Cortef®) hat den Vorteil, daß es, beim Pferd in einer Dosis von 200 bis 1000 mg und bei kleinen Haustieren von 20–40 mg/kg i.v. verabreicht, schnell in die Zellen aufgenommen wird. In ernsten Fällen sind wiederholte Applikationen dieser Dosis nach einer oder mehreren Stunden nötig. Methylprednisolon-Na-Succinat kann in einer Dosis von 30 mg/kg und Hydrocortison-Na-Succinat in einer Dosis von 20–50 mg/ kg gegeben werden. Dexamethason (1 mg/ kg) wirkt sich beim experimentellen Endotoxinschock bei Ponys günstig aus: Es entsteht keine Leukopenie, der Plasmalactatgehalt ist weniger hoch und die Gefahr einer Aktivierung des Gerinnungssystems mit dissiminierter intravaskulärer Koagulation (D.I.C.) ist als Folge davon abgeschwächt (Frauenfelder und Mitarb.). Beim Pferd besteht jedoch bei wiederholter Dexamethasonverabreichung das Risiko einer Hufrehe. Kortikosteroide sind vor allem bei Endotoxinschock indiziert. Werden dabei bakterizid wirkende Antibiotika gegeben, nimmt das Endotoxin durch Absterben der Bakterien stark zu (Anon.). Glukokortikoide unterdrücken auch das Freisetzen des „myocardial depressant factor" sowie von anderen kardiotoxischen Stoffen. Diese Wirkung entsteht wahrscheinlich durch Stabilisierung von Lysosomen, so daß wenig oder keine lysosomalen Enzyme, die beim Entstehen des MDF eine Rolle spielen, freiwerden (Hagelund und Mitarb., Clermont und Mitarb. 1974). Durch Stabilisierung der Zellmembranen wird die Wasser- und Na^+-Verschiebung vom extra- zum intrazellulären Milieu, die bei Schock als Folge der Hypoxie, des Energieverlustes der Zellen und der Depletion der lysosomalen Enzyme auftritt, unterdrückt. Der Membrantrans-

portmechanismus bleibt dann auch ziemlich normal (Grinstein-Nadler und Bottoms). Kortikosteroide haben wahrscheinlich einen positiv inotropen Effekt auf das Herz und wirken der peripheren und pulmonalen Vasokonstriktion entgegen. Beim Hund wirkt Dexamethason beim hämorrhagischen Schock – unabhängig von dem verursachten schnellen Blutdruckanstieg – einer Gewebeschädigung entgegen und beeinflußt die Überlebenschancen günstig (Ferguson und Mitarb.). Einige Autoren (Replogle und Mitarb.) konnten jedoch beim Hund mit hohen Dosen Dexamethason keine hämodynamischen Effekte während eines hämorrhagischen Schocks feststellen. Kortikosteroide stellen die gestörte Funktion des M.P.S. wieder her.

6. *Antibiotika:* Bei einem durch gramnegative Bakterien verursachten Schock müssen hohe Dosen eines geeigneten Antibiotikums, z. B. Ampicillin, in einer Dosis von 20–30 mg/kg alle 6–8 Stunden i.v., Gentamicin, Kanamycinsulfat oder Chloramphenicol, verabreicht werden. Obwohl Chloramphenicol nach pharmakologischen Studien beim Pferd (Sisodia und Mitarb.) eine zu kurze Wirkungsdauer hat, um therapeutisch effektiv zu sein, ist es dennoch, vor allen in der initialen Phase der Endotoxämie, sehr effektiv. Beim Hund konnte man feststellen, daß eine simultane Infusion von Methylprednisolon mit Gentamicin den letalen Verlauf eines *E. coli*-Endotoxinschocks sehr wirksam bekämpft (Hinshaw und Mitarb., 1979). Wahrscheinlich verbessert Methylprednisolon die Mikrozirkulation, so daß Gentamicin besser in den Geweben verteilt wird. Methylprednisolon erhöht auch die zirkulierenden neutrophilen Granulozyten.

Eine antiinfektiöse Therapie ist jedoch bei jeder Form des Schocks angeraten, da das mononukleäre phagozytierende System gehemmt ist. Penicillin G und andere Antibiotika können der Infusionslösung zugefügt werden. Liegt Niereninsuffizienz vor, muß man, um Akkumulation und toxischen Effekten vorzubeugen, den Zeitraum zwischen den Verabreichungen von solchen Antibiotika, die über die Nieren ausgeschieden werden, verlängern. Die Höhe der Dosis kann jedoch beibehalten werden (Riviere und Coppoc).

7. O_2-*Zufuhr:* Um die O_2-Versorgung der Gewebe zu verbessern, kann man den O_2-Gehalt der Einatmungsluft erhöhen. Außer bei einer Allgemeinnarkose kann man dies erreichen, indem man beim Pferd mit Hilfe eines dünnen O_2-Katheters 15 l O_2/min in das Cavum nasi des Tieres strömen läßt.

Bei einem Hund im Depressionszustand kann man für eine verhältnismäßig kurze O_2-Verabreichung einen Katheter über die Nase in den Nasopharynx einbringen. Diesen Katheter kann man am Kopf anheften oder festkleben. Für eine längere O_2-Verabreichung bietet ein intratrachealer Katheter eine sehr wirksame und billige Lösung. Nach lokaler Infiltrationsanästhesie wird in der Mitte der Halsstrecke ein intravenöser Katheter von 14 g, 16 g oder 18 g zwischen zwei Trachealringen eingebracht. Die Spitze des Katheters muß kranial von der Bifurkation der Trachea zu liegen kommen. Sauerstoff, der zur Befeuchtung durch Wasser perlt, wird in einem Strom von 0,5–5 l/min gegeben (Burrows, C. F. 1981). O_2-Käfige mit Kontrolle der O_2-Konzentration, Temperatur und des Feuchtigkeitsgrades für kleine Haustiere (Gillespie und Martin) oder pädiatrische Inkubatoren sind sehr wirksam, aber in der Anschaffung und im O_2-Verbrauch doch relativ teuer. In ernsten Fällen kann künstliche Beatmung indiziert sein. Hyperbarer O_2, der den Anteil des im Plasma physikalisch aufgelösten O_2 stark erhöht (6 Vol.-% bei 3 Atm, 3,6 Vol.-% bei 2 Atm gegenüber 1,88 Vol.-% bei 1 Atm 100% O_2 und 0,3 Vol.-% bei Luft), kann bei sehr starker Hypoxämie die O_2-Konzentration im Gewebe bedeutend erhöhen.

8. *Korrektur der metabolischen Azidose:* In leichten Fällen kann sich die metabolische Azidose nach Auffüllen des Kreislaufvolumens sowie nach Normalisierung der Mikrozirkulation und der Nierenfunktion von selbst korrigieren. Die metabolische Azidose kann mit Natriumhydrogencarbonat, Natriumlaktat oder Natriumacetat neutralisiert werden. Natriumlactat wird vor allem von der Leber metabolisiert. Da beim Schock aber die Leberfunktion ungünstig beeinflußt wird und der Blutlactatgehalt erhöht

ist, ist Natriumlactat weniger geeignet. Außerdem ist mehr O_2 nötig, um Lactat zu Hydrogencarbonat umzusetzen als um Acetat zu Hydrogencarbonat zu metabolisieren. Der Metabolismus von Lactat zu Hydrogencarbonat dauert 2–6 Stunden, während $NaHCO_3$ eine direkte Wirkung hat.

Natriumacetat wird von Muskeln, Herz und Leber metabolisiert, während $NaHCO_3$ schnell durch die Lungen eliminiert wird, so daß es bei Leber- und Muskelinsuffizienz eher geeignet ist. Die Menge $NaHCO_3$, die zur Korrektur der metabolischen Azidose nötig ist, kann aus folgender Formel berechnet werden:

$NaHCO_3$ (mg) = Körpermasse in kg $\times 0,3$ $\times$ Basendefizit $\times 84$ (Molekülmasse von $NaHCO_3$).

Der Faktor 0,3 bedeutet, daß 30% der Körpermasse aus extrazellulärer Flüssigkeit besteht. Dieser Wert variiert jedoch nach verschiedenen Untersuchern zwischen 0,2 und 0,4 (Thorton).

Während eines starken Schocks variiert das Basendefizit meistens zwischen —10 und selbst —20 mval/l. Wendet man diese Formel auf ein Pferd von 450 kg Lebendgewicht an, so muß man 115–230 g Natriumhydrogencarbonat geben, und zwar in 5%iger Infusionslösung oder als im Handel erhältliche Lösungen von 1,4% ($^1/_6$ Mol). Es ist wichtig, daß man das Basendefizit mit einem Astrup-Gerät bestimmt und während der Infusion regelmäßig kontrolliert. Verfügt man nicht über die Möglichkeit, diesen metabolischen Parameter zu kontrollieren, kann man als initiale Dosis beim Pferd 50–150 g $NaHCO_3$ gefahrlos infundieren (Donawick und Alexander). Bei kleinen Haustieren gibt man langsam $^1/_2$–2 mval/kg i.v. Diese Dosis wiederholt man nach einer Stunde. In ernsten Fällen sind jedoch höhere Dosen nötig. $NaHCO_3$-Verabreichung während einer Allgemeinnarkose führt zu CO_2-Bildung, so daß eine bereits bestehende Hyperkapnie verstärkt und eine künstliche Beatmung meistens notwendig wird. $NaHCO_3$-Infusionen können auch Hypokaliämie verursachen. Bei Hypokaliämie kann man einer solchen Infusion 20 mmol K^+/l zufügen (Rose). Wenn keine metabolische Azidose vorliegt, ist $NaHCO_3$ jedoch kontraindiziert. Es bewirkt nämlich eine lang anhaltende metabolische Alkalose und respiratorische Depression (Rumbauch und Mitarb.). Bei stagnierendem Schock mit Lungenödem kann sich eine hypertonische 8%ige $NaHCO_3$-Lösung günstig auswirken, da sie neben ihrer Wirkung auf die metabolische Azidose ebenfalls einen günstigen Einfluß auf das Lungenödem ausübt.

Die früher allgemein vertretene Ansicht, daß nur THAM (Trometamolum) und nicht $NaHCO_3$ in der Lage sein soll, die intrazelluläre Azidose zu kompensieren, hat sich nicht bestätigt (Rietbrock und Mitarb.).

9. *Anregen der Diurese:* Um die Nierenfunktion wiederherzustellen, ist es meistens ausreichend, das Blutgefäßsystem wieder aufzufüllen. Gelatinelösungen wie Haemaccel® haben außerdem einen diuretischen Effekt. Kommt die Diurese nach dem Auffüllen des Blutvolumens nicht genügend in Gang, dann können Diuretika wie Furosemid (5–10 ml i.v. bei großen Haustieren, 2 mg/kg i.v. bei kleinen Haustieren), Mannitol 10% oder 20% (0,5–1 g/kg) mit einer maximalen Dosierung von 2 g/kg/24 Stunden verabreicht werden. Eine Dosierung von 3 g/kg ist beim Hund nach schwerem Blutverlust letal, vielleicht durch eine zu starke Zunahme des zentralen Venendruckes (Parker). Auch 20%ige Glucose kann appliziert werden.

10. *Schmerzausschaltung:* Beim traumatischen Schock kann es ratsam sein, Narkotika der Morphingruppe, z. B. Morphin oder Methadon, einzusetzen. Morphin ist beim Hund deshalb günstig, weil es die Tiere während der Infusion, der O_2-Therapie auch beruhigt. Bei Kolik werden Pharmaka, z. B. Natriumphenyldimethylpyrazolon, Methylaminomethansulphat (Novalgin®) oder Metapyrin® im Rahmen der Kolikbehandlung angewendet.

Bei Kolik ist eine gute Schmerzausschaltung wichtig. Sie verzögert das Auftreten und die Entwicklung eines Schocks. Auch der Flüssigkeitsverlust durch Schwitzen wird dadurch vermindert.

11. *Behandlung der Hypothermie:* Vor allem während und nach einer Operation muß eine Hypothermie dadurch vermieden werden, daß man die Tiere in eine genügend warme Umgebung bringt und sie eventuell einer Infrarotbestrahlung aussetzt.

12. *Hemmung der Proteinase:* In letzter Zeit werden auch Proteinaseinhibitoren, z. B. Aprotinin (Trasylol®), eingesetzt. Diese Substanz ist ein starker Inhibitor von Trypsin, Kallikrein und Phospholipase A (Lefer und Barenholz). Wird Aprotinin beim Schock verwendet, wird der MDF stark gehemmt, und es werden weniger lysosomale Enzyme freigesetzt (Jesch und Mitarb.).

Aprotinin schützt das Herz teilweise gegen die schädlichen Einwirkungen des MDF (David und Rogel). Dieser Stoff unterdrückt gleichzeitig die Thrombozytenaggregation (Schnells). Bei Tieren ist über die Effektivität dieses Pharmakons noch wenig bekannt. In einigen Untersuchungen konnte jedoch kein günstiger Einfluß von Aprotinin festgestellt werden (Bottoms und Mitarb., Opperman).

13. *Antikoagulations- und fibrinolytische Therapie:* Bei diffuser intravaskulärer Koagulation kann Heparin (1 mg/kg in einer 4–6 Stunden dauernden Infusion) indiziert sein (Jenkins). Heparin (150 IE/kg i.v.) hat schützende Effekte gegenüber einem Endotoxinschock und hemmt effektiv die Aktivierung der Blutgerinnung (Moore 1981b). Die Heparin-Behandlung soll aber noch genauer untersucht werden. Bei diffusen intravaskulären Gerinnungen können fibrinolytisch wirkende Stoffe die peripheren Blutgefäße wieder freimachen. Dies muß bei den Haustieren jedoch noch genauer untersucht werden.

14. Da Entzündungsmediatoren sowie u. a. Kinine und Prostaglandine bei der Entstehung des Schocks eine Rolle spielen können, kann sich eine hochdosierte *antiinflammatorische Therapie* bei der Schockbehandlung günstig auswirken (Leffler und Passmore). Eine Vorbehandlung mit Flunixin-Meglumine beugt den schädlichen Effekten von Endotoxin vor (Moore und Mitarb. 1981b). Nach Flunixin-Meglumine, einem starken Prostaglandin-Synthetase-Inhibitor, werden der arterielle Blutdruck und die Gehirnperfusion besser erhalten, vielleicht weil der zunehmenden Shuntbildung im Verdauungsapparat vorgebeugt wird (Bottoms). Flunixin-Mealumine ist hierbei effektiver als Dexamethason. Flunixin-Meglumine ist ebenfalls sehr wirksam, wenn die Zugabe schnell nach der Endotoxinverabreichung erfolgen kann (Moore 1981a). Eine Phenylbutazonbehandlung des Endotoxinschocks verbessert die Durchblutung der peripheren Gefäße deutlich, hat jedoch keinen positiven Einfluß auf die Überlebenschancen (Burrows, G. E. 1980) und metabolischen Veränderungen.

15. *Adenosintriphosphat (ATP):* Eine ATP-Infusion verbessert die Hypotension und die nach Blutungen stark verminderte Nierendurchblutung (Hassan und El-Gendi). In einem späteren Schockstadium kann sich ATP günstig auswirken, da es die herabgesetzte Glukoneogenese verbessert und der Hypoglykämie entgegenwirkt (Rhodes). Hierzu ist jedoch noch mehr experimentelle und klinische Arbeit nötig.

16. *Cystein:* Cystein vermindert das Ausmaß des kardiogenen Schocks wahrscheinlich dadurch, daß es die Anhäufung oder Freisetzung der lysosomalen Hydrolase und die Entstehung des MDF unterdrückt. Der genaue Wirkungsmechanismus ist jedoch noch nicht bekannt. Der arterielle Blutdruck und die Gewebedurchblutung werden günstig beeinflußt (Calvin und Lefer). Auch das muß noch genauer untersucht werden.

Literatur

Adams, H. R.: Cardiovascular emergencies. Drugs and resuscitative principles. Vet. Clin. North. Amer. **11** (1981), 77.

Anderson, R. W., and de Vries, W. C.: Transvascular fluid and protein dynamics in the lung following hemorrhagic shock. J. Surg. Res. **20** (1976), 281.

Andersson, K. E.: Drugs stimulating and blocking adrenoceptors. In: Scanticon Shock Seminar. Ed. Skjoldborg. Exc. Med. Amsterdam (1978), 15.

Anonym: Are corticosteroids useful in shock therapy? J. Amer. vet. med. Assoc. **177** (1980), 453.

Archie, J. P.: Anatomic arterial-venous shunting in endotoxic and septic shock in dogs. Ann. Surg. **186** (1977), 171.

Attar, S., Hanashiro, P., Mansberger, A., McLaughlin, J., Firminger, H., and Cowley, R.: Intravascular coagulation – reality or myth? Surgery **68** (1970), 27.

Barke, E.: Einfluß von Butyrophenon-Derivaten auf den durch Dopamin erhöhten renalen Blutfluß bei Hunden. Dtsch. tierärztl. Wschr. **88** (1981), 225.

Barke, E., und Hapke, H. J.: Pharmakologische Untersuchungen über die Stabilität von Dopamin in Infusionslösungen. Prakt. Tierarzt **61** (1980), 265.

Baue, A., Wurth, M., Chaudry, I., and Sayeed, M.: Impairment of cell membrane transport during shock and after treatment. Ann. Surg. **178** (1973), 412.

Baumberger, A.: Lebenserhaltende Sofortmaßnahmen beim verunfallten Hund. Schweiz. Arch. Tierheilk. **118** (1976), 359.

Beadle, R. E., and Huber, T. L.: Blood chemistry changes associated with rapid intravenous administration of Escherichia coli endotoxin in anesthetized ponies. J. Equine Med. Surg. **1** (1977), 371.

Berk, J. L., Hagen, J. F., and Koo, R.: Effect of α- and β-adrenergic blockade on epinephrine induced pulmonary insufficiency. Ann. Surg. **183** (1976), 356.

Bottoms, G. D.: Endotoxin-induced physiologic changes in ponies: effect of flunixin meglumine, dexamethasone and naloxone. Proc. 1st Equine Endotoxemia/laminitis Symp., AAEP (1981), 39.

Bottoms, G. D., Coppoc, G. L., Roesel, O. F., Wilcock, B., and Weirich, W.: Effect of proteinaseinhibitor aprotinin in the management of hemorrhagic shock in the dog. Amer. J. Vet. Res. **39** (1978), 1023.

Boyd, J. W.: The relationships between blood haemoglobin concentration, packed cell volume and plasma protein concentration in dehydration. Brit. Vet. J. **137** (1981), 166.

Brasmer, T. H.: Fluid therapy in shock. J. Amer. vet. med. Assoc. **174** (1979), 475.

Bristol, D. G.: The anion gap is a prognostic indicator in horses with abdominal pain. J. Amer. vet. med. Assoc. **181** (1982), 63.

Brockman, R. P., and Manns, J. G.: Effect of trauma on plasma glucagon and insulin concentrations in sheep. Can. J. Comp. Med. **40** (1976), 5.

Burrows, C. F.: Veterinary intensive care. J. Small Anim. Pract. **22** (1981), 231.

Burrows, C. F.: Inadequate skin preparation as a cause of intravenous catheter-related infection in the dog. J. Amer. vet. med. Assoc. **180** (1982), 747.

Burrows, G. E.: Therapeutic effect of phenylbutazone on experimental acute Escherichia coli endotoxemia in ponies. Amer. J. Vet. Res. **42** (1980), 94.

Burrows, G. E.: Endotoxaemia in the horse. Equine Vet. J. **13** (1981), 89.

Bynum, T. E., and Jacobson, E. D.: Shock, intestinal ischemia, and digitalis. Circulatory Shock **2** (1975), 235.

Calvin, M. J., and Lefer, A. M.: Salutary effects of cysteine on cardiogenic shock in cats. Amer. J. Physiol. **235** (1978), 657.

Clark, A. M.: Parenteral fluid therapy in small animals. Vet. Rec. **106** (1980), 146.

Clermont, H., Adams, J., and Williams, J.: Source of lysosomal enzymes acid phosphatase, in hemorrhagic shock. Ann. Surg. **175** (1972), 19.

Clermont, H., Williams, J., and Adams, J.: Steroid effect on the release of the lysosomal enzyme acid phosphatase in shock. Ann. Surg. **179** (1974), 917.

Coffman, J. R.: Monitoring and evaluating the physiological changes in the horse with acute abdominal disease. J. South Afr. Vet. Assoc. **46** (1975), 111.

Coffman, J. R., and Garner, H.: Acute abdominal diseases of the horse. J. Amer. vet. med. Assoc. **161** (1972), 1195.

Cohen, P. J.: More on lactate. Anesthesiology **43** (1975), 614.

Copping, J. W., Mather, G. S., and Winkler, J. M.: Physiological response to the administration of cold, room temperature, and warm balanced salt solution in hemarrhagic shock in dogs. Surgery **71** (1972), 206.

Cornelius, L. M.: Fluid therapy in small animal practice. J. Amer. vet. med. Assoc. **176** (1980), 110.

Cornelius, L. M., Finco, D. R., and Culver, D. H.: Physiologic effects of rapid infusion of Ringer's lactate solution into dogs. Amer. J. Vet. Res. **39** (1978), 1185.

Darle, N., Lim, R. C., and Blaisdell, W.: Effect of glucagon on total liver blood flow in hemorrhagic shock. Acta Chir. Scand. **140** (1974), 217.

Datt, S., and Usenik, E.: Intestinal obstruction in the horse. Physical signs and blood chemistry. Cornell Vet. **54** (1975), 152.

David, D., and Rogel, S.: Aprotinin and myocardial performance in shock. Acta Anaesth. Belg. 27 suppl. (1976), 356.

De Bie, F. L., Francois, Ph., Hermans, D., Will, J., Loots, W., Opsteyn, M., Hörig, Ch., and Jagenneau, A.: Thalamonal, droperidol and fentanyl in induced hypovolaemic shock in the conscious dog. Anaesthesist **29** (1980), 78.

Donawick, W.: Metabolic managament of the horse with an acute abdominal crisis. J. South Afr. vet. Assoc. **46** (1975), 107.

Donawick, W., and Alexander, J.: Laboratory and clinical determinations of the horse with intestinal obstruction. Proc. 16th Ann. Conv. Amer. Assoc. Equine Pract. (1970), 343.

Donawick, W., Ramberg, C., Paul, S., and Hiza, W.: The diagnostic and prognostic value of lactate determinations in horses in the acute abdominal crisis. J. South Afr. vet. Assoc. **46** (1975), 127.

Elffors, S., and Tufvesson, G.: Heterologous albumin (bovine) as a plasma expander in the dog. Cornell Vet. **56** (1966), 104.

Ferguson, J. L., Bottoms, G. D., Corwin, D., and Roesel, O. F.: Dexamethasone treatment during hemorrhagic shock: effects independant of increased blood pressure. Amer. J. Vet. Res. **39** (1978), 825.

Finsterer, U., Kapser, S., Reiser-Zimre, E., und Fottner, I.: Das Verhältnis von Hämatokrit und Plasmaproteinkonzentration prä- und postoperativ unter „isotoner" Hämodilution und Hämokonzentration und während Laparotomie. Anaesthesist **30** (1981), 383.

Frauenfelder, H. C., Fessler, J. F., Moore, A. B., Bottoms, G. D., and Boon, G. D.: Effects of dexamethasone on endotoxin shock in the anesthetized pony: hematologic, blood gas, and coagulation changes. Amer. J. Vet. Res. **43** (1982), 405.

Gay, C. C., Carter, J., McCarthy, M., Mason, T. A., Christie, B. A., Reynolds, W. T., and Smyth, B.: The value of arterial blood pressure measurement in assessing the prognosis in equine colic. Equine Vet. J. **9** (1977), 202.

Genn, H. J., und Hertsch, B.: Die diagnostische und prognostische Bedeutung des Laktatwertes im Blut sowie in der Bauchhöhlenflüssigkeit bei der Kolik des Pferdes. Dtsch. tierärztl. Wschr. **89** (1982), 295.

Gillespie, J. R., and Martin, D. B.: Long-time oxygen cage therapy for hypoxemic dogs. J. Amer. Vet. Med. Assoc. **156** (1970), 717.

Greatorex, J.: Diarrhoea in horses associated with ulceration of the colon and caecum resulting from S. vulgaris larval migration. Vet. Rec. **97** (1975), 221.

Greene, C. E., and Beck, B. B.: Coagulation properties of freshfrozen canine plasma during prolonged storage. Amer. J. Vet. Res. **41** (1980), 147.

Grinstein-Nadler, E., and Bottoms, G. D.: Dexamethasone treatment during hemorrhagic shock: changes in extracellular fluid volume and cell membrane transport. Amer. J. Vet. Res. **37** (1976), 1337.

Gulick, B. A., and Meagher, M. D.: Evaluation of an intravenous catheter for use in the horse. J. Amer. Vet. Med. Assoc. **178** (1981), 272.

Haberland, G. L.: The role of kininogenases, kinin formation and kininogenase inhibition in post traumatic shock and related conditions. Klin. Wschr. **56** (1978), 325.

Haglund, U., Lundholm, K., Lundgren, O., and Schersten, T.: Intestinal lysosomal enzyme activity in regional simulated shock: influence of methylprednisolone and albumine. Cir. Shock **4** (1977), 27.

Hall, L., and Nigram, J.: Measurement of central venous pressure in horses. Vet. Rec. **97** (1975), 66.

Hanssen, P. L., and Zaslow, I. M., Long-term use of polyethylene catheters in arteries and veins for blood gas. Hematologic and biochemical studies. Vet. Med./Small Anim. Clin. **72** (1977), 392.

Hapke, H.: Übersichtsreferat: Pharmakologische Grundlagen der Schocktherapie. Dtsch. Tierärztl. Wschr. **82** (1975), 245.

Hapke, H.: Die Verwendung von Dopamin in der Schocktherapie. Berl. Münch. Tierärztl. Wschr. **89** (1976), 432.

Hapke, H.: Die ungezielte Schockprophylaxe. Kleintierpraxis **22** (1977), 183.

Harrison, M. W., Conell, R. S., Campbell, J. R., and Webb, M. C.: Microcirculatory changes in the lung of the hypoxic and hypovolemic puppy: an electron microscope study. Ann. Surg. **185** (1977), 311.

Haskins, S. C.: An overview of acid-base physiology. J. Amer. vet. med. Assoc. **170** (1977), 423.

Hassan, A. B., und El-Gendi, A. Y. I.: Effect of adenosine triphosphate (ATP) on arterial blood pressure and renal blood flow in normal and bled dogs. Zbl. Vet.-Med. A **28** (1981), 152.

Heene, D. L., und Lasch, H. G.: Klinische Aspekte der Mikrozirkulationsstörungen unter besonderer Berücksichtigung des Schocks. In: Handbuch der Allgemeinen Pathologie III, 7, Altmann. Springer Verlag, Berlin 1977, 889.

Heistad, D. D., and Abboud, F. M.: Factors that influence blood flow in skeletal muscle and skin. Anesthesiology **41** (1974), 139.

Hembrough, F. B., Crump, M. H., Wilke, L., and Feher, R. C.: Plasma renin activity during controlled hemorrhage in the dog. Amer. J. Vet. Res. **38** (1977), 245.

Hershey, S.: General principles and determinants of circulatory transport. Anesthesiology **41** (1974), 116.

Hinshaw, L. B., Solomon, L. A., Holmes, D. D., and Greenfield, L. J.: Comparison of canine responses to Escherichia coli organism and endotoxin. Surg. Gynecol. Obstet. **127** (1968), 981.

Hinshaw, L. B., Beller, B. K., Archer, L. T., and Benjamin, B.: Hypoglycemic response of blood to live Escherichia coli organisms and endotoxin. J. Surg. Res. **21** (1976), 141.

Hinshaw, L. B., Beller, B. K., Archer, L. T., Flournoy, D. J., White, G. L., and Phillips, R. W.: Recovery from lethal Escherichia coli shock in dogs. Surg. Gynecol. Obstet. **149** (1979), 545.

Hjortkjaer, R. K., and Svendsen, C. K.: Simulated small intestinal volvulus in the anesthetized horse. Nord. Vet. Med. **31** (1979), 466.

Ibler, M.: Glucagon. Anaesthesist **22** (1973), 5.

Jenkins, W. L.: Some aspects of the treatment of shock in animals. J. South Afr. vet. Assoc. **43** (1972), 163.

Jesch, F., Sunder-Plassmann, L., Löhrs, U., und Meszmer, K.: Die Kontraktilität des linken Ventrikels des Hundes im hämorrhagischen Schock und nach Volumenersatz. Anaesthesist **25** (1976), 19.

Kalsbeek, H.: Colic in the horse. Vet.-med. Diss., Utrecht 1969.

Klein, L., and Scherman, J.: Effects of preanesthetic medication, anesthesia, and position of recumbency on central venous pressure in horses. J. Amer. vet. med. Assoc. **170** (1977), 216.

Kohama, A., Boyd, W., Ballinger, C., and Ueda, I.: Adenosine triphosphatase activities of subcellular fractions of normal and ischemic muscles. J. Surg. Res. **11** (1971), 297.

Kung, T. W. L., Leblanc, O. H. Jr., and Moss, G.: Percutaneous microsensing of muscle pH during shock and resuscitation. J. Surg. Res. **21** (1976), 285.

Kwick, G. L.: Zur Messung des zentralen Venendruckes beim Hund. Inaug.-Diss., Hannover 1973.

Lefer, A.: Role of a myocardial depressant factor in the pathogenesis of circulatory shock. Fed. Proc. **29** (1970), 1836.

Lefer, A., and Blattberg, B.: Comparison of the effects of two factors present in plasma of shocked animals. J. Reticuloendothel. Soc. **5** (1968), 54.

Lefer, A., and Barenholz, Y.: Pancreatic hydrolases and the formation of a myocardial depressant factor in shock. Amer. J. Physiol. **223** (1972) 1103.

Lefer, A., and Spath, J.: Pancreatic hypoperfusion and the production of a myocardial depressant factor in hemorrhagic shock. Ann. Surg. **179** (1974), 868.

Leffler, C. W., and Passmore, J. C.: Effects of Indomethacin on hemodynamics of dogs in refractory hemorrhagic shock. J. Surg. Res. **23** (1977), 392.

Lindberg, B., und Darle, N.: The effect of glucagon and blood transfusion on hepatic circulation and oxygen consumption in hemorrhagic shock. J. Surg. Res. **23** (1977), 257.

Littooy, F., Fuchs, R., Hunt, T. K., and Sheldon, G. F.: Tissue oxygen as a real-time measure of oxygen transport. J. Surg. Res. **20** (1976), 321.

Longnecker, D. E., and Ross, D. C.: Influence of anesthetic on microvascular responses to hemorrhage. Anesthesiology **51** (1979), 142.

Mason, T.: A practical approach to fluid therapy in the horse. Aust. Vet. J. **48** (1972), 671.

McClure, J. J., McClure, J. R., and Johnson, D. W.: Detection of endotoxin in the blood and peritoneal fluid of ponies with experimentally created strangulation of the small intestine. Proc. 1st Equine Endotoxemia/Laminitis. Symp. AAEP (1981), 102.

Moore, J. N.: The effects of flunixine meglumine prior to or following endotoxin administration in ponies. Proc. 1st Equine Endotoxemia/Laminitis Sympt. AAEP (1981a), 77.

Moore, J. N.: Intraperitoneal endotoxin administration: effects of heparin and flunixin meglumine. Proc. 1st Equine Endotoxemia/Laminitis Symp. AAEP (1981b) 82.

Moore, J. N., Trauer, D. S., Turner, M. F., White, F. J., Huesgen, J. G., and Butera, T S.: Lactic acid concentration in peritoneal fluid of normal and diseases horses. Res. Vet. Sci. **23** (1977), 117.

Moore, J. N., White, N. A., Berg, J. N., Trim, C. M., and Garner, H. E.: Endotoxemia following experimental intestinal strangulation obstruction in ponies. Canad. J. Comp. Med. **45** (1981a), 330.

Moore, J. N., Garner, H. E., Shapland, J. E., and Hatfield, D. G.: Prevention of endotoxin-induced arterial hypoxaemia and lactic acidosis with flunixin meglumine in the conscious pony. Equine Vet. J. **13** (1981b), 95.

Müller, M., Gardi, A., Straub, R., und Gerber, H.: Anwendung eines Gelatine-Plasmaersatzpräparates (Physiogel®) beim Pferd. Schweiz. Arch. Tierheilk. **120** (1978), 501.

Myrvold, H. E., and Svalander, C.: Pulmonary microembolism in early experimental septic shock. A morphological study in dogs. J. Surg. Res. **23** (1977), 65.

Nelson, A., and Meagher, D.: Septic shock in the horse. Proc. 18th Ann. Conv. Amer. Assoc. Equin. Pract. (1972), 531.

Opperman, M.: Der experimentelle Endotoxinschock unter kontinuierlicher Infusion eines E. coli-Endotoxins und seine Beeinflussung durch den polyvalenten Proteinaseninhibitor Trasylol. Inaug. Diss., Gießen 1979.

Owen, N. C., Immelman, A., and Grib, D.: The elimination of albumin, polyvinylpyrrolidone and dextran from the circulation in sheep. J. South Afr. vet. Assoc. **46** (1975), 245.

Parker, A. J.: Blood pressure changes and lethality of mannitol infusions in dogs. Am. J. Vet. Res. **34** (1973), 1523.

Pichler, M., Kleinberger, G., Kotzaurek, R., Lechner, K., Niessner, H., Pall, H., und Thaler, E.: Disseminierte intravasale Gerinnung. Diagnose, Therapie und Prognose an der internistischen Intensivstation. Anaesthesist **26** (1977), 274.

Proctor, D. L., and Conboy, H. S.: A practical approach to shock therapy. Proc. 18th Ann. Conv. Amer. Assoc. Equine Pract. (1972), 313.

Replogle, R., Kundler, H., Schottenfeld, M., and Spear, S.: Hemodynamic effects of dexamethasone in experimental hemorrhagic shock – Negative results. Ann. Surg. **174** (1971), 126.

Rhodes, R. S.: Impaired mitochondrial function and gluconeogenesis in late shock. J. Surg. Res. **30** (1981), 325.

Rhodes, R. S., De Palma, R. G., and Robinson, A. V.: Intestinal barrier function in hemorrhagic shock. J. Surg. Res. **14** (1973), 305.

Rietbrock, I., Gumbel, M., und Weis, K.: Zur Wirkung von THAM und Natriumbikarbonat auf den intra- und extracellulären Säure-Basen-Status. Anaesthesist **21** (1972), 225.

Ring, J., und Meszmer, K.: Infusionstherapie mit kolloidalen Volumenersatzmitteln. Anaesthesist **26** (1977), 279.

Riviere, J. E., and Coppoc, G. L.: Dosage of antimicrobial drugs in patients with renal insufficiency. J. Amer. vet. med. Assoc. **178** (1981), 70.

Romero, L. H., Motsay, G. J., Beckman, C. B., Schultz, L. S., Dietzman, R. H., and Lillehei, R. C.: The effects of alpha stimulation and alpha blockade on pulmonary vascular segment resistance in canine cardiogenic shock. J. Surg. Res. **16** (1974), 185.

Rose, R. J.: A physiological approach to fluid and electrolyte therapy in the horse. Equine Vet. J. **13** (1981), 7.

Rumbauch, G. E., Carlson, G. P., and Harrold, D.: Clinicopathologic effects of rapid infusion of 5% sodium bicarbonate in 5% dextrose in the horse. J. Amer. vet. med. Assoc. **178** (1981), 267.

Rutenberg, A., Bell, M., Butcher, R., Polgar, P., Dorn, B., and Edgahl, R.: Adenosine 3′,5′-monophosphate levels in hemorrhagic shock. Ann. Surg. **174** (1971), 461.

Ryan, R., George, B., Egdahl, D., and Egdahl, R.: Chronic tissue insulin resistance following hemorrhagic shock. Ann. Surg. **180** (1974), 402.

Schaub, R. G., Moore, J. N., Garner, H. E., and Shapland, J. E.: Pulmonary vascular damage in the pony induced by endotoxin: effect of lidocaine. Proc. 1st Equine Endotoxemia/laminitis Symp. AAEP (1981), 87.

Schenk, H. D., Radke, J., Drobnik, L., Ruppert, I., und Sonntag, H.: Synergistische bzw. antagonistische Wirkung zwischen Dopamin und Droperidol (DHB) auf die allgemeine Hämodynamik und die Nierenfunktion. Tierexperimentelle Untersuchungen. Anaesthesist **29** (1980), 280.

Schnells, G.: Inhibition of proteinases in shock treatment. Acta Anaesth. Belg. **25** (1974), 143.

Schwartz, L. G.: Use of lyophilized canine plasma for treatment of shock in dogs. J. Amer. vet. med. Assoc. **140** (1962), 145.

Sembart, R., Di Stazio, J., Reese, J., Lembersky, B., and Stremple, J.: Acute pulmonary failure in the conscious pony with Escherichia coli septicemia. Amer. J. Vet. Res. **39** (1978), 1147.

Sisodia, C., Kramer, L., Gupta, U., Lerner, D., and Taksas, L.: A pharmacological study of chloramphenicol in horses. Canad. J. Comp. Med. **39** (1975), 216.

Svendsen, C. K., Hjortkjaer, R. K., and Hessenholt, M.: Colic in the horse: A clinical and clinical chemical study of 42 cases. Nord. Vet. Med. 31 Suppl. **1** (1979), 1.

Tarnow, J., Brükner, J., Eberlein, H., Patschke, D., Reinecke, A., und Schmicke, P.: Experimentelle Untersuchungen zur Beeinflussung der Hämodynamik in tiefer Halothannarkose durch Dopamin, Glucagon, Effortil, Noradrenalin und Dextran. Anaesthesist **22** (1973), 8.

Theye, R. A., Perry, L. B., and Brzicka, S. M.: Influence of anesthetic agent on response to hemorrhagic hypotension. Anesthesiology **40** (1974), 32.

Thorton, J. R.: The measurement of extracellular fluid volume (radiosulphate space) in horses. Brit. Vet. J. **134** (1978), 283.

Trim, C. M., Moore, J. N., and White, N. A.: Investigation of dopamine in anaesthetised horses. Proc. 1st Int. Congr. Vet. Anaesth. (1982), 209.

Tufvesson, G.: Bovint serumalbumin som plasmaexpander på hund. Nord. Vet. Med. **19** (1967), 62.

Van Miert, A.: Het reactiepatroon van herkauwers op de toediening van pyrogenen. Tijdschr. Diergeneesk. **91** (1966), 1485.

Weil, M., and Afifi, A.: Experimental and clinical studies on lactate and pyruvate as indicators of the severity of acute circulatory failure (shock). Circulation **41** (1970), 989.

Wells, B. T.: Use of a gelatine solution in hypovolaemia and toxaemia in small animals. Vet. Rec. **107** (1980), 85.

Wilson, R. F., Sibbald, W. J., and Jaanimagi, J. L.: Hemodynamic effects of dopamine in critically ill septic patients. J. Surg. Res. **20** (1976), 163.

Woods, H. F., and Connor, H.: The role of liver dysfunction in the genesis of lactic acidosis. In: Lactate in Acute Conditions. Karger Verlag, Basel 1978, 102.

Zweifach, B. W.: Mechanisms of blood flow and fluid exchange in microvessels: hemorrhagic hypotension model. Anesthesiology **41** (1974), 157.

1.1.1.4.2. Spontan auftretende Kompensationsmechanismen nach Blutungen

Bei **Blutverlusten** treten verschiedene, zum Teil schnell oder mehr langsam ablaufende Kompensations- und Normalisationsmechanismen auf. So können langsame Blutungen manchmal zu großen Blutverlusten führen, ohne daß klinisch manifeste Symptome wahrgenommen werden.

1. *Schnelle, vor allem vom Kreislaufsystem ausgehende Kompensationsmechanismen:*
Eine sehr schnelle Katecholaminausschüttung verursacht eine Kontraktion der Venen und Arterien vor allem der Nieren, des Splanchnikusgebietes, der Leber, der Haut und der Skelettmuskulatur. Die Kontraktion der Venen des Splanchnikusgebietes tritt als Folge einer Stimulation arterieller Druckrezeptoren bei arteriellem Blutdruckabfall (Reflex) auf. Die Kontraktion der Hautvenen wird durch den erhöhten Blutspiegel von Katecholaminen verursacht. Die Katecholamine führen auch zu einer schnellen Kontraktion der Milz. Dadurch wird Blut mit einem hohen Hämatokrit in den Blutkreislauf ausgeschüttet. Frequenz und Kontraktionskraft des Herzens nehmen durch Hemmung des Kardioinhibitorenzentrums und durch die positiv chronotrope und inotrope Wirkung der Katecholamine zu. Bei akuten Blutungen nimmt jedoch das Schlag- und Herzminutenvolumen als Folge eines ungenügenden Blutrückflusses zum Herzen ab. Bei langsamen Blutungen wird die Kompensation durch Zentralisation des Kreislaufes vom peripher zirkulierenden Blut zum zentralen Kreislauf hin zustande gebracht. Dem Herzen wird auf diese Art und Weise mehr Blut angeboten. Schlag- und Herzminutenvolumen nehmen deutlich weniger intensiv ab als bei akuten Blutungen. Die gleichzeitig auftretende Hyperventilation verursacht eine Zunahme des Blutrückflusses zum Herzen, eine größere O_2-Aufnahme in den Lungen und eine teilweise Kompensation der metabolischen Azidose, die durch die verminderte Gewebedurchblutung und den sich entwickelnden anaeroben Metabolismus entsteht. Dem Gewebe wird jedoch sowohl nach akuten als auch nach langsamen Blutungen weniger O_2 angeboten. Bei langsamer Blutung ist dies durch den verminderten O_2-Gehalt des arteriellen Blutes bedingt (bis zu einem Hämatokrit von 0,2 und bei einem normalen Kreislaufvolumen besteht jedoch keine Gefahr für eine Gewebehypoxie). Bei akuten Blutungen spielt hierbei das verminderte Herzminutenvolumen eine wichtige Rolle. Es wird dem Blut auch mehr O_2 aus dem Gewebe mit Zunahme der arteriovenösen O_2-Differenz als Folge davon entzogen. Für Myokardgewebe ist dies jedoch praktisch unmöglich, da seine O_2-Differenz normalerweise durch den beinahe maximalen O_2-Entzug schon sehr groß ist. Gleichzeitig steigt die 2,3-Diphosphoglycerinsäure (2,3-DPG)-Konzentration in den Erythrozyten, zusammen mit einer Rechtsverschiebung der Hämoglobin-Dissoziationskurve, an. So kann Sauerstoff leichter abgegeben werden. Dies ist jedoch für die verschiedenen Tierarten von unterschiedlicher Bedeutung (siehe Bluttransfusion).

2. *Beschränkung des Wasserverlustes aus dem Kreislauf und Auffüllen des intravaskulären Volumens:* Das Volumen des Speichels und der Verdauungssekrete nimmt ab. Die Flüssigkeitsausscheidung durch die Nieren wird durch die renale Vasokonstriktion stark vermindert. Durch Abnahme des intravaskulären Volumens entsteht via Renin und Angiotensin II (das den Blutdruck erhöht) eine erhöhte Aldosteronsynthese in den Nebennieren, wodurch die Reabsorption von Na^+ und Wasser in den Tubuli zunimmt. Die erhöhte Osmolarität als Folge der Na^+-Retention stimuliert die Osmorezeptoren im Hypothalamus. Dies führt zu einer ADH-Ausschüttung in der Neurohypophyse (HHL). ADH wirkt vasokonstriktorisch und ist verantwortlich für die Resorption von Wasser aus den Tubuli. Ebenso nimmt die Resorption von Na^+ und Wasser aus dem Verdauungsapparat zu. Die Erniedrigung des hydrostatischen Druckes in der Mikrozirkulation bewirkt in den postkapillaren Venulen einen Einstrom von Wasser in die Blutgefäße. Durch den niederen intravaskulären Druck und die Vasokonstriktion wird der Wasserverlust durch die Kapillaren praktisch vermieden. Der Flüssigkeitseinstrom in die Blutgefäße geschieht am schnellsten während der ersten Stunde nach der Blutung. Meistens hat sich

der Zustand nach 6–24 Stunden vollständig normalisiert. Bei sehr jungen Tieren mit einem sehr hohen extrazellulären Flüssigkeitsvolumen verläuft der Flüssigkeitseinstrom besonders schnell.

Der Einfluß von Gewebewasser kann jedoch durch folgende Faktoren oder Umstände behindert werden:
– Dehydratation oder Na^+-Verlust,
– Hypoproteinämie, wodurch ein geringer onkotischer Druck im Plasma entsteht,
– Nebenniereninsuffizienz,
– Niereninsuffizienz mit großem Flüssigkeitsverlust,
– Pentobarbitalanästhesie,
– adipöse Tiere, die viel weniger Wasser binden als normale Tiere.

3. *Auffüllen der Plasmaproteine, vor allem von Albumin*, das für 70–80% des onkotischen Druckes im Plasma verantwortlich ist. Nach Blutungen wird Albumin im Plasma trotz der durch den Flüssigkeitseinfluß bedingten Plasmaverdünnung erhalten. Normalerweise befinden sich 40% des Albumins im Kreislauf und 60% in der interstitiellen Flüssigkeit. Die Filtration des Albumins durch die Kapillarwände hindurch nimmt stark ab. Der Rückfluß des Albumins über das lymphatische System nimmt nicht zu (Zollinger). Auch das Albumin aus der interstitiellen Flüssigkeit bewirkt eine schnelle Kompensation. Bei kleiner Albuminreserve ist diese Ausgleichsmöglichkeit jedoch gering. Nach Blutungen nimmt der Katabolismus des Albumins ab und als Folge des verminderten onkotischen Druckes im Leberinterstitium die Synthese in den Hepatozyten zu. Die Synthese kann sich manchmal verdoppeln. Eine hepatozelluläre Dysfunktion hat eine ungünstige Wirkung auf die Albuminsynthese. Der Albumingehalt beginnt sich bereits wenige Stunden nach der Blutung zu erholen. Die Erholungsphase dauert von 4 Tagen bis zu mehr als einer Woche.

4. *Ersatz der Blutzellen, vor allem der Erythrozyten*: Die Kontraktion der Milz kompensiert schnell partiell den Verlust an Erythrozyten und Thrombozyten.

Nach 4 Tagen befinden sich bereits zahlreiche neugebildete Erythrozyten im Kreislauf. Bei den meisten Tierarten – außer beim Pferd (Schalm 1965) – trifft man bei starker Anämie unreife Erythrozyten in der Blutzirkulation an. Beim Pferd findet man auch als Symptom von Unreife keine großen Erythrozytenformen im Kreislauf. Die Knochenmarkaktivität kann man beim Pferd nur durch Knochenmarkbiopsie untersuchen. Bei dieser Tierart normalisiert sich der Hämatokrit nach Blutungen langsamer als beim Hund. Diese Normalisierung kann 3 Wochen bis zu 3 Monaten dauern. Nach Blutungen kann die Hämoglobinproduktion 3- bis 4mal größer als üblich sein. Die Lebensdauer der neugebildeten Erythrozyten ist, außer beim Pferd (Lumsden und Mitarb.), deutlich kürzer als normal. Beim Hund z. B. ist die Lebensdauer der Erythrozyten, die nach starker Hämorrhagie produziert werden, deutlich kürzer (Cline und Berlin). Es ist noch nicht sicher, ob es sich beim Pferd nach Blutungen um eine ungenügende Produktion von Erythropoetin oder um eine unzureichende Reaktion des erythropoetischen Gewebes gegenüber Erythropoetin (Smith und Agar) handelt.

1.1.1.4.3. Bluttransfusion

Indikation. Bei starkem Blutverlust nimmt das zirkulierende Blutvolumen ab (Oligämie). Dies kann zu akuter Anämie führen. Diese Anämie kann man, nach einem für die Behandlung praktischen Schema, in 3 Stadien einteilen:

1. Das zirkulierende Blutvolumen ist groß genug, um eine essentielle Gewebedurchblutung aufrechtzuerhalten. O_2-transportierende Erythrozyten sind noch ausreichend vorhanden. Als Behandlung genügt es, die Blutung zu stillen. Danach beginnen die spontanen Kompensationsmechanismen.

2. Die Erythrozytenkonzentration im Kreislauf ist noch ausreichend. Das Kreislaufvolumen ist jedoch vermindert, was eine schlechte Gewebedurchblutung und eventuell Schock zur Folge haben kann. Als Behandlung muß man die Blutung stillen und das Blutgefäßsystem auffüllen.

3. Sowohl das Kreislaufvolumen als auch die Anzahl der Erythrozyten sind unzureichend. Zur Behandlung muß die Blu-

tung gestillt und eine Bluttransfusion durchgeführt werden. Kann die Bluttransfusion nicht sofort erfolgen, dann sollte man als vorläufige Maßnahme das Blutgefäßsystem auffüllen und O_2-reiche Luft einatmen lassen.

Die neonatale Iso-Erythrolyse beim Fohlen ist auch eine Indikation zur Bluttransfusion. In solchen Fällen ist eine Transfusion von gewaschenen Erythrozyten der Stute auf das Fohlen viel einfacher und sogar wirksamer als eine Austauschtransfusion (Scott und Jeffcott). Man nimmt vom Muttertier 2–4 l Blut unter Zusatz eines Antikoagulans ab. Die Erythrozyten werden zentrifugiert und mit physiologischer Lösung gewaschen. Die Hälfte des Erythrozytenvolumens wird in physiologischer Salzlösung (NaCl 9^0/$_{00}$) wieder suspendiert und in einem Zeitraum von 30 min übertragen. Die zweite Hälfte der Erythrozyten wird 24–48 Stunden später übertragen: Die Überlebensdauer von allogen Erythrozyten ist nämlich kurz (Liu). Neben der Ergänzung der Erythrozyten wird bei einer Bluttransfusion auch der Kreislauf aufgefüllt.

Bei Purpura haemorrhagica, ,,disseminated intravascular coagulation", Warfarin-Intoxikation und anderen Blutgerinnungsstörungen ist frisches Blut ein Lieferant von Erythrozyten, Thrombozyten und Gerinnungsfaktoren.

In einigen Fällen, z. B. bei hochgradiger Blutung in den Thorax (Zenoble und Stone) oder in die Bauchhöhle, kann man eine Autotransfusion durchführen. Bei kleineren Hunden oder bei Katzen aspiriert man das Blut mit einer mit Heparin versehenen 50-ml-Spritze. Bei größeren Hunden nimmt man eine Vakuumflasche, die ACD enthält. Manchmal ist ein Antikoagulans überflüssig, da Blut, das länger als 45 min mit thorakaler oder peritonealer Serosa in Kontakt gewesen ist, zum größten Teil vollständig defibriniert ist und seine Thrombozyten zerstört sind (Crowe). Ein Ansaugen von Luft sollte möglichst vermieden werden, um einer Wirbelbildung und einer Hämolyse vorzubeugen. Nach Filtration kann das Blut übertragen werden.

Unbeschädigte Erythrozyten überleben länger als Erythrozyten von einer allogenen (homologen) Transfusion. Blut für eine Autotransfusion darf jedoch nicht älter als 24 Stunden sein. Unter 24 Stunden sind die Erythrozyten meistens gut erhalten, obwohl doch in der Regel eine geringe Hämolyse vorliegt. Thrombozyten- und Fibrinogenkonzentration sind jedoch stark vermindert. Langer Kontakt mit Gewebe führt zu einer starken Aktivierung verschiedener Gerinnungsfaktoren. Dadurch kann, vor allem bei Tieren, die sich im Schockzustand befinden, eine diffuse intravaskuläre Gerinnung mit erhöhter Blutungsgefahr entstehen. Eine systematische Heparinverabreichung kann dies vermeiden. Die Blutungsgefahr wird jedoch mit dieser Therapie erhöht. Blut, das eine deutliche Hämolyse aufweist, eignet sich nicht mehr für eine Bluttransfusion. Ebensowenig eignet sich Blut, das nach Verletzungen des Ösophagus, des Magen-Darm-Apparates oder der Harnwege verlorengeht. Durch die mechanische Behandlung des Blutes während der Transfusion kann zusätzlich eine Hämolyse auftreten. Bei Operationen, die normalerweise mit einem großen Blutverlust verbunden sind, kann man eine Autotransfusion mit Blut, das man ungefähr 14 Tage vor der Operation abgenommen hat, vornehmen. Voraussetzung ist jedoch, daß der Hämatokrit zu Beginn genügend hoch ist.

Meistens werden allogene (homologe) Bluttransfusionen durchgeführt. Xenotransfusionen (heterolog) vom Hund auf die Katze kann man ein erstes Mal ohne großes Risiko durchführen. Eine zweite Transfusion ist jedoch vom 6.–7. Tag an nach der ersten Transfusion immer tödlich (Laute und Mitarb.).

Blutentnahmetechnik. Als Donor wählt man ein gesundes, ausgewachsenes Tier, wenn möglich mit einem hohen Hämatokrit. Das Tier darf selbst noch keine Bluttransfusion empfangen haben. Beim Hund kann man Transfusionsreaktionen vermeiden, indem man Spender wählt, die keine Erythrozytenantigene CEA-1,1 und CEA-1,2 (die früheren A_1 und A_2) besitzen. A-positive Spender kann man mit einem Anti-A-Serum feststellen (Chappuis). Beim Pferd selektiert man am besten Donortiere, die auf A-, C- und Q-Erythrozyten-Antigene negativ reagieren und von denen das Blut keine häufig vorkommenden Anti-Erythrozytenantikörper enthält (Morris). Stuten, die bereits ein Fohlen geworfen haben, werden besser nicht als Donortiere verwendet, da die Erythrozyten sensibilisiert sein könnten (Stormont).

Beim Rind dürfen die wichtigsten Antigene (J, A, V und M), die mit natürlich vorkommenden Agglutininen übereinstimmen, nicht anwesend sein (Wujanz). Eine Selektion der Spendertiere betreffs Blutgruppen ist aber in bezug auf Transfusionsreaktionen, ausgenommen beim Hund, von geringer praktischer Bedeutung. Donortiere dürfen keine Tranquillizer oder Anästhetika mit α-lytischer Wirkung, z. B. Pentobarbital, erhalten haben. Diese Stoffe induzieren eine Erythrozytenspeicherung in der Milz, was den Hämatokrit stark erniedrigt. Ein gesundes, ausgewachsenes Pferd kann ohne Risiko 5–10 l Blut abgeben.

Einem Spenderhund kann man alle 3 bis 4 Wochen 13–17 ml/kg KM Blut abnehmen. Die Hämoglobin- und Erythrozytenkonzentration normalisiert sich innerhalb von 3 bis 4 Wochen (Grünbaum und Gotter 1973a). Das äußerste Volumen, das ein Hund auf einmal abgeben kann, beträgt 22 ml/kg. Meistens wählt man die V. jugularis zur Blutentnahme. Bei Tieren, die euthanasiert werden müssen, aber noch als Donortiere geeignet sind, wird besser die A. femoralis oder die A. carotis, unter lokaler Anästhesie, zur Blutentnahme katheterisiert. Das Blut muß „so aseptisch wie möglich" genommen werden. Dies ist vor allem für Blut, das gelagert werden muß, wichtig. In dem Gefäß, in dem das Blut aufgefangen wird, muß sich ein Antikoagulans befinden. Hierzu kann man Heparin nehmen. Heparin ist jedoch teuer und hat nur eine begrenzte Wirkungsdauer. Blut, das so entnommen worden ist, kann nur 12 bis höchstens 24 Stunden aufbewahrt werden. Meistens nimmt man Na-Citrat als Antikoagulans. Bei der Katze oder kleinen Hunden kann man das Blut mit einer 20-ml-Spritze, die ein wenig Heparin oder Na-Citrat enthält, nehmen und dem Empfängertier i.v. injizieren. Bei großen Haustieren fängt man das Blut in einem Plastikgefäß oder einem Glaskolben auf. Für Blut, das unmittelbar übertragen wird, eignet sich Na-Citrat sehr gut. Für 1 l Blut werden 100 ml einer 4–5%igen wäßrigen Na-Citratlösung benötigt. Beim Pferd ist 28,5 g Na-Citrat die obere verträgliche Durchschnittsgrenze (Bolz und Dietz). Das Gefäß, in dem das Blut aufgefangen wird, muß zur guten Mischung des Blutes mit der Antigerinnungsflüssigkeit ständig geschwenkt werden. Man darf das Gefäß nicht schütteln. Soll das Blut gelagert werden, wird das Gefäß am besten auf ± 4 °C gekühlt. Damit wird die Hämolysegefahr vermindert.

Bei kleinen Haustieren kann man das Blut in im Handel erhältliche Plastiksäcke oder Glasflaschen mit einem Antikoagulans auffangen. Für Hunde sind 250-ml-Gefäße am besten geeignet. 500-ml-Flaschen sind meistens zu groß. Auffangen durch Schwerkraft beschädigt die Erythrozyten und Thrombozyten weniger als das Ansaugen mit evakuierten Glasflaschen. Hundeerythrozyten sind sehr fragil und lysieren leicht.

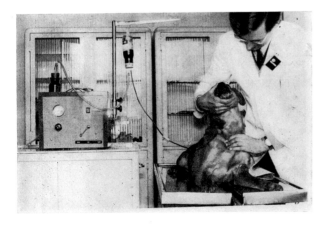

Abb. 6. Blutentnahme aus der V. jugularis beim Hund mit Hilfe einer Vakuumpumpe (Mitte Durchflußregler, rechts Anschlußstück mit Konus für die Infusionsnadel).

Aufbewahrung des Blutes. Das Blut hält sich im Kühlschrank (2–6 °C) bis zu 3 Wochen. Für Blut, das aufbewahrt werden soll, verwendet man jedoch am besten nicht ausschließlich Natriumcitrat als Antigerinnungsmittel, sondern den ACD-Stabilisator, bestehend aus Zitronensäure (6,6 g), Natriumcitrat (22,5 g), Dextrose (20 g) und Aqua dest. ad 1000 g. 100 ml dieses Stabilisators reichen für 400 ml Blut aus. Nach 6wöchiger Lagerung im ACD-Stabilisator nimmt die Überlebensdauer der Erythrozyten nach einer Transfusion stark ab, dies vor allem durch Zunahme der Hämolyse (Owen und Holmes).

Beim Aufbewahren des Blutes nimmt die Konzentration der organischen Phosphate, insbesondere der 2,3-Diphosphoglycerinsäure (2,3-DPG) in den Erythrozyten stark ab. Wird die Konzentration der 2,3-DPG sehr niedrig, steigt die Affinität des Hämoglobins zu O_2, so daß das Hämoglobin seinen Sauerstoff nur schwer an die Gewebe abgeben kann. Dadurch ist die Bluttransfusion bei einigen Tieren anfänglich wenig wirksam. Die 2,3-DPG-Konzentration erholt sich nur langsam nach einer Transfusion. Ausgeprägte Azidose und Schock unterdrücken die 2,3-DPG-Bildung. Nach Transfusion von aufbewahrtem Blut mit niedriger 2,3-DPG-Konzentration muß das Herzzeitvolumen zunehmen oder die Sauerstoffentnahme der Gewebe steigen, um den gleichen O_2-Bedarf wie bei frischem Blut zu decken (Rice und Mitarb.).

Die metabolische und respiratorische Azidose, die bei Lagerung eintritt und eine Rechtsverschiebung der O_2-Dissoziationskurve zur Folge hat, kann nur in sehr geringem Maße der Linksverschiebung der Kurve entgegenwirken (Brewer).

Die Bedeutung des 2,3-DPG-Gehaltes der Erythrozyten für die O_2-Abgabe an die Gewebe ist jedoch für die verschiedenen Haustiere nicht gleich. So haben Erythrozyten vom Pferd und Hund eine hohe und die der Katze, des Rindes und der kleinen Wiederkäuer eine niedrige 2,3-DPG-Konzentration. Bei Tierarten mit einer niedrigen 2,3-DPG-Konzentration hat das Hämoglobin eine geringe O_2-Affinität und eine geringe Reaktionsfähigkeit mit 2,3-DPG (Smith und Mitarb. 1976). Bei diesen Tierarten hat die Abnahme der 2,3-DPG-Konzentration beim Aufbewahren des Blutes auch wenig Einfluß auf die O_2-Abgabe des Hämoglobins. Obwohl beim Pferd, beim Hund und beim Menschen normalerweise eine hohe 2,3-DPG-Konzentration in den Erythrozyten vorliegt, ist die Abhängigkeit zwischen dem 2,3-DPG-Gehalt und der O_2-Affinität von Hämoglobinlösung vom Pferd viel geringer als die von Hämoglobinlösungen vom Menschen (McLean und Lewis). Wird Hundeblut im ACD-Stabilisator aufbewahrt, dann entwickelt sich schon nach 2 Wochen eine starke Abnahme der 2,3-DPG-Konzentration und eine Linksverschiebung der O_2-Dissoziationskurve (Ou und Mitarb.). Nach 15tägiger Aufbewahrungszeit ist die Wirksamkeit von Hundeblut auch deutlich vermindert (Grünbaum und Gotter 1973b). Nach Eisenbrandt und Smith (1973a) bleibt das Blut 3 Wochen wirksam: Vitamin-C-Zusatz kann die Vitalität nicht signifikant verbessern. Bei Lagerung von Hundeblut mit einem Zitronensäure-Dextrose-Stabilisator war die 2,3-DPG-Konzentration, die ein wichtiger Indikator für die Vitalität des Blutes ist, erst nach 28 Tagen hochsignifikant vermindert (Thompson). Wenn jedoch ein Citrat-Phosphat-Dextrose-Stabilisator (CPD verwendet wird, kann das Blut länger aufbewahrt werden. Der pH und die 2,3-DPG-Konzentration in den Erythrozyten nimmt nur wenig ab (Eisenbrandt und Smith 1973b). Zusatz von Inosin, Adenin, anorganischem Phosphor und Pyruvat sowie Einstellen des pH auf 6,5 können die Lagerungszeit des Blutes um 1–2 Wochen verlängern. Adenin und Inosin spielen nämlich bei der 2,3-DPG-Synthese eine Rolle. Kortikosteroidzusatz kann vielleicht die Lagerungsfähigkeit ebenfalls günstig beeinflussen. Dies muß weiterhin untersucht werden. Hundeblut kann bis zu 6 Wochen aufbewahrt werden, wenn dem Antikoagulans Na-Ascorbat-Phosphat zugesetzt wird und der pH-Wert auf 7 eingestellt wird. Die 2,3-DPG-Konzentration ist dann nach 6 Wochen noch höher als im Blut, das 2 Wochen im ACD-Medium aufbewahrt wurde (Smith und Mitarb 1978).

Aufbewahrungszeit und Technik sind im großen Maße für die ansehnliche Geschwindigkeit, mit der ein Teil der transfundierten

Erythrozyten aus der Blutzirkulation verschwinden, verantwortlich. Bei Überschreiten der Aufbewahrungsfrist kann das Plasma steril genommen werden und im Kühlschrank aufbewahrt oder eingefroren werden. Bei chronischem Blutverlust oder bei hämolytischer Anämie können an Stelle von Vollblut konzentrierte Erythrozyten (packed cells) mit einem Hämatokrit von 0,7 gegeben werden. Die Haltbarkeit von Blut kann durch Einfrieren bei $-80\,°C$ oder $-196\,°C$ wesentlich verlängert werden. Die Technik ist jedoch ziemlich umständlich und teuer. Die Vorteile von tiefgefrorenem Blut liegen in seiner langen Haltbarkeit und seiner sehr guten Qualität. Auch für autologe im voraus geplante Bluttransfusionen kann tiefgekühltes Blut vorteilhaft sein. Es enthält beinahe keine Leukozyten oder Thrombozyten mehr.

Vor dem Einfrieren muß dem Blut Glycerol zugefügt werden. Bei schneller Abkühlung ist weniger Glycerol nötig. Nach raschem Auftauen (2–3 min in Wasser von 40–45 °C) muß das Glycerol mit einer 0,9%igen NaCl-Lösung mit Glucose und Fructose ausgewaschen werden. Dadurch können auch andere extrazelluläre schädliche Stoffe, z. B. Hämoglobin, entfernt werden. Die Suspension, in der die Erythrozyten gegeben werden, kann bezüglich des Volumens und der Elektrolytkonzentration unterschiedlich sein. Die Stoffwechselaktivität und die O_2-transportierende Kapazität werden durch das Einfrieren nicht beeinträchtigt (Moss). Die Qualität der eingefrorenen Erythrozyten kann noch besser erhalten werden, wenn vor dem Zusatz von Glycerol ATP, Vitamin E und Inosin zugefügt werden (Sumida). Auch Thrombozyten halten sich tiefgekühlt. Beim Einfrieren von Schaferythrozyten ist Polyvinylpyrrolidon ein besseres Konservierungsmittel als Glycerol (Myhrvold).

Transfusionstechnik. In Notfällen kann eventuell eine direkte Transfusion von Tier zu Tier mit Hilfe eines Katheters durchgeführt werden. Die Schwierigkeiten dieser Technik liegen darin, daß beide Tiere immobilisiert werden müssen, daß man einen guten Blutstrom haben muß, um Blutgerinnsel zu vermeiden, und daß man das genaue Volumen des transfundierten Blutes schlecht kontrollieren kann, es sei denn, daß man einen Dreiwegehahn mit einer Injektionsspritze verwendet. Um einer Gerinnung vorzubeugen, kann man die Spritze mit ein wenig Heparin versehen. Meistens wird jedoch eine indirekte Bluttransfusion durchgeführt. Dazu wird das Blut in einer gerinnungshemmenden Flüssigkeit aufgefangen und direkt, seltener nach Aufbewahrung, transfundiert.

Die Dosierung der Bluttransfusion hängt von der Größe des Blutverlustes, von der Blutungsgeschwindigkeit und vom normalen Blutvolumen des Tieres ab. Normalerweise rechnet man mit 8–20 ml/kg. Eine genauere Dosierung kann mittels Verwendung der berechneten Verluste von Hämatokrit und Hämoglobin bestimmt werden. Bei akuten Blutungen soll das Defizit an Erythrozyten besonders an Hand von klinischen Symptomen gestellt werden. Bei akuten Blutungen ist der Hämatokritwert als Richtgröße für die Anzahl der Erythrozyten wertlos. Direkt nach einer Blutung kann der Hämatokritwert durch Milzkontraktion sogar noch zunehmen. Torten und Schalm machten deutlich, daß man nach starken Blutungen beim Pferd den Grad des Blutverlustes während der ersten 4 bis 5 Stunden infolge der Milzkontraktion unmöglich bestimmen kann. Beim Schockzustand durch Blutverlust ist der Hämatokrit ebenfalls erhöht. Beim Pferd dauert es mindestens 24 und sogar 48 Stunden, bis Gewebsflüssigkeit den Kreislauf aufgefüllt hat und eine genaue Beurteilung des Erythrozytenverlustes möglich ist. Blutverdünnung geht mit Hypoproteinämie einher (Schalm 1975). Wenn der Hämatokrit vor der Transfusion bereits abgefallen war, kann man die Transfusion solange fortsetzen, bis er wieder genügend gestiegen ist. Da sich in solchen Fällen das Kreislaufvolumen meistens schon wieder vor der Transfusion normalisiert hat, muß man das Blut langsam geben, um einer Überfüllung des Kreislaufs vorzubeugen. In solchen Fällen kann es ratsam sein, einen Teil des Plasmas vom Spenderblut zu entfernen, um so Blut mit einem hohen Hämatokrit zu infundieren. War der Hämatokrit vor der Transfusion normal oder sogar erhöht, dann muß man, vor allem bei starken Blutungen, an Hand von klinischen Symptomen dosieren. Bei akuten Blutungen muß man manchmal schnell transfundieren. Außer in dringenden Fällen ist es ratsam, die Transfusion langsam zu beginnen, um Unverträglichkeitsreaktionen rechtzeitig zu ermitteln. Man gibt das Blut beinahe immer i.v. mit Hilfe einer dicken Nadel oder eines Katheters. Vor allem bei langsamer Transfusion ist eine Katheterinfusion ratsam. Beim Hund nimmt man die V. cephalica zur Infusion. Es ist nämlich manchmal schwierig, einen Katheter weit genug nach oben in die V. saphena vorzuschieben. Ist die Haut hart, macht man hierzu besser eine Stichinzision. Für die Transfusion muß das Blut filtriert werden, um Blutgerinnsel oder Mikroaggregate von Thrombozyten, Leukozyten, Fibrin und möglicherweise Erythrozyten zu entfernen. Mikroaggregate bilden sich vor allem beim Aufbewahren von Blut. Zur Filtration verwendet man am besten im Handel erhältliche Blutfilter mit einer Porengröße von 170 µm. Bei Frischblut kann man eventuell einige Lagen sterilen Gazematerials verwenden. Aufbewahrtes Blut muß während der Transfusion erwärmt werden (jedoch nicht höher als 40 °C). Wenn das Blut vor der Transfusion aufgewärmt wird, darf erwärmtes, aber nicht verbrauchtes Blut nicht wieder gelagert werden. Man kann das Blut erwärmen, indem man es durch eine Plastikspirale leitet, die sich in einem Wasserbad befindet. Bei Schock sollen intraarterielle Infusionen bessere Ergebnisse bringen, auch soll bei solch einer Infusion weniger Blut zur Normalisierung nötig sein. Darüber wird jedoch noch lebhaft diskutiert. Wenn keine Vene zur perkutanen Punktion zugänglich ist, kann man unter Lokalanästhesie eine Vene chirurgisch freilegen.

Bei Welpen oder sehr kleinen Haustieren besteht, wenn die i.v. Infusion unmöglich ist, die Möglichkeit zur intraossalen Infusion über die Crista iliaca oder Fossa trochanterica. Das Blut wird sehr schnell resorbiert, doch es besteht die Gefahr einer Osteomyelitis. Eine intraabdominale Verabreichung ist meistens nicht ratsam. Nach 24 Stunden findet man dann nur ± 50% der injizierten Erythrozyten im Kreislauf wieder.

Überlebensdauer transfundierter Erythrozyten. Die Angaben über die Überlebensdauer allogener Erythrozyten bei den Haustieren divergieren stark. Dies kann u. a. an der Methode liegen, die zur Bestimmung der Lebensdauer verwendet wird. So scheinen Untersuchungsergebnisse von Lebensdauerbestimmungen der Erythrozyten mit ^{51}Cr weniger verläßlich zu sein, da ^{51}Cr sehr schnell aus den Erythrozyten eluiert wird. Die erhaltenen Werte liegen deshalb niedriger als die tatsächlichen Werte. Außerdem hängt die Elimination von ^{51}Cr aus den Erythrozyten von der Tierart ab (Gulliani und Mitarb.). So verläuft bei In-vitro-Bestimmungen die Elution von ^{51}Cr aus Rindererythrozyten sehr schnell (Schnappauf und Mitarb.). Untersuchungen mit ^{59}Fe geben verläßlichere Resultate.

Beim Rind hält die Wirkung einer Bluttransfusion anscheinend nur 2–3 Tage an (Kallfelz und Mitarb. 1973). Daher ist der Nutzen einer Bluttransfusion bei chronischer Anämie, verursacht durch insuffiziente Erythropoese oder durch Hämolyse, die nicht schnell ätiologisch behandelt werden kann, bei dieser Tierart zweifelhaft. Wird kompatibles Blut gegeben, so werden die Erythrozyten langsamer abgebaut als bei inkompatiblem Blut (Wujanz). Auch beim Pferd ist die Überlebensdauer von transfundierten Erythrozyten sehr kurz, und die Wirkung hält maximal 2–4 Tage an (Kallfelz und Mitarb. 1978). Vor allem nach einer zweiten, aber manchmal auch schon nach einer ersten Transfusion verschwinden die transfundierten Erythrozyten schnell aus der Blutbahn. Wegen der beschränkten Überlebensdauer der Erythrozyten müßten die Transfusionen häufig wiederholt werden. Das erhöht jedoch die Gefahr von Nebenwirkungen und beschleunigt den Abbau der Erythrozyten. Beim Pferd ist die Überlebensdauer der Erythrozyten jedoch auch dann sehr kurz, wenn keine Inkompatibilität vorliegt. Sind natürlich vorkommende Antikörper gegen die allogenen Erythrozyten vorhanden, dann ist die Überlebensdauer, abhängig vom Titer der Antikörper, auf einige Stunden bis auf wenige Tage beschränkt. Hat das Tier als Folge einer früheren Transfusion Immunantikörper, dann ist die Überlebensdauer auch hier viel kürzer als bei Tieren, die keine Immunantikörper besitzen.

Werden A-negativen Hunden CEA-1,1- oder CEA-1,2-Erythrozyten gegeben, dann werden diese Erythrozyten durch aktive Immunisierung mit Antikörperbildung nach 7–10 Tagen vernichtet. Das Problem der Überlebensdauer von allogenen Erythrozyten muß bei den verschiedenen Tierarten und unter unterschiedlichen Inkompatibilitätssituationen noch weiter untersucht werden.

Gefahren der Bluttransfusion. Während und nach einer Bluttransfusion können verschiedenartige Reaktionen auftreten:

a) *Allergische Reaktionen* kommen manchmal vor, sind jedoch weniger gefährlich. Sie werden vielleicht durch IgE-Antikörper verursacht. Sie gehen einher mit Urtikaria, Juckreiz, Schwanken und verstärkter Darmperistaltik, eventuell mit Diarrhoe. Diesen Reaktionen kann man meistens mit Antihistaminika oder Glukokortikoiden vorbeugen.

Oft kann die Transfusion trotz allergischer Reaktionen fortgesetzt werden. Zur Therapie sind gleichfalls Antihistaminika und Glukokortikoide indiziert. Bei heftigen Reaktionen kann man eventuell Epinephrin (Adrenalin) und Elektrolytlösungen geben.

b) *Hyperthermie* entsteht als Symptom bei allergischen Reaktionen. Es ist jedoch nicht unmöglich, daß Antigene der Spenderleukozyten, gegen die der Empfänger Antikörper besitzt, dafür verantwortlich sind.

Eine Bakteriämie tritt praktisch nur bei Verwendung von Blut auf, das nicht aseptisch gewonnen und aufbewahrt wurde. Bestimmte Bakterien können sich bei 2 bis 4 °C entwickeln. *E. coli* und *Pseudomonas* können sogar Citrat verstoffwechseln. Saprophyten verursachen manchmal nur Fieber und sind nicht so gefährlich. Andere dagegen, vor allem gramnegative Bakterien, können eine ernste Septikämie und sogar einen Schock verursachen. Eine bakterielle Besiedlung im aufbewahrten Blut kann man daran erkennen, daß das obenstehende Plasma dunkelbraun bis schwarz verfärbt ist.

c) *Hämolytische Reaktionen:* Eine Komplementaktivierung durch Antikörper (IgG- oder IgM-Typ), die gegen Antigene auf Erythrozytenmembranen gerichtet sind (zytotoxische Hypersensitivitätstyp-II-Reaktion), verursacht eine Lysis der Erythrozyten.

Eine Hämolyse kann akut oder verzögert auftreten. Bei akuter Hämolyse gähnt das Tier, ist unruhig, setzt Harn und Kot ab oder hat sogar Kolik und Diarrhoe, schwitzt und zeigt Hyperthermie. Es treten Polypnoe, Husten, Tremor, Tachykardie und Hämoglobinurie auf. Einige Tiere erbrechen oder haben Krämpfe. Es kann eventuell auch Schock auftreten, der manchmal schnell tödlich verlaufen kann. Bei trächtigen Tieren besteht Abortgefahr.

Bei Tieren unter Allgemeinnarkose sind diese Symptome weniger ausgeprägt. Es treten hauptsächlich Hypotension oder diffuse Blutungen als Folge einer intravaskulären Gerinnung auf. Bei akuter Hämolyse muß die Transfusion unmittelbar abgebrochen werden (siehe auch allergische Reaktionen). Bei einer Ersttransfusion sind diese Reaktionen niemals ernsthaft oder gar tödlich. Natürliche im Serum vorkommende Antikörper (Isoagglutinine und Hämolysine) sind bei Haustieren selten. Ungefähr 5 Tage nach der Transfusion entstehen jedoch Antikörper gegen die Antigene des transfundierten Blutes, so daß die Möglichkeit hämolytischer Reaktionen nach einer 2. oder nach mehreren Transfusionen größer wird. Die hierzu zur Verfügung stehenden Angaben sind jedoch für die verschiedenen Tierarten nicht exakt genug. Beim Pferd hat man hierin wenig Erfahrung, und es liegen wenig exakte Angaben über das Risiko von wiederholten Transfusionen vor, da nicht oft multiple Transfusionen durchgeführt werden. Normalerweise muß man jedoch mit einem erhöhten Risiko bei mehreren Transfusionen rechnen, obwohl auch nach zahlreichen Transfusionen nur ab und zu Reaktionen auftreten. Stuten, die ein Fohlen mit Erythrolyse geboren haben, besitzen mehr Antikörper und zeigen vielleicht ein größeres Risiko für Transfusionsreaktionen (Gabel). Über die wahre Bedeutung der Blutgruppen beim Zustandekommen der Transfusionsreaktionen ist beim Pferd wenig Sicheres bekannt. Natürlich vorkommende Allohämolysine sind selten und wahrscheinlich auf die Anti-C- und Anti-A-Blutgruppe beschränkt. Natürliche Alloagglutinine kommen vor, sind aber nicht gefährlich. Natürlich vorkommende Isoantikörper sind viel weniger gefährlich als Immunantikörper, die die Folge einer früheren Sensibilisierung oder Transfusion sind.

Natürlich vorkommende Blutgruppenantikörper sind auch beim Rind ziemlich selten, und ihr Titer ist niedrig. Bei 75% der Rinder mit natürlichen Antikörpern gegen das transfundierte Blut treten Unverträglichkeitsreaktionen auf, und dies sogar nach einer biologischen Vorprobe. Bei Bluttransfusionen bei Rindern, die Immunantikörper im Anschluß an frühere Transfusionen besitzen, entstehen in 90% der Fälle, meistens zu Beginn der Transfusion, Symptome von sehr akuter Hämolyse. Vor allem das Anti-J-System kann gefährlich sein. Solch eine Hämolyse kann nicht nur entstehen, wenn Blut von einem früheren Donor gegeben wird, sondern auch häufig nach Blutübertragungen mit Blut von einem anderen Spender.

Beim Hund sind bei Transfusionen praktisch nur die Blutgruppen CEA-1,1(A_1) und im geringeren Maße CEA-1,2(A_2) von einiger Bedeutung. Gibt man einem nicht sensibilisierten CEA-1,1-negativen Hund eine Bluttransfusion mit CEA-1,1-positivem Blut, dann bilden sich nach 7—10 Tagen bei ± 40% dieser Tiere Antikörper, die einen beschleunigten Abbau der CEA-1,1-positiven Erythrozyten verursachen oder hämolytische Reaktionen bei einer nächsten Transfusion mit CEA-1,1-positivem Blut auslösen können. Der Grad der Hämolyse hängt von der Menge der transfundierten CEA-1,1-positiven Erythrozyten und vom Titer der Antikörper dagegen beim Empfänger ab. Diese Reaktionen sind beim Hund selten tödlich. Die Hundenieren können nämlich große Mengen Hämoglobin ausscheiden. Bei einigen Hunden entstehen sogar nach wiederholten Immunisierungsversuchen keine CEA-1,1-Antikörper. Die Gefahr für Inkompatibilitätserscheinungen bei einer zweiten Transfusion ohne Donorselektion beträgt ungefähr 15%. Klinisch wichtige natürlich vorliegende CEA-1,1-Antikörper findet man beim Hund praktisch nicht. Bei einem CEA-1,1-positiven Empfänger kann eine meist geringfügige Hämolyse der Erythrozyten bei Infusion von CEA-1,1-Antikörper enthaltendem Plasma entstehen.

Antikörper gegen CEA-3(B)- und CEA-5 (D)-Antigene verursachen keine Hämolyse, sondern verkürzen die Lebensdauer der transfundierten Erythrozyten.

A-negativen Zuchthündinnen darf man kein CEA-1-positives Blut geben. Wenn sie nämlich nachher von einem A-positiven Rüden trächtig werden, können A-positive Welpen durch das Kolostrum A-Antikörper aufnehmen und unter Umständen sogar eine letale hämolytische Anämie entwickeln. Hämolyse kann nach einer unverträglichen zweiten oder späteren Transfusion in einer akuten oder verzögerten Form auftreten.

Bei akuter Hämolyse kann das Gerinnungssystem mit als Folge einer intravaskulären Gerinnung und manchmal einer hämorrhagischen Diathese aktiviert werden. Hämolytisches Blut verursacht einen Anstieg des Blutdruckes in der A. pulmonalis und einen Abfall des allgemeinen arteriellen Blutdruckes (McCrady und Mitarb.). Beim Hund entsteht nicht so schnell eine Hämoglobinurie, da das freiwerdende Hämoglobin an das reichlich vorhandene Haptoglobin gebunden wird. Der Hämatokrit nimmt wegen der erhöhten vaskulären Permeabilität zu. Beim Rind werden die Motorik der Vormägen gehemmt, und die intestinale Absorption ist während einer langen Zeit vermindert (Koichev und Peinikova).

Bei der Katze hat man festgestellt, daß einige Tiere mit der Antigen-B-Blutgruppe hohe Titer von natürlich vorkommenden Anti-A-Antikörpern haben. Dieses Anti-A ist ein starkes Agglutinin und Hämolysin. Bei Katzen der Blutgruppe A dagegen kommen B-Antikörper selten vor, und wenn sie vorkommen, dann mit einem niedrigen Titer. Auer und Mitarb. meinen dann auch, daß sogar eine erste Transfusion von A-Blut bei einer Katze der B-Blutgruppe mit hohem Anti-A-Titer gefährliche, ja sogar tödliche Reaktionen auslösen kann. Andere Autoren dagegen stellten bei einer sehr großen Anzahl von Transfusionen nur selten Reaktionen fest, die außerdem niemals tödlich verliefen (Hayes und Mitarb., Cotter).

Neben der akuten kann auch eine verzögerte Hämolyse auftreten. Dabei werden die transfundierten Erythrozyten mehr oder weniger schnell zerstört, so daß innerhalb von 24–48 Stunden ein hämolytischer Ikterus wahrgenommen wird. Bei unvollständiger Aktivierung des Komplements wird die Phagozytose von transfundierten Erythrozyten beschleunigt. Die verzögerte Hämolyse, die vor allem nach wiederholter Transfusion auftritt, ist kaum gefährlich. Jedoch beschränkt sich der Nutzen der Transfusion nur auf das Auffüllen des Kreislaufs mit dem transfundierten Plasma, da die Erythrozyten zu schnell abgebaut werden. Eine verzögerte Hämolyse entsteht vor allem bei Tieren mit Septikämie und bei Empfängern mit weniger aktiven Allohämolysinen. Werden immundefizienten Fohlen Bluttransfusionen gegeben, dann müssen diese lymphozytenfrei sein. Lymphozyten können nämlich eine „Graft-versus-host"-Reaktion verursachen (Perryman und Liu).

Risiken umfangreicher Bluttransfusionen, hauptsächlich mit Blutkonserven. Die Risiken umfangreicher Bluttransfusionen mit Blutkonserven liegen eher im pathophysiologischen als im immunologischen Bereich. Unter einer umfangreichen Bluttransfusion versteht man den Ersatz von 50 oder mehr Prozent des initialen Blutvolumens innerhalb kurzer Zeit. Das Auftreten dieser Abweichungen ist vor allem vom übertragenen Blutvolumen, von der Transfusionsgeschwindigkeit, der Blutqualität und dem Zustand des Empfängers abhängig.

a) *Azidose:* Bei der Aufbewahrung von Blut entsteht durch Milchsäureanhäufung und Zunahme des P_{CO_2} eine metabolische und respiratorische Azidose (pH $\pm$ 6,5, nach 2–3 Wochen). Bei normalen hämodynamischen und renalen Verhältnissen tritt jedoch wegen der großen Pufferkapazität nicht immer eine Azidose nach Transfusionen von Blut mit einem niedrigen pH-Wert auf. Eine umfangreiche Bluttransfusion von Blut mit einem niedrigen pH-Wert ist jedoch für Tiere gefährlich, die sich im Zustand einer metabolischen Azidose oder im Schockzustand befinden. Bei ausgeprägter Azidose kann es sogar zum Herzstillstand kommen. Eine solche Azidose muß mit $NaHCO_3$ ausgeglichen werden. Nach einer anfänglichen Azidose kann sich durch Verstoffwechselung von Citrat zu Hydrogencarbonat eine Alkalose entwickeln.

b) *Hypokalzämie:* Bei schneller, ausgiebiger Transfusion kann durch Bindung von Citrat mit Ca^{++} eine Hypokalzämie auftreten. Wenn ACD- oder CPD-Blut schnell übertragen wird, kann dadurch eine arterielle Hypotension und eine gewisse Abnahme der Kontraktionskraft des Myokards entstehen (Drop und Scheidegger). Eine Hypokalzämie tritt meistens nur kurzfristig auf, da der Organismus meist über eine große und schnell zu mobilisierende Ca^{++}-Reserve verfügt. Der Ca^{++}-Gehalt des Plasmas beläuft sich nämlich auf ungefähr nur $1/1000$ des Gehaltes im Skelett. Hypokalzämie tritt praktisch nur bei Hypothermie oder bei Tieren auf, die bereits vor der Transfusion eine Hypokalzämie aufwiesen. Bei spezifischer Indikation kann der Hypokalzämie vorgebeugt werden, indem man pro Liter Blut 1 g Ca-Gluconat zusetzt.

c) *Hyperkaliämie:* Wird Blut aufbewahrt, wird K^+ aus den Erythrozyten freigesetzt. Beim Hund ist der K^+-Gehalt der Erythrozyten niedriger; bei dieser Art hat sich die K^+-Konzentration im Plasma nach 3 Wochen ungefähr verdoppelt und bleibt dann mehr oder weniger konstant. Wegen der schnellen Wiederaufnahme von K^+ in die Erythrozyten und der Ausscheidung durch die Nieren entsteht jedoch nach Transfusionen nur sehr selten eine Hyperkaliämie. Es liegt nur dann eine Gefahr für eine Hyperkaliämie vor, wenn die Tiere sich im Schockzustand befinden, Nierenschäden aufweisen und/oder eine metabolische Azidose vorliegt.

Bei Hyperkaliämie können Extrasystolen und Kammerflimmern vorkommen.

d) *Kaltes Blut:* Das Übertragen von großen Mengen kalten Blutes wirkt sich sehr ungünstig auf die Herzfunktion aus. Wenn es schnell transfundiert wird, kann Kammerflimmern auftreten. Gleichzeitig wird die Peripherie schlecht durchblutet, der Lactat- und Citratmetabolismus wird unterdrückt; außerdem müssen extra Energie und Sauerstoff zur Aufwärmung dieses Blutes auf Körpertemperatur bereitgestellt werden.

e) *Zerstörung von Thrombozyten* führt zur Freisetzung von vasoaktiven Stoffen, wie z. B. Histamin, Serotonin und Bradykinin.

f) Im aufbewahrten Blut bilden sich *Mikroaggregate* von Thrombozyten und Leukozyten, Fibrin, Eiweißkoagulaten und abgestorbenen Erythrozyten. Diese Aggregate entstehen auch, wenn bei der Blutentnahme dieses nicht sorgfältig genug mit dem Antikoagulans gemischt wird. Bei Transfusionen können diese Aggregate die Lungenkapillaren mechanisch blockieren; andererseits können aus den Aggregaten freigesetzte vasoaktive Stoffe pulmonale Vasokonstriktion verursachen. Beim Hund stellte man auch interstitielle und alveoläre Ödeme fest. Bei Transfusionen von einer Blutmenge, die zweimal so groß wie das Blutvolumen ist, entstehen außerdem eine pulmonale Hypertension, ausgeprägte Hypoxämie und ein manchmal tödliches Lungenödem. Diese Schädigungen nehmen während der ersten 48–72 Stunden nach der Transfusion progressiv zu und normalisieren sich nach 6 Tagen. Es können sich zahlreiche Shunts öffnen, und es kann eine Hypoxämie entstehen.

Diese Komplikationen kann man gänzlich vermeiden, indem man das Blut durch einen Filter aus Dacronwolle filtriert. Dieses Filter hält Mikroaggregate, die größer als 20–40 μm sind, zurück. Normale Blutfilter dagegen beseitigen nur Aggregate, die größer als 170 μm sind.

Bei Frischbluttransfusionen sind diese Ultrafilter weniger geeignet, da sie zuviel Thrombozyten zurückhalten. Die Bildung von Mikroaggregaten kann man durch Zusatz von Acetylsalicylsäure oder Aprotinin hemmen (Harke). Bei Aprotininzusatz bleibt die Thrombozytenfunktion besser erhalten.

g) *Herabgesetzte Blutgerinnung:* Bei der Gerinnung, vor allem aber beim Lagern von Blut nimmt die Thrombozytenzahl sehr schnell ab. So werden die Thrombozyten z. B. durch einen „Plastiziser" aus Plastikflaschen geschädigt. Nach 48 Stunden befinden sich nur noch wenige vitale Thrombozyten im Blut. Das Aufbewahren vermindert die Faktoren V und VIII stark. Dies kann eine Dilutionskoagulopathie mit Blutungen beim Empfängertier, das sich im Schockzustand befindet oder bereits Gerinnungsstörungen aufweist, verursachen. Nur die Faktoren II, VII und IX sind stabil.

h) *Citratintoxikation:* Citrat wird normalerweise in der Leber im Krebszyklus schnell verstoffwechselt. Nur beim Schock, mit gleichzeitiger verminderter Leberfunktion, kann eine Citratüberlastung entstehen und dadurch eine Kreislaufdepression als Folge der Calciumbindung verursachen.

i) *Überfüllen des Kreislaufs:* Überfüllen des Kreislaufs kann, vor allem bei unzureichender Herzfunktion, ein Lungenödem verursachen.

Kompatibilitätsfeststellung zwischen Spender- und Empfängertier (Kreuztest). Obwohl eine erste Transfusion meistens nicht gefährlich ist, sollte man doch am besten einen Kreuztest zwischen dem Blut des Empfängers und dem des in Frage kommenden Spenders ausführen. Kreuzteste sind stets erforderlich, wenn der Empfänger bereits früher eine oder mehrere Transfusionen erhalten hat. Dabei wird sowohl die Agglutination als auch die Hämolyse untersucht. Makroskopische Tests auf einer Platte oder in einem Reagenzröhrchen sind nicht immer zuverlässig, da geringe Agglutinationen nicht immer makroskopisch festzustellen sind. Mit einer mikroskopischen Untersuchung der Kreuzproben werden die Resultate sehr zuverlässig. Man nimmt Blutproben von dem Empfänger und dem in Frage kommenden Spender.

Der Kreuztest kann auf verschiedene Weisen ausgeführt werden, u. a. nach der von Crispin beschriebenen Technik von Graham.

Diese Technik wird folgendermaßen ausgeführt[1]: Als Reagenzien benötigt man 0,85 %ige NaCl- und 30 %ige Rinderalbuminlösung. Rinderalbumin ist nötig, da einige Antikörper nur in eiweißreichem Medium angezeigt werden können. Der Test wird bei 37 °C durchgeführt, um zu vermeiden, daß kalte Agglutinine Erythrozyten sensibilisieren und die Reaktion beeinflussen. Die Blutproben von Donor und Akzeptor werden folgendermaßen behandelt:
– 2 ml Plasma einer Blutprobe, in EDTA (sequestrene) genommen,
– 1 ml Vollblut in ACD-Lösung für die Erythrozytengewinnung.

Serumproben sind für den Kreuztest weniger genau als Plasmaproben, da im Serum Komple-

---

[1] Mit freundlicher Genehmigung von S. Crispin und Ass. Vet. An. Gr. Brit. & Ireland.

mentfraktionen verlorengehen und kein Hämolysin festgestellt wird. Plasmaproben von einem oder mehreren Donoren können bei —20 °C aufbewahrt werden und zur Ausführung des Testes langsam aufgetaut werden. Kleine Mengen Erythrozyten vom Empfänger und eventuellen Spender werden bei 37 °C in Zentrifugenröhrchen mit NaCl 0,85%ig gewaschen. Das NaCl-Volumen muß mindestens ein 10faches des Erythrozytenvolumens betragen. Die in der NaCl-Lösung suspendierten Erythrozyten werden zentrifugiert und der Überstand entfernt. Dieser Arbeitsgang wird 4mal wiederholt oder – wenn Hämolyse vorliegt – solange, bis der Überstand klar ist. Von den so gewaschenen Zellen wird mit warmer NaCl-Lösung eine 10–20%ige Suspension hergestellt. Eine Reihe von 2-ml-Zentrifugengläsern wird folgendermaßen beschickt:

a) *Kontrolle auf Autoagglutination:* Mit Pasteurpipetten werden 2 Tropfen Rezeptorplasma und 2 Tropfen gewaschene Rezeptorerythrozyten in ein Reagenzglas gebracht.

b) *Drei Proben für jeden Donor:* Mit Pasteurpipetten wird eine der folgenden Mischungen in diese Zentrifugengläser gebracht:

– Reagenzglas 1: 2 Tropfen Donorplasma und 2 Tropfen gewaschene Rezeptorerythrozyten, suspendiert in NaCl-Lösung.
– Reagenzglas 2: 2 Tropfen Rezeptorplasma und 2 Tropfen gewaschene Erythrozyten, suspendiert in NaCl-Lösung.
– Reagenzglas 3: 2 Tropfen Rezeptorplasma und 2 Tropfen gewaschene Donorerythrozyten, suspendiert in NaCl-Lösung.

Alle Reagenzgläser werden bei 37 °C für 30–60 min inkubiert und anschließend auf Hämolyse untersucht. Dann läßt man vorsichtig einen Tropfen Rinderalbumin an der Wand des Röhrchens 2 herunterlaufen. Dieses Reagenzglas wird nochmals bei 37 °C für 30–60 min inkubiert. Mit Hilfe erwärmter Tragglläser und einer Pipette wird mikroskopisch das Vorliegen einer Agglutination oder einer eventuellen Hämolyse untersucht. Bei kompatiblem Blut liegt weder eine Agglutination noch eine Hämolyse vor.

Einige Autoren halten es für angeraten, den Kreuztest bei verschiedenen Temperaturen (Zimmertemperatur, 37 °C und 4 °C) durchzuführen, da Inkompatibilitätsreaktionen zwischen Antigenen und spezifischen Antikörpern bei verschiedenen Temperaturen ablaufen (Buening).

Vorzugsweise wird eine Transfusion mit dem Blut durchgeführt, mit dem beide, Spender- und Empfängertest, negativ waren. Eine Agglutination der Empfängererythrozyten mit dem Spenderplasma ist weniger gefährlich als eine Reaktion zwischen den Spendererythrozyten und dem Empfängerplasma: das Plasma des Spenders, das die Antikörper enthält, verteilt sich nämlich im ganzen Blutvolumen des Empfängers. Notfalls kann man auch Blut von einem Tier übertragen, von dem das Plasma geringfügig mit den Erythrozyten des Empfängers agglutiniert. In seltenen Fällen, vor allem bei starker Anämie oder viraler Infektion, kommen im Plasma des Empfängers Autoagglutinine vor. In diesen Fällen werden die Erythrozyten der in Frage kommenden Spender meistens eine leichte Agglutination gegenüber dem Plasma des Empfängers, das diese Autoagglutinine enthält, zeigen.

Außer oder an Stelle dieses Kreuztestes kann man auch eine **biologische Vorprobe** durchführen. Eine biologische Vorprobe ist vor allem nach mehreren Transfusionen indiziert (Wujanz). Hierzu gibt man schnell eine i.v. Injektion einer kleinen Blutprobe vom möglichen Spender und kontrolliert den Empfänger während 10–20 min auf Unverträglichkeitsreaktionen. Die Dosis der biologischen Vorprobe beläuft sich auf 0,25–1 ml/kg KM bei kleinen Haustieren, auf 0,5–1 ml/kg beim Rind und auf 25–100 ml bei einem ausgewachsenen Pferd. Unverträglichkeit äußert sich in Tachykardie, Polypnoe, Unruhe, Schwitzen, Muskelzittern, häufigem Urinieren und Defäkation. Ist das Resultat der biologischen Vorprobe zweifelhaft, kann eine zweite Injektion mit einer 2–3mal höheren Dosis verabreicht werden.

Trotz negativem Kreuztest und negativer biologischer Vorprobe können doch noch **Inkompatibilitätsreaktionen** auftreten (Schmid). So ist beim Pferd jedenfalls die Unverträglichkeitsuntersuchung in Hinblick auf die Feststellung von Sicherheit und Wirksamkeit von Bluttransfusionen nicht sehr effizient.

An Stelle von Bluttransfusionen werden auch Versuche mit Hämoglobinlösungen, die für die Nieren nicht toxisch sind, eine kolloidosmotische Wirkung haben und O_2 transportieren können, vorgenommen. Es entsteht zwar eine Linksverschiebung der O_2-Dissoziationskurve (Rabiner), wobei das Hämoglobin eine größere O_2-Affinität aufweist, so daß O_2 schlechter an das Gewebe abgegeben werden kann. Diese O_2-Affinität von Hämoglobin kann man einschränken, indem man Hämoglobin an Pyridoxalphosphat (PP), einen Stoff mit ungefähr analoger Wirkung wie 2,3-DPG, bindet (Sehgal und Mitarb.).

Die Bindung Hb-Pyridoxalphosphat fällt jedoch zu schnell auseinander. Wenn man Hämoglobin an 2-Nor-2-Formylpyridoxal-5-phosphat bindet, kann man jedoch eine viel stabilere Verbindung bekommen. Um die Halbwertszeit in der Blutzirkulation zu verlängern, vergrößert man das modifizierte Pyridoxalphosphat-Hämoglobinmolekül durch eine intermolekulare „cross-linkage" (Hb-Hb-PP). Dieser Stoff eignet sich auf jeden Fall schon für In-vitro- und In-vivo-Perfusionen von Organen und Geweben. Für eine allgemeine Verwendung muß man noch eingehendere Experimente abwarten (Dudziak und Bonhard). Gleichzeitig werden Versuche mit organischen Fluorocarbonen, die O_2 und CO_2 transportieren können, durchgeführt. Diese Fluorocarbone bestehen meistens aus Mischungen von perfluorozyklischen Estern oder Perfluorotributylaminen. Wird normale Luft zum Einatmen gegeben, ist die O_2-transportierende Fähigkeit dieser Stoffe geringer als die von Erythrozyten. Wird jedoch 100%iger O_2 zur Atmung angeboten, können diese Präparate 3mal mehr O_2 auflösen als vollständig mit O_2 gesättigtes Blut (Malchesky und Nose). Beim Hund führen i.v. Injektionen jedoch zu Reaktionen, die mit einem anaphylaktischen Schock zu vergleichen sind. Präventive Behandlung mit Antihistaminika kann diesen Reaktionen nicht vorbeugen (Maki und Mitarb.). Fluorocarbone haben ebenfalls eine ungünstige Auswirkung auf die Mikrozirkulation (Endrich und Mitarb.). Diese Stoffe verbleiben auch sehr lange im Organismus (Pfannkuch und Schnoy) und sammeln sich im retikulohistiozytären System der Milz, der Lymphknoten, der Leber und des Knochenmarks an (Schnoy und Mitarb.). Die Entwicklung dieser Substanzen hat jedoch in der letzten Zeit bedeutende Fortschritte gemacht.

Literatur

Auer, L., Bell, K., and Coates, S.: Blood transfusion reactions in the cat. J. Amer. vet. med. Assoc. **180** (1982), 729.

Bolz, W., und Dietz, O.: Lehrbuch der Allgemeinen Chirurgie für Tierärzte. 4. Aufl. Enke Verlag, Stuttgart 1970.

Brewer, G. J.: 2,3-DPG and erythrocyte oxygen affinity. Ann. Rev. Med. **25** (1974), 29.

Buening, G. M.: Transfusions. In: Pathophysiology in Small Animal Surgery. Ed. M. J. Bojrab. Lea & Febiger. Philadelphia 1981, 478.

Chappuis, G.: Aspects immunologiques et technologiques de la transfusion sanguine chez le chien. Rec. Méd. Vét. **154** (1978), 593.

Cline, M. J., and Berlin, N. I.: Red blood cell lifespan using DEP[32] as a choort label. Blood **19** (1962), 715.

Cotter, S. M.: Blood transfusion reactions in cats. J. Amer. vet. med. Assoc. **181** (1982), 5.

Crispin, S. M.: Practical aspects of fluid and blood administration. Proc. Ass. Vet. An. Gr. Brit. & Irel. **9** (1980–1981), 86.

Crowe, D. T.: Autotransfusion in the trauma patient. Vet. Clin. North. Amer., Small Anim. Pract. **10** (1980), 581.

Drop, L. J., and Scheidegger, D.: Haemodynamic consequences of citrate infusion in the anaesthetized dog: comparison between two citrate solutions and the influence of beta blockade. Br. J. Anaesth. **51** (1979), 513.

Dudziak, R., and Bonhard, K.: The development of haemoglobin preparations for various indications. Anaesthesist **29** (1980), 181.

Eisenbrandt, D. L., and Smith, J. E.: Use of biochemical measures to estimate viability of red blood cells in canine blood stored in acid citrate dextrose solution with and without added ascorbic acid. J. Amer. vet med. Assoc. **163** (1973a) 984.

Eisenbrandt, D. L., and Smith, J. E.: Evaluation of preservatives and containers for storage of canine blood. J. Amer. vet. med. Assoc. **163** (1973b), 988.

Endrich, B., Newman, M., Greenburg, A., and Intaglietta, M.: Fluorocarbon emulsions as a synthetic blood substitute: effects on microvascular hemodynamics in the rabbit omentum. J. Surg. Res. **29** (1980), 516.

Gabel, A.: Equine Medicine and Surgery. 2nd Ed. Amer. vet. Public. Wheaton (1972), 920.

Gould, S., Rosen, A., Sehgal, L., Noud, G., Sehgal, H., De Woskin, R., Levine, H., Kerstein, M., Rice, C., and Moss, G.: The effect of altered hemoglobin – oxygen affinity on oxygen transport by hemoglobin solution. J. Surg. Res. **28** (1980), 246.

Grünbaum, E.-G., und Gotter, J.: Die Bluttransfusion beim Hund. 1. Mitteilung: Der Einsatz von Dauerblutspendern zur Blutgewinnung. Arch. exp. Vet.-Med. **27** (1973a), 825.

Grünbaum, E.-G., und Gotter, J.: Die Bluttransfusion beim Hund. 2. Mitteilung: Die Konservierung von Hundeblut. Arch. exp. Vet.-Med. **27** (1973b), 839.

Gulliani, G. L., Chanana, A. D., Cronkite, E. P., Joel, D. D., Laissue, J., and Rai, K. R.: Survival of Chromium-51-labeled autologous and homologous erythrocytes in goats. Amer. J. Vet. Res. **36** (1975), 1469.

Harke, H.: Beeinflussung der Mikroaggregation in lagernden Blutkonserven. Anaesthesist **25** (1976), 374.

Hayes A., Mastrota, F., Mooney, S., and Hurvitz, A.: Safety of transfusing blood in cats. J. Amer. vet. med. Assoc. **181** (1982), 4.

Kallfelz, F. A., and Whitlock, R. H.: Survival of ^{59}Fe-labeled erythrocytes in cross-tranfused bovine blood. Amer. J. Vet. Res. **34** (1973), 1041.

Kallfelz. F. A , Whitlock, R. H., and Schultz, R. D.: Survival of ^{59}Fe-labeled erythrocytes in cross-transfused equine blood. Amer. J. Vet. Res. **39** (1978), 617.

Koichev, K., and Peinikova, T. S.: Some aspects of the effect produced by blood transfused to cattle. Proc. XIIth Congr. Europ. Soc. Vet. Surg., Košice II (1977), 312.

Laute, R., Coulon, J., Geral, M. F., Cazieux, A., et Griess, F.: L'hétéro-transfusion sanguine chez le chat. Etude immunologique-Etude clinique. Rev. Méd. Vét. **120** (1969), 311.

Liu, I. K.: Management and treatment of selected conditions in newborn foals. J. Amer. vet. med. Assoc. **176** (1980), 1247.

Lumsden, J. H., Valli, V. E., McSherry, B. J., Robinson, G. A., and Claxton, M. J.: The kinetics of hematopoiesis in the light horse. II The hematological response to hemorrhagic anemia. Canad. J. Comp. Med. **39** (1975), 324.

Maki, T., Hori, M., and Ideziku, Y.: Severe circulatory derangement induced by intravenous fluorocarbon emulsion. J. Surg. Res. **13** (1972), 90.

Malchesky, P. S., and Nose, Y.: Inert organic liquid as a biological oxygen carrier. J. Surg. Res. **10** (1970), 559.

McCrady, J. D., Pendery, G. B., Camp, B. J., Clark, D. R., Smith, B. P., Davis, R. H., and Moody, G. M.: The effects of hemolyzed blood on pulmonary and systemic arterial pressure and heart rate of the dog. Canad. J. Comp. Med. **42** (1978), 69.

McLean, J. G., and Lewis, I. M.: Oxygen affinity responses to 2,3-diphosphoglycerate and methaemoglobin formation in horse and human haemoglobins. Res. Vet. Sci. **19** (1975), 259.

Morris, P.: Blood transfusions. Proc. 27th Ann. Conv. Amer. Assoc. Equine Pract. (1981), 331.

Moss, S.: in: Hematologic Problems in Surgery. Laufman & Erichson. Saunders, Philadelphia 1970.

Myhrvold, V.: Cryopreservation of sheep red blood cells. 1. Experiments with polyvinylpyrrolidone and other protective agents. Acta. Vet. Scand. **20** (1979), 525.

Ou, D., Mahaffey, E., and Smith, J. E.: Effect of storage on oxygen dissociation of canine blood. J. Amer. vet. med. Assoc. **167** (1975), 56.

Owen, W., and Holmes, P.: An assessment of the viability of canine blood stored under normal veterinary hospital conditions. Vet. Rec. **90** (1972), 231.

Perryman, L. E., and Liu, I. K.: Graft versus host reactions in foals with combined immunodeficiency. Amer. J. Vet. Res. **41** (1980), 187.

Pfannkuch, F., und Schnoy, N.: Verbleib des blutgastransportierenden Fluorkohlenwasserstoffes Fluorcarbon-43 im Organismus bei parenteraler Anwendung im Tierversuch. Anaesthesist **28** (1979), 511.

Rabiner, S. F.: Hemoglobin solution as a plasma expander. Fed. Proc. **34** (1975), 1454.

Rice, C. L., Herman, C. M., Kiesow, L. A., Homer, L. D., and John, D. A.: Benefits from improved oxygen delivery of blood in shock therapy. J. Surg. Res. **19** (1975), 193.

Schalm, O. W.: Veterinary Hematology, 2nd Ed. Lea & Febiger, Philadelphia 1965.

Schalm, O.: Equine haematology as an aid to diagnosis. Proc. 1th Int. Sympos. Equine Hematol. (1975), 5.

Schmid, D. O.: Blutübertragung und Blutgruppen bei Tieren. Tierärztl. Umsch. **18** (1963), 501.

Schnappauf, H., Joel, D. D., und Cronkite, E. P.: Bestimmung des Gesamterythrozytenvolumens und der scheinbaren Lebensdauer der Erythrozyten mit Chrom^{51} beim Rind. Zbl. Vet.-Med. A **13** (1966), 231.

Schnoy, N., Pfannkuch, F., und Beisbarth, H.: Fluorocarbone als Erythrozytenersatz. Bemerkungen zur Problematik und aktuellem Stand. Anaesthesist **28** (1979), 503.

Scott, A. M., and Jeffcott, L. B.: Haemolytic disease of the foal. Vet. Rec. **103** (1978), 71.

Sehgal, L., Rosen, A., Noud, G., Sehgal, H., Gould, S., De Woskin, R., Rice, C., and Moss, G.: Large-volume preparation of pyridoxylated hemoglobin with high P_{50}. J. Surg. Res. **30** (1981), 14.

Smith, J., and Agar, N.: Studies on erythrocyte metabolism following acute blood loss in the horse. Equine vet. J. **8** (1976), 34.

Smith, J. E., Lee, M., Agar, N. S., and Ou, D.: Oxygen-hemoglobin equilibrium of normal and glutathione-deficient sheep. Amer. J. Vet. Res. **37** (1976), 1135.

Smith, J. E., Mahaffey, E., and Board, P.: A new storage medium for canine blood. J. Amer. vet. med. Assoc. **172** (1978), 701.

Stormont, C.: Positive horse identification. II. Blood typing. Equine Pract. **1** (1979), 48.

Sumida, S.: Transfusion of blood preserved by freezing. Georg Thieme, Stuttgart 1974.

Thompson, F. N.: Oxygen affinity in stored canine blood: the effect of prednisolone. Canad. J. Comp. Med. **43** (1979), 207.

Torten, M., and Schalm, O.: Influence of the equine spleen on rapid changes in the concentration of erythrocytes in peripheral blood. Amer. J. Vet. Res. **25** (1964), 500.

Wujanz, G.: Ergebnisse von Blutübertragungen bei der Milchkuhanämie unter Berücksichtigung der serologischen Verträglichkeit. Arch. exp. Vet.-Med. **33** (1979), 449.

Zenoble, R. D., and Stone, E. A.: Autotransfusion in the dog. J. Amer. vet. med. Assoc. **172** (1978), 1411.

Zollinger, R. M.: Plasma volume and protein restoration after hemorrhage: role of the left thoracic duct versus transcapillary refilling. J. Surg. Res. **12** (1972), 151.

1.1.1.4.4. Fieber

Definition. *Als Fieber bezeichnet man jede über die normalen Schwankungen hinausgehende Steigerung der Körperinnentemperatur.* Fieber wird ausgelöst durch toxische Stoffwechselprodukte, die bei parenteraler Eiweißverdauung entstehen: Durch die beim Zerfall der Bakterien freiwerdenden Endotoxine, durch die Stoffwechselprodukte der Bakterien, die Toxine u. a. m. Sie verursachen erhöhte Verbrennungsvorgänge im Körper und eine Störung des Gleichgewichtes zwischen Wärmebildung und Wärmeabgabe. Die Wärme staut sich im Körper an, da die Abgabe durch die Körperoberfläche behindert ist. Temperaturerhöhungen durch von außen zugeführte Wärme (exogene Hyperthermie), durch äußere oder innere Aufheizung (Bäder, heiße Getränke usw.) kann man nicht als Fieber bezeichnen, da Wärmeproduktion und -abgabe koordiniert sind. Den Ausgleich zwischen Wärmeproduktion und -abgabe besorgt das Wärmeregulationszentrum im Zentralnervensystem. Fieber beruht auf einem erhöhten Erregungszustand dieses Zentrums. Im Fieber werden Fette und Kohlenhydrate schneller abgebaut, weshalb nach längeren Fieberattacken auch bei ungestörter Futteraufnahme eine Gewichtsabnahme stattfindet. Man muß das Fieber als Heilfaktor ansehen. Die Temperaturerhöhung ist als Abwehrreaktion des Organismus gegenüber bestimmten Schädigungen aufzufassen. Fieber wird auch zur Heilung einiger Krankheiten künstlich erzeugt. Als fiebererregende Mittel werden abgetötete Erreger, Eiweißstoffe, Gewebsextrakte u. a. verwendet. Zum anderen vermag aber das Fieber bei längerem Bestehen und hohen Temperaturen Schädigungen auszulösen, die besonders das Herz, den Kreislauf und die großen Parenchyme betreffen.

Der Fieberanstieg (Stadium incrementi) kann allmählich oder plötzlich stürmisch erfolgen. Der Höhepunkt (Fastigium) kann kurz oder anhaltend sein. Der Fieberabfall (Stadium decrementi) zeigt die Heilung an. Ein Abfall unter die Norm geht oft dem Tode unmittelbar voraus.

Viele Krankheiten erzeugen eine typische Fieberkurve, aus der diagnostische Schlüsse gezogen werden.

Wundfieber tritt im Anschluß an größere Verwundungen, nach eingreifenden Operationen, Wundsekretverhaltung und auch nach stumpfen Verletzungen (Quetschungen, Zerreißungen, Frakturen) auf. Es ist die Folge des aseptischen Zerfalls der vom Körper losgelösten Gewebe und des Exsudates. Die dabei entstehenden toxischen Eiweißspaltprodukte müssen vom Körper parenteral, d. h. unter Umgehung des Magen-Darm-Kanals, verdaut werden. Die fiebererzeugenden Stoffe sind bei Vorhandensein einer Wunde aber auch bakteriellen Ursprungs, da jede Wunde, wenn auch in geringem Maße, als bakteriell infiziert angesehen werden muß. Rein aseptisches Fieber kann nur nach subkutanen Verletzungen (Quetschungen, Zerreißungen usw.) auftreten, denn subkutan liegendes gesundes Gewebe ist bakterienfrei. Es handelt sich hierbei um eine reine aseptische Resorption von Zerfallsprodukten der Gewebe ohne bakterielle Beteiligung.

Wundfieber beeinträchtigt das Allgemeinbefinden nur gering. Die Temperatursteigerungen gehen selten über 1 °C hinaus. Mattigkeit und Appetitmangel können fehlen.

Die Pulsbeschleunigung ist der Temperatursteigerung angepaßt. Das Fieber stellt sich am Tage der Verwundung oder der Operation oder tags darauf ein und kann bis etwa zum 5. Tag langsam abfallend bestehenbleiben.

Klinisch sind der 3.–5. Tag nach der Verwundung oder der Operation die kritischen Tage. Temperaturerhöhung, Mattigkeit, Inappetenz, beginnende Ausbildung eines entzündlichen Ödems in der Wundperipherie sind als alarmierende Zeichen zu bewerten.

Das ungefährliche Wundfieber ist differentialdiagnostisch von Temperaturerhöhungen zu trennen, die durch interkurrente Erkrankungen ausgelöst werden. Anfälligkeit und Krankheitsbereitschaft werden nämlich durch die mit Schwächung des Organismus verbundene Verwundung oder durch eine Operation einschließlich der Narkose erhöht. Zusätzliche Krankheiten können sich infolgedessen leichter entwickeln, insbesondere haften auch Infektionskrankheiten besser. Findet die Verwundung oder Operation im Inkubationsstadium statt, so wird dieses verkürzt. Infektionskrankheiten werden daher schnell, oft schon am Tage nach der Operation, manifest. Es sollten deshalb nur innerlich gesunde Tiere operiert werden, wenn nicht besondere Gründe (Lebensgefahr u. a.) die Operation zwingend erforderlich machen.

Das sogenannte aseptische Wundfieber verschwindet wieder ohne Behandlung, nachdem die Eiweißabbauprodukte resorbiert sind. Fiebersenkende Pharmaka, Antibiotika oder Sulfonamide, sind entbehrlich. Man verliert dadurch die Kontrolle über den Verlauf der Erkrankung an Hand der Temperaturen. Das septische Fieber wird neben den für das Wundfieber angegebenen Ursachen durch zusätzliche Giftwirkung der Bakterien verursacht. Es ist als Symptom einer Wundinfektionskrankheit anzusehen. Wir finden es daher bei Wundeiterungen, Intoxikationen und pyogenen Allgemeininfektionen. Bei einer Septikämie steigt das Fieber kontinuierlich an und fällt bei Besserung des Allgemeinzustandes gleichmäßig zur Norm zurück. Bei schlechtem Allgemeinzustand fällt es bei nahendem Tod ab. Eine Pyämie zeigt eine undulierende Fieberkurve oberhalb der Norm.

1.1.1.4.5. Emphysem

Als Emphysem bezeichnet man die Ansammlung von Luft im Gewebe. Wunden mit kleiner Öffnung und großer Wundhöhle, die ins lockere Bindegewebe hineinreichen, können sich mit Luft anfüllen. Infolge Verschlusses der Hautwunde wird bei Bewegung dann die in der frischen Wundhöhle enthaltene Luft ins lockere subkutane oder intermuskuläre Gewebe hineingepreßt. Die Luft dringt in den weitmaschigen Gewebsspalten der Subkutis vor und kann ausgedehnte Bezirke der Unterhaut ballonähnlich aufblasen (subkutanes Emphysem). Nach Verletzungen der Trachea oder der Lungen können derartige interstitielle Emphyseme weitgehend die Organe in der Brusthöhle einengen.

Die Emphyseme breiten sich meist von der Wunde in einigen Stunden bis Tagen über weite Flächen aus. Der Körper sieht an diesen Stellen aufgedunsen aus. Natürliche Rinnen und Vertiefungen werden ausgeglichen. Der Kopf nimmt eine nilpferdähnliche Form an. Die Haut fühlt sich weich, elastisch und puffig an. Beim Darüberstreichen oder beim Anlegen des Ohres hört und fühlt man ein Rauschen und Knistern. Die Luft läßt sich durch Druck ins Gewebe verdrängen. Schmerzen bestehen nicht. Die Haut fühlt sich kühler an. Die aufgeblähte Haut gibt beim Beklopfen mit den Fingern einen trommelähnlichen, tympanitischen Schall. Emphyseme treten häufig auf nach Wunden an der Innenseite des Ellenbogengelenkes, die in das lockere Bindegewebe unter das Schulterblatt führen. Bei Abduktion der Gliedmaße öffnet sich die Wunde, und die Luft kann in die Wundhöhle eindringen. Bei Adduktion wird die Hautwunde geschlossen und die Luft durch die dem Körper genäherte Gliedmaße ins Gewebe gepreßt. Dieser Vorgang kann sich bei jeder Bewegung der Gliedmaßen wiederholen, bis Hals, Brust, Kopf und Rücken von einem ausgedehnten Emphysem bedeckt sind. Ähnlich entsteht das Emphysem nach Wunden in der Kniefalte, in der Inguinal-, der Ganaschengegend und am Hals. Nach Verletzung der Wände der Nasenhöhle, der Trachea, nach Rippenbrüchen mit Einspießung von Knochensplittern in die Lunge und nach Brustwandwunden entstehen die Emphyseme dadurch, daß die Atemluft ins Gewebe hineingepumpt wird. Innerhalb des Brustkorbes kann das Mediastinalemphysem zur Behinderung der Atmung und des Herzens führen und den Tod durch Erstickung zur Folge haben.

Beim Rind wurden Lungenrisse bei Schwergeburten, bei Impfung gegen Maul- und Klauenseuche und sonstiger gewaltsamer Behandlung festgestellt. Nach Laparotomien entstehen beim Rind Emphyseme in der Flanke, nachdem der Unterdruck aus der Bauchhöhle ausgeglichen war.

Beim Pferd entstehen Emphyseme am Kopf nach Trepanation der Kieferhöhle und Luftsacköffnung mit Primärnaht nach diagnostischer Operation.

Das subkutane Emphysem ist ungefährlich. Das Allgemeinbefinden ist nicht gestört. Fieber besteht nicht. Das Emphysem breitet sich innerhalb von 2–3 Tagen etwas über den Körper aus und wirkt entstellend und dadurch auf den Laien beängstigend. Meist erfolgt die Resorption der Luft innerhalb von 8–14 Tagen, ohne Schäden zu hinterlassen. Selten einmal treten infolge Abhebung größerer Hautbezirke Nekrosen auf. Das Emphysem tritt nur in den ersten Tagen nach der Verwundung auf. Wenn die Wunde mit Granulationsgewebe bedeckt ist, kann es nicht mehr entstehen.

Differentialdiagnostisch ist an Gasphlegmone zu denken. Diese löst stets eine schnell fortschreitende starke Beeinträchtigung des Allgemeinbefindens, örtliche Schmerzhaftigkeit und Fieber aus.

Die **Behandlung** erstreckt sich vor allem auf die Abstellung der Ursache. Die Luft als solche pflegt keine Gewebsschädigung hervorzurufen. Sie wird resorbiert, wenn kein weiterer Nachschub erfolgt. Hautwunden werden erweitert, damit die Luft nach außen entweichen kann; Wunden, die sich nicht erweitern lassen (Trachea, Brustwand), werden durch Naht oder Tamponade fest verschlossen. Das Emphysem selbst braucht nicht behandelt zu werden. Hautinzisionen sind nicht erforderlich. Man kann Einschnitte machen, um ein Fortschreiten des Emphysems zu verhindern, oder an Stellen, wo eine Hautnekrose befürchtet wird. Man vermeide Einschnitte wenn irgend möglich, da von ihnen aus Infektionen entstehen können.

1.1.2. Wundbehandlung

Asepsis und Antisepsis. Unter *Asepsis* versteht man die Fernhaltung möglichst aller Keime von einer Wunde mittels Sterilisation der Gegenstände, die mit ihr in Berührung kommen, und mittels Desinfektion der Haut des Operateurs und der Wundumgebung. Das aseptische Operieren und die aseptische Wundbehandlung suchen von vornherein die Bakterien durch physikalische Maßnahmen von der Wunde fernzuhalten.

Die *Antisepsis* erstrebt, alle Gegenstände, die bei Verletzungen oder Operationen mit der Wunde in Berührung kommen können, ebenso die umgebende Haut der Wunde und die Hände des Operateurs durch chemische und physikalische Mittel in einen Zustand zu versetzen, daß sie nicht mehr infizieren können.

Desinfizieren heißt, einen Gegenstand in einen Zustand versetzen, daß er nicht mehr infizieren kann.

Sterilisieren heißt, einen Gegenstand von allen lebenden Mikroorganismen befreien.

1.1.2.1. Antisepsis

Mit der Verwundung dringen Keime in die Wunde ein, die Wundinfektionskrankheiten hervorrufen.

J. Ph. Semmelweis wies als erster auf Grund 13jähriger Untersuchungen im Jahre 1861 nach, daß durch Desinfektion und Sauberkeit derartige Infektionen vermieden werden können. Er stellte fest, daß in seiner Klinik die Wöchnerinnen nach der Geburt häufiger starben als in einer anderen. Er kam zu der Erkenntnis, daß er selbst den Infektionsstoff mit Händen, Instrumenten usw. übertrug, da er zugleich auch die Sektionen der Leichen ausführte. Durch peinliche Sauberkeit und Anwendung des Chlors zur Desinfektion gelang es ihm, die Übertragung des Infektionsstoffes zu vermeiden. Seine Theorie wurde von den Zeitgenossen nicht anerkannt. Erst nach seinem Tode setzte sich der englische Chirurg Lister im Jahre 1867 mit dieser Idee durch. Inzwischen waren auch die ersten bakteriologischen Erkenntnisse über die Infektionserreger gewonnen worden.

Man bezeichnet das Verfahren der Bekämpfung und Abtötung pathogener Bakterien in der Wunde selbst mit Hilfe von chemischen Desinfektionsmitteln als Antisepsis. Lister wendet die Karbolsäure in 5%iger wäßriger Lösung zur Spülung der Wunden, zur Desinfektion der Instrumente und Hände des Operateurs und zum Befeuchten der Verbände an. Die Luft des Operationssaales wurde durch Karbolspray gereinigt. Die früher häufigen Infektionen und Eiterungen konnten dadurch reduziert werden. Bald stellte es sich heraus, daß die Karbolsäure nicht nur die Bakterien abtötet, sondern auch das Körpergewebe schädigt und zum Absterben bringt (Karbolnekrose). Deshalb wurde die anfangs übertriebene Anwendung dieses Desinfektionsmittels eingeschränkt. Andere traten an seine Stelle.

Alle Desinfektionsmittel sind Zell- oder Protoplasmagifte. Die Vernichtung der Infektionskeime wird oft durch Gewebsschädigung teuer erkauft. Im geschwächten und in seiner Abwehrkraft geschädigten Gewebe vermögen sich wiederum die Infektionserreger leichter anzusiedeln und zu vermehren. Außerdem ist nachgewiesen worden, daß durch chemische Mittel eine Wunde nicht vollkommen keimfrei gemacht werden kann. Dieser Gedankengang war maßgebend, daß die Antisepsis später durch ein anderes Verfahren, die Asepsis, ersetzt wurde. Seit Einführung der Sulfonamide und der Antibiotika hat man es nicht mehr nötig, die starken Nachteile der Desinfektionsmittel bei der Wundversorgung in Kauf nehmen zu müssen.

Die antiseptische Wundbehandlung hat in der Tierheilkunde viele Anhänger, weil ein steriles, einwandfrei aseptisches Arbeiten unter den in der Praxis gegebenen Verhältnissen nicht möglich ist. Man ist aber im Begriff, auch in der Veterinärmedizin sich immer mehr vom Standpunkt der Antisepsis zu entfernen. Die natürliche Gewebsresistenz allein vermag oft der eindringenden Infektionskeime Herr zu werden.

Die eiternde Wunde, die durch Granulationsgewebe geschützt ist, verträgt die Desinfektionsmittel besser als die frische.

Maßgebend für die Bewertung eines Antiseptikums darf nicht allein die Prüfung sein, in welcher Verdünnung Bakterien von dem Desinfektionsmittel im Reagenzglas abgetötet werden, sondern auch die Prüfung der bakteriziden Kraft im lebenden Gewebe, da manche Desinfektionsmittel mit den Körpersäften chemische Verbindungen eingehen und dadurch in ihrer Wirksamkeit beeinträchtigt werden. Außerdem ist der klinische Nachweis einer größtmöglichen Gewebsschonung erforderlich. Der Grad der Gewebsschädigung ist wiederum abhängig von der Qualität des Antiseptikums, seiner Toxizität, der Konzentration, der Dauer der Einwirkung, der Empfindlichkeit der verschiedenen Gewebe, der Form (Puder, Salbe, Lösung) und von vielen anderen Umständen.

Neben der antiseptischen Kraft wohnt vielen Arzneien noch eine andere, die Wundheilung beeinflussende Eigenschaft inne. Sie können z. B. zugleich demarkationsbeschleunigend, granulationsanregend, eiweißfällend, reinigend, geruchbeseitigend usw. wirken. Die Antiseptika finden in Salbenform, als Wundpuder und sehr viel als Spülungen Verwendung.

Spülungen der Wunden mit optimalen Konzentrationen der Desinfektionsmittel in wäßriger Lösung schädigen bei der kurzen Berührungszeit das Körpergewebe nur wenig. Dementsprechend wirken sie nur geringgradig antibakteriell. Für die frische Wunde sind Spülungen vollkommen zu entbehren. Sie wirken nur mechanisch reinigend. Die Spülung der in der Demarkation begriffenen Wunden übt einen günstigen Einfluß auf die Heilung aus. Es mag sein, daß auch hier die mechanisch reinigende Wirkung der Spülung viel ausmacht.

Zu Spülungen werden verwendet: Wasserstoffperoxidlösung, Rivanol-, Entozon-, Trypaflavin-, Hypochlorit-, Chloramin-, Chlorisept®-, Chlorina®-, Oxyzyanat-, Kaliumpermanganatlösung, Borwasser und viele andere Desinfektionsmittel (Bacillol®, Baktol®, Baktosept®, Karbolsäure, Kreolin, Kresolseifenlösung, Lysoform, Lysol, Sagrotan®, Tego 103 S®, Tegolan®, Zephirol®).

Wundpuder haben ein hohes Adsorptionsvermögen, das abhängig ist von der Korngröße. Je feiner die Körnung ist, um so größer ist das Aufnahmevermögen des Puders für Flüssigkeiten. Sie wirken daher zunächst einmal mechanisch austrocknend. Wundpuder sind meist zugleich Trockenantiseptika. Man verwendet sie besser zur Behandlung der heilenden, granulierenden Wunde, wenn die Wundexsudation nachläßt. Die antiseptische Wirkung hält länger an als bei Spülungen. Sie steht im Vordergrund bei den iodhaltigen Mitteln wie Iodoform, Airol, Vioform und Yatren. Trypaflavin und Rivanolpuder sind zugleich wirksam gegen Anaerobier. Die austrocknende und adsorbierende Wirkung steht bei anderen indifferenten Pudern an erster Stelle (Tierkohle, Talkum usw.). Den meisten Wundpudern kommt außerdem noch eine spezielle Wirkung entsprechend der darin enthaltenen Arznei zu. So wirken z. B. Tannoform und Tannin zugleich adstringierend.

Viel verwendete Wundpuder sind: Bolus alba, Bismutum subnitricum, Dermatol (Bismut. subgallicum), Airol (Wismutoxyiodidgallat), Xeroform (Tribromphenylwismut), Noviform (Tetrabrombrenzkatechinwismut), Zinkoxid, Tannoform, Acidum tannicum, Lenizet, Talkum, Iodoform-, Fissan-, Rivanolpuder u. a.

Salben mit antiseptischen Mitteln sind zur Behandlung der frischen Wunde wenig geeignet. Sie haften nicht. Die Wirkung des in der Salbe suspendierten Antiseptikums kommt meist auch nicht voll zur Entfaltung. Man verwendet sie besser bei der Behandlung der heilenden, geringgradig sezernierenden Wunde. Man schätzt dann oft die epithelisierende Wirkung der Fette und den granulationsanregenden oder adstringierenden Effekt manches dieser Heilmittel höher, während die bakterientötende, antiseptische Wirkung weniger erforderlich ist. Wohl aber wird mit Vorteil von antiseptischen Salben bei der Behandlung pyogener Infektionen der Haut oder Unterhaut Gebrauch gemacht, z. B. Kampfersalbe bei Phlegmonen.

Bekannte Wundsalben sind: Lebertransalbe mit Vitamin-A- und -C-Wirkung, Scharlachrotsalben (Amidoazotoluol), Pellidolsalbe (Diacetylamidoazotoluol), Borsalbe, Perubalsam, Ichthyolsalbe, Rivanolsalbe, Dumexsalbe u. v. a.

Chemisch wirksame Wundmittel und Antiseptika sind in großer Anzahl und in verschiedenartigster Zusammenstellung in Anwendung. Die nachfolgend genannten stellen eine kleine Auslese dar, die keinen Anspruch auf Vollständigkeit erhebt. Eine weitere Anzahl ist bei der Behandlung der Wunde in ihrer Wirkungsweise beschrieben.

Chlorpräparate. Natriumhypochlorid, Chloramin, Parachlorsol, Multisept. Sie verbinden mit der desinfizierenden eine geruchbeseitigende und demarkationsbeschleunigende Wirkung und sind deshalb bei jauchigen und nekrotisierenden Prozessen anzuwenden. Rohkaporit und Rohmultisept werden zur Grobdesinfektion verwendet. Natriumhypochlorid-Lösung (Dakin-Carrelsche Lösung) soll stets frisch verwendet werden. Man stellt sie her, indem man 200,0 Chlorkalk mit 10 l Wasser und 140,0 Natriumcarbonat vermischt. Dieses Gemisch wird kräftig geschüttelt. Der Mischung fügt man nunmehr 25,0 bis 40,0 Borsäure in Substanz hinzu, um die Lösung zu neutralisieren. Diese Lösung enthält etwa 0,5 % Natriumhypochlorid. Chloramin, Magnozid, Parachlorsol, Kaporit sind zur Behandlung eiternder Wunden sehr geeignet (Spülungen, feuchte Verbände).

Iodpräparate. Tinctura iodi, Iodtinktur, Iodalkohol 5%ig wird zur Keimarretierung und Oberflächendesinfektion benutzt. Die Urteile über ihre antiseptische Kraft sind verschieden. Auf Wunden gebracht, wirken sie austrocknend und gewebsschädigend. Manche Tiere sind überempfindlich gegen Iodtinktur (örtliche Quaddelbildung, Iodismus, Iodschnupfen). Spezifisch wirkt Iod gegen Aktinobazillose. Iod greift die Instrumente an. Lugolsche Lösung wirkt milder als Tinctura iodi. Sie dient vor allem zur Schleimhautbehandlung (Uterus, Scheide). Iodoform wird in Puderform oder als Iodoformether zur Behandlung granulierender Wunden verwendet. Bei der Kuh ist es nicht anzuwenden, da die Milch leicht den Geruch annimmt. Es wirkt antiseptisch, austrocknend und beschleunigt die Wundheilung. Zur Tamponade von Wunden der Hufllederhaut im Stadium der Granulation leistet das Mittel wertvolle Dienste. Durch seinen starken Geruch hält es bei verbandloser Wundbehandlung die Fliegen ab. Iodoform hat die Eigenschaft, in eiternden Wunden Iod in statu nascendi abzugeben.

Yatren® (Iodoxoychinolinsulfonsäure) wird in 3–5%iger Lösung verwendet. Es wirkt nicht so stark gewebsschädigend und ist deshalb injizierbar.

Wismutsalze. Dermatol, Bismutum subnitricum, Thioform, Acrol benutzt man als Wundpuder für die heilende Wunde. Airolpaste wirkt desinfizierend und bleibt porös. Sie dient als Pflaster an Stellen, wo kein Verband gelegt werden kann. Sie trocknet rasch ein, wirkt reizlos, deckt gut ab und hält sich gut als Deckmittel auf der primär genähten Wunde.

Kaliumpermanganat wirkt schwach desinfizierend. Es ist zur Spülung der Mundhöhle geeignet. In stärkerer Konzentration ist es zur Wundbehandlung, insbesondere zur Bekämpfung von Anaerobierinfektionen, verwendbar.

Quecksilbersalze. Das Sublimat hat in 1‰iger Lösung eine starke Desinfektionskraft. Deshalb wird es zur Händedesinfektion benutzt. Um die Ausfällung des Sublimats in kalkhaltigem Wasser zu vermeiden, ist den Sublimatpastillen nach Angerer die gleiche Menge Kochsalz zugesetzt. Metallinstrumente beschlagen in der Lösung mit metallischem Quecksilber (Amalgamierung). Es soll deshalb zur Instrumentendesinfektion nicht verwendet werden. Sublimat verliert erheblich an Wirkung in der Wunde, da ein großer Teil des Sublimats mit dem Eiweiß unlösliche Verbindungen eingeht (Bildung von Quecksilberalbuminat). Auf Schleimhäute wirkt es reizend. Wiederkäuer zeigen nach Anwendung von quecksilberhaltigen Präparaten Vergiftungserscheinungen. Man darf sie daher nicht verwenden (spezifische Giftigkeit). Überhaupt sollten Quecksilbersalze zur Wundbehandlung nicht benutzt werden.

Hydrargyrum oxycyanatum, Quecksilberoxycyanid, wirkt schwächer und greift die Instrumente nicht an. Es findet auch als 4‰ige Lösung am Auge Verwendung.

Silbersalze. Argentum nitricum, Höllenstein, wirkt ätzend, stark desinfizierend und eiweißfällend. Es erzeugt auf der Wunde einen Schorf, weshalb der Höllensteinstift viel zum Zurückhalten von Granulationsgewebswucherungen Anwendung findet. Argentum colloidale (kolloidales Silber) hat eine geringe bakterizide Kraft. Protargol und ähnliche Silbersalzlösungen werden zur Desinfektion des Lidsackes vor Operationen verwendet.

Essigsaure Tonerde ist in 5%iger Lösung ein adstringierendes Antiseptikum. Lenizet® enthält essigsaure Tonerde in trockener Form und wird als Wundpuder verwendet. Man mischt es am besten mit Talkum zu gleichen Teilen. Die Burowsche Mischung wirkt wie essigsaure Tonerde und ist billiger im Gebrauch. Sie wird deshalb viel verwendet. Sie besteht aus Alum. crud. 1 Teil, Plumb. acet. 2 Teile und wird in Wasser 2%ig gelöst. Die desinfizierende Kraft ist gering.

Acidum boricum, **Borsäure,** als 10%ige Salbe oder in 1–3%iger wäßriger Lösung, ist ein sehr schwaches antiseptisches Mittel. Gut wirkt Borsäure gegen Infektionen mit *Pseudomonas aeruginosa*. Zur Behandlung der Schleimhäute sind wäßrige Lösungen geeignet.

Wasserstoffperoxid (Hydrag. perox. sol. 30%ig) wird in 3%iger wäßriger Lösung angewendet. Perhydrit-Tabletten enthalten es an Karbamid gebunden. Wasserstoffperoxid spaltet Sauerstoff bei Berührung mit tierischem Gewebe ab. Es hat eine mechanisch reinigende (Schaumbildung), bleichende und antibakterielle Wirkung. Zur Säuberung eiternder und im Stadium der Demarkation befindlicher Wunden und zur Spülung von Wundhöhlen ist es sehr zu empfehlen.

Bei 30 min dauernder Einwirkung von 3%igen Lösungen wird durch den naszierenden Sauerstoff das Molekulargefüge der Kollagenfibrillen durch Aufspaltung irreversibel zerstört. Sehr wahrscheinlich wird auch der Feinbau der Fibrillen des Keimgewebes der Wunden, die das Narbengewebe aufbauen, geschädigt. Es stört die Wundheilung. Es ist daher nicht zu empfehlen, Wasserstoffperoxidlösungen längere Zeit, z. B. in Form von feuchten Umschlägen oder Verbänden, auf die Wunde einwirken zu lassen. Die kurze Berührungszeit bei Spülungen dürfte sich jedoch nicht nachteilig auf das Wundgewebe auswirken. Die erwünschte, mechanisch säubernde Wirkung steht dann im Vordergrund.

Phenol (Karbolsäure) in 3–5%iger wäßriger Lösung wirkt bei längerer Einwirkung gewebsschädigend (Karbolnekrose) und eiweißfällend. Katzen sind gegen Phenol überempfindlich. Der Geruch ist störend und teilt sich der Milch mit, so daß sich die Anwendung zur Wundbehandlung verbietet.

Chlorierte Phenole, wie Sagrotan, Valvanol, Baktol, sind besser im Geruch und werden an Stelle des Phenols verwendet.

Quartäre Ammoniumbasen wie Zephirol, Quartamon u. a. m. sind wirksam und angenehm im Geruch.

Kresolverbindungen, Liquor cresoli sap., Kreolin, Lysol und Bazillol wirken in 3%iger wäßriger Lösung stark antiseptisch, aber auch gewebsreizend. Die milchig gefärbten Lösungen haben einen stark anhaftenden Geruch. Zur Wundbehandlung sind diese Desinfektionsmittel entbehrlich.

Alkohol (etwa 70%ig) ist ein Desinfektionsmittel gegen Eitererreger, nicht gegen Sporen. Handelsalkohol ist oft keimhaltig. Spiritus dilutus wird vor allem zur Desinfektion der Hände und des Operationsfeldes bevorzugt, weil er schneller und tiefer als andere Desinfektionsmittel in die Hautspalten eindringt. Er wird auch zur Lösung anderer Desinfektionsmittel und zur Herstellung von Tinkturen viel verwendet (Sublimatspiritus, Tinctura iodi, aloes, myrrhae usw.).

Der **Perubalsam** ist ein sehr gutes und sehr altes Mittel zur Wundbehandlung. Obgleich die bakterizide Kraft des Balsams in vitro gering ist, wirkt er in der Wunde fäulniswidrig, die Granulation beschleunigend und austrocknend. Er wird sowohl zur Infektionsverhütung in der frischen Wunde als auch in der schlecht heilenden bevorzugt angewendet. Man nimmt an, daß er die phagozytäre Funktion der Leukozyten steigert.

Kampfer. Unguentum camphori ist ein Antiseptikum mit guter Tiefenwirkung bei Phlegmone in der Umgebung der Wunde. Ähnlich wird Kampferspiritus verwendet. Oleum camphori wirkt nach Injektion belebend auf die Herztätigkeit und antibakteriell.

Pix liquida. Holzteer wirkt antiseptisch und fäulniswidrig. Der Anstrich genähter Wunden beim Rind verhütet nach Götze Anaerobierinfektionen. Zur Nachbehandlung von eiternden Huf- und Klauenwunden ist er unersetzbar, da er die Verdichtung der Hornnarbe beschleunigt. Außerdem wird er zum Anstreichen von Verbänden verwendet, einmal, weil Klauenverbände dadurch fester werden und vor Nässe geschützt sind, zum anderen aber auch, damit Gliedmaßenverbände von den Tieren nicht abgefressen werden. Bei Katzen ist Holzteer kontraindiziert.

Anilin- und Akridinfarbstoffe. Pyoktanin (Methylviolett), ein Anilinfarbstoff, hat eine bedeutende bakterizide Kraft. Es wirkt stark färbend auf Verbandstoffe, Wäsche und die Haut, weshalb seine Verwendung stark eingeschränkt worden ist. Es ist auch entbehrlich, da andere Antiseptika, die diesen Nachteil nicht aufweisen, in ausreichendem Maße zur Verfügung stehen.

Das Rivanol, von Morgenroth (1916) entdeckt, ist schon in 1‰iger Lösung ein starkes Streptokokkengift. Bemerkenswert ist bei diesem Akridinderivat, daß es eine antibakterielle Wirkung auch in eiweißhaltigen Flüssigkeiten voll entfaltet. Es ist auch gegen Anaerobier wirksam und wird in Lösung, in Puder- und Salbenform verwendet.

Trypaflavin ist ein gutes Farbstoffantiseptikum. Methylblau kann zur Behandlung infizierter Wunden verwendet werden.

Scharlachrot besitzt keine desinfizierende Wirkung, fördert aber in Salbenform die Wundheilung.

Entozon, eine Kombination von Rivanol mit einem Nitroakridin, ist besonders gegen Streptokokken wirksam und reizt die Gewebe wenig.

Chemotherapeutika. Die Sulfonamide finden innerlich (per os und intravenös) und als Wundpuder Verwendung. Sie hemmen das Wachstum der Bakterien und sind vorwiegend gegen Streptokokken und andere grampositive Erreger und je nach der chemischen Zusammensetzung selektiv gegen bestimmte andere Bakterien wirksam.

1.1.2.2. Asepsis

Die Asepsis bezweckt, die Erreger aus der Wunde fernzuhalten und das Wundgewebe möglichst schonend zu behandeln, so daß seine Widerstandsfähigkeit und Abwehrkraft nicht geschwächt werden. Die Ideen dieser keimfreien Wundchirurgie wurden von

v. Bergmann und Neuber entwickelt. Besonders ist das aseptische Vorgehen bei operativ zu setzenden Wunden anzuwenden. Von dem Grundsatz ausgehend, daß Vorbeugen besser ist als Heilen, werden die Instrumente, das Verbandmaterial, die Hände des Operateurs und auch das Operationsfeld vorher weitgehend keimfrei gemacht. Oberflächen- und Händedesinfektion werden nach antiseptischen Grundsätzen durchgeführt. Die Wunde selbst bleibt aber frei von Chemikalien.

1.1.2.3. Sterilisation des Instrumentariums

Die Instrumente sollen ganz aus Metall bestehen, glattwandig sein und zum Rostschutz vernickelt oder verchromt sein. Instrumente mit Holzgriffen lassen sich nur ungenügend sterilisieren. Vorbedingung ist eine einwandfreie Reinigung mit der Bürste. Bäder im Ultraschallverfahren vermögen die Wirkung erheblich zu verbessern.

In modernen Tierkliniken ist eine völlige Keimfreiheit des Instrumentariums mit Hilfe besonderer Hochdrucksterilisatoren zu erzielen. Unter den in der tierärztlichen Praxis gegebenen Verhältnissen ist jedoch die ideale, totale Sterilisierung zur Zeit noch undurchführbar. Man verwendet komplette Instrumentarien, die in sterilen Plastebeuteln abgepackt sind.

Es genügt nicht, die Instrumente in Desinfektionslösungen zu legen. Die widerstandsfähigen Sporen werden nicht abgetötet. Auch das Aufbewahren in Alkohol bringt keine Sterilisierung. Handelsalkohol ist fast stets keimhaltig, gegenüber Bakteriensporen wirkungslos und gegen Staphylokokken wenig wirksam. Das Instrumentarium wurde bisher in Sterilisatoren 10 bis 15 min gekocht. Durch neuere Forschungen ist nachgewiesen, daß Eitererreger (Streptokokken und Staphylokokken) durch Auskochen der Instrumente zwar abgetötet werden, daß aber Sporen, insbesondere die der Clostridien, noch lebensfähig bleiben.

Strömender, gesättigter Wasserdampf von 100 °C hat etwa dieselbe Wirkung wie kochendes Wasser. Er tötet Sporen nicht ab. Zusatz von Soda erhöht die Desinfektionskraft kochenden Wassers durch Erhöhung des Siedepunktes um 2–3 °C und verleiht einen gewissen Korrosionsschutz.

Durch 30 min langes Auskochen in 2–3%-iger Sodalösung, der 0,1%iges Formaldehyd zugesetzt ist, wird auch in der Praxis eine bessere sporizide Wirkung erreicht. Sodalösung wirkt zugleich reinigend und als Rostschutz. Auch das Abkochen in bereits abgekochtem Wasser schützt die Instrumente stärker vor dem Rosten, als wenn reines Leitungswasser benutzt wird. Besser noch halten sich die Instrumente, wenn zu 1 g Soda 0,3 g Borax zugesetzt werden. Schneidende Instrumente verlieren durch Sodalösung und Kochen etwas von ihrer Schärfe. Sporen werden keinesfalls auf solche Art bei einer Sterilisationszeit von 5 min vernichtet.

Da die Wirkung chemischer Desinfektionsmittel ebenfalls durch höhere Temperaturen gesteigert wird, erzielt man auch einigermaßen sichere Ergebnisse durch Auskochen in 2–3%iger Zephirollösung.

Hochdruckdampfsterilisation. Alle Gegenstände, die durch Heißluft (180–200 °C) geschädigt werden können, z. B. Zellstoff, Verbandmaterial, Wäsche, Schläuche, Gummihandschuhe, werden entweder im Dampfsterilisator (durch gespannten Wasserdampf) oder kalt (Ethylenoxid, ionisierende Strahlen) sterilisiert. Das vorher mechanisch gründlich gesäuberte Material wird trocken in keimdichte, aber dampfdurchlässige Behältnisse (Trommeln, Siebe) eingelegt oder in Tücher eingeschlagen. Wegen der Verklumpungsgefahr können Puder nicht dampfsterilisiert werden. Lösungen dürfen nur in hermetisch geschlossenen Gefäßen sterilisiert werden, weil andernfalls eine Konzentrationsänderung resultiert. Die Bedienung eines Autoklaven erfordert spezielle Kenntnisse und setzt regelmäßige arbeitsschutzsichernde Belehrungen der hierfür zuständigen Mitarbeiter voraus. In modernen humanmedizinischen Einrichtungen sind die Sterilisatoren inzwischen programmiert, so daß Arbeitsunfälle weitgehend ausgeschlossen sind. Für aseptische Operationsräume wurden Durchgabesterilisatoren entwickelt, die von einer Seite beschickt und von der sterilen Seite geleert werden.

Heißdampfsterilisatoren arbeiten mit gesättigtem, gespanntem Wasserdampf und erzeugen bei 1 atü Überdruck Hitzegrade von 120 °C und bei 2 atü von 134 °C.

Im zeitlichen Ablauf der Dampfsterilisation (Betriebszeit) ist stets zu trennen:

1. die Anheizzeit (Steigezeit);
2. die Ausgleichszeit, bedingt durch das Nachhinken der Temperatur;
3. die Sterilisationszeit (ausschlaggebende Abtötungszeit), die bei jedem Apparat sorgfältig überprüft und beim Kauf zugesichert werden sollte;
4. die Abkühlungszeit, die aus praktischen Gründen kurzgehalten werden sollte.

Nachteilig sind bei Dampfsterilisatoren die lange Anlaufzeit und die Abkühlungszeit, da das Ablassen des Dampfes langsam vor sich gehen muß, um Wasserkondensation im Sterilisiergut zu verhindern.

Aus den sogenannten Blitzsterilisatoren läßt sich der Wasserdampf besonders schnell entfernen.

Alle thermostabilen Gegenstände (Metallinstrumentarien, Spezialglas, Porzellan) werden zuverlässig im Heißluftsterilisator entkeimt. Sie sind vorher gründlich mechanisch zu reinigen und werden trocken in den kalten Apparat eingelegt. Zu dichte Lagerung, die eine allumfassende Heißluftzirkulation beeinträchtigt, sollte möglichst vermieden werden.

Heißluftsterilisatoren arbeiten nur mit trockener Luft, können Hitzegrade von 180–200 °C erzeugen und dadurch den Sterilisierungsvorgang zeitlich abkürzen. Sie werden elektrisch beheizt und automatisch reguliert. Da die Luft ein schlechter Wärmeleiter ist, muß sie zur Vermeidung von „Kälteinseln" dauernd und gesichert umgewälzt werden. Das wird durch spezielle Bohröffnungen (z. B. Aerosteril) oder durch außerhalb angebrachte Zirkulatoren gewährleistet.

Die *Kaltsterilisation* arbeitet mit Temperaturen bis 56 °C, d. h., sie bleibt unterhalb der Koagulationsgrenze des Eiweißes und ist in erster Linie zur Keimfreihaltung lebenden Gewebes entwickelt worden. Sie erfolgt entweder chemisch durch Ethylenoxid (Schrader und Bossert 1936) bzw. β-Propiolacton (Hartmann 1951) oder durch ionisierende Strahlen. Das farblose, schwach nach Ether riechende Ethylenoxid ist mit Luft gemischt hochexplosiv, durch Zusatz von CO_2, N_2 und Freon unbrennbar gemacht worden und als T-Gas, Steri-Gas, Oxyfume im Handel. Gaskonzentrationen, Druck, Temperatur, Feuchtigkeit und Zeitdauer bestimmen seine Wirkungsweise. Es kann im Vakuum, bei Normal- und Überdruck angewendet werden. Sein Einsatz ist auf thermolabile Gegenstände (Kunststoffe, Katheter, Herz- Lungen-Maschine, künstliche Niere, chirurgisches Nahtmaterial) sowie lebendes Gewebe (Blutkonserven, Gewebebanken) zu beschränken.

Durch energiereiche β- oder γ-Strahlen wird neuerdings sowohl in der pharmazeutischen als auch in der Lebensmittelindustrie ein ähnlicher Effekt erreicht. γ-Strahlen dringen tiefer ein, sind aber mit einem erheblichen Sicherheitsrisiko belastet. Das geringere Eindringungsvermögen der β-Strahlen erfordert, das Sterilisationsgut zweimal (nach Drehung um 180°) zu bearbeiten.

Aufbewahrung von Instrumenten und Spritzen. Aufbewahrung von Instrumenten und Spritzen in Alkohol tötet Sporen nicht ab. Sie sind vorher durch Auskochen oder, wenn möglich, durch Dampf bei 120 °C zu sterilisieren. Dann bewahrt man sie zweckmäßig in sterilen Tüchern oder in 70%igem Alkohol mit 2% Formaldehydzusatz auf. Gum-

• Temperatur und Dampfdruck von gesättigtem Wasserdampf

Temperatur							
in °C	100	109,7	120,6	133,9	144,0	180,3	265,9
°F	212	230	249	273	292	356	510
Dampfdruck							
in atm	1,0	1,4	2,0	3,0	4,0	10,0	50,0
atü	0,0	0,4	1,0	2,0	3,0	9,0	49,0

• Abtötung von Bakterien und Sporen durch Heißluft (nach Wallhäuser und Schmidt 1967)

Organismus	Abtötungszeit in min bei						
	120	130	140	150	160	170	180 °C
vegetative Keime							
Staphylococcus aureus	30	20	15	10	8	5	
Escherichia coli	30	20	10–15	10	8	5	
Shigella dysenteriae	10		5				
Salmonella typhi	20		10		5		
Vibrio cholerae	5–10						
Corynebacterium diphtheriae	20		10		5		
Sporen							
Bacillus anthracis	120		60	30–60	15–30	10–20	10
Clostridium welchii	50	15–35	5				
Clostridium tetani			40	30	20	12	5	1
Clostridium botulinum	120	60	15–60	25	20	10–15	5–10
Erdsporen				180	30–90	15–60	15

mischläuche, Katheter, Drains sollen 10 min lang ohne Sodazusatz gekocht werden. Wird das Nahtmaterial nicht in keimfreien Behältern geliefert, so kann es in 1°/$_{00}$iger Sublimatlösung 10 min lang gekocht werden.

Nach der Sterilisation werden die Instrumente unter aseptischen Kautelen entnommen, auf einem keimfreien Tuch ausgebreitet oder in besonderen siebartigen Instrumentenschalen belassen, die als Einsätze für Instrumentensterilisatoren vorgesehen sind. Man kann sie auch in Schalen auslegen, die mit Desinfektionslösung gefüllt sind. Zweckmäßig ist der Zusatz von einigen Tropfen Phenol. Die milchigen Desinfektionsflüssigkeiten trüben die Übersicht über das Instrumentarium!

Das sogenannte Abflammen von Skalpellen und ähnlichem beruht ebenfalls auf trokkener Hitzewirkung. Es ist für die operative Chirurgie bedeutungslos und nur für kurze Inzisionen in Notfällen (z. B. zur Abszeßspaltung) geeignet.

Einweginstrumente aus Kunststoff usw., steril verpackt, sind als Skalpelle, Spritzen, Wundhaken seit langem verfügbar und für andere Zwecke in der Entwicklung.

1.1.2.4. Sterilisation der Verbandstoffe und der Wäsche

Die Sterilisierung geschieht in Hochdruckdampfsterilisatoren, sogenannten Autoklaven. Zum Teil gelangen die Verbandmittel in sterilen Packungen in den Handel. In Kliniken sind Verbandstoffsterilisatoren (Autoklaven) für strömenden Wasserdampf mit Überdruck in Gebrauch. Die Sterilisationsdauer soll mindestens 45 min betragen. Binden, Zellstoff, Gaze usw. legt man in die bekannten Sterilisiertrommeln nach Schimmelbusch ein, die in passenden Größen für den Sterilisator angefertigt sind. Sie besitzen an der Seite oder an Boden und Deckel verschließbare Schlitze und siebartige Öffnungen, um den Dampf während der Sterilisierung einlassen zu können. Nach der Herausnahme aus dem Autoklaven werden sie verschlossen.

Eine vollkommene Sterilisierung mit Vernichtung der Sporen wird nur durch Hochdrucksterilisatoren erzielt, in denen der gespannte Wasserdampf Temperaturen über 120 °C (= 1 atü) erreicht. In den Sterilisatoren alten Typs ging der Dampf aus den Behältern vorbei entlang dem Wege des geringsten Widerstandes und zeigte am Thermometer eine Temperatur an, die wohl im Sterilisator, nicht aber im Sterilisiergut vorhanden war und erst nach längerer Zeit, die schwer feststellbar war, zur Sterilisierung ausreichte. Diese Hinkezeit betrug in kleineren Geräten 35 min, in größeren 90 min und mehr und bedingte unnötigen Verschleiß an Wäsche, übermäßigen Strom- und Dampfverbrauch und Zeitverlust. In den neueren Apparaturen wird der Dampf zunächst in den Behälter mit dem Sterilisier-

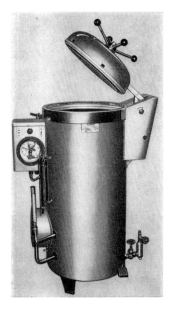

Abb. 7. Doppelwandiger, runder Vertikal-Hochdruckdampfsterilisator für Wäsche und Instrumente SD 505 (VEB Medizinische Gerätefabrik, Berlin).

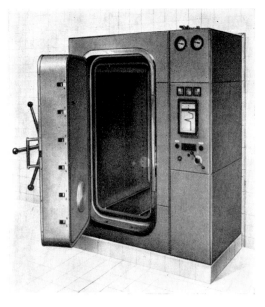

Abb. 8. Durchgabesterilisator 1000b, SD 570 (VEB Medizinische Gerätefabrik, Berlin).

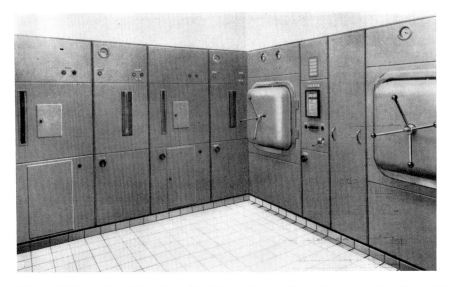

Abb. 9. Moderne Sterilisieranlage (Sterilisierautomat, Dampferzeuger, Destilliergerät) (VEB Medizinische Gerätefabrik, Berlin).

gut geleitet und kann dann erst an das Thermometer gelangen.

Die Sterilisationszeit konnte durch Erhöhung der Dampfspannung von 1 atü = 120 °C auf $2^1/_2$ atü = 139 °C wesentlich herabgedrückt werden. Dies bedeutet eine erhebliche Schonung der Wäsche. Instrumente setzt man in Drahtkörbe ein. Durch eingebaute Strahlpumpen kann vor der Sterilisation die Luft und nach Beendigung der Dampf zur schnellen Trocknung des Sterilisationsgutes abgesaugt werden. Eine Sterilisation durch trockene Hitze kommt für Gewebe nicht in Betracht, da diese verbrennen würden.

1.1.2.5. Vorbereitung des Operationsfeldes

Es wird zunächst in weitem Umkreis rasiert. Anschließend soll die Haut durch Abreiben mit Ether entfettet werden. Sodann erfolgt die mechanische Reinigung durch Abreiben mit trockener Gaze (Wischprobe auf Sauberkeit mit sterilem Tupfer). Die Desinfektion erfolgt durch Abreiben mit 70–80%igem Alkohol und nach Trocknung der Haut durch Anstrich mit Iodtinktur zur Keimarretierung. In seltenen Fällen besteht Überempfindlichkeit gegen Iodtinktur, die sich in Hautbrennen, starker Quaddelbildung an der bestrichenen Stelle und durch Intoxikationserscheinungen äußert (Ioddermatitis). Zur Desinfektion des Operationsfeldes kann auch ein anderes erprobtes Desinfiziens in spirituöser Lösung verwendet werden. Die Umgebung des Operationsfeldes wird mit sterilen Tüchern (Schlitztücher) unter Verwendung von Tuchklammern abgedeckt. Plastefolien zum Wegwerfen sind gut geeignet.

Schleimhäute (Konjunktiva usw.) werden mit 3%iger Borsäurelösung mehrmals gespült oder betupft. Auch Rivanollösung (1:1000), Protargollösung (5%ig) u. a. können verwendet werden. In der Mundhöhle verwendet man Borsäurelösungen, Kaliumpermanganat (0,5%ig) oder Wasserstoffperoxidlösung (3%ig). Da hierbei allenfalls eine Keimreduzierung erfolgt, ist man in der Humanmedizin ganz davon abgekommen (Schmitt 1977). Die Scheide desinfiziert man zur Ovariotomie der Stute auf Vorschlag von Benesch (1936) nicht mehr. Lediglich die Umgebung der Scheide wird nach den oben gegebenen Richtlinien behandelt.

1.1.2.6. Händedesinfektion

Neben der natürlichen, permanent vorhandenen Hautflora, die überwiegend aus apathogenen Keimen aufgebaut ist, die in Krypten, Haarbälgen und Drüsenausführungsgängen lebt, wird die menschliche Hand durch ständigen Umweltkontakt mit Fremdkeimen kontaminiert, die nicht selten pathogener Natur sind. Die Hand des chirurgisch tätigen Tierarztes sollte nicht mehr als unbedingt nötig mit infiziertem oder keimreichem Material in Berührung kommen. Wundbehandlungen, Verbandwechsel, rektale oder vaginale Untersuchungen sollten nur mit gummihandschuhgeschützter Hand vorgenommen werden. Zwischen den Behandlungen sollten die Hände regelmäßig hygienisch desinfiziert (70% Ethanol, 60% Isopropanol) werden, um die Weiterverbreitung von Schmutzkeimen zu vermeiden. Die chirurgische Händedesinfektion erfordert besondere Sorgfalt – ihr Idealziel, absolute Keimfreiheit sollte stets angestrebt werden. Nach gründlicher mechanischer Reinigung werden die Hände 10 min lang mit Bürste und Seife unter fließendem Wasser systematisch bis zum Ellenbogengelenk an allen Stellen gleichmäßig bearbeitet. Durch die alkalische Seife soll zugleich das Fett entfernt werden, so daß das Desinfektionsmittel tiefer in die Haut eindringen kann. Die mit Fuß- oder Ellenbogenhebel ausgestatteten sog. Ärztewaschbecken können ohne Berührung des Hahnes mit den Händen reguliert und geschlossen werden. Dem Nagelbett und den Fingern wird besondere Sorgfalt gewidmet. Unternagelraum und Nagelfalz sind in jedem Fall während des Waschens mit steriler Nagelfeile zu reinigen.

Darauf werden die Hände 3 min lang in 70–80%igem fließendem Alkohol gewaschen. Der Alkohol wirkt fettlösend, reinigend und keimvermindernd. Durch Wasserentzug bereitet er die Haut für die Aufnahme des Desinfiziens vor. Es folgt die Waschung in $0,5^0/_{00}$iger wäßriger Sublimatlösung.

Dieses von Fürbringer ausgearbeitete Händedesinfektionsverfahren kann vielfach modifiziert werden. Statt des Sublimats kann ein anderes erprobtes Antiseptikum verwendet werden (Lysoform, Valvanol, Phenol-, Kresolpräparate, Quecksilberoxycyanid usw.). Die beiden letzten Akte der Händedesinfektion nach Fürbringer können zusammengezogen werden, indem man Antiseptika in alkoholischer Lösung verwendet.

Durch die Händedesinfektion wird keine vollständige Keimfreiheit der Haut erreicht, sondern nur eine Keimarmut, da die Schuppen der Haut, die Risse und Buchten, die Ausführungsgänge der Hautdrüsen, das Nagelbett, der Unternagelraum und die Haare gute Schlupfwinkel für die Bakterien darstellen. Dasselbe gilt für das Operationsfeld. Nicht von jeder Haut wird der zudem recht zeitaufwendige klassische Händedesinfektionsvorgang gut vertragen. Hier kann auf hautschonendere Verfahren zurückgegriffen werden. In zwei nebeneinanderstehenden Schüsseln, die beide jeweils 10 ml 10%ige wäßrige NH_3-Lösung in 2 l warmem Wasser enthalten, werden die Hände jeweils 3 min lang abgerieben und anschließend an einem sterilen Handtuch abgetrocknet. Danach werden sie 3 min lang mit 80%igem Ethylalkohol bearbeitet. In Notfällen muß mit Schnelldesinfektionsmitteln (Fesia-cito, Baktosept, Rapidosept, Tegolan) vorlieb genommen werden, wobei jeweils 5 ml 2 min lang mit Waschbewegungen auf der Hand verteilt werden. Unter leicht fließendem Wasser wird das Desinfektionsmittel kurz abgespült, bevor sich eine zweite 3-min-Waschung anschließt.

Jede Händedesinfektion braucht ihre Zeit, die sich meist nur auf Kosten der Qualität der Asepsis verringern läßt. Die Händedesinfektion soll innerhalb von 5 min die Gesamtkeimzahl der Hand stark herabsetzen. Zuverlässig wirken 80%iger Ethylalkohol oder 60%iger Isopropylalkohol. Vor allem soll eine rasche Wirkung gegen gramnegative Stäbchen und grampositive Kokken vorhanden sein. Auch die grampositiven Eiterkokken und die immer mehr bedeutsamen gramnegativen Erreger (z. B. coliforme Keime und *B. pyocyaneum*), aber auch Proteus- und Klebsiellabakterien, sollen erfaßt werden. Sporen werden durch Alkohol nicht abgetötet. Man soll daher filtrieren und keimfreien Alkohol verwenden.

Nach Durchführung der Händedesinfektion werden die Hände bis zum Beginn der Operation erhoben getragen und dürfen nichts mehr berühren. Der Anfänger sündigt oft gegen diese elementare Regel.

Zum Schluß können die Hände mit sterilen Gummihandschuhen geschützt werden. Sie haben sich auch in der Großtierchirurgie einbürgern können. Da während der Operation oft größere Kraftanstrengung erforderlich ist, zerreißen sie leicht. Dickere Handschuhe behindern das für die Operation unbedingt erforderliche Tastgefühl.

Eingehende Prüfungen haben ergeben, daß Gummihandschuhe auch bakteriendurchlässig sein können und bei Operazionen bis zu 30% verletzt werden. Sie schützen also nicht absolut. Plastikhandschuhe schmiegen sich nicht an die Hand an und sind deshalb nur für grobe, kurzdauernde Operationen (Abszeßspaltung u. ä.) verwendbar.

Die praktische Erfahrung hat ergeben, daß es auch bei Anwendung größter Sorgfalt oft nicht möglich ist, eine Hand, die soeben mit infektiösem Material in Berührung kam, sofort ausreichend steril zu machen. Es ist deshalb erforderlich, die Operationen derart anzusetzen, daß zunächst die aseptischen durchgeführt werden. Es folgen die geringgradig infizierten Fälle, wie die Behandlung frischer Wunden, sodann die typischen pyogenen Infektionen wie Phlegmonen, Fisteln, Abszesse und zuletzt die jauchig infizierten Fälle und die anaeroben Infektionen wie Gasbrand, Tetanus usw.

Bei streng aseptischen Operationen, wie Kastrationen, Laparotomien und Thorakotomien usw., verhütet man Infektionen dadurch, daß der Operateur 2 Tage vorher kein infektiöses Material (Nachgeburten, eiternde Wunden usw.) berührt und vor allem auch keine Sektionen vornimmt. Die Erfahrung lehrt, daß die Erfolge nach dieser Karenzzeit besser sind.

Für die hygienische Händedesinfektion sind Wandspender zweckmäßig, die eine gelartige Desinfektionsmischung mit Geruchskorrigens enthalten. Nach Waschen der Hände soll das Gel in der Hand bis zur

Trocknung verrieben werden, wodurch die erforderliche Einwirkungszeit erzwungen wird.

Auch auf die Trennung der Operationsräume (in Kliniken) oder des Operationsplatzes (Praxis) in aseptische und septische ist Wert zu legen.

Abschließend sei bemerkt, daß auch in der Tierheilkunde aseptisches Operieren die Regel ist. Beim Kleintier können Operationen streng aseptisch durchgeführt werden. Trotz der ungünstigen Begleitumstände führt aseptisches Operieren auch beim Großtier unter den in der Praxis gegebenen Verhältnissen bei der Kastration, Ovariotomie, Neurektomie usw. zum Ziel. Zur Ausführung aseptischer Operationen ist es unabdingbar, sterile Operationskleidung zu tragen, denn in Textilien können sich hochpathogene Kokken wochenlang halten. Straßenschuhe sind regelmäßig zu desinfizieren, und durch Überstülpen keimfreier Gummischuhe im aseptischen Operationsraum wird die Keimverbreitungsgefahr weiter eingeschränkt.

1.1.2.7. Raumdesinfektion

Aseptische Operationsbedingungen setzen voraus, daß der Operationsraum möglichst keimarm gehalten wird. Keimfreiheit ist ohnehin nicht zu erzielen. Vorgebaute, luftdicht abgeschlossene Schleusen mit Dusch- und Desinfektionsmöglichkeiten helfen den natürlichen und transienten Keimgehalt aller Personen und Gegenstände wesentlich zu verringern oder zu eliminieren. Wo immer das möglich und ökonomisch vertretbar ist, arbeitet auch die veterinärmedizinische Forschung nach den in der Humanchirurgie bewährten Prinzipien: In einem Vorbereitungsraum wird der Patient gründlich gereinigt, rasiert, anästhesiert und das Operationsgebiet für den Eingriff aseptisch präpariert. Fußböden und Wände des Operationsraumes sind mit leicht und sicher zu desinfizierenden Materialien (Terrazzo, Kacheln) ausgestattet. Glattwandige Einbauschränke sind schlechte Staubfänger und erleichtern die nach jeder Operation notwendigen Desinfektionsmaßnahmen. Anderenfalls ist der Beseitigung von „Staubfängern" (herumstehende, nicht unbedingt in den Operationsraum gehörende Gegenstände) stets erneut Beachtung zu schenken, ebenso wie Staubflächen (auf Schränken usw.) stets in die Reinigung und Desinfektion einbezogen werden müssen.

Die *Scheuerdesinfektion* des Fußbodens ist nach jedem Operationstag durchzuführen. Zunächst muß der bei Tieroperationen fast immer anfallende Schmutz (Haare, Harn, Kot usw.) ausgefegt werden. Ein Auswaschen mit kochend heißer 3%iger Sodalösung schließt sich an. Nach Trocknung des Bodens erfolgt die eigentliche Desinfektion. Beim Hund ist nachgewiesen, daß Haut und Haarkleid fast immer Kokken, grampositive Stäbchen und Anaerobier enthalten. Da aber auch die Vernichtung von Viren anzustreben ist, sind die 2%ige Formaldehydlösung oder Natronlauge (Natroletten®) wegen ihrer Preiswürdigkeit die Mittel der Wahl. Verträgt der Boden die aggressiven Mittel nicht, so müssen quartäre Ammoniumbasen oder sog. Grobdesinfektionsmittel (Tego®, Gevisol®, Incidin® und viele andere) eingesetzt werden. Heiße Lösungen fördern die Wirkung.

Die *Raumluftdesinfektion* gegen aerogene Infektionen durch Formaldehydgas sollte in Bedarfsfällen vorgenommen werden. Hier hat sich der Formaldehydverdampfungsapparat (Flügge) bewährt. Aus einem mit Spiritus erhitzten Kupferkessel wird das Formaldehyd-Wasser-Gemisch (1:4) verdampft. Mit einem Liter 36—40%igem Formaldehyd kann ein bis 60 m³ fassender Raum entkeimt werden. Durch Ammoniakdämpfe wird das Formaldehyd anschließend in Hexamethylentetramin umgewandelt. Wesentlich schleimhautschonender kann die Raumdesinfektion mittels aerosolisiertem Triethylenglykol erfolgen, das mit UV-Licht (Wellenbereich 254 nm) kombiniert werden kann. Gegen die Zufuhr bakteriell oder durch Viren verseuchter Luft aus benachbarten Räumen schützt die Luftfilterung (Glaswolle, Glasfaser-, Asbest-, Watte-, Kohlefilter). Sie ist jedoch zu teuer im Verhältnis zum erzielten Erfolg, da Schleusen erforderlich werden. Nicht alle Systeme (z. B. Elektrofilter) genügen den Ansprüchen und garantieren völlige Keimfreiheit der Zuluft.

Die Bestrahlung mit ultraviolettem Licht in Operationsräumen führt bestenfalls zur

Keimverminderung, aber nicht zur Sterilisation des Raumes. Sie sollte dennoch während der operationsfreien Zeit durchgeführt werden. Einwirkungsdauer und Intensität bestimmen den Effekt: $0{,}5\ \mathrm{mW/cm^2}$ 8 Std. lang oder $0{,}2\ \mathrm{mW/cm^2}$ für 24 Std. (Hussel 1963). Operateur und Hilfspersonal dürfen nicht in den Strahlungsbereich kommen, um Konjunktivitiden und Ekzeme zu verhüten. Man hängt die Geräte daher so auf, daß sie gegen die Decke strahlen. Die Luft muß am Strahlenkegel vorbeigeführt werden. Luftbewegung ist aber im Operationsraum unerwünscht.

1.1.3. Versorgung der frischen Wunde

Bei der Versorgung der frischen Wunde muß oberster Grundsatz sein, die Lebens- und Abwehrkraft des Gewebes zu erhalten, damit es sich energisch und ungeschwächt an der Wundheilung beteiligen kann. Alle störenden Einflüsse sind abzuhalten, bei der Behandlung zu vermeiden und vorhandene aus der Wunde zu entfernen.

1.1.3.1. Notversorgung

Die Notversorgung der Wunde, die als erste Hilfe meist durch den Laien vorgenommen wird, soll sich lediglich darauf erstrecken, die Blutung zu stillen und weitere Schädlichkeiten von der Wunde abzuhalten. Dies geschieht am zweckmäßigsten bei kleineren Wunden durch Auflegen von keimfreier Gaze und Fixierung derselben mit Heftpflaster. Größere Wunden werden mit sauberer Leinwand (frisch gebügeltes Handtuch oder dergleichen) abgedeckt. Darüber wird ein mit Watte gepolsterter Verband gelegt, der prinzipiell trocken gehalten werden soll. Watte darf nie direkt auf die Wunde gebracht werden, da sie sich schlecht wieder entfernen läßt. Zurückbleibende Flocken heilen manchmal ein und werden später durch Abszedierung wieder abgestoßen. Schädlich wirken sich auch die vielerorts noch üblichen Waschungen, das Kühlen, Baden und das Spülen frischer Wunden aus. Hierdurch wird die Wunde von der umgebenden Hautoberfläche aus erneut verschmutzt und infiziert. Aus demselben Grunde sind Lehm-, Brei-, Leinsamen-, Heusamenumschläge usw. auf Wunden zu verwerfen.

Das Ätzen, Beizen, Iodieren frischer Wunden ist ebenfalls unzweckmäßig, da die auf der Wundoberfläche liegenden Zellverbände geschädigt oder abgetötet werden, wodurch die Infektion besser haften kann. Beim Iodieren bildet sich ein Iodeiweißbelag, der sich hemmend auf die Abwehrkraft des Gewebes auswirkt. Ähnlich wirken sich mechanische Schädigungen, wie Reiben, Auskratzen, häufiges Auswischen, Sondieren und Spülungen aus.

Es ist Pflicht des Tierarztes, hier erzieherisch zu wirken, da bei der ersten Behandlung der Wunde und bei dem Anlegen des Notverbandes noch immer schwerwiegende Fehler durch Laienhand gemacht werden, die später Komplikationen in der Wundbehandlung verursachen und deren Folgen häufig auch durch kunstgerechte tierärztliche Behandlung nicht wieder gutzumachen sind.

1.1.3.2. Endgültige Versorgung

Die endgültige Versorgung der frischen Wunde muß eine aktive sein. Ein abwartendes Verhalten kann nur in den seltensten Fällen gerechtfertigt werden. Die Versorgung soll von anatomischen und physikalischen Gesichtspunkten geleitet sein. Der Operateur soll dabei an die zu erwartenden Heilungsvorgänge denken und sie in seinen Behandlungsplan einbeziehen. Wie bei jeder Operation schafft schnelles Operieren die besten Heilungsbedingungen. Glatte Schnitte, rein instrumentelles Arbeiten, wenig Zerren, Tupfen und Berühren wirken sich günstig auf die Wundheilung aus. Das vielfach geübte Kratzen mit dem scharfen Löffel oder dem Schleifenmesser schafft Quetschungen und eine unregelmäßige Wundoberfläche, die langsamer heilt. Diese Instrumente sollten für Operationen am Knorpel und Knochen reserviert bleiben. Wunden, die am Ende der Operation dunkelrot, blutig durchtränkt und gequollen aussehen, so daß die einzelnen Gewebe nur noch schwer unterschieden werden können, heilen auch schlechter.

Säuberung der Wundumgebung und der Wunde. Folgendes Vorgehen erweist sich bei großen Wunden als zweckmäßig: Zunächst wird die Wunde selbst mit steriler

Gaze abgedeckt. Die Umgebung der Wunde wird mit trockenen Zellstofftupfern gereinigt. Die Haare werden möglichst trocken im Bereich der Wundränder abrasiert oder kurz abgeschoren. Abspülen und Abwaschen sollen vermieden werden, damit nicht Infektionskeime aus der Umgebung in die Wunde eingeschwemmt werden. Die Umgebung, nicht die Wunde selbst, wird mit Iodtinktur angestrichen. Sie wirkt als Oberflächendesinfiziens und beschleunigt durch Hyperämisierung des Gewebes die Wundheilung.

Nach Abnahme der die Wunde bedeckenden Gaze werden mit sterilen Instrumenten zunächst die größeren Fremdkörper (Holzsplitter, Grashalme, Geschirrteile, Steine u. a.) und abgelöste Gewebsteile (gequetschtes Gewebe, Knochensplitter, Blutkoagula usw.) vorsichtig entfernt. Jede Irritation des Gewebes über das notwendige Maß ist dabei zu vermeiden. Hierzu gehören das Auskratzen der Wunde, ungeschickte und häufige Sondierung, die chemische Schädigung der Wundoberfläche durch starke Desinfektionsmittel und das „Beizen" „Ätzen", „Iodieren" der frischen, äußerst empfindlichen Gewebe. Wenn die Wunde stark verschmutzt ist oder Fremdkörper fest verklebt sind, werden sie allmählich durch Mulltupfer, die mit abgekochtem Wasser, 1%iger Wasserstoffperoxidlösung, physiologischer Kochsalzlösung oder 1%iger Rivanollösung getränkt sind, aufgeweicht, gelöst, entfernt oder vorsichtig abgespült.

Wundumschneidung. Es folgt die Umschneidung der Wunde nach Friedrich. Die Erfolge haben sich als derartig günstig erwiesen, daß dieses Verfahren bei allen Gelegenheitswunden weitgehend angewendet werden sollte. Es werden nicht nur die auf der verschmutzten Wundoberfläche lagernden Infektionskeime entfernt (physikalische Desinfektion), sondern es wird zugleich eine neue, saubere und glatte Wundoberfläche geschaffen, welche die akzidentelle der sauberen Operationswunde gleichstellt und demnach die besten Heilungserfolge bietet.

Friedrich stellte 1898 fest, daß die in die Wunde eingedrungenen Infektionserreger etwa 6–8 Std. benötigen, um sich dem Gewebe anzupassen und auszukeimen. Erst nach dieser Zeit wirken sie gewebsschädigend und dringen in die Tiefe vor. Wunden bei Meerschweinchen, die mit Staub, der Gasbranderreger enthielt, experimentell infiziert worden waren, heilten komplikationslos ab, wenn in der angegebenen Frist die Wundausschneidung durchgeführt wurde.

Entstammen die pathogenen Keime einer anderen, eiternden Wunde, so haben sie sich dem Gewebe bereits angepaßt, und der aktive Infektionsprozeß kann sofort einsetzen, ohne das 8-Std.-Intervall einzuhalten.

Die Umschneidung beginnt am Wundrand. Senkrecht zur Hautoberfläche wird ein schmaler Hautstreifen vom Wundrand gelöst. Von der Wundoberfläche wird sodann von oben nach unten, soweit möglich, eine dünne Gewebsschicht abpräpariert. Dabei ist darauf zu achten, daß die nunmehr „saubere" Seite mit der verunreinigten früheren Oberfläche nicht mehr in Berüh-

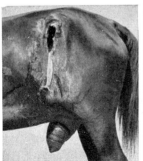 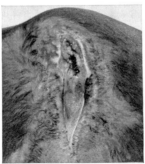 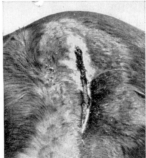

Abb. 10. Taschenwunde mit Absprengungsfraktur am Hüfthöcker. Gegenöffnung und Drainage in der Kniefalte. Senkungsödem in der Kniefalte und am Präputium. Die Knochenwunde am Tuber coxae schließt sich zuletzt.

rung kommt, desgleichen auch die Instrumente, die die „schmutzige" Seite berührt haben. Sulziges, gequollenes Unterhautbindegewebe wird dabei entfernt. Beschmutztes Fettgewebe, zerrissene Faszien, gequetschte, zerrissene Muskelstümpfe, aufgefaserte Sehnenstümpfe werden geglättet. Gequetschte Muskulatur, durchblutete Gewebe und alle Gewebsteile, von denen vermutet werden muß, daß sie dem Zelltod anheimfallen, werden sofort umschnitten und entfernt, um einmal dem Körper die Arbeit der Abstoßung dieser Gewebe auf dem Wege der demarkierenden Entzündung zu erleichtern und um vor allem keine Nistgelegenheiten für Infektionserreger im geschwächten Gewebe zu schaffen. Die Blutstillung geht mit der Umschneidung einher. Lebensfähiges Gewebe wird weitgehend geschont. Es ist eine Wundoberfläche aus frischem, ungeschwächtem, abwehrkräftigem Gewebe geschaffen worden, die dem Ideal der glatten, reinen, operativ gesetzten Wunde näherkommt.

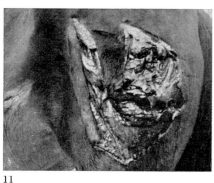 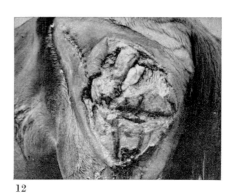

Abb. 11. Rißquetschwunde durch Deichselstoß mit Zermalmung der Muskulatur und Absprengungsfraktur am Trochanter major femoris. Therapie: Wundausschneidung, Entfernung der Knochensplitter, Naht des Hautlappens, Tamponade, Mastisolpflaster.

Abb. 12. Wie Abb. 11, Zustand 10 Tage später. Wunde mit Granulationsgewebe bedeckt. Wundfläche ist durch Naht des Hautlappens verkleinert. In dem auf die Knochenwunde führenden Kanal steckt ein Tampon.

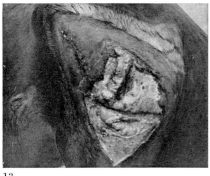 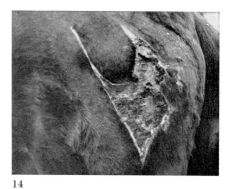

Abb. 13. Wie Abb. 11, Zustand am 15. Tag. Weitere Verkleinerung der Wunde. Wundoberfläche durch Granulationsgewebe geglättet. Knochenwunde bis auf keilförmigen Schlitz ausgranuliert.

Abb. 14. Wie Abb. 11, Zustand nach 8 Wochen. Verkleinerung durch Narbenretraktion und Epithelisierung.

In vielen Fällen wird die exakte Umschneidung im Sinne Friedrichs nicht durchführbar sein. An der Haut und in der Muskulatur oberflächlicher Wunden bietet sie keine Schwierigkeiten. An Sehne, größeren Gefäßen und Nerven, an Gelenken, am Knochen und in sehr tiefen Wunden verbietet sie sich von selbst, entweder weil sie technisch nicht durchführbar ist oder weil sie lebensgefährliche Folgen oder Funktionsstörungen nach sich ziehen kann. Vor allem ist die Umschneidung nach Friedrich unter den in der Praxis gegebenen Verhältnissen aus zeitlichen Gründen im 8-Std.-Intervall oft nicht durchführbar. In solchen Fällen soll eine Wundausschneidung nach den von v. Bergmann gegebenen Richtlinien soweit wie möglich vorgenommen werden, die sich nicht nur auf die Anfrischung der Wundränder, sondern auch auf die Entfernung der erreichbaren gequetschten und zerrissenen Gewebe, die voraussichtlich absterben werden, erstrecken soll. Bei ausgedehnten und tiefen Wunden müssen die nicht der Wundausschneidung zugänglichen Teile nach entsprechender Wundversorgung durch Tamponade oder Drainage vom Körper durch die demarkierende Entzündung gereinigt werden.

Die häufigsten Zufallswunden sind Riß-, Quetsch- und Trümmerwunden mit gezackten, zerrissenen Hauträndern und starker, weitgehender Quetschung und Zerreißung der Muskulatur. Hier sind die Erfolge der Wundausschneidung am augenfälligsten. Es wird nicht nur eine erhebliche Keimverringerung auf mechanischem Wege erreicht, sondern durch die Glättung der Wundoberflächen auch eine Steigerung der örtlichen Wundresistenz erzielt, welche die Heilung erleichtert und beschleunigt. Dem Körper wird die „Reinigung" der Wunde auf dem Wege der demarkierenden Entzündung größtenteils erspart. Schon am 4. bis 6. Tage ist oft die Demarkation beendet und die Wundoberfläche mit jungem, lebenskräftigem Granulationsgewebe bedeckt.

Drainage. Die weitere Behandlung der Wunde soll von physikalischen Gesichtspunkten geleitet sein. Taschen, Buchten und Kanäle, in denen sich Exsudat oder Eiter ansammelt, stören die Heilung erheblich und erhöhen die Infektionsgefahr. Der flüssige Inhalt wirkt als Fremdkörper und verhindert einen Verschluß der Höhlen. Sie sind deshalb zu spalten oder an der tiefsten Stelle mit einer Gegenöffnung zu versehen, welche durch (Redon-)Drainage offengehalten wird. Als Drain benutzt man zweckmäßig einen Streifen Verbandmull oder ein Stück Binde (Stoffdrainage, kapilläre Drainage). Der Drain leitet das Wundsekret nach außen. Er wirkt wie ein Docht. Flüssigkeit und Infektionskeime werden von der Wunde abgesaugt und in den Verband geleitet. Gummischläuche oder Glasröhren mit seitlichen Öffnungen wirken nicht saugend, sondern lediglich sekretableitend durch Offenhaltung des Abflußkanals (Röhrendrainage). Die Öffnungen verkleben leicht, so daß die Schläuche täglich gesäubert werden müssen, wenn sie sich nicht entgegen ihrem Zweck auswirken sollen. Sie sind auch schwer und starr und wirken mechanisch schädigend. Stoffdrains sollen locker geknotet werden, damit sie bei eintretender Schwellung nicht schnüren. Sie müssen jeden dritten Tag erneuert werden. Man entfernt den Drain erst, wenn die Abstoßung der Nekrosen beendet, der Wundkanal überall mit glattem, samtweichem Granulationsgewebe ausgefüllt und die Exsudation zum Stillstand gekommen ist. Wird der Drain zu lange in der Wunde belassen, so verursacht der durch ihn bewirkte Reiz eine Wucherung des Granulationsgewebes, die sich an den gewulsteten Rändern der Gegenöffnung einstellt. Ferner verhindert der Drain nunmehr den Wundverschluß.

Tamponade. Die Tamponade ist bei Höhlenwunden von großem Vorteil. Die Wundhöhle wird mit der Sonde unter sanftem Druck mit Verbandgaze derart gefüllt, daß alle Krypten und Taschen der Wandungen mit ihr in Berührung kommen. Die Gazestücke werden gezählt, damit bei der Entfernung der Tamponade kein Teil zurückbleibt. Werden Binden zur Ausfüllung größerer Höhlen verwendet, so sollen sie aneinandergeknotet werden, damit man sie im ganzen wieder herausnehmen kann. Mit Watte allein sollte nicht tamponiert werden. Es können Teile derselben in der Wunde zurückbleiben, die zunächst einheilen, später jedoch vom Körper auf dem

Wege der Abszedierung abgestoßen werden. Wünscht man eine kräftige, fest sitzende Tamponade bei Blutungen im Zahnfleisch usw., so haben sich Mull-Läppchen, die mit Watte gefüllt sind, bewährt. Der Wattebausch saugt sich schnell voll, vergrößert dabei sein Volumen und paßt sich fest an die Wandungen an.

Die Tamponade soll die Wundhöhle so lange offenhalten, bis die Heilung aus der Tiefe her nach der Wundoberfläche zu einsetzt. Oft wird sie auch lediglich zur Blutstillung für einige Tage verwendet. Vor allem aber wendet man sie an, um stagnierendes Wundsekret aus Höhlen aufzusaugen und es durch die kapilläre Drainage nach außen abzuleiten. In dem Maße, wie das Exsudat auf der Oberfläche des Tampons verdunstet oder abtropft, kann aus der Wundhöhle neue Flüssigkeit abgesaugt werden. Demnach erschöpft sich die Wirkung, wenn die Oberfläche des Tampons verklebt oder durch Eintrocknung undurchlässig wird. Das Wundsekret stagniert in der Höhle! Die Tamponade muß erneuert werden. Der aus der Wunde herausragende Teil des Tampons wird zwecks besserer Verdunstung und Absaugung fächerförmig ausgebreitet.

Trockene Tamponade wirkt schneller als feuchte. Zur Blutstillung wird man trocken tamponieren. Mit Hilfe der feuchten Tamponade kann man antiseptische Lösungen für einige Zeit in Berührung mit den Wundwandungen bringen. Allmählich werden sie nach außen abgeleitet, und das Wundsekret dringt in den Tampon ein. Bei Infektionen wird man also feucht tamponieren. Sehr gut bewährt hat sich auch die trockene Tamponade nach Huf- und Klauenoperationen.

Die Tamponade muß nach 3-4 Tagen wieder entfernt werden.

Lokale Chemotherapie. Die chemische Antisepsis der Wunde vermag auch in den ersten 6 Std. die Wundausschneidung nicht zu ersetzen. Die chemische Wundprophylaxe mit eiweißfällenden Desinfektionsmitteln wird heute überhaupt nicht mehr in der Wundversorgung angewendet.

Lebertranbehandlung. Löhr versuchte in der Humanmedizin die operative Wundbehandlung durch die konservative Lebertranbehandlung zu ersetzen. Sie hat auch in der Veterinärmedizin Anhänger gefunden. Der Lebertran hat einen hohen Vitamingehalt (Vitamin A und D) und ist bakterienfrei. Eiterkokken sterben in ihm ab. Nach Löhr durchtränkt der Lebertran sehr schnell das nekrotische Gewebe, das dann der autolytischen Zersetzung anheimfällt und einen Wachstumsreiz auf das gesunde Gewebe ausübt. Demarkation, Granulation und Epithelisierung erfolgen daher rasch. Der Tran wird rein oder in Form sogenannter Lebertransalben verwendet.

Es empfiehlt sich, frische Wunden zunächst aktiv zu versorgen. Nach 3-4 Tagen kann mit der Lebertranbehandlung begonnen werden.

Sulfonamide und *Antibiotika* haben den Vorteil, daß sie durch Störung des Bakterienstoffwechsels wirken. Antibiotika sollten nicht wahllos bei jeder Bagatellverletzung, sondern nur bei drohender oder beginnender Wundinfektion ernster Wunden verwendet werden. Die Chemoprophylaxe durch Sulfonamide und Antibiotika hemmt die biologische Heilentzündung der Wunde (Block 1958).

Sulfonamidpräparate. Zur Verhütung von Infektionen können Sulfonamidpräparate in die Wunde gebracht werden. Es handelt sich nicht um Desinfektionsmittel im engeren Sinne.

Voraussetzung für den Erfolg ist eine sachgemäße aktiv chirurgische Behandlung der Wunde (Wundausschneidung), die nicht etwa durch Chemotherapie der Wunde ersetzt werden kann.

Die Sulfonamidpräparate zeigen als Bakteriostatika nur dann eine Wirkung, wenn sie sich längere Zeit in der Wunde halten können. Aus stark sezernierenden Wunden, die drainiert werden müssen, fließt das Mittel wirkungslos ab. Es eignen sich nur offene Wunden zur Behandlung, in denen der Puder tagelang in innigem Kontakt mit dem Gewebe bleibt, z. B. in tamponierten oder unter Verband gehaltenen Wunden.

Sulfonamidbehandlung (vgl. S. 137ff.): Der Marfanil-Prontalbin-Puder (Pro-Ma-Puder®) enthält 1 Teil Marfanil, das Anaerobier, besonders Clostridien, schädigt, aber auch gegen Staphylokokken- und Streptokokkeninfektionen eine gute Wirkung zeigt. Weiter enthält der Puder 9 Teile Prontalbin, dessen Hauptkraft gegen Streptokokken und Staphylokokken gerichtet ist. M.-P.- bzw. Pro-Ma-Puder darf bei Laparotomien nicht in die Bauchhöhle gebracht werden (Granulomgefahr!).

Supronal®-Emulsion, Becarmal®-Emulsion ist auch wirksam gegen Anaerobier und wird auf frische Flächen- und Operationswunden aufgetragen. Sie kann nach Laparotomien auch in die Bauchhöhle gegeben werden.

Der *Antibiotikaschutz* (vgl. auch S. 137 ff. der frischen Wunde ist in der Veterinärmedizin durchzuführen, wenn in der Gelegenheitswunde eine Infektion vermutet werden muß, die im Entstehen kupiert werden kann. Die primär sich entwickelnden Infektionen nehmen ab, die aseptischen Störungen jedoch zu, weil die Kapillarpermeabilität erhöht und die Gerinnungszeit verlängert wird. Die Wundkeime werden nachhaltiger geschädigt als durch Sulfonamide.

Penicillin vermag die frische Wunde vor pyogenen Infektionen zu schützen. Es wirkt bei lokaler Anwendung nur auf der Wundoberfläche.

Prophylaktisch können Penicillin und andere Antibiotika zur Verhütung örtlicher und allgemeiner pyogener Infektionen intramuskulär gespritzt werden. Wäßrige Penicillinlösungen werden von serösen Häuten (Pleura, Peritoneum) sowie Synovialmembranen (Gelenke, Sehnenscheiden) ausgezeichnet vertragen. Ölige Lösungen sind hingegen fehl am Platze, Puder kontraindiziert. Näheres s. S. 142.

Wird die Versorgung der Wunde ohne Naht durchgeführt, so spricht man von *offener Wundbehandlung*. Es tritt dann Sekundärheilung ein. Verzichtet man auf den Verband der offenen oder genähten Wunde, so bezeichnet man dies als *verbandlose Wundbehandlung*. Offen müssen alle Wunden behandelt werden, bei denen Sekretverhaltung zu befürchten ist. Weiterhin müssen alle infizierten Wunden offengehalten werden. Man wird stets die Wunde nur so weit offen lassen, als dies erforderlich ist, um das Exsudat ungehindert abfließen zu lassen. Lange Hautrisse werden daher – soweit angängig – durch Naht in der oberen Wundhälfte verkleinert. Die Behandlung der offenen Wunde soll, soweit durchführbar, unter Verband geschehen.

Naht der Wunde. Die Naht der Wunde bezweckt die Vereinigung der Wundränder in anatomisch richtiger Lage. Sie sollen primär binnen einer Woche zusammenheilen. Die Haut darf nur dann vollkommen durch Naht verschlossen werden, wenn die Blutung steht. Sonst erfolgt Hämatombildung unter der Naht. Auch dürfen keine Höhlen vorhanden sein, in denen Exsudat, Blut usw. stagnieren. Der vollkommene Wundverschluß muß in sinnvoller Beschränkung durchgeführt werden. Ein teilweiser Verschluß der Wunde durch Naht ist stets von Vorteil, da er die Wunde verkleinert und dadurch die Wundheilung beschleunigt. Im Zweifelsfalle wird man eher einen größeren Teil der Wunde offenlassen als zuviel zu verschließen. Der Ausbruch der Infektion ist ein untrügliches Zeichen für falsche Einschätzung der Wundlage.

Unter Antibiotikaschutz oder chemotherapeutischer Wundprophylaxe ist es nach Anfüllen der Höhlräume mit Penicillin-, Terramycin®-, Ursocyclin®-Lösungen oder mit Sulfonamiden möglich, auch Höhlenwunden, die nicht oder nur gering infiziert sind, der Primärheilung durch Naht zuzuführen, wobei die Resorption des in der Wundhöhle angesammelten Exsudats vom Körper aus erfolgt. Aseptische Wundheilungsstörungen werden dann aber manchmal erwartet werden müssen.

Geeignet für primären Verschluß durch Naht, und sei es auch nur in der oberen Wundhälfte, sind glatte Schnitt-, Hieb- und Rißwunden sowie Operationswunden. Hautlappen sollten stets genäht werden, auch wenn eine vollkommene Erhaltung derselben nicht zu erhoffen ist. Die Lappendeckung größerer Wunden stellt in den ersten Tagen einen guten Schutz für die Wunde dar, insbesondere an Körperstellen, an denen ein Verband nicht gelegt werden kann. An der tiefsten Stelle der Wunde wird ein Spalt offengelassen, aus dem das Exsudat abfließt und durch den später die Tamponade aus der Wundhöhle entfernt werden kann. Bei Schuß-, Stich- und tiefen Röhrenwunden ist die Naht kontraindiziert. Sorg-

90   1. Verletzung (Laesio)

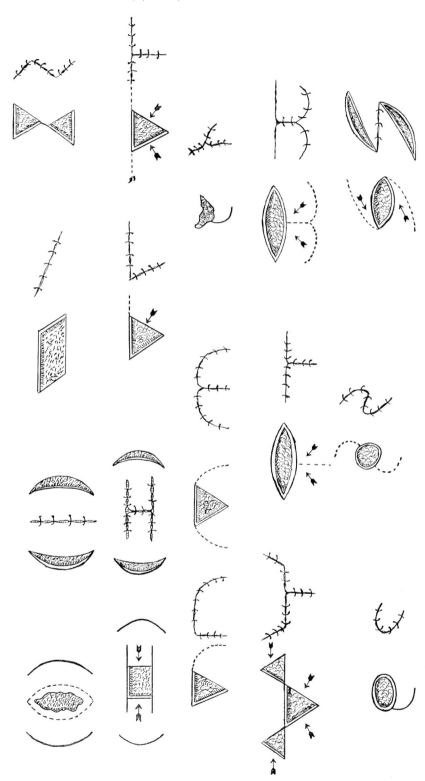

Abb. 15. Verschiedene Verfahren der Hautplastik, z. T. nach Anlegung von Entspannungsschnitten.

samste Naht ist bei Lid-, Nasenflügel- und Lippenwunden erforderlich. Es wird dadurch fast immer völlige Wiederherstellung erreicht, wenn kein Substanzverlust besteht. Neben der Naht der Haut sind Schleimhautnähte am inneren Wundrand sehr zweckmäßig. Bisweilen müssen Nähte in mehreren Schichten übereinander gelegt werden. So ist z. B. bei Bauchhöhlenwunden die Naht der Serosa, der Muskulatur, der Faszie und der Haut erforderlich. Durchtrennte Sehnenstümpfe sind dann zu nähen, wenn eine Anspannung der Sehne während der Heilung durch entsprechenden Verband verhindert werden kann. Dies ist bei den Kleintieren meist möglich. Beim Großtier reißen die Nähte der Beugesehne fast stets im Augenblick der Belastung. Quer durchtrennte Muskelstümpfe werden in der Wunde nicht genäht. Fettgewebe zu nähen ist zwecklos. Die Fasziennaht ist als versenkte Naht stets zu legen, wenn die Entstehung einer Muskelhernie befürchtet wird. Nervenstümpfe heilen nach Naht gut zusammen. Die Knochennaht wird bei der operativen Behandlung des Knochenbruches ausgeführt.

Als *Vereinigungsnaht* für die Haut- und Schleimhaut ist die *Knopfnaht* zu bevorzugen. Sie wird in Form der Kammnaht gelegt, da die Wundränder während der ersten Tage noch geringgradig durch Zug auseinanderweichen. Der Knoten soll neben der Einstichöffnung und nicht auf der Wunde liegen. Die Nähte werden in einer Entfernung von 1 cm bzw. im Abstand der doppelten Hautdicke gelegt. Engere Naht kann zur Wundrandnekrose führen. Beim Hund dürfen Knopfnähte nur locker geknüpft werden. Die *intrakutane Hautnaht* wurde von Forssell bevorzugt, da sie die Wundränder fest mit breiter Fläche vereinigt, die Hautoberfläche nicht drückt und kaum sichtbare Narben zurückbleiben. Die fortlaufende Naht in ihren verschiedenen Modifikationen lockert sich leichter und vereinigt die Wundränder nicht so sicher. Bei Schwellungen und größerer Spannung der Haut soll sie nicht verwendet werden, da sie sich beim Abklingen der Schwellung stark lockert. Man benutzt sie meist nur zum vorübergehenden Verschluß, um z. B. die Tamponade zu fixieren. Sie muß auf einmal in toto entfernt werden, während Knopfnähte je nach Bedarf einzeln gezogen werden können. *Wundklammern* lassen sich schneller und bequemer anlegen als Nähte. Sie bestehen aus Metall und sind daher leicht sterilisierbar. Die umschlungene Naht dient als Notbehelf für einige Fälle. Die Wundränder werden durch Sicherheits- oder Steck-

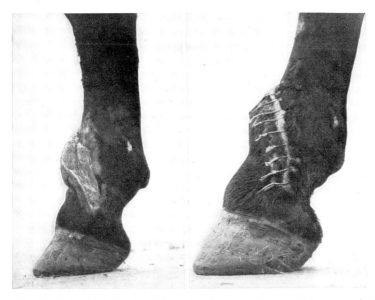

Abb. 16. Schlecht heilende Rißwunde über dem Fesselgelenk vor und 10 Tage nach Wundplastik.

nadeln vereinigt, deren freie Enden man mit einem Faden umschlingt.

Entspannungsnähte sollen der Spannung der Haut und dem Zug des Hautmuskels entgegenwirken und ein Einschnüren der Vereinigungsnähte oder ein Einreißen derselben verhindern. Es dienen hierzu weitgefaßte Knopfnähte, die Bäuschchen-, Stäbchen-, Matratzennaht, die Bayersche Naht u. a.

Darmnähte sind besonders exakt zu legen. Man benutzt möglichst öhrlose Rundkörpernadeln mit eingearbeitetem Faden. Der Vereinigungsnaht schließt sich noch eine Einstülpungsnaht der Serosa an. Man wendet sie auch zur Naht des Magens, der Blase und anderer Hohlorgane an. Am bekanntesten sind die Nähte nach Czerny und Lembert. Bei schlitzförmigen Wunden des Darmes, Magens, Uterus, der Blase aller Tiere und ähnlichen Organen ist vorher die Naht nach Schmieden, die sich schnell und bequem legen läßt, wegen ihres sicheren Sitzes sehr zu empfehlen. Es wird mit einer einfachen geraden Nähnadel und dünner Seide genäht.

Als *Nahtmaterial* dienen Seide, Catgut oder Zwirn in verschiedensten Stärken. Es sind auch Metallfäden aus nicht rostendem Stahl (V IIa) oder Tantal in Gebrauch. Der starre Draht knickt jedoch leicht ein und läßt sich schwer knoten. Er findet daher meist nur zur Knochennaht Anwendung. Forssell verwendete für Hautnähte verzinkten Kupferdraht von 0,5 mm Durchmesser für Pferde und von 0,15 mm Durchmesser für Hunde. Abgesehen von Skandinavien findet er in anderen Ländern wenig Anwendung. Versenkte Seidennähte heilen oft ein. Bisweilen werden sie, vor allem bei Pferd und Hund, durch Abszedierung abgestoßen. Man verwendet für diesen Zweck daher Nahtmaterial, das vom Körper allmählich resorbiert wird. Cagut besteht aus gesponnenem Schafdarm. Er dehnt sich leicht und löst sich im Knoten bei starken Spannungen. Er ist auch nicht vollkommen sterilisierbar. Iodcatgut ist fester, aber auch härter und bleibt länger im Gewebe liegen. Auch Chromcatgut wird verzögert resorbiert und wird daher zur Vereinigung belastungsgefährdeter Gewebe eingesetzt. Die aus synthetischem Material hergestellten Fäden (Syntofil, Nylon, Perlon u. a.) werden nicht resorbiert. Bei versenkten Nähten ist daher hin und wieder mit Abszedierung und Herauseitern zu rechnen. Sie vermögen z. Z. den Catgut noch nicht zu ersetzen. Die Fäden sind aber sehr reißfest und zum Teil dehnbar. Känguruhsehnen und anderes resorbierbares Nahtmaterial finden nur selten Anwendung.

Gewebsklebstoffe (Akryl- und Butylkleber) können allein zur Vereinigung von Wundrändern verwendet werden. Sie können aber insbesondere an den inneren Organen bei zusätzlicher Anwendung die chirurgische Naht sicherer als bisher gestalten.

Wundplastik. Als plastische Operation im weiteren Sinne bezeichnet man jede Gewebsverschiebung oder freie Verpflanzung zur Ausfüllung von Gewebslücken. Bei der Wundbehandlung handelt es sich hauptsächlich darum, Defekte durch Heranziehung der beweglich gemachten Hautränder, wenn nötig, mit Hilfe von seitlichen Entspannungsschnitten, zu verschließen (Dermatoplastik). Dieses Verfahren beschleunigt die Wundheilung erheblich. Die Verschiebung, Streckung oder Drehung von Hautlappen wendet man vor allem an, um größere Substanzverluste zu decken. Derartige Operationen können sich bei perforierenden Sehnenscheiden- und Gelenkwunden lebensrettend auswirken. Es gelingt auch, durch die Operation alte Geschwüre, Gewebswucherungen und Sekretfisteln nach radikaler Ausschneidung der Primärheilung zuzuführen. Auch ist der kosmetische Erfolg bei Augenlid-, Lippen-, Nasenflügel- und bei Extremitätenwunden in der Nähe stark bewegter Gelenke verblüffend.

Der zur Plastik verwendete Hautlappen muß gesund und gut ernährt sein. Der Lappen soll überall gleichmäßig dick sein und derartig gewählt werden, daß die zuführenden Gefäße erhalten bleiben, um eine Nekrose durch Ernährungsstörung zu verhüten. Die Subkutis soll deshalb mit verschoben werden, da sie den größten Teil der ernährenden Gefäße enthält. Oft genügt es, nur einen Teil der Wundfläche zu decken oder eine breite Hautspange über die Wunde zu legen. Allein hierdurch verkürzt sich der Heilungsverlauf erheblich unter gleichzeitiger Verbesserung des kosmetischen

Effektes und der Narbenbildung, da neben der Verkleinerung der Wundfläche eine Vergrößerung der epithelisierenden Randfläche erreicht wird (partielle Hautplastik). Bei der totalen Hautplastik tut man gut, den Lappen etwas größer zu wählen, als die Ausmaße der zu deckenden Wundfläche betragen, da der Lappen sich etwas verkürzt. Die Befestigung auf der Wunde geschieht durch exaktes Vernähen des Lappens mit den Wundrändern durch Knopfnähte. Die Naht darf nirgends Spannung erzeugen. Aseptisches Operieren und genaueste Blutstillung stellen die Vorbedingung für den Erfolg dar. Ein Verband muß den Lappen sanft gegen die Unterlage drücken und zugleich dazu beitragen, daß die Wunde ruhiggestellt wird.

Verband. Nach Iodanstrich der Hautoberfläche zur Fixierung und Abtötung von Infektionserregern wird als Abschluß der Wundbehandlung der Verband gelegt. Die Wunde wird zunächst mit sterilem Verbandmull abgedeckt.

Darüber legt man eine Zellstoffschicht. Der Zellstoff hat sich als Verbandstoff sehr gut bewährt. Er ist leicht, billig und besitzt ein großes Aufsaugungsvermögen. Man verwendet ihn in Rollenform (10 cm breit). Für feuchte Verbände darf er nicht verwendet werden, da er stark zusammenfällt, wodurch der Verband gelockert wird. Zur Polsterung des Verbandes wird eine Lage Verbandwatte über den Zellstoff gelegt. Die Binde hält den Verband zusammen. Man verwendet für das Großtier am besten etwa 5 m lange, 32- bis 54fädige Cambric- oder Calicobinden in einer Breite von 7 und 9 cm. Beim Kleintier wird der Verband nach denselben Richtlinien gelegt.

An den Extremitäten soll der Verband am Gelenk „aufgehängt" werden. Man nimmt daher stets ein Gelenk mit in den Verband hinein. Anfang und Ende der Binde werden in Zirkeltouren gelegt und miteinander verknotet. Achtertouren verbürgen den besten Sitz des Verbandes an den Gelenken. Der endgültige Verband soll möglichst unter natürlichen Belastungsverhältnissen, also am stehenden Tier gelegt werden, weil er sich sonst leicht verschiebt. Der Verband darf nicht schnüren. Er liegt gut an, wenn ein Finger noch zwischen Hautoberfläche und Verband eingeführt werden kann.

Wirkung und Zweck. Der Verband soll die Blutstillung unterstützen und die Wundränder fixieren helfen. Außerdem dämmt er die Schwellung ein und lindert den Wundschmerz, deckt bei der primär heilenden Wunde die Naht, stellt die Wundränder still, verhütet Zerrungen, Dehiszenzen und Beschädigungen und kann als Träger von Medikamenten (feuchte Verbände, Salben-, Puderverbände usw.) benutzt werden.

Der Verband hilft den subkutanen Charakter des Wundgewebes erhalten und schützt vor äußeren Schädigungen, die durch Austrocknung, Beschmutzung, Insekten, Reiben, Belecken und in mannigfacher anderer Weise an die Wunde herangetragen werden können. Hauptzweck des Verbandes ist, das auf der Wundoberfläche sich ansammelnde Exsudat aufzufangen und durch die feinen Kanälchen im Verbandmaterial nach außen abzuleiten (kapilläre Drainage). Auf der Oberfläche des Verbandes verdunstet das Exsudat. Trocknet es auf der Oberfläche derart ein, daß dieselbe verklebt und hart und undurchlässig wird, so hat sich die Wirkung des Verbandes erschöpft. Das Exsudat staut sich dann, bedeckt die Wundoberfläche und dringt zwischen Haut und Verband nach außen. Der Zeitpunkt des Verbandwechsels richtet sich nach Art und Lage der Wunde, nach dem Wundschmerz und dem Allgemeinbefinden des Patienten. Sind Anzeichen der Wundinfektion vorhanden, so ist der Verband sofort zu wechseln. Der erste Wundverband soll stets trocken gelegt werden, da dann die Saugwirkung am besten ist. Der die Wunde bedeckende Gazestreifen kann im Bedarfsfalle mit Arzneimitteln getränkt werden. Salbenverbände sind auf der frischen Wunde zu vermeiden, da Anaerobierinfektionen unter Luftabschluß besser angehen und die Saugwirkung des Verbandes behindert wird. Primär heilende Wunden brauchen nur einen dünnen, gut gepolsterten Verband. Sekundär heilende, tamponierte, drainierte Wunden mit toten Räumen müssen einen voluminösen Verband haben, der gut aufsaugt und rasch austrocknet. Falsch ist das Abdecken des Wundverbandes mit undurchlässigen Medien (Gummistoff, Kunststoff usw.). Es entsteht eine feuchte Kammer, die zur Gewebsquellung, Sekretstauung und Bakterienvermehrung führt.

Pflaster. Pflaster dienen als Ersatz des Verbandes, wenn ein solcher nicht gelegt werden kann (z. B. am Rumpf) oder bei kleineren Wunden nicht erforderlich ist. Die Wunde wird zunächst mit Verbandmull bedeckt, den das Pflaster auf der Haut fixiert. Heftpflaster sind beim Kleintier im Gebrauch. Viele enthalten bereits eine Mulleinlage und sind sofort gebrauchsfertig. Elastische Klebebinden haften sehr gut und sind für besondere Zwecke (Verband am Schwanz, an den Extremitäten der Kleintiere) zu empfehlen. Man löst die Pflaster mit Benzin oder Ether wieder ab. Das Mastisolpflaster haftet fest und liegt manchmal wochenlang. Mastisol besteht aus einer Lösung von Mastixharz in Chloroform und Ether. Die Wunde wird zunächst mit Mull abgedeckt. Ein weiteres Gazestück wird als Pflaster vorbereitet. Es soll den abdeckenden Mull ringsherum etwa um Fingerbreite überragen. Die Umgebung der abdeckenden Gaze wird mit dieser Lösung angestrichen. Nach etwa 5 min ist das Lösungsmittel verdunstet, und das aufgelegte Stück Gaze haftet fest und schließt gardinenähnlich die Wunde ab. Die Ecken werden mit der Schere gerundet. Man löst das Pflaster mit Benzin wieder ab. Airolpaste hat sich zur Abdeckung von Wundnähten bewährt. Sie wirkt pflasterähnlich, ist nach dem Erhärten porös und hat zugleich antiseptische Eigenschaften. Collodium elasticum, Iodoformkollodium usw. finden zum Abdecken kleinster Wunden Anwendung. Kollodium bildet ein feines, gummiähnliches, undurchlässiges Häutchen auf der Wunde, unter dem sich das Wundsekret staut. Es muß deshalb oft vorzeitig wieder entfernt werden.

Kunststoffe und Kunstharze werden neuerdings zur Abdeckung von Wunden benutzt, haben sich aber noch nicht allgemein durchsetzen können (Akryl-, Butylgewebskleber).

Verbandlose Wundbehandlung. Im allgemeinen ist von der verbandlosen Behandlung der frischen Wunde Abstand zu nehmen. Die von außen an die Wunde herangetragenen Schädlichkeiten infolge der Stallhaltung und der Unvernunft der Patienten sind gerade in der Tierheilkunde derart umfangreich und vielfältig, daß sie nicht ohne weiteres in Kauf genommen werden können. Fehlerhaft ist die verbandlose Behandlung aller Wunden distal vom Karpus und Tarsus. Sie führt stets zur Verzögerung der Wundheilung und meist zu üppiger Wucherung des Granulationsgewebes. Nur der Gegendruck des Verbandes vermag hier der Granulationsgewebshyperplasie Einhalt zu gebieten. Wunden an Huf und Klaue führen binnen Stunden schon zum Vorfall der Lederhaut, wenn ein Verband nicht oder nicht fest genug gelegt wird. Erst in einem gewissen Stadium der Heilung ist die verbandlose Wundbehandlung angezeigt. Hierbei den richtigen Zeitpunkt zu treffen, erfordert viel Erfahrung und Gefühl. Die Granulationsgewebsbildung muß einen gewissen Abschluß erreicht haben, und die Infektionsgefahr muß gebannt sein. Die Exsudation der Wunde muß nachgelassen haben. Der Vorteil der verbandlosen Wundbehandlung besteht in diesem Stadium in der raschen Austrocknung der Wunde, besonders unter der Wirkung des Sonnenlichtes.

Meist wird man zunächst versuchsweise den Verband tagsüber weglassen und den Zustand der Wunde in dieser Zeit kontrollieren. Mechanische Läsionen und Beschmutzung zwingen manchmal zur erneuten Behandlung unter dem Verband. In seltenen Fällen kann die genähte und auch die offene Wunde einmal von Anfang an ohne Verband behandelt werden. Man wird sich dazu nur entschließen, wenn die Umstände es erfordern, da jede frische Wunde besser unter dem Schutz des Verbandes heilt. Auf den Verband muß manchmal notgedrungen verzichtet werden, wenn das Anlegen desselben auf technische Schwierigkeiten stößt. Die partielle Lappendeckung der offenen Wunde vermag in derartigen Fällen vielfach den Verband zu ersetzen. Man heftet den Hautlappen mit einigen Nähten, auch wenn man befürchten muß, daß er nekrotisch wird. Der Wundschutz für 3—5 Tage wirkt sich stets günstig aus. Die Erfahrung lehrt, daß manche offenen Wunden mit günstigen Abflußverhältnissen auch ohne Verband sehr gut ausheilen, so z. B. Wunden an der Innenseite des Ellenbogengelenkes, in der Kniefalte, in der Inguinalgegend, Wunden am Unterbauch, zwischen den Schenkeln, im Kehlgang u. a. Nicht perforierende Hornhautwunden und andere Verletzungen am Auge werden mit einer Bindehautschürze abgedeckt.

Temporärer Hautersatz. Großflächige Wunden – insbesondere nach Verbrennungen – epithelisieren nicht oder nur sehr langsam. Durch zeitweilige Abdeckung der Wundoberfläche mit Ersatzhaut werden eine schnelle Säuberung des Wundgebietes, forcierte Granulation und häufig auch Spontanepithelisierung erreicht. Neben artspezifischer Kutis (Allograft, Homograft), die in der Humanmedizin meist von Leichen stammt, finden verschiedenartig präparierte (lyophilisiert, frisch, tiefgefroren, desantigenisiert) Schweinehaut (Xeno- oder Heterograft) sowie halbsynthetische (Kollagenfolien) oder synthetische (Synthograft) Hautersatzstücke Anwendung. Letztere sind preiswert, problemlos herzustellen und zu lagern. Im Idealfall haften sie gut auf der Wundfläche, sind immunologisch neutral, atoxisch, unbegrenzt haltbar, reduzieren die Wundexsudation und -infektion und fördern damit die Voraussetzungen zur Transplantation oder Spontanepithelisierung. Unterschiedlich poröser Polyurethanschaum mit verdichteter Oberfläche (SYSpur-derm®), Teflonoberschicht (Epigard®) oder Baumwolldeckschicht (Synkryt®) sowie Silikonkautschukkombinationen mit Kieselsäure (Silastic-Sheeting®) haben inzwischen weltweit ihre Bewährungsprobe bestanden. Die Synthografts werden mit der grobporigen Fläche auf die Wunde gelegt und durch leicht sitzenden Verband fixiert. In den ersten Tagen ist täglicher Verbandwechsel – zumindest bei infizierten Wunden – angezeigt. Die Epithelisierungstendenz ist binnen weniger Tage deutlich erkennbar und erübrigt in nicht wenigen Fällen geplante Transplantationen. Der Hautersatz muß so zugeschnitten werden, daß er den Wundrand nicht erreicht und den zarten Epithelsaum schont (Riedeberger und Rose 1979, Seeckt 1980, Peter et al. 1980).

Literatur

Ammann, K.: Hauttransplantationen bei den großen Haustieren. Mh. Vet.-Med. **9** (1954), 470–474.

Eckert, P., und Savic, B.: Septische Chirurgie. F. K. Schattauer, Stuttgart–New York 1980.

Hartmann, zit. nach Zetkin/Schaldach (1974).

Kanz, E.: Desinfektion und Asepsis. In: Schmitt, 1977.

Hussel, L.: Lehrbuch der Veterinärhygiene. S. Hirzel, Leipzig 1963.

Lewis, D. G.: Skin Grafts as an Aid to Intestinal Anastomoses. Vet. Rec. **3** (1959), 102–103.

Sattler, H.-G.: Gewinnung und Aufzucht von spezifisch-pathogenfreien (SPF) Primärferkeln im Bezirksinstitut für Veterinärwesen Bad Langensalza. Mh. Vet.-Med. **37** (1982), 53–58.

Schaarschmidt, J.: Vergleichende tierexperimentelle Untersuchungen zur Homo- und Heterotransplantation von Dura mater. Vet.-Med. Diss., München 1972.

Schmitt, W.: Allgemeine Chirurgie. 8. Aufl. J. A. Barth, Leipzig 1977.

Schrader und Bossert (1936), zit. nach Zetkin/Schaldach 1974).

Zetkin/Schaldach: Wörterbuch der Medizin. 6. Aufl. VEB Volk und Gesundheit, Berlin 1974.

1.1.3.3. Transplantation

Als Transplantation bezeichnet man die Verpflanzung lebensfähiger Gewebe, die vollkommen aus dem Zusammenhang mit dem Körper gelöst und an anderer Stelle wieder zur Anheilung gebracht werden. Die Autoplastik verwendet Gewebe desselben Tieres, die Homoplastik Gewebe anderer Tiere derselben Art oder Rasse. Die Heteroplastik, durch welche Gewebe auf andere Tierarten verpflanzt werden, ist wenig erfolgreich. Die Alloplastik verwendet fremdes, lebloses Material zum Ersatz von Defekten. In der Tierchirurgie wird neben der Transplantation von Knochen und Knochenspänen zur Frakturenbehandlung und der Hornhauttransplantation die Verpflanzung von Hautlappen therapeutisch ausgenutzt. Die Faszientransplantation zum Ersatz defekter Ligg. decussata im Kniegelenk des Hundes (Paatsama 1952) wird inzwischen weltweit praktiziert. Über Darmanastomosen genähte Hautstreifen verhindern den Durchtritt von Darminhalt und verringern zugleich die Gefahr postoperativer Strikturbildung (Lewis 1959). Die Über-

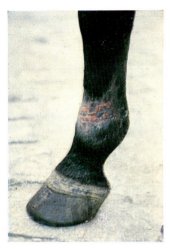

Abb. 17. Freie Hauttransplantation nach Braun-Reverdin.

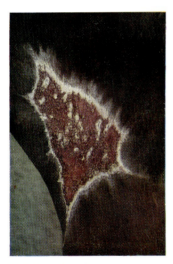

Abb. 18. Freie Hauttransplantation nach Braun-Reverdin, fortschreitende Epithelisierung.

pflanzung lebenswichtiger Organe (Herz, Lunge, Leber, Nieren) erfolgt nahezu ausschließlich im Rahmen der experimentellen Chirurgie. Operationstechnische Schwierigkeiten und wirtschaftliche Überlegungen stehen einer breiteren Anwendung entgegen.

Freie Hauttransplantation nach Braun-Reverdin. Die freie Hauttransplantation nach Braun-Reverdin (1920) wurde von Svanberg und Nilsson (1944), Ammann (1952), Tamas (1954), Eggers (1955) und Collak (1957) für das Pferd modifiziert. Man überträgt vom Körper gelöste Epidermislappen auf andere von Haut oder Epithel entblößte, granulierende Stellen. Die Pflanzlinge wachsen aus der Tiefe heraus zu Epithelinseln aus. Das Transplantat soll schnell und innig zwecks baldiger Ernährung mit dem Wundgewebe verkleben und nicht durch chemische Stoffe geschädigt sein. Deshalb werden Medikamente bei der Transplantation bis zum Einwachsen des Pfröpflings nicht verwendet. Man verzichtet auch auf den Antibiotikaschutz. Am häufigsten wird die Transplantation zur Deckung schlecht heilender und üppig granulierender Wunden und insbesondere auch großer Wundflächen vorgenommen, deren Überhäutung lange Zeit beansprucht oder wegen Erschöpfung des Epithels nicht vollständig vor sich geht, wie es z. B. bei ausgedehnter Verbrennung, Verbrühung und bei Schälwunden der Fall ist. Die Aufnahmestelle für das Transplantat soll möglichst eben und glatt sein, in Höhe der Hautoberfläche liegen und gesundes, kräftiges, trockenes Granulationsgewebe aufweisen. Frische Flächenwunden wird man daher erst etwa 14 Tage nach dem Trauma mit Epithel decken. Das Granulationsgewebe soll eine rosarote Farbe haben, und der bakteriologische Befund soll negativ sein. Ältere Granulationsgewebe „frischt man an", indem man die oberflächlichen Schichten glatt abträgt, die Wunde nach Möglichkeit mit einem Verband bedeckt und das zu übertragende Epithel auf die nunmehr für die Einpflanzung geeignete Granulationsschicht bringt. Granulationsgewebshypertrophien und Narbenkeloide werden bis zur Hautoberfläche abgetragen. Wenn nach 4—7 Tagen das gesunde Granulationsgewebe aufnahmebereit ist, erfolgt die Transplantation.

Technik. Man entnimmt das Transplantat an einer beliebigen, glatten Hautfläche des Körpers, die gute Heilungsaussichten für die oberflächliche Hautwunde bietet. Entweder verwendet man einzelne kleine Läppchen von 3—5 mm Durchmesser oder einen größeren Thierschlappen, den man in kleinere Läppchen zur Überpflanzung zerschneidet. Thierschlappen entnimmt man an den Schenkelinnenflächen aus der Haut neben dem After oder der unteren Schwanzfläche. Die Schenkelinnenfläche wird rasiert, entfettet und desinfiziert. Sodann wird das Gebiet durch subkutane Infiltrationsanästhesie betäubt. Zur Entnahme der Läppchen wird nach kräftiger Spannung der Haut mit der anatomischen Pinzette ein Hautkegel angehoben und mit breitem geballtem Skalpell parallel zur Hautoberfläche abgetragen. So entsteht ein am Rande dünnes und in der Mitte dickes Hautläppchen. Der Schnitt soll so oberflächlich geführt werden, daß nur die oberen Schichten des Koriums erfaßt werden. Das Läppchen hat einen Durchmesser von 3–4 mm und schrumpft nach der Entnahme. Es wird sofort übertragen. Die Einpflanzung kann am stehenden Pferd unter Anwendung der Nasenbremse erfolgen. Man sticht hierzu mit einem 3–4 mm breiten spitzen Skalpell schräg 0,5 cm tief ins Granulationsgewebe ein, zieht das Skalpell zurück und führt mit der Pinzette das Transplantat in den Schlitz ein. Damit das Läppchen nicht wieder mit der Pinzette herausgleitet, wird das Messer mit in die Pinzette genommen, die beim Herausziehen geöffnet wird. Mit dem Skalpell wird dabei das Läppchen richtig gelagert, so daß die Epidermis der Oberfläche zugewandt und die Ränder leicht nach oben gebogen sind. Zur Unterstützung der durch das Blutkoagulum erreichten Haftung der Stecklinge verwendet Collak (1956) eine gesättigte Kaliumpermanganatlösung, die neben ihrer bakteriziden Wirkung durch Krustenbildung mechanisch das Herausfallen der Transplantate verhindert und infolge Ätzwirkung der übermäßigen Wucherung des Granulationsgewebes vorbeugt. Zur Fixierung kann man auch oberflächlich einen leichten Brandschorf mit dem Autokauter setzen (Schebitz 1955). Die Transplantate sollen bei gesunder Granulation so tief versenkt werden, daß sie vom Granulationsgewebe der Wundränder gerade noch überdeckt werden können. Tiefere Transplantation ist bei Wunden angezeigt, die nicht genügend ruhiggestellt werden können. Der Abstand zwischen den einzelnen Transplantaten soll etwa 1 cm betragen. Man beginnt mit der Pfropfung am unteren Wundrand, damit die einsetzende punkt- bis tropfenförmige Blutung das Operationsfeld nicht unübersichtlich macht. Die Wunde kann offen und verbandlos behandelt werden. Verbände müssen vorsichtig gelegt werden und gut gepolstert sein. Salbenbehandlung ist zunächst kontraindiziert und soll erst nach Bildung kräftiger Epithelinseln erfolgen.

Verlauf. Der Epithelsaum war nach Tamas vom 10. Tag post op. ab bis zur Beendigung der Epidermisierung stets 3–5 mm breiter als der an Kontrollwunden. Die Epithelhaut ist jedoch trocken und dünn und schuppt sich leicht ab. Sie verstärkt sich allmählich und verkleinert sich durch die Retraktion der Narbe. Am Implantat spielen sich anfänglich Degenerationsprozesse ab. Transplantate mit möglichst dünnem Korium erleichtern die durch Osmose stattfindende Ernährung der Keimzellen der Epidermis. An den einzelnen Pfropfstellen stößt sich in den nächsten Tagen pigmentierte Epidermis als ein schwarzes, punktförmiges Gebilde ab. Etwa vom 3. bis 4. Tag ab sprossen feine Kapillaren aus dem Wundgebiet in das Transplantat ein und schließen es wieder an die Zirkulation an (Schebitz 1955). Dann lassen sich eine Wiederbelebung und Regeneration des überpflanzten Epithels feststellen, die große Hautflächen epithelisieren können. Nach 8–20 Tagen erscheinen die Epithelinseln als helle Flecken, die sich ausbreiten. Im Zentrum jeder Epithelinsel liegt ein schwarzer Pigmentfleck, der sich allmählich vergrößert und zur Pigmentierung der ganzen Fläche führen kann.

Nach Woolsey und Schaffer (1952) blieben 80–90 % der Stecklinge zunächst haften, aber nur 20–25 % derselben schlugen Wurzeln. Nach Tamas (1954) wuchsen die Transplantate zu 60–100 % an.

Die Epithelisierung beginnt um so früher, je kleiner die Wunde ist. Ihre Geschwindigkeit ist der Wundgröße umgekehrt proportional (Ammann 1954).

Die Epithelinseln erscheinen durchschnittlich innerhalb von 2–4 Wochen an der Oberfläche, manchmal erst nach 7 Wochen.

Bei intensiver Granulationsgewebsbildung kommt es vor, daß die Pfröpflinge von den Granulationen zugedeckt werden. Nach Zurückätzen der Granulation mit Kupfersulfat treten die Epithelinseln zutage. Sie werden durch das Ätzen nicht zerstört. Sie überhäuten nunmehr die Wunde, wodurch die

Hyperplasie eingedämmt wird. Eggers (1957) beobachtete, daß bei starker Granulationsgewebswucherung die Transplantate in dem Caro luxurians wie in tiefen Trichtern liegen, von denen aus sie die Oberfläche nicht mehr erreichen. Druckverbände und Ätzung des Granulationsgewebes mit Silbernitrat vermögen die Niveaugleichheit wieder herzustellen.

Tunnelplastik nach Mac-Lennan-Obel. Bei Wucherung des Granulationsgewebes ist von Obel (1951) ein besonderes Verfahren zur Hautplastik in Anlehnung an die von McLennan beim Menschen geübte Methode durchgeführt worden.

Zur Tunnelplastik werden schmale Hautstreifen, die bis zu $2/3$ der Hautdicke umfassen, entnommen und mit der Epidermisseite auf Heftpflasterstreifen geklebt. Diese werden sodann mit einer großen Nähnadel durch das Granulationsgewebe in der gewünschten Höhe, wo die Epithelisierung stattfinden soll, durchgezogen. An beiden Enden wird der Streifen mit einer Naht befestigt. Nach 8 Tagen ist das Transplantat soweit angewachsen, daß das darüber befindliche Granulationsgewebe und das Heftpflaster entfernt werden können. Die vorher tunnelartig versenkten Transplantate liegen jetzt frei, und die Epithelisierung der Oberfläche vollzieht sich durch Streckung des Epithels nach den Seiten zu.

Hauttransplantation nach Thiersch. Sie wurde von Überreiter (1956) mit gutem Erfolg in die Veterinärchirurgie übernommen. Es werden Epidermislappen, die nur die Epidermis mit dem Stratum papillare enthalten, auf granulierende Wunden übertragen.

Der Thierschlappen soll nach dem Auflegen gut festkleben. Die oberflächlichen Epidermisschichten des Lappens gehen meist zugrunde. Der Lappen wird durch Fibringerinnung auf dem Granulationsgewebe fixiert, das schnell den Lappen vaskularisiert und mit Leukozyten und Bindegewebe durchwuchert. Die Abheilung großer, sonst unheilbarer Hautdefekte kann bei Pferd und Hund in 14 Tagen bis 3 Wochen erreicht werden.

Die Methode ist nach Überreiter (1956) für Groß- und Kleintiere geeignet. Er behandelte 4 Pferde, 7 Hunde und eine Katze mit Erfolg. Tiefe Allgemeinnarkose ist empfehlenswert. Als Lokalanästhesie kann die Umspritzung nach Hackenbruch oder die subkutane Infiltration verwendet werden. Zur Verhütung der Schweißsekretion soll dem Lokalanästhetikum kein Suprarenin zugesetzt werden.

Auch hier soll das Granulationsgewebe als ernährender Mutterboden gesund, gut durchblutet, eben, trocken und nicht infiziert sein. Sind diese Vorbedingungen nicht gegeben, so glättet man das Granulationsgewebe operativ und nimmt nach 4–5 Tagen die Transplantation vor. Die Granulationen sollen die Hautoberfläche erreicht haben. Die Wunde wird zunächst 24 Std. lang mit einem feuchten Verband mit physiologischer Kochsalzlösung versehen. Am Tage der Transplantation wird die Wunde mit Chloroform und anschließend mit Äther gereinigt. Die oberste Schicht des Granulationsgewebes wird sodann mit einem geballten Skalpell abgekratzt, so daß die Wundfläche leicht blutet. Der richtige Zeitpunkt scheint nach Überreiter dann gegeben zu sein, wenn sich eine dünne Schicht leicht abschaben läßt. Nach dem Abtupfen wird eine mit heißer Kochsalzlösung getränkte Kompresse aufgelegt; die Blutstillung tritt während der nun erfolgenden Entnahme des Hautlappens ein.

Entnahme des Epidermislappens nach Thiersch. Man entnimmt den Lappen von einer glatten, für die Operation bequem liegenden Stelle. Es eignen sich Halsseite, Seitenbrust, Flankengegend, Schenkelinnenflächen und andere glatte, leicht zugängliche und mit Verband oder Pflaster zu versehende Stellen. Der Lappen soll aus der Epidermis und der oberen Schicht des Koriums bestehen. Deshalb sollen beim Abtragen des Lappens viele kleine punktförmige Blutungen entstehen, die vom Papillarkörper ausgehen. Der Hautlappen muß etwas größer sein als die zu deckende Fläche, weil er sich zusammenzieht.

Der Lappen kann mit einem geraden Messer abgetragen werden. Die Haut soll dabei gut gespannt werden. Der mit sägenden Zügen abgetrennte dünne Lappen wird mit seiner Außenseite auf vorbereitete, mit Perubalsam und Paraffin imprägnierte Gaze

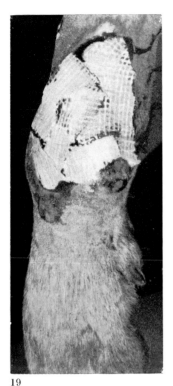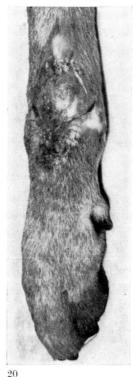

Abb. 19. Wunde gedeckt mit Thierschlappen in Form der Briefmarkenplastik (Überreiter).

Abb. 20. Dieselbe Wunde wie in Abb. 19 nach Abheilung (Überreiter).

(Jelonetgaze der Fa. Smith and Nephew, Hull and Walwyn, Garden City) gelegt. Man kann auch Thierschmesser mit Bügel verwenden, an denen die gewünschte Dicke der Haut eingestellt werden kann. Die Dermatome nach Padgett, Hood und Valde erlauben es, größere Hautlappen maschinell mit größerer Sicherheit zu entnehmen. Sie bestehen aus einer Trommel mit einem Messergriff, dessen Abstand von der Trommel mit einem Hebel reguliert wird. Trommel und Entnahmestelle werden mit einer Gummilösung (Haftzement) bestrichen. Das Dermatom wird auf die Entnahmestelle der Haut gedrückt und dann etwas angehoben. Die dem Dermatom anhaftende Haut wird jetzt entnommen, indem das Messer mit Seitwärtszügen an der Trommel entlanggeleitet wird. Der Lappen wird sodann mit einer anatomischen Pinzette von der Trommel abgelöst und mit der Epithelseite auf Jelonetgaze gelegt. Er wird der Wundfläche entsprechend zugeschnitten und mit der Koriumseite auf die Wundfläche gelegt. Er soll vom Wundrand 1 mm entfernt bleiben.

Die Deckung des Hautdefektes kann mit einem einzigen entsprechend großen Epidermislappen vorgenommen werden, der am Rande der Wunde angenäht wird. Dieses Verfahren kann beim Pferd und Rind zweckmäßig sein. Es kann die Wundfläche aber auch mit einzelnen Epidermislappen in Form der sogenannten Briefmarkenplastik bedeckt werden, zwischen denen 1–2 mm breite Rinnen zurückbleiben, in denen das Exsudat abfließen kann. Diese Methode wird beim Hund bevorzugt.

Ein gut gepolsterter leichter Druckverband soll das Haften der Epidermislappen fördern. Der Verbandwechsel findet jeden vierten Tag statt.

1.1.4. Grundsätze bei der Versorgung bestimmter Wundarten

1.1.4.1. Operationswunden

Sie stellen das „Ideal" der Wunde dar. Dem Operateur ist in weiten Grenzen die Möglichkeit gegeben, die Wunde so zu setzen, daß die besten Möglichkeiten zur Heilung gegeben sind. Sein Können und die operative Technik beeinflussen das Schicksal der Wunde in hohem Maße. Die Schnittführung soll genau festgelegt sein. Sie hat sich nach den anatomischen Gegebenheiten und nach physikalischen Gesichtspunkten zu richten. Ein energisch und zielbewußt ausgeführter glatter Hautschnitt in ganzer Länge und Tiefe spart Zeit und eventuell auch Schmerzen. In gleicher Weise durchtrennt man tiefere Schichten. Schnelles Arbeiten spart Blut und setzt das mit der Operation verbundene Gefahrenrisiko in jeder Beziehung herab. Vernachlässigung der physikalischen Gesichtspunkte in bezug auf die Wundheilung führt zur Taschenbildung, zur Verhinderung des Exsudatabflusses und zu den dadurch bedingten Störungen der Heilung. Zarte Behandlung der Gewebe soll oberster Leitsatz sein. Ist die Wunde am Ende der Operation diffus dunkel gerötet, so daß einzelnen Gewebsschichten nicht mehr unterschieden werden können, sind die Ränder geschwollen, ist das lockere Bindegewebe gequollen und durchblutet und die ganze Wunde blutig, verklebt, heiß und trocken, so zeigt dies an, daß schwere Fehler begangen wurden. Je blutärmer operiert wird, desto besser sind die Bedingungen für eine Primärheilung. Entstehende Wundhöhlen müssen mit Saugdrainagen versehen werden.

1.1.4.2. Akzidentelle Wunden

Schnitt-, Quetsch-, Riß,- Biß- und Stichwunden. Schnittwunden bieten die besten Heilungsaussichten, weil die Wundränder und auch die Wandungen des Wundspaltes glatt sind und kein gequetschtes Gewebe enthalten. Sie sind kaum primär infiziert und werden durch die stärkere Blutung sofort ausgespült. Die Infektion haftet schlecht auf dem in seiner Lebenskraft geringer geschwächten Gewebe. Deswegen führt die primäre Naht nach entsprechender Versorgung meist zur Primärheilung, auch bei Haut- und Muskelwunden.

Quetsch- und Rißwunden erfordern eine sorgfältige Versorgung nach den angegebenen Richtlinien. Bei ihnen liegen meist Gewebsnekrosen vor. Ihre Gestalt ist unregelmäßig und weist viele Höhlen und Taschen auf. Die Deckung der Quetsch- und Rißwunde durch Naht des häufig vorhandenen Hautlappens unter Berücksichtigung günstiger Abflußverhältnisse für das Wundexsudat sollte durchgeführt werden. Häufig ist die nach 4–5 Tagen eintretende Nekrose von Teilen des Hautlappens weniger ausgedehnt, als vorher vermutet wurde. Auf jeden Fall wird eine erhebliche Verkleinerung der Wunde erreicht. Das Abschneiden derartiger Hautlappen ist nicht ratsam. Die Lappendeckung bietet den besten Wundschutz bis zur Granulationsgewebsbildung.

Bißwunden sind stets als infiziert anzusehen. Sie sind abhängig von der Art des Gebisses, ihr Schweregrad von der Größe des angreifenden Tieres und von der Lokalisation der Wunde. Pferdebisse verursachen starke Quetschungen. Durch Hundebiß entstehen häufig Rißwunden und durch die Hakenzähne Stichwunden, in denen bisweilen noch ein abgebrochener Zahn vorgefunden wird, wenn dieser den Knochen traf. Ähnlich liegen die Verhältnisse beim Katzenbiß. Zwei kleinste Einstiche sieht man nach Kreuzotterbiß. Anzahl und Virulenz der mit dem Speichel in die Wunde eingedrungenen Erreger entscheiden das Schicksal der Wunde des Tieres (Spirochäten bei Nagetieren, Leptospiren bei Rattenbissen, neurotoxische Erscheinungen nach Natternbissen mit Todesfolge innerhalb von Stunden, tödliche Crotalusgifte durch Klapperschlangen, Tollwutinfektion durch Hundebiß, Tetanus bei allen Bissen, lokale Giftwirkung durch manche Spinnen und Insektenbisse). Für die jauchige Wundinfektion nach Katzenbissen wird das Eindringen von Pasteurellen in die Wunde verantwortlich gemacht.

Die Therapie besteht lokal in offener Wundbehandlung, Umschneidung nach Friedrich, lokaler Antibiotikaanwendung, Tamponade zur Offenhaltung, evtl. Aussaugen und Ausbrennen vergifteter Wunden nach Abbinden der Gliedmaßen für 2–3 Std. nach den Regeln der Schlangenbißwundversorgung.

Die Allgemeinbehandlung soll nach Bedarf die Tetanusprophylaxe, die Verabreichung spezifischer Schlangenseren, die Tollwutprophylaxe, Kreislaufstützung, Psittakose-, Tulariämiebehandlung u. a. m. berücksichtigen.

Stichwunden haben nur eine kleine, rundliche Öffnung. Sie bluten wenig. Mit sterilen Instrumenten gesetzte aseptische Stichwunden heilen schnell und komplikationslos, so z. B. nach Injektionen, Punktionen, Aderlaß, Pansenstich, Darmstich u. a. Sobald der Stichkanal bei Gelegenheitswunden verunreinigt ist, entstehen heftige pyogene Wundinfektionskrankheiten. Anaerobier haben in der Stichwunde eine gute Nistgelegenheit. Unter den Stichwunden heilen die durch glatte Gegenstände (Messer, Nadeln usw.) verursachten am besten. Sie sind den Schnittwunden gleichzustellen; Stichwunden durch stumpfe Gegenstände weisen oft Gewebsquetschungen auf und sind fast immer infiziert (rostige Nägel, Holzsplitter, Eggenzinken, Eisenstangen u. a.). Je stumpfer der eindringende Gegenstand ist, um so stärker ist die Zertrümmerung der Gewebe!

Stichwunden sind wenig übersichtlich. Die Wundrevision ist schwer und oft gar nicht durchführbar. Die Richtung, die Länge und die Beschaffenheit des blinden Endes des Wundkanals werden deshalb zunächst durch vorsichtige Sondierung festgestellt. Sie darf erst nach eingehender Desinfektion der Wundumgebung, der Hände und des Instrumentariums vorgenommen werden. Die Sondierung mit dem Finger gibt den besten Aufschluß. Da die Kanäle oft eng und gewunden sind, ist der Gebrauch einer S-förmigen Sonde ratsam. Es soll nur einmal sorgfältig und vorsichtig sondiert werden. In der Nähe von Gelenken und Sehnenscheiden ist die Sondierung zu unterlassen, da die Synovialis perforiert werden kann.

Therapie. Kleinere, glatte Stichwunden heilen nach Oberflächendesinfektion der Umgebung durch Ruhigstellung unter sterilem Verband. Größere glatte Stichwunden mit langem Kanal müssen gespalten, bisweilen umschnitten und tamponiert werden, um eine Verhaltung des Wundsekretes zu verhüten. Oft findet man in der Wunde je nach der Entstehungsart die verschiedensten Fremdkörper, z. B. abgebrochene Messerklingen, Nägel, Holz-, Glassplitter, Nadeln Drahtstücke. Sie werden mit der Kornzange erfaßt und vorsichtig entfernt. Endet der Kanal auf dem Knochen, so liegen manchmal abgesprengte Knochenstücke im Grund des Kanals. Nach Entfernung der Fremdkörper muß der zerfetzte Wundrand umschnitten werden. Sodann wird der Kanal nach Einbringen von Sulfonamiden oder Antibiotika locker mit steriler Gaze austamponiert und verbunden. Derartige Stichwunden heilen vom Grund her aus der Tiefe heraus. Schließt sich die Hautwunde zu früh, so sind Stauungen des Wundsekretes zu befürchten. Kanäle mit Zerstörung von Geweben in der Tiefe müssen freigelegt und offen gehalten werden. Nach Nageltritten im Bereich des Sohlenkörpers ist ein trichterförmiger Kanal in der Hornsohle anzulegen, dessen Öffnung etwa $1/2$ cm Durchmesser hat. Die weitere Versorgung der akzidentellen Stichwunden vollzieht sich nach den allgemeinen Regeln der Wundbehandlung.

Perforierende kleine Stichwunden der Sehnenscheiden, Schleimbeutel und Gelenke mit kurzem engem Kanal werden anders behandelt. Von einer Sondierung ist abzusehen, wenn die Diagnose durch Austritt von Synovia aus der Wunde erhärtet ist. Die Behandlung muß aktiv sein und soll innerhalb der ersten 24 Std. durchgeführt werden. Es ist die einmalige Auffüllung des Synovialraumes mit wäßriger Penicillinlösung oder einem Breitspektrumantibiotikum vorzunehmen, die bei Fieberanstieg wiederholt werden soll. Die Sehnenscheide oder das Gelenk werden an einer der Wunde gegenüberliegenden Stelle mit der Hohlnadel punktiert. Von dort aus wird die Lösung injiziert, bis sie in der Wunde erscheint. Sodann wird ein sofortiger Verschluß der Wunde angestrebt. Häufig verschließt ein Pfropf aus geronnener Synovia die Wunde binnen 24 Std. Den Wundverschluß erreicht man durch Naht der Hautwunde, bei kleinsten Wunden durch eine scharfe Einreibung und die dadurch in der Umgebung eintretende Schwellung; auch ein flüssiger Wundverschluß kann Anwendung finden.

Die von der seitlichen Strahlfurche in die Bursa podotrochlearis führenden Nageltritte erfordern eine sofortige Freilegung durch partielle Resektion des Strahls und elliptische Umschneidung der Sehne im Faserverlauf. Die totale oder halbseitige partielle Sehnenresektion ist nicht erforderlich. Ist das Hufgelenk eröffnet, so wird es an der Krone punktiert, die Antibiotikalösung injiziert, bis die Lösung an der Stelle der Gelenköffnung in der Operationswunde erscheint, und die Wunde wird durch einen mit Sulfonamid- oder Penicillinpuder gefüllten Gazetampon geschlossen.

Größere, perforierende Sehnenscheidenwunden. Größere Wunden der Sehnenscheiden führen beim Tier fast immer zur pyogenen Entzündung, wenn nicht sofort die aktive Wundbehandlung vorgenommen wird. Wochenlange Eiterungen mit starker Beeinträchtigung des Allgemeinbefindens (pyogene Allgemeininfektion) sind dann die unausbleibliche Folge.

Wenn die Sehne nicht zugleich verletzt ist, muß innerhalb von 24 Std. die Sehnenscheide nach Rasur und Oberflächendesinfektion der Haut durch Naht geschlossen werden. Man glättet operativ die Wundränder, gibt in die Sehnenscheide eine wäßrige Antibiotikalösung (2—3 Mill. IE Penicillin), bepudert die Wunde mit Sulfonamid- oder Antibiotikapuder und schließt sie durch Naht. Gelingt es nicht, die Sehnenscheide zu nähen, so genügt oft die Naht der Hautwunde allein. Die Wunde bedeckt man mit Sulfonamid- oder Antibiotikapuder. Darüber wird ein fester, dauerhafter Verband, am besten ein Gipsverband, gelegt, der lange liegenbleiben soll. Bei Schälwunden genügt manchmal sogar nur das Anlegen des geglätteten Lappens unter einem guten Dauerverband. Absolute Ruhe muß angestrebt werden. Die Hauptsache ist, daß die Behandlung sofort nach der Verwundung, spätestens aber nach 24 Std. vorgenommen wird. Auf diese Weise wurden bei Pferd und Rind bis zu 8 cm lange Eröffnungen der unteren Sehnenscheide der Beuger über dem Fesselgelenk, ferner solche der Sehnenscheide des M. flexor hallucis und der Sehnenscheiden am Karpus geheilt. Hohe allgemeine Antibiose über 10 Tage.

Perforierende Gelenkwunden. Perforierende Gelenkwunden sollen in frischem Zustand wie Sehnenscheidenwunden behandelt werden. Nach Glättung der Wundränder näht man die Gelenkkapsel, oder wenn das nicht möglich ist, wenigstens die Hautwunde. Ruhigstellung des Gelenkes durch Anlegen eines festen Verbandes, am besten eines Gipsverbandes, soll versucht werden. Die Erfolge sind ermutigend, wenn frühzeitig eingegriffen wird und eine Ruhigstellung des Gelenkes möglich ist. Während der nächsten Tage beobachtet man eine prallere Füllung des Gelenkes infolge Reizung der Synovialis durch die Verletzung. Die Exsudation sistiert, wenn Druck und Gegendruck sich die Waage halten. Die pralle Füllung verschwindet allmählich. Infolge der Resorption des gestauten Wundsekretes tritt vorübergehend ein Fieberanstieg mit Verstärkung der örtlichen klinischen Symptome ein. In dieser Zeit kann die Wundnaht gesprengt werden. Die Antibiotikabehandlung des Gelenkes und der Wunde hat sich auch hier bewährt. Breit klaffende, mit Subluxation verbundene Wunden des Fesselgelenkes und Sprunggelenkwunden konnten bei Großtieren auf diese Weise geheilt werden. Bei Kleintieren sind die Aussichten wegen der besseren Behandlungsmöglichkeiten ausgezeichnet. Eine allgemeine Antibiose muß über 10—14 Tage erfolgen.

Perforierende Bauchhöhlenwunden. Die vorgefallenen Netz- und Darmteile, auch Organteile, werden auf Unversehrtheit untersucht. Vor der Reposition sollen sie gereinigt und mit lauwarmer physiologischer Kochsalz- oder $1^0/_{00}$iger Akridinlösung abgespült werden. Stärkere Desinfektionsmittel sind zu vermeiden. Nach Wundversorgung wird das Bauchfell eng genäht. Im Faserverlauf durchtrennte Bauchdeckenmuskulatur wird ebenfalls geheftet. Es folgt die Faszien- und Hautnaht. Im unteren Wundwinkel wird ein bis in die Muskelschicht reichender Tampon eingelegt. Neben der lokalen ist die allgemeine Sulfonamid- und Antibiotikaprophylaxe einzuleiten. In die Bauchhöhle verbringt man wäßrige Antibiotikalösungen, sonst erhöht sich die

Gefahr von Adhäsionen. Manchmal müssen Darm- oder Organteile reseziert werden.

Perforierende Brusthöhlenwunden. Perforierende Brusthöhlenwunden führen zum einseitigen Pneumothorax mit Kollaps einer Lunge. Beiderseitiger Pneumothorax wirkt meist tödlich durch Erstickung. Die künstliche Beatmung durch die Trachealsonde wird oft erforderlich. Bei Kleintieren ist die Mund-zu-Mund-Beatmung am schnellsten durchführbar. Nach Wundversorgung unter besonderer Untersuchung der Rippen auf Absprengungsfrakturen wird der Verschluß der Wunde analog der Therapie der Bauchdeckenwunde durchgeführt. Es ist sofortige Antibiotikaprophylaxe angezeigt. Lobektomien können beim Kleintier erforderlich sein und mit Erfolg durchgeführt werden.

Schußwunden. Schußwunden sind eine besondere Form der Quetschrißwunden und stellen einen von der Einschuß- bis zur Ausschußöffnung sich konisch erweiternden röhrenförmigen Schußkanal dar.

Geschoßwirkung im allgemeinen. Die Geschoßwirkung ist abhängig von Art und Kaliber des Geschosses und der Durchschlagskraft, die wieder durch die Fluggeschwindigkeit, Schußentfernung und andere Faktoren bedingt ist. Man unterscheidet die durch die direkte Einwirkung auf den Körper hervorgerufenen Zerstörungen und die indirekte Wirkung durch Quetschung, Verdrängung und Berstung der Gewebe infolge hydraulisch-dynamischer Druckwirkung. Diese ist besonders stark an flüssigkeitsreichen Organen (Magen, Darm, Nieren, Leber, Milz, Herz, Gehirn) und am Knochensystem. Dadurch entstehen oft furchtbare Zertrümmerungen, besonders wenn es sich um Nahschüsse handelt. Gefüllte Hohlorgane zerplatzen oft.

In der Umgebung des Schußkanals befindet sich zunächst eine Schicht, in der das Gewebe infolge Zertrümmerung, Quetschung Unterbrechung der Blutversorgung, oft auch durch thermische oder chemische Schädigungen der Nekrobiose preisgegeben ist. Peripher davon liegt die Zone der molekularen Erschütterung, die geringgradigere Veränderungen aufweist.

Blei- und Teilmantelgeschosse erzeugen außerdem eine Sprengwirkung. Sie verändern ihre Gestalt beim Aufschlag und lösen sich in zahlreiche Teile auf. Der Querschnitt des Schußkanals vergrößert sich dadurch schnell trichterförmig. Das zersplitternde Geschoß reißt eine Anzahl von Einzelschußkanälen ins Gewebe.

Bei Nahschüssen ist die Umgebung der Einschußöffnung durch das Mündungsfeuer verbrannt. Bei kleineren Projektilen ist der Einschuß häufig schlitzförmig. Querschläger verursachen größere Quetschungen, da die Geschoßachse nicht in der Schußrichtung liegt. Steckschüsse enden in einem blinden Kanal, in dem das Geschoß liegt. Streifschüsse verursachen rinnenähnliche, offene Hautwunden. Subkutan verlaufende Schußkanäle bezeichnet man als Haarseilschüsse. Prellschüsse werden durch matte, mit geringer Geschwindigkeit fliegende Geschosse verursacht. Sie rufen keine Wunden, sondern Quetschungen hervor.

Die einzelnen Projektile und ihre Wirkung. Bleikugeln geben oft Veranlassung zu Schußwunden bei Kleintieren. Die spitzen Luftgewehrkugeln haben eine geringe Durchschlagskraft. Sie verursachen nur Prellschüsse oder Steckschüsse mit kurzen Kanälen bis in die Unterhaut. Aus der Nähe den Knochen treffende Schüsse verursachen Fissuren. Frakturen entstehen nur an Knochen bis zu Fingerstärke. Das Geschoß plattet sich dabei geringgradig ab. Bei Hauskatzen und wildernden Katzen entdeckt man oft Diabolo-Geschosse.

Teschings oder Flobertgewehre werden mit einer Randfeuerpatrone geladen, die von dem französischen Mechaniker Flobert im Jahre 1845 in Teschen hergestellt wurden. Ihr Kaliber beträgt 6 und 9 mm. Aus der Nähe können ihre Bleikugeln mit abgerundetem Kopf den Köper des Hundes durchschlagen. Beim Auftreffen auf einen Knochen verursachen sie Frakturen und Fissuren. Dabei zerschellt besonders die aus Weichblei gegossene Kugel oft in eine große Zahl kleinster Bleiteilchen, die strahlenförmig ins umgebende Gewebe eindringen und Zerreißungen und Blutungen mit starker Schwellung verursachen.

Kleinkaliberbüchsen haben ein längeres Flachkopfgeschoß aus Blei. Es durchschlägt auf 50 m Entfernung 5–7 cm starkes Tannenholz.

Schrapnellkugeln bestehen aus Blei und haben etwa Kirschgröße. Sie werden nach dem Platzen des Schrapnells verstreut. Sie verursachen meist Steckschüsse bei geringer Formveränderung des Projektils. Die Quetschwirkung kann erheblich sein.

Der Schrotschuß verfeuert eine Schrotgarbe kleiner Bleikugeln, deren Anzahl nach der Schrotgröße schwankt. Die Korngröße des Schrots der Jagdwaffen liegt zwischen 1,25 und 5,5 mm. Ein geringer Zusatz von Antimon vergrößert ihre Härte. Weichschrot erleidet schnellere Formveränderungen. Hartschrot hat eine größere Durchschlagskraft. Fissuren und Frakturen kommen seltener vor. Schrotkugeln entdeckt man sehr oft als Zufallsbefund bei der Röntgenuntersuchung des Jagdhundes.

Teilmantelgeschosse bestehen aus einem Bleikern und einem ringförmigen Blechmantel, der die Spitze freiläßt (Dum-Dum-Geschosse; in Dum Dum bei Kalkutta bestand eine Waffenfabrik, in der Teilmantelgeschosse von den Engländern hergestellt wurden). Die Geschosse sind in der Kriegführung verboten. Bei der Jagd finden sie als Hohlspitz-, Bleispitz-, Loch- und Teilmantelgeschosse Verwendung. Sie bewirken größere Zerreißungen, da das Blei des Geschosses beim Auftreffen auf einen Widerstand sich in zahlreiche Einzelteile auflöst. Der Geschoßmantel verursacht die stärksten Zerstörungen. Auf Hunde wirkt ein Treffer in der Regel tödlich. Gliedmaßen werden zerschmettert. Auch beim Großtier entstehen stark zerfetzte Wunden, die nach Organtreffern zum Tode führen. Oberflächlich liegende Knochen werden zerschmettert (Rippen, Kopfknochen) oder frakturiert (Gliedmaßen).

Vollmantelgeschosse und Starkmantelgeschosse haben einen Metallüberzug aus Stahl oder Nickelkupfer. Die Vollkerngeschosse bestehen meist aus Kupfer. Sie zerschellen nicht, verformen sich aber geringgradig auf starkem Widerstand. Die Rundkopfgeschosse der Pistolen und Revolver haben eine geringere Durchschlagskraft. Spitzgeschosse werden leicht abgelenkt, wodurch Querschläger entstehen können. Diese Kugeln erzeugen meist einen schlitzförmigen Einschuß und einen glatten Schußkanal, wenn sie nicht Geschirrteile,

Knochensplitter usw. vor sich hertreiben. Dann entstehen, ebenso wie nach Querschlägern, größere Zerreißungen und Quetschungen des Gewebes. Nach glatten Durchschüssen durch die Muskulatur an den Extremitäten können Ein- und Ausschußöffnungen schnell verkleben, so daß Primärheilung eintritt. Steckschüsse heilen oft reaktionslos ein.

Splitter von explodierenden Granaten, Bomben oder Minen verursachen je nach Größe und Durchschlagskraft Wunden verschiedenster Art. Der zackige, schnell um seine Achse rotierende Splitter ruft starke Zermalmungen der getroffenen Gewebe hervor, obgleich die Einschußöffnungen nur klein sind. Derartige Wunden bilden den besten Nährboden für eine Wundinfektion. Ist das Projektil mit dem Erdboden in Berührung gekommen oder handelt es sich um indirekte (sekundäre) Geschosse (mitgerissener Steine usw.), so muß mit einer stärkeren Verschmutzung und Infektion der Wunden gerechnet werden.

Klinische Erscheinungen. Der Schmerz ist nach der Verwundung im Anfang gering, da der Durchschuß sehr schnell entsteht. Der Arm des Menschen wird z. B. von einer Infanteriekugel in $^{49}/_{10000}$ s durchschossen. Die Umgebung der Wunde wird oft empfindungslos (lokaler Gewebsschock). Der sekundäre Wundschmerz ist je nach Art und Größe der Wunde und abhängig von der Geschoßwirkung und der individuellen Empfindlichkeit des verletzten Tieres verschieden.

Die Blutung kann bei größerer Stärke schnell zum hypovolämischen Schock führen. Bisweilen kommt es zur Hämatombildung im Schußkanal. Bei Brust- und Bauchschüssen tritt der Tod manchmal in kurzer Zeit durch Verblutung infolge Durchschlagens größerer Gefäße oder durch Zerreißung der Parenchyme (Leber, Lunge, Milz usw.) ein. Nach Herzschüssen kann der Tod durch Hämoperikard und die sich daraus ergebende Herztamponade eintreten.

Form, Größe und Umfang des anatomischen Defektes sind je nach Art der Verletzung und des Geschosses verschieden. Bald sieht man lediglich eine kleine schlitzförmige Öffnung am Ein- und Ausschuß, bald

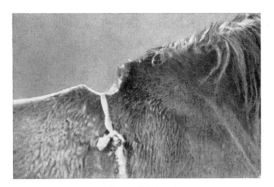

Abb. 21. Streifschuß am Widerrist.

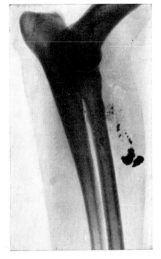

Abb. 22. Sprengwirkung einer Bleikugel, Kaliber 6 mm, mit Radiusfissur beim Hund.

wieder umfangreiche Hautdefekte, zerrissene und gequetschte Wundränder und starke Zertrümmerung der Weichteile und Knochen.

Die Untersuchung der Wunde erstreckt sich auf die Feststellung des Projektils oder anderer Fremdkörper in der Wunde, ferner auf die Anwesenheit von zermalmtem Gewebe oder von Knochensplittern, die der Nekrose anheimfallen werden. Auch ist das Augenmerk darauf zu richten, ob die Gegenwart von Körperflüssigkeiten (Speichel, Darminhalt, Synovia) oder Luftblasen und Schaum auf perforierende Wunden hinweist.

Schon nach einigen Stunden, spätestens am nächsten Tag, tritt in der Umgebung der Wunde, in der Zone der molekularen Erschütterung, eine ödematöse Schwellung ein. Sie ist teigig, nicht vermehrt warm und nur geringgradig oder gar nicht schmerzhaft. Es handelt sich zum Teil um ein Quetschungsödem, hervorgerufen durch die Erschütterung der Gewebe und die Zerreißung kleinster Blutgefäße, zum anderen um die in jeder Wunde am Gefäßsystem sich abspielenden Entzündungsvorgänge. Diese Schwellung verschwindet wieder innerhalb einer Woche, wenn nicht infolge Wundinfektion inzwischen eine phlegmonöse Verdickung an ihre Stelle getreten ist. Das Quetschungsödem ist am stärksten in dicker Muskulatur. Bei glatten Durchschüssen durch Muskeln bis zu 10 cm Dicke fehlt es oft.

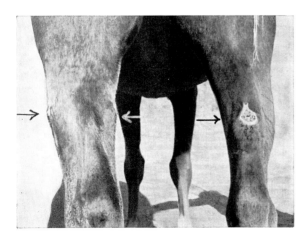

Abb. 23. Glatter Durchschuß durch die Muskulatur links, Streifschuß an der Achillessehne rechts.

Die Sondierung soll frühzeitig und unter aseptischen Kautelen, aber nur wenn sie erforderlich ist, ausgeführt werden. Sie unterbleibt in der Nähe von Gelenken, Sehnenscheiden und auch sonst, wenn der Verdacht einer perforierenden Schußwunde gerechtfertigt erscheint. Bei Steckschüssen ist sie meist erforderlich.

Das Röntgenbild vermag schnell über Art und Größe des Projektils, seine Verformung und Zersplitterung (Bleigeschosse) Aufschluß zu geben, vor allem über seine Lage und über die Verletzungen der Knochen (Fraktur, Fissur, Absprengungen). Zur genauen Lagebestimmung sind Aufnahmen in zwei senkrecht zueinander stehenden Ebenen erforderlich.

Steht kein Röntgenapparat zur Verfügung, so kann das Fremdkörpersuchgerät zur Feststellung und Lokalisierung von Geschossen dienen.

1. *Durchschüsse.* Streifschüsse bieten keine Besonderheiten. Es entstehen offene Rißwunden. Subkutan verlaufende Haarseilschüsse können am Rumpf von Großtieren eine Länge von 1 m annehmen. Bei waagerechtem Verlauf tritt oft etwa in der Mitte des Kanals eine Ansammlung von Wundsekret mit Abszeßbildung auf. Am Thorax verbergen sich unter ihnen oft Schußfrakturen der Rippen. Durchschüsse mit kleinen Kalibern ergeben in der Muskulatur oft glatte Kanäle, die verkleben und primär heilen, wenn der Schußkanal nicht länger als 20 cm ist. Bei längeren Kanälen und größerem Kaliber treibt der Splitter Gewebe vor sich her, so daß große Ausschußöffnungen entstehen, besonders wenn Knochenteile mitgerissen wurden. Schüsse durch die Beugesehnen hinterlassen oft nur Schlitze im Sehnengewebe und heilen dann glatt aus. Auch glatte Durchschüsse durch Sehne und Sehnenscheide verkleben oft primär. Die stärkere Füllung der Sehnenscheide verliert sich allmählich. Nach Sehnenschüssen mit Substanzverlust kann noch vollständige Wiederherstellung erwartet werden, wenn die Kontinuität der Sehne zu mehr als 50% erhalten bleibt. Schüsse durch den Knochen verursachen meist schwere Zerstörungen, so daß selten einmal mit Selbstheilung zu rechnen ist. Nur an den Kopfknochen, an den Rippen und nach Absprengungsfrakturen infolge von Streifschüssen an Knochen sind die Aussichten günstiger. An den platten Knochen (Schädel, Schulterblatt) und an den Epiphysen der Großtiere wird der Knochen glatt durchschlagen. Diese Lochschüsse sind jedoch meist von radiär angeordneten Fissuren umgeben (Schmetterlingsfraktur). In der Diaphyse getoffene Röhrenknochen zersplittern stark. Bei geringer Durchschlagskraft entstehen Impressionen oder Fissuren.

Glatte Durchschüsse durch Gelenke kommen höchstens einmal am Kniescheibengelenk oder am Sprunggelenk zwischen Tibia und Calcaneus vor. In allen anderen Fällen bestehen zugleich Schußfrakturen mit meist großer Ausschußöffnung.

Brustschüsse verursachen oft starke Zertrümmerungen der Lunge durch mitgerissene Knochensplitter der Rippen. Die Tiere verbluten schnell infolge Zerreißung der größeren Gefäße (Hämothorax). Bei großer Ausschußöffnung sterben die Tiere am Pneumothorax. Den glatten Geschossen weichen die Gefäße z. T. aus. Glatte Lungenschüsse ohne Zertrümmerung von Geweben sind deshalb prognostisch nicht ungünstig. Die Prognose gestaltet sich günstiger, wenn die Tiere die ersten 24 Std. gut überstehen. Die Tiere zeigen dabei Nasenbluten.

Bauchschüsse bieten eine schlechte Prognose, wenn eine exakte Versorgung der Magen-, Darm-, Leberwunden usw. nicht sofort durchführbar ist. Häufig finden Verblutungen in die Bauchhöhle statt (Hämoperitoneum).

Glatte Leber- und Milzschüsse können heilen. Verletzungen des Magen-Darm-Kanals können zur tödlichen eitrig-diffusen Peritonitis führen, da Darminhalt in die Bauchhöhle eindringt. Am Dickdarm entstehen häufig Lappenwunden. Selten verkleben einmal glatte Durchschüsse. Die Therapie verspricht nur bei sofortiger Operation Erfolg.

2. *Steckschüsse.* Nach Steckschüssen in die Muskulatur schließt sich die Einschußöffnung manchmal primär. Glatte Geschosse heilen ohne Schaden ein. Nach rauhen Splittern und infizierten Projektilen handelt es sich oft nur um eine Scheinheilung. Nach mehreren Wochen treten erneut Schwellung,

Abszedierung und Fistelbildung ein. Die operative Entfernung gestaltet sich dann schwieriger, da inzwischen starke bindegewebige und narbige Verwachsungen in der Umgebung aufgetreten sind und der vielfach gewundene Fistelkanal schwer zu verfolgen ist. Besonders schwierig gestaltet sich das Auffinden des Fistelgrundes und damit des Granatsplitters in der dicken Muskulatur der Hinterhand und hinter dem Schulterblatt.

Das Schicksal des im Körper verbleibenden Geschosses kann verschieden sein. Kleinere, glattwandige Projektile werden schnell von festem Bindegewebe umgeben (Abkapselung). Oft bilden sich zystenähnliche Kapseln, die außer dem Geschoß noch Blutkoagula, Blutserum, andere Fremdkörper und sogar noch Eitererreger enthalten können. Das später sich zu festem Bindegewebe verdichtende Geschoßbett schließt den Inhalt sicher vom Körper ab (Enzystierung). Wird die Hülle später durch Quetschung oder andere traumatische Einflüsse gesprengt, so kann durch Aktivierung der latenten Infektion eine abszedierende Phlegmone noch nach Jahren eintreten.

In vielen Fällen bleibt der infizierte Schußkanal nach der Verwundung offen. Mit der Sonde gelangt man durch den enghalsigen Kanal in einen weiten Hohlraum, in dem man den Splitter an dem metallischen Klang bei Berührung mit der Sonde erkennen kann.

Die Wanderung der Geschosse stellt eine unangenehme Störung der Heilung nach Weichteilverletzungen dar. Das Geschoß senkt sich durch sein Eigengewicht und durch die Bewegung der Muskeln im lockeren intermuskulären Bindegewebe. Dadurch entsteht ein eitergefüllter, sackähnlicher Kanal. Aus der an der höchsten Stelle liegenden Öffnung entleert sich bei Bewegung und Kompression des Kanals der Eiter schubweise. Granatsplitter können weit wandern. In günstigen Fällen gelangt der Splitter an der tiefsten Stelle ins subkutane Gewebe, wo Abszeßbildung seine Lage anzeigt und die operative Entfernung erleichtert. Der am Hals eingedrungene Splitter dringt oft in die Tiefe, bis an die Halswirbel. In der Drosselrinne wandert er oft bis zum Schultergelenk oder an die Vorbrust. Der in der Widerristgegend sitzende Splitter verliert sich oft hinter dem Schulterblatt. Nach Einschlag auf oder kurz hinter dem Schulterblatt kündet ein Abszeß hinter dem Ellenbogengelenk die Lage des gewanderten Projektils an. In der Rücken- und Lendenmuskulatur kann sich der Splitter an der Brust- oder Bauchwand nach unten senken. Meist wandert er nur ein Stück in die Tiefe oder kaudalwärts. Von der Kruppe und den Glutäen senkt er sich oft hinter dem Hüftgelenk zwischen den Muskeln der Hinterhand nach unten und wird dann in der Kniekehle oder im Bereich der Tibia gefunden.

Steckschüsse am und im Knochen: An platten Knochen, z. B. am Schädel, an der Skapula und an den Rippen, entstehen Impressionsfrakturen, deren Ausmaß nach Größe und Geschwindigkeit des Projektils verschieden ist. Von besonderer Bedeutung sind die Steckschüsse in den Gliedmaßenknochen, besonders in Metakarpus, Metatarsus, Radius, Humerus und in der Tibia. Bisweilen wird ein Knochenstückchen ausgestanzt und mit dem Splitter in die Markhöhle getrieben. Dann sind meist auch von der Knochenwunde ausgehende Fissuren vorhanden. Manchmal findet man nur Absprengungsfrakturen der Kortikalis, neben denen der Splitter liegt. Häufig sieht man auch, daß kleinste Granatsplitter durch einen für eine dünne Sonde eben noch passierbaren Kanal ins Mark gedrungen sind. Der Schußkanal in der Haut schließt sich dann schnell, Schwellung und Lahmheit bleiben aber bestehen. Nach Spaltung der Haut ist der Kanal im Knochen noch für die Sonde passierbar. Das Periost verdickt sich allmählich im Bereich des ganzen Knochens, und es entsteht eine harte Periostphlegmone, über die sich die Haut nicht mehr verschieben läßt. Die Konturen des Knochens werden walzenförmig. Die Lahmheit bleibt hochgradig. Die Mastdarmtemperatur bleibt stets erhöht. So entsteht bei zunehmender Abmagerung allmählich eine eitrige Osteomyelitis.

Wundinfektionen sind nach Verwundung durch glatte Geschosse im direkten Schuß weniger zu befürchten. So heilen Schrotkörner beim Hund meist reaktionslos und unbemerkt vom Besitzer ein. Bei glattem

Durchschuß erfolgt primäre Verklebung der Ein- und Ausschußöffnung. Dagegen tritt nach Verwundung durch Splitter fast stets eine Wundinfektion ein. Die Therapie muß darauf Rücksicht nehmen. Ausgedehnte Phlegmonen, Eiterungen, Nekrosen und putride Infektionen sind keine Seltenheit. Gefürchtet ist die Gasphlegmone (Gasbrand), die durch primäre Infektion vom sporenhaltigen Geschoß und von mitgerissenen Geschirrteilen, aber auch sekundär durch Verschmutzung der Wunde unter Feldverhältnissen eintreten kann.

Therapie. In allen Fällen ist sofort die lokale und parenterale Sulfonamid- und Antibiotikatherapie in den Behandlungsplan einzubeziehen. Gegebenenfalls wird polyvalentes Gasbrandserum verabreicht.

Die Notversorgung der Schußwunde erfordert sauberes, aseptisches Arbeiten. Die Blutstillung ist zunächst vordringlich. Ruhigstellen der Patienten während der ersten Stunde wirkt oft lebensrettend, da die Schockgefahr verringert wird und innere Verblutungen und Nachblutungen dann weniger häufig sind. Nach Desinfektion der Wundumgebung im Bereich der Ein- und Ausschußöffnung sollen trockene Verbände oder ein flüssiger Wundverschluß gelegt werden. Besonders muß vor unnötiger und unsachgemäßer Sondierung gewarnt werden, die zur Sekundärinfektion führt. Die primäre Infektion kann oft vom Körper ohne Hilfe überwunden werden. Spülungen, Auswischen, Auskratzen, Ausspritzen, Einführen des Fingers, Suchen nach der Kugel usw. sollen unterlassen werden, wenn die aseptischen Vorbedingungen nicht gegeben sind.

Die endgültige Behandlung richtet sich ganz nach dem Charakter der Schußwunde.

1. Streifschüsse: Ihre Versorgung geschieht nach den allgemein gültigen Regeln der Wundbehandlung.

2. Durchschüsse: Glatte Schußkanäle der Gewehrschüsse usw. in den Weichteilen können konservativ behandelt werden. Sie werden nicht sondiert, um die Sekundärinfektion von der Hautoberfläche aus zu vermeiden. Man desinfiziert die Wundumgebung mit Alkohol und Iodtinktur und deckt Ein- und Ausschuß mit steriler Gaze und Verband oder mit einem flüssigen Wundverschluß ab.

Sind stärkere Gewebszertrümmerungen zu vermuten, so werden die Öffnungen gespalten, nach vorsichtiger Sondierung evtl. eingedrungene Fremdkörper oder Knochensplitter entfernt und Gazestreifen zur Tamponade locker eingeführt. Offenhalten der Wunde ist hierbei stets das richtige. Primärer Wundverschluß durch Naht ist zu unterlassen, da sich der innergewebliche Druck infolge Stauung des Wundsekretes steigert und günstige Entwicklungsbedingungen für Infektionserreger, insbesondere für Anaerobier, geschaffen werden. Die mechanisch ausschwemmende Wirkung des Wundsekretes ist dann unterbunden.

Ganz anders gestaltet sich die Versorgung der durch Granat-, Bomben- und Minensplitter hervorgerufenen Verwundungen. Es entstehen umfangreiche Trümmerwunden in der Muskulatur, oft bei kleinen Einschußöffnungen. Die Grundsätze der modernen Chirurgie müssen angewendet werden. Die Behandlung muß hier eine aktive sein (Spaltung, Wundausschneidung, Tamponade, Drainage, Verband). Konservative Behandlung verzögert den Heilungsverlauf. Ein- und Ausschuß werden gespalten bzw. umschnitten. Gequetschtes Gewebe, Fremdkörper und Knochensplitter müssen frühzeitig entfernt werden.

Längere subkutane Haarseilschüsse müssen insbesondere bei waagerechter Lage an der Seitenbrust und Bauchwand in der Mitte gespalten werden, da dort meist eine Sekretansammlung mit späterer Abszedierung entsteht. Die Heilung erfolgt schneller als bei der Drainierung des langen Kanals.

Glatte Durchschüsse durch Gelenke werden konservativ behandelt, wenn Ein- und Ausschuß verklebt sind. Offene Höhlen und Steckschüsse sind aktiv zu behandeln. Die Gelenkkapselnaht ist zu versuchen. Das Gelenk muß durch Gipsverband stillgelegt werden.

Durchschüsse durch Knochen müssen mit einem scharfen Löffel ausgeräumt und locker tamponiert werden. Um Frakturen durch seitliche Knickung zu vermeiden, sind Schienenverbände anzulegen. Absprengungsfrakturen erfordern sofortige operative Entfernung der Knochenstücke (Tuber coxae, Tuber ischiadicum, Dornfortsätze u. a.).

Einmal wird durch die Frühoperation die Heilungsdauer erheblich verkürzt, zum anderen operiert es sich später schlechter wegen der auftretenden starken bindegewebigen Verwachsungen. Alle freiliegenden rauhen Knochenstellen müssen zur Vermeidung der eitrigen Osteomyelitis geglättet und unter Verband mit Sulfonamid- oder Antibiotikapuder gehalten werden. Frakturierte Rippen müssen zur Vermeidung von Rippenfisteln partiell reseziert werden.

Nach der Nachbehandlung glatter Durchschüsse, die primär verkleben, ist darauf zu achten, daß die Tiere mindestens 14 Tage lang Ruhe erhalten. Frühzeitige Bewegung, Transporte usw. wirken sich ungünstig aus. Durch Muskelbewegung wird die Wunde irritiert. Exsudatansammlungen entstehen. Infektionen, die in der Ruhe vom Körper bekämpft werden können, blühen bei der Bewegung auf, so daß Abszesse entstehen. Auch treten durch erneute Zerreißung der eben verklebten Muskelfibrillen fast immer erneute Ödeme, Schwellungen und Lahmheiten auf, wenn es auch nicht zum Ausbruch der Infektion kommen sollte.

3. Steckschüsse erfordern eine besondere Behandlung. Der Röntgenbefund kann hier neben dem klinischen Untersuchungsergebnis das therapeutische Vorgehen wesentlich beeinflussen. Schrotkörner brauchen beim Kleintier nicht entfernt zu werden, Bleikugeln und andere glattwandige Projektile bis zur Größe des Infanteriegeschosses beim Großtier ebenfalls nicht. Die engen Schußkanäle schließen sich schnell und heilen meist komplikationslos. Eine operative Entfernung des Geschosses soll vorgenommen werden, wenn dieses in der Nähe von Nerven, Gefäßen, Gelenken, Sehnenscheiden oder in letzteren liegt, wenn es infiziert oder operativ leicht erreichbar ist (z. B. subkutan liegt) oder wenn sich die Lage des Geschosses aus anderen Gründen behindernd und lebensgefährdend für den Patienten auswirken kann. Vorher ist eine Erweiterung der Hautöffnung durch senkrechte Spaltung oder Gegenöffnung vorzunehmen. Aus infizierten Schußkanälen ist das Geschoß stets zu entfernen. Ebenso sind alle rauhen Granatsplitter zu entfernen. Zweckmäßig ist frühzeitige Entfernung des Fremdkörpers. Im Stadium des Quetschungsödems können Komplikationen eintreten. Man wartet dann besser eine Woche, bis das Ödem abgeklungen ist.

Steckschüsse der Weichteile liegen oft in einer Eiterhöhle. Nach Sondierung spaltet man senkrecht oder macht eine Gegenöffnung an der tiefsten Stelle. Drainage für längere Zeit ist nach Entfernung des Projektils nicht erforderlich. Nach Geschoßwanderung ist die Lage des Splitters oft schwer festzustellen. Man sondiert den Kanal und spaltet an der tiefsten Stelle. Von dort läßt sich die Sonde dann meist nochmals in anderer Richtung vorführen. Es wird wieder an der tiefsten Stelle gespalten, bis der Grund des Kanals erreicht und der Splitter gefunden ist. In günstig gelagerten Fällen deutet ein Abszeß die Lage des Splitters an, in ungünstigen ist er manchmal in der Tiefe unauffindbar. Steckschüsse im Knochen müssen innerhalb der ersten 14 Tage operativ entfernt werden. Oft handelt es sich um kleinste Splitter. Der dünne Schußkanal im Knochen wird mit einem scharfen Löffel erweitert und sodann der Splitter herausgehoben. Umschriebene, ausgestanzte und in den Knochen getriebene Stücke der Kortikalis müssen mit dem Splitter entfernt werden. Stets müssen rauhe und morsche Knochenbezirke geglättet werden, bis gesundes Knochengewebe erscheint. Dies gilt auch für die häufigen Absplitterungen von Teilen der Kortikalis. Die Höhlen werden mit Marfanil-Prontalbin®- bzw. Pro-Ma®-Puder oder einem Sulfonamid-Antibiotika-Puder tamponiert. Die Erscheinungen der beginnenden eitrigen Osteomyelitis bilden sich nach dieser Behandlung schnell zurück. Der Fieberabfall erfolgt meist schon am nächsten Tage.

Lebensgefährlich infizierte Wunden. Hierzu zählen Infektionen mit den Erregern des Milzbrandes, Tetanus, Rotz, der Tollwut, des Gasbrandes, die sich insbesondere auch der Tierarzt selbst in Ausübung seines Berufes zuziehen kann. Die Wunden sind oft nur klein und unerheblich, der eingedrungene Infektionsstoff dagegen wirkt lebensgefährlich.

Die Therapie muß von den sonst in der Wundbehandlung geltenden Regeln abweichen. Im Vordergrund steht die Vernichtung des die Lebensgefahr verursachenden Giftstoffes durch aktives chirurgisches Vorgehen. Gegebenenfalls hat sofort die prophylaktische Immunisierung einzusetzen.

Arthropodenstiche. Stiche durch Bienen, Wespen, Hornissen und manche Spinnentiere (Skorpion, Tarantel) verursachen örtlich stark schmerzhafte Schwellungen durch das eingedrungene Gift. Sie sind besonders stark am Kopf (Lippen, Augenlider, Nase), am Hals, in der Inguinalgegend, am Präputium, Euter und zwischen den Hinterbeinen. Durch Verschluß der Atemwege können sie zur Erstickung führen. Der Stachel der Bienen mit dem daran hängenden Giftsack bleibt oft in der Wunde.

Pferde sind gegen Bienengift sehr empfindlich. Wenn sie von einem Schwarm überfallen werden, tritt bisweilen der Tod in wenigen Stunden ein. Man muß:

1. das unmittelbar den Stichen folgende Stadium der nervösen Erregung und Schmerzäußerung,
2. das Stadium des lebensgefährlichen Schocks, das in allgemeine Depression übergeht, und
3. das Stadium der terminalen Anämie bei zunehmender Besserung unterscheiden.

Die Lidbindehäute werden blutig rot und schwellen schnell an. Der Puls steigt zu Beginn bis zur Höchstzahl, die Temperatur anfangs bis über 40 °C. Herzschwäche tritt ein. Die Atmung ist stark beschleunigt und röchelnd. Dazu werden schlechtes Allgemeinbefinden, schwankender Gang, Kreisbewegungen, Schmerzäußerung und Schweißausbruch, Krampfanfälle und Rotfärbung des Harns beobachtet. Zu Beginn der Erkrankung werden Methämoglobinämie, Bilirubinämie, eine Rechtsverschiebung im weißen Blutbild, eine toxische Granulation der polymorphkernigen Leukozyten und später eine lang anhaltende hämolytische Anämie mit ihren Folgen (Milztumor, hämolytischer Ikterus) beobachtet, die zu lecksuchtähnlichen Erscheinungen führen kann. Nach Heilung kann die Leistungsfähigkeit der Tiere dauernd beeinträchtigt bleiben.

Die örtlichen Schwellungen in der Umgebung der Wunde sind vermehrt warm, schmerzhaft und von derber, später teigiger Konsistenz. Nach einigen Tagen geht die Schwellung zurück, und man findet derbe, erbsen- bis haselnußgroße Knoten in der Haut, die sich nur langsam zurückbilden. Nach 8–10 Tagen treten manchmal bei Pferd und Hund oberflächliche Hautnekrosen an der Stichstelle auf. Knotenförmige Verhärtungen der Haut, haarlose Stellen, Pigmentverluste von Haar und Haut mit lang anhaltendem Juckreiz können zurückbleiben.

Therapie. Entfernung des Stachels, Einreiben mit Salmiakgeist, Antihistaminika- oder Glukokortikoidsalben oder -gelees, möglichst schnell nach dem Stich, später Kühlungen mit Burrowscher Lösung. Die Abstoßung der Nekrosen wird durch Salbenbehandlung gefördert. Die allgemeinen Vergiftungserscheinungen werden symptomatisch behandelt (Ruhe, Herzmittel). Bei Bienenstichen ist die Calciumtherapie zu versuchen. Die Anämie wird durch Gaben injizierbarer Eisenpräparate in einigen Tagen gebessert. Bluttransfusionen wirken manchmal lebensrettend. Gleiches trifft für kurzwirkende Glukokortikoide zu.

Schlangenbisse. In Mitteleuropa ist die an der schwarzen, zickzackähnlichen Rückenlinie kenntliche Kreuzotter (*Vipera berus berus* L.) die häufigste Giftschlange. Außerdem kommt in Österreich noch die Wiesen- oder Spitzkopfotter (*Vipera ursinii ursinii* Bonaparte) und die Hornotter (*Vipera ammodytes* L.) vor. Zwei kleine schlitzähnliche Bußwunden, verursacht durch die beiden Giftzähne, liegen parallel nebeneinander. Das Schlangengift wirkt hämolytisch und manchmal tödlich. Es enthält Neurotoxine, Hämorrhagine und Hämolysine. Am stärksten hämolysierend wirkt das Gift der Vipern (*Lachesis*- und *Bothrops*-Arten). Sämtliche Schlangengifte haben bei äußerlicher und parenteraler vorsichtig dosierter Anwendung eine blutstillende Wirkung. Lokal treten schnell schmerzhafte Schwellungen auf. Die Bißstellen liegen meist an spärlich behaarten Körperstellen. Starke örtliche Schwellungen, Unterhautblutungen, Durchfälle, Schock mit kaum fühlbarem Puls und Atemlähmungen charakterisieren das klinische Bild. Hunde sterben nach Kreuzotterbiß innerhalb einiger Tage. Natterngifte (Kobra) führen zur Atemlähmung innerhalb von Stunden, die Crotalusgifte der Klapperschlage wirken noch schneller neurotoxisch.

Therapie. Das Gift muß schnell entfernt werden (Aussagen, Ausbrennen mit einer glühenden Sonde, Ätzen mit stark korrosiv wirkenden Mitteln, Wundausschneidung). Abbinden der Gliedmaße bis zu 2 Std. lang verhindert die Resorption und Allgemeinvergiftung. Aus der gestauten Gliedmaße kann das Gift durch breite Spaltung der Bißwunden entfernt werden. Kaliumpermanganat wird als Spezifikum gegen Schlangenbisse örtlich angewendet. Die Wunde wird mit 3–5%iger Lösung umspritzt. Gegen die Allgemeinerscheinungen gibt man Herzmittel und Strychnininjektionen. Die Erfolge mit antitoxischen Heilseren, die in gefährdeten Gebieten vorrätig gehalten werden, sind bei Pferd, Rind, Schaf, Ziege, Schwein und Hund gut. Das Serum wird intramuskulär und bei lebensbedrohenden Erscheinungen intravenös verabreicht. Bei kleineren Tieren (Hunden) sind relativ größere Dosen anzuwenden. Bei lebensbedrohender Toxämie wird bis zur Besserung des Allgemeinzustandes aller 6 Stunden Prednisolut® intravenös injiziert.

1.1.5. Heilung der Wunde

1.1.5.1. Heilungstendenz und Regenerationsfähigkeit

Die **Heilungstendenz** ist bei jungen Individuen besser als bei alten Tieren. In der zweiten Hälfte der Schwangerschaft kann die Heilung einer Wunde gestört sein. Nach der Geburt bessert sie sich fast immer rapide. Schwere Erkrankungen des Gesamtorganismus schwächen die natürliche Heilkraft. Auch bei schwächlichen und zurückgebliebenen Tieren ist die Wundheilung oft verzögert. Schlechte Haltungsbedingungen und Vitaminmangel vermögen die Wundheilung ebenfalls ungünstig zu beeinflussen. Die Heilungstendenz unterliegt starken individuellen Schwankungen und ist bei den einzelnen Tierarten verschieden. Auch Rassenunterschiede machen sich bei der Heilung bemerkbar. Beim Maultier ist sie oft besser als beim Pferd. Beim Hund beansprucht die Heilung meist kürzere, beim Rind dagegen längere Zeit.

Die **Regenerationsfähigkeit der Gewebe** ist verschieden. *Haut* und *Schleimhaut* werden relativ schnell und weitgehend durch Epithelisierung ersetzt. Der Hauptanteil an der Vereinigung anderer Gewebe fällt dem Granulationsgewebe zu, das sich zu Bindegewebe umformt. Faseriges Bindegewebe wird daher voll und ganz wieder ersetzt. Alle anderen Gewebearten zeigen nur Andeutungen einer Regeneration, die sich im Vergleich zum Bindegewebe in bescheidenen Grenzen hält.

Muskelfasern haben ein geringes Regenerationsvermögen. Man hat bei geringgradigen Verletzungen nur eine beschränkte Bildung neuer Muskelfasern festgestellt. Durch Wucherung und Vergrößerung der Muskelkerne bilden sich bandartige Knospen.

Nervenfasern zeigen ein gutes Regenerationsvermögen, wenn die durchtrennten Nervenstümpfe aneinanderliegen oder genäht werden. Die Nervenfasern des zentralen Stumpfes bilden neue Fasern, die in den peripheren Teil des Nerven hineinwachsen und nach Vereinigung die Leitfähigkeit des Nerven voll wiederherstellen. Die Erfahrungen bei der Neurektomie haben gezeigt, daß selbst bei einem Abstand der Stümpfe von mehreren Millimetern noch eine Wiedervereinigung eintreten kann. In der Wunde sollen Durchtrennungen größerer Nerven daher genäht oder verlagerte Nervenstümpfe zum mindesten wieder aneinandergelagert werden. Beträgt die Entfernung zwischen den Stümpfen mehr als 1 cm, so tritt peripher Nervendegeneration ein. Im Gehirn und Rückenmark findet keine Regeneration der Nervensubstanz statt. Es entsteht eine bindegewebige Narbe.

Blutgefäße. Kapillaren bilden sich schnell im Wundgebiet durch Sprossung der vorhandenen Kapillarendothelien. Sie stellen einen der Hauptfaktoren bei der Wundheilung dar. Verödete größere Gefäße werden schnell durch den Kollateralkreislauf ersetzt, indem die Vasa vasorum sich weiten und die Funktion des durchtrennten Gefäßes übernehmen. Auch können sich vor und hinter der Wunde abzweigende Nebengefäße vereinigen und ein Umgehungsgefäß, eine Kollaterale, bilden. Diese Art der Wiederherstellung des Kreislaufs ist nach totaler Durchtrennung oder Unterbindung größerer Gefäßstämme zu erwarten. Nach Durchschneidung und Unterbindung beider Vv. jugulares stellte Cartwright (1954) fest, daß sich der Kollateralkreislauf in einer Woche ausbildet.

Sehnenfasern, die aus ihrem natürlichen Gefüge herausgerissen oder nur gelockert worden sind, fallen in der funktionellen Leistung aus. Defekte und Kontinuitätstrennungen werden durch die Wucherung des Paratendineums und des faszikulären Bindegewebes ausgeglichen, und es entsteht eine rein bindegewebige Narbe. Das Bindegewebe wird allerdings sehr fibrillenreich, so daß ein gutes, festes und dauerhaftes Flickgewebe entsteht, dem aber die Elastizität der Sehnenfaser fehlt.

Fasziengewebe wird durch eine bindegewebige Narbe vereinigt, wenn die Wundränder nicht zu weit klaffen. Bei breiten Faszienschlitzen vernarben nur die Faszienränder, und der Schlitz bleibt bestehen. Schließt sich die darüberliegende Hautwunde, entsteht ebenso die *Muskelhernie* wie bei gedeckten Faszienverletzungen. Die darunterliegende Muskulatur wird durch den Faszienschlitz vorgepreßt und bildet eine Verdickung, die je nach Spannungszustand der Faszie und der Muskulatur zeitweise verschwindet. Faszienwunden sollten daher stets besonders genäht werden.

Knorpelgewebe. Die Regeneration des Knorpels geht vom Perichondrium aus. Auch die Knorpelzellen selbst beteiligen sich durch Bildung neuer Knorpelzellen. Das Perichondrium bildet ein fibröses Gewebe, das zur Verknöcherung neigt. Wunden am Gelenkknorpel zeigen keinerlei Regenerationserscheinungen. Auch wird keine Bildung anderen Ersatzgewebes festgestellt. Diese Wunden heilen also nicht aus.

Knochenwunden heilen durch Bildung neuen Knochengewebes. Der Knochenkallus wird zunächst vom Periost und Endost gebildet. Es entsteht osteoides Gewebe, das schnell verknöchert (periostaler, endostaler Kallus). Die Kompakta beteiligt sich nur in geringem Maße an der Kallusbildung (intermediärer Kallus). Da das Periost also die Hauptlast bei der Bildung des Knochengewebes trägt, soll bei Knochenwunden das auseinandergewichene Periost genäht werden. So heilen z. B. Trepanationswunden schneller nach Periostnaht. Die Heilung des Knochenbruches vollzieht sich unter denselben Vorgängen (Näheres siehe dort).

1.1.5.2. Heilungsvorgänge

Der Wundheilungsvorgang verläuft unter ungestörten Bedingungen optimal und kann nicht gesteigert werden. Die Schnelligkeit des Ablaufes der Wundheilung hängt wesentlich von der lokalen Zirkulation ab, wodurch zwar keine Steigerung, aber eine gewisse Beschleunigung der frühen Wundheilungsphasen möglich ist (Allgöwer 1969). Oberstes Prinzip muß daher sein, daß die Wundbehandlung diese Vorgänge nicht stören darf und auf die Abhaltung von Schädlichkeiten ausgerichtet sein muß.

Die in der Wunde schnell einsetzenden Heilungsvorgänge haben eine doppelte Aufgabe. Sie sollen einmal die zugrunde gegangenen Zellen und alle in die Wunde eingedrungenen Fremdstoffe entfernen. Weiterhin müssen sie die durch die Verwundung entstandenen Lücken durch neues Gewebe vereinigen und Defekte wieder ausfüllen.

Bei der Heilung handelt es sich um den Ersatz für zerstörte, untergegangene Zellen. Die neuen Zellen können in Struktur und Funktion den alten entsprechen, so daß die Ausgangssituation wiederhergestellt werden kann (Restitutio ad integrum). Es handelt sich um eine Regeneration (Erneuerung). Ist eine Regeneration nicht möglich, erfolgt die Heilung durch Reparation, d. h., das zerstörte Gewebe wird durch Ersatzgewebe (Bindegewebe, Narbengewebe) ergänzt. Zusammenhangstrennungen, Rupturen, Nekrosen und Zelluntergang in inneren Organen werden in der Regel durch Narbenbildung ausgeheilt. Narben in inneren Organen werden auch als Schwielen bezeichnet. Bei der Wundheilung sind häufig Regeneration und Reparation kombiniert.

Auch die Heilung der gedeckten Verletzungen bewegt sich in denselben Bahnen. Die Resorption des toten Gewebes vollzieht sich dabei langsamer, da es nicht nach außen abgestoßen werden kann. Die Wiedervereinigung der zerstörten Gewebe kann dagegen ungehindert vonstatten gehen, da die Abwehr gegen äußere Schädlichkeiten (Infektionen) nicht erforderlich ist und die Heilung sich ungestört unter dem Schutz der Haut vollziehen kann.

Exsudation und Phagozytose. Die heilenden Vorgänge der Wundreinigung und Trümmerbeseitigung setzen in der Wunde sofort nach der Verletzung ein. Die Exsudation steht zunächst im Vordergrund. Die zugleich mit der Verwundung auftretende Blutung schwemmt die Wundtrümmer und Fremdkörper aus. Nach dem Stillstand der Blutung fließt Gewebsflüssigkeit aus der Wunde ab. Sie wird laufend von der Blutbahn aus ergänzt und wirkt mechanisch ausspülend und reinigend. Dieses zuerst auftretende Exsudat ist wäßrig, bernsteingelb, geruchlos und klebrig. Inzwischen hat der Körper bereits seine aufbauenden und heilenden Einrichtungen aktiviert, die der Abwehr weiterer Schädigungen dienen sollen. Es setzen nun in der Wundumgebung Entzündungsprozesse ein, die bei geringfügigen Verletzungen äußerlich nicht erkennbar werden.

Die Aktivität der Fibroblasten ist auf das Hunderttausendfache erhöht. Es folgen die Plasma- und Riesenzellen und schließlich die Fibrozyten. Die Werte werden bei ungestörtem Verlauf in 4—10 Tagen wieder normal. Die Blutgefäße weiten sich. Hierdurch erfolgt eine Verlangsamung der Strömungsgeschwindigkeit des Blutes. Die Gefäßwände werden durchlässig, und Blutserum tritt ins Gewebe ein. Die Wundumgebung schwillt an. Das Wundgewebe sieht deshalb gallertig und gequollen aus. An der Quellung sind vor allem die Fibrillen des Bindegewebes beteiligt. Sie ändern dadurch ihren kolloidalen Zustand. Zugleich erfolgt auch die Auswanderung der weißen Blutkörperchen. Man findet sie schon nach $^3/_4$ Std. auf der Oberfläche der Wunde. Aus dem im Blutserum gelösten Fibrinogen bildet sich auf der Wundoberfläche und in den Wundspalten ein gelbbrauner, eierkuchenähnlicher Fibrinbelag, der die Wunde vorläufig abdeckt, wenn sich nicht bereits ein Schorf aus geronnenem Blut bei der Verwundung gebildet hat. So entsteht der Wundschorf, auch Wundkitt genannt. Er schützt die Wunde vor äußeren Einflüssen, vor Austrocknung und anderen thermischen, chemischen und mechanischen Schädigungen. Nach etwa 2 Tagen wird der Wundschorf wieder verflüssigt und abgestoßen. Dies geschieht einmal durch die Exsudation aus der Wunde und vor allem durch die Wirkung proteolytischer Enzyme, die aus den zugrunde gegangenen Leukozyten und Gewebszellen stammen. Sie vermögen das Eiweiß des Fibrins aufzulösen und bringen auch abgestorbenes Gewebe, das in der Wunde lagert, zum Zerfall. Aus der Wunde entleert sich nunmehr eine seröse oder eiterähnliche Flüssigkeit. Die vom Körper ins Wundgebiet entsandten polymorphkernigen Leukozyten (Mikrophagen) nehmen durch Phagozytose kleinste Fremdkörper, wie Staub, eingedrungene Bakterien, Zelltrümmer, Blutreste, Zerfallsprodukte usw., in sich auf. Größere Fremdkörper, wie Knochensplitter, Sehnen- und Fasziennekrosen usw., werden von ihnen angenagt. Dazu benötigen die Freßzellen allerdings längere Zeit. Auch die Wanderzellen des Bindegewebes (Histiozyten) und die faserbildenden Fibrozyten (Makrophagen) beteiligen sich an der Phagozytose. Die im Wundsekret enthaltenen Plasmazellen sezernieren γ-Globuline, z. T. auch Antikörper, und beteiligen sich dadurch ebenfalls an der Abwehr bakterieller Schädlichkeiten. Diese Wundresistenz vermag bereits viele Schäden abzuhalten, ohne daß eine Unterstützung durch Arzneimittel erforderlich ist. Durch erneute Eintrocknung von Wundsekret entstehen auf großen Wundflächen die von Wundsekret unterspülten, an den Rändern sich hebenden Krusten und Borken, die noch mehrere Tage lang die sekundär heilende Wunde bedecken. Das Exsudat nimmt allmählich eine glasige, gelbe Farbe an und bekommt oft eine schleimige Konsistenz. Stetig sich verringernd, verschwindet die Exsudation im Verlauf der Wundheilung vollkommen.

Demarkierende Entzündung. Der Körper ist bestrebt, einen festen Abwehrwall gegen Schädigungen von außen her zu errichten, der zugleich den entstandenen Defekt ausfüllen und die Wunde verschließen soll (Wiederherstellungsphase). Das zur Regeneration notwendige Gewebe wird zunächst im Überschuß gebildet und später zum Teil wieder abgebaut. An den Kapillarwänden setzt zu diesem Zweck vom 2. Tag ab eine Zellvermehrung durch Sprossung und Teilung der Endothelzellen ein. So werden nach der Wundoberfläche ziehende, solide Zellstränge gebildet. Sie ordnen sich zum Teil hohlrohrähnlich an und bilden kleinste Kapillargefäße, die zur Wundoberfläche ziehen. Andere Zellen häufen sich um die zentral liegende Kapillare an. Auch die Bindegewebszellen vergrößern und teilen sich. Sie werden zu Fibroblasten und senden Zellstränge in die Wunde hinein. Dadurch, daß diese Zellhäufchen mit der zentral liegenden Gefäßschlinge gegen die Wundoberfläche vorwuchern, entsteht makroskopisch an den Wundwandungen ein anderes Bild. Man entdeckt eine Unzahl kleinster, bis stecknadelkopfgroßer, hellrot gefärbter, dicht nebeneinanderliegender Körnchen (Granula). Deshalb bezeichnet man diese nunmehr entstandene, samtweich, feucht und glatt sich anfühlende, leuchtendrote Schicht als Granulationsgewebe. Es ist beim Hund 4–5 Tage und beim Schwein 5–8 Tage nach der Verwundung sichtbar. Aus der frischen ist die granulierende Wunde im Stadium der Demarkation entstanden.

Dort, wo nicht lebensfähige, dem allmählichen Zelltod (Nekrobiose) anheimfallende Gewebsteile liegen, nimmt das Granulationsgewebe die Abgrenzung des toten Gewebes vom gesunden vor. Man bezeichnet diesen Vorgang als demarkierende Entzündung.

Die Abstoßung der absterbenden Haut, des Fett-, Muskel- und Bindegewebes beginnt am 3. bis 4. Tag und ist nach etwa einer Woche beendet. Faszien- und Sehnenteile werden erst nach etwa 8–14 Tagen abgestoßen. Sie liegen als pappige, faserige oder filzähnliche, graue, gelbe oder braune Nekrosen in einem Granulationsgewebsbett, aus dem sie sich oft leicht mit der Pinzette entfernen lassen. Die Abgrenzung abgestorbenen Knorpels oder Knochens dauert noch länger. Nekrotischer Knorpel hat oft eine moosgrüne Farbe. Knochensequester, die sich erst nach Wochen abstoßen, sind meist schon stark mazeriert und porös.

Ebenso wie das in der Wunde liegende abgestorbene Gewebe versucht der Körper, auch von außen eingedrungene Fremdkörper mit Hilfe des Granulationsgewebes zu entfernen. Rein physikalisch wirkt das Granulationsgewebe in diesem Falle durch vermehrte Exsudation ausschwemmend und reinigend. Dadurch, daß das Keimgewebe die Wundhöhle aus der Tiefe her zur Hautoberfläche ausfüllt, können auch größere Fremdkörper oder Knochensequester gehoben und spontan von der Wunde ausgestoßen werden, wenn sich die Wundöffnung nicht inzwischen stark verengt hat.

Granulationsgewebe. Gesundes Granulationsgewebe ist von derber, kleinkörniger Beschaffenheit, von ziegelroter Farbe und gut durchblutet. Die Oberfläche dieser biologischen Schutzschicht fühlt sich samtartig weich an und blutet bei unsanfter Berührung. Sie ist unregelmäßig gekörnt und sondert anfangs ein gelbliches, seröses, klebriges Wundsekret ab. Später wird es schleimiger, eiterähnlich und infolge seines höheren Zellgehaltes dickflüssiger und rahmähnlich. Es wirkt bakterizid und zeigt geringere Neigung zur Gerinnung als das Exsudat in den ersten Tagen nach der Verletzung. Es reagiert alkalisch. Ist die Wunde überall von Granulationsgewebe ausgekleidet, so vermögen Infektionserreger nicht mehr durch dieses hindurch in den Körper einzudringen, es sei denn, daß es gewaltsam perforiert oder sonstwie geschädigt wird. Somit wohnt diesem jungen Gewebe bereits eine starke Abwehrkraft inne. Seine Resorptionsfähigkeit für aufgebrachte Arzneimittel ist gering. Kann die Wunde ruhiggestellt werden und liegen sonst keine störenden Einflüsse vor, wächst das Granulationsgewebe schnell und gleichmäßig bis zur Hautoberfläche empor. Nun soll bei einer gut heilenden Wunde die Granulationsgewebsbildung sistieren.

Während diese Vorgänge sich an der Wundoberfläche abspielen, gehen zugleich in der Tiefe Umformungsprozesse im Granulationsgewebe vor sich. Das jugendliche Keimgewebe verändert sich in den tiefsten, zuerst entstandenen Gewebsschichten am frühesten. Die Zellen werden spindelförmig und bilden eine fibrilläre Zwischensubstanz. Es entsteht kollagenes Bindegewebe, das fester und widerstandsfähiger ist. Elastische Fasern fehlen oder werden erst später gebildet. Allmählich entstehen auch größere Blutgefäße.

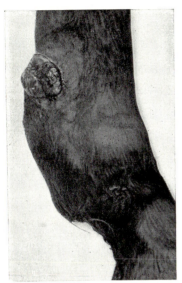 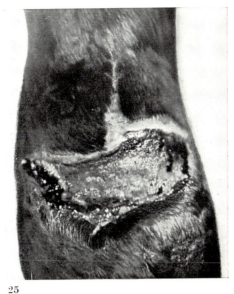

24 25

Abb. 24. Hervorquellendes Granulationsgewebe. Ein Kanal führt auf die durchschnittene oberflächliche Beugesehne, deren nekrotische Fasern sich abstoßen. Nach Abschluß der demarkierenden Entzündung sinken die Granulationen ohne Behandlung wieder bis auf die Höhe der Hautoberfläche zurück.

Abb. 25. Wunde in der Sprunggelenkbeuge. Gute Epithelisierung und gesundes, feinkörniges Granulationsgewebe in der oberen Wundhälfte. In der unteren Wundhälfte Höckerbildung des Granulationsgewebes, fehlende Epithelisierung und Eiterung infolge Quetschung bei Beugung des Gelenkes.

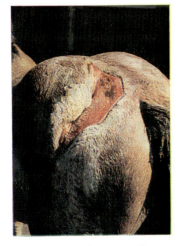 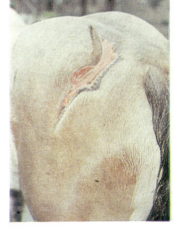

Abb. 26. Gesundes, ziegelrotes Granulationsgewebe.

Abb. 27. Gesunde Granulation mit Epithelsaum.

Da das Gewebe bei diesem Umbau auch schrumpft, geht mit diesem Vorgang zugleich eine Verkleinerung der Wundfläche einher, sobald die Bindegewebsbildung auch in den oberflächlichen Schichten einsetzt. Durch fortschreitende Gewebsverdichtung entsteht allmählich derbfaseriges Narbengewebe. Granulations- und Narbengewebe werden nicht innerviert und sind daher gefühllos. Zwei granulierende Flächen vermögen nur in den seltensten Fällen miteinander zu verheilen. Es fehlt die primäre Verklebung, da sich kein Wundkitt mehr bildet. Wundflächen verheilen nur dann miteinander, wenn die Wundkolloide den für die organische Vereinigung geeigneten Quellungs- oder Lösungszustand erreicht haben. Er liegt für das Fibrillenkollagen bei der Aggregatstufe des weichsten Gels oder der kolloidalen Lösung. Will man an granulierenden Wundrändern die Primärheilung durch Naht erzielen, müssen diese erst durch Umschneidung angefrischt werden. Auch dann erfolgt die endgültige Vereinigung der Wundränder nicht so schnell wie bei der primär genähten Wunde, jedoch kürzt man die Wundheilung ab. Trockenes, gesundes Granulationsgewebe nimmt überpflanztes Epithel an und läßt es einwachsen.

Epithelisierung. Der Oberflächenverschluß der Wunde erfolgt durch Überhäutung von den Wundrändern her. Bereits während der Entstehung des Granulationsgewebes bildet sich hier ein feines, weiß gefärbtes Epithelgewebe, das die Wunde allmählich als feines Häutchen überzieht. Die biochemischen Vorgänge sind noch nicht alle bekannt. An der gut heilenden Wunde soll ringsherum gleichmäßig ein mehrere Millimeter breiter Epithelsaum vorhanden sein. Bei oberflächlichen Wunden findet man bisweilen auch Epithelinseln, die nicht mit dem Wundrand in Zusammenhang stehen. Sie wachsen aus stehengebliebenen epithelialen Hautgebilden, wie Talg-, Schweißdrüsen, Haarbälgen usw. Diese mitten auf der Wundfläche liegenden Inseln vergrößern sich peripher, bis sie schließlich den vom Wundrand ausgehenden Epithelsaum erreichen. Sie fördern die Schnelligkeit der Überhäutung außerordentlich. Das Epithel begleitet das Granulationsgewebe und verankert sich fest in diesem, indem es zapfenförmige Ausläufer in die Tiefe sendet. Ausgesprochene Papillen fehlen. Inniges Haften des Epithels auf dem Granulationsgewebe ist nur dann möglich, wenn letzteres gesund ist und die Umformungsvorgänge in ihm einen gewissen Abschluß erreicht haben. Das Epithel schiebt sich in Gestalt eines allmählich dünner werdenden pergamentähnlichen Häutchens immer weiter über die Wunde vor. Nachdem die Wunde zunächst mit einem sehr zarten, spiegelnden Epithelhäutchen überzogen worden ist, verstärkt sich dieses später und wird sehr widerstandsfähig. Die Epithelisierung der Wundoberfläche wird beschleunigt durch die Retraktion des Narbengewebes, welche die Wundfläche verkleinert und dadurch den Epithelsaum der Wundränder einander näher bringt. Die epithelialen Hautgebilde, Haare, Haarbälge, Talg- und Schweißdrüsen, die in der gesunden Haut vorzufinden sind, entstehen bei der Epithelisierung nicht neu. Nach perforierenden Wunden am Ohr und Nasenflügel, an Backe und Lippe, der Scheide, am Mastdarm oder nach Schlundschnitt, Pansenwunden u. a. epithelisieren die Wunden oft von beiden Seiten, so daß eine dauernde, epithelisierte Verbindung zwischen zwei entgegengesetzt liegenden Flächen entsteht. Man spricht dann auch von einer Fistel (Lippen-, Backen-, Pansen-, Schlund-, Mastdarm-Scheidenfistel u. a.).

Vernarbung. Als Vernarbung bezeichnet man den endgültigen, dauerhaften Wundverschluß. Die Narbenbildung wird durch die Umformung des zellhaltigen Granulationsgewebes in faseriges Narbengewebe und durch den epithelialen Wundverschluß eingeleitet. Die Schrumpfung des Narbengewebes setzt bereits während der Wundheilung ein. Dadurch werden die Wundränder einander genähert, so daß eine erhebliche Verkleinerung der Wundoberfläche stattfindet und die Epithelisierung dadurch erleichtert wird. Mit dem Verschluß der Wunde sind die Vernarbungsvorgänge noch nicht beendet. Die Bildung fibrillären Bindegewebes aus dem vorhandenen Granulationsgewebe dauert noch einige Wochen. In dieser Zeit bilden sich auch die zahlreichen kleinen Blutgefäße zurück (Devaskularisierung). Die Narbe wird blaß. Leukozyten erscheinen nicht mehr im Gewebe. Das end-

1.1.6. Arten der Wundheilung

1.1.6.1. Primärheilung

Man spricht von einer Primärheilung (Sanatio per primam intentionem), wenn die Wundränder nach der Verletzung miteinander verkleben und endgültig verwachsen.

Schlitzförmige Hautwunden, kleinere Wunden, deren Wundränder ruhiggestellt sind und aneinanderliegen, und vor allem genähte Wunden heilen primär, nachdem der Wundspalt verklebt und durch die Phagozytose gereinigt worden ist. Der aus Fibrin bestehende Wundkitt wird von Kapillaren und jungen Bindegewebszellen durchwuchert, welche die Wundränder sodann endgültig vereinigen. An der Oberfläche beteiligt sich das Epithel ebenfalls am Wundverschluß. Aber selbst bei diesen „reaktionslos" heilenden Wunden sind die vom Gefäßsystem und vom örtlichen Gewebe ausgehenden Entzündungsvorgänge vorhanden. Die Reaktionen sind nur schwächer und klinisch bisweilen nicht wahrnehmbar. Bei oberflächlichen Epithelwunden findet eine echte Regeneratio durch Ineinanderwachsen vom Wundrand gebildeter gleichartiger Zellen statt.

Die Primärheilung beansprucht die kürzeste Zeit und dauert nur 5–10 Tage. Man wird daher, wenn irgend angängig, die Wundheilung in dieser Form anstreben. Sie hat den Vorteil, daß Wundinfektionen während der Heilung selten vorkommen. Man kann damit rechnen, daß die Primärheilung etwa viermal so schnell vor sich geht als die der sekundär heilenden Wunde. Bei nicht unter Spannung stehenden Wunden lassen sich Wundkleber einsetzen.

Die Heilung per primam intentionem tritt nur ein, wenn folgende Bedingungen erfüllt sind: Die Wundränder müssen glatt sein und breit und lückenlos aneinanderliegen. Dies erreicht man durch einen Verband, ein Pflaster oder am besten durch die Wundnaht. In der Tiefe dürfen keine Höhlen vorhanden sein, in denen sich Wundsekret staut, das auch die Wundränder wieder auseinandersprengen kann. In derartigen Fällen beschränkt man sich darauf, nur den oberen Teil der Wunde durch Wundnaht zu vereinigen. Hier tritt dann die primäre

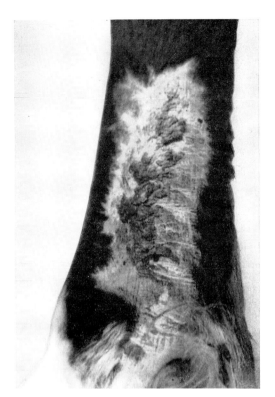

Abb. 28. Vernarbung mit Narbenretraktion.

gültige, fibrillenreiche Narbengewebe ist oft fester als das vor der Verwundung vorhandene Gewebe. Durch die dichte Lagerung des Gewebes tritt eine Volumenverringerung und Radiärfaltenbildung durch den Zug an der umgebenden Haut ein. Dieser Vorgang wird als *Narbenretraktion* bezeichnet.

Die alte Narbe enthält reichlich kollagene Fasern. Am Ende des ersten Monats nach der Narbenbildung erscheint wieder Pigment in der Kutis. Ein Papillarkörper ist meist nur wellenförmig angedeutet. Elastische Fasern treten frühestens nach 4 bis 6 Wochen, oft überhaupt nicht auf. Stets sind sie spärlich vorhanden. Nerven treten nur vereinzelt und sehr spät auf. Lymphgefäße fehlen stets in der Narbe.

Heilung der Hautwunde ein, während aus der an der tiefsten Stelle gelegenen Öffnung das Wundsekret abfließt.

Schlecht heilende Wunden können operativ in die Primärheilung übergeführt werden, indem man die Wunde keilförmig ausschneidet, so daß eine frische Wundfläche entsteht, deren Wundränder durch Naht vereinigt werden. Dies ist bei schlitzförmigen Wunden leicht möglich. Bei flächenförmigen Wunden mit Substanzverlusten ist in manchen Fällen mit Hilfe der Wundplastik diese Möglichkeit ebenfalls noch gegeben.

1.1.6.2. Heilung unter dem Schorf

Die Heilung unter dem Schorf steht in bezug auf Schnelligkeit und Verlauf der Primärheilung am nächsten. Während sich unter dem Schorf Granulationsgewebe bildet, beginnt von den Seiten her die Epithelisierung. Das neugebildete Epithelgewebe schiebt sich zwischen Schorf und Granulationsgewebe und hebt die Randbezirke des Schorfes ab, bis er sich schließlich ganz ablöst. Darunter erscheint die epithelisierte Wunde. Diese Heilung unter dem Schorf ist als ideal anzusprechen, da sie sich vollkommen unter Abschluß von der Außenwelt vollzieht und deshalb keine Infektionsmöglichkeit für die Wunde besteht.

Es ist falsch, den an den Rändern sich lösenden Schorf abzureißen, abzuwaschen

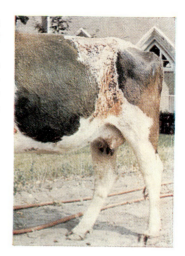

Abb. 30. Heilung unter dem Schorf nach Sonnenbrand (Fagopyrismus) beim Rind.

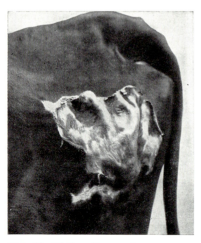

Abb. 29. Heilung unter dem Schorf nach Hautnekrose am Hüftgelenk beim Rind.

oder sonstwie zu entfernen. Dadurch führt man diese Art der Wundheilung in eine andere, die Sekundärheilung, über. Man findet die Heilung unter dem Schorf bei Hautabschürfungen, oberflächlichen Wunden, die schnell durch eine Blutkruste oder einen Fibrinschorf abgedeckt werden, und nach trockenen Hautnekrosen. Sie kann sich auch unter einem Pflaster oder einem fest an der Wunde klebenden Gazestück unter dem Verband vollziehen. Auch unter dem mit dem Glüheisen gesetzten Brandschorf und nach oberflächlicher Elektrokoagulation ist diese Heilung zu beobachten.

Wenn der harte, trockene Schorf rissig wird oder sich am Rand vorzeitig löst, ehe er durch das Epithel angehoben wird, können Infektionen eintreten, die zur Eiteransammlung unter dem Schorf, zur Loslösung desselben und dadurch zur Sekundärheilung führen. Der Schorf soll deshalb durch Einfetten elastisch erhalten werden. Eine weitere Behandlung ist nicht nötig.

Auf Schleimhäuten entsteht ein feuchter, elastischer Fibrinschorf, der analog an den Heilungsvorgängen beteiligt ist.

1.1.6.3. Sekundärheilung

Man stellt die Sekundärheilung (Sanatio per secundam intentionem) bei größeren Wunden mit Substanzverlust fest (Flächen-,

Höhlen-, Quetschwunden usw.) und in allen Fällen, wo die Primärheilung durch Schädigungen traumatischer, chemischer und bakterieller Art verhindert wird. Bei regelmäßigem Verlauf der Sekundärheilung setzt unter Abstoßung des nekrotischen Gewebes und Reinigung der Wunde die Bildung des Granulationsgewebes ein, das allmählich den entstandenen Defekt bis zur Hautoberfläche ausfüllt. Vom Hautrand schiebt sich zugleich neugebildetes Epithelgewebe über die Wunde hinweg und deckt das Granulationsgewebe ab. Alle Vorgänge der Wundheilung (Exsudation, demarkierende Entzündung, Granulationsgewebe, Epithelisierung usw.) sind an dieser sehr häufig vorkommenden Art der Wundheilung beteiligt. Größere Defekte werden oft nur langsam vollständig epithelisiert und pigmentiert. Die mit der Retraktion des Bindegewebes einhergehende Radiärfaltenbildung in der umgebenden Haut ist dann verstärkt. Die Sekundärheilung nimmt die längste Zeit in Anspruch.

1.1.7. Behandlung der heilenden Wunde

Nachdem die Wunde versorgt worden ist, soll die weitere Behandlung möglichst schonend und nicht zu oft vorgenommen werden. Bestimmte Richtlinien, die generell für die Behandlung aller Wunden Geltung haben, lassen sich nicht geben. Der Heilungsverlauf ist derartig verschieden, daß nach sorgfältigster Beobachtung und eingehendem Studium der Wundverhältnisse die Therapie stets andere Wege einschlagen muß. Eine Schematisierung ist unmöglich. Als allgemeiner Grundsatz gilt, daß bei jeder Maßnahme die Wundheilung nicht gestört werden darf. Die Behandlung soll sich daher auf das erforderliche Mindestmaß erstrecken. Meist wird des Guten zuviel getan.

Am Operationstage steht das Allgemeinbefinden unter dem Einfluß der Narkose und ihrer Nachwirkung. Am 3. und 4. Tage ist das Allgemeinbefinden gestört, Temperatur und Puls sind geringgradig erhöht, der Appetit ist schwach, auch bei Primärheilung (Neurektomien, Tenotomien, Hautwunden usw.), infolge Resorption der Wundtrümmer, Eiweißzersetzung usw. Örtlich stellen sich zu dieser Zeit die Erscheinungen des peripheren entzündlichen Ödems ein. Es darf nicht mit örtlicher Wundinfektion verwechselt werden.

Die Wunde braucht zur ungestörten Heilung vor allem Ruhe. Die Wunde selbst wird durch entsprechende Verbände ruhiggestellt. Während dieses Ziel beim Großtier nur zum Teil erreicht werden kann, sollte man beim Kleintier von dieser Möglichkeit in weitestem Maße Gebrauch machen (Schienenverbände usw.). Ebenso wichtig ist die Fernhaltung der Reize, die sich in mannigfaltiger Form auf die Wunde auswirken können. Reizung führt beim Großtier fast stets zur Granulationsgewebshyperplasie, bei Hunden zur Verzögerung der Heilung unter Bildung kranken, schlaffen Granulationsgewebes. Beim Großtier muß man oft Zwangsmaßnahmen ergreifen, um die Wunde ruhigzustellen und um das Scheuern, Belecken, Kratzen oder die Verunreinigung beim Liegen zu verhüten. Derartige Maßnahmen sind das Hochbinden, das Ausbinden im Stand umgekehrt zwischen den Pfosten, das Anlegen eines Maulkorbes, eines Halsgitters oder eines Holzstabes zwischen Halfter und Brustgurt (sogenanntes Richtscheit), das Einpinseln des Verbandes mit Holzteer zum Schutz gegen das Belecken u.a. Bisweilen müssen sogar an den Gliedmaßen Gips- oder Schienenverbände für 10 Tage und länger angelegt werden, um an stark bewegten Körperstellen eine Primärheilung zu erzielen (Krone, Fesselgelenk, Karpus). Hunden gibt man einen trichterförmigen Kopfschutz (Plastikeimer ohne Boden, der über den Kopf gestülpt und am Halsband sicher befestigt wird), um das Belecken des Körpers oder das Kratzen an Kopfwunden zu verhüten. Der Maulkorb leistet nur geringe Dienste. Die verschiedensten Schienen-, Sattel- und sonstigen Fixationsverbände lassen sich bei einiger Übung sehr leicht legen. Bei der Katze kann man den ganzen Körper mit einem Verband versehen, der nur die Extremitäten freiläßt. Dadurch werden Irritationen der Wunde durch das Belecken und Scheuern ausgeschaltet. Im Sommer ist Wert auf die Beseitigung der Fliegenplage zu legen.

Durch Arzneimittel ist die Wundheilung zu unterstützen und bis zu einem gewissen Grad auch zu beschleunigen. Aus der Vielzahl der zur Verfügung stehenden Arzneimittel das richtige auszuwählen, ist nicht leicht. Es gibt kein Heilmittel, das schematisch und in jedem Fall kritiklos angewendet werden könnte. Der Wert der sogenannten Desinfektionsmittel ist nicht so groß, wie er früher angenommen wurde. Die Wirkung der Medikamente hängt vorwiegend von der Art, Zeit und Dauer der Anwendung ab. Hydrocortison und lokal applizierte Antibiotika unterdrücken die Wundheilungsvorgänge, sind also nur bei überschießenden Reaktionen zweckmäßig. Adstringierend wirkende und ätzende Mittel beeinträchtigen die Epithelisierung.

Die allgemeine Antibiose muß bei allen infektionsgefährdeten akzidentellen und operativ gesetzten Wunden mindestens 6–7 Tage lang durchgeführt werden (Laparotomie, Hernienoperationen, Muskelwunden u. a. m.).

1.1.7.1. Behandlung der primär heilenden Wunde

Ist der Wundrand durch Naht und Verband stillgelegt, so sind während der nächsten Tage nur das Allgemeinbefinden, die Rektaltemperatur und der Sitz des Verbandes zu kontrollieren. Eine Behandlung, Säuberung oder dgl. soll nur vorgenommen werden, wenn sich Störungen der Wundheilung durch schlechtes Allgemeinbefinden, Temperaturerhöhung, schlechte Belastung und Schwellung anzeigen. Der 3. bis 5. Tag ist in der Regel die kritische Zeit, die besondere Aufmerksamkeit erfordert. Grundlos wird in der ersten Woche eine Behandlung nicht durchgeführt. Die Verklebung der Wundumgebung durch Blutreste, eingetrocknetes Wundsekret usw. ist sauberer als manche Manipulation, die zur Entfernung dieser Krusten vorgenommen wird. Die Nähte sind nicht zu früh zu entfernen. Wenn auch auf Grund histologischer Untersuchungen festgestellt ist, daß die endgültige Vereinigung der Wundränder nach einer Woche bereits eingetreten ist, so kann man dies noch nicht als feste Vernarbung bezeichnen. Die junge Narbe ist noch nicht genügend widerstandsfähig, um allen Beanspruchungen gewachsen zu sein. Sie reißt dort leichter wieder ein, wo die Haut stark beweglich ist. Insbesondere bei Lippen-, Nasen- und Augenlidwunden lasse man daher die Nähte recht lange, möglichst 8–10 Tage, liegen. Die Entfernung derselben erfolgt nach trockener Reinigung, bei starker Verkrustung nach Aufweichen des Schorfes mit Wasserstoffperoxidlösung. Anschließend erfolgt Anstrich mit Iodtinktur. Ausgiebige Waschungen, Einfetten oder Salbenanwendung sind unzweckmäßig. Die primär heilende Wunde soll vom Anfang bis zum Ende trockengehalten werden.

1.1.7.2. Störungen der primären Wundheilung

Störungen der primären Wundheilung sind deshalb besonders unangenehm, weil sie fast immer zur Sekundärheilung führen, die erheblich längere Zeit beansprucht.

Die Sprengung der verklebten Wundränder kommt am häufigsten vor. Sie entsteht durch Zug an den Wundrändern. Dort, wo die Spannung der Haut und die Wirkung des Hautmuskels sich senkrecht zur Wundrichtung stark auswirken, tritt sie etwa 4–5 Tage nach der Naht auf. Die Nähte schnüren allmählich von der Stichöffnung bis zum Wundrand durch. Bei Wunden, die stark unter Spannung stehen, tritt die Nahtdehiszenz manchmal durch die Bewegung der Tiere schon kurz nach der Wundversorgung oder beim Aufstehen vom Operationslager ein. Entweder reißen die Nähte, oder sie lösen sich wieder im Knoten, wenn das Nahtmaterial eine geringe Knotenfestigkeit besitzt. Die Nahtdehiszenz wird bisweilen auch durch zu starkes Anziehen der Nähte beim Knoten verursacht. Die Folge davon ist eine Drucknekrose unter dem Faden. Sie verursacht eine Lockerung oder Abstoßung der Naht, so daß die Wundränder nicht mehr zusammengehalten werden. Dieses Durchschnüren tritt besonders bei Hund und Katze ein. Es muß deshalb locker genäht werden. Auch postoperative Schwellung der Wundränder verursacht das Schnüren der Nähte. Weiterhin tritt die Sprengung der Wundränder manchmal infolge frühzeitiger Entfernung der Nähte ein.

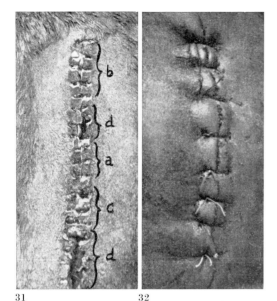

Abb. 31. 9 Tage alte Hautnaht: a = Primärheilung eines Teils der Naht, b = Infektion der Stichkanäle, c = die Naht hat geschnürt, d = Wundrandnekrose als Folge schnürender Naht.

Abb. 32. Schwellung der Wunde, insbesondere der Wundränder infolge pyogener Wundinfektion am 3. Tage nach der Naht. Die Nähte schnüren. Entfernung der Nähte und Öffnung der Wunde sind erforderlich.

Die Wundrandnekrose in Form des linearen Absterbens des Wundrandes entlang der Einstichöffnungen der Nähte ist meist durch zu eng nebeneinandergesetzte und festgeknüpfte Nähte verschuldet. Sie tritt am 3. bis 5. Tage ein. Die Abstoßung ist nach etwa einer Woche beendet. Nochmalige Naht nach Auffrischung der Wundränder kann versucht werden. In der Regel reicht aber die Haut zum völligen Wundverschluß nicht mehr aus.

Eine Sekretverhaltung kann bedingt sein durch oberflächliche Naht, die die Wundränder in der Tiefe nicht vereinigt oder dadurch, daß Höhlen durch Hautnaht vollkommen geschlossen wurden. Auch können ungenügende Blutstillung oder Nachblutungen eine Höhle bilden, die mit einem Blutkoagulum gefüllt ist. Das in der Höhle befindliche Sekret hat keinen Abfluß. Es staut sich und sprengt die Naht. In der Regel besteht auch eine pyogene Wundinfektion, die eine Verschlechterung des Allgemeinbefindens, Mattigkeit, Appetitmangel und Temperaturerhöhung, in seltenen Fällen auch Schweißausbruch und Schüttelfrost verursachen kann. Im Bereich der Wunde treten zugleich entzündliche Erscheinungen auf. Die Umgebung ist geschwollen, die Haut gespannt und glänzend. Das Gewebe fühlt sich vermehrt warm an und ist auf Druck hochgradig schmerzhaft. Während die Umgebung sich derb-elastisch, gummiähnlich anfühlt, ist entlang der Wundnaht oft Fluktuation festzustellen. Diese Erscheinungen findet man am 3. bis 5. Tage nach der Naht. Wird die Naht nicht gesprengt, so erfolgt meist Abszeßbildung.

Die Therapie erfordert sofortige Öffnung der Wundnaht an der tiefsten Stelle. Bisweilen genügt es, mit einer dünnen Sonde die Verklebung der Wundränder im unteren Wundwinkel nach Entfernung einiger Nähte zu lösen. Manchmal wird die Verklebung auch durch das unter Druck stehende Wundsekret gesprengt. Man soll dies nicht abwarten, sondern vorher öffnen, da die Naht oft an einer unerwünschten Stelle und in größerem Umfang gesprengt wird. Es fließt in den ersten Tagen gelbes, trübes Wundsekret ab, das mit Blut und abgestoßenen Gewebeteilen vermischt ist. Die Besserung der allgemeinen und örtlichen Erscheinungen tritt sofort nach Beseitigung der Sekretverhaltung ein. Am folgenden Tage haben die Tiere wieder vollen Appetit und normale Temperatur.

Geringgradige Schwellungen in der Umgebung der primär heilenden Wunde sind bedeutungslos, solange sie keine Allgemeinerscheinungen auslösen. Diese Schwellungen sind die Folge der Entzündungsvorgänge, die sich im Verlaufe der Wundheilung einstellen. Sie sind erforderlich und sollen deshalb nicht behandelt werden.

Stärkere Schwellungen mit Beeinträchtigung des Allgemeinbefindens und hochgradigen klinischen allgemeinen und örtlichen Symptomen zeigen stets das Vorhandensein einer Wundinfektion an. Die Umgebung der Wunde ist dann weitgehend geschwollen, schmerzhaft und vermehrt warm. Dann ist sofortige breite Eröffnung der Wunde erforderlich. Die weitere Behandlung geschieht nach den für die pyogene Infektion angegebenen Richtlinien.

1.1.8. Behandlung der sekundär heilenden Wunde

Nach der Wundversorgung ist die Wunde in den ersten Tagen am empfindlichsten und am stärksten infektionsgefährdet. Man überläßt sie in dieser Zeit sich selbst, bis das Granulationsgewebe erscheint. Nur Verschlechterung des Allgemeinbefindens oder örtliche Störungen, insbesondere Wundinfektionen, rechtfertigen in dieser Zeit ein Eingreifen. Auch später sollte die Wundbehandlung höchstens jeden zweiten Tag vorgenommen werden. Die Zeitabstände vergrößern sich, je weiter die Heilung fortschreitet. Vor übertriebener Anwendung der Arzneimittel halte man sich zurück. Kritische Beurteilung und die Kontrolle analoger Fälle zeigen sehr oft, daß die den Arzneimitteln zugeschriebene Heilwirkung allein der guten Heilkraft der Körpergewebe zu verdanken ist.

Die Wunde soll während der ersten 3 Tage lediglich überwacht und nicht behandelt werden. In dieser Zeit hat der Körper die Wunde schon mit jungem, zartem Granulationsgewebe ausgekleidet, das einen sicheren Schutz gegen Allgemeininfektion von der Wunde her bietet. Tamponade wird daher erst am 3. bis 4. Tag entfernt. In der Wunde hat sich meist eine rotgelbe, breiähnliche, süßlich-fade riechende Masse angesammelt, die aus einem Gemisch von Blut und zerfallenem Gewebe, aus Fibrinflocken und Wundsekret besteht. Dieses wird durch vorsichtiges Tupfen entfernt. Man sieht dann das kräftige hellrote Granulationsgewebe, das schon den größten Teil der Wunde bedeckt. Es ist noch sehr dünn und zart und darf durch ungeschickte Behandlung nicht perforiert werden, wie überhaupt mechanische Reizungen der Wunde auf ein Minimum zu beschränken sind. An einigen Stellen liegt oft noch Binde-, Faszien- oder Sehnengewebe, das sich noch nicht vollkommen demarkiert hat. Es wird nicht gewaltsam entfernt. Sollten buchtenreiche Wunden durch Abtupfen nicht gereinigt werden können, so sind Irrigationen mit 3%iger Wasserstoffperoxidlösung am Platze. Sie sollen mechanisch die Wunde reinigen. Während Spülungen der frischen Wunde möglichst vermieden werden, sind sie in diesem Stadium zu empfehlen. Sie säubern die Wunde vom demarkierten Gewebe und fördern die weitere Abstoßung nekrotischer Massen. Auch das Baden ist empfehlenswert. Seifenwasser reinigt nicht nur, sondern alkalisiert auch die zu Störungen neigende Wunde. Die lokale Behandlung der granulierenden Wunde mit Antibiotika ist zwecklos. Sie hat keine Tiefenwirkung und kann bestenfalls nur eine Oberflächeneiterung kupieren.

Glatte, offene Flächenwunden sind nach 3–4 Tagen mit gelbgrauem Fibrin bedeckt. Das Granulationsgewebe schimmert rötlich durch den Belag hindurch. Aus der Wunde sickert ein bernsteingelbes, durchsichtiges Wundsekret. Unterhalb der offenbehandelten Wunden wird die Haut mit Vaseline eingefettet, da das abtropfende Wundsekret die Haut reizt und Ekzeme hervorruft.

Unter Verband gehaltene glatte Wunden sind ebenfalls nur zu reinigen, mit Gaze abzudecken und mit einem neuen, gut gepolsterten und aufsaugenden Verband zu versehen. Der Verband kann wiederum 4–5 Tage liegenbleiben. Das Granulationsgewebe braucht entsprechend dem subkutanen Charakter dieses Gewebes den leichten Gegendruck von der Wundoberfläche her. Dann bilden sich in der Regel feste, widerstandsfähige, dauerhafte Granulationen. Die Lappendeckung der Quetsch- und Rißwunden, die Tamponade oder der Verband erfüllen diesen Zweck.

Stark gequetschte Wunden und solche mit größeren Gewebsdefekten müssen vom 4. Tage ab mindestens jeden 2. Tag behandelt werden. Um die Abstoßung von Nekrosen auf dem Wege der demarkierenden Entzündung zu fördern, sind, nachdem sich das Granulationsgewebe weiterhin gekräftigt hat, Spülungen zu empfehlen. Die demarkationsfördernde Wirkung der chlorhaltigen Präparate ist bekannt (Dakin-Carrelsche Lösung, Chloramin u. a.). Die blutstrotzende, blaurote Färbung des Granulationsgewebes ist noch einige Stunden nach der Spülung zu erkennen. Auch 3%ige

Wasserstoffperoxidlösung wird wegen ihrer mechanisch reinigenden Schaumentwicklung bevorzugt verwendet. Nekrotisches Gewebe, das sich schlecht löst, kann vorsichtig mit der Pinzette erfaßt und entfernt werden. Die Tamponade wird allmählich lockerer gestaltet. Immer wieder ist darauf zu achten, daß alle Taschen offengehalten werden, solange die Demarkation noch nicht abgeschlossen ist. Das Granulationsgewebe soll aus der Tiefe nach der Oberfläche zu den Defekt ausgleichen. Bleiben Kanäle zurück, so ist dort eine Störung der Wundheilung, in der Regel ein zurückgebliebenes nekrotisches Gewebestück, zu vermuten, das entfernt werden muß.

Das Wachstum des Granulationsgewebes kann durch die verschiedensten Wundheilungsmittel gefördert werden. Nicht zweckmäßig ist in diesem Stadium das Ätzen der Wunden oder das Iodieren, da es das Granulationsgewebe schädigt. Eine gleichmäßige und glatt granulierende Wunde braucht nach Beendigung der Demarkation häufig überhaupt keine Behandlung mehr. Übermäßige Anwendung von Arzneimitteln kann in diesem Stadium sogar Schaden stiften. Regelmäßige trockene Säuberung der Wunde im Abstand von 2–3 Tagen mit Zellstofftupfern genügt oft. Schädlichkeiten, die von außen her auf die Wunde wirken können, sollen aber auf jeden Fall abgehalten werden. Ultraviolette Strahlen (Höhensonne) und Sonnenlicht wirken austrocknend und können in manchen Fällen die sekundäre Heilung sehr beschleunigen. Auch die ultraroten Strahlen regen die Wundheilung an. Stunden- oder tageweises Offenlassen der Wunde im fortgeschrittenen Heilungsstadium hat oft eine ausgezeichnete Wirkung.

Gut spricht das Granulationsgewebe nach der Demarkation auf die Salbenbehandlung an. Dumexsalbe, Rivanolsalbe, Zinksalbe und -paste, Perubalsam, Chlorophilinsalbe, Pellidolsalbe, Lebertransalbe, Ichthyolsalbe, Iodoformsalbe u. a. können nun verwendet werden, nachdem das Wundexsudat nachgelassen hat. Die Puderbehandlung wirkt austrocknend und wird bevorzugt bei verbandloser Behandlung angewendet. Lebertranbehandlung wirkt infolge ihres hohen Gehaltes an Vitaminen heilend. Die bakterizide Wirkung des Lebertrans ist unbedeutend.

Die Verabreichung von Vitaminen fördert den Heilungsverlauf. Vitamin A beschleunigt die Erneuerung des Epithels. Die B-Vitamine und auch das C-Vitamin beeinflussen den Kohlenhydrat- und Eiweißstoffwechsel. Vitamin C, auch A und D, sollen die Wunde gegen Infektionen widerstandsfähig machen. Hydrocortison wirkt vor allem entzündungswidrig und dämmt die örtliche Reaktion, also auch die Granulation, im Wundbereich ein.

Hat das Granulationsgewebe die Hautoberfläche erreicht, so soll die Epithelisierung kräftig mit breitem weißem Saum von allen Seiten her gleichmäßig einsetzen. Meist wird man beobachten, daß der vom abfließenden Exsudat bespülte untere Wundrand einen schwächeren Epithelsaum aufweist. Das Haften des Epithels ist von der Beschaffenheit des Granulationsgewebes in starkem Maße abhängig. Ist dieses noch zu jung, großzellig und höckerig, so vermag sich das Epithel in ihm nicht zu verankern. Das Abdecken der Wunde mit einem mit Adrenalinlösung durchfeuchteten Mullstreifen bewirkt eine Verengung der Blutgefäße, verdichtet dadurch das Keimgewebe und beschleunigt die Epithelisierung. Danach kann in der Regel zur offenen Wundbehandlung übergegangen werden. Durch die Austrocknung der Wunde wird die Heilung in der Mehrzahl der Fälle stark gefördert. Es erfordert viel Gefühl und Erfahrung, um den Zeitpunkt hierfür richtig zu erfassen.

1.1.9. Störungen der sekundären Wundheilung

Granulationsgewebshyperplasie. Sind die Vorbedingungen für eine ungestörte Wundheilung nicht gegeben, so erfolgt, besonders beim Großtier, die Granulationsgewebsbildung stürmisch und über das erforderliche Maß hinaus. Sie steht nach Erreichung der Hautoberfläche nicht still und bildet kugelige, wulstige, bisweilen blumenkohlähnliche, zerklüftete Hervorwölbungen, die als Granulationsgewebshyperplasie, Granulom, Kallusbildung, Caro luxurians und vom

Laien als wildes Fleisch bezeichnet werden. Die in überhastetem Wachstum entstandenen Gewebsmassen bestehen zunächst aus lockerem Granulationsgewebe, das später zu dichtem, festem Narbengewebe wird. Nach Überschreiten der Hautoberfläche breiten sich derartige Wucherungen oft pilzähnlich nach der Seite aus. Das Epithel, in dem Bestreben, den Defekt zu überhäuten, wächst nach, vermag aber nur in den seltensten Fällen die Oberfläche vollständig zu epithelisieren. Durch äußere Traumen geht bisweilen ein Teil des Epithelsaumes wieder verloren, wobei einzelne Epithelinseln, die fester verankert sind, zurückbleiben können. Die Oberfläche des Granulationsgewebes ist stets gereizt und meist auch infiziert. Sie produziert anfangs ein seröses Sekret, später stinkenden Eiter, der in Krusten das Gewebe bedeckt. Mit der Granulombildung geht auch eine Verdichtung des in der Wundumgebung liegenden Unterhautbindegewebes einher. Es verdickt sich auf mehrere Zentimeter, wird hart und speckig und verliert seine Elastizität, so daß die Haut auf der Unterlage fest verlötet wird. Auch das intermuskuläre Bindegewebe kann sich verdichten. Selbst das Periost kann gereizt werden und mit zackenförmiger Osteophytenbildung antworten.

Die Ursachen des anormalen Wachstums des Keimgewebes sind mannigfaltig. Immer ist es ein dauernd sich auswirkender Reiz, der die Proliferation auslöst. Der Reiz kann entweder in der Wunde selbst entstehen oder sich von außen her auf die Wunde auswirken. Man findet die Wucherungen vornehmlich an den Extremitäten der Großtiere.

1. *Unruhe in der Wunde* verursacht Reibungen und chronische Reizung. Der Muskelzug an den Stümpfen querdurchtrennter Muskeln und Sehnen verursacht bei Wunden mit großen Hautdefekten fast immer Granu-

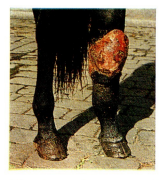

Abb. 33. Caro luxurians mit Narbenkeloid.

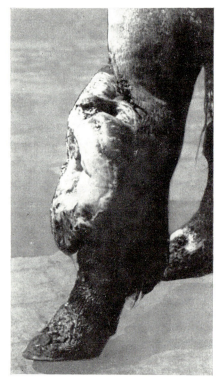

Abb. 34. Altes Narbenkeloid.

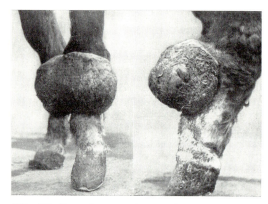

Abb. 35. Granulome auf dem Metatarsus nach Stacheldrahtwunde mit Strecksehnendurchschneidung und Periostdurchtrennung.

lombildung. Sehr häufig begegnet man dieser Komplikation nach Querdurchschneidung der Strecksehne oder der oberflächlichen Beugesehne am Metatarsus. Wunden in den Gelenkbeugen werden bei jeder Bewegung der Gliedmaßen gequetscht und gezerrt. Auf diesen chronischen Reiz antwortet der Körper mit üppiger Granulationsgewebsbildung, die nicht eher sistiert, bis der Gelenkwinkel ausgefüllt ist. Fast regelmäßig stellen sich diese Granulome in der Sprunggelenkbeuge bei offener Wundbehandlung ein. Sehr oft entstehen sie auch nach verbandloser, nachlässiger Behandlung von Kronentritten auf der Vorderfläche von Krone und Fessel beim Pferd. Beim Vorliegen einer chronischen Verdichtung des Unterhautbindegewebes (chronische Phlegmone, Elephantiasis usw.) wuchert das Granulationsgewebe ebenfalls schnell über die Hautoberfläche hinaus und bildet derartige Granulome, da sich das Unterhautbindegewebe bereits in einem chronischen Reizzustand befindet. Nach Defekten am Hufhorn quillt innerhalb von einigen Stunden die Huflederhaut vor, wenn der Gegendruck fehlt, und es bilden sich ebenfalls granulomähnliche Vorfälle. Auf gleichmäßig granulierenden Wundflächen bilden sich manchmal ringwallähnliche Granulationsgewebspröpfe, wenn in der Tiefe an dieser Stelle besonders Aufgaben zu erfüllen sind. Sie deuten darauf hin, daß die Demarkation noch nicht beendet ist. Auf der Höhe dieser Wucherungen liegt meist ein kleiner, mit Wundsekret oder Eiter gefüllter Krater, von dem aus sich mit der Sonde ein Kanal in die Tiefe verfolgen läßt. Auf dem Grunde des Kanals liegt die Ursache der Granulationsgewebshyperplasie. Oft ist es ein nekrotisches Sehnen-, Faszien- oder Knochenstück, ein Fremdkörper oder auch nur in einer Tasche stagnierendes Wundsekret oder Eiter. In anderen Fällen ist es wieder eine eitrige Periostitis oder ein anderer Prozeß, der längere Zeit zur Heilung benötigt, als zur Wundheilung normalerweise erforderlich ist.

2. *Äußere Reize* geben häufiger Anlaß zur Granulombildung. Belecken, Reiben und Scheuern der Wunde, Verunreinigungen, Fliegenplage, Oberflächeneiterungen, Quetschungen beim Liegen, schlecht sitzende, scheuernde Verbände regen das Granulationsgewebe zu diesem verstärkten Wachstum an.

3. Auch der *Behandlung nach falschen Gesichtspunkten* verdanken diese Wucherungen bisweilen ihre Entstehung. Allzu häufiges Waschen und Reizen der Wunden, dauernde Anwendung von Ätzmitteln, das häufige Auskratzen der heilenden Wunde mit dem scharfen Löffel und ähnliche die Wunde irritierende Manipulationen wären hier zu nennen. Über längere Zeit hinaus ausgedehntes Ätzen übt oft einen tiefgehenden Reiz aus. Es erfolgt vermehrte Gewebsbildung, die die weggeätzten Granulationen schnell wieder ersetzt. Hat das Gewebe auf diese Weise erst einmal den Anstoß zur Proliferation bekommen, so ist es hinterher schwer, ihr wieder Einhalt zu gebieten. Es treten also durch dauerndes Ätzen oft Verschlimmerungen des Zustandes ein.

Die *Therapie* dieser massiven, geschwulstähnlichen Wucherungen erfordert viel Mühe und Sorgfalt und führt nicht immer zum Ziel. Die Vorbeuge durch Abstellung der Ursachen und entsprechende Wundbehandlung sollte hier sorgfältiger gepflegt werden. Bei der Behandlung sollen Stillstellung der Wunde, Abdeckung (Verband) und Gegendruck in den Vordergrund gerückt werden.

Eine Behandlung nach einheitlichen Richtlinien ist nicht möglich. Sie richtet sich ganz nach der Ursache und setzt Gefühl und Verständnis für die Wundheilung voraus. Wird die Ursache des überhasteten Wachstums des Granulationsgewebes erkannt und ist es möglich, die Ursache abzustellen, so ist das Wachstum dieses Gewebes leicht wieder in geregelte Bahnen zu lenken. Erst in zweiter Linie wird eine Behandlung des Granulationsgewebes selbst erforderlich, dies insbesondere dann, wenn die Granulationsgewebsbildung bereits einen größeren Umfang angenommen hat.

Durch Hochbinden der Großtiere, Ausbinden des Schweifes, Anlegen eines Halskragens oder Maulkorbes, eines gutsitzenden Verbandes, durch Fliegenbekämpfung und ähnliches versucht man, die äußeren Reize abzustellen. Der bisweilen vorhandene Juckreiz kann durch Einreibung von 10%iger Anästhesinsalbe kupiert werden. Die Salbe wird morgens und abends aufgetragen.

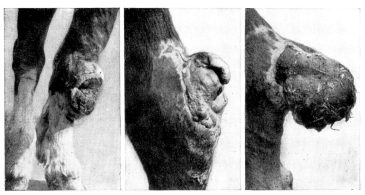

Abb. 36. Granulationsgewebshyperplasien in der Sprunggelenkbeuge und auf dem Fersenhöcker, operativ geheilt.

Die Ruhigstellung der Gelenke oder des Muskelzuges ist schon schwieriger. Beim Klein- und Großtier ist sie durch entsprechende Verbände, auch Gipsverbände, zumindest im mittleren und unteren Gliedmaßenbereich zu erreichen

Mit dieser Therapie nach allgemeinen ursächlichen Gesichtspunkten muß die Behandlung des Granuloms selbst einhergehen. Von den üppig granulierenden Wunden bieten diejenigen die günstigste Prognose, an deren Saftreichtum und lockerem Aufbau man erkennt, daß die Umbildung in festes Bindegewebe erst beginnt. Liegt der auslösende Reiz in der Wunde selbst (Sequester, Nekrosen, Fremdkörper, Taschenbildung usw.), so wird nach den Regeln der Wundbehandlung vorgegangen. Nach Entfernung des auslösenden Faktors wird dann unter dem schützenden Verband, der Schädigungen von außen her abhält, das Granulationsgewebe zurücksinken und epithelisiert werden. Die Wunden müssen möglichst solange unter Verband gehalten werden, bis sie vollkommen überhäutet sind. Unter dem Verband können sich im Granulationsgewebe die Um- und Rückbildungsvorgänge besser auswirken, die das Abflachen der Granulationen bewirken und ihre Oberfläche für die Aufnahme und feste Verankerung des Epithels vorbereiten. Offene Wundbehandlung, sei es auch nur für kürzere Zeit, wirkt sich in der Regel schädlich aus. Der Druck des Verbandes hält die Granulationen zurück. Nach Sistieren der fast stets vorhandenen Oberflächeneiterung des Granulationsgewebes können adstringierende Arzneien zur Unterstützung der Rückbildung des Keimgewebes herangezogen werden. Glukokortikoidpräparate dämmen das Wachstum der Granulationen ein.

Üppige Granulationen kann man durch Aufstreuen von Kochsalz stark reduzieren. Natriumthiosulfat ist ebenfalls sehr wirksam. Physiologische Kochsalzlösung wirkt in der Regel zu schwach. Es handelt sich

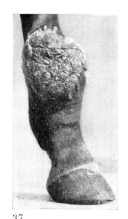 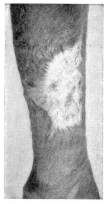

37   38

Abb. 37. Starke Granulationsgewebshyperplasie nach Rißwunde mit Durchschneidung der Strecksehne.

Abb. 38. Dieselbe Wunde wie in Abb. 37 in Heilung nach Radikaloperation. Glatte Granulationsgewebsfläche, von hauchdünnem Epithel bekleidet, breiter Epithelsaum. Bildung kleiner, radiär gestellter Falten am Wundrand infolge Retraktion des Narbengewebes.

um keine Reiz-, sondern um eine osmotische Wirkung. Die Zellen an der Wundoberfläche werden ausgetrocknet. Bei Behandlung übermäßig gebildeten Granulationsgewebes sollte im Beginn stets ein Versuch mit dieser Behandlung durchgeführt werden.

Wenn Form, Lage und Größe es zulassen, so bedeutet bei älteren Granulomen die plastische Operation die Methode der Wahl. Nach Abtragung der Wucherung wird die Wunde elliptisch oder in einer anderen für die Plastik geeigneten Form umschnitten. Sodann werden die Wundränder mobilisiert, indem man die Haut nach den Seiten zu von der Unterlage löst. Das verdickte Unterhautbindegewebe wird entfernt. Die Wundränder werden durch die Naht vereinigt. Gelingt letzteres nicht, so legt man beiderseits an den Stellen der größten Spannung Hautschnitte parallel zur Wunde an. Diese Entspannungsschnitte sollen bis in die Unterhaut geführt werden und soweit von der Wundhöhle entfernt sein, daß sie diese nicht seitlich öffnen. Heilung tritt nur ein, wenn es gelingt, die Wundränder 10 bis 14 Tage durch entsprechende Maßnahmen stillzulegen. Durch die plastische Operation können vor allem die im Bereich von Krone, Fessel und Fesselkopf entstehenden Granulationsgewebshyperplasien in etwa 3 bis 4 Wochen geheilt werden.

Der Ätzschorf vermag kleinere und flächenhafte Granulome zu beseitigen. Man erzeugt ihn durch Bepudern mit Alumen crudum, Cuprum sulfuricum, durch Bestreichen mit dem Höllensteinstift oder durch Einpinseln mit geeigneten Pharmaka. Der Schorf soll möglichst mit einem gutsitzenden Druckverband, der mindestens 8 Tage liegen bleibt, bedeckt werden, damit Heilung unter dem Schorf eintritt. Oft aber löst sich der Schorf nach 8–10 Tagen, und es setzt erneute Wucherung des eiternden Granulationsgewebes ein. Dieser Heilungsversuch sollte daher nur einmal vorgenommen werden. Es soll sich dann die Behandlung mit Druckverbänden, wie unten angegeben, anschließen.

Das operative Abtragen der Granulome allein führt meist nicht zum Ziel. Entscheidend für den Erfolg ist die Nachbehandlung. Granulome in der Sprunggelenkbeuge, am Metatarsus und am Fesselkopf sind durch Druckverbände gut zu beeinflussen. Mit offener Wundbehandlung allein kommt man nie zum Ziel. Es muß am 4.–7. Tag nach der Exzision des Granuloms die Transplantation von Hautläppchen nach der von Ammann (1952) angegebenen Technik durchgeführt werden. Die Erfolge sind ausgezeichnet. Sulfonamid- oder Antibiotikaschutz der Wunde ist nicht erforderlich. Die Wunde soll möglichst ruhiggestellt werden. Die Epithelisierung der Wunde ist nach 3–4 Wochen beendet. Zweckmäßig ist in vielen Fällen auch die Transplantation von Epithellappen in Form der Tunnelplastik (s. S. 98).

Nach Heilung größerer Granulome bleiben manchmal an den Extremitäten Ödeme zurück, da sich infolge des monatelangen Bestehens der Entzündung die Gefäße durch chronische Hyperämie und venöse Stauung geweitet haben, die Lymphzirkulation erhöht ist und die Wandungen der Venen durchlässiger geworden sind. Die Regeneration der undichten Gefäße vollzieht sich allmählich, nachdem der Reizzustand verschwunden ist. Regelmäßige Bewegung unterstützt die Rückbildung dieser Ödeme.

Hypoplasie des Granulationsgewebes. Die Erschöpfung des Granulationsgewebes ist gekennzeichnet durch langsames Wachstum desselben. Hierdurch verzögert sich die Wundheilung erheblich. Die Defekte werden nur langsam oder gar nicht ausgefüllt. Das Granulationsgewebe hat eine bleiche rosa Farbe, ist schlaff und weich, wenig oder gar nicht gekörnt und mit schleimigem Exsudat bedeckt. Auch die Epithelisierung fehlt oder ist nur schwach angedeutet. Die Wundränder rollen sich häufig nach der Wundhöhle zu ein. Die Wunde zeigt wochenlang keine Veränderung und verwandelt sich in ein Geschwür. Die Ursachen sind meist allgemeiner Natur. So schreiten im hohen Alter die Heilungsvorgänge sehr langsam vorwärts. Anämie, Kachexie, Vitaminmangel, Stoffwechselkrankheiten, insbesondere Störungen der Eiweißsynthese bei Lebererkrankungen, Abmagerung, Erschöpfung, chronische Allgemeinerkrankungen, Mangelkrankheiten, gleichzeitig durchgeführte Glukokortikoidtherapie u. a. m. sind oft an der verzögerten oder fehlenden Granulationsgewebsbildung schuld. Vielfach beruht die Erschlaffung des Granulationsgewebes auf lokalen Ursachen (Wundinfektion, Ansteigen des Hospitalismus, falsche Behandlung mit Salben oder Pudern, Ätzmitteln, Sulfonamiden und Antibiotika). Es ist auf spezifische Infektionen zu achten (Rotz, Tuberkulose). Auch trophische Störungen im Wundgebiet, Nervenlähmungen, Thrombose und andere Störungen im Versorgungsgebiet der Wunde geben die Veranlassung. Die Hypoplasie des Granulationsgewebes kommt häufiger beim Kleintier vor, während die Hyperplasie dieses Gewebes beim Großtier im Vordergrund steht.

Die Therapie muß sich zunächst auf die Kräftigung des Allgemeinzustandes erstrekken. Gute Ernährung, Verabreichung der die Wundheilung fördernden Vitamine A und C und des Vitamins D, Verabreichung von Mineralsalzen vermögen oft zu helfen. An die Untersuchung auf unheilbare, spezifische Infektionen sollte stets gedacht werden.

Die lokale Behandlung muß unter Berücksichtigung der Ursache durchgeführt werden. Oft hilft eine radikale Wundumschneidung, die gegebenenfalls mit einer plastischen Operation verbunden wird. Hyperämisierende Maßnahmen regen das Wachstum des Granulationsgewebes an. Bestrahlungen mit der Heizsonne, mit künstlicher Höhensonne und die Verabreichung ultraroter Wärmestrahlen helfen in vielen Fällen.

Die Behandlung der Wunde durch lokale Reizmittel regt ebenfalls die Proliferation des Granulationsgewebes an. Bepinselungen mit Sublimatspiritus, Iodtinktur, Tinctura myrrhae, Tinctura aloes erfüllen diesen Zweck. Auch Ätzmittel können hin und wieder verwendet werden. Lebertransalben wirken durch Resorption der Vitamine zugleich allgemein.

Mangelhafte Epithelisierung. In vielen Fällen setzt die Überhäutung des Granulationsgewebes von den Seiten her ungleichmäßig ein. Bisweilen fehlt sie anfangs an dem unteren Wundrand vollkommen. Später entwickelt sich ein schmaler, oft nur 1 mm breiter Epithelsaum, der dem Granulationsgewebe nicht fest anliegt, sondern von diesem durch einen kleinen Spalt getrennt ist. Der langsam sich verbreiternde Saum verhornt oft.

Die Ursache ist selten in einer Erschöpfung des Epithelgewebes zu suchen. Man findet diese höchstens einmal, wenn sehr große Flächenwunden überhäutet werden sollen. Meist sind Störungen in der Wunde an der verzögerten Epithelisierung schuld. Die unten liegenden Wundränder werden am längsten vom Exsudat und Wundeiter bespült. Daher erfolgt die Epithelisierung dort zuletzt. In diesem Stadium der Wundheilung ist das Granulationsgewebe noch nicht aufnahmebereit für das Epithel. Überhaupt scheint in den meisten Fällen von sog. schlechter Epithelisierung die Schuld weniger am Epithel zu liegen. Dieses ist in der Regel sehr wachstumsfreudig. Die fehlende Überhäutung ist der Indikator dafür, daß der Boden, auf dem die Deckzellen haften sollen, noch nicht genügend für die Aufnahme derselben vorbereitet ist. Die Deckzellen wachsen nur über gesundes Granulationsgewebe. Diese Vorbedingung ist erreicht, wenn die Wundkolloide im Gewebe einen bestimmten Quellungszustand erreicht haben. Dieser heilfähige Kolloidzustand liegt für das Fibrillenkollagen bei der Aggregatstufe des weichsten Gels oder der kolloidalen Lösung. Solange die Zellen noch glasig und gequollen sind und starke Exsudation besteht, ist mit einer Überhäutung noch nicht zu rechnen. Erst wenn die Oberfläche samtweich und trockener ist, beim Betupfen nicht mehr blutet und die Farbe vom tiefen Rot zum Rosarot übergeht, sind die äußerlich erkennbaren Zeichen dafür vorhanden, daß das Granulationsgewebe bereit ist, das Epithel aufzunehmen. Ein schmaler, dünner Epithelsaum deutet häufig auf Störungen in der Granulationsgewebsbildung hin. Oberflächeneiterungen, überhastetes Wachstum, Reizungen dieses Gewebes, Hyperplasien u. a. m. verhindern die Epithelisierung. Erst wenn die Umbauvorgänge des Granulationsgewebes einen gewissen Grad erreicht haben und dieses Gewebe Reizen und Störungen von außen her nicht mehr unterliegt, vermag sich das Epithel auf ihm zu verankern.

Oft findet man eine vorzeitige Epithelisierung. Das feine, spiegelnde, durchsichtige Epithelhäutchen liegt dem Granulationsgewebe nur lose auf, haftet aber nicht. Es läßt sich leicht wieder abtupfen oder abspülen. Dort, wo der Boden zur Aufnahme des Epithels vorbereitet ist, bleibt es manchmal fest liegen. So entstehen mitten im Granulationsgewebe Epithelinseln oder Epithelbrücken und zapfenähnliche Fortsätze, die sich allmählich verbreitern.

Epithelverluste können das klinische Bild der mangelnden Epithelisierung erzeugen. Der hauchdünne Epithelsaum ist sehr zart. Durch Reiben, Scheuern, Austrocknung usw. kann er sehr leicht wieder verlorengehen. Auch durch scheuernde Verbände und Fehler in der Wundbehandlung (Ätzen) kann jugendliches Epithel wieder zerstört werden. Liegt der Verband zu lange, so wird das Epithel durch die proteolytischen Enzyme des Wundeiters wieder aufgelöst.

Die Therapie der mangelhaften Epithelisierung wird daher zunächst einmal auf die entsprechende Behandlung des Granulationsgewebes ausgerichtet sein müssen. Dies ist auch meist der Zweck der sogenannten epithelisierenden Salben. Die beste Epithelisierung findet man bei Wunden, die unter Verband gehalten werden. Ätzmittel schädigen das Epithel. Fette, Öle und Salben regen die Epithelisierung an. Unter der schützenden Fettschicht indifferenter Salben zeigt das Epithel meist lebhaftes Wachstum. Es sind daher Salbenverbände empfehlenswert. Bewährt haben sich Chlorophilinsalbe, Lebertran- und Lebertranzinksalbe, Pellidolsalbe (Diacetylamidoazotoluol), 8%ige Scharlachrotsalbe (Amidozotoluol), Zinkvaseline, Pasta zinci, Perubalsam und Ichthyolsalbe. Lebertransalben ergeben gute plastische Resultate, wenn keine Infektion besteht. Häufiger Wechsel ist zu empfehlen, da durch Gewöhnung in vielen Fällen eine Arzneifestigkeit der Wunde gegen dasselbe wiederholt angewendete Arzneimittel eintreten kann. Kortisonsalben können die Epithelisierung verzögern. Große Epitheldefekte werden durch die Hautplastik oder Transplantation gedeckt.

Pathologische Veränderungen der Narbe. Im Verlauf der Narbenbildung und auch noch nach der Vernarbung der Wunde können sich verschiedenartige Veränderungen einstellen.

Narbengeschwür. Die im Verlauf der Sekundärheilung entstehende fibröse Narbe mit ihrem feinen Epithelüberzug ist unzureichend mit Gefäßen versorgt. Erneute Verletzungen führen zu schlecht heilenden Wunden, die bei häufiger Einwirkung von Traumen, dauernder Verschmutzung und Infektion schwer geheilt werden können. Es bildet sich ein Narbengeschwür.

Oft kommt es im Verlauf der Heilung zu unvollständigem Wundverschluß, der das Narbengeschwür zurückläßt. Allgemeine und örtliche Ursachen können schuld an der Erschöpfung des Epithels sein, z. B. schlechtes Allgemeinbefinden, Scheuern, Reizung, Infektion des freiliegenden Granulationsgewebes u. a. m. Während sich das an der Peripherie gebildete Epithel verdickt und hornähnlich wird, bleibt zentral ein Narbengeschwür zurück.

Weiterhin entwickeln sich hartnäckige Narbengeschwüre in hypertrophischen Narben und in Narbenkeloiden durch Rißbildung oder erneute Verletzungen mit gleichzeitiger Infektion. Die Therapie des Narbengeschwürs durch Medikamente führt selten zum Ziel. Nach vollständiger Exzision der Narbe und erforderlichenfalls nach Hautplastik ist die Primärheilung der Operationswunde anzustreben.

Atrophische Narbe. Die atrophische Narbe ist die Folge mangelhafter Granulationsgewebsbildung im Defekt, verbunden mit schneller Epithelisierung. Die Narbenoberfläche ist eingesunken und hat die Form einer Delle. Die Epidermis ist dünn. In der Tiefe fühlt man nur wenig, aber stark retrahiertes, bindegewebiges Narbengewebe. Während der Vernarbung ist meist eine Hypoplasie des Granulationsgewebes vorhanden.

Ausbuchtung der Narbe. Die Ausbuchtung der Narbe findet man nur an den Faszien und an der Bauchwand, wenn die frische, fibrös noch nicht gefestigte Narbe stark von innen her belastet wird. Dann weichen die bindegewebigen Elemente auseinander, und es kommt zu einer Verdünnung und Auswölbung (Ektasie) der Narbe. So können Bauchbrüche durch Muskelwunden der Bauchwand entstehen. Ein Teil der Rezidive nach Nabelbruchoperation beim Fohlen ist auf diese Weise zu erklären. Auch die nach Faszienwunden bisweilen auftretenden Muskelhernien entstehen oft auf diese Weise. Man findet sie besonders am Ober- und Unterschenkel des Pferdes.

Narbenkontraktur. Als Folge der fibrösen Schrumpfung des Narbengewebes können sich Narbenkontrakturen ausbilden, die Verziehungen der Haut (dermatogene Kontrakturen) verursachen. So entstehen entstellende Veränderungen von Stellung und Form der Lidspalte und Ausstülpungen der Lider (Ektropium) durch Narbenzug. Auch an den Lippen und Nasenflügeln findet man sie. Die Mundspalte kann durch sie verengt werden. Hautlappen werden oft in die Wunde eingestülpt. Nach tiefen Verbrennungen kann die Narbenkontraktur derartig stark werden, daß die Haut in radiär gestellten leistenförmigen Falten um die Wunde herum gespannt wird. In Gelenkbeugen kann die dermatogene Kontraktur so stark werden, daß die vollkommene Streckung des Gelenkes unmöglich wird (Flügelfellbildung). Durchtrennte Muskeln und Sehnen können durch Narbenretraktion erheblich verkürzt werden (myogene, tendogene Kontraktur).

Die Therapie ist schwierig. Manchmal vermag eine Hautplastik Hilfe zu bringen.

Hypertrophische Narbe. Die hypertrophische Narbe entsteht durch starken Gefäßreichtum und mangelnde Fibrillenabscheidung im Narbengewebe. Sie ist im Stadium der frischen Narbe stehengeblieben, ohne daß es zur Retraktion des Narbengewebes und zur Rückbildung der Gefäße kam. Sie ist gewulstet, weich, schwammähnlich und ragt über die Hautoberfläche hervor. Das Epithel ist glatt, weich und spiegelnd. Die Epidermis weist immer normale Stärke auf. Meist entsteht die hypertrophische Narbe durch verzögerte Wundheilung und durch pyogene Infektion. Sehr häufig beobachtet man sie nach Wunden an den Hintergliedmaßen des Pferdes, die durch chronische Phlegmone verdickt sind oder Störungen der Lymphzirkulation aufweisen.

Die Therapie besteht in der Exzision der veränderten Narbe und primärer Vereinigung der Wundränder durch Naht. Oft muß hierzu eine Hautplastik vorgenommen werden. Wenn die Narbe nur einen Schönheitsfehler darstellt, soll man von einer Therapie absehen.

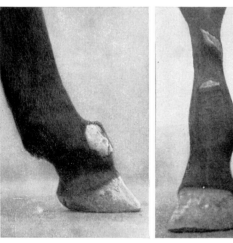

Abb. 39. Hypertrophische Narben im Bereich der Zehe und am Metatarsus.

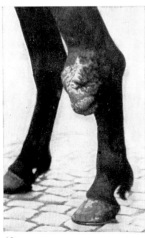

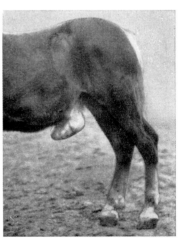

Abb. 40. Narbenkeloid nach Rißwunde durch Stacheldraht vor einem Jahr.

Abb. 41. Narbenkeloid nach scharfer Einreibung eines Nabelbruches.

Narbenkeloid. Bei Störung der Wundheilung durch mechanische Einflüsse und in der Regel durch gleichzeitige Infektion des Granulationsgewebes auf der Oberfläche tritt die Hyperplasie des Granulationsgewebes auf. Man beobachtet sie in starkem Ausmaß beim Pferd. Sie führt zur Bildung des Narbenkeloids.

Es handelt sich um eine geschwulstähnliche Hyperplasie der bindegewebigen Narbenelemente, oft mit gleichzeitiger Verhornung des langsam wachsenden epithelialen Überzuges. In anderen Fällen ist das Epithel schwammig verdickt, weiß, graurot bis rosarot gefärbt und wenig widerstandsfähig. Narbengeschwüre sind sehr oft auf den Keloiden infolge Verletzung der Oberfläche vorhanden.

Die Keloide können einen großen Umfang annehmen. Sie fühlen sich derb und hart an, sind schmerzlos und reichen weit ins umgebende Unterhautbindegewebe hinein.

Die Behandlung ist wie beim Granulom vorzunehmen.

Verknöcherung der Narbe. In seltenen Fällen kann Narbengewebe verknöchern oder verkalken. Ob es sich um eine Umwandlung der Bindegewebszellen in osteoides Gewebe (echte Metaplasie) handelt oder ob Osteoblasten im Gewebe vorhanden waren, die durch den Reiz gewuchert sind, ist nicht geklärt. Verhältnismäßig oft findet man Verknöcherungen in der Karpalbeule des Rindes, manchmal auch in Kastrationsnarben beim Schwein. Auch nach der Laparotomie wird beim Schwein hin und wieder die Verknöcherung in der Muskelnarbe festgestellt.

Literatur

Allgöwer, U.: Biologische Grundlagen der Wundbehandlung. Langenbecks Arch. **325** (1969), 22.

Ammann, K.: Hautplastik und Transplantation beim Pferd. Schweiz. Arch. Tierheilk. **94** (1952), 2.

Ammann, K.: Hauttransplantation bei großen Haustieren. Mh. Vet.-Med. **9** (1954), 470.

Dittrich, H.: Wundheilungsstörungen. Chirurg. **42** (1971), 289.

Kühnau, J.: Biochemie der Wundheilung. Langenbecks Arch. **301**, (1962), 23.

Lindner, J.: Die Morphologie der Wundheilung. Langenbecks Arch. **301** (1962), 39.

Schebitz, H., und Brass, W.: Allgemeine Chirurgie für Tierärzte und Studierende. Verlag Paul Parey, Berlin und Hamburg 1975.

Stünzi, H., und Weiss, E.: Allgemeine Pathologie für Tierärzte und Studierende. Verlag Paul Parey, Berlin und Hamburg 1982.

1.1.10. Geschwür, Ulcus

Als Geschwür bezeichnet man jede schlecht heilende Wunde der Haut oder der Schleimhaut. Immer ist eine Eiterung vorhanden, die das Geschwür entweder verursacht oder sich sekundär hinzugesellt. Das Geschwür ist kein einheitlicher Krankheitsprozeß. Die Ätiologie ist sehr verschieden. Man unterscheidet primäre, idiopathische, und sekundär entstehende, symptomatische Geschwüre. Das im Geschwür sich bildende Granulationsgewebe wird wieder zerstört. Zerstörung und Gewebszerfall (Stadium destructionis), Demarkation und Reinigung (Stadium purificationis) und Neubildung von Granulationsgewebe (Stadium reparationis) wechseln einander ab.

Der Rand des Geschwürs ist oft wallartig aufgeworfen. Die Epithelisierung ist mangelhaft. Bei längerem Bestehen werden die Ränder bindegewebig, hart und narbig (kallöses Geschwür). Ist der Geschwürsrand durch die Gewebszerstörung unterminiert, so spricht man vom sinuösen Geschwür.

Die Wundhöhle sieht verschieden aus. Bald herrscht der Gewebszerfall vor. Er kann schnell vor sich gehen (fressendes, phagedänisches Geschwür). In anderen Fällen ist der Geschwürsgrund mit mißfarbenen, dunkelroten, gereizten Granulationen ausgefüllt (erethisches Geschwür). Der Geschwürsgrund füllt sich in anderen Fällen mit schnell wachsenden Granulationen an, die pilzförmig über die Hautoberfläche hinausreichen (Ulcus fungoides).

Das Ulcus serpens, (kriechendes) Geschwür, wandert auf der Haut weiter, indem auf der einen Seite Heilung eintritt, während die destruktiven Prozesse auf der anderen fortschreiten. Auf der Haut entstehen derartige Geschwüre dadurch, daß bisweilen der obere Rand epithelisiert wird, während der untere, dauernd vom Eiter bespülte, Zerfallserscheinungen zeigt.

Das kriechende Hornhautgeschwür (Ulcus serpens corneae) wandert manchmal quer über die Kornea und läßt nach Abheilung eine weiße, streifenförmige Narbe zurück.

Die schlechte Heilungstendenz kann durch lokale Ursachen bedingt sein (primäre, idiopathische Geschwüre). Scheuern, Kratzen, Belecken, Staub usw. verzögern die Heilung oft monatelang. Die an der Ohrspitze und an der Rute mancher Hunderassen auftretenden Geschwüre sind durch dauernde mechanische Reizungen infolge Gegenschlagens bedingt (Haltung in engen Zwingern und Räumen). Infizierte Wunden trotzen oft lange Zeit jeder Therapie und nehmen einen geschwürähnlichen Charakter an. Einer sehr langsamen Wundheilung begegnet man oft nach Brandwunden. Es bleiben monatelang Geschwüre bestehen. Das Zungengeschwür des Rindes hat eine typische Lage auf dem Zungenrücken vor dem Zungenwulst und zeigt wegen der dauernden Gewebsreizung bei der Nahrungsaufnahme eine schlechte Heilungstendenz. Auf der Zunge des Pferdes werden Geschwüre durch schadhafte Gebisse unterhalten. Das Labmagengeschwür findet man beim Kalb und beim erwachsenen Rind. Als Narbengeschwür bezeichnet man eine langsam vernarbende, infizierte Wunde, deren Heilungstendenz erschöpft ist. Auch kann das Epithel durch traumatische Läsionen wieder verlorengehen. Das Röntgengeschwür wird durch hohe Strahlendosen erzeugt. Dekubitalgeschwüre findet man nach Hautnekrosen an schlecht gepolsterten Körperstellen, die beim Liegen dauernd gequetscht werden. Es handelt sich stets um geschwächte, magere und kranke Patienten, die viel liegen. Prädilektionsstellen sind die Gegend der Crista faciei, der Augenbogen, die Außenfläche des Schulter- und Karpalgelenkes, die Seitenbrust, der Hüfthöcker und die Außenfläche des Hüft-, Knie- und Tarsalgelenkes. Durch dauernde Quetschung beim Liegen auf der Brust findet man sie bei Hunden am Ellenbogen und an der Unterbrust. Nach Ischiadicus(Fibularis-)lähmungen findet man beim Hund, Pferd und Rind Geschwüre auf dem Zehenrücken infolge Einknickens der Zehe und Nachschleifens derselben. Ähnliche Geschwüre findet man an der Innenseite des Fesselgelenkes, der Ballen und auch des Metakarpus und Metatarsus infolge fehlerhafter Gangarten und schlechten Hufbeschlages („Streichen"). Streßbedingte Magengeschwüre treten mit eventuellen Verblutungen bei Schweinen auf.

Sommerwunden des Pferdes sind geschwürige, schlecht heilende Wunden. Sie kommen ortsgebunden nur im Sommer vor und können verschiedene Ursachen haben. Oft ist es allein die dauernde Reizung der Wunde durch die Fliegen. Sommerwunden treten hauptsächlich in Flußniederungen auf und werden durch Habronemalarven verursacht. *Habronema megastoma, Habronema microstoma* und *Habronema muscae* sind Magenwürmer des Pferdes. Die Embryonen werden mit dem Kot ausgeschieden. Fliegen bringen diese Magenwurmlarven in bereits bestehende Wunden, indem der feuchtwarme Wundreiz die Larven zum Auswandern aus dem Rüssel der Stubenfliege *(Musca domestica)* veranlaßt. Weiterhin können sie auch durch den Stich des Gemeinen Wadenstechers *(Stomoxys calcitrans)* in die intakte Haut gebracht werden. Auch sind die Fliegen und die Invasion von Nematodenlarven wahrscheinlich die Ursache. Die Geschwüre kommen hauptsächlich an Kopf, Hals, Widerrist und Extremitäten vor. Es entsteht zunächst eine umschriebene Hautentzündung (kutane Habronemose) mit starkem Juckreiz. Bald tritt nekrotischer Gewebszerfall ein. Das Granulationsgewebe ist blaurot, livide, blutet leicht und eitert stark. Ansätze zur Epithelisierung sind oft vorhanden. Nach vorübergehender Besserung tritt dann wieder Verschlechterung ein. Oft wuchert das Granulationsgewebe zeitweise stark. Die Heilung tritt ohne Behandlung erst im Herbst ein. Auch nach längeren Märschen werden Besserung und Heilung beobachtet, die sicherlich durch den Ortswechsel bedingt sind. Im Magen selbst können Magengeschwüre entstehen.

Beim Rind werden Sommerwunden durch Stephanofilarien verursacht. Die Larven der Stephanofilarien sind nachts im Blut nachweisbar. Die Stephanofilariosis konnte von von der Ahe, Hiepe und Dietz (1968) auch bei Pferden nachgewiesen werden. Ob regional Verschiedenheiten bezüglich der Erregerart bestehen oder die Habronematheorie überholt ist, bedarf noch der Klärung, liegt jedoch nahe, da bereits Schmid (1940) berichtet, daß bei Rindern auf Sumatra eine Dermatitis squamosa circumscripta durch *Stephanofilaria dedoesi* verursacht wird, die in ihrer ausgeprägten Form mit mächtiger Borkenbildung in der Schulter-, Hals- und Kopfgegend verläuft. In Bulgarien beobachtete man 5–30 cm große, kuchenartig vorspringende, granulierende Wunden, die im Sommer schlecht, im Herbst von selbst heilen. Es wurden Nematoden darin nachgewiesen. Als Überträger werden *Stomoxys calcitrans* und *Musca domestica* angegeben.

Zur *Therapie* der Habronemose-Formen bzw. der Stephanofilariosis werden organische Phosphorverbindungen eingesetzt. Metrofinat (50 mg/kg), Dichlorphos (30 mg/kg) und Fenchlorphos erweisen sich bei oraler Applikation als geeignet. Von den Imidozol-Derivaten haben sich Thiabendazol in einer Dosis von 100 mg/kg und Mebendazol 10 mg/kg als wirksam erwiesen. Sommerwunden werden mit 2%iger wäßriger Metrifonat-Lösung an 3–5 aufeinanderfolgenden Tagen täglich einmal durch Betupfen und nach chirurgischen Grundsätzen behandelt (Hiepe 1982).

Geschwüre beobachtet man auch im Anschluß an chronische Phlegmonen und Ödeme. Die ödematös durchtränkte Unterhaut und die schwammige Haut sind sehr empfindlich gegen Quetschungen und andere Schädigungen. Oft löst auch Juckreiz Scheuerwunden aus, die sich geschwürig verändern. Ein Teil der Geschwüre entsteht im Verlauf von anderen Erkrankungen. Da sie nur ein Symptom der Krankheit darstellen, bezeichnet man sie als sekundäre, symptomatische Geschwüre. Neuropathische Geschwüre entstehen nach Lähmung sensibler Nerven und beruhen auf vasomotorischen Störungen. Sie treten manchmal als Komplikation im Anschluß an Neurektomien auf. Die Lähmung der Vasomotoren führt zur Gefäßerweiterung, zum Austritt von Blutserum in die Unterhaut, zur Störung der Lymphzirkulation, zu Ödemen, nässenden Ekzemen und Geschwüren. Nervenerkrankungen können im Versorgungsgebiet des Nerven infolge trophischer Störungen zur Schwächung der Gewebsresistenz und zur Geschwürsbildung führen.

Weiterhin sind es chronische Infektionskrankheiten, die Geschwürsbildung hervorrufen. Tuberkulöse Geschwüre fand man am häufigsten beim Hund. Das rotzige Geschwür kam beim Pferd auf der Nasenschleimhaut, aber auch im Verlauf des

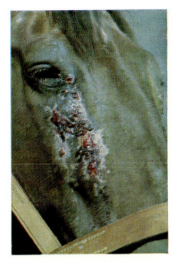

Abb. 42. Pferd mit Sommerwunden am Kopf.

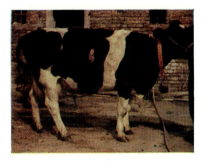

Abb. 43. Sommerwunde beim Rind.

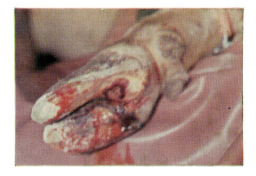

Abb. 44. Klaue mit Sohlengeschwür.

Hautrotzes auf der Körperoberfläche vor. Das Korneageschwür des Hundes entsteht manchmal im Verlauf der Staupe, beim Pferd durch Hautpilzbefall.

Hornhautgeschwüre mit Perforationen entstehen bei allen Haustieren nach fehlerhafter Behandlung von Hornhautdefekten mit Glukokortikoiden.

Oft täuschen Tumoren, die die äußere Haut durchbrechen, ein Geschwür vor. Die Oberfläche wird sekundär eitrig infiziert. Die Hautnekrose kann dabei auch durch äußere Traumen (Dekubitus) zustande kommen. Das Krebsgeschwür bildet sich infolge Infektion und Gewebszerfall auf der Krebsgeschwulst.

Die Therapie kann einsetzen, wenn Charakter und Entstehungsweise des Geschwürs eindeutig erkannt sind. Die primären idiopathischen Ulzera bieten bessere Heilungsaussichten. Bei dem symptomatischen, sekundären Geschwür kommt vor allem die Behandlung des Primärleidens in Frage, sofern es überhaupt auf eine Therapie anspricht. Durch Geschwülste verursachte Geschwüre werden nach den Richtlinien der Tumorchirurgie angegangen. Neuropathische Geschwüre sind schwer heilbar, wenn das Nervenleiden der Behandlung trotzt.

Die lokale Behandlung des Geschwürs muß zunächst auf die Abstellung der auslösenden Ursache gerichtet sein. Scheuern, Kratzen, Druck usw. müssen durch entsprechende Maßnahmen abgestellt werden. Weiterhin muß die Eiterung kupiert werden. Feuchtwarme Verbände mit Hypochloritlösungen, Wasserstoffperoxidlösung oder einem Antiseptikum werden 1—2 Wochen lang bis zum Nachlassen der Eiterung gelegt. Es folgen Salbenverbände. Bei starkem Juckreiz sind örtlich betäubende Salben (5%ige Kokain-, 10%ige Anästhesinsalbe) von großem Nutzen. Sie werden morgens und abends aufgetragen. Die Behandlung mit Sulfonamiden oder Antibiotika unter dem Verband bringt manchmal Erfolge. Verbandlose Wundbehandlung führt selten zum Ziel. Nach Reinigung des Geschwürgrundes setzt unter den Salbenverbänden die Epithelisierung langsam ein. Rückschläge kommen vor. Ultraviolettbestrahlungen unterstützen die Austrocknung.

Führt diese Therapie nicht zum Ziel, so hilft manchmal radikales Ausschneiden. Die neue Wundfläche zeigt dann eine bessere Heilungstendenz. Wenn irgend möglich, ist durch plastische Operation die primäre Wundheilung anzustreben. Andere Fälle wieder können durch kräftiges Ätzen oder Verschorfen mit dem Glüheisen der Heilung zugeführt werden. Bei Sommerwunden wird nach den oben gegebenen Richtlinien behandelt.

Literatur

Hiepe, Th.: Habronemose. In: Handbuch der Pferdekrankheiten, Teil III. VEB Gustav Fischer Verlag, Jena 1982.

1.1.11. Fistel, Fistula

Als Fistel bezeichnet man jede röhrenförmige, alte, schlecht heilende Wunde, aus der Eiter oder Körperflüssigkeiten entleert werden. Man unterscheidet Eiter-, Sekret- und Exkretfisteln.

1.1.11.1. Eiterfistel

Eiterfisteln kommen weitaus am häufigsten vor. *Sie bestehen aus der Fistelöffnung, dem Fistelkanal und dem Fistelgrund.* Die Fistelöffnung ist bei alten Fisteln trichterförmig eingezogen, die Umgebung mit Eiter bedeckt. Die Haare der Umgebung sind ausgefallen. Die Fistelöffnung ist meist sehr klein, da die Haut durch Epithelisierung den Defekt zu schließen bestrebt ist. Allmählich wird ein Teil des Fistelkanals an der Öffnung epithelisiert. Die Öffnungen der Eiterfisteln schließen sich bisweilen unter Zurücklassung einer Narbe. Der Eiter staut sich in der Tiefe, bildet einen Abszeß und bricht neben der alten Fistelöffnung erneut durch. An der Zahl der vorhandenen Narben erkennt man daher das Alter der Fistel. Bei monatealten Fisteln können sich mehrere Kanäle entwickeln, die auf einen gemeinsamen Fistelgrund führen.

Der Fistelkanal führt von der Öffnung in die Tiefe. Er stellt einen röhrenförmigen Kanal dar und verläuft oft stark gewunden, winklig und rückläufig zwischen den Muskelschichten. Er ist dann mit der geraden Sonde nicht bis zum Ende zu verfolgen. Die

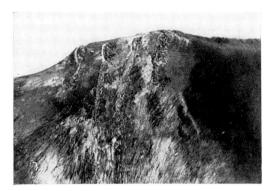

Abb. 45. Pferd mit Widerristfistel.

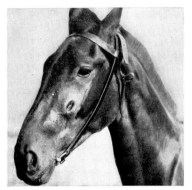

Abb. 47. Zahnfistel nach Periodontitis von P_1 oben links und Empyem der Kieferhöhlen.

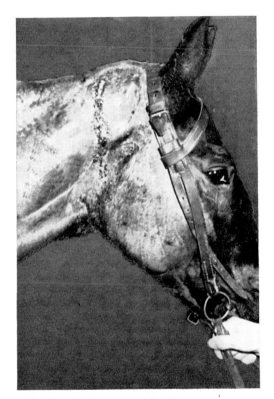

Abb. 46. Pferd mit Genickfistel.

für die Therapie die Inzisionsstelle genau festgelegt. Gerade Sonden braucht man für kurze und enge Kanäle (z. B. bei der Hufknorpelfistel, Knochenfistel, Zahnfistel). Die allgemeine Richtung des Kanals ist oft von ausschlaggebender Bedeutung für den Nachweis der auf dem Grund der Fistel vorhandenen Ursache (z. B. Zahnfisteln). Die Wandungen der Kanäle sind mit altem, derbem, glattem Granulationsgewebe ausgekleidet, das bereits einen bindegewebigen Charakter angenommen hat. Sie fühlen sich oft hart und strangförmig an. Strukturähnliche Verengungen werden manchmal beobachtet. Bei genauer Sondierung der Wandungen fühlt man bisweilen einen harten, rauhen, knöchernen Ring, der auf die Perforation eines Knochens hinweist. Man findet dies bei glatten Knochen (Kopfknochen, Schulterblatt, Beckenschaufel, Rippen) und bei den in den Röhrenknochen hineinführenden Kanälen anläßlich der eitrigen Osteomyelitis und nach Knochenschüssen.

Der Fistelgrund enthält die Ursache der Fistel. Er stellt eine Eiterhöhle dar. In ihm liegen manchmal Fremdkörper, die die Fistel unterhalten (Geschosse, Granatsplitter, Holzstücke, abgebrochene Messerklingen, Drähte, Nägel, Nähte, Unterbindungen, Ligaturen, vergessene Tamponade u. a. m.). Oft werden die Fisteln durch abgestorbenes Gewebe verursacht, das wegen vorzeitiger Verengung des Kanals nicht mehr abgestoßen werden konnte. Es handelt sich meist um langsam absterbendes

Verwendung einer S-förmig gebogenen Sonde ist daher für längere Kanäle zu empfehlen. Sie ist unersetzlich bei längeren, gewundenen Kanälen in weichen Geweben (Widerrist, Hals, Kruppe, Oberschenkel usw.). Sie besitzt auch den Vorteil, daß man mit der Sonde die Gewebe anheben und so die Lage des Kanalendes fühlen kann. Dadurch wird

Gewebe, das längere Zeit zur Demarkation benötigt. Faszien-, Sehnen-, Knorpel-, Knochennekrosen und Knochensplitter findet man häufig in derartigen Fisteln, Eitertaschen allein wirken fremdkörperähnlich und können Fisteln bedingen.

Chronische eitrige Entzündungen des Knorpels und Knochens unterhalten solange Fisteln, bis das Primärleiden ausgeheilt ist (eitrige Osteomyelitis nach der Knochennagelung und im Gefolge der Panostitis eosinophilica des Hundes, Widerristfisteln, Hufknorpelfisteln, Zahnfisteln usw.). Nach der Art des erkrankten Gewebes unterscheidet man Sehnen-, Knorpel-, Knochenfisteln usw. Ähnlich verhält es sich bei den nach spezifischen Infektionen auftretenden Fisteln (Aktinomykose, Botryomykose).

1.1.11.2. Organfistel

Bei Organfisteln wird der Fistelgrund durch das eröffnete Organ gebildet, dessen Inhalt sich durch den Fistelkanal nach außen entleert. Eine Eiterung des Fistelkanals kann zugleich vorhanden sein. Organfisteln können angeboren oder erworben sein.

Sekretfisteln entleeren die Sekrete der eröffneten Drüsen. Man kennt Speicheldrüsen-, Speichelgang-, Tränensack-, Tränengang-, Kieferhöhlen-, Speiseröhren-, Zitzen-, Euterfisteln usw. **Exkretfisteln** sind die Pansen-, Darm-, Mastdarm-, Mastdarmscheiden-, Blasen-, Harnröhrenfisteln u. a.

Therapie bei Eiter-, Sekret- und Exkretfisteln. Grundsatz muß sein, die Ursache der Fistel abzustellen.

Eiterfisteln: Hierzu muß der Grund der Fistel freigelegt werden. Bei kurzen Kanälen genügt manchmal das Auskratzen mit dem scharfen Löffel oder breite Spaltung. Bei langen Kanälen ist die Freilegung des Fistelgrundes oft durch die erste Gegenöffnung nicht erreicht. Man sondiert von dort aus weiter, bis der Fistelgrund gefunden ist, und schneidet hier nochmals ein. Das Wundsekret muß nach der Operation auf dem kürzesten Wege nach unten abfließen können. Es folgt nunmehr die Behandlung des die Fistel verursachenden Grundleidens, das am Kanalende die Eiterung verursacht. Der operative geschaffene kürzeste Zugang zum Fistelgrund muß solange offengehalten werden, bis das Grundleiden ausgeheilt ist. Wird ein Fremdkörper gefunden, so geht die Heilung nach Entfernung desselben schnell vor sich. Nach der Operation wird die Wundhöhle tamponiert. Die Wundheilung ist sorgfältig zu überwachen. Die Fistel muß aus der Tiefe heraus heilen. Hufknorpelfisteln werden durch partielle Exstirpation des Knorpels geheilt. Zahnfisteln machen Zahn- oder die Wurzelresektion des kranken Zahnes erforderlich. Bei Samenstrangfisteln wird der kranke Teil des Samenstrangstumpfes operativ entfernt. Aktinomykotische und botryomykotische Fisteln heilen nach radikaler Entfernung der kranken Gewebe. Ätzen, scharfe Einreibungen, Spülungen und andere medikamentöse Behandlungen ohne aktiv-operatives Vorgehen führen selten zum Ziel. Bei Rippenfisteln muß die Rippenresektion durchgeführt werden.

In manchen Fällen ist der Fistelgrund wegen seiner besonderen anatomischen Lage nicht der Behandlung zugänglich. Dies ist der Fall bei tiefgehenden Kanälen oder bei Gefahr der Verletzung lebenswichtiger Teile in der Umgebung des Fistelkanals. Man begnügt sich dann mit dem Auskratzen der Fistel mit dem scharfen Löffel, dem Einführen von Antibiotika- oder Sulfonamidpräparaten in Substanz oder in Lösung oder der Ausspülung mit desinfizierenden Lösungen mit Hilfe der Knopfkanüle. Die Behandlungserfolge sind jedoch schlechter.

Sekret- und Exkretfisteln: Hier ist der Verschluß des Kanals anzustreben. Bei engen Kanälen genügt eine scharfe Einreibung der Umgebung der Fistelöffnung mit Kanthariden- oder Quecksilberbiiodatsalbe, das Setzen eines Brandschorfes, die subkutane Umstechung der Öffnung oder das Anlegen einer Tabaksbeutelnaht. Injektionen von Iodtinktur in Depots um kleine Fistelöffnungen herum verursachen ebenfalls eine starke Schwellung, die den Fistelkanal bis zur endgültigen Verwachsung schließt. Granugenol bewirkt durch Auslösung reaktiver Bindegewebsbildung den Verschluß engerer Fistelkanäle. Bei der Milchfistel werden 6 Depots von je 0,1 bis 0,2 ml am äußeren Rand des Fistelkanals unter das Epithel und 2 Depots am inneren

Rand unter das Schleimhautepithel injiziert. Bei Parotisfisteln wird der Fistelverschluß oft durch den Druck des gestauten Speichels wieder gelöst. Dasselbe kommt nach Unterbindung des Speichelganges vor. Es muß deshalb vorher die Speicheldrüse verödet werden. Bei anderen Fisteln sind manchmal das operative Freilegen des eröffneten Hohlorgans und Verschluß desselben durch Naht erforderlich. Plastische Operationen erstreben die Deckung der Fistel mit einem Hautlappen. Bei Mastdarmscheidenfisteln wird die Operation nach Götze vorgenommen. Pansenfisteln werden genauso wie Darmfisteln durch schichtweise durchgeführte Nähte verschlossen.

Therapeutisch werden beim Rind in Form der Cholezystoduodenotomie Gallenabflußfisteln, bei allen männlichen Haustieren sogenannte Harnentleerungsfisteln angelegt.

1.1.12. Chemotherapie (Antibiotika und Sulfonamide) in der Chirurgie

Als Chemotherapeutika werden Substanzen bezeichnet, die imstande sind, Bakterien, Protozoen, Pilze, bestimmte Virusarten, Parasiten oder krankhaft wuchernde Zellverbände (Tumoren) elektiv zu schädigen und dabei den Wirtsorganismus weitgehend zu schonen.

Aus klinischer Sicht werden danach als Chemotherapeutika im weiteren Sinne die Antibiotika, einige organische Metallverbindungen, organische Farbstoffe, die Sulfonamide, die Sulfone, das Nitrofuran und einige Nitroverbindungen, die Diamidine, die Tuberkulostatika und die Zytostatika gerechnet. Das Verhältnis zwischen wirksamer und toxischer Dosis – die chemotherapeutische Breite – ist der entscheidende Wertmesser für das gewählte Medikament. Hierbei sind sowohl die akute Toxizität nach einmaligem Einsatz als auch subakute oder chronische Schäden zu berücksichtigen, die nach langdauernder oder hochdosierter Medikation entstehen können. Resorptionsgeschwindigkeit, ausreichend hohe Blut- sowie möglichst gleichwertige Gewebespiegel, Konzentrationsdauer und Eliminierung sind von den Diffusionseigenschaften des Medikamentes abhängig. Unterschiedliche Mechanismen begründen die spezifische Wirkung des jeweiligen Chemotherapeutikums.

Die Chemotherapeutika werden zur allgemeinen, zur lokalen Behandlung und zum Teil kombiniert eingesetzt. Nur ein geringer Teil dieser Mittel ist ausschließlich für die lokale Therapie zu verwenden. Andere wiederum dürfen nur zur Allgemeinbehandlung eingesetzt werden; das hängt von ihren chemisch-physikalischen Eigenschaften ab.

Die Wirkung chemotherapeutischer Substanzen ist abhängig

1. von der biochemischen und antibakteriellen Wirkung auf die Zellsubstanz und Zellwand,
2. von der Reaktionsmöglichkeit und dem spezifischen Verhalten des Krankheitserregers.

Voraussetzung ist stets eine ausreichende Dosierung.

Unter lokaler Chemotherapie versteht man die Anwendung allgemein- und lokal- oder ausschließlich lokalverträglicher Antibiotika, Sulfonamide, Nitrofurane und Diamidine am Ort der Infektion. Dabei bestehen zwischen prophylaktischer und therapeutischer Anwendung fließende Übergänge.

Sulfonamid- und Antibiotikatest: Die zu wählenden Antibiotika sollen auf die zu bekämpfenden Keime eingestellt werden. Wo ein Brutschrank zur Verfügung steht, kann die Empfindlichkeit der Erreger gegen Sulfonamide und Antibiotika durch den Blättchentest innerhalb von 24 Std. festgestellt werden. In Petrischalen wird Nähragar in breiter Schicht ausgegossen, auf dem das Untersuchungsmaterial ausgestrichen wird. Darauf werden runde Filtrierplättchen gelegt, die mit einer bekannten Menge der zu prüfenden Sulfonamide oder Antibiotika getränkt sind. Am Durchmesser der nach der Bebrütung entstehenden Hemmhöfe erkennt man, welche Sulfonamide oder Antibiotika für die Therapie geeignet sind (Diffusionstest). Weiterhin werden der Lochtest und der Röhrchenverdünnungstest verwendet, wobei letzterer eine quantitative Bestimmung der wirksamen Antibiotikakonzentration gestattet.

Eine unmittelbare Schädigung der Körperzellen durch Chemotherapeutika unterbleibt. Der Einsatz von Lokalchemotherapeutika bei jeder aseptisch gesetzten Operationswunde, auch bei jeder akzidentellen Bagatellverletzung, sollte unterlassen werden, da die dem gesunden Organismus eigene biologische Heiltendenz gehemmt und dadurch die Heilung der Wunde verzögert werden kann. Ihr Einsatz sollte ernsteren Wunden (wie perforierende Wunden von Körperhöhlen, Gelenken, Sehnenscheiden, Hornhaut) mit drohender oder beginnender Wundinfektion vorbehalten bleiben.

Auch wenn die Bestimmung der Infektionserreger bei frischen oder auch älteren Wunden in praxi nicht schnell genug möglich ist, sollte man sich in der Veterinär-

• Wirksamkeit der Antibiotika

Erreger	Penicillin	Streptomycin	Chlortetracyclin	Oxytetracyclin	Chloramphenicol	Metronidazol
Grampositive Kokken						
Streptokokken	+++	++	+++	+++	++	—
Staphylokoken[1])	+++	++	+++	+++	++	—
Diplococcus pneumoniae	+++	++	+++	+++	++	—
Gramnegative Kokken	+++	++	+++	+++	+++	—
Grampositive Bakterien						
Corynebacterium pyogenes	++	++	+++	+++	++	—
Listeria monocytogenes	++	+	+++	+++	+	—
Erysipelothrix rhusiopathiae	++	?	++	?	?	—
Grampositive Bazillen						
aerobe *(B. anthracis)*	++	++	+++	+++	+++	—
(Clostridien)	++	—	+++	+++	+++	—
Gramnegative Bakterien						
Escherichia coli	—	++	++	++	++	—
Aerobacter aerogenes	—	++	++	++	++	—
Pseudomonas aeruginosa	—	++	++	++?	++	—
(Pyocyaneus)						
Klebsiella pneumoniae	—	++	++	++	++	—
Proteus vulgaris	—	++	++	++?	+++	—
Salmonellen	—	++	++	++	+++	—
Brucellen: Mensch	—	++	+++	++	++	—
Tiere[2])	—	+	—	—	—	—
Shigellen	—	++	++	++	++	—
Pasteurellen	—[3])	?	++	++	++	—
Haemophilus-Arten	—	+	++	++	+++	—
Aktinomyzeten	++	—	+	+	—	—
Spirochäten	+++	—	++	++	—	—
Leptospiren	++	—	++	++	—	—
Mykobakterien[4])	—	++	—	—	—	—
Rickettsien[5])	—	—	+	+	+	—
Virus-Arten						
große (z. B. Psittakose)	—	—	+	+	+	—
kleine	—	—	—	—	—	—
sporenlose Anaerobier	—	—	—	—	—	+++

Zeichenerklärung: — unwirksam, + schwach wirksam, ++ mittelgradig wirksam, +++ stark wirksam

[1]) Werden häufig resistent, besonders gegen Penicillin und Streptomycin.
[2]) Bei Tieren in therapeutisch möglichen Dosen keine Wirkung.
[3]) Nach anderen Angaben +++.
[4]) Bei Tieren kommt Behandlung mit Tuberkulostatika nicht in Frage.
[5]) Nach humanmedizinischen Angaben.

medizin über die Gattung bzw. Art der bei den verschiedenen Haustieren vorkommenden pyogenen und putriden Keime, die spezifischen und anaeroben Wundinfektionserreger im klaren sein, um jeweils die am besten geeigneten, in der wirksamsten und verträglichsten Form vorhandenen Chemotherapeutika einzusetzen.

Bei Anwendung von Sulfonamiden und Antibiotika ist zu berücksichtigen, daß sich vor allem in Kliniken ein Wandel der Erregerarten bemerkbar macht. Nach eingehenden Untersuchungen in der Humanmedizin, die auch beim Tier ihre Bestätigung finden, sind die hämolysierenden Streptokokken und Pneumokokken, also die Erreger akuter und mit heftiger Allgemeinerkrankung einhergehender chirurgischer Infektionen, seltener geworden. Es besteht eine stärkere Neigung zum toxischen Verlauf mit akutem Kreislaufversagen.

Chemotherapeutika sind dann wirksam, wenn sie sich auf Grund ihrer Applikationsform längere Zeit in der Wunde halten können oder resorbiert werden. Die Trägersubstanz darf die Wundheilung nicht negativ beeinträchtigen bzw. darf, in Körperhöhlen oder Hohlorgane verbracht, nicht deren Auskleidung (Serosa, Synovialis, Mukosa) durch Reizerscheinungen beeinflussen. Puder, Salben oder Emulsionen sind hier kontraindiziert.

Beim Pferd sind Sulfonamide und Antibiotika einzusetzen, die besonders gegenüber Streptokokkeninfektionen wirksam sind. Fohlen erkranken im Anschluß an Herpesvirusinfektionen (Rhinopneumonitis) sehr häufig an *Corynebacterium-equi*-Infektionen mit multipler Abszeßbildung. Rinder und Schweine infizieren sich vornehmlich mit sporenlosen Anaerobiern und *Corynebacterium pyogenes*. Eine *Corynebacterium-pyogenes*-Infektion kann nur beim gleichzeitigen Vorhandensein von anderen pyogenen oder putriden Keimen haften, die wiederum durch antibiotische Prophylaxe ferngehalten werden können. Beim Schwein kommen auch lokale Pasteurelleninfektionen vor, die zur Abszeßbildung führen. Beim Schaf treten gehäuft Infektionen durch *Corynebacterium ovis* bzw. *Pasteurella pseudotuberculosis* auf. Hund und Katze sind für Streptokokkeninfektionen empfänglich.

Eine besondere Beachtung bei der Anwendung lokal wirkender Chemotherapeutika muß Wunden geschenkt werden, bei denen der Verdacht der Infektion mit Clostridien bzw. Tetanuserregern besteht.

Als Begleitbakterien bei lokalen pyogenen Wundinfektionen, bei pyogenen Infektionen von Organen und Körperhöhlen kommt weiterhin *Pseudomonas aeruginosa (Bacterium pyocyaneum)* vor. Sie erzeugt einen blaugrünen Farbstoff, der dem Eiter eine entsprechende Farbe verleiht. *Escherichia coli* ist ein Saprophyt. Sie erlangt besonders beim Rind, Kalb, aber auch bei den anderen Haustieren nach Anpassung und beim gleichzeitigen Vorliegen pyogener Erreger eine pathogene Wirkung. Es sind durch *Escherichia coli* bedingte Phlegmonen, Gelenk- und Sehnenscheidenentzündungen, Herzbeutelentzündungen und andere Eiterungen bekannt. Die Colimastitis des Rindes stellt eine durch *Escherichia-coli*-Infektion bedingte Euterphlegmone dar.

Für die allgemeine und lokale Anwendung von Antibiotika, Sulfonamiden, Nitrofuranen und Diamidinen sind weiterhin zum Verständnis von Wirkung und Indikation die im Organismus vorhandenen biologischen Schrankensysteme mit ihren Auswahlfunktionen von Bedeutung.

Diernhofer (1955, 1956) hat die lokale Chemotherapie in bezug auf die wichtigsten Epithel- und Gewebsschranken bei den Haustieren besonders an Hand der Verhältnisse der Blut-Milch-, Blut-Liquor-, Endothel-, Uterus-Plazenta-, Synovial- und Magen-Darm-Schranke und des Nierendurchlasses dargelegt. Untersuchungen über lokale Antibiotikatherapie unter Berücksichtigung der Blut-Kammerwasser-Schranke liegen von Schleiter und Dietz (1957) vor. Alle Gewebsschranken erweisen sich danach als nicht absolut, sondern sie werden bei entzündlicher Reizung durchlässiger. Dies bedeutet für die allgemeine Chirurgie, daß bei akuten, lokalen pyogenen Infektionen im Bereich derartiger Schrankensysteme eine chemotherapeutische Bekämpfung sowohl auf lokalem Wege als auch über eine gleichzeitige Allgemeinbehandlung möglich und in den meisten Fällen erforderlich ist. Bei der Allgemeinerkrankung sind einige Antibiotika zur Überwindung derartiger

Schrankensysteme wiederum besser geeignet als andere. Sind die entzündlichen Veränderungen im Bereich bestimmter Epithel-, Endothel- und anderer Gewebsschranken hochgradig und intensiv, so kann durch lokale Chemotherapie nur noch die jeweilige örtliche Infektion beeinflußt werden. Ein Übertritt des Antibiotikums in die übrigen Körpergewebe ist zu diesem Zeitpunkt kaum noch möglich. Umgekehrt kann bei schweren Entzündungen derartiger Schrankensysteme durch eine chemotherapeutische Allgemeinbehandlung die pyogene oder putride Allgemeininfektion, jedoch nicht mehr der lokale Herd beeinflußt werden.

Antibiotika. Antibiotika sind Wirkstoffe, die von Mikroorganismen gebildet, halbsynthetisch oder synthetisch hergestellt werden, die selbst in Verdünnung geeignet sind, das Wachstum von Bakterien zu beeinflussen, ihre Vermehrung zu verhindern (Bakteriostase) oder sie abzutöten (Bakterizidie). Dem antibiotischen Effekt liegen differierende Mechanismen zugrunde:

1. Die β-Lactam-Antibiotika (Penicilline, Cephalosporine) beeinträchtigen die Zellwandsynthese der – meist einfach aufgebauten – Wand grampositiver Bakterien. Andere – wie Polymyxin B, Tyrothricin und Colistin – erhöhen die Permeabilität der Zellwand für Phosphate, K- und NH_4-Ionen.
2. Chloramphenicol, Erythromycin, Oleandomycin, Carbomycin, Lincomycin und Clindamycin binden sich an die 50S-Partikel des Bakterienribosoms.
3. Die aminoglykosidhaltigen Antibiotika Streptomycin, Dihydrostreptomycin, Spectinomycin, Gentamicin und Paromomycin greifen an den 30S-Partikeln an, so daß funktionsfähige Proteine synthetisiert werden. Ähnliche Wirkung entfalten die Tetracycline.

Manche Keime – z. B. die meisten gramnegativen Erreger – waren von vornherein gegen Penicillin resistent (primäre, angeborene Resistenz). Die unkritische Anwendung (zielloser Einsatz, ungenügend hohe Dosierung, zu kurzfristige Medikation) hat in erschreckendem Maße antibiotikaresistente Bakterienstämme hervorgebracht, das natürliche bakterielle Gleichgewicht zerstört und aus vordem harmlosen Symbionten pathogene Keime gemacht. Eine wahllose Antibiotikaanwendung ist schädlich. Nur durch vorherige Bestimmung des am sichersten wirkenden Antibiotikums (Antibiogramm, Resistogramm) ist eine sinnvolle, zielgerichtete Therapie möglich. In der Bekämpfung lebensbedrohender pyogener Infektionen spielen sie eine hervorragende Rolle, einmal zur dringlichen Prophylaxe in erfahrungsgemäß sonst ungünstig verlaufenden Fällen und in Katastrophenfällen. Der Gehalt an Antibiotika muß in der Blut- und Gewebsflüssigkeit möglichst hoch gehalten werden, einmal um die optimale Wirkung zu erzielen, zum anderen um die Gefahr der Resistenzsteigerung der Erreger zu vermeiden.

Die Injektionsbehandlung (allgemeine Antibiose) ist sehr wirksam und sollte bei allen infektionsgefährdeten akzidentellen und operativ gesetzten Wunden, bei Septikämie und Pyämie schnellstens einsetzen und 4–5 Tage lang durchgeführt werden. Zur Orientierung sind in der nachstehenden Übersicht die gebräuchlichsten Antibiotika nach ihrer chemischen Substanzbezeichnung mit den zur Zeit gebräuchlichen Handelsnamen, ohne Gewähr auf Vollständigkeit, aufgeführt.

● Substanzbezeichnungen und Handelsnamen der gebräuchlichsten Antibiotika

Substanzbezeichnungen	Handelsnamen
Albamycin T (Novobiocin)	Albamycin T
Ampicillin	Binotal, Penbritin, Penbrock, Pentrexyl, Penstabil
Bacitracin	Bacitracin
Cephaloridin	Ceporin
Chloramphenicol	Chlormycetin, Leukomycin, Kemicitin, Paraxin, Ursophenicol, Berlicitin
Chlortetracyclin	Aureomycin
Cloxacillin	Orbenin, Stapenor
Colistin-Methansulphonat	Colimycin, Colomycin
Dimethylchlortetracyclin	Ledermycin
Erythromycin	Erycin, Erythrocin, Ilotycin
Framycetin	Soframycin
Furaltadon	Altafur

Substanzbezeichnungen	Handelsnamen
Furazolidon	Furoxone
Fusidinsäure	Fucidin
Kanamycin	Kanasyn, Canamycin
Neomycin	Bykomycin, Myacyne, Mycerin
Lincomycin-Hydrochlorid	–
Methacyclin	Rondomycin
Methicillin	Calbenin, Cinopenil, Synticillin
Nalidixinsäure	Negram, Nigrim, Nevigramon
Nitrofurantoin	Furacin, Furadantin, Nifurantin
Nitrofurazon	–
Novobiocin	Albamycin, Inamycin
Nystatin	Mycostatin
Oleandomycin	Matromycin, Oleandocyn, Romicil
Oxytetracyclin	Terramycin, Oxytetracyclin, Ursocyclin, Tetran, Otesolut
Paramomycin	Humantin
Penicillin G	Ursopen, Aquacillin
Phenethicillin	Broxil, Syncillin
Polymyxin B	–
Propicillin	Baycillin, Oricillin, Trescillin, Ultrapen
Ristocetin	–
Spiramycin	Rovamycin, Selectomycin
Streptomycin	–
Sulphafurazol	Gantrisin
Sulphamethizol	Uroleucosil
Sulphamethoxypyridazon	Lederkyn
Sulphonamidverbindungen	Sulphatriad
Tetracyclin	Achromycin, Hostacyclin, Tetraverin
Thiosporin	Thiosporin
Tylosin	Elanco T, M
Vancomycin	Vancocin

1. *Penicilline*. Penicillin wurde in Kulturen des Pilzes *Penicillium notatum* erstmalig von Fleming (1928) festgestellt und 1938 therapeutisch ausgewertet. Seit 1957 wird es auch synthetisch produziert. Es ist immer noch das bedeutendste Antibiotikum, weil es bei optimaler Wirksamkeit gegen penicillinempfindliche Keime nur wenig toxisch und wegen seiner Billigkeit auch wirtschaftlich ist.

Wirkung: Penicillin wirkt im Gegensatz zu den bekannten Desinfektionsmitteln nur auf die Bakterien, auch bei Gegenwart von Eiweiß, Serum, Schleim, Blut und anderen Körperflüssigkeiten, nicht dagegen auf die Körpergewebe und die Leukozyten. Es kann intramuskulär, subkutan und lokal verwendet werden. Bei oraler und rektaler Anwendung ist es wirkungslos, sofern nicht spezielle Zubereitungen verwendet werden. Nach intravenöser Anwendung wirkt es zwar schnell und intensiv, wegen der schnellen Ausscheidung aber zu kurz, so daß es höchstens im Anfang zur Erzielung einer schnellen Stoßwirkung intravenös verwendet werden sollte. In niedriger Dosierung werden die Erreger im Stadium der Teilung abgetötet. Höhere Dosen sind bakterizid. Penicillin hemmt die Biosynthese der Zellmembranen der meisten grampositiven Bakterienarten (besonders der gefährlichen grampositiven hämolysierenden Streptokokken) spezifisch. Die Mukopeptide sind die wichtigsten Zellmembranbausteine jener Mikroorganismen, die gegen Penicillin empfindlich sind. Die vorrangige Wirkung auf proliferierende Erreger erfordert mehrmalige bzw. längerdauernde Behandlungen.

Die leichtlöslichen Penicillinsalze – (Penicillin-Na bzw. Penicillin-K) – werden schnell resorbiert und daher bevorzugt lokal (in Synovial- oder großen Körperhöhlen) eingesetzt. Zur Erhaltung längerdauernder wirksamer Blut- und Gewebespiegel sind die schwerlöslichen Suspensionen oder Procainverbindungen erforderlich, deren ölige Vehikel (Erdnußöl, Bienenwachs) z. T. mehrtätige Depotwirkung garantieren. Mit Procain-Benzylpenicillin (z. B. Jenacillin A, 0)-Verbindungen sind 36–72 Stunden lang ausreichende Gewebskonzentrationen erzielbar. Benzylpenicillin-Benzathine werden noch langsamer resorbiert und ausgeschieden. Mit Ausnahme des Meerschweinchens werden alle Penicillinverbindungen von den Haustieren gut vertragen. Nur vereinzelt werden bei Rind und Hund die bei Menschen keinesfalls seltenen anaphylaktischen Reaktionen beobachtet. Vehikelbedingte Irritationen können beim Hund nach Applikation öligen Sulfastrepdipens® an der Injektionsstelle auftreten.

Die Penicillinresistenz verschiedenster, früher voll empfindlicher Bakterienstämme ist in den letzten Jahren sprunghaft angewachsen, da die erworbene Fähigkeit, mit Hilfe des bakteriellen Enzyms Penicillinase den β-Lactamring zu sprengen, vererbt wird.

Unterstützend wirken bei der Penicillintherapie die Anwendung von Sulfonamiden, spezifischen Seren und alle Maßnahmen, welche die Abwehrkraft des Körpers zu steigern vermögen (unspezifische Therapie, Vitamine, Hormone, Substitutionstherapie bei Mangelkrankheiten, symptomatische Therapie usw.). Die Penicillintherapie macht chirurgische Maßnahmen nicht überflüssig!

Anwendung: Prophylaktisch 4—5 Tage lang nach Operationen (allgemeine Antibiose) und zur Vermeidung pyogener Infektionen nach akzidentellen Wunden, die besonders infektionsgefährdet sind (Sehnenscheiden, Gelenke, Sectio caesarea, Laparotomien, Schwergeburten usw.).

Therapeutisch bei allen pyogenen Allgemeininfektionen mit und ohne Metastasenbildung, Intoxikationen, Fokalinfektionen, bei Puerperalsepsis, allen pyogenen fieberhaften Wundinfektionskrankheiten, wie Lymphangitis, pyogene Arthritis, Osteomyelitis, Tendovaginitis, Peritonitis u. a. m., auch bei der Behandlung des Tetanus, Gasbrandes und der Aktinomykose.

Kristallinisches Penicillin G als Na-, K- oder Ca-Salz ergibt nur einen wirksamen Blutspiegel für 2—3 Std. und wird daher höchstens zur Erzielung eines hohen Initialblutspiegels bei lebensbedrohender Infektion zusätzlich verwendet. Zur Injektion in infizierte Gelenke, Sehnenscheiden, Bursen usw. ist es sehr geeignet.

Depot-Penicilline: Procain(syn. Novocain-)penicillin 75% plus Penicillin G 25% in wäßriger Suspension (WZ = Aquacillin comp., Biocillin, Novocillin, Kontacillin A, Penamin, Penicillin aquosum, Procacillin, Ursopen, Wacillin u. a. m.) wirkt schnell und ergibt einen ausreichenden Blutspiegel für 12—24 Std. je nach Dosis. Omnacillin enthält Omnadin- und Novocain-Penicillin G.

Procain(Novocain-)penicillin in wäßriger Lösung ergibt eine Depotwirkung für etwa 24 Std. (WZ = Bykocillin, Penicillin suspensum, Solucillin u. a. m.). Omnacillin forte ist durch Penicillin-G-Natrium verstärktes Omnacillin.

Megacillin® enthält Penicillin G-Na und Chemizol-Penicillin G und ist ein Antihistaminpenicillin mit schnellem Wirkungseintritt und Wirkung bis zu 3 Tagen.

Tardomycel (syn. Tardocillin), ein schwer lösliches Penicillinsalz (N-N-Dibenzylethylendiamin-Dipenicillin G) mit Depotwirkung, ist mindestens 3 Tage lang im Tierkörper wirksam. Bei Verdoppelung der Dosis läßt sich ein wirksamer Spiegel für 6 Tage erzielen.

Tardomycel-M-Granulat® in Kapseln, auch das Sulfastrepdipen® enthält zusätzlich Dihydrostreptomycinsulfat, Tardomycel-M-Suspension und Öl, außerdem noch das Sulfonamid Marbadal, ebenso wie die Tardomycel-M-Salbe und die Tardomycel-M-Stäbe. In Form der Ampicilline und Cephalosporine sind inzwischen säure- und z. T. penicillinasefeste Antibiotika in die Therapie eingeführt worden. Das Breitspektrumpenicillin Ampicillin ist auch gegen einige gramnegative Keime *(E. coli, Proteus)* wirksam. Es ist außerordentlich gut verträglich und kann daher über längere Zeit ohne Nebenwirkungen hochdosiert verabfolgt werden. Es wirkt durch Hemmung der Zellwandsynthese bakteriostatisch (oral oder parenteral 4—8 mg/kg KM Großtier, 10—20 mg/kg KM Kleintier) in 2—3 Dosen täglich und in 2—20fach höherer Dosierung bakterizid. Es sollte wenigstens 3—5 Tage und mindestens 1 Tag nach Abklingen der klinischen Symptome gegeben werden.

Zur Ampicillingruppe gehören die halbsynthetischen säure- und penicillinasefesten Präparate Oxacillin, Cloxacillin und Dicloxacillin, die oral appliziert werden können. Aus ökonomischen Erwägungen werden sie fast ausschließlich beim Kleintier (10—20 mg/kg KM, in schweren Fällen bis 50 mg/kg KM) eingesetzt. Die dem Penicillin nahestehenden Cephalosporine (N, P, C) werden aus dem Pilz *Cephalosporium acremonium* isoliert. Sie sind recht teuer und relativ toxisch, so daß sie in der Veterinärmedizin nur begrenzt Verwendung finden.

2. *Aminoglykosidhaltige Antibiotika.* a. *Streptomycin.* Es wurde erstmalig 1944 von Schatz, Bugie und Waksman aus dem Boden-

pilz *Streptomyces (Actinomyces) griseus* isoliert und 1945 rein dargestellt. Nur das Dihydrostreptomycinsulfat (syn. Dihydromycin S) ist von therapeutischem Wert. In der Humanmedizin wird es zur Behandlung der Tuberkulose eingesetzt.

Streptomycin ist leicht wasserlöslich, in organischen Lösungsmitteln jedoch unlöslich. Das Wirkungsoptimum liegt im alkalischen Bereich bei einem pH von 7,9–9. Die antibiotische Wirkung wird durch Serum, Harnstoff, Kochsalz gering vermindert, durch Oxidations- und Reduktionsmittel, Nitrate, Phosphate, Magnesium und Kalium ganz oder teilweise aufgehoben. Streptomycin stört den Nukleoproteidstoffwechsel der Bakterienzelle, verhindert die Bildung der für die Zellen lebenswichtigen Pantothensäure, hemmt die Oxidationsvorgänge und ruft Störungen im Abbau der höheren Fettsäuren hervor. Resistenzsteigerungen der Erreger können schon nach einmaliger Applikation eintreten. Streptomycin ist mittelgradig wirksam gegen eine Reihe von grampositiven und -negativen Kokken und Bakterien. Es wirkt nicht auf Viren, Pilze, Anaerobier und Parasiten. Es kann per os, intravenös und intramuskulär appliziert werden und ist genau zu dosieren. Erhöhte Gaben führen besonders bei Hund, Katze und Schwein neurotoxisch zu schockähnlichen Vergiftungen mit langsamer Erholung innerhalb von 24 Std. Seine chronische Toxizität verursacht Gleichgewichtsstörungen und Taubheit.

Streptomycin (Streptomycin-Sulfat®, Dihydrostreptomycinsulfat) wird in vielen Präparaten mit Sulfonamiden oder anderen Antibiotika (Penicillin, Aureomycin) zur Wirkungssteigerung oder Resistenzverzögerung kombiniert. Omnamycin bzw. Resamycin® enthält Novocain-Penicillin G (40%) Penicillin-G-Natrium (10%), Dihydrostreptomycin-Sulfat (50%) und Omnadin bzw. Resactin. Ambocillin ist eine Penicillin-Streptomycin-Kombination, desgleichen Biostrept, Bi-Wacellin, Bykocillin S, Cobiotic®, Maxillin, Paratopenadusivet®, Parkemycetin®, Supracillin®, Tardomycel-M-Suspension®, Pasimycin, Penamin-S, Streptopen, Streptomycel, Sulfastrepdipen-Suspension®, Vetramycin u. a. Das gleiche versucht man durch Kombination von Streptomyzin mit Dihydrostreptomyzin (Streptomycin DS®) zu erreichen.

b. Gentamicin. Dieser basische Drei-Komponenten-Antibiotikakomplex wurde 1963 aus *Micromonospora*-Arten isoliert. Es löst sich schlecht oder gar nicht in organischen Lösungsmitteln. Wäßrige Lösungen sind stabil. Es wirkt auch gegen ruhende grampositive und -negative Keime durch Störung der Proteinsynthese. Parenteral wird es rasch, bei oraler Applikation fast nicht resorbiert. Sein Wirkungsoptimum entfaltet es bei pH 7,5–8 und erreicht beim Hund annähernd gleich hohe Serum- und Ductus-thoracicus-Werte. Wegen seiner Nebenwirkungen (Vestibularisschäden, Nierentubulinekrosen, neuromuskuläre Blockade, Atemstillstand) sollte es nur streng indiziert eingesetzt werden.

c. Kanamycin. Die aus *Str. kanamyceticus* 1955 isolierte Base besteht aus 3 Komponenten (A, B, C). Es wirkt durch Hemmung der Proteinsynthese auf Pseudomonaden, Brucellen, Salmonellen, Shigellen, Klebsiellen, *Proteus*, *Enterobacter*, Staphylo- und Streptokokken und *Mycobacterium tuberculosis*. Parenteral wird es rasch resorbiert, so daß brauchbare Blut- und Gewebespiegel erreicht werden. Die meist 10%ige Injektionslösung sollte mindestens 3–4 Tage lang in zwei gleichhohen Tagesdosen (5 mg/kg bei Großtieren, 10 mg/kg KM Kleintier i.m. oder s.c.) verabfolgt werden. Nach längerer Behandlung muß mit Nebenwirkungen (Nephro- und Ototoxizität) gerechnet werden.

d. Spectinomycin. Das 1961 aus *Str. spectabilis* und *Str. flavopersicus* isolierte Spectinomycin ist weniger toxisch als die übrigen aminoglykosidhaltigen Antibiotika. Durch Störung des Aminosäureeinbaus hemmt es die Proteinsynthese.

e. Neomycin. Von dem aus mehreren Komponenten aufgebauten Neomycin, das aus *Str. fradiae* und *Str. lavendulae* stammt, hat nur das Framycetinsulfat größere Bedeutung in der Veterinärmedizin erlangt. Durch Verfälschung des genetischen Codes stört es die bakterielle Proteinsynthese. In höherer Dosierung wirkt es bakterizid, sogar auf ruhende Keime. Nach oraler Applikation wird es kaum resorbiert und daher fast vollständig mit den Fäzes ausgeschieden.

Parenteral appliziert, verursacht es irreparable Nieren- und Gehörschäden. In Kombination mit anderen Antibiotika wird es bevorzugt zur Therapie infizierter Wunden in 0,5–1,0%iger Konzentration verwendet. Die Lokalbehandlung mit Salben, Pudern oder Cremes sollte 2–3mal täglich mindestens 4–8 Tage lang durchgeführt werden.

f. Paromomycin. Das aus *Str. rimosus* stammende Paromomycin sollte wegen der erheblichen Nebenwirkungen (Oto- und Nephrotoxizität) parenteral nicht eingesetzt werden. Innerhalb der aminoglykosidhaltigen Antibiotika besteht Kreuzresistenz.

3. *Makrolid-Antibiotika.* Der makrozyklische Lactonring ist das gemeinsame Merkmal dieser Gruppe. Hierher gehören Erythromycin, Spiramycin, Tylosin und Carbomycin.

Erythromycin gilt als das therapeutisch beste Antibiotikum dieser Gruppe. Es wirkt vor allem gegen gramnegative und -positive Kokken, Listerien, *Corynebacterium pyogenes*, *Bac. anthracis*, Aktinomyzeten sowie in stärkerer Konzentration auf *Pseudomonas*, *E. coli* und *Proteus*-Arten. Bei der parenteralen Applikation können regelmäßig Schmerzreaktionen beobachtet werden. Nach länger dauernder Verabfolgung kann mit Leberschäden gerechnet werden.

Oleandomycin und *Spiromycin*, die über ein ähnliches Wirkungsspektrum verfügen, werden bevorzugt zur Mastitistherapie und bei Magen- und Darmerkrankungen eingesetzt.

Tylosin wirkt schon in geringer Konzentration bakterizid. Zum Unterschied von den übrigen Makroliden entwickelt sich die Resistenzbildung in mehreren Stufen. Zur Behandlung von Mykoplasmosen hat es sich hervorragend bewährt. Bei infektiöser Keratonkonjunktivis und Otitis wird, es meist mit Neomycin kombiniert, erfolgreich angewendet.

Das penicillinähnlich wirkende *Bacitracin* wurde 1943 aus *Bacillus subtilis* und *B. licheniformis* isoliert. Wegen seiner Nephrotoxizität wird es bevorzugt lokal (Auge, Haut) und meist in Kombination mit anderen Antibiotika eingesetzt.

Die Polymyxine B und E *(= Colistin)* schädigen die bakterielle Zellmembran. Sie wirken bei höherer Dosierung bakterizid gegen *Pseudomonas*, *Brucellen*, *E. coli*, Pasteurellen, Salmonellen, *Proteus* und *Enterobacter*. Wegen ihrer Nephro- und Neurotoxizität einerseits und ihres geringen Diffusionsvermögens andererseits sollten sie nach Möglichkeit nur lokal (Ohr, Auge, Haut) Anwendung finden.

Das aus *Streptomyces lincolnensis* 1962 isolierte *Lincomycin* wirkt durch Blockade der Proteinsynthese nach Bindung an Ribosomen bakterizid auf grampositive Erreger und Mykoplasmen. Zwischen den Makroliden besteht Kreuzresistenz. Lincomycin ist lokal und parenteral gut verträglich und wird häufig mit anderen Antibiotika (z. B. Neomycin, Spectinomycin) kombiniert gehandelt.

Das 1955 aus *Streptomyces sphaeroides* und *Str. niveus* entwickelte *Novobiocin* wirkt bakteriostatisch auf grampositive Keime, gramnegative Kokken, Pasteurellenarten und einige Proteusstämme. Aus wirtschaftlichen Überlegungen dient es vorwiegend zur Behandlung erkrankter Kleintiere (Furunkulose, Pyodermie). Wegen der bei parenteraler Applikation hohen hämatotoxischen Effekte wird das Polypeptidantibiotikum *Tyrothricin* ausschließlich lokal angewendet.

4. *Tetracycline.* Durch Hemmung der Proteinsynthese wirken sie in therapeutisch vertretbarer Dosierung bakteriostatisch, in höheren Dosen auch bakterizid. Die Blut-Hirn-Schranke vermögen sie dank ihrer Lipophilie zu überwinden. Nach intramuskulärer Injektion werden sie schneller resorbiert als nach oraler Applikation. Die Oxytetracyclinresorption wird durch freie Ca-Ionen eingeschränkt. Oxytetracyclin durchdringt die Plazentaschranke und schädigt dabei vorrangig das fetale Zahn- und Knochengewebe. Die lokale Verträglichkeit der Tetracycline ist von ihrer Zubereitungsform abhängig. Die meisten provozieren schmerzhafte Reaktionen an der Injektionsstelle. Hier empfiehlt sich die Vorgabe eines Lokalanästhetikums. Das halbsynthetische Rolitetracyclin ist ausschließlich für die parenterale Verabfolgung geeignet. *Chlortetracyclin*, 1945 von Duggar aus dem Strahlenpilz *Streptomyces aureofaciens* dargestellt, findet als Hydrochlorid und als Kaliumsalz Verwendung. Das Wirkungsoptimum

liegt im Gegensatz zum Streptomycin im sauren Bereich. Aureomycin besitzt ein breites Wirkungsgebiet (sog. Breitspektrumtherapeutikum). Seine vorwiegend bakteriostatische Wirksamkeit erstreckt sich auf nahezu alle grampositiven und gramnegativen Bakterien, auf viele Rickettsienarten, mehrere große Virusarten und einige Spirochäten und Leptospiren. Dagegen sind viele Stämme von *Pseudomonas*, *Proteus* und auch von Staphylokokken primär gegen Chlortetracyclin resistent.

Die Toxizität ist gering. Es besitzt den Vorteil, daß es per os voll wirksam ist. Die Neigung zur Entwicklung von therapieresistenten Stämmen ist weit verbreitet.

Präparate: Aureomycin®, Ledermycin®.

Anwendung intravenös, vorwiegend per os in Kapselform und örtlich.

Oxytetracyclin, von Finley (1950) aus einer *Actinomyces*-Art isoliert, wird als Hydrochlorid und als kristallines, amphoteres Terramycin bzw. OTC angewendet. Es ist wasserlöslich und lokal, parenteral und oral verwendbar mit breitem Wirkungsspektrum gegen grampositive und -negative Kokken, Bakterien, auch *E. coli* und *Actinomyces*, Aerobier, Anaerobier, Leptospiren, Rickettsien, *Campylobacter fetus*, größere Virusarten und manche Protozoen, unwirksam gegen *Proteus vulgaris* und die meisten Pyocyaneusstämme.

Resistenzsteigerungen gegen Oxytetracyclin sind im Zunehmen begriffen. Die Toxizität ist gering und spielt bei sorgfältiger Anwendung keine Rolle.

Präparate: Terramycin®, Ursocyclin®, Mosarun® enthält auch Polymyxin, Tetran®.

Anwendung per os in Kapseln, Tabletten und lokal als Puder, intramuskulär und Suspensionen, letztere mit Polymyxinzusatz.

Tetracyclin wurde 1952 halbsynthetisch aus Aureomycin und Terramyxin hergestellt. Hostacyclin (= Tetracyclin-Hoechst) und Achromycin-Bayer-Lederle, mit breiter, antibiotischer Wirkung, können intramuskulär als Lösung, als Puder oder in Kapseln per os gegeben werden.

Präparate: Achromycin®, Ambramycin®, Tetracyn®, Reverin®.

5. *Polymyxin B*. Es wurde 1947 aus *Bacillus polymyxa* (Syn. *B. aerosporus*) hergestellt. Polymyxin B hat die geringste Toxizität und größte Wirksamkeit, besonders gegen gramnegative Erreger. Es ist in Wasser zu 40% löslich, wird in stark saurem und alkalischem Milieu rasch inaktiviert, soll neurotoxisch und nephrotoxisch wirken können, ist nur intramuskulär und lokal verwendbar und wirksam gegen *Pseudomonas aeruginosa (B. pyocyaneum)*, die gegen andere Antibiotika meist resistent ist, ferner gegen *Escherichia coli*, *Aerobacter*, Salmonellen, Shigellen, Pasteurellen und Brucellen. Resistenzsteigerungen spielen praktisch keine Rolle.

6. *Chloramphenicol*. Es wurde 1947 aus *Actinomyces venezuelae* gewonnen und wird heute synthetisch hergestellt. Es ist in Wasser schlecht löslich und schmeckt sehr bitter. Leukomycin-Suspension 20% ad us. vet. ist injizierbar und wirkt gegen grampositive und -negative Bakterien, Rickettsien und einige große Virusarten. Seine Wirkung ist abhängig vom pH-Wert und von der Keimzahl. Es wird – besonders nach subkutaner Injektion – rasch und vollständig resorbiert und entfaltet günstige Diffusionseigenschaften. In Niere, Lunge, Leber und Milz werden 2–5fache Serumkonzentrationen erreicht.

Das Chloromycetin® hat Breitspektrumwirkung, vor allem gegen Salmonellen (Paratyphus) und Coliinfektionen sowie gegen die meisten Proteusstämme, nicht jedoch gegen Aktinomyzeten, Spirochäten, Leptospiren, Clostridien und Tuberkuloseerreger.

Präparate: Chloromycetin®, Leukomycin®, Ursophenicol®, Paraxin®.

Für die lokale chemotherapeutische Behandlung von Wunden, lokalen pyogenen Infektionen von Körperhöhlen und Hohlorganen mit Antibiotika ergibt sich bei den einzelnen Haustieren unter Beachtung der jeweiligen in Frage kommenden Infektionserreger folgendes:

Ernste Haut-, Faszien- und Muskelwunden mit drohender oder haftender Infektion, wie sie bei Haustieren keine Seltenheit darstellen, sind lokalantibiotisch zu versorgen. Die sich primär entwickelnde Infektion wird gehemmt. Bereits haftende Wundinfektionen können nicht mehr kupiert werden. Die septischen Störungen der Wundheilung nehmen ab, da die Kapillarpermeabilität erhöht und die Gerinnungszeit verlängert wird. In der Wunde wird der die Heilung fördernde Eiweißstoffwechsel gesenkt. Die Fibroblasten und Fibrozyten sind kleiner und zahlenmäßig geringer. Ein wesentlicher Nachteil der lokalen Antibiotikabehandlung ist die mangelhafte Faserbildung im Granulationsgewebe. Die Wunden verkleben zwar gut im Anfang, sie platzen aber manchmal, wenn die physiologische Festigung der jungen Narbe normaliter vorhanden ist (das ist nach ca. 8 bis 10 Tagen der Fall), wieder auf, und die Sekundärheilung nimmt bei unschöner Narbenbildung längere Zeit in Anspruch. Gefürchtet sind die sogenannten „Platzbäuche" nach Laparotomie, die beim Menschen auf den Mangel an dem Fibrin stabilisierenden Faktor XIII zurückgeführt werden, der für die Festigkeit des Gerinnsels, für die Fibroblastenproliferation, die Wundheilung und Narbenbildung von Bedeutung ist. Eine granulierende Wunde kann durch Antibiotikabehandlung höchstens auf der Oberfläche beeinflußt werden.

In die frische Wunde verbringt man Penicillin in wäßriger Lösung (Penicillin-K- oder -Na-Salz) in Mengen von 50000–500000 IE je nach Größe der Wunde und Tierart. Auch Mullstreifen, die zur Drainage oder Tamponade benutzt werden, kann man mit wäßrigen Penicillinlösungen tränken. Derartige Lösungen eignen sich bei allen Haustieren weiterhin zur lokalen antibiotischen Versorgung von Kiefer- und Stirnhöhlenwunden und eitrigen Katarrhen dieser Sinussysteme (100000–500000 IE), zur Instillation in den Konjunktivalsack und in die vordere Augenkammer bei perforierenden Hornhautwunden, pyogenen Iritiden und intraokulären Eingriffen (50000–100000 IE) und zur prophylaktischen und therapeutischen antibiotischen Versorgung der Pleural- und Peritonealhöhle. Durch wäßrige Penicillinlösungen werden an den serösen Häuten keinerlei Reizerscheinungen ausgelöst. Angehende Infektionen werden kupiert, ausgebreitete pyogene Infektionen wirksam bekämpft. Pferden und Rindern injiziert man 1–2 Mill. IE, Schweinen und kleinen Haustieren mit perforierenden Brust- oder Bauchhöhlenwunden oder prophylaktisch bei intrathorakalen oder intraabdominalen Eingriffen 50000–500000 IE Penicillin in die Brust- oder Bauchhöhle. Durch gleichzeitige parenterale Applikation eines Depotpenicillin-Präparates werden die unbedingt erforderlichen länger dauernden Blutspiegelkonzentrationen garantiert. Lediglich lokale Penicillingaben sind unrationell und heute nicht mehr vertretbar (Frey 1975).

Bei perforierenden Sehnenscheiden-, Schleimbeutel- und Gelenkwunden werden Penizillinlösungen unter aseptischen Kautelen durch die Wunde oder besser durch Punktion des Synovialraumes an einer der Wunde gegenüberliegenden Stelle instilliert. Je nach Größe des Synovialraumes und abhängig von der Tierart injiziert man 500000 bis 2 Mill. IE Penicillin. In Salben- oder Puderform ist Penicillin für die frische Wunde nicht geeignet. Diese Präparate sind für eitrige Hautentzündungen (Pusteln, Akne, Furunkulose), sekundär heilende bzw. eitrig-granulierende Wunden, für die Otitis externa purulenta und ähnliche Erkrankungsprozesse günstiger. Unter keinen Umständen sollten Penicillinpuder oder -salbe in die Bauch- oder Brusthöhle verbracht werden, da die dadurch hervorgerufenen Reizerscheinungen zur adhäsiven Serositis führen.

Penicillin greift in erster Linie grampositive Bakterien, vereinzelt auch gramnegative an. Zu nennen sind insbesondere hämolysierende Streptokokken, gewisse Staphylokokken, Pararauschbrandbakterien, Starrkrampfbakterien (nicht deren Toxine) und andere Clostridienarten.

Die Streptomycine eignen sich zur Versorgung der frischen Wund weniger. (Über die lokale Anwendung von Streptomycin bei der Aktinomykose s. S. 211.)

Die lokale Chemotherapie mit Tetracyclinen sollte besonders Infektionen an einzelnen Organen und Geweben vorbehalten bleiben. Chlortetracyclin (Aureomycin®) wird lokal in Salbenform angewendet. Neben der Behandlung infektiöser Mastitiden werden Chlortetracyclinsalben in entsprechenden Konzentrationen bei infektiösen Keratokonjunktivitiden (Rind, Schaf), bei infektiösen Klauenerkrankungen (Panaritium, Sehnenresektionen und Klauenamputationen) und infektiösen Posthitiden (Schaf) mit gutem Erfolg eingesetzt.

Die intraabdominale, die intraartikuläre und die intratendovaginale Injektion von Chlortetracyclin(Aureomycin-)lösungen ruft peritonitische und synoviale Reizerscheinungen hervor und ist daher zur lokalen Behandlung perforierender Bauchwand- oder Gelenkwunden oder beim Vorliegen pyogener oder putrider Infektionen dieser Höhlen nicht zu empfehlen.

Die Oxytetracycline (Terramycin®, Ursocyclin®) sind lokal als Tropfen, Salbe oder in Lösung gut verträglich. In frische Wunden, bei denen der Verdacht der Infektion mit Gasbranderregern besteht, kann Oxytetracyclinlösung mit Hilfe der Tamponade verbracht werden. Die Pleural- und Peritonealhöhle kann in streng begründeten Fällen wiederholt mit Oxytetracyclinlösung (Großtier 1–2 g) bei entsprechender Indikation (s. o.) beschickt werden. In Synovialräume sollte Oxytetracyclinlösung nur in unumgänglichen Fällen (antibiografisch geprüfte Misch- bzw. putride Infektionen) in Mengen von 100–200 mg verbracht werden, wobei sich die Kombination mit Glukokortikoiden als vorteilhaft erwiesen hat. Eine derartige lokale Oxytetracyclintherapie hat sich auch beim Vorliegen metastatischer Synovialitiden (Fohlenlähme, Kälberlähme, Brucellose, postpuerperale Polyarthritis) bewährt. Oxytetracyclinsalbe wird schließlich bei infektiösen Augenerkrankungen in den Konjunktivalsack oder in infizierte sekundär heilende Wunden verbracht. Die Behandlung hat mindestens 4–5mal täglich über mehrere Tage hinweg zu erfolgen.

Die lokale Tetracyclintherapie ist besonders wirksam beim Vorliegen von Infektionen mit grampositiven und gramnegativen Bakterienarten, einigen großen Virusarten und Rickettsien. Für chirurgische Erkrankungen sind von Bedeutung: Staphylokokken, *Corynebacterium renale*, Aktinomyzeten, Leptospiren, *Coli-Aerogenes* und *Pasteurella*. Weitere Tetracyclinderivate, wie das Dimethylchlortetracyclin (Ledermycin®) oder das Pyrrolidinomethyl-(oxy-)tetracyclin (Reverin®, Tetran®) haben für die Lokalbehandlung keine Bedeutung erlangt. Das gleiche trifft für Erythromycin zu.

Besondere Bedeutung als Lokalantibiotika besitzen Bacitracin, Polymyxin B und Neomycin. Sie sind z. T. als Kombinationspräparate im Handel. Bacitracin wirkt, lokal angewendet, auf die gleichen Erreger wie Penicillin. Bacitracin-Neomycin-Kombinationen (Topicin, Nebacetin®) werden als wäßrige Lösungen in infizierte Wunden verbracht, bei pyogenen Hauterkrankungen (Akne, Furunkulose) werden sie als Streupuder eingesetzt. Polymyxin B ist in wäßriger Lösung ebenfalls gut haltbar und gegen gramnegative Erreger wirksam. 1 ml der Lösung und ein Gramm der Salbe sollen für die lokale Anwendung jeweils 1000 IE Polymyxin enthalten. Neomycinlösung enthält 5–10 mg pro ml, Neomycin-Salbe 5–10 mg/g Salbengrundlage.

Eine besondere Bedeutung als lokales Chemotherapeutikum hat Chloramphenicol (Chlormycetin®, Leukomycin®, Ursophenicol®) erlangt. Es hat bei allgemeiner (intramuskulärer, intravenöser) Verabreichung die Eigenschaft, sehr schnell in alle Gewebe überzutreten. Man findet dabei in der Pleural- und Peritonealhöhle ziemlich hohe Chloramphenicol-Konzentrationen. Ebenso durchdringt dieses Antibiotikum verhältnismäßig gut die Blut-Liquor-, Blut-Milch- und Blut-Kammerwasser-Schranke, so daß es auch bei pyogenen Wirbelsäulenerkrankungen, bei Schädel- und Wirbelsäulenoperationen, bei Euterphlegmonen, perforierenden Hornhautwunden, pyogenen Infektionen der vorderen Augenkammer und bei eitriger Iridozyklitis eingesetzt werden kann. Bei lokaler Anwendung wird die intakte und geringgradig geschädigte Hornhaut bei konjunktivaler Verabreichung (Chloramphenicolsalbe, -tropfen) gut durchdrungen. Damit werden wirksame Chloramphenicolkonzentrationen in der vorderen Augenkammer und im vorderen Augenabschnitt hergestellt.

Bei der Lokalbehandlung kommt Chloramphenicol als 1%ige Salbe oder als 5%iger Streupuder zur Anwendung. Besondere Indikationen sind die infektiöse Keratokonjunktivitis des Rindes, das Panaritium bei Schwein und Rind, die infektiöse Klauenentzündung der Schafe, die Euterphlegmone (Colimastitis) des Rindes. Zum Bepinseln bei infektiösen Klauenerkrankungen benutzt man 10%ige alkoholische Chloramphenicollösung.

Je breiter das Wirkungsspektrum eines Antibiotikums ist, desto umfassender beeinflußt und schädigt es die physiologische Keimflora (Dittmer 1983) und begünstigt zwangsläufig die Entwicklung an sich apathogener Keime (*E. coli, Enterobacter* u. a.) zu Krankheitserregern. Durch Zusatz des Lactamase-Inhibitors Clavulonsäure können bislang wirkungslose (penicillinaselabile!) Antibiotika reaktiviert werden. Zur Vermeidung der Resistenzbildung werden heute gern verschiedenartig wirkende Antibiotika miteinander kombiniert. Penicilline sollten jedoch weder mit Tetracyclinen noch Chloramphenicol gleichzeitig angewendet werden (Schmitt 1977). β-Lactam-Antibiotika und einige, nur bakteriostatisch wirkende Chemotherapeutika (s. folgende Übersicht) verhalten sich antagonistisch. Aminoglykoside besitzen einen curareähnlichen (neuromuskuläre Blockade!) Effekt, so daß ihre Anwendung vor und unmittelbar nach Narkosen riskant ist (Atemdepression, Atemstillstand). Durch Kombination verschiedener Aminoglykoside wird deren Toxizität potenziert (Hegner 1980).

Sulfonamide. Die Sulfonamide und ihre Abkömmlinge wurden zuerst durch Domagk 1932 zur Bekämpfung der Streptokokkeninfektion eingeführt. Inzwischen ist ihre Anwendung auch auf Staphylokokken- und Anaerobierinfektionen ausgedehnt worden. Sie wirken in der Wachstums- und Vermehrungsphase bakteriostatisch und bei längerer Anwendung bakterizid. Von den seither mehr als 10 000 Derivaten haben nur etwa 50 Eingang in die Therapie gefunden. Es handelt sich um Azofarbstoffe, deren Sulfanilamidmolekül vielfach abgeändert und mit den verschiedensten Atomgruppierungen besetzt wurde, um die therapeutische Wirksamkeit und die Verträglichkeit zu steigern. Nach Domagk ist die Wirkung der Sulfonamide dadurch erklärbar, daß sie selbst oder im Körper daraus entstehende Spaltprodukte die Bakterien im Wachstum hemmen und so schädigen, daß sie nunmehr den natürlichen Abwehrfunktionen des Körpers unterliegen. Nach Kuhn brauchen auch krankheitserregende Mikroben p-Aminobenzoesäure als Wuchsstoff. Die Arzneimittel der Sulfonamidgruppe verdrängen die ihr chemisch ähnliche p-Aminobenzoesäure und lagern sich ihrerseits den Eiweißmolekülen der Krankheitserreger an. Gegen Erreger, die p-Aminobenzoesäure nicht verwerten können, sind die Sulfonamide wirkungslos. Da sich Bakterieneiweiß leichter mit dem Wuchsstoff verbindet, erzielen nur große Gaben an Sulfonamiden die nötige Wirkung. Man erzeugt also in den Krankheitserregern Vitaminmangelerscheinungen, die ihre Lebensäußerungen herabsetzen und sie zu einer leichteren Beute der Freßzellen

• Antibiotika-Wechselwirkungen (nach Hegner 1980)

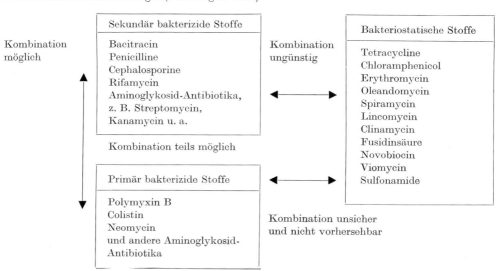

des Körpers machen. Die natürlichen Abwehrkräfte des Organismus sind zur endgültigen Vernichtung der Erreger unbedingt vonnöten.

Daraus geht hervor, daß die Sulfonamide im Körper zunächst eine Anlaufzeit brauchen, ehe sie sich voll entfalten können. Sie sind vor allem prophylaktisch bei Infektionsgefahr und im Frühstadium der Allgemeininfektion anzuwenden. Sie müssen mit hoher Anfangsdosis und dann mehrmals täglich und nach dem Abklingen der klinischen Erscheinungen selbst bei völliger Fieberfreiheit noch einige Tage darüber hinaus verabreicht werden. Die Sulfonamide wirken gut gegen Streptokokken, Pneumokokken, Shigellen, Pasteurellen, *E. coli*, schwächer gegen Staphylokokken, Clostridien, Brucellen, *Proteus*-Arten und gering gegen *Pseudomonas aeruginosa, Salmonella typhi* und *Salmonella paratyphi*. Ein Heilerfolg ist nicht mehr zu erwarten, wenn der Zustand des Patienten derart schlecht ist, daß die natürlichen Abwehrkräfte des Körpers bereits völlig erschöpft sind. Die Mittel können örtlich auf die infizierte Wunde, intravenös, intramuskulär, subkutan und per os verabreicht werden. Bewährt haben sich die intravenös und subkutan applizierbaren Sulfonamide. Zusätzliche Wirkung erzielt man durch orale Verabreighung. In der Praxis wird man in Prophylaxe und Therapie die Sulfonamide mit den Antibiotika kombinieren. Über den Sulfonamid- und Antibiotikatest s. S. 140.

Hervorgehoben sei, daß die Sulfonamide noch immer ihre therapeutische Bedeutung haben. Es sind neue injizierbare und für Tage wirksame Mittel erarbeitet worden, die den Antibiotika würdig an die Seite gestellt und mit ihnen kombiniert verwendet werden konnten. Auch sie wirken bekanntlich nicht „stoßartig", sondern durch Unterbindung des Zellwachstums nur langsam.

Der Initialblutspiegel sollte in jedem Fall höher liegen als die Fortsetzungskonzentration. Langzeitsulfonamide werden in erheblichem Maße in den Nierentubuli rückresorbiert, bis sich ein osmotisches Gleichgewicht einpendelt. Die therapeutische Qualität des Sulfonamids ist von der Menge des freien, nicht eiweißgebundenen Wirkstoffes abhängig. In sehr günstigen Fällen erreicht das Serum-Gewebe-Gefälle ein Verhältnis von $1:1,8$. Blut-Gewebespiegel-Relationen zwischen $1:3$ bis $1:4$ gelten noch als günstig.

Bei Kurzzeitsulfonamiden liegt die Eliminationshalbwertszeit unter 8 Stunden. Als mittellang wirksam werden solche Präparate (Sulfadimethyloxazol, Sulfaphenylpyrazol) eingestuft, deren Halbwertszeit 8–16 Stunden beträgt. Mit schwerlöslichen Sulfonamiden lassen sich wirksame Blutspiegelkonzentrationen nicht erreichen, sie sind daher ausschließlich als Magen-Darm-Therapeutika verwendbar.

Von den heterozyklischen Sulfanilamiden (Thiazole und Thiodiazole) sind einige neben ihrer Wirkung gegen Streptokokken und Staphylokokken auch gegen Anaerobierinfektionen besonders wirksam. Sulfathiazol (Eleudron, Cibazol, Globucid u. a.) scheint gegen Staphylokokkeninfektion wirksamer zu sein.

Es gibt eine große Anzahl von Sulfonamiden, die in der Veterinärmedizin verwendet werden und zum Teil nur unter ihrem Handelszeichen bekannt wurden, wie Aristamid-Elkosin (Sulfadimetin), Aristoform, Aristonal, Badional, Baludon (Acetaldehydbisulfat-Diaminodiphenylsulfon), Becarmal®, Debenal = Parinal (Sulfadiazin), Debenal M = Pyrinal M (Sulfamerazin), Diazol (Sulfamethazin), Dorsulfan, Euvernil (Sulfocarbamid), Gantrisin (Sulfisoxazol), Globucid (Sulfaäthylthiodazol), Lederkyn = Kynex (Sulfadiazin), Marbadal (Sulfamerazin), Salthion, Solupront®, Solubac, Sulfadimidin®, Sulfatropin, Sulfowarthol, Supravet® (= Sulfamerazin + Sulfaaethidol), Salphix, Ultraseptyl (Sulfomethyldiazol), Tibatin, Vetaphen® (Sulfaphenazol) und viele andere.

Marfanil = p-Aminomethylbenzoesulfonamid wird mit Prontalbin vermischt und zur Behandlung von Wundinfektionen einschließlich des Gasbrandes viel verwendet. Zur Behandlung der pyogenen Allgemeininfektion wurde von Domagk zusätzlich zur örtlichen Marfanil-Prontalbin-Puderanwendung die Verabreichung von Marfanil-Prontalbin-Tabletten für das Pferd empfohlen. Die Dauer der oralen Anwendung richtet sich nach der Schwere der Erkrankung. Sie soll sich möglichst über 6–8 Tage erstrecken. Bei längerer Medikation sind Behandlungspausen von einer Woche einzuschalten. Ist dies infolge der Schwere der Infektion nicht möglich, so ist die Beachtung der allgemeinen Verträglichkeit erforderlich.

Da Sulfonamide gegen Erreger verschiedenster Art elektiv wirken, werden sie vielfach als Sulfonamid-Kombinations- und Additionspräparate in den Handel gebracht. So ist z. B. Supronal eine Mischung von Marbadal und Methyl-Debenal, das als Lösung intramuskulär, in Tablettenform per os und als 20%ige Emulsion in Wunden oder auch in die Bauchhöhle gegeben werden kann. Beim Pferd kann es auch intratracheal verabreicht werden. Es ist wirksam gegen Gasbrand, Tetanuserreger und andere Anaerobier. Pluriseptal enthält Sulfamerazin und Sulfamethazin. Protocid besteht aus Sulfamerazin und Sulfa-5-ethyl-thiodiazol, MDP-Puder enthält Marbadal, Debenal-M und Procain-Penicillin. Es gibt eine weitere große Anzahl an Kombinationspräparaten von Antibiotika mit Sulfonamiden.

Langzeitsulfonamide (Eliminationshalbwertszeit beträgt mehr als 16 Std.!) sind gut verträglich und frei von Nebenwirkungen. Die Diffusion in Körperflüssigkeiten und Gewebe ist gut. Nebenerscheinungen, insbesondere Exantheme, Leukopenie oder Konkrementbildung in den Harnkanälchen, kommen heute kaum noch vor. Reichliche Flüssigkeitsgaben und erforderlichenfalls Alkalisierung des Harns können vorsorglich vorgenommen werden. Mattigkeit, Appetitmangel und Erbrechen treten bei Hund und Schwein gelegentlich auf. Nach Langzeitbehandlung können Hämolyse, Linsentrübung (Hund) und Neuritiden auftreten.

Als Langzeitsulfonamide stehen zur Verfügung: das Sulfamethoxypyridazin (Depovernil®, Lederkyn®), das Sulfaphenylpyrazol (Depocid®, Orisul®), Sulfadimethoxine (Madribon®, Theracanzan®) und das Sulfadimethyloxazol (Sulfuno®, Tardamid®). In der Veterinärmedizin sind außerdem bekannt die Bayrenalösung®, das Tetramidan®, das Sulfamoxal®, das Sulfapyridin, das Sulfaphenazol-Natrium, Vetaphen®, das Sulfamethoxypyridin und andere.

Die Dosierungen richten sich meist nach der Konzentration der Lösungen und müssen zur Erzielung und Aufrechterhaltung eines wirksamen Blut- und Gewebespiegels bei der allgemeinen Sulfonamidtherapie genauestens beachtet werden.

Eine lokale Chemotherapie mit Sulfonamiden ist in der Veterinärmedizin weit verbreitet. Als Bakteriostatika zeigen Sulfonamidpräparate nur dann eine Wirkung, wenn sie sich längere Zeit in einer Wunde halten können. Aus Höhlenwunden, stark sezernierenden Wunden und solchen, die drainiert werden müssen, fließt das Mittel wirkungslos ab. Man benutzt 2–5%ige Sulfonamidsalben, Sulfonamidgelee oder Puder. Letztere bestehen entweder ausschließlich aus einem oder aus mehreren Sulfonamiden, oder sie sind mit einem 10%igen Zusatz von Milchzucker versehen. Mischungen verschiedener Sulfonamide sind zu empfehlen, da bestimmte Sulfonamide besonders gegen Streptokokken, andere gegen Staphylokokken und einige besonders gegen Anaerobier wirksam sind. Eine bakteriologische Untersuchung ist unter Praxisbedingungen nicht immer schnell genug durchführbar.

Frische Wunden, die nach Wundausschneidung genäht werden, und Operationswunden sollten generell nicht mit Sulfonamidpudern bestrichen oder bestreut werden. Die Fremdkörperwirkung des Puders kann die Primärheilung beeinträchtigen oder sogar zur Sekundärheilung führen. Wunden, die tamponiert werden müssen, lassen sich gut mit Sulfonamidpuder, -salbe, auch mit lokalverträglichen Lösungen (Salthion®, Solupront®) und Emulsionen (Supronal®-Emulsion, Becarmal®-Emulsion) versorgen. In eiternden Wunden ist die Sulfonamidwirkung nur oberflächlich, da sie vom Eiter und von nekrotischem Gewebe gehemmt wird. Sehnenscheiden, Gelenke, Brust- und Bauchhöhle beschickt man nicht mit sulfonamidhaltigen Pudern. Zur Behandlung sekundär heilender Wunden haben sich hochkonzentrierte Sulfonsäurelösungen (Salthion®, Solupront®) bewährt. Zur Wiederherstellung des osmotischen Gleichgewichtes werden die Gefäße im Wundgebiet kräftig aktiviert und dadurch die Granulationsgewebsbildung nachdrücklich gefördert sowie die pathologischen Wundsekrete schneller ausgeschwemmt. Abgesehen von Vergiftungserscheinungen, die mit dem Marfanil-Prontalbin-Puder beim Hund beobachtet wurden, treten bei intraabdominaler Verabreichung von Sulfonamidpudern bei allen Haustieren adhäsive Peritoniden auf. In breit eröffnete Sehnenscheiden und Gelenke, auch in die Brust- und Bauchhöhle kann man Supronal- bzw. Becarmalemulsion geben.

Der am häufigsten verwendete Sulfonamidpuder besteht aus 1 Teil Marfanil und 9 Teilen Prontalbin (Marfanil-Prontalbin-Puder®, sog. M-P-Puder, Pro-Ma-Puder®). Der Marfanilanteil schädigt Anaerobier, besonders Clostridien. Marfanil und Prontalbin wirken gleichzeitig auf Staphylokokken und Streptokokkeninfektionen.

Der Marbadal®- und der Becarmal®-Puder, beide stellen das Marfanilsalz des Sulfathiocarbamids dar, eignen sich ebenfalls zur lokalen Behandlung von Anaerobierinfektionen.

Das Nitrofuran und seine Derivate sind gegen eine Reihe grampositiver und gramnegativer Bakterien wirksam. Sie verursachen keine lokale Reizung der Gewebe. Ihre Wirkung wird durch Blut, Eiter und Wundsekret nicht gehemmt. Sie eignen sich daher gut zur Lokalbehandlung. Zur Wundbehandlung bei pyogenen Hauterkrankungen werden 0,2%ige wäßrige Lösungen, Gele oder auch Puder benutzt. Wegen schleimiger Konsistenz lassen sich die Nähte schlecht knoten. Im Handel sind Nitrofuranderivate als Furacin®, Nifuzon®, Furadantin® und Tricufuron®. Mit der Einführung des Trimethoprims (2,4-Diamino-5-(2-methyl-4,5-dimethoxybenzyl-)parimidin) erfuhr die Sulfonamidtherapie eine beachtliche Wiederbelebung. Die Diaminopyrimidine hemmen die Dihydrofolatreduktase, so daß die bakterielle DNS-Synthese unmöglich wird. In der Kombination mit Sulfonamiden wird der Bakterienstoffwechsel an zwei aufeinanderfolgenden Stufen irreversibel geschädigt, so daß mit der üblichen Mischung (1:5) günstigstenfalls sogar bakterizide Effekte möglich sind. Die Resistenzbildungsgefahr ist durch die metabolische Doppelblockade weitgehend eingeschränkt. Hämatotoxische Nebenwirkungen sind nur bei höherer Dosierung zu erwarten.

Von den Diamidinen haben in der Veterinärmedizin das Phenamidin, das Dibromoprovamidin und das Provamidin Anwendung gefunden. Wegen der bei allgemeiner Behandlung auftretenden toxischen Nebenwirkungen werden das Propamidin und das wasserlösliche Dibromopropamidin ausschließlich zur Lokalbehandlung eingesetzt. Sie wirken gegen grampositive und gramnegative Bakterien und werden nicht wie die Sulfonamide von der p-Aminobenzoesäure im Eiter gehemmt. In der Wundbehandlung benutzt man mit Wasser mischbare 0,15% Provamidin enthaltende Creme. Pyogene Dermatitiden (Pusteln, Akne, Furunkulose) und Hautgeschwüre heilen nach lokaler Propamidintherapie gut ab.

- In der Humanmedizin gebräuchliche Chemotherapeutika, die in der Kleintierpraxis Verwendung finden

---

Ampicillin = Penbritin, Penstabil, Pentrexyl
Benzylpenicillin = Penicillin G, Retacillin comp.
Benzylpenicillin – Benzathin = Pendysin, Retacillin comp.
Benzylpenicillin – Procain = Jenacillin A, Jenacillin O comp.
Chloramphenicol = Berlicetin
Kanamycin = Canamycin
Nalidixinsäure = Negram, Nevigramon
Neomycin = Mycerin
Nitrofural = Nifucin
Nitrofurantoin = Nifurantin, Nifuretten
OTC = Otesolut, Ursozyklin
Phenoxymethylpenicillin = V-Tablopen ⎫
Phenoxymethyl-Benzathin = Pheliquin ⎭ sehr teuer
Sulfacetamid-Na = Albucid
Sulfamerazin = Mebacid
Sulfamethoxazol = Sulprim
Sulfisomidin = Sulfamethin
Trimethoprim = Berlocombin, Sulprim
Xanthocillin = Brevicid, Ophthocillin

Literatur

Bauer, F., und Seeger, K.: Chemotherapie bakterieller Infektionen der Haustiere. In: Blobel/Schließer (1979).

Blobel, H., und Schließer, T.: Handbuch der bakteriellen Infektionen bei Tieren. Bd. I. VEB Gustav Fischer Verlag, Jena 1979.

Bruck, H.: Auswahl gebräuchlicher Antibiotika: Pharmakokinetik, Angriffspunkt, Dosierung. In: Eckert/Savić (1980).

Dittmer, A.: Anwendung von Antibiotika – Grundlagen und Möglichkeiten. medicamentum **24** (1983), 60–80.

Eckert, P., und Savić, B.: Septische Chirurgie. F. K. Schattauer, Stuttgart-New York 1980.

Frey, H.-H.: Chemotherapie bakterieller Infektionen. In: Schebitz/Brass (1975).

Hegner, D.: Grundlagen der Therapie mit Antibiotika. Prakt. Tierarzt **61** (1980), 67–69.

Ortel, S.: Chemotherapie in der Chirurgie. In: Schmitt (1977).

Schebitz, H., und Brass, W.: Allgemeine Chirurgie für Tierärzte und Studierende. P. Parey, Berlin-Hamburg 1975.

Schmitt, W.: Allgemeine Chirurgie. 8. Aufl. J. A. Barth, Leipzig 1977.

1.2. Wundinfektionskrankheiten

Wundinfektionen entstehen durch Eindringen pathogener Mikroorganismen in die Wunde. Sie stellen die häufigste und schwerste Störung der Wundheilung dar. Die Wundinfektion wird durch verschiedene Bakterienarten verursacht. Am häufigsten findet die Infektion durch die zur Gruppe der Eitererreger gehörenden Keime statt. Die jauchige Entzündung wird durch Fäulniserreger hervorgerufen. In der dritten Gruppe werden die Wundinfektionen durch sporenbildende Anaerobier und in der vierten die Erreger spezifischer Wundinfektionskrankheiten zusammengefaßt. Sie verursachen ein typisches lokales Krankheitsbild. Über die Beeinflussung der Wundheilung durch Virusinfektionen ist noch nichts Sicheres bekannt. Seit einigen Jahren nehmen in zunehmendem Maße die Wundinfektionen durch sporenlose Anaerobier, der *Bacteroides*-Gruppe, breiten Raum ein (Eckert und Savić 1980, Fröhlich 1982, Egerton 1980, u. a.).

Nach der Art der eingedrungenen Erreger unterscheidet man:

1. pyogene (eitrige) Wundinfektionen durch klassische Erreger chirurgischer Infektionen,
2. pyogene Wundinfektionen durch sporenlose Anaerobier,
3. putride (jauchige) Wundinfektionen,
4. Infektionen durch sporenbildende Anaerobier,
5. spezifische Wundinfektionen.

Die Keime können Veränderungen in der Wunde selbst und in ihrer Umgebung hervorrufen. Die Wundinfektionserreger und deren Toxine können vom Ort ihres Eindringens in den Organismus sich über die Blut- oder Lymphbahnen, und die Nervenbahnen über den Organismus ausbreiten und Allgemeinreaktionen auslösen.

Lokale Wundinfektionskrankheiten sind die Wundeiterung, die dermatogenen Eiterungen, das Erysipel, die Phlegmone, der Abszeß, die pyogenen Entzündungen der Körperhöhlen und der verschiedenen Gewebe. Sie können auch einen jauchigen (putriden) Charakter annehmen, wenn zugleich Fäulniserreger in die Wunde Eingang finden. Gasbrand, Rauschbrand, Pararauschbrand werden durch sporenbildende Anaerobier (Clostridien) ausgelöst. Spezifische Wundinfektionskrankheiten, die sich in der Regel nur örtlich auswirken, sind die Aktinomykose, die Streptotrichose, die Botryomykose und die Lymphangitis epizootica.

Die **Allgemeininfektionen** trennt man wiederum nach Erregern in:

1. die pyogene Allgemeininfektion und als Untergruppen: die Intoxikation, die Fokalinfektion, die Septikämie und die Pyämie,
2. die putride Allgemeininfektion, Saprämie,
3. die Anaerobierinfektionen (Gasbrand, Tetanus),
4. spezifische Allgemeininfektionen (Rauschbrand, Tollwut, Milzbrand, Wild- und Rinderseuche, Rotz, Tuberkulose u. a.).

Die **Wundinfektion** kann durch Erreger einer Gruppe oder auch nur durch eine bestimmte Bakterienart dieser Gruppe hervorgerufen werden (Monoinfektion). Oft hat man es mit einer Mischinfektion durch verschiedene Erreger zu tun. Insbesondere findet man die eitrig-jauchige Infektion. Mit der spezifischen Wundinfektion ist nicht selten auch eine pyogene verbunden. Die Schwere der Infektion richtet sich nach Art, Menge und Virulenz der eingedrungenen Keime, nach der Beschaffenheit und Art der Wunde, nach der Widerstandsfähigkeit des Körpergewebes, nach der tierartlich spezifischen Entzündungsart und nach der Immunlage bzw. Infektionsabwehr des Makroorganismus.

Als **Virulenz** bezeichnet man die Summe der krankmachenden Eigenschaften der Keime. Sie ist unterschiedlich und von vielen Faktoren abhängig. Die Infektionserreger wirken durch ihre Ekto- und Endotoxine örtlich entzündungserregend und gewebseinschmelzend. In schwächerer Konzentration wirken die Toxine auf die polynukleären Leukozyten chemotaktisch anlockend. Manche vermögen die roten Blutkörperchen zu zerstören (Hämolyse). Sie wirken schädigend auf die großen Parenchyme (Niere, Leber), auf Herz und Zentralnervensystem.

Die **Abwehrvorgänge des Körpers** sind lokaler und allgemeiner Natur. In der Umgebung des Infektionsherdes stellen sich die bei jeder Wundheilung auftretenden Entzündungsvorgänge in verstärktem Maße ein. Blutplasma, Gewebsserum und Leukozyten werden in erhöhtem Maße dem Infektionsgebiet zugeführt. Unter dem Einfluß der Toxine bildet der Körper Antitoxine, die gegen die Toxine gerichtet sind, sie binden und unschädlich machen. Auf dem Wege der Eiterung werden die Erreger aus der Wunde nach außen hin abgestoßen oder abgekapselt. Die Bildung des Granulationsgewebes im Verlauf der Wundheilung stellt einen nicht zu unterschätzenden Faktor bei Wundinfektionen dar.

Infektionsmöglichkeiten. Die Erreger können zu verschiedenen Zeiten und auf verschiedenem Wege in die Wunde gelangen. Man trennt die Primär- von der Sekundär- und die Kontakt- von der hämogenen, der lymphogenen und der Luftinfektion.

Die **Primärinfektion** entsteht zugleich mit der Verwundung. Jede akzidentelle Wunde ist als bakteriell verunreinigt anzusehen. Es bestehen jedoch erhebliche Unterschiede im Keimgehalt und in der Abwehrkraft des Wundgewebes. Glattwandige Wunden (Schnittwunden) mit ungeschwächtem, frischem Wundgewebe überwinden oft die Infektion durch körpereigene Schutzmaßnahmen. Man spricht deshalb von einer Wundinfektion erst dann, wenn die Erscheinungen ausgeprägt sind und die Infektionserreger nicht durch Phagozytose beseitigt werden konnten.

Die Infektion haftet besser im gequollenen, gereizten, geschwächten, abgekühlten, ausgetrockneten, gequetschten, zermalmten oder sonstwie irritierten Gewebe. Blutkoagula in der Wunde bilden für Eitererreger einen guten Nährboden. Die Infektion mit sporenbildenden Anaerobiern (Tetanus, Gasbrand usw.) geht in Stichwunden und tiefen Höhlenwunden am besten an. Die Wundinfektionen mit sporenlosen anaeroben Stäbchen setzen ein traumatisiertes, durch Feuchtigkeit geschädigtes Gewebe voraus. Die Empfindlichkeit der Gewebe gegen Infektionen ist verschieden. Gelenke, Sehnenscheiden und das Bauchfell zeigen die größte Empfänglichkeit.

Die **Sekundärinfektion** tritt erst Stunden oder Tage nach der Verwundung ein. Es ist beim Tier schwierig, sie zu verhindern, da eine den Anforderungen der Asepsis entsprechende Unterbringung im Stall, Zwinger usw. nicht möglich ist und die zur Verhütung der Sekundärinfektion getroffenen Maßnahmen in vielen Fällen durch die Unvernunft des Tieres durchkreuzt werden. Das Scheuern, Kratzen, Belecken, das Liegen in der Streu, die fehlende Rücksichtnahme auf die Wunde erleichtern das sekundäre Eindringen der Keime. Hinzu kommt, daß ein Schutz der Wunde in ausreichendem Maße durch Verbände, Zwangsmittel oder durch Dauersedierung oft nicht möglich ist. Diese später auftretende Infektion wird häufig bereits durch unsachgemäße Notversorgung der Wunde verschuldet. Das Berühren der Wunde mit unsauberen Händen, das Auswischen, das Verbinden mit unsauberem Material, vor allem das Ausspülen der frischen Wunde, bringen sekundär Keime in die Wunde hinein.

Die **Kontaktinfektion** ist der am häufigsten vorkommende Infektionsmodus. Bei der Verwundung durch unsaubere Gegenstände entsteht sie primär (Nägel, Messer, Sensen, Glasscherben, Drähte, Gabeln, Konservenbüchsen und viele andere Gegenstände aus Holz, Stein oder Metall). Sekundär kann sie bei Berührung der Wunde jederzeit noch eintreten. Das Haarkleid des Tieres enthält viele Keime, die leicht in die Wunde hineingeraten. Besonders infektionsgefährdet sind Wunden der Extremitäten und solche in der Umgebung der Körperöffnungen.

Während der Operation geschieht die Kontaktinfektion durch ungenügend sterilisierte Instrumente, Tupfer, Schlitztücher, Verbandstoffe, durch Unterbindungs- und Nahtmaterial, durch Keime aus der Umgebung des Operationsfeldes und nicht zuletzt durch die schlecht desinfizierte Hand des Operateurs – durch nicht aseptisches Operieren.

Hospitalismus: Die Konzentration der Tiere in Zwingern, Gemeinschaftsstallungen für Pferde, Großanlagen für Rinder und Schweine vereinigt oft Hunderte oder gar Tausende von Tieren. Dadurch können in diese Bestände Erreger eingeschleppt werden und der Wundinfektion einen speziellen Charakter geben.

Auch banale Erreger, die allmählich krankmachende Eigenschaften annehmen, können eine Gefahr für die Wundbesiedlung darstellen (Klebsiellen, Salmonellen, *Proteus, Yersinia*).

Diesem Hospitalismus muß in Tierstallungen besondere Beachtung geschenkt werden. Es ist empfehlenswert, die Erregerart auf Grund laufender Kontrolle festzustellen, damit prophylaktische Maßnahmen im Stall (Desinfektion, Serviceperiode) und bei Verwundungen und Operationen eine spezielle antibiotische Prophylaxe in Erwägung gezogen werden kann. Besonders ist dabei der Antibiotikaresistenz Beachtung zu schenken. Auch in der Veterinärmedizin gewinnt dies zunehmend an Bedeutung.

Die **hämatogene Infektion** entsteht dadurch, daß Keime von anderen Stellen des Körpers auf dem Blutwege der Wunde zugeführt werden. Bekannt ist bei an eitrigem Katarrh der Luftwege (Druse) leidenden Pferden die Einwanderung der Drusestreptokokken in das Wundgebiet (Kastrationen!). Auch bei anderen bakteriellen Allgemeininfektionen kann es zur Lokalisation der Erreger in der Wunde kommen.

Bei der **lymphogenen Infektion** kann es über Lymphgefäße und Lymphknoten zur Ausbreitung einer Wundinfektion kommen.

Aerogene Infektion: Wenn auch in bewohnten Räumen eine große Anzahl von Keimen in der Luft nachgewiesen werden kann, so ist durch bakteriologische Untersuchungen und die Erfahrung erwiesen, daß nur ein geringer Prozentsatz davon der Gruppe der Wundinfektionserreger angehört. Die Zahl der Luftkeime vermindert sich erheblich, je weiter man sich von den Stätten menschlicher Kultur entfernt. Die Unterbringung der Tiere verursacht aber stets Staubentwicklung. Deshalb muß auch mit der **Luftstaubinfektion** gerechnet werden. Sie wird dort am stärksten sein, wo sich pathogene Erreger ansammeln können, also z. B. in Kliniken, Behandlungsräumen, in Ställen, wo bereits Tiere mit infizierten Wunden stehen. Die Bakterien haften an feinsten Staubteilchen. Die Keime können auch in kleinen Tröpfchen beim Husten, Sprechen und Niesen durch die Luft getragen werden (**Tröpfcheninfektion**). Bei Operationen ist daher übermäßige Luftbewegung zu vermeiden, die allein schon durch vieles Hin- und Herlaufen, Sprechen, Unruhe des Patienten, durch schlechte Narkose usw. verursacht werden kann. In der Praxis ist das Operationslager so zu wählen, daß Staub, Fliegen und andere Verschmutzungen ferngehalten werden. Am besten operiert man bei Windstille im Freien auf einer Wiese fernab von Stall, Düngerstätte und staubigem Hof. In Kliniken soll der Operationssaal nur die notwendigsten Gegenstände enthalten. Alle „Staubfänger" sind zu entfernen. Größte Sauberkeit, regelmäßige Pflege und Durchlüftung, tägliche Desinfektion, glatte Möbel, Geräte, Wände und Fußböden, dauernde Erziehung und Belehrung des Personals, bester Putzzustand der Patienten vermindern eine Staubentwicklung und dadurch die Gefahr der Luftinfektion.

1.2.1. Pyogene Wundinfektionen

Eitererreger und ihre Wirkung. Die Eitererreger (pyogene Bakterien) stehen unter den Wundinfektionserregern weitaus an erster Stelle. Streptokokken und Staphylokokken findet man bei allen Tierarten. Bei den kugelförmigen, traubenähnlich gelagerten Bakterien sind vor allem der *Staphylococcus aureus* und der *Staphylococcus epidermidis* nutztierpathogen. Der kugelförmige, in schlangenähnlichen Ketten sich anordnende *Streptococcus pyogenes* zeichnet sich dadurch aus, daß er schnell die örtliche Sperre in der Wunde zu überwinden vermag und die Erscheinungen der allgemeinen pyogenen Infektion häufiger auslöst. Der den eitrigen Katarrh der oberen Luftwege des Pferdes hervorrufende Drusestreptokokkus *(Streptococcus equi)* beschäftigt auch den Chirurgen, da er Metastasen bildet und sich in Wunden ansiedeln kann. Staphylokokken wachsen am besten bei Sauerstoffzutritt und einer Temperatur von 25–38 °C bei schwach alkalischer Reaktion des Nährbodens. Die pathogenen Streptokokken gedeihen am besten bei Temperaturen von 25–37 °C, Sauerstoffzutritt und alkalischer Reaktion. Die Mehrzahl wirkt hämolysierend. Es bahnen sich jedoch auch im Stall und bei den Kleintieren durch die gehäufte Penicillintherapie, die zur Ausschaltung der penicillinempfindlichen Erreger führte, Änderungen der Bakterienflora an.

Staphylokokken sind an ihre Stelle getreten. Gramnegative Bakterien stehen im Vordergrund *(Proteus, Pseudomonas)*. Hierbei kann sich regional ein Stamm als besonders virulent erweisen (monogene Form, sog. Hausstämme in Massentierhaltungen, bei denen auch das Personal zum Keimträger wird). Die Häufigkeit der Infektionen hat sich im Laufe der Jahre nicht geändert und ist nur durch die vergrößerten Tierbestände etwas stärker geworden. Der Antibiotikaschutz ist nur postoperativ von Wert. *Corynebacterium pyogenes* kommt vor allem beim Rind und Schwein vor. Beim Schaf ist es *Corynebacterium pseudotuberculosis*, beim Pferd *Corynebacterium equi*. Die Corynebakterien werden immer mehr als Sekundärerreger betrachtet. Sie sind ubiquitär und werden nur in Symbiose mit anderen Keimen pathogen. Sie bilden einen dicken, zähen, grünlich gefärbten Eiter und sind in Abszessen enthalten, die langsam entstehen und von einer bindegewebigen Kapsel umgeben sind. *Pseudomonas aeruginosa (Bacterium pyocaneum)* erzeugt einen blaugrünen Farbstoff (Pyocyanin), der den Eiter und die Verbände färbt. Sie verursacht selbständig meist keine Eiterungen, ist aber ein häufiger Begleitkeim bei Eiterungen. Der Farbstoff ist ungiftig. *Escherichia coli* ist ein Saprophyt, der im Dickdarm des Tieres und auch sonst überall an stark verschmutzten Stellen zu finden ist. Sie erlangt eine krankmachende Wirkung erst nach Anpassung im Körper und kann dann Eiterungen und Phlegmonen erzeugen. Man findet sie häufig als Begleitbakterium bei der putriden Infektion. Seit einigen Jahren steht fest, daß *sporenlose Anaerobier der Gattung Bacteroides* selbständig Abszesse bilden und Eiterungen auslösen können, so beim Rind Leberabszesse und Foot-rot, beim Schaf Moderhinke, beim Hund die Stomatitis ulcerosa und beim Schwein Muskelabszesse (Benno und Mitsuoka 1982).

Die pyogene Infektion löst lokale Symptome im infizierten Bereich aus. Diese sind verschieden nach Art und Menge der eingedrungenen Erreger und oft auch nach der Art des befallenen Gewebes. Die Eitererreger vermehren sich schnell. Alle 20 min teilt sich die Bakterienzelle, es tritt also eine Verdopplung der Erregerzahl ein. Oft trifft man nur eine *seröse, fibrinöse oder serofibrinöse Entzündung* an. Erst durch die bakteriologische Untersuchung werden die zur Gruppe der pyogenen Erreger gehörenden Bakterien gefunden. Die eitrige Entzündung ist nicht unbedingt die einzige Folge der pyogenen Infektion, wie vielfach angenommen wird. Die Fälle sind nicht selten, in denen sich nach anfänglichem Bestehen einer serösen, fibrinösen oder serofibrinösen pyogenen Entzündung eine typisch eitrige entwickelt. Leukozytengehalt, Serumanteil und Gewebsnekrose bestimmen den Charakter des Produktes der pyogenen Infektion. Bei Rind und Schwein herrscht die purulente, fibröse Entzündung, bei Pferd und Hund die pyogene, seröse Entzündung vor.

Die Eitererreger siedeln sich nicht nur in der Wunde an. Sie vermögen auch in Haut und Schleimhaut einzuwandern. Es ist dann eine Schädigung der Oberfläche durch Reiben, Scheuern und ähnliches erforderlich. Gern dringen sie entlang der Haarbälge in die Schweiß- und Talgdrüsen oder in kleinste Hautrisse ein.

Für die richtige *Behandlung* einer jeden örtlichen pyogenen Erkrankung muß es nach Lexer (1936) oberster Grundsatz und wichtigstes Ziel bleiben, dem Gewebe in seinem Kampf zu helfen, es in allen Stadien des örtlichen Verlaufes so zu unterstützen, daß es so wenig wie möglich leidet und untergeht und weder Quelle einer Allgemeininfektion wird noch bleibt.

Dazu stehen mehrere Wege zur Verfügung, die, zur rechten und gleichen Zeit angewendet, sich gegenseitig unterstützen:

1. die Hebung der allgemeinen Widerstandskraft,
2. die Stärkung der örtlichen Abwehrvorgänge,
3. die operative Eröffnung der Infektionsherde,
4. die Ruhigstellung der erkrankten Gebiete,
5. die aktive Immunisierung, besonders bei Infektionen durch sporenbildende Anaerobier und noch mehr bei sporenlosen Anaerobiern; Claxton 1981).

1.2.1.1. Eiternde Wunden

Die Wundeiterung verhindert die Primärheilung. Sie führt zum Zerfall des Gewebes und löst den deckenden Schorf. Die Eitererreger benötigen etwa 6–8 Std., um auf der Wundfläche sich dem Milieu anzupassen. Später dringen sie tiefer ins Gewebe ein. Sie wirken durch ihre Stoffwechselprodukte (Toxine) gewebsschädigend und leukozytentötend. Dieser Vorgang kann sich bis zum Gewebstod steigern. Die Endotoxine werden nach Zerfall der Bakterien frei und wirken ebenfalls gewebsschädigend. Die weißen Blutkörperchen, die durch Exsudation ins Wundgebiet gelangen, nehmen den Kampf mit den Erregern auf. Sie verzehren die Keime durch Phagozytose und machen sie dadurch unschädlich. Der Körper sorgt durch erhöhte Produktion von weißen Blutkörperchen (Hyperleukozytose) für genügenden Nachschub. Der durch Bakterienwirkung zugrunde gehende Leukozyt wird zum Eiterkörperchen. Der Körper besitzt noch andere Abwehrvorrichtungen gegen die eindringenden Eitererreger. Durch verstärkte Exsudation werden die Keime aus der Wunde herausgeschwemmt. Die im Wundexsudat vorhandenen Abwehrstoffe wirken bakterienvernichtend.

Als Eiter bezeichnet man eine grüngelbe bis gelbweiße, beim Hund mehr bräunliche, undurchsichtige Flüssigkeit, ein Gemisch aus Eiterkörperchen, Gewebeteilchen, Bakterien und Eiterserum. Bisweilen enthält er rote Blutkörperchen, Cholesterol, Fettsäurekristalle und Fetttröpfchen. Läßt man Eiter im Reagenzglas einige Stunden sedimentieren, so setzen sich die korpuskulären Bestandteile von dem darüberstehenden, klaren, durchsichtigen, geringgradig gelb gefärbten Eiterserum deutlich ab.

Der Eiter ist in der Wunde anfangs dünnflüssig (serös-eitrig). Er riecht süßlich-fade und enthält zunächst viel absterbendes Gewebe. Bei Anwesenheit von Saprophyten oder putriden Erregern stinkt er. Später ist er auch geruchlos. Er dickt sich ein, wird rahmähnlich. Die im Beginn grüngelbe Färbung nimmt allmählich einen satten gelben Ton an, der zuletzt in einen grauen bis grauweißen Farbton umschlägt. Eiter gerinnt nicht. Er bedeckt bei Flächeneiterungen die Wundoberfläche gleichmäßig, so daß das Gewebe mit einem gelben Film überzogen ist. In Taschen und Buchten staut er sich. Aus dem unteren Wundwinkel entleert er sich je nach der Schwere der Infektion und dem daraus sich ergebenden Grade der Exsudation tropfenweise in verschiedener Menge. Dort, wo er auf der Haut entlangfließt, ruft der Rötung, Haarausfall und Ekzembildung hervor.

Oft wird das bei jeder Sekundärheilung vorhandene Wundexsudat als Eiter angesehen. Das Wundexsudat ist zwar niemals bakterienfrei, solange aber die Wunde selbst nicht die typischen Merkmale der eitrigen Infektion erkennen läßt, sollte man das Exsudat nicht als Eiter bezeichnen, denn die Behandlung der eiternden Wunde geht andere Wege. Würde man diese Therapie bereits bei der gut heilenden Wunde anwenden, so würde die Wundheilung gestört, die Wunde unnötig gereizt und dadurch die Wundheilungsdauer verlängert. Die gut heilende Wunde braucht sehr wenig Behandlung, die eiternde dagegen eine häufigere sorgfältige Pflege. Das Wundexsudat ist glasig, schleimig, durchscheinend, leicht hellgelb gefärbt, ebenfalls im Anfang dünnflüssig und bisweilen mit Fibrinflocken vermischt. Im Stadium der demarkierenden Entzündung kann das Wundexsudat infolge von abgestoßenem Gewebe und geronnenem Blut braun oder rotbraun gefärbt sein und breiähnliche Konsistenz annehmen. Es dickt sich später ein, wird zäher, geleeähnlich und bildet auf der Oberfläche durch Fibringerinnung den Wundschorf.

Pyogene Infektion der frischen Wunde. Die Toxine der Eitererreger bringen in der frischen Wunde das Gewebe zum Absterben. Thrombosen der Arterien und Venen im Wundgebiet treten ein. Sie beschleunigen die Nekrose des Gewebes. Infizierte Muskelstümpfe, die außerdem durch Quetschung geschädigt sind, können in weiterem Umfang absterben. Im Bindegewebe schreitet die Eiterung am schnellsten vorwärts. Infiziertes Fettgewebe fällt schnell der Nekrose anheim. Gefürchtet sind die ausgedehnten Fettnekrosen (sog. Fettphlegmonen) subkutaner Fettpolster nach Wunden und Laparotomien gut genäherter Tiere. An Faszien und Sehnenstümpfen entsteht die Nekrose langsamer und stört die Wundheilung erheblich. Alle Nekrosen bilden einen guten Nährboden für zahlreiche Keimarten und wirken dadurch ihrerseits wieder gewebsschädigend.

Die Umgebung der Wunde ist geschwollen, schmerzhaft, höher temperiert und fühlt sich derber oder ödematös an. Die Lymphgefäße sind oft stärker gefüllt. Der regionäre Lymphknoten ist vergrößert und schmerzhaft (Lymphadenitis). Dazu besteht bisweilen Fieber. Infizierte genähte Operationswunden erkennt man am gestörten Allgemeinbefinden (Fieber, Appetitlosigkeit, Pulserhöhung), an der örtlichen Schwellung und Schmerzhaftigkeit, die sich von Tag zu Tag steigern und bisweilen mit Fluktuation infolge von Sekretverhaltungen verbunden sind.

Die Blutkörperchensenkungsreaktion spiegelt den jeweiligen Verlauf von Eiterungen wider. Bei starker Exsudation, Versackung und Resorption von Abbauprodukten ist sie stark beschleunigt, um bei Schaffung von Abfluß schlagartig zur Norm zurückzukehren.

Therapie: s. S. 157.

Eiterung des Granulationsgewebes. Bei längerem Bestehen der Eiterung hat sich bereits Granulationsgewebe gebildet. Eitrig entzündetes Granulationsgewebe ist infolge der Gewebszerstörung blau bis schwarzrot gefärbt, schlaff, glasig gequollen und zeigt Zerfallserscheinungen. Bei Berührung blutet es. Bei länger bestehenden Eiterungen wird es fester, grauweiß und wulstet sich stark auf (Höckerbildung). Die Stärke der Veränderungen ist abhängig von Art, Menge und Virulenz der eingedrungenen Infektionserreger. Das Granulationsgewebe stellt dem Vordringen der pyogenen Bakterien mit Hilfe seiner Schutzstoffe einen festen Wall entgegen, der jedoch überwunden werden kann, wenn Perforationen oder ähnliche Schädigungen durch unsachgemäße physikalische oder chemische Behandlung verursacht werden (Sondieren, Ätzen usw.). Dann besteht die Gefahr der pyogenen Allgemeininfektion.

Die oberflächliche Eiterung der granulierenden Wunde wirkt sich lediglich auf das Granulationsgewebe aus. Sie ist harmlos. Es bestehen weder Fieber noch Schwellung. Sie stört die Wundheilung nicht mehr erheblich, verzögert sie aber. Beim Tier findet man sie oft. Auf Behandlung sprechen diese Wunden gut an. Die bereits geschwächten Erreger sterben leicht ab. Das Granulationsgewebe reinigt sich schnell, wenn es vor äußeren Störungen geschützt wird.

Geschwür und Eiterfistel sind besondere Formen der schlecht heilenden Wunde, die in allen Fällen zugleich eine Wundeiterung aufweisen. Beim Geschwür handelt es sich um eine buchtige, eiternde, bei der Fistel um eine kanalförmige Wunde. Beiden ist die schlechte oder ausbleibende Heilungstendenz gemeinsam.

Die aseptische Eiterung kann durch verschiedene Arzneimittel hervorgerufen werden. So wirkt z. B. Terpentinöl leukozytenanlockend. Nach subkutaner Injektion mehrerer Kubikzentimeter Terpentinöl bilden sich sterile Abszesse. Die aseptische Eiterung beschränkt sich auf das geschädigte Gewebe und hat keinen fortschreitenden Charakter.

Therapie. Ziel muß eine entsprechende Behandlung der Wunde sein. Schon die Prophylaxe ist wichtig. Bereits eingetretene Infektionen können im Beginn wirkungsvoll kupiert werden. Nebenher kann eine Therapie nach allgemeinen Gesichtspunkten durchgeführt werden. Die *örtliche Behandlung* muß zunächst einmal für gute Ableitung des Eiters durch Öffnung, Gegenöffnung, Drainage und Tamponade sorgen. Die Wunden sind weit zu öffnen. Genähte Wunden müssen nach Entfernung der Nähte einer Sekundärheilung überlassen werden. Ausschlaggebend für die Heilung ist die physikalisch richtige Behandlung der eiternden Wunde. Ohne sie haben alle anderen Behandlungsmethoden keinen Erfolg. Mechanische Reize (Scheuern, Belekken usw.) sind von der Wunde fernzuhalten. Die *Unterstützung der Abwehrkraft des Organismus* kann durch verschiedene Maßnahmen erzielt werden. Feuchtwarme Verbände haben neben ihrer reinigenden eine hyperämisierende Wirkung. Ähnlich wirkt Wärme in jeder Form (Bäder, Spülungen, Heizkissen, Heizsonne). Bestrahlungen mit ultravioletten Strahlen abwechselnd mit Wärmestrahlen sorgen für gute Durchblutung des Granulationsgewebes. Die Eiterung sistiert schnell, und die Wundoberfläche wird trocken.

Maßnahmen zur Erhöhung der örtlichen Gewebsresistenz reichen häufig zur Behandlung der Wundeiterung nicht aus. Sie werden daher kombiniert mit einer auf die *Schwächung und Abtötung der Eiterbakterien* ausgerichteten antiseptischen Behandlung. Durch die antiseptischen Maßnahmen können nicht nur die Bakterienzellen, sondern auch die Körperzellen geschwächt und geschädigt werden. Es gibt nur wenig „elektiv" wirkende und lediglich auf die Vernichtung der Bakterien abgestellte Desinfektionsmittel. Die mit Granulationsgewebe ausgekleidete Wunde ist gegen Desinfektionsmittel weniger empfindlich als die frische. Infolge der kurzen Berührungszeit während der Spülung schadet das Antiseptikum der Wunde nicht. Zu hohe Konzentrationen der Antiseptika sind auf jeden Fall zu vermeiden. Zur Behandlung der eiternden Wunde sind daher antiseptische Spülungen zu empfehlen. Sie haben neben der desinfizierenden auch die erwünschte mechanisch säubernde Wirkung. Letztere steht besonders bei der 3%igen Wasserstoffperoxidlösung im Vordergrund, weshalb dieses Mittel bei stark eiternden Wunden bevorzugt werden sollte. Es sei hervorgehoben, daß eine Desinfektionswirkung nur auf der Wundoberfläche erzielt wird. Die Antiseptika dringen nicht tief ins Gewebe ein und erreichen demnach auch nicht die im Gewebe ihre zerstörende Tätigkeit ausübenden Infektionserreger. Die zur Gruppe der Sulfonamide und Antibiotika gehörenden Arzneimittel haben sich zur Behandlung des eiternden Granulationsgewebes bewährt (s. S. 146). Die Empfindlichkeit der Erreger gegenüber bestimmten Antibiotika und Chemotherapeutika sollte zuvor im Antibiogramm geprüft werden.

Zur schnelleren Beseitigung von Nekrosen in der Wunde kann man sich proteolytisch wirkender Enzyme bedienen, die allerdings beim Abbau von Sehnen- und Fasziennekrosen versagen.

Bei hartnäckigen Eiterungen leisten feuchtwarme Verbände, die mit antiseptischen Lösungen täglich einmal angefeuchtet werden, gute Dienste. Sie wirken hyperämisierend und dadurch die Exsudation anregend. Der Alkoholverband wirkt antiseptisch und austrocknend zugleich. Um eine allzu schnelle Verdunstung zu verhüten, wird er außen mit Kunststoff abgedichtet. Blaurote, leicht blutende, eiternde Granulationen sprechen auf feuchtwarme Verbände mit 0,5%igen Hypochloritlösungen gut an. Chlor wirkt zugleich desodorierend und demarkationsbeschleunigend. Bei langdauernden Behandlungen müssen die Präparate gewechselt werden, da Gewöhnung eintritt und die Wunde dann nicht mehr auf die Therapie anspricht (Arzneimittelresistenz).

Salben haften auf der eiternden Wunde schlecht. Die Behandlung mit *Wundpuder* sollte ebenfalls für die gut heilende Flächenwunde nach Abschluß der Demarkation vorbehalten bleiben.

1.2.1.2. Pustel, Follikulitis, Akne, Furunkel, Furunkulose, Karbunkel

Als Pustel (Impetigo) bezeichnet man einen umschriebenen kleinen Eiterherd in der Epidermis.

Die Pustel besteht aus einem hirsekorn- bis erbsengroßen, mit Eiter gefüllten Bläschen. Ihre Kuppe ist auf unpigmentierter Haut gelb und von einem roten Hof umgeben. Nach Einschmelzung des Epidermishäutchens entleert sich das Eitertröpfchen. Der Defekt wird vom Epithel wieder verschlossen, ohne eine Narbe zu hinterlassen. Eine Therapie ist in der Regel nicht erforderlich. Bei gehäuftem Auftreten können eitrige und nässende Dermatitiden entstehen.

Die Eitererreger können durch die unverletzt erscheinende Haut in die Epidermis eingerieben werden. Durch Scheuern, Kratzen, Reiben, Rasieren der Haut, Stiche und kleinste Defekte wird die Infektion begünstigt. Es sind meist Staphylokokken.

Man findet Pusteln auf der vom Eiter bedeckten Haut unterhalb der Wunde, unter dem länger liegenden Verband, der den Eiter nicht mehr absaugt, nach Insektenstichen und unter scheuernden Geschirrteilen. Feuchte Verbände auf eiternden Wunden lockern die Epidermis und machen sie für das Eindringen von Eiterbakterien aufnahmefähiger. Man schützt die Haut durch Abdecken mit Salben.

Als Follikulitis (Akne) bezeichnet man eine eitrige Entzündung des Haarfollikels und der Talgdrüse. Es entwickeln sich durch das Eindringen von Staphylokokken und anderen Eitererregern kleine, hart und knotig sich anfühlende Entzündungsherde um den Haarbalg herum. Haarbalg und Talgdrüse enthalten Eiter (eitrige Follikulitis). Das Haar wird gelöst und fällt aus. Der Eiterherd dringt nicht immer bis an die Oberfläche, um sich nach außen zu entleeren. Er wird resorbiert. Bisweilen bleiben dann kleine, organisierte Knötchen zurück.

An den Augenlidern findet man eine Follikulitis der Talgdrüse, der Zilien und der Meibomschen Drüsen, die man als Gerstenkorn (Hordeolum) bezeichnet.

Beim *Pferd* kommt die Follikulitis in der Sattel- und Geschirrlage, auf dem Nasenrücken und an den Extremitäten vor. Beim *Rind* findet man das Leiden an der unteren Schwanzhälfte und am Euter, beim *Schaf* am Unterbauch. Beim *Hund* kann die Acne pustulosa eine hartnäckigere Form annehmen, wenn die Ursache (Scheuern, Reiben und Kratzen) nicht abgestellt wird. Häufig entsteht sie durch Scheuern des Maulkorbes auf dem Nasenrücken, den Lippen und an den Gliedmaßen, wo sie zur Furunkulose werden kann.

Die Therapie besteht im Ausziehen des Haares aus dem kranken Haarbalg und Behandlung mit desinfizierenden Salben. Oft genügt Einpinseln der Haut mit Iodtinktur. Es haben sich Salben, die Chloramphenicol, Prednisolon und Vitamin A enthalten, besonders gut bewährt.

Als Furunkel bezeichnet man eine eitrige Entzündung des Haarbalges und der Talgdrüse mit eitriger Einschmelzung des umgebenden Gewebes.

Die Eitererreger dringen an den Haaren entlang in die Tiefe vor. Es entsteht durch die entzündliche Infiltration des Gewebes zunächst ein harter, schmerzhafter, kegelförmiger Knoten in der Haut, der Walnußgröße erreichen kann. Im Zentrum erfolgt die Gewebseinschmelzung durch die Eiterbakterien, und es entwickelt sich ein Eiterpfropf, dessen Spitze in die Subkutis hineinreicht. Nach außen zu ist er am Ende der Reifung oft noch von einem hauchdünnen Epidermishäutchen bedeckt. Die Haare fallen aus. Nach Entfernung des Häutchens läßt sich der Pfropf manchmal aus der glattwandigen Höhle mit der Pinzette herausheben oder austupfen. Da die Umgebung stark hyperämisch ist, entsteht hierbei meist eine Blutung. Nach Ausheilung bleibt eine Narbe zurück.

Beim Pferd kommt der Furunkel am häufigsten in der Geschirrlage, am hinteren Rand des Sattels oder Woilachs, am Kamm und am Schultergelenk vor. Beim Hund stellt er sich nach Maulkorbtragen auf dem Nasenrücken, ferner sehr häufig an den Pfoten im Bereich der Interdigitalfalten bis hinauf an den Mittelfuß ein, wo sich erbsen- bis bohnengroße Furunkel bilden. Beim Rind kommt er am Euter und am Schwanzansatz vor.

Therapie. Die Reifung des Furunkels wird durch heiße Bäder, durch Salbenverbände oder Einreibungen mit Kampfersalbe beschleunigt. Die sich vorwölbende Epidermiskuppe wird mit der Schere abgetragen. Sodann versucht man, den Eiterpfropf durch Austupfen aus seinem Bett zu entfernen. Ausdrücken und Quetschen des Gewebes sind zu vermeiden, da die Erreger sich dadurch weiter ausbreiten und eine Verschlechterung des Zustandes eintreten kann. Bepinselungen mit Iodtinktur schützen die Umgebung vor erneuter Infektion durch Verschleppung des Eiters. Heilung tritt in 2–4 Wochen ein. Es bildet sich eine Narbe.

In hartnäckigen Fällen, die nicht zur Abszedierung kommen, ist frühzeitig das Infiltrat zu spalten, wobei eine Stichinzision erforderlich ist. Der in der Mitte liegende Eiterpfropf wird mit der Pinzette entfernt.

Als Furunkulose bezeichnet man ein gehäuftes Auftreten von Furunkeln, die über gewisse Hautbezirke diffus verstreut liegen. Durch Schwitzen, Sekret- und Exsudationsfluß werden die Erreger über die Haut verstreut und sodann durch äußere Irritation in die Haarbälge hineingerieben. Beim Hund entwickeln sie sich durch das Scheuern des Maulkorbes auf dem Nasenrücken. Weiterhin findet man sie an den Extremitäten und am Schwanz. Die Extremitätenfurunkulose ist sehr hartnäckig und hat stark progressiven Charakter. Es entstehen heftige Phlegmonen und Fisteln in der Unterhaut. Oft wird das Leiden durch Fasziennekrose kompliziert. Es bilden sich tiefe Eiterkanäle, die viele Spaltungen erfordern. Neben dem starken Gewebszerfall werden Lymphangitis, Fieber, Mattigkeit und Appetitlosigkeit beobachtet. Das Leiden ist sehr schmerzhaft. Manchmal tritt der Tod durch pyogene Allgemeininfektion ein. Beim Hund beginnt die Extremitätenfurunkulose nicht selten in der Zwischenzehenhaut und kann bis zum Karpus und Tarsus reichen. Man findet multiple kleine Abszesse in der Haut. Zugleich besteht ein stark nässendes Ekzem in der Umgebung. Der erkrankte Hautbezirk ist verdickt und setzt sich deutlich von der Umgebung ab. Die Haare fallen aus. Die Epidermis hebt sich oft vom Korium ab, so daß sich eitergefüllte Höhlen und Kanäle bilden. Bei längerem Bestehen bilden sich auch subkutane Fistelkanäle und flächenförmige, eitrige Unterminierungen der Haut. Durch Quetschung und Scheuern der Haut beim Liegen findet man die Furunkulose auch am Olekranon großer Hunderassen (Doggen, Bernhardiner, Rottweiler, Jagdhunde, Bulldoggen, Schnauzer). Man sollte neuerdings nicht vergessen, bei Rindern, Schweinen und Hunden auf Pasteurellose und Bacteroidose untersuchen zu lassen.

Therapie. Die Behandlung ist langwierig und nicht immer erfolgreich. Größte Sau-

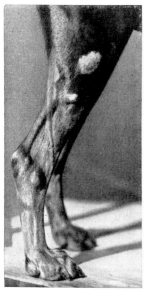

Abb. 48. Acne pustulosa beim Hund.

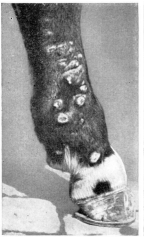
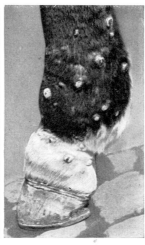

Abb. 49. In Heilung begriffene Furunkulose an beiden Hinterbeinen beim Pferd.

berkeit ist erforderlich, um eine weitere Aussaat von Eitererregern auf die Haut zu vermeiden. Warme Seifenbäder und gute Hautpflege tragen dazu bei. Die Behandlung der einzelnen Furunkel kann, soweit es möglich ist, nach obigen Richtlinien vorgenommen werden. Sie ist zeitraubend, aber von Erfolg begleitet. Feuchte Verbände mit heißer 10%iger Kaliumpermanganatlösung werden empfohlen. Erfolgversprechend sind das Skarifizieren der verdickten Hautpartien mit anschließendem Iodanstrich und die subkutane Unterspritzung veränderter Hautbezirke mit Antibiotikalösungen. In hartnäckigen Fällen blutig-nässender Extremitätenfurunkulose sind 10 min lange warme Bäder mit wäßriger Formaldehydlösung (12 : 1000), die jeden zweiten Tag wiederholt werden, oft von Erfolg. Auch die Verbände können mit dieser Lösung angefeuchtet werden. – Wenn eine plastische Operation möglich ist, kann man sich bei umschrieben erkrankten Hautpartien des Hundes mit der radikalen Exzision und Vereinigung der Wundränder unter einem Fixationsverband helfen. Ausbrennen der einzelnen Furunkel mit dem Paquelin oder einer glühenden Nadel bringt manchmal Erfolge. Beim Hund ist zugleich fettfreie Kost zu verabreichen.

Die Antibiotikatherapie kann lokal Anwendung finden. Parenterale oder orale Applikation von Antibiotika ist bei Pusteln, Akne, Abszeß, Panaritien, Fisteln u. a. oft erfolglos. Die Erreger sind zwar empfindlich gegen das Antibiotikum, ein ausreichender Blut- und Gewebsspiegel läßt sich im infizierten Gewebe aber nicht erzielen. Bei Infektionen mit sporenlosen Anaerobiern *(Bacteroides)* führt die Metronidazoltherapie zum Erfolg.

Als Karbunkel bezeichnet man eine Ansammlung mehrerer Furunkel in einem schmerzhaften Infiltrat. Er zeichnet sich durch erhebliche Schmerzen und Schwellung, schnelleres Wachstum, größeren Gewebszerfall, hohes Fieber mit schweren Allgemeinerscheinungen aus. Der Begriff wird in der Veterinärmedizin spezifisch gebraucht für den Milzbrandkarbunkel, wobei eine hämorrhagisch-nekrotisierende Entzündung besteht. Die Behandlung des Karbunkels ist stets eine chirurgische. Sie erfolgt nicht durch Inzision, sondern nach dem Prinzip der Tumorchirurgie.

1.2.1.3. Erysipel

Als Erysipel bezeichnet man eine durch Eitererreger, insbesondere durch Streptokokken, verursachte Phlegmone des Koriums und seiner Lymphbahnen, die eine schnell fortschreitende, scharf begrenzte, schmerzhafte Entzündung und schwere allgemeine Störungen auslöst.

Die Streptokokken dringen durch kleinste Wunden in die Kutis oder Mukosa ein. Haut oder Schleimhaut sind verdickt, vermehrt warm, gerötet, sehr schmerzhaft, stark gespannt und beetartig geschwollen. Die oberflächlichen Lymphbahnen sind entzündet, die Gewebsspalten der Kutis oder Mukosa mit Eitererregern gefüllt. Die Beteiligung des Unterhautbindegewebes an der Entzündung ist anfangs gering. Subkutane Phlegmonen können im weiteren Verlauf auftreten. Auch Blasen, Pusteln und Nekrosen können sich entwickeln. Man unterscheidet demnach Erysipelas bullosum, Erysipelas pustulosum, Erysipelas phlegmonosum und Erysipelas gangraenosum. Die Erkrankung setzt plötzlich mit hohem Fieber ein und löst stets die bei Wundinfektionen bekannten Allgemeinerscheinungen aus. Während des schnellen Fortschreitens der wallartigen Schwellungen in wenigen Tagen bilden sich oft Entzündungserscheinungen an den zuerst erkrankten Stellen wieder zurück. Die regionären Lymphknoten sind stets miterkrankt.

Die Erkrankung kommt beim Menschen häufig, beim Tier seltener vor. Sie ist bisher beim Pferd, Rind, Schwein und Hund beschrieben worden.

Der Verlauf ist in der Regel typisch. Die lokalen Erscheinungen schreiten bis zum 6.–9. Tag bei hohem Fieber fort. Sodann bilden sie sich allmählich zurück. Pustel- und Blasenbildung, Nekrotisierung und Metastasierung sind selten. Beim Menschen kann eine Elephantiasis als Folgekrankheit entstehen.

Therapie. Alkoholverbände, desinfizierende Salben (Kampfer-, Borsalbe), feuchtwarme antiseptische Verbände, Verbände mit heißer Burowscher Lösung, hyperämisierende Mittel, Wärmeapplikation in jeder Form, antibiotikahaltige Salben zur lokalen Einwirkung und alle bei der Behandlung der Phlegmone bewährten Mittel können angewendet werden. Die Allgemeinbehandlung mit hohen Dosen von Penicillin ist anzuraten. Die orale und intravenöse Behandlung mit Sulfonamiden soll ebenfalls durchgeführt werden. Die Behandlung der allgemeinen Störungen richtet sich nach den Symptomen. Im Vordergrund steht die Behandlung von Herz und Leber.

1.2.1.4. Phlegmone, Sklerodermie, Elephantiasis

Als Phlegmone bezeichnet man eine flächenhaft fortschreitende Entzündung des Bindegewebes und der Lymphgefäße, die durch pyogene Bakterien verursacht wird und durch putride Keime kompliziert werden kann.

Die Phlegmone kann je nach dem Produkt der Entzündung serös oder eitrig sein. Nach der Art der Erreger unterscheidet man eine Phlegmone staphylococcia und Phlegmone streptococcia. Die Streptokokken rufen meist schwere, schnell fortschreitende Phlegmonen mit starker Beeinträchtigung des Allgemeinbefindens hervor. Die Infektion führt zugleich zu einer Entzündung der Lymphgefäße (Lymphangitis acuta) und der Lymphknoten, zuweilen auch der Blutgefäße. Die jauchige Phlegmone entsteht bei Anwesenheit putrider Erreger. Sie führt schnell zur Allgemeininfektion. Durch spezifische Infektion entstehen die Gasbrandphlegmone, die Phlegmone nach Druse usw.

Nach der Lage des erkrankten Bindegewebes spricht man von subkutanen, subfaszialen, intramuskulären, parachondralen, periostalen, periartikulären, interglandulären Phlegmonen, von Phlegmonen der Sehnenscheiden, der Gelenkkapsel, des Knochenmarks usw. Submuköse Phlegmonen der Zunge, der Mundschleimhaut, Rachenschleimhaut, der Nasen- und Kehlkopfschleimhaut können sich durch Behinderung der Nahrungsaufnahme oder der Atmung lebensbedrohend auswirken.

Nach der Ausdehnung trennt man die *zirkumskripte* von der *diffusen Phlegmone*, die sich über größere Gebiete (z. B. die ganze Vorder- oder Hintergliedmaße) ausdehnt.

Nach dem Sitz teilt man ein in Phlegmonen des Kopfes (Lippen, Backe, Zunge usw.), des Halses, der Gliedmaßen, der In-

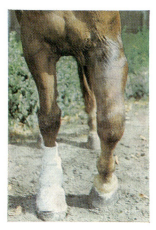

Abb. 50. Phlegmone der Vordergliedmaße beim Pferd.

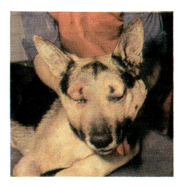

Abb. 51. Kopfphlegmone beim Hund.

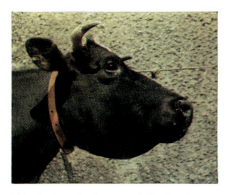

Abb. 52. Kopfphlegmone beim Rind.

guinalgegend, des Präputiums, des Widerristes, des Euters, des Strahlpolsters der Sehnenscheiden usw.

Als *Panaritium* bezeichnet man die umschriebene, abszedierende Phlegmone an der Zehe des Wiederkäuers, Schweines und Fleischfressers, die starke Neigung hat, in die Tiefe fortzuschreiten und Geschwüre, Gewebsdefekte, Abszesse, Fistelbildung, Gelenk-, Sehnenscheideneiterungen und Sehnennekrose zur Folge hat.

Die Phlegmone des Strahlpolsters ist eine häufige Folge des Nageltrittes. Sie führt fast immer zur Abszeßbildung. An der Krone tritt bei Pferd und Rind die koronäre Phlegmone auf. An den Hinterbeinen von Pferd und Rind tritt die Phlegmone diffus und umschrieben, einfach und abszedierend, subkutan und subfaszial, akut und chronisch auf. Sie wird beim Pferd häufig durch das Scheuern und Kratzen infolge Fußräude verursacht. An Skrotum und Präputium findet man sie nach Wunden und im Anschluß an die Kastration. Beim Rind entsteht nach kleinsten infizierten Verletzungen oft die Euterphlegmone. An Widerrist, Unterbrust und Unterbauch treten manchmal ausgedehnte Phlegmonen auf. An Hals, Schulter und Vorderbein entstehen Phlegmonen aus den verschiedensten Ursachen durch Wundinfektion. Phlegmonen am Kopf (Stirn, Nase, Lippen, Augenlider, Kehlgang) liegen subkutan und führen oft zu unförmigen Verdickungen (Nilpferdkopf).

Ätiologie. Die Phlegmone ist fast immer ein Sekundärleiden und die Folge einer Wundinfektion. Sie kann auch hämatogen im Verlauf der pyogenen Allgemeininfektion als Metastase auftreten. Häufig kommt sie nach Stichwunden vor. Die Wunden sind oft derartig klein und geringfügig, daß sie gar nicht entdeckt werden. Weil die Phlegmone an den Extremitäten oft sehr schnell über Nacht entsteht, wird sie vielfach als „Einschuß" bezeichnet.

Die seltenere aseptische Phlegmone wird durch gewebsreizende Arzneimittel verursacht. Durch Terpentininjektionen ruft man sie künstlich hervor, um chronische Gelenkerkrankungen zu heilen. Als unangenehme Begleiterscheinung tritt sie manchmal auf nach subkutaner und intramuskulärer Injektion von Koffein-, Veratrin-, Chloralhydrat-, Metapyrin-, Sublimatlösungen und nach Digitalispräparaten, Calciumlösungen, Oleum camphoratum forte u. a. Man injiziert diese Arzneimittel wegen der Gefahr der Abszedierung und Faszienneкrose beim Großtier nicht an der Halsseite, sondern an der Vorbrust im Bereich der Pektoralismuskulatur oder intravenös.

Klinische Erscheinungen. Die Phlegmone entsteht innerhalb weniger Stunden. Fieber, Mattigkeit und Appetitlosigkeit sind bei größerer Ausbreitung der eitrigen Phlegmone vorhanden. Bei der serösen Phlegmone sind die Allgemeinerscheinungen meist geringgradiger ausgeprägt als bei der eitrigen. Es ist schwer, diese beiden Formen der Phlegmone klinisch zu unterscheiden. Man erkennt sie nur am Verlauf, da die eitrige Form meist zur Gewebseinschmelzung, zur Abszedierung und an den Gliedmaßen zur Lahmheit führt.

Die Schwellung ist anfangs bei *subkutanen Phlegmonen* beetartig von der Umgebung abgesetzt. Die Lymphgefäße treten deutlich hervor. Der regionäre Lymphknoten ist verdickt und schmerzhaft. Der phlegmonöse Bezirk ist bei Berührung hochgradig schmerzhaft. Die Tiere entziehen sich daher jeder Betastung. An den Extremitäten besteht bei diffuser Ausbreitung Lahmheit, die sich bei seröser subkutaner Phlegmone nach kurzer Bewegung bessert (differentialdiagnostisch wichtig). Das Gewebe fühlt sich vermehrt warm an, ist derb, elastisch und nimmt anfangs keine Fingereindrücke an. Im weiteren Verlauf fühlt sich die abheilende Phlegmone teigig an. Fingereindrücke gleichen sich nur allmählich aus. Die eitrige Phlegmone geht immer in Abszedierung über.

Bei der *subfaszialen Phlegmone* ist die Faszie durch die darunterliegende Schwellung stark gespannt. Die Haut ist darüber noch verschiebbar. Die örtliche Schmerzhaftigkeit ist groß. Abszedierung ist schwer durch die Palpation festzustellen. Die Probepunktion ist oft erforderlich. Nach Einschmelzung der Faszie kommen die Symptome der subkutanen Phlegmone hinzu. Subfaszial liegende Abszesse brechen nicht selten in Gelenke und Sehnenscheiden ein.

Die *intramuskuläre Phlegmone* breitet sich im lockeren Bindegewebe zwischen den Muskeln aus und zieht besonders an den

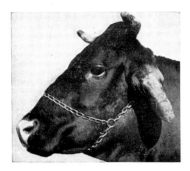

Abb. 53. Chronische eitrige Phlegmone, verursacht durch Wundinfektion nach Einziehen der Ohrmarke.

großen Gefäßstämmen zwischen der Muskulatur entlang. Stets besteht gleichzeitig eine subfasziale Phlegmone. Sie entsteht nach Wunden, die die Faszie perforiert haben, und auch im Anschluß an eitrige Sehnenscheiden-, Gelenk- und Knochenentzündungen.

Pathologisch-anatomisch findet man eine sulzige, gelb gefärbte Verdickung des Unterhautbindegewebes, dessen Saftlücken sehr viel Entzündungsflüssigkeit enthalten. Kleinste Hämorrhagien weisen auf die durch die Bakterientoxine entstandene Gefäßschädigung hin. Lymph- und Blutgefäße sind zum Teil thrombosiert. Besonders ist die Thrombosierung der kleinsten Lymphspalten bei diffusen Phlegmonen fast stets anzutreffen (Lymphangitis capillaris). Beim Anschneiden entleert sich tropfenweise eine bernsteingelbe, seröse, klare, durchsichtige Flüssigkeit. Oft sieht man versprengt im serös durchtränkten Gewebe kleine Eiterherde. Die regionären Lymphknoten sind stets verdickt.

Der *Verlauf* ist verschieden. In vielen Fällen tritt bei seröser Phlegmone Heilung durch Resorption und Resolution ein. Die klinischen Erscheinungen lassen an Stärke nach. Der Körper nimmt die ins Bindegewebe ausgetretenen Entzündungsprodukte wieder auf, und es tritt völlige Wiederherstellung ein (Restitutio ad integrum). Dieser Heilungsverlauf ist der schnellste und wird durch die Therapie angestrebt.

Abszedierung kann binnen einer Woche eintreten *(abszedierende Phlegmone)*. Dort, wo viel Bindegewebe liegt, oder an der Stelle der primären Wunde entwickelt sich der Abszeß. Häufig abszediert auch der regionäre Lymphknoten. Nach Entleerung des Eiters tritt Heilung ein.

Ein Übergreifen der Phlegmone auf die Nachbarschaft führt manchmal zu Schleimbeutel-, Sehnenscheiden- und Gelenkentzündungen. So bleibt oft nach Überstehen der Phlegmone eine stärkere Füllung der Bursa subcutanea calcanei (Schleimbeutelhygrom) zurück. Umgekehrt führen Infektionen der Schleimbeutel, Sehnenscheiden und Gelenke fast stets zur Phlegmone in der Umgebung. Beim Kalb und beim Rind entstehen die sogenannten Liegebeulen oder Liegeschäden bei strohloser Haltung über mit Nekrotisierung einhergehende Hautinfektionen mit kutanen und subkutanen Phlegmonen, hervorgerufen durch sporenlose Anaerobier *(Bacteroides)* mit sekundärer *Corynebacterium-pyogenes*-Infektion.

Bei starker Virulenz der Erreger kann Nekrotisierung umfangreicher Bezirke eintreten *(nekrotisierende Phlegmone)*. Gefürchtet ist besonders das fortschreitende Absterben der Faszien. Muskelnekrosen stoßen sich schneller ab und verlaufen umschriebener.

Die *jauchige (putride) Phlegmone* führt meist zur Allgemeininfektion und verläuft in der Regel in einigen Tagen tödlich. Sie treten beim Rind nicht selten als Mischinfektionen im Bereich des Kopfes auf.

Die *chronische Form* kann mit und ohne Abszedierung verlaufen. Sie führt oft zu starker Verdichtung des Unterhautbindegewebes und zur Elephantiasis. Meist folgen bei der diffusen Phlegmone am Hinterbein des Pferdes im Abstand von Monaten neue akute Erkrankungen, die auf neue Infektionen oder auf das Wiederaufblühen der schlummernden Infektion zurückzuführen sind. Ursächlich liegt meist eine Fußräude zugrunde.

Chronische Ödeme bleiben besonders an den Hinterextremitäten des Pferdes infolge örtlicher Störung der Blut- und Lymphzirkulation manchmal zurück. Bei anderen Tieren sind sie selten. Die Thrombosen der Lymphgefäße können mit Hilfe der Lymphographie nachgewiesen werden.

Therapie. Im Vordergrund muß die allgemeine Antibiotika- und Sulfonamidtherapie stehen. Man verabreicht 8–10 Tage lang hohe Dosen, bis das Fieber verschwunden ist. Heilend wirkt Wärme in jeder Form. Durch die auftretende Hyperämie werden die Entzündungsprodukte schneller resorbiert. Außerdem wirkt sie schmerzstillend. Stundenlanges Baden, Berieseln oder Waschen ist zwar zeitraubend, aber sehr erfolgversprechend. Das Wasser soll heiß sein, daß es vom Körper eben noch vertagen wird (etwa 45–50 °C). Zweckmäßiger ist das Anlegen eines Verbandes, der alle 2–3 Std. heiß angefeuchtet wird. Man setzt der Flüssigkeit Antiseptika zu, um die Hautoberfläche zugleich zu desinfizieren. Die Wärme kann auch durch Heizkissen, Heizsonne, Lichtkästen, Rotlampenbestrahlung usw. appliziert werden. Heiße Packungen sind ebenfalls sehr heilsam. Sie müssen mehrmals täglich angelegt werden.

Die Salbenbehandlung wird dort angewendet, wo Verbände nicht gelegt werden können. Hervorragend bewährt haben sich Einreibungen mit Kampfersalbe, die täglich wiederholt werden. Der Kampfer hat eine gute Tiefenwirkung, jedoch den Nachteil, daß bei längerer Anwendung die Haare ausfallen. Sie wachsen schnell wieder nach. Weiter werden empfohlen Iodoform-, Teer-, Ichthyol-, Kreolinsalben u. a.

Breianstriche der Haut mit Acetatmischung, Antiphlogistika und ähnlichen Mitteln haben sich bei leichteren Erkrankungen ebenfalls bewährt. Es ist darauf zu achten, daß der Anstrich täglich erneuert und feuchtgehalten wird.

Operative Behandlung ist bei Abszeßbildung angezeigt. Subfasziale und intermuskuläre eitrige Phlegmonen sind frühzeitig zu spalten, da sie schnell abszedieren, der Durchbruch des Eiters durch die Faszie aber lange Zeit beansprucht. Inzwischen kann ein Einbruch des Eiters in die Gelenke oder eine pyogene Allgemeininfektion auftreten. Bei der subfaszialen und intermuskulären Phlegmone am Hinterschenkel des Pferdes und Rindes wird frühzeitig in der Kniekehle gespalten, um einen Einbruch des Eiters ins Kniegelenk zu verhüten. Man legt einen Schnitt am lateralen Rand des M. gastrocnemius, dort, wo er unter dem M. biceps und semimembranosus verschwindet, spaltet die oberflächliche Faszie, geht stumpf zwischen M. gastrocnemius und M. biceps in die Tiefe und spaltet auch das stärkere, tiefe Faszienblatt.

Bei Phlegmonen an den Gliedmaßen ist Bewegung dann zu verordnen, wenn die Schmerzen nachgelassen haben und das Fieber gefallen ist. Das Führenlassen fördert die Resorption des Exsudates und die Lymphzirkulation. Wenn keine Lahmheit mehr besteht, soll man die Tiere leicht arbeiten lassen.

Kontraindiziert ist die Anwendung von *Kälte*. Sie wirkt verschlechternd auf den Zustand oder verzögert zumindest die Heilung. Massage im Fieberstadium und Injektionen ins erkrankte Gewebe sind zu unterlassen, da sie der Ausbreitung der Phlegmone Vorschub leisten. Inzisionen und Skarifikationen bilden erneute Infektionspforten und führen manchmal zur Gewebsnekrose und zu entstellender Narbenbildung. Sie sind deshalb abzulehnen, sofern nicht deutlich Fluktuation und damit beginnende Abszedierung nachweisbar ist.

Sklerodermie, Elephantiasis. Bleibt eine Phlegmone längere Zeit bestehen, so können sich umfangreiche Bindegewebsvermehrungen einstellen, die den befallenen Körperteil verunstalten. Da das Leiden häufig an den Hinterextremitäten des Pferdes auftritt und das Bein säulenartig, ähnlich dem des Elefanten, verdickt wird, bezeichnet man das Leiden als Elephantiasis. Auch wird von Sklerose der Haut, Pachydermie oder Sklerodermie gesprochen.

Die Wucherungen und Verdichtungen des Unterhautbindegewebes entstehen durch Reiz der im Gewebe stagnierenden Entzündungsprodukte und durch Wirkung der Bakterientoxine. Wahrscheinlich wirken mehrere Faktoren zusammen. Die Venen und Lymphgefäße haben ihre Elastizität verloren und sind geweitet, so daß die Klappen nicht mehr dicht schließen. Das Plasma des in den erweiterten Venen gestauten Blutes tritt durch die geschädigte Gefäßwand ins subkutane, subfasziale oder intermuskuläre Bindegewebe über. Letzteres antwortet auf die chronische Reizung mit Bindegewebszubildung. Neben vermehrten Exsudations- und Transsudationsvorgängen ist auch der Abfluß der Gewebslymphe über die Lymphbahnen behindert. Sie können thrombosiert, durch entzündliche Endothelwucherung als Antwort auf die bakterielle Reizung obliteriert (Lymphangitis capillaris) oder durch Kompression verschlossen sein. Es bestehen also örtliche Lymphkreislaufstörungen. Die Lymphgefäße sind infolge des verhinderten Abflusses gestaut.

Es können jedoch auch andere örtliche Kreislaufstörungen (chronische Ödeme usw.) einmal die Elephantiasis hervorrufen. Am häufigsten ist sie beim Tier als Nachkrankheit der Phlegmone bekannt. Wiederholte akute Entzündungen der Haut, Furunkulose, Stauungen, Venenerweiterungen, Thrombosen und Thrombophlebitis können ebenfalls in eine Elephantiasis übergehen. Bei den beim Pferd als „Herbst- oder Winterbeine" bezeichneten Schwellungen der Fessel- und Metatarsalregion handelt es sich um Lymphstauungen, also um aseptische Zirkulationsstörungen, bei denen Lymphgefäßthrombosen vorliegen.

Vorkommen. Die Sklerodermie kommt weitaus am häufigsten beim Pferd und dort wieder am Hinterbein vor. Bisweilen reicht sie nur vom Huf bis zum Metatarsus, oft bis ans Kniegelenk. Aber auch an den Vorderbeinen, am Kopf und an anderen Körperteilen (Penis, Präputium, Skrotum) kann sie auftreten. Andere Tierarten erkranken seltener.

Klinische Erscheinungen. Zunächst entsteht durch die Lymphstauung eine teigige Verdickung, die wegen der stets vorhandenen entzündlichen Vorgänge geringgradig schmerzhaft sein kann und Fingereindrücke annimmt. Bewegungsstörungen sind nicht vorhanden. Die Verdickung wird im Verlauf von Wochen und Monaten unaufhaltsam intensiver, bis die Extremitäten Walzenform angenommen haben. Unförmige Vergrößerungen auf das Doppelte bis Dreifache des Umfangs sind keine Seltenheit. Allmählich verdichtet sich das Bindegewebe. Die Verdickung fühlt sich derber an. Die Haut ist auf der Unterlage nicht mehr verschiebbar. Die starke Verdickung kann die Beugung der Gelenke mechanisch behindern. Man findet dies am Sprunggelenk des Pferdes. In der Sprunggelenkbeuge treten oft Ekzeme in den Querfurchen (Raspen) sowie Risse und Zerklüftungen der Haut (Rhagaden) auf. In der Fesselbeuge sieht man starke lappige Querwülste, die durch tiefe Furchen getrennt sind. Das Leiden kann durch eine Fußräudeerkrankung kompliziert werden.

Infolge der Umfangsvermehrung wird der kranke Körperteil ungeschickter bewegt. Dies führt oft zu Exkoriationen und Eiterungen, die sich im chronisch gereizten Gewebe schnell ausbreiten können und zur weiteren Wucherung Anlaß geben. Die Wunden heilen, wenn überhaupt, nur unter Zurücklassung hypertrophischer Narben und keloidähnlicher Verdickungen aus.

Die Sklerodermie verursacht keine allgemeinen Störungen. Die Tiere sind jedoch erheblich verunstaltet. Da, abgesehen von mechanischen Behinderungen, durch die Schwellung keine Lahmheit besteht, können sie bei sorgfältiger Betreuung noch Arbeit leisten. In seltenen Fällen kann allmählich eine Verringerung des Umfangs durch Nachlassen der Lymphstauung und durch Auflockerung und Resorption des verdichteten Gewebes eintreten. Stets handelt es sich aber in diesen wenigen Fällen nur um eine Besserung des Zustandes. Vollkommen verschwindet die Verdickung nicht.

Therapie. Die meisten Fälle trotzen jeder Therapie. Methodische Kompression durch Druckverbände, die gut sitzen müssen, kann nach 4–6 Wochen eine Umfangsverringerung erzielen. Oft stellt sich die Bindegewebswucherung allmählich nach vorübergehender Besserung wieder ein. Ähnlich ist der Erfolg der Moorparaffinpackungen. Scharfe Einreibungen haben keinen Zweck. Kutanes Brennen kann durch Narbenretraktion die Verdickung etwas verkleinern. Oft aber tritt eine gegenteilige Wirkung ein. Durch den erneuten Reiz bilden sich an den Brandstrichen schwielige Narben. Regelmäßige Bewegung hilft in manchen Fällen. In der Ruhe sollen die Gliedmaßen bandagiert werden, wenn der Umfang des Beines es noch gestattet. Behandlungen mit Langzeitglukokortikoiden bringen manchmal Besserung, müssen aber mit einer Anabolikatherapie kombiniert werden.

1.2.1.5. Abszeß

Als Abszeß bezeichnet man eine mit Höhlenbildung einhergehende Eiteransammlung im Gewebe.

Meist geht der Abszeß aus der Phlegmone hervor. Er entsteht weiterhin aus *infizierten Stichwunden*, deren Öffnung vorzeitig verklebt. Subkutane *Hämatome*, die Scheuerstellen auf der Haut aufweisen, können von diesen aus auf dem Wege über die Lymphbahnen infiziert werden und wandeln sich in einen Abszeß um. Auch hämatogen können Bakterien verschleppt werden und an anderen Stellen des Körpers zur metastatischen Abszeßbildung führen. Lymphogen entstehen die Lymphknotenabszesse. Die Eitererreger werden aus dem Versorgungsgebiet des Lymphknotens diesem zugeführt. Die dauernde Schädigung des Lymphknotens durch die Toxine der Eiterbakterien führt zur Nekrose und Abszeßbildung. So entsteht die Abszedierung der regionären Lymphknoten nach Wundeiterungen, Phlegmonen, eitrigen Katarrhen und anderen pyogenen Infektionen. Häufig sind die Abszedierung der oberflächlichen inguinalen Lymphknoten nach diffuser Phlegmone am Hinterbein des Pferdes und die Abszedierung der Kehlgangs- und der retropharyngealen Lymphknoten im Verlauf des ansteckenden Katarrhs der oberen Luftwege. Als *Brustbeule* bezeichnet man Abszesse im M. brachiocephalicus, die meist auch den Buglymphknoten betreffen. Eitrige Sehnenscheiden- und Gelenkentzündungen, die Osteomyelitis und andere Infektionen können Abszesse im umgebenden Bindegewebe verursachen, oder sie sind umgekehrt bereits Abszeßmetastasen.

Häufig entstehen beim Tier Fremdkörperabszesse. Sie werden durch eingespießte, infizierte Fremdkörper verursacht. Während sich die primäre Stichwunde schließt, entsteht in der Tiefe der Abszeß, der sich wieder nach außen entleert.

Nicht selten werden Fremdkörper mit der Nahrung aufgenommen, die sich dann in der Zunge, der Backenschleimhaut, im Pharynx, in der Speiseröhre oder im Magen und Darm einspießen. Weitaus am häufigsten kommen sie beim Rind am Pharynx oder von Pansen und Haube aus an der Bauchwand vor. Oft dringen sie auch von der Haube aus in die Leber oder durch das Zwerchfell ins Perikard, Mediastinum oder in die Lunge und setzen dort Abszesse. Beim Rind, zum Teil auch beim Schwein, sind

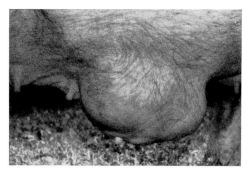

Abb. 54. Abszedierende Pyogenes-Mastitis beim Schwein.

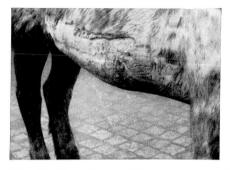

Abb. 55. Abszedierende Phlegmone an der Seitenbrust in Heilung.

Abszesse in den Epiphysen der großen Röhrenknochen, in der Leber, der Lunge, in der Hypophyse Ort einer definitiven Metastasenbildung im Anschluß an nekrotisierende Schwanzphlegmonen, nach Panaritium bzw. Digitalphlegmone (Dietz und Mitarb. 1970, 1974). Bei solchen Abszessen werden heutzutage zu 70% sporenlose Anaerobier allein und nur sekundär *Corynebacterium-pyogenes*-Infektionen nachgewiesen (Fröhlich 1982). Beim Hund findet man derartige Fremdkörperabszesse in der Rachen- und Schlundkopfgegend, seltener im Bereich der Speiseröhre. Häufig sind Fremdkörperabszesse an den Zehen durch Eintreten spitzer Gegenstände in die Sohlen- und Zehenballen. In Abszessen am Unterarm und Unterschenkel findet man nicht selten abgebrochene Hakenzähne anderer Hunde, die bei Beißereien abgebrochen sind. Bei kleinen Hunderassen (Dackel, Terrier) dringen manchmal Ähren oder Rispen von Gramineen in die Vorhautöffnung ein, durchwandern die Präputialhöhle, perforieren sie am hinteren blinden Ende und setzen Abszesse neben dem hinteren Ende des Penisknochens. Bei der Katze handelt es sich meist um Abszesse in der Mundhöhle oder in der Rachenhöhle infolge Einspießung von Nadeln, Fischgräten oder ähnlichem. Abszedierung der regionären Lymphknoten ist beim Hund seltener.

Reifung des subkutanen Abszesses. Die Abszeßbildung deutet sich zunächst durch eine Hervorwölbung der Haut an. Die Umgebung ist phlegmonös geschwollen. Zugleich ist an pigmentlosen Stellen Hautrötung erkennbar. Die Haut ist gespannt und spiegelnd, die Haare sind gesträubt. Durch die Spannung sterben die oberflächlichen Epidermisschichten unter Schuppenbildung ab. Während die Phlegmone der Umgebung sich zurückbildet, wölbt sich der Abszeß deutlicher halbkugelig hervor. Die Toxine der Eiterbakterien schmelzen in der Tiefe das eitrig infiltrierte Gewebe ein. Die allmählich sich vergrößernde Höhle füllt sich mit dem Eiter. Die Haut über dem Abszeß wird dünner und wölbt sich blasenähnlich hervor. Auf unpigmentierter Haut kann man eine gelbe Kuppe mit einem blauroten Hof ringsherum erkennen. An dieser durch Haarausfall gekennzeichneten Stelle bricht der Abszeß nach einigen Tagen nach außen durch.

Der Abszeß fühlt sich vermehrt warm an und ist hochgradig schmerzhaft. Mit dem Fortschreiten der Gewebseinschmelzung nach der Hautoberfläche zu ist immer deutlicher werdende Fluktuation nachzuweisen, die an der Stelle (Abszeßkuppe) am besten nachweisbar ist, wo der Abszeß sich durch die Haut entleeren wird.

Die Störung des Allgemeinbefindens kann bei größeren Abszessen erheblich sein. Das Fieber steigt kontinuierlich an. Das Befinden bessert sich schnell nach Entleerung des Abszesses. Es kommt selten vor, daß Abszesse ohne Entleerung nach außen sich zurückbilden, indem der Abszeßeiter resorbiert und die Höhle durch Granulationsgewebe ausgefüllt wird. Diese Art der Heilung tritt nur bei kleineren Abszessen ein.

Die Abszeßwand wird bei langsamer Reifung nach dem gesunden Gewebe zu durch Granulationsgewebe abgesetzt. Dieses demarkiert das gesunde vom absterbenden Gewebe und sezerniert Eiterkörperchen in die Höhle. Die innere fibrinöse, ablösbare Auskleidung alter Abszesse wird als pyogene Membran bezeichnet. Diese Abszeßmembran enthält Eitererreger in großer Zahl.

Der Abszeßeiter steht in der Höhle unter Druck. Er ist beim Pferd meist gelb und dünnflüssig, beim Rind dick und zäh und beim Schwein und Schaf grünlichgelb und von dicker, rahmähnlicher Konsistenz. Beim Hund ist er dünnflüssig und kakaoähnlich, beim Kaninchen rahm- und salbenähnlich.

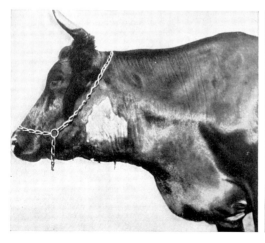 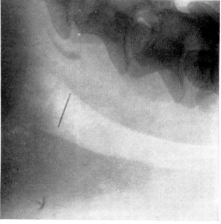

Abb. 56. Abszedierende Phlegmone nach Perforation des Pharynx durch eine Stopfnadel. Ödem am Triel.

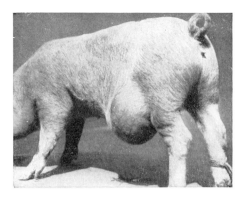

Abb. 57. Abszeß in der Kniefalte beim Schwein.

Tiefliegende Abszesse brechen manchmal erst spät nach außen durch. Die Fluktuation ist schwer feststellbar. Die Diagnose wird durch Probepunktion gesichert. Von praktischer Bedeutung ist es zu wissen, daß Abszesse sich in der Regel zunächst durch einen Kanal bis in die Unterhaut „durchfressen". Dort bildet sich erneut eine Abszeßhöhle, bevor der Durchbruch durch die Haut erfolgt. Die Sondierung gibt Aufschluß. Das therapeutische Handeln muß auf die Beseitigung des tiefliegenden Abszesses ausgerichtet sein. Die Spaltung des subkutanen Abszesses genügt nicht. Tiefliegende Abszesse können auch nach innen durchbrechen und sich in Gelenke, Sehnenscheiden usw. entleeren. Manchmal verdichtet sich die Kapsel des Abszesses bindegewebig und grenzt so den als Fremdkörper wirkenden Eiter vom Körper ab. Die Entzündungserscheinungen verschwinden dann, und es bleibt eine beutelähnliche, fluktuierende Verdickung im Gewebe liegen. Man spricht in derartigen Fällen vom *kalten Abszeß*. Dazu gehört die Brustbeule beim Pferd, wobei der Abszeß tief im M. brachiocephalicus liegt. Bei Pferd, Hund und Katze werden Abszesse durch Streptokokken, in zunehmendem Maße durch Staphylokokken hervorgerufen. Beim Rind und Schwein treten immer mehr sporenlose Anaerobier *(Bacteroides)* als primäre Abszeßerreger auf, z. T. sind es allein Corynebakterien, häufig aber auch Mischinfektionen zwischen *Bacteroides* und Corynebakterien. Solche Abszesse entstehen langsam, oft ohne äußerlich erkennbare Entzündungserscheinungen. Sie werden meist von einer pyogenen Membran und einer bindegewebigen Kapsel umgeben, ohne daß Abszedierung eintritt. Der grünliche Eiter wird eingedickt und zum Teil resorbiert (chronische Abszesse). Pyogene Metastasen können bei Schwein und Rind an anderen Stellen subkutan, in den Muskeln, Gelenken, im Rückenmark unter der Pleura und dem Bauchfell, an den Herzklappen (Endocarditis valvularis), in der Leber, der Lunge, der Hypophyse auftreten und zum Tode führen.

Als *Senkungsabszesse* bezeichnet man Eiteransammlungen, die im Bindegewebe abwärts wandern und dann entfernt vom Entstehungsort Fluktuationen auslösen und die Haut durchbrechen.

Aseptische Abszesse beobachtet man nach subkutaner und intramuskulärer Injektion von Leukozyten anlockenden und gewebsschädigenden Mitteln (Terpentinöl, Coffeinum natriumsalicylicum, Digitalispräparate, Chlorcalciumlösungen, Oleum camphoratum forte, Veratrin, Chloralhydrat, Metapyrin, Sublimatlösungen).

Spezifische Abszesse entstehen im Verlauf der Aktinomykose, Botryomykose, des Rotzes, der Tuberkulose usw.

Nach der Lage des betroffenen Gewebes unterscheidet man subkutane, subfasziale, subpleurale, subperitoneale Abszesse, ferner Haut- (Huflederhaut-), Muskel-, Lymphknoten-, Knochenabszesse usw.

Differentialdiagnostisch ist der Abszeß vom Hämatom, von der Hernie und vom Tumor zu trennen. Alle sind kaum schmerzhaft bei Palpation und nicht vermehrt warm. Hernien sind zudem meist reponibel. In Zweifelsfällen gibt die Probepunktion Aufschluß. Manchmal entleert sich bei Punktion mit enger Kanüle kein Eiter, obwohl man den Hohlraum mit der Nadelspitze fühlt. Da der Eiter durch Resorption eingedickt sein kann, ist der Abszeßinhalt mit der Spritze anzusaugen oder nach dem Herausziehen das Lumen der Nadelspitze auf Eiter zu untersuchen, oder der Inhalt der Punktionsnadel auf eine Glasscheibe auszuspritzen. Der Tumor ist derb, elastisch.

Therapie. Die Reifung des Abszesses wird beschleunigt durch hyperämisierende Mittel. Es gelten im allgemeinen die für die Behandlung der Phlegmone gegebenen Richtlinien (Wärme, Kampfersalbenbehandlung usw.). Bei langsam reifenden Abszessen finden Einreibungen mit Josorptol und scharfe Einreibungen mit Cantharidensalbe oder mit Ugt. hydrarg. bij.rubr. 20%ig Verwendung.

Stets soll sich der vorbereitenden medikamentösen Behandlung die Operation anschließen. Man kürzt dadurch die Krankheitsdauer ab. Die spontane Entleerung des Eiters darf nicht abgewartet werden. Die Spaltung wird erst dann vorgenommen, wenn die Fluktuation eindeutig nachweisbar ist. Vorzeitiges Einschneiden ins phlegmonöse, hyperämische Gewebe kann zu lebensgefährlichen Blutungen und zu pyogener Allgemeininfektion führen. Es wird den physikalischen Regeln der Wundbehandlung entsprechend an der tiefsten Stelle gespalten und erforderlichenfalls drainiert. Der unter Druck stehende Abszeßeiter entleert sich beim Einstich oft in kräftigem Strahl aus der Wunde. Bis zur Abstoßung des nekrotischen Gewebes können mechanisch reinigende und desinfizierende Spülungen vorgenommen werden. Die Abszeßhöhle granuliert allmählich aus. Es können sich aber auch chronische Eiterungen anschließen, die von der Abszeßmembran ausgehen. Dies ist besonders bei langsamer Entstehung des Abszesses der Fall, da sich dann eine dichte Granulationsgewebshülle um den Abszeß entwickeln konnte. In diesen Fällen wird die Abszeßkapsel operativ ausgeschält. Alte, verkapselte, kalte Abszesse müssen stets einschließlich der bindegewebigen Abszeßkapsel durch Radikaloperation entfernt werden.

Operativ nicht zugängliche Abszesse (Prostataabszesse) können täglich einmal punktiert und nach Abfluß des Eiters mit wirksamen Sulfonamiden und Antibiotika aufgefüllt werden. Der Eiter wird von Tag zu Tag dünnflüssiger. Haubenwand- und Labmagenwandabszesse werden von innen aus punktiert. Der Abszeßinhalt wird abgesaugt und die Höhle mit Antibiotika oder Sulfonamiden aufgefüllt. Mit dem Skalpell kann gespalten und der Abszeßinhalt ins Haubenlumen abgelassen werden. Osteomyelitische Abszesse legt man frei und drainiert sie.

Sind Abszesse durch Punktion oder Spaltung nicht zugänglich, kann mit einer intensiven allgemeinen Antibiotikabehandlung in 4–5facher Dosierung über 6 bis 10 Tage (Rind, Pferd 10–12 Mill. Penicillin pro die) Heilung erzielt werden. So kann eine Behandlung von Leber-, Lungen- und Hypophysenabszessen versucht werden. Bei Abszessen durch sporenlose Anaerobier *(Bacteroides)* ist nur Metronidazol wirksam.

Spezifische Abszesse (Aktinomykose, Botryomykose) werden nach den dort gegebenen Richtlinien behandelt (s. S. 203).

1.2.1.6. Empyem

Als Empyem bezeichnet man eine Eiteransammlung in Körperhohlräumen.

Empyeme entstehen durch eitrige Entzündungen der die Körperhöhlen auskleidenden serösen, mukösen oder synovialen Häute. Das Entzündungsprodukt sammelt sich in der Höhle an. Infolge Fehlens oder durch Verschluß der Ausführungsgänge steht der Eiter bisweilen unter starkem Druck. Er wird zum Teil von der Schleimhaut wieder resorbiert. Dies führt zur Eindickung des Eiters, der in den Kopfhöhlen brei-, käse- oder torfähnlich wird (Inkrustation) und im Luftsack des Pferdes zu einer großen Zahl von erbsen- bis walnußgroßen, fibrinüberzogenen Kugeln geformt werden kann.

Das Empyem der Schleimhäute nimmt leicht einen chronischen Charakter an. Die Schleimhaut verdickt sich allmählich. Der Umfang der Körperhöhlen nimmt zu. Die Entzündung greift auch auf die Umgebung über. Der Knochen wird morsch und spröde, die platten Knochen des Schädels werden dünn und wölben sich vor. Der Eiter kann nach außen durchbrechen.

Man kennt: Kieferhöhlen-, Stirnhöhlen-, Luftsack-, Sehnenscheiden-, Gelenk-, Schleimbeutel-, Pleura-, Bauchhöhlen-, Gallenblasen-, Uterusempyeme usw. Sehnenscheiden- und Gelenkempyeme entstehen im Verlauf der Tendovaginitis suppurativa und Arthritis purulenta und müssen diesen Erkrankungen zugerechnet und entsprechend behandelt werden (s. S. 176, 182).

Die *Therapie* besteht in der Behandlung des eitrigen Katarrhs durch Wärme, Prießnitzsche Umschläge, Diathermie, Mikrowellen u. a. m. Bei Körperhöhlen, die einen natürlichen Ausgang besitzen, muß dieser entweder geöffnet oder dem Eiter operativ Abfluß verschafft werden (Trepanation der Kopfhöhle, Luftsackschnitt usw.). Geschlossene Höhlen werden mit der Hohlnadel oder dem Trokar punktiert und mit steriler physiologischer Kochsalzlösung gespült, um den Eiter zu entleeren (Brusthöhle, Bauchhöhle, Gelenke, Sehnenscheiden, Schleimbeutel). Anschließend leistet die Injektion von Antibiotikalösungen in Gelenke und Sehnenscheiden hervorragende Dienste. Sie wird bei erneutem Fieberanstieg wiederholt. Schleimbeutel kann man mit desinfizierenden Lösungen (Rivanollösung 1:1000) irrigieren. In besonderen Fällen wird das erkrankte Organ in toto entfernt (Hysterektomie bei Pyometra von Hund und Katze, Schleimbeutelexstirpation).

1.2.1.7. Pyogene Entzündung Muskulatur der

Die pyogene Muskelentzündung kann als *Myositis serosa acuta* oder eitrig *(Myositis purulenta acuta)* verlaufen. Sie tritt auf in infizierten Muskelwunden, die gleichzeitig durch Quetschung oder Zerreißung geschädigt sind, z. B. bei Biß-, Schuß- und Stichwunden. Oft entsteht sie auch nach unsauber ausgeführten intramuskulären Injektionen. Begünstigt wird ihre Entstehung bei Einspritzung gewebsreizender Mittel (Oleum camphoratum forte, Koffein, Digitalispräparate, Vakzination). Andere pyogene Infektionen (Phlegmone, Abszeß) können durch Übergreifen auf die Muskulatur in seltenen Fällen zur akuten, eitrigen Myositis führen. Die akute, pyogene Muskelentzündung ist als Phlegmone der Muskulatur aufzufassen. Das zwischen den Muskelfasern gelagerte Bindegewebe ist phlegmonös erkrankt. Die Muskelfaser erliegt zugleich der Toxinwirkung und zerfällt eitrig.

Der erkrankte Teil des Muskels wird härter, ist verdickt, vermehrt warm und auf Druck schmerzhaft. Da insbesondere auch Kontraktionen der Muskulatur Schmerzen auslösen, treten bei Muskelphlegmonen an den Gliedmaßen Bewegungsstörungen auf. In der Umgebung der erkrankten Muskulatur ist das subkutane und intermuskuläre Bindegewebe meist phlegmonös erkrankt, so daß die Konturen des Muskels undeutlich werden. Die weitere Umgebung ist ödematös verdickt. Unterhalb des erkrankten Bezirkes findet man Senkungsödeme, die sich teigig anfühlen, nicht vermehrt warm und nicht schmerzhaft sind. Nach einigen Tagen werden die Umrisse des Muskels oft deutlicher. In der Muskulatur bilden sich meist Abszesse.

Die Behandlung wird nach den für die Phlegmone gegebenen Richtlinien durchgeführt. Abszesse werden möglichst im Faserverlauf der Muskulatur gespalten. Manche Abszesse müssen mit der Kapsel exstirpiert werden.

Die Myositis chronica purulenta (apostematosa) wird manchmal durch Scheuerstellen auf der Haut verursacht. Die Eitererreger dringen auf dem Wege über die Lymphbahnen in das Interstitium der Muskulatur ein. Nach dem Abklingen der akuten Erscheinungen der Muskelphlegmone bilden sich im Muskel kleinste Abszesse, die oft zu einem größeren konfluieren. Das Bindegewebe wuchert reaktiv, so daß die rote Färbung der Muskulatur verlorengeht. Sie wird in der Umgebung der Abszesse graurot bis grauweiß, ist bindegewebig, hart und knirscht unter dem Messer. So entsteht die Abszeßkapsel. Über dem Schultergelenk des Pferdes wird diese chronische Myositis des M. brachiocephalicus als *Brustbeule* bezeichnet. Meist ist der darunterliegende Buglymphknoten ebenfalls eitrig erkrankt. Spontane Abszedierung nach außen tritt später ein. Bei starker Beteiligung des Bindegewebes kann nach längerem Bestehen der Entzündung die Muskulatur bretthart werden *(Myositis chronica interstitialis)*. Die nach außen durchbrechenden Abszesse können Fisteln hinterlassen.

Auch auf hämatogenem Wege können metastatische Muskelabszesse entstehen. Sie bleiben lange im Gewebe liegen, werden meist von Granulationsgewebe, später von einer bindegewebigen Kapsel umgeben und brechen nicht nach außen durch. Sie haben daher ebenfalls meist chronischen Charakter.

Die *Therapie* besteht in der Behandlung der phlegmonösen Erscheinungen und in der Spaltung der Abszesse. Da die Abszesse jedoch bisweilen diffus in Form kleinerer Herde ins verdichtete Gewebe verstreut sind und auch bei größeren Abszessen die Abszeßkapsel nicht im Körper belassen werden soll, empfiehlt sich das Ausschälen der Abszesse einschließlich des bindegewebig veränderten Gewebes durch Radikaloperation. Bei der sogenannten Brustbeule ist stets radikal vorzugehen, um Rezidive zu vermeiden.

1.2.1.8. Pyogene Entzündung der Blutgefäße

Arteriitis purulenta. Die eitrige Entzündung der Arterien kommt meist nur lokal im infizierten Gebiet selbst an den kleinsten Verzweigungen vor. Sie ist seltener als die eitrige Phlebitis.

Durch Fortschreiten der Entzündung aus der Umgebung auf das Gefäß entsteht zunächst eine Periarteriitis in der Adventitia des Gefäßes, die fortschreitend die Media (Mesarteriitis) und zuletzt die Intima ergreift (Endarteriitis). Die Gefäßwand stirbt durch Toxinwirkung der Eitererreger ab, und es entstehen Blutungen in infizierten Wunden, Abszessen usw. Bisweilen ist das Blut in dem Gefäß thrombosiert. Durch die Verstopfung der Arterien ist die Blutversorgung der betroffenen Gewebsabschnitte unterbrochen. Die Anämie führt zum Gewebstod. Das absterbende Gewebe wiederum ist für Infektionen sehr empfänglich, so daß durch die Thromboarteriitis purulenta der schnellen Ausdehnung der Infektion in der Wunde Vorschub geleistet wird. Dies wird in verstärktem Maße im Bereich der Endarterien, die kollateral nicht versorgt werden können, der Fall sein. Größere Arterien sind oft sehr widerstandsfähig und ziehen manchmal isoliert und strangförmig durch die Wunde, nachdem das umgebende Gewebe bereits der Nekrose anheimgefallen ist.

Die eitrige Arteriitis kann sich auch auf umgekehrtem Wege von innen nach außen entwickeln. In das Gefäß von der Wunde einwandernde oder bei pyogener Allgemeininfektion mit einem Embolus verschleppte Strepto-, Staphylokokken und Corynebakterien schädigen zunächst die Intima unter gleichzeitiger Thrombosierung des Gefäßes. Die Wand wird in ihren drei Schichten eitrig infiltriert. Meist zerfällt der Arterienthrombus eitrig, und die Arterienwand stirbt ab (Thromboarteriitis purulenta).

Man findet diese Veränderung besonders an Stellen, wo zugleich eine traumatische Schädigung auf die Gefäße gewirkt hat. Im infizierten Gebiet unterbundene oder beim Abbinden infizierte Arterienstümpfe erkranken derart. Es kommt noch nach Tagen aus dem eitrig zerfallenden Stumpf zur Nachblutung.

Praktische Bedeutung besitzt die Arteriitis purulenta der Samenstrangarterie des Pferdes nach der Kastration. Sie erklärt einen Teil der Nachblutungen bei der Abnahme der Kluppen, die Blutungen bei Samenstrangphlegmone und Nekrose des Samenstrangstumpfes. In abszedierenden Phlegmonen und schnell fortschreitender putrider Infektion verursacht sie die plötzlich auftretenden arteriellen Blutungen. Die Arteriitis purulenta der Nabelarterie kommt bei Fohlen und Kälbern vor.

Die Blutstillung ist schwierig, da die Gefäße brüchig sind. In der Regel kann nur tamponiert oder zentralwärts unterbunden werden.

Pyogene Phlebitis/Thrombophlebitis. Die pyogene Venenentzündung ist eine Begleiterscheinung der pyogenen Wundinfektion. Sie ist in der Wunde klinisch schwer zu diagnostizieren. Man erkennt sie dort nur an ihren Folgen. Außerdem tritt dieses Leiden als selbständige Erkrankung an den großen Venenstämmen auf. Die pyogene Venenentzündung entsteht im lokalen Entzüngebiet entweder per continuitatem oder von innen her, mit einer *Endophlebitis* beginnend. Beide führen über die Mesophlebitis zur Totalerkrankung der Vene. Sie kann als seröse Entzündung verlaufen *(Phlebitis serosa)*. In der Mehrzahl der Fälle führt sie zur eitrigen Einschmelzung der Vene unter gleichzeitiger Thrombosierung des Inhaltes *(Thrombophlebitis purulenta)*. Ihre Entstehung wird durch mechanische oder chemische Schädigung des Gewebes begünstigt. Die pyogene Venenentzündung ist häufiger als die Arteriitis purulenta und ergreift die kleinsten Verzweigungen der Vene in der infizierten Wunde. Sie geht stets mit Endothelschädigung und Thrombosierung der Vene einher und führt oft nach eitriger Erweichung des Thrombus, Arrosion und Nekrose der wenig widerstandsfähigen Venenwand zur Abszedierung und Nachblutung. Vom infizierten Thrombus können sich Teile loslösen und als Emboli über das Blut in andere Körpergegenden verschleppt werden, wo sie im engen Kapillarnetz hängenbleiben und neue Eiterherde (Metastasen) bilden. So entsteht die pyogene Allgemeininfektion mit Metastasierung. Thrombosierte Venenstümpfe können vom Wundgebiet aus infiziert werden. Unter gleichzeitigem Zerfall des vorläufigen Thrombus (Thrombomalazie) geht die Entzündung auf die Venenwand über, die abstirbt. An thrombosierten Venen kann die Thrombomalazie allein, an abgebundenen Gefäßen die im Gefolge auftretende Venennekrose zu Nachblutungen führen. Die Therapie der Thrombophlebitis purulenta kleinster Venen im Wundgebiet geschieht nach den allgemeinen Grundregeln der Wundbehandlung.

Praktische Bedeutung hat die nach intravenöser Injektion und Aderlaß sich bisweilen einstellende Thrombophlebitis purulenta großer Venen (Vena saphena beim Hund, V. jugularis bei Pferd und Rind, Ohrenvene und V. cava cranialis des Schweines).

Stark gewebsreizende Arzneimittel pflegen oft intravenös gegeben zu werden (Calciumlösungen, Metapyrin, Chloralhydrat, kolloidale Silberlösungen). Sie können Schädigungen des Gefäßendothels hervorrufen. Gelangen diese Arzneimittel ins paravenöse Gewebe, so entsteht zunächst eine Paraphlebitis mit starker Schwellung im Verlauf der Vene. Bei gleichzeitiger Infektion des Gewebes von der Einstichstelle her bildet sich nunmehr die eitrige Thrombophlebitis aus. Ähnlich können andere große Venenstämme nach Verletzung erkranken. Beim Jungtier entwickelt sich nach der Geburt infolge unsauberer Nabelbehandlung eine eitrige Thrombophlebitis der Nabelvene, die große Neigung zur Metastasierung in Leber und Niere zeigt.

Am Anfang tritt stets eine starke, diffuse, phlegmonöse Schwellung auf. Sie verliert sich nach einigen Tagen, und man fühlt die Vene als dicken, harten, schmerzhaften Strang. Er ist durch Thrombosierung solide geworden, so daß das Blut in ihm nicht mehr durch Kompression der Vene gestaut werden kann. Die Thrombosierung kann peripher fortschreiten. Kommt der Verschluß größerer Gefäßquerschnitte schnell zustande, so treten peripher von dem thrombosierten Venenbezirk Stauungsödeme auf, da der Rückfluß des Blutes zum Herzen gesperrt ist. Allmählich bilden sich Kollateralbahnen aus. Bei geringer Gewebsreizung, schwacher Virulenz der eingedrungenen Erreger oder guter Abwehrbereitschaft von seiten des Körpers kann eine vorwiegend *seröse Entzündung* abklingen, ohne daß es zur Eiterung kommt oder ein Absterben von Geweben eintritt. Die Vene wird dünner und verödet, indem die Gefäßintima wuchert und den Thrombus durchwächst. Ein dünner, organisierter Gewebsstrang bleibt an Stelle der Vene zurück.

Häufig wirkt sich aber die eitrige Thrombophlebitis in allen ihren Folgen aus. Die thrombosierte Vene stirbt ab. Unter der Toxinwirkung der Strepto- und Staphylokokken sowie anderer Eitererreger kommt es zur Venennekrose unter gleichzeitiger Bildung paraphlebitischer Abszesse. In manchen Fällen schreitet die Venennekrose am peripheren Ende weiter fort. Von der Vena jugularis aus können auch die V. auricularis und die Kopfvenen erkranken. Die in der Drosselrinne aufbrechenden Abszesse enthalten die strangförmig sich anfühlende, absterbende Vene, die mit dem Finger umfaßt werden kann. Die Thrombophlebitis

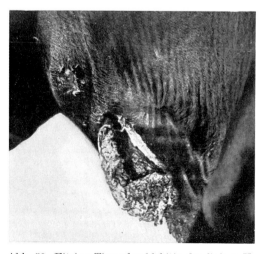

Abb. 58. Eitrige Thrombophlebitis der linken V. jugularis externa nach intravenöser Infusion beim Rind. Vorfall der nekrotischen Vene nach vorzeitiger und breiter Spaltung, Verblutung.

der Vena auricularis des Schweines nach intravenösen Einspritzungen führt zu starker Schwellung des gesamten Ohres, das eine blaurote bis schwarze Färbung annimmt und ganz oder teilweise nekrotisch werden kann.

Beim erwachsenen Rind ist in Kombination mit Leberabszessen die pyogene Entzündung der Vena cava caudalis keine Seltenheit. Infolge venöser Stauung kommt es zur Transsudation in die Bauchhöhle. Magen- und Darmkonvolut schwimmen in Flüssigkeit. Die Rinder magern ab und müssen geschlachtet werden.

An der Vena saphena des Hundes entsteht an der Injektionsstelle ein Abszeß. Die Venennekrose ist zirkumskripter und oft auf den Abszeß beschränkt. Es können jedoch weitere Teile veröden.

Die *Therapie* der eitrigen Thrombophlebitis größerer Venen muß sich konservativ und abwartend gestalten. Massage und Einreibungen sind im Anfang wegen der Gefahr der weiteren Thrombosierung und Embolie zu vermeiden. Man gibt intramuskulär Depotantibiotika und trägt vorsichtig hyperämisierende Salben auf, ohne zu reiben. Man wartet die Abszeßbildung ab, die erst spät und multipel im Verlauf der Vene auftritt. Erst wenn die Fluktuation deutlich subkutan fühlbar ist, wird gespalten. Die durch die Abszeßhöhle ziehende nekrotische Vene wird nicht entfernt. Man hüte sich davor, an ihr zu ziehen, um festzustellen, ob sie bereits gelockert ist. Sie reißt dann am Übergang vom nekrotischen zum gesunden Gewebe ab. Verblutungen sind in der Regel die Folge. Jede Sondierung ist mit größter Vorsicht auszuführen. Selbst geringfügig erscheinende Blutungen sistieren nicht und führen in 1–3 Tagen tropfenweise zum Verblutungstod.

Die Tiere werden ruhiggehalten und nicht bewegt. Erst wenn die Vene nach einigen Wochen vollkommen demarkiert in der Abszeßhöhle liegt, wird sie entfernt. Die oft starke Eiterung wird durch vorsichtige Spülungen behandelt. Die Radikaloperation besteht in der operativen Entfernung der Vene (Venenresektion). Sie ist gefährlich und unnötig. Oft endet sie mit dem Verblutungstod des Tieres in den ersten Tagen nach der Operation.

1.2.1.9. Pyogene Lymphgefäßentzündung

Die pyogene Lymphangitis ist die Folge einer pyogenen Wundinfektion. Die Lymphkapillaren der Wunde nehmen die Erreger und ihre Toxine auf und leiten sie den regionären Lymphknoten zu. Hierbei entstehen Schädigungen der Lymphgefäßwände, die zur Entzündung führen. Man findet diese Lymphgefäßentzündung besonders dann, wenn die Keime hochvirulent sind, in großer Zahl aufgenommen werden oder die Eiterung längere Zeit besteht. Die Lymphgefäße sind verdickt und subkutan deutlich sichtbar.

Die Umgebung ist manchmal phlegmonös geschwollen (Perilymphangitis). Auf unpigmentierter Haut sind entlang der Lymphstränge rote Streifen festzustellen. Diese Stränge umgeben oft netzförmig den Eiterherd oder verzweigen sich in Form radiär gestellter Strahlen. Die sichtbaren Lymphgefäße erheben sich etwas über die Hautoberfläche. Bei zarter Palpation fühlt man unscharf begrenzte, auf Druck gar nicht oder mäßig schmerzhafte Stränge. Sie fühlen sich wie prall gefüllte Venen an. Im weiteren Verlauf kann infolge Schädigung des Endothels eine Thrombosierung der Lymphe

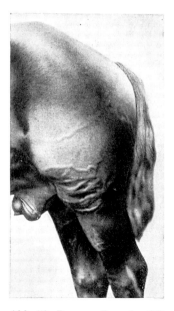

Abb. 59. Pyogene Lymphgefäßentzündung an beiden Unter- und Oberschenkeln nach Wundinfektion im Anschluß an die Kryptorchiden-Operation.

1.2. Wundinfektionskrankheiten

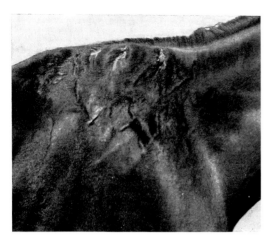

Abb. 60. Residuen der pyogenen Lymphgefäßentzündung bei einer in Heilung begriffenen Widerristfistel.

in den Gefäßen erfolgen, die sich nunmehr derber und strangähnlich anfühlen und längere Zeit hindurch, sogar noch nach Verschwinden des ursächlichen Infektionsherdes, erkennbar bleiben. Die Thromben können wieder aufgelöst und die Gefäße wieder durchgängig werden. In anderen Fällen bleiben infolge Lymphstauung und reaktiver Bindegewebswucherung chronische Indurationen zurück, wie sie bei der chronischen Phlegmone besprochen sind. Man findet die pyogene Lymphangitis bei pyogenen Infektionen verschiedenster Art, in der Umgebung eiternder Wunden, um Abszesse und Fisteln herum, bei Phlegmonen usw. Der dazugehörige Lymphknoten ist stets miterkrankt. Man kann die eitrige Lymphangitis nur an den subkutanen Gefäßen klinisch erkennen. In der Tiefe ist sie durch unsere Untersuchungsmethoden nicht nachzuweisen. Neuere Untersuchungen weisen aus, daß Thrombosen in den Lymphgefäßen der Hintergliedmaßen bei Pferden Ursache subkutaner Lymphstauungen und damit Ursache geschwollener Beine sind.

Die abszedierende, eitrige Lymphangitis ist seltener. Die Abszedierung kommt dadurch zustande, daß die in die Lymphbahn aufgenommenen Eitererreger sich im Bereich der Klappen festsetzen und dort knotige, umschriebene, eitrig-phlegmonöse Entzündungen hervorrufen. In Reihenform hintereinander angeordnet, treten diese Abszesse auf, die oft Geschwüre hinterlassen und längere Zeit zur Heilung benötigen. Je nach der Virulenz der Erreger tritt die Abszedierung schnell oder langsam ein. Bei geringer Pathogenität entstehen nur Knötchen, die durch Resorption ohne Abszedierung wieder verschwinden können. Die Abszedierung des regionären Lymphknotens ist die Folge.

Die *Therapie* muß auf die Abstellung der Ursache ausgerichtet sein. Wird die erneute Zufuhr von Eitererregern und deren Toxinen aus dem Wundbereich unterbunden, so verschwindet die Lymphgefäßentzündung von selbst. Deshalb wird das Auftreten und Verschwinden der sogenannten ,,Lymphgefäßinjektion'' als Kriterium für den Heilungszustand der Wunde und den Grad der Infektion gewertet. Wärme, Prießnitzsche Verbände, Einreibungen mit Kampferspiritus und andere bei der Behandlung der Phlegmone beschriebene Behandlungsarten können angewendet werden. Eine allgemeine Antibiotikatherapie ist stets angezeigt.

1.2.1.10. Pyogene Lymphknotenentzündung

Der Lymphknoten ist als Filterorgan in die ableitende Lymphbahn zwischengeschaltet. Dort sollen die Keime vernichtet werden. Gelingt es den Infektionserregern, die durch die Lymphknoten gesetzte Schranke zu überwinden, so werden sie in die Blutbahn geschwemmt und rufen die pyogene Allgemeininfektion hervor. Die gewebsschädigende Toxinwirkung der im Lymphknoten zurückgehaltenen Eitererreger führt zur Entzündung des Parenchyms *(Lymphadenitis simplex)*. Wenn die lokalen Abwehrkräfte der Toxinwirkung der Eitererreger unterliegen, so folgen Gewebstod und Abszedierung des Lymphknotens *(Lymphadenitis purulenta)*. Es können mehrere hintereinandergeschaltete Lymphknoten erkranken.

Im akuten Stadium ist der Lymphknoten vergrößert und weist anfangs noch deutlich lappige oder drüsenähnliche Konsistenz auf. Auf der Unterlage bleibt er verschiebbar. Die Palpation ist schmerzhaft (Lymphadenitis simplex). Später erkrankt die weitere Umgebung phlegmonös. Allgemeine Störungen (Fieber, Appetitlosigkeit) treten hinzu. Im Lymphknoten bilden sich Eiterherde, die zu einem Abszeß konfluieren. Bei subkutan liegenden Lymphknoten entsteht eine halbkugelige, fluktuierende Verdickung, über der die Haut glänzend und gespannt ist. Auf der Höhe der Kuppe fallen die Haare aus, die Fluktuation wird deutlicher, bis schließlich der Durchbruch des Eiters nach außen erfolgt (Lymphadenitis purulenta, Lymphknotenabszeß). Zur Zeit der Abszedierung ist oft der primäre Herd schon in Heilung begriffen.

Bei chronischen pyogenen Infektionen wird der Lymphknoten allmählich hart, derb und weniger schmerzhaft. Die drüsenähnliche Form wandelt sich in eine höckrige oder kugelähnliche. Verschiebbarkeit des Lymphknotens auf der Unterlage besteht nicht mehr. Die Verdichtung der Konsistenz beruht auf der reaktiven Zunahme des Bindegewebes im Lymphknoten. Oft findet man kleine Abszesse in derartig chronisch veränderten Lymphknoten. Nach Ausheilung des Primärleidens bildet sich die Verdickung nur sehr langsam zurück.

Vorkommen. Am häufigsten läßt sich die pyogene Lymphadenitis der Kehlgangslymphknoten feststellen. In ihrem Versorgungsgebiet verlaufen zahlreiche pyogene Erkrankungen (Zähne, Zunge, Kieferhöhlen, Nasenhöhle, Backen usw.). Die retropharyngealen Lymphknoten erkranken nach Infektion des Pharynx, des Larynx und des Nasen-Rachen-Raumes. Der untere superfizielle Halslymphknoten ist beim Vorliegen der sogenannten *Bugbeule* miterkrankt. Die Abszedierung der inguinalen Lymphknoten tritt im Verlauf der diffusen Phlegmone am Hinterbein auf. Die Abszedierung erfolgt oft erst nach mehreren Wochen. Man bemerkt zunächst eine geringe sulzige, teigige Verdickung (Senkungsödem) in der Kniefalte und eine langsam größer werdende Schwellung in der Inguinalgegend. Aus dem Abszeß entleeren sich nach Spaltung oft große Mengen Eiter. Dieselben Lymphknoten abszedieren auch nach pyogenen Infektionen in der Inguinal-, Skrotal-, Euter- und Schamgegend.

Die *Therapie* der Lymphknotenentzündung erstreckt sich auf die Unterbindung der Zufuhr neuer Eitererreger und Toxine. Dies erreicht man durch entsprechende Behandlung des ursächlichen pyogenen, lokalen Infektionsherdes. Mit der Heilung des Primärherdes bildet sich die Lymphknotenschwellung von selbst zurück. Ist Abszedierung zu erwarten, so soll die Reifung des Abszesses beschleunigt werden. Feuchtwarme Verbände, Wärme in jeder Form, Einreibungen mit Ichthyol- oder Kampfersalbe, in hartnäckigen Fällen Einreibungen mit Iodpräparaten, Biiodatsalbe oder Cantharidensalbe beschleunigen die Reifung. Erst wenn die Fluktuation deutlich feststellbar ist, wird gespalten. Vor allzufrüher Spaltung muß gewarnt werden. Es entstehen starke Blutungen aus dem hyperämisierten Gewebe. Manchmal bestehen im Lymphknoten mehrere Einzelabszesse, die nicht alle durch die Spaltung eröffnet werden und auch nicht in die Wundhöhle durchbrechen, sondern neben dem Schnitt erneute Abszeßbildung verursachen. Eine antibiotische Allgemeintherapie, auch im Zusammenhang mit dem Primärleiden, verhindert eine pyogene Allgemeininfektion.

1.2.1.11 Pyogene Sehnenscheidenentzündung pyogene Tendovaginitis

Ursachen. Am häufigsten entwickelt sich die pyogene Sehnenscheidenentzündung nach perforierenden Wunden, die primär oder sekundär mit Eitererregern infiziert wurden. Weiterhin entsteht das Leiden

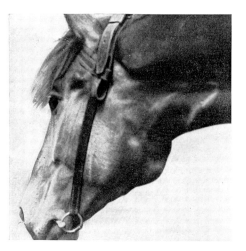

Abb. 61. Abszedierende Kehlgangslymphknoten nach eitrigem Katarrh der oberen Luftwege.

durch Übergreifen eitriger Erkrankungen (Phlegmonen, Abszesse, Fisteln) aus der Umgebung auf die Sehnenscheide. Das tiefe Rusterholzsche Sohlengeschwür kann beim Rind in die tiefe gemeinsame Beugesehnenscheide einbrechen. Hämatogen tritt sie im Verlauf der pyogenen Allgemeininfektion als Metastase auf. Als Eitererreger werden beim Pferd Streptokokken und Staphylokokken, beim Rind und Schwein sporenlose Anaerobier (Fröhlich 1982, Egerton 1980, Benno und Mitarb. 1982), *Corynebacterium pyogenes* und Staphylokokken, beim Schwein auch Pasteurellen, bei Hund und Katze Streptokokken und Staphylokokken angetroffen. Mischinfektionen sind nicht selten.

Vorkommen. Am häufigsten erkrankt die untere gemeinsame Sehnenscheide der Beuger, da sie oft eröffnet wird und zugleich der Infektion durch Streu, Jauche, Gülle und Schmutz in starkem Maße ausgesetzt ist. Auch die Sehnenscheide des M. flexor hallucis longus einschließlich des M. tibialis caudalis und die kleine Sehnenscheide des M. flexor digitalis longus des Pferdes und Rindes erkranken oft durch Hufschläge bzw. Gabelstiche. Häufiger werden die Strecksehnenscheiden heutzutage befallen, am häufigsten noch die an der Vorderfläche des Karpus gelegene Scheide des M. extensor carpi radialis, M. extensor digitalis longus und M. extensor digitalis lateralis und am Sprunggelenk die des M. extensor digitals lateralis bzw. beim Rind die entsprechende Bursa.

Formen und Verlauf. 1. Zunächst erkrankt die Synovialmembran der Sehnenscheide, und zwar manchmal nur katarrhalisch *(Synovialitis s. Tendovaginitis serosa)*. Sie produziert mehr Sehnenscheidenflüssigkeit, ist gerötet und auf Druck schmerzhaft. Aus der Wunde fließt klare, klebrige, mit wenig Flocken vermischte Synovia ab. Die Tiere sind noch fieberfrei. Die Lahmheit ist nur geringgradig. Diese *seröse, pyogene Sehnenscheidenentzündung* kann bei schwacher Virulenz der Erreger, günstigen Abwehrbedingungen und bei entsprechender Behandlung abheilen. Voraussetzung ist, daß die erkrankte Sehnenscheide vor neuen Infektionen geschützt ist. Bei pyogener seröser Tendovaginitis werden bei der zytologischen Untersuchung beim Pferd ca. 2600 kernhaltige Zellen pro mm³ gefunden.

2. In den meisten Fällen geht die pyogene seröse Synovialitis nach 2–3 Tagen in die eitrige Sehnenscheidenentzündung *(Synovialitis s. Tendovaginitis suppurativa)* über. Es tritt nunmehr beim Pferd Fieber auf. Die Belastung der Extremitäten verschlechtert sich (mittelgradige Lahmheit) bei allen Tierarten. Die Synovia ist getrübt, flockig und fließt in größerer Menge aus der Wunde ab. Bei metastatischer pyogener Sehnenscheidenentzündung und nach Stichwunden, die sich schnell wieder schließen, staut sich die Synovia in der Sehnenscheide an. Es bildet sich ein Sehnenscheidenempyem, erkenntlich an der prallen Füllung und Hervorwölbung an den der Palpation zugänglichen subkutanen Stellen. Die Diagnose kann durch Punktion gesichert werden. Sehnenscheideneiter ist beim Pferd selten, dick und gelb. Die Synovia ist meist nur getrübt und enthält Fibrinflocken. Beim Rind ist der Eiter stets eingedickt. Bei Tendovaginitis suppurativa werden bei der zytologischen Untersuchung der Synovia bis zu 160000 kernhaltige Zellen pro mm³ gefunden.

3. Durch Fortschreiten des oberflächlichen eitrigen Katarrhs in die Tiefe erkrankt nunmehr in einigen Tagen auch die fibröse Schicht der Sehnenscheide. Es entsteht die *Sehnenscheidenphlegmone*. Sie ist an hochgradiger Lahmheit, an der Schwellung der Umgebung, die vermehrt warm und auf Druck hochgradig schmerzhaft ist, zu erkennen. Oft entstehen umfangreiche, diffuse, subkutane Phlegmonen in der Umgebung. Die abfließende Synovia ist zum Teil geronnen und sieht apfelgelee-ähnlich aus, oder sie besteht aus dickem Eiter (Rind). Synovialis und Fibrosa sind stark verdickt. Hohes Fieber, Mattigkeit, Appetitlosigkeit und Pulsbeschleunigung sind oft als Allgemeinsymptome der Sehnenscheidenphlegmone vorhanden. Die Lahmheit ist bei Erkrankung größerer Sehnenscheiden höchstgradig. Das kranke Bein wird überhaupt nicht mehr belastet. Im Verlauf von 1–2 Wochen stellen sich sehr oft die Erscheinungen der pyogenen Allgemeininfektion ein. In weniger stürmisch verlaufenden Fällen wird die Synovialis partiell

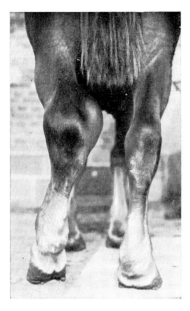

Abb. 62. Phlegmone der Sehnenscheide des M. flexor hallucis longus und M. tibialis caudalis nach Stichwunde.

nekrotisch. Nach Abszeßbildung erfolgen Durchbrüche an den subkutan liegenden Ausbuchtungen der Sehnenscheide. Zu diesem Zeitpunkt bildet sich die diffuse subkutane Phlegmone in der Regel zurück. Die Schwellung in der Umgebung der Sehnenscheide wird derber und härter, bleibt jedoch hochgradig schmerzhaft und vermehrt warm. Die Kanäle schließen sich manchmal wieder, und es erfolgt später Abszedierung an anderen Stellen. Bei abszedierender Sehnenscheidenphlegmone konnten beim Pferd ca. 41000 kernhaltige Zellen pro mm^3 gefunden werden. Freiliegender Knochen kann osteomyelitisch erkranken. Durch Miterkrankung des auf der Sehne liegenden Sehnenscheidenblattes, besonders durch Vermittlung des bei manchen Sehnenscheiden gut ausgebildeten und von der Seite gekrösähnlich an die Sehne ziehenden Mesotenons, wird die Sehne selbst in Mitleidenschaft gezogen. Sie verdickt sich, lockert sich auf und kann nekrotisch werden. Partielle Sehnennekrosen finden wir besonders an Stellen, wo die Sehne ihren Verlauf ändert und gedrückt oder eingeengt wird. Druck und Zug begünstigen die Sehnen-

nekrose. So entsteht die sekundäre Sehnenzerreißung. Die pappig sich anfühlenden nekrotischen Sehnenteile verursachen langdauernde Sehnenfisteln, die sich erst nach operativer Entfernung der Nekrosen schließen.

In vielen Fällen verwachsen die beiden Sehnenscheidenblätter. Die dadurch entstehende Verödung der Sehnenscheide nach Abszedierung erstreckt sich jedoch nur auf Teile des Sehnenscheidenhohlraumes.

Die *Prognose* ist nach der Tierart verschieden zu stellen. Pferd und Rind erkranken am schwersten. Beim Hund kommt die eitrige Tendovaginitis seltener vor und bietet wegen der guten Behandlungsmöglichkeiten auch bessere Aussichten. Die Prognose ist günstig bei Erkrankung kleinerer Sehnenscheiden. Sie ist um so schlechter, je größer die Sehnenscheide ist. Seröse, pyogene Tendovaginitiden können leichter der Heilung zugeführt werden als eitrige. Die Heilungsaussichten sind um so günstiger, je schneller das Leiden zur Behandlung kommt. Bei bereits vorliegender Sehnennekrose ist die Prognose schlecht. Liegen Gelenkkapsel und Sehnenscheidensynovialis eng aneinander, so ist eine sekundäre, eitrige Gelenkentzündung als Komplikation zu befürchten (Sehnenscheiden am Karpal-, Schulter-, Sprung- und Fesselgelenk). Die Aussichten auf Heilung sind schlecht an Sehnenscheiden, die mit Gelenken kommunizieren. Beim Pferd sind die Heilungsaussichten gut bei Erkrankung der Sehnenscheiden des M. extensor digitalis lateralis und des M. flexor digitalis longus. Auch die Tendovaginitis suppurativa des M. extensor carpi radialis bietet günstige Aussichten. Die eitrige Tendovaginitis des M. flexor hallucis einschließlich M. tibialis caudalis kann fast stets operativ geheilt werden. Es bleiben in manchen Fällen Lahmheiten infolge Periarthritis tarsi zurück.

Bei der Erkrankung der unteren gemeinsamen Sehnenscheide der Beuger sind die Aussichten durch die Behandlung mit Sulfonamiden und Antibiotika besser geworden. Die selten vorkommende Erkrankung der oberen gemeinsamen Sehnenscheide der Beugesehnen (Tendovagintis carpalis) ist stets prognostisch nicht so günstig zu beurteilen. Die Möglichkeiten der operativen

Behandlung beim Rind läßt hier stets eine gute Prognose zu.

Therapie. Jede Bewegung ist schädlich. Großtiere werden in eine tief gepolsterte Box gebracht, um Dekubitus und Belastungsrehe zu vermeiden. Auch Rinder in Laufhaltung werden aufgestallt.

Die Antibiotikatherapie übertrifft, wenn sie rechtzeitig eingeleitet wird, zur Zeit alle anderen Behandlungsmethoden. Man kombiniert die allgemeine mit der lokalen Behandlung. In große Sehnenscheidenwunden, die bereits als infiziert gelten, gibt man Penicillinlösung. Der Sehnenscheidenhohlraum soll nach oben und unten ganz mit Penicillin angefüllt werden. Anschließend wird die Sehnenscheide, wenn möglich, mit Catgut genäht. Dies gelingt nicht immer. Es genügt auch, die Haut eng zu nähen. Die genähte Hautwunde wird mit Penicillin- oder Penicillin-Sulfonamid-Puder in dicker Schicht bedeckt. Im Frühstadium hat man manchmal Erfolg mit einer einmaligen Behandlung. Bei Fieberfreiheit kann der erste Verband über eine Woche bis zur Abheilung liegenbleiben. Die Heilung kann durch die Allgemeinbehandlung mit Penicillin (5—6 Mill. IE pro Tag) unterstützt werden. Stichwunden werden durch hyperämisierende Einreibung verschlossen. An der der Perforation gegenüberliegenden Stelle wird die Sehnenscheide punktiert und mit wäßriger Penicillinlösung (1—2 Mill. IE) aufgefüllt. Sehnenscheidenempyeme werden punktiert. Nach Abfließen der unter Druck stehenden Synovia wird die Sehnenscheide mit Penicillinlösung oder einem Breitbandantibiotikum aufgefüllt. Die Injektionsstelle wird nach Herausziehen der Hohlnadel für einige Minuten komprimiert. Ein guter Watteverband wird gelegt, der täglich mehrmals mit warmer Burowscher Lösung angegossen wird. Bei Wiederansteigen der Temperatur ist die Injektion zu wiederholen. Dies ist manchmal nach 1—3 Tagen der Fall.

Nach dem Abklingen der akuten subkutanen Phlegmone kann die Operation der eitrigen Sehnenscheidenentzündung vorgenommen werden. Man eröffnet die Sehnenscheide beim Pferd an der tiefsten und an der höchsten Stelle. Die untere Sehnenscheide wird beispielsweise in der Fesselbeuge und über dem Fesselgelenk durch

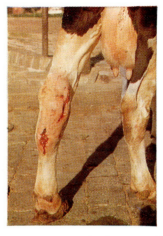

Abb. 63. Nach Spaltung in Abheilung begriffene Tendovaginitis purulenta des M. flexor hallucis longus.

Knopflochschnitte eröffnet. Besonders ist bei dieser Sehnenscheide darauf zu achten, daß die im Bereich des Ringbandes beiderseits liegenden Ausbuchtungen, die häufig blindsackähnliche Taschen bilden, in der Fesselbeuge unter dem Fesselgelenk gespalten werden, um Retentionen zu vermeiden. Man füllt die Sehnenscheide mit Antibiotika und Sulfonamiden an. In diesen Fällen ist die untere Gegenöffnung zunächst nicht erforderlich. Niemals soll die Sehne in weitem Umfang durch breite Spaltung freigelegt werden. Drainage ist oft entbehrlich. Wenn nötig, kann dazu ein 1—2 cm breiter Streifen dünnen Gummis von der Stärke eines Fahrradschlauches verwendet werden. Starke und starre Drains, wie Gummischläuche, Glasröhren usw., dürfen nicht verwendet werden, da sie Drucknekrosen an der zarten Synovialis und an der Sehne erzeugen. Nach der Spaltung wird die Sehnenscheide weiter unter dem heißen, feuchten, antiseptischen Verband behandelt. Der hyperämisierenden Wirkung des Verbandes ist eine mindestens ebenso große Wirkung zuzuschreiben wie der desinfizierenden. Die Prießnitzverbände werden weit über die erkrankte Sehnenscheide hinaus gelegt und solange beibehalten, bis Lahmheit und Schwellung sich verringern und die Wunde sich zu schließen beginnt. Dann folgen trockene, aseptische Wundverbände. Nach Abklingen der entzündlichen Erscheinungen sollen die Tiere eine Laufbox erhalten oder kurze Zeit, allmählich sich steigernd, bewegt werden. Die eitrige Sehnenscheidenentzündung der Mm. flexor hallucis longus und tibialis caudalis führt beim Pferd fast stets zur Sehnennekrose oder zur Septikämie. Die partielle Resektion der Sehne beugt dieser Komplikation vor. Die nach Ausheilung der eitrigen Sehnenscheidenentzündung infolge der Verwachsungen zurückbleibenden Lahmheiten können beim Pferd durch scharfe Einreibungen oder Distanzfeuer günstig beeinflußt werden. Auch beim Rind ist bei zusätzlicher Sehnenzerreißung oder beginnender Nekrotisierung die Resektion der Sehne des M. flexor hallucis longus et M. tibialis caudalis erfolgreich (Dietz und Rechenberg 1962).

Die Sehnennekrose mit Fistelbildung wird operativ angegangen. Meist werden die Tiere dienstunbrauchbar, weshalb beim Pferd Schlachtung anzuraten ist. Ein großer Teil der Patienten stirbt an Dekubitus und pyogener Allgemeininfektion.

Ist bereits eine eitrige Osteomyelitis vorhanden, die an der Gleitfläche des Sesambeins sich manchmal einstellt, oder ist das Leiden über 3–4 Wochen alt, so daß mehrfache Abszedierung und partielle Verwachsung der Sehnenscheide bereits eingetreten sind, so ist die Prognose ebenfalls ungünstig.

Beim Rind kommt am häufigsten die eitrige Sehnenscheidenentzündung der tiefen gemeinsamen Beugesehnenscheide vor. Ist die Sehnenscheide durch Nagelritt oder vom Sohlengeschwür aus vom Ballenpolster her eröffnet, so genügt die trichterförmige Resektion des nekrotischen Ballenpolsters mit Eröffnung der Sehnenscheide und eventueller partieller Resektion der nekrotischen Sehnenteile.

Beim Sehnenscheidenempyem der gemeinsamen Beugesehnenscheide oft im letzten Drittel der Trächtigkeit auftretend, werden bis zum Abklingen der diffusen Phlegmone und deutlichen Hervortreten der Vorwölbung der Sehnenscheide feuchtwarme Verbände mit Burowscher Lösung gelegt. Empyeme werden oberhalb des Fesselgelenkes, erforderlichenfalls auch in der Fesselbeuge oder seitlich an der Klauenkrone, gespalten. Die Sehnenscheide wird mit Antibiotika- und M-P-Puder gefüllt und ein Verband gelegt, der wöchentlich einmal gewechselt wird. Besserung tritt nach etwa 14 Tagen ein. Verkalben infolge pyogener Allgemeininfektion muß bei verspäteter Behandlung befürchtet werden. Illing (1964) spaltet die Sehnenscheide im ganzen Verlauf, reseziert beide Sehnen, entfernt das nekrotische Gewebe in peritendovaginalen Abszessen, tamponiert die Wundhöhle und legt eine Hautnaht, die eine Öffnung zur späteren Entfernung des Tampons freiläßt. Die sehnenlose Beugesehnenscheide wird bindegewebig organisiert. Die zugehörige Klaue wird durch ein hufeisenförmiges Klaueneisen, durch Kunststoff oder Draht an der gesunden Klaue fixiert.

1.2.1.12. Pyogene Schleimbeutelentzündung, pyogene Bursitis

Entstehung. Die meist subkutan liegenden Schleimbeutel erkranken entweder durch direkte Infektion nach perforierenden Wunden oder per continuitatem auf dem Lymphwege nach oberflächlichen Scheuerwunden. Selten werden sie metastatisch infiziert.

Formen und Verlauf. Die *seröse, pyogene Bursitis* entsteht bei geringer Virulenz der Erreger. Bei massiver Infektion entwickeln

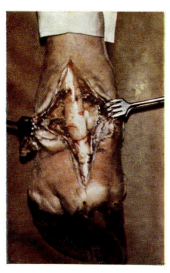

Abb. 64. Spaltung der gemeinschaftlichen Sehnenscheide bei Sehnenscheidenempyem (Illing).

sich je nach der Entstehungsart die eitrige Schleimbeutelentzündung *(Bursitis suppurativa)* oder das *Bursaempyem*. Während auch hier zunächst nur die Synovialis vom serösen oder eitrigen Katarrh befallen ist, erkranken später regelmäßig die fibröse Bursawand und das umgebende Bindegewebe phlegmonös. Vermehrte Wärme, phlegmonöse Schwellung, Schmerzhaftigkeit, Abfluß eitriger Synovia ohne Beeinträchtigung des Allgemeinbefindens und selten Lahmheit sind die klinischen Erscheinungen nach Erkrankung subkutaner Schleimbeutel. Hochgradige Lahmheit und Fieber treten meist bei Erkrankung subtendiner Schleimbeutel auf. Nach Empyemen wird

Abszedierung beobachtet. Die phlegmonöse Verdickung des umgebenden Bindegewebes (Parabursitis) läßt häufig chronische bindegewebige Verdickungen zurück. Bei seröser, pyogener Bursitis findet man ca. 3700, bei Bursitis suppurativa (purulenta) ca. 105000 kernhaltige Zellen in mm^3 des Synovialpunktates.

Erkranken beim Kalb und erwachsenen Rind Bursen percontinuitatem, so ermittelt man bei der bakteriologischen Untersuchung häufig sporenloser Anaerobier und Corynebakterien als Sekundärerreger.

Oft stehen beim Pferd Schleimbeutel durch spaltartige Öffnungen mit Sehnenscheiden oder Gelenken in Verbindung. In diesen Fällen schließt sich der eitrigen Bursitis schnell eine eitrige Tendovaginitis oder Arthritis an. Der zwischen der Ursprungssehne des M. extensor carpi ulnaris und der kaudalen Fläche des lateralen Bandhöckers am Radius liegende Schleimbeutel steht durch einen großen Spalt mit dem Ellenbogengelenk in Verbindung. Die Infektion dieses Schleimbeutels führt stets zur unheilbaren eitrigen Gelenkentzündung. Die innen am Ellenbogengelenk unter dem Ursprung des M. flexor digitalis profundus und M. flexor carpi ulnaris liegende geräumige Bursa kommuniziert ebenfalls mit dem Gelenk. Mit diesem Schleimbeutel ist wieder häufig der zwischen dem M. flexor carpi radialis und der Kapsel des Ellenbogengelenks liegende Schleimbeutel verschmolzen.

Nach F. Müller (1936) kommunizieren weiterhin folgende Bursen mit den Gelenken: Stets steht die unter dem distalen Teil des medialen Seitenbandes des Kniegelenkes liegende Bursa, die von der Höhe des Meniskus bis auf das proximale Ende der Tibia reicht, durch eine 1,5 bis 2 cm lange Öffnung mit dem Kniegelenk in Verbindung. Der unter der gemeinsamen Ursprungssehne der Mm. extensor digitalis pedis longus und fibularis tertius liegende Schleimbeutel ist etwa 15 cm lang und liegt mit seiner Hauptmasse in der lateralen ausgehöhlten Fläche der Tibia. Er kommuniziert fast regelmäßig durch 1 oder 2 Spalten mit dem lateralen Sack des Femorotibialgelenkes. Der hinter diesem unter der Ursprungssehne des M. popliteus von der Insertionsstelle dieser

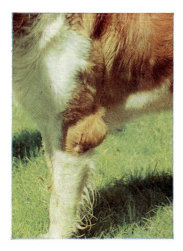

Abb. 65. Bursitis olecrani beim Hund.

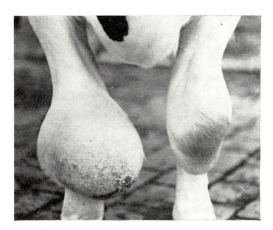

Abb. 66. Bursitis praecarpalis purulenta beim Rind.

Sehne bis etwas unter den Epicondylus lateralis sich erstreckende Schleimbeutel steht mit der oberen Abteilung des Femorotibialigelenkes in Verbindung. Ferner kommuniziert der unter der gemeinschaftlichen Strecksehne am distalen Ende des Metakarpus bzw. Metatarsus in Höhe der Gelenkrolle direkt auf der Gelenkkapsel liegende Schleimbeutel in manchen Fällen mit dem Fesselgelenk.

Die *Prognose* ist gut bei subkutaner Schleimbeutelentzündung, zweifelhaft bei subtendiner und schlecht bei Kommunikation mit Gelenken.

Die *Therapie* besteht in Säuberung der Wundumgebung, eventueller Spaltung an der tiefsten Stelle und Einreibung mit Kampfersalbe. Spülungen sind meist nicht nötig. Sie Sekretion läßt allmählich nach, wobei die Synovia heller, schleimiger und dickflüssiger wird. Bisweilen verödet die Bursa. Oft bleibt sie aber zeitlebens vergrößert *(Bursahygrom)*. Wird die Bursa in der Heilung durch Liegen, Scheuern usw. gequetscht oder ist sie breit eröffnet, so wuchert die Synovialis, und die Eiterung schwindet nicht. In diesen Fällen muß der Schleimbeutel operativ ausgeschält werden. Beim Bursaempyem subkutaner Schleimbeutel wird der Inhalt durch Punktion entleert und sodann mit Lösungen aufgefüllt, welche die Synovialis zum Absterben bringen (Iodtinktur, Höllensteinlösung 1%-ig usw.). Nach 10 Tagen wird an der tiefsten Stelle gespalten. Die nekrotische Schleimhaut läßt sich dann leicht von der Wand mit dem Finger ablösen und entfernen. Dieses Verfahren wird bei der eitrigen Bursitis olecrani (sogenannte *Stollbeule*) viel angewendet. In der Nähe von Sehnenscheiden und Gelenken ist es gefährlich. Subligamentöse und subtendinöse Bursen werden beiderseits parallel zum Band gespalten, drainiert und wie Wunden behandelt. Nach Abklingen der Eiterung schließt sich die Wunde wieder. Es bleiben oft Hygrome oder fibröse Parabursitiden zurück.

Das Bursaempyem der Bursa olecrani bei Pferd und Hund, das Empyem der Bursa praecarpalis (Pferd, Rind) und das Bursaempyem der Bursa vaginalis lateral am Sprunggelenk des Rindes werden am besten in toto exstirpiert.

1.2.1.13. Pyogene Gelenkentzündung, pyogene Arthritis

Die pyogene Gelenkentzündung entsteht am häufigsten durch Infektion über Gelenkwunden. Auch durch Fortschreiten pyogener Erkrankungen aus der Nachbarschaft kann sie entstehen. So sieht man manchmal seröse und vor allem eitrige Gelenkentzündungen nach Phlegmonen, Abszessen und Osteomyelitis in Gelenknähe. Bekannt ist beim Pferd das Hinzutreten einer eitrigen Gonitis zur tiefen eitrigen subfaszialen Phlegmone am Hinterschenkel, wenn nicht frühzeitig gespalten wird. Eitrige Schleimbeutelentzündungen können leicht zur Miterkrankung des Gelenkes führen, wenn eine Verbindung zwischen beiden besteht. Auch zwischen Sehnenscheiden und Gelenken kann eine spaltförmige Verbindung bestehen, z. B. beim Pferd zwischen der Sehnenscheide des M. flexor hallucis longus einschließlich M. tibialis caudalis und dem Talokruralgelenk. Die Bursa des gemeinschaftlichen Zehenstreckers an seiner Ursprungsstelle kommuniziert oft mit dem Kniegelenk. Die Sehnenscheide des M. extensor carpi ulnaris, die den lateralen Endschenkel der Sehne umgibt, liegt stellenweise direkt auf der Gelenkkapsel und steht bisweilen mit dem Interkarpalgelenk in Verbindung. Schließlich entstehen pyogene Gelenkentzündungen auch metastatisch im Gefolge pyogener Allgemeininfektionen wie Druse, Fohlenlähme, bei Serumpferden, die mit Staphylokokken und Streptokokken geimpft wurden, bei Mastitis, Metritis beim Rind, nach Schwanzinfektionen beim Rind und Schwein.

Vorkommen. Pyogene Gelenkentzündungen kommen vor allem an den Gelenken vor, die äußeren Insulten gut zugänglich sind. Beim Hund findet man sie nach Bißwunden und Unfällen. Oft erkranken die Zehengelenke, unter diesen am häufigsten das Hufgelenk und die Klauengelenke. Weiterhin erkranken oft das Kniescheibengelenk, das Talokruralgelenk, das Ellenbogengelenk, das Karpalgelenk, weniger das Schultergelenk, die Tarsalgelenke und das Kiefergelenk, selten das Kniegelenk und nur vereinzelt einmal das Hüftgelenk oder die Wirbelgelenke.

Formen und Verlauf. 1. Die seröse, pyogene Gelenkentzündung *(Synovialitis serosa)* findet man oft metastatisch nach Allgemeinerkrankungen und am Tage nach Gelenkwunden. Das Gelenk ist noch mit klarer, scheinbar unveränderter Synovia gefüllt, die jedoch bereits Eitererreger enthält. Bisweilen sind der Synovia Fibrinflocken beigemengt *(Arthritis serofibrinosa)*. Die klinischen Symptome sind geringgradig. Die Tiere sind fieberfrei. Lahmheit braucht nicht vorhanden zu sein. Der akute Verlauf mit vollständiger Heilung wird hin und wieder beobachtet, wenn keine Gelenkwunden vorhanden sind. Sie ist auf die phagozytären Eigenschaften der Synovialis zurückzuführen. An den großen Gelenken kompliziert nicht selten eine nachfolgende chronische, deformierende Gelenkentzündung den Verlauf. Nach übersehenen Gelenkwunden folgt stets die Arthritis purulenta. Das Punktat ergibt bei pyogener seröser Arthritis einen Zellgehalt von ca. 12000 kernhaltigen Zellen pro mm³.

2. *Eitrige Gelenkentzündung.* Im Verlauf dieser Erkrankung sind zwei Stadien streng zu trennen, da sie sowohl in ihren klinischen Symptomen verschieden sind als auch therapeutisch in den Erfolgsaussichten einzeln bewertet werden müssen. Es entsteht zunächst die *Synovialitis (Arthritis) purulenta* oder das *Gelenkempyem*.

Zunächst erkrankt die Synovialmembran mit ihren Zotten in Form des eitrigen Katarrhs (Synovialitis purulenta). Er entsteht am 2. bis 3. Tag nach Eröffnung des Gelenkes durch Stich-, Schlag-, Schußwunden usw. Aus der Wunde fließt getrübte, flokkige, dünnflüssige Synovia ab, die nicht immer ein eiterähnliches, gelbes Aussehen zu haben braucht. Beim Rind besteht hier bereits die Synovia aus eierkuchenähnlichen Belägen.

Bei der eitrigen Synovialitis nach kleineren Stichwunden, die sich wieder schließen, nach fortschreitenden eitrigen Entzündungen und Phlegmonen aus der Umgebung, nach hämatogenen Infektionen und eitriger Osteomyelitis der Gelenkenden hat die in verstärktem Maße sezernierte, eitrige Synovia keine Abflußmöglichkeit. Sie staut sich im Gelenk und füllt es prall. So entsteht das Gelenkempyem. Die Ausbuchtungen der Synovialsäcke wölben sich hervor und sind auf Druck stark schmerzhaft. Das Gelenk verdickt sich spindelförmig. Die subkutanen Lymphgefäße werden sichtbar. Die Tiere zeigen in diesem Stadium im Schritt nur eine mittelgradige, im Trab dagegen eine hochgradige, gemischte Lahmheit, da sowohl die Kompression des Gelenkes in der Stützbeinphase als auch die Bewegung des Gelenkes Schmerzen verursachen. Die Stützbeinlahmheit ist ausgeprägter. In der Ruhe wird das Gelenk in Entlastungsstellung gehalten. Das Schonen der Gliedmaße ist für manche Gelenke typisch. Allgemeinerscheinungen wie Fieber, Pulsbeschleunigung und Appetitmangel können beim Rind noch fehlen. Die unter strenger Wahrung der Asepsis vorgenommene Gelenkpunktion sichert die Diagnose und schafft zugleich Linderung für kurze Zeit. Das Punktat besteht aus getrübter Gelenkflüssigkeit. Nach Gelenkwunden verschließt bisweilen beim Pferd, Rind und Schwein ein Pfropf aus geronnener, apfelgeleeähnlicher Synovia die Öffnung teilweise. Daneben spritzt bei Bewegung flüssige Synovia aus der Wunde. Das Punktat bei Arthritis purulenta ergibt einen Zellgehalt von ca. 118000 bei kleinen und von 45000 bei großen Gelenken beim Pferd.

3. *Kapselphlegmone.* Das Bild ändert sich nach einigen Tagen bei Fortschreiten der Erkrankung erheblich. Die katarrhalische Oberflächeneiterung geht oft schnell in eine schwerere Form der Gelenkeiterung über. Die bakterielle Entzündung des Stratum fibrosum der Gelenkkapsel führt zur Kapselphlegmone. Das Gelenk ist zirkulär, an der freien Gliedmaße spindelförmig verdickt. Die Hervorwölbung der Gelenkkapsel ist nunmehr durch die Schwellung verdeckt. Die Schmerzen sind sehr stark. Oft wird das Bein überhaupt nicht mehr belastet. Der Palpation der Gelenkkapsel, die starke Schmerzen auslöst, weichen die Tiere aus. Jede passive Bewegung des Gelenkes ist schmerzhaft. Das Gelenk fühlt sich vermehrt warm an. Aus den Gelenken fließt geronnene, geleeähnliche, ockergelbe Synovia in Klümpchen und Flocken ab. Beim Empyem finden wir bei der Punktion dünnflüssigen, trüben oder auch dicken, gelben Eiter, der oft nicht aus der Hohlnadel ab-

fließt, sondern mit der Spritze angesaugt werden muß. Nun ist auch das Allgemeinbefinden bei Pferd und Hund stärker, beim Rind weniger stark, beeinträchtigt. Anhaltendes Fieber, das nach initialem, starkem Anstieg absinkt, aber niemals ganz verschwindet. Appetitmangel, hohe Pulsfrequenz, oft auch bereits Erscheinungen der pyogenen Allgemeininfektion, charakterisieren das Krankheitsbild. Großtiere magern schnell ab. Rinder verkalben oft. Er tritt Muskelatrophie ein.

Die Synovialis ist in solchen Fällen stark gerötet und verdickt. Die Zotten sind vergrößert, so daß die Gelenkinnenfläche zunächst samtartig wird oder mit langen Zotten bürstenähnlich besetzt ist. Nach Zerfall der Zotten gleicht die Synovialis dem Granulationsgewebe. Die bindegewebige Verdickung der fibrösen Kapsel führt später zur Schrumpfung derselben, wodurch die Beweglichkeit des Gelenkes eingeschränkt wird.

Die Sekundärinfektion mit putriden Erregern führt in diesem Stadium schnell zur jauchigen Entzündung (Arthritis ichorosa). Sie ist am stinkenden, jauchigen, braunrot gefärbten, oft schäumenden Ausfluß zu erkennen.

4. Die *Panarthritis purulenta* folgt in der Regel auf die Kapselphlegmone. Sie ist eine Folge des Fortschreitens der Infektion auf den Gelenkknorpel, den Knochen und auf das benachbarte periartikuläre, intermuskuläre und subkutane Bindegewebe. Oft findet man an den Extremitäten eine diffuse, weit über das kranke Gelenk nach oben und unten hinausreichende Phlegmone *(periartikuläre Phlegmone)*.

Am Gelenk selbst haben sich verschiedene Veränderungen eingestellt, die den weiteren Verlauf des Leidens entsprechend beeinflussen. An den subkutan liegenden Ausbuchtungen des Gelenkes ist die Kapsel eingeschmolzen worden. Die eitrige Synovia sammelt sich subkutan in Abszessen an, die nach außen durchbrechen. Von diesem Augenblick an ist mit einer völligen Wiederherstellung größerer Gelenke nicht mehr zu rechnen. Die diffuse Phlegmone bildet sich in diesem Zeitpunkt zurück, das Gelenk markiert sich wieder etwas deutlicher. Auch die in der Nähe liegenden Sehnenscheiden können

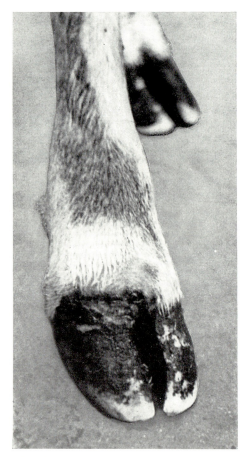

Abb. 67. Panarthritis purulenta des Klauengelenkes.

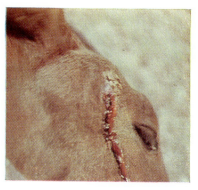

Abb. 68. Panarthritis purulenta des Kiefergelenkes.

nach Nekrose der Gelenkkapsel erkranken. Durch das Hinzutreten der eitrigen Sehnenscheidenentzündung wird der Fall stets unheilbar. Die Kapsel und auch die Gelenkbänder können bei größeren Gelenken weitgehend zerstört werden, so daß die Extremität im kranken Gelenk nach allen Richtungen unphysiologisch bewegt werden kann. Bei Belastung verschieben sich die Gelenkenden oder Knochen gegeneinander (eitrige Destruktionsluxation). Am bekanntesten ist die Subluxation des Huf- oder Klauenbeines nach vorn infolge eitriger Huf- oder Klauengelenkentzündung, die mit Trachtenfußung einhergeht.

Durch Fortleitung der Entzündung von der Gelenkkapsel auf das Periost entstehen um das Gelenk herum Knochenauftreibungen *(Periostitis ossificans)*, die röntgenologisch von denen der deformierenden Arthrosis nicht zu differenzieren sind. Bei kleineren Gelenken können die zackigen Osteophyten beider Gelenkenden einander berühren und auf diese Weise mechanisch die Bewegungsmöglichkeit des Gelenkes einschränken oder durch vollkommene Verwachsung Brücken von einem Gelenkrand zum anderen schlagen und das Gelenk immobilisieren (Knochenbrückenankylose). Die Ankylose bildet oft den Abschluß eitriger Huf-, Kron-, Fessel- und Karpalgelenkentzündungen. Trotz Versteifung des Huf- oder Krongelenkes oder der kleinen Tarsometatarsalgelenke sind die Tiere oft noch arbeitsfähig. Am Karpal- und Ellenbogen-

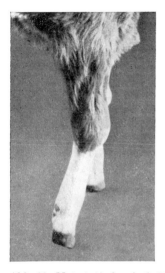

Abb. 69. Metastatische Arthritis carpi infectiosa nach Nabelinfektion beim Kalb.

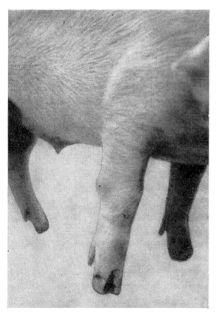

Abb. 70. Arthritis purulenta carpi rechts, exogen entstanden.

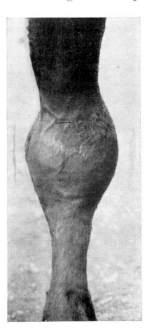

Abb. 71. Empyem des Sprunggelenkes mit Kapselphlegmone.

gelenk, an Schulter-, Hüft-, Knie- und Talokruralgelenk führt die Panarthritis purulenta zur Funktionsuntüchtigkeit und damit zu bleibender hochgradiger Lahmheit. Bei Panarthritis purulenta werden im Punktat kleiner Gelenke ca. 228 000 kernhaltige Zellen pro mm³ gefunden.

Die Veränderungen an den Gelenkknorpeln und an den Epiphysen entwickeln sich zugleich mit der periartikulären Phlegmone und führen zur völligen Zerstörung des Gelenkes. Der Gelenkknorpel hat sich verfärbt und sein spiegelndes Aussehen verloren. Defekte und tiefe Usuren bilden sich. Er wird teilweise eingeschmolzen. Ist er an einer Stelle durchbrochen, so entwickelt sich schnell eine eitrige Osteomyelitis der gelenknahen Knochenabschnitte. Zugleich hebt sich der Gelenkknorpel oft in größerem Umfang vom Knochen ab. Zwischengelenkknorpel und Menisken werden durch den Eiter zerstört. Kleinere Knochen mit großen Gelenkflächen können infolge der Osteomyelitis in toto nekrotisch werden. Dies kann man oft am Kronbein nach eitriger Hufgelenkentzündung und auch am Karpus und Tarsus feststellen.

Nach Verlust des Gelenkknorpels können selten einmal die beiden Gelenkenden der Knochen durch Granulations- und Bindegewebsbildung vereinigt werden. So entsteht im echten Gelenk ein falsches bindegewebiges (*Pseudarthrose*). Hin und wieder tritt Verknöcherung im Gelenk ein, die zur Versteifung (*innere Ankylose, Synostose*) führt.

Der *Verlauf* der eitrigen Gelenkentzündung ist manchmal stürmisch und kann infolge pyogener Allgemeininfektion beim Pferd und Hund durch Septikämie, beim Rind und Schwein durch Pyämie zum Tode führen. Dies ist besonders bei Erkrankungen größerer Gelenke beim Pferd der Fall. In anderen Fällen nimmt die Krankheit einen chronischen Charakter an und führt in Wochen und Monaten über die Kapsel-

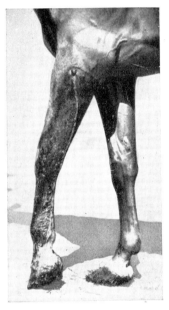

Abb. 72. Eitrige Ellenbogengelenkentzündung mit typischer Beugehaltung der Gliedmaße.

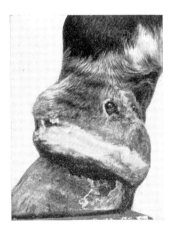 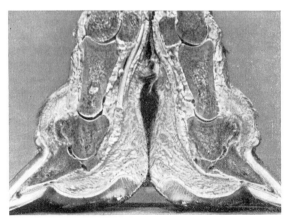

Abb. 73. Eitrige Panarthritis des Hufgelenkes mit subkoronärer Phlegmone, Fistelbildung, Subluxation des Hufbeines nach vorn und eitriger Osteomyelitis des Kronbeines.

phlegmone zur Panarthritis mit Fistelbildung, Knorpelusur, eitriger Osteomyelitis (Klauengelenk, Krongelenk, Hufgelenk) und auch zur metastasierenden Allgemeininfektion (Rind und Schwein). Sehr häufig tritt eine chronische deformierende Gelenkentzündung nach Ausheilung der eitrigen Gelenkentzündung auf.

Die *Prognose* ist in jedem Fall zweifelhaft, wenn die Erkrankung über das Stadium des Empyems oder der Arthritis purulenta hinaus ist. Erkrankungen kleinerer Gelenke sind prognostisch günstiger zu beurteilen. Beim Hund sind die Aussichten besser als beim Großtier. Die pyogene Kniescheibengelenkentzündung heilt fast stets aus. An allen anderen Gelenken bleiben meist Kapselschrumpfungen, Periarthritiden mit Ankylosen oder deformierende Arthritiden als dauernde Schäden zurück.

Die Prognose ist schlecht, wenn größere Gelenke erkrankt sind. Beim Großtier ist die eitrige Hüft-, Knie-, Schulter-, Ellenbogen- und Wirbelgelenkentzündung unheilbar. Am Sprung- und Karpalgelenk sowie an den Zehengelenken kann Heilung eintreten. Die Erfahrung lehrt, daß eitrige Hufgelenkentzündungen mit Eröffnung des Gelenkes nach Kronentritten prognostisch günstiger zu beurteilen sind als solche mit Eröffnung des Gelenkes durch Nageltritt. Arthrodese und Gelenkresektion haben die Prognose unter bestimmten Bedingungen verbessert.

Die *Therapie* hat nur Erfolg, wenn sie frühzeitig einsetzt. Vor allem muß sie stets dem jeweiligen Stadium der Gelenkentzündung angepaßt sein. Das Empyem verlangt andere Behandlung und Eingriffe als die Kapselphlegmone. Es darf das therapeutische Handeln der fortschreitenden Entwicklung der eitrigen Arthritis nicht nachhinken. Im Stadium der Kapselphlegmone kommt sie z. B. oft schon zu spät und kann die Funktion des Gelenkes nicht mehr erhalten.

Ist nach Gelenkwunden die Infektion als sicher anzunehmen oder das Gelenkempyem festgestellt, so ist vor allem für Ruhigstellung des Gelenkes zu sorgen, um Reizungen der entzündeten Synovialis durch die Bewegung zu verhindern. Kleintiere erhalten Schienenverbände. Beim Großtier gelingt eine vollkommene Stillstellung des Gelenkes nicht. Man gipst das frisch erkrankte Gelenk nach entsprechender Versorgung gern ein. Sie sind sofort auf Sägespäne oder Torf in dicker Schicht zu stellen, um der Belastungsrehe des gesunden Beines und dem Dekubitus vorzubeugen.

Bei jeder frischen Gelenkwunde erfolgt sofort die allgemeine antibiotische Behandlung. Neben der Ruhigstellung des Gelenkes kann von Anfang an Wärme angewendet werden (feuchte Verbände, Heißluft, Heizkissen, heiße Bäder usw.). Gut gepolsterte Verbände, die 3mal täglich mit körperwarmer Burowscher Lösung angegossen werden, wirken durch die Wärme hyperämisierend, durch das Arzneimittel adstringierend, geben dem Gelenk Halt und schützen vor äußeren Schädigungen.

Nach frischen Stichwunden wird die scharfe Einreibung beim Großtier noch vielfach angewendet. Sie kann durch Ruhigstellung des Gelenkes und ihre hyperämisierende Wirkung in manchen Fällen gute Dienste leisten. Durch die Schwellung wird der Wundkanal geschlossen.

Die lokale Antibiotikabehandlung bringt von allen Behandlungsmethoden bisher die besten Erfolge. Bei Arthritis purulenta und Gelenkempyemen wird punktiert und nach Abfließen der unter Druck stehenden Synovia mit Penicillin (2 Mill. IE) angefüllt. Nach Herausziehen der dünnen Punktionsnadel wird die Stichöffnung für einige Minuten mit einem sterilen Tupfer komprimiert. Am nächsten Tag ist die Temperatur meist zur Norm zurückgekehrt. In frischen Fällen genügt einmalige Behandlung. Bei erneutem Temperaturanstieg muß die Injektion wiederholt werden. Belastung der Extremität erfolgt nach ungefähr 14 Tagen. Die Lahmheit verschwindet nach 4–6 Wochen. Bei Gelenkwunden wird an der der Wunde gegenüberliegenden Seite des Gelenkes punktiert. Man kann zunächst mit physiologischer Kochsalzlösung durchspülen. Es empfiehlt sich nicht, mit der Knopfkanüle in Gelenkwunden einzugehen und gegen den Strom zu spülen, weil dadurch die Eitererreger in alle Buchten des Gelenkinnenraumes getrieben werden. Es eignen sich zum Einstich die in den Operationslehren für die Gelenkanästhesierung angegebenen

Stellen. Bei Hufgelenkeröffnung durch Nageltritt z. B. wird an der Krone seitlich vom Processus extensorius eingestochen. Bei Vorhandensein von größeren Gelenkwunden werden Antibiotikasuspensionen oder -salben benutzt, weil sie dickflüssiger sind und sich besser im Gelenk halten. Die Wunde wird genäht oder, wenn dies nicht möglich ist, mit Penicillin-Sulfonamid-Puder bedeckt und unter Verband gehalten. Wiederholung ist so lange in Abständen von einigen Tagen erforderlich, bis das Allgemeinbefinden (Temperatur) anzeigt, daß die Infektion überwunden ist. Die Erfolge sind gut, solange nicht irreparable Veränderungen am Gelenk vorhanden sind. Die allgemeine Antibiose erfolgt über ca. 10 Tage

Besteht bereits eine Kapselphlegmone, so kann die lokale Antibiotikatherapie noch versucht werden. Ihr Erfolg ist zweifelhaft. Einreibungen mit Kampfersalbe, feuchte Verbände mit heißer Burowscher Lösung, Wärme in jeder Form und andere hyperämisierende Therapeutika sind nunmehr zweckmäßig. Im Stadium der eitrigen Panarthritis werden breite Eröffnung des Gelenkes und Resektion des Gelenkes erforderlich. Damit ist beim Großtier stets ein Verlust der Gelenkfunktion verbunden. Wenn möglich, ist nur der Gelenkknorpel mit dem scharfen Löffel abzukratzen. Beim Kleintier können diese Operationen an glatten Gelenkflächen vorgenommen werden. Sie haben auch hier eine Gelenkversteifung zur Folge. Gute Erfolge hat man bei der eitrigen Kiefergelenkentzündung mit der Resektion des Gelenkknorpels bei Pferd und Hund. Das Gelenk wird nach Spaltung der Gelenkkapsel gespreizt. Den Gelenkknorpel entfernt man mit einem scharfen Löffel. Es bildet sich an Stelle des Gelenkes eine bindegewebige Pseudarthrose. Scherengebisse bilden sich danach beim Pferd nicht aus. Bei eitriger Klauen- und Krongelenkentzündung der Klauentiere und eitriger Arthritis der Zehengelenke des Hundes wird die Exartikulation oder die Amputation erforderlich. Am Klauengelenk kann die Resektion versucht werden. Diese Art der Arthrodese führt zur Ankylose.

Nach Abheilung der eitrigen Gelenkentzündung können starke periartikuläre Knochenwucherungen und deformierende Gelenkentzündungen entstehen, die zur dauernden Behinderung und Ankylosierung des Gelenkes führen. Um Pferde arbeitsfähig zu erhalten, können Neurektomien der das Gelenk versorgenden sensiblen Nervenäste später vorgenommen werden, solange noch keine mechanische Behinderung durch Ankylosierung besteht. Verfrühte Neurektomie hat ein erneutes Aufflammen der eitrigen Gelenkentzündung zur Folge. Sie darf erst nach völligem Verschwinden der Entzündung durchgeführt werden. Heute kommen solche Maßnahmen höchstens noch für Zuchttiere in Frage, ansonsten sollte man sich eher für die Arthrodese entscheiden. Sie erfolgt eventuell in Verbindung mit dem A.-O.-Verfahren.

1.2.1.14. Pyogene Knochenentzündung

a) Pyogene Entzündung der Knochenhaut, pyogene Periostitis,
b) pyogene Knochenentzündung, Ostitis purulenta,
c) Osteomyelitis purulenta,
s. S. 411.

1.2.1.15. Pyogene Allgemeinerkrankungen

Intoxikation. *Als Intoxikation (Intoxicatio, Toxämie) bezeichnet man die durch Aufnahme der bakteriellen Stoffwechselprodukte und der Abbauprodukte des Eiweißes in die Blutbahn entstehende Allgemeinerkrankung des Organismus, die mit einer Störung der Wundheilung einhergeht.*

Die Antigen-Antikörper-Reaktion führt zur Bindung, Neutralisierung und Auflösung des Antigens. Die Intensität des Ablaufes dieser Vorgänge wird entscheidend durch Zahl und Virulenz der Erreger auf der einen und die Abwehrlage des Körpers auf der anderen Seite beeinflußt.

Wenn Zahl und Virulenz der Erreger unangemessen hoch sind oder der Organismus sich in einer anergischen Reaktionslage befindet, kommt es zur *Toxämie*.

Man findet diese Erkrankung dann, wenn der Abfluß des infizierten Wundexsudates nach außen gehemmt ist. Dies kann eintreten infolge frühzeitigen Verschlusses von Höhlenwunden, in deren Tiefe Bakterien, Wundsekret, Zelltrümmer, Blutkoagula und

Eiter zurückgehalten werden. Vollkommener Verschluß von Lappen- und Höhlenwunden durch Naht führt ebenfalls zur Retention des Wundsekretes. Intoxikationen treten weiter auf bei großen Höhlenwunden mit zerklüfteten Wandungen, Taschenbildung, starker Eiterung und Gewebsnekrose. Da der Abfluß nach außen gehemmt ist, muß der Organismus die Stoffwechselprodukte der Bakterien (Exo- und Endotoxine) und der zerfallenden Gewebe (Nukleine, Albumosen) resorbieren. Die beim Abbau des Eiweißes (Fibrin, Blutkoagula usw.) sich bildenden Aminosäuren vermag der Körper nur über den Darmkanal nutzbringend zu verarbeiten. Parenteral führen sie ebenso wie die Bakteriengifte zur Intoxikation. Diese Spaltprodukte des Eiweißabbaues sind wesentlich für das Wundtrauma und das operative und postoperative Trauma verantwortlich. Maßgebend für die Entstehung ist die geschwächte oder weniger leistungsfähige Abwehrlage des Körpers, die man bei überzüchteten Hunderassen, bei Vollblutpferden und bei Fleischschweinen antrifft.

Das klinische Bild ist durch Mattigkeit, Appetitlosigkeit, Pulsbeschleunigung und vermehrte Atmungsfrequenz gekennzeichnet. Es ist Fieber vorhanden. Stets ist damit eine Störung der Wundheilung verbunden. In schweren Fällen kann das Fieber bis über 41,0 °C und der Puls, der klein, schwach und manchmal kaum noch fühlbar ist, bis an die Grenze der Zählbarkeit steigen. Die Tiere zittern und schwitzen stark. Der Schweiß kann in Strömen von Hals und Unterbrust abfließen.

Intoxikationen sind als alarmierendes Zeichen zu werten. Sie treten spätestens 24 Std. nach der Wundinfektion auf. Es folgen oft die Allgemeininfektion, der Endotoxinschock oder örtliche Komplikationen der Wundheilung. Entscheidend für die Entstehung der Allgemeininfektion ist das Kräfteverhältnis zwischen der Virulenz der Eitererreger und der Abwehrbereitschaft des Körpers. Die Behandlung muß schnell erfolgen.

Die *Therapie* sorgt für Abstellung der Ursache. Die Wunde wird operativ geöffnet und dem Sekret oder Eiter Abfluß nach außen verschafft. Anschließend sind Spülungen mit 3%iger Wasserstoffperoxidlösung vorzunehmen, um die Wunde vollkommen zu reinigen. Ist eine Eiterung vorhanden, so gestaltet sich die weitere Behandlung nach den bei dieser Erkrankung erforderlichen Richtsätzen. Diese Therapie genügt meist. Bei hochgradiger Störung des Allgemeinbefindens sind Herz- und Kreislaufmittel zu verabreichen (Koffein, Cardiazol®, Ursocard®). Das Fieber fällt oft schon nach einigen Stunden, immer in den nächsten Tagen. Zur Vermeidung der lebensgefährdenden pyogenen Allgemeininfektion ist die Therapie mit Sulfonamiden oder Antibiotika rechtzeitig einzuleiten. Eine Intensivtherapie kann wie beim Endotoxinschock erfolgen.

Eine Intoxikation kann auch durch Resorption von Fäulnisprodukten aus dem Magen-Darm-Kanal entstehen. Hier hat zusätzlich die Therapie über den enteralen Weg zu erfolgen.

Fokalinfektion. *Unter gewissen Vorbedingungen können Allgemeinerkrankungen auftreten, die ihre Entstehung dem Vorhandensein eines keimbeherbergenden, lokalisierten, chronischen Entzündungsherdes verdanken.* Der Herd (Fokus) selbst steht dabei im Hintergrund. Oft kann er klinisch nur vermutet werden. Solche Herde sind chronisch erkrankte Zähne, Kopfhöhlen, Tonsillen, Nieren, die Prostata, Bronchien, alte abgekapselte oder enzystierte Steckschußwunden u. a. Die Herde liegen oft in der Mundhöhle und im Nasen-Rachen-Raum (orale und dentale Infektion). Der bakterienhaltige oder mit toxischen Produkten angefüllte Entzündungsherd ist durch einen lebendigen, reaktionsfähigen Wall von der normalen Umgebung abgeschlossen. Nur zeitweise und unter bestimmten Bedingungen bekommt er Verbindung mit dem Körper. Auslösende Ursachen können Schwächungen des Allgemeinzustandes durch Erkältung, fieberhafte Erkrankungen usw. oder örtliche mechanische Schädigungen des Herdes sein.

Die Einwirkungen von seiten des Herdes auf den Körper sind nicht einheitlich. Es können Bakterien oder nur Toxine aus dem Herd in den Körper aufgenommen werden. Mist handelt es sich um Streptokokken. Im Organismus laufen dann Reaktionen schubweise ab, die das Bild einer Allgemeinerkrankung entstehen lassen, die entweder auf Gewebsveränderungen oder funktionellen Störungen beruhen.

Neben der bakteriellen Theorie über die Einwirkung der Herde auf den Organismus hat auch die allergische an Boden gewonnen. Danach stellt der Herd ein Depot von Antigenen im Körper dar, das zeitweise, je nach der augenblicklichen Dichte des Zellwalles, mit dem Organismus in Verbindung steht oder von ihm abgesperrt wird. Von hier aus finden die Sensibilisierung der Gewebe und die Auslösung einer allergischen Entzündung in verschiedenen Körperregionen statt.

Fokal bedingte Erkrankungen bei den Haustieren sind manche Augenerkrankungen, wie die Iridochorioiditis, manche rheumatoiden Gelenk- oder Muskelaffektionen beim Hund, Schwein und Kalb, vielleicht auch manche Herz- und Nierenerkrankungen oder fieberhafte Allgemeinerkrankungen unklarer Genese. Eine Drusemetastase in den Gekröslymphknoten kann als Fokus zur Kolik führen.

Die *Therapie* muß in der Sanierung des Herdes bestehen. Beim Hund werden die Analbeutelsanierung und die Tonsillektomie bei schweren Störungen des Allgemeinbefindens, Gelenkentzündungen, Nierenerkrankungen, Abmagerung, schlechter Freßlust, Mattigkeit usw. vorgenommen. Richtige und systematische Zahnbehandlung ist bei Verdacht fokal bedingter Erkrankungen bei Hund und Pferd von größter Bedeutung. Kariöse Zähne, Wurzelgranulome, Zahnfisteln müssen beseitigt werden. Jungtiere müssen auf abgekapselte Nabelinfektionen untersucht werden. Oft empfiehlt sich eine allgemeine Antibiotika- oder Sulfonamidtherapie.

Pyogene Allgemeininfektion, Septikämie. *Als pyogene Allgemeininfektion (Septikämie, Blutvergiftung) bezeichnet man die durch das Eindringen von Eitererregern in den Blutkreislauf verursachte Erkrankung.*

Die pyogene Allgemeininfektion kann die verschiedenartigsten lokalen pyogenen Erkrankungen zur Ursache haben. Nach Wundinfektionen, Phlegmonen und Abszessen kann sie sich rasch einstellen. Gefürchtet ist das schnelle Auftreten einer Septikämie im Gefolge von eitrigen Gelenk- und Sehnenscheidenentzündungen beim Pferd, seltener beim Rind. Häufige Ursache sind große infizierte Quetschwunden, Kastrationswunden Peritonitis nach Laparotomien, nach Nabelbruchoperationen und Arthritiden nach Arthrodesen. Beim Neugeborenen kann die Allgemeininfektion vom Nabel ausgehen. Schleichend entwickelt sie sich im Anschluß an einen zurückbleibenden, versteckten Eiterherd *(kryptogene Sepsis)*. Die pyogene Allgemeininfektion (mit und ohne Metastasenbildung) ist im Anschluß an eitrige Schleimhautentzündungen häufig, so z. B. nach Katarrh der oberen Luftwege des Pferdes, nach Metritis bzw. postpuerperaler Septikämie beim Rind, im Gefolge des Metritis/Mastitis-Komplexes beim Schwein und der Pyometra bei Hund und Katze. Für die von der Mundhöhle (Zahnwurzeleiterung, Tonsillitis usw.) ausgehende pyogene Allgemeininfektion ist der Ausdruck „Oralsepsis" geprägt worden. Die puerperale Sepsis entsteht auch aus Wunden im Anschluß an die Geburt. Streptokokken neigen mehr zur Allgemeininfektion als Staphylokokken (Streptokokkensepsis). Im weiteren Sinne bezeichnet man als Septikämie, besser als Bakteriämie das Eindringen von Bakterien verschiedenster Art in die Blutbahn mit Schädigung des Blutkreislaufs, ohne daß eine Wunde vorhanden ist (Schweinerotlauf-, Milzbrand-, Rauschbrand-, Coli-, Gasbrand-Septikämie, hämorrhagische Septikämie usw.). Der Darm ist die Eintrittspforte für Bakterien, wie *E. coli* oder auch Salmonellen nach Darmkatarrhen und Darmentzündungen *(enterale Sepsis)*. Eitrige Entzündung der Nieren- und Harnwege bedingen die *Urosepsis*, und eitrige Knochenmarkentzündungen die *osteomyelitische Sepsis*.

Die pyogenen Erreger können auf verschiedenen Wegen in die Blutbahn gelangen. Einmal können sie direkt durch die Wände der Kapillaren eindringen. Auch können Gefäße durch die Eiterung arrodiert werden, so daß den Erregern die Eintrittspforte in den Kreislauf auf diese Weise eröffnet ist. Auf indirektem Wege kann der Übertritt durch Vermittlung der Lymphgefäße erfolgen. Die Bakterien können sich in der Blutbahn weiter vermehren. Zusätzlich finden die Resorption von Toxinen aus der Wunde (Intoxikation) und eine dauernde erneute Aufnahme von Erregern aus dem Wundgebiet statt.

Ein Teil der eingedrungenen Erreger wird wieder ausgeschieden. Der Großteil wird durch die bakterienfeindliche Kraft der Schutzstoffe des Blutes vernichtet. Die beim Bakterienzerfall freiwerdenden Antigene regen sodann den Körper zur Bildung spezifischer Schutzstoffe an. Antikörper sind:
1. die Antienzyme,
2. die Immunstoffe (spezifische Antitoxine, Agglutinine, Präzipitine, Lysine, Opsonine u. a.).

Es setzt auch eine starke Vermehrung der polymorphkernigen neutrophilen Leukozyten ein, welche die Erreger durch Phagozytose unschädlich machen. Versagt das retikuloendotheliale System infolge toxischer Schädigung durch die Endotoxine oder aus anderen Gründen, so werden die Erscheinungen der pyogenen Allgemeininfektion, die sich bisher nur durch Fieber äußerten, in voller Auswirkung erkennbar. Am auffälligsten ist die durch starke Pulserhöhung sich ankündigende Kreislaufschwäche.

Die *klinischen Erscheinungen* sind in ihrer Intensität von der Art, Menge und Virulenz der Eitererreger und von der Immunitätslage des Körpers abhängig. Die Größe der Wunde und die lokale Ausdehnung der pyogenen Infektion brauchen nicht unbedingt in einem Verhältnis zur Allgemeininfektion zu stehen. Oft treten pyogene Allgemeininfektionen trotz guten Aussehens der Wunde ein. In anderen Fällen werden sie nach kleinen Stichwunden beobachtet. Die Krankheit kann sehr schnell einige Stunden nach der Verletzung oder auch allmählich in jedem Stadium der eitrigen Infektion manifest werden.

In stürmisch verlaufenden Fällen tritt sofort hohes Fieber auf, in schleichend verlaufenden bestehen oft subfebrile Temperaturen (septisches Fieber). Der Puls ist klein und schwach. Die Pulszahl ist erhöht. Sie steigt von Tag zu Tag. Der Appetit ist schlecht. Die Schleimhäute (Nasenspiegel des Hundes und Flotzmaul des Rindes) sind trocken. Die Tiere sind matt, apathisch und liegen viel. Charakteristisch ist die Unruhe der Tiere trotz ihrer Schwäche. Sie liegen selten still, heben den Kopf, haben einen ängstlichen Blick, kratzen, stöhnen, stehen auf, um sich bald wieder zu legen usw. Die Atmung ist oberflächlich und beschleunigt. Die Tiere schwitzen viel. Haut- und Haarkleid fühlen sich meist feucht an. Schüttelfrost wird bei Pferd und Hund bisweilen beobachtet. Beim Rind sistiert die Milchsekretion. Die Tiere haben Durst und trinken häufig kleine Mengen. Die Lidbindehäute sind verwaschen, schmutzigrot oder ikterisch. Auf den Schleimhäuten findet man bisweilen kleine Petechien infolge hämorrhagischer Diathese der Kapillaren. Der Harn enthält Eiweiß. Bei längerem Bestehen der Krankheit tritt profuser, stinkender Durchfall auf, der blutig werden kann. Beachtenswert ist auch die schnell fortschreitende Abmagerung. Das Blut ist teerartig und lackfarben, da ein Teil der Erythrozyten durch die Toxinwirkung aufgelöst ist. Die Erreger sind in ihm nachweisbar. Deshalb wird die Blutkultur zur Diagnose herangezogen. Das Blutbild zeigt in günstigen Fällen eine Hyperleukozytose. Es wird prognostisch ausgewertet. Leukopenie deutet das Erliegen des Organismus an.

Die eiternde Wunde ist beim Eintreten der Allgemeininfektion heiß und trocken geworden. Exsudation von Wundsekret oder Eiter und Bildung neuen Granulationsgewebes finden nicht mehr statt, da die Abwehrmechanismen des Körpers erlahmt sind. Oft täuscht die Wunde dadurch ein hellrotes, frisches Aussehen vor.

Pathologisch-anatomischer Befund. Das Blut ist teerartig, lackfarben und fault leicht. An Bauchfell, Brustfell, Endokard und Niere findet man punkt- bis zehnpfennigstückgroße, subseröse Blutungen. Die großen Parenchyme (Milz, Leber) sind geschwollen. Häufig besteht eine ulzeröse Endokarditis oder eine hämorrhagisch-parenchymatöse Nephritis, fast immer eine Myodegeneratio cordis. Trotz hochgradiger klinischer Erscheinungen zeigt der Sektionsbefund manchmal geringe pathologisch-anatomische Veränderungen.

Verlauf. Der Grad der bakteriellen Überschwemmung des Blutes von der Wunde aus kann verschieden sein, ebenso das Kräfteverhältnis zwischen den Eitererregern und der Immunabwehr des Körpers. Daraus ergeben sich verschiedene Abstufungen des Krankheitsverlaufes und Unterschiede in der Intensität des klinischen Bildes. Der Tod kann in einigen Stunden eintreten. Meist dauert die Krankheit einige Tage. Manchmal erstreckt sie sich über Wochen (chronische Sepsis, Sepsis lenta). Bei zunehmender Verschlechterung des Allgemeinbefindens tritt der Tod durch Herz- oder Kreislaufschwäche ein.

Die *Prognose* ist stets zweifelhaft. Wenn zugleich die Wunde oder das Ursprungsleiden schlechte Heilungsaussichten bietet (Gelenk- und Sehnenscheidenwunden, Osteomyelitis, Peritonitis), ist die Tötung bzw. Schlachtung rechtzeitig in die Wege zu leiten. Die von Muskelwunden ausgehenden und die schleichend verlaufenden pyogenen Allgemeininfektionen bieten noch die besten Heilungsaussichten.

Die *Prophylaxe* sollte bei Operationen und Gelegenheitswunden, die erfahrungsgemäß zur Allgemeininfektion neigen, mindestens 6—10 Tage lang mit der parenteralen Verabreichung von Sulfonamiden oder Antibiotika durchgeführt werden.

Therapie. Die pyogene Allgemeininfektion ist häufig noch mit Erfolg zu behandeln, wenn frühzeitig mit der allgemeinen und lokalen Antibiotika- und Sulfonamidtherapie begonnen wird. Prophylaxe und frühzeitige Erkennung sind deshalb wertvoll. Die Wundbehandlung steht im Vordergrund der Therapie. Sie soll die Zufuhr neuer Keime aus der Wunde unterbinden. Der örtliche Herd muß freigelegt oder eröffnet werden. Verbände sind zu wechseln, Nähte zu lösen, Sekretverhaltungen zu beseitigen, Abszesse zu spalten und ähnliche von physikalischen Gesichtspunkten geleitete Maßnahmen (Drainage, Spaltung usw.) zu treffen. Der Sepsisherd muß gesucht werden, wenn er verborgen liegt. Antibiotika und Sulfonamide sind in jedem Fall in die Wunde zu bringen. Sie sollen die Erreger in der Wunde vernichten. Hyperämie wirkt unterstützend. Es sind die zur Behandlung der pyogenen Infektionen gegebenen Richtlinien zu befolgen.

Die Allgemeinbehandlung soll den Kreislauf berücksichtigen. Koffein, Cardiazol®, Ursocard®, später auch Strophanthinpräparate, werden injiziert. Der Darmkatarrh spricht oft auf die Therapie nicht mehr an (Tierkohle, Tannin, Tinctura opii simplex usw.). Fiebermittel haben wenig Zweck. Sie sind versuchsweise bei sehr hohen Temperaturen zu verabreichen. Traubenzuckerinfusionen wirken belebend auf den Organismus. Für kräftige Ernährung und Eindecken der Tiere ist zu sorgen. Durch Dauertropfinfusion versucht man, den peripheren Kreislauf aufzufüllen. Über den Wert der Blutübertragungen ist man geteilter Ansicht. Die Serumtherapie (Antistreptokokkenserum) ist in ihrem Erfolg beim Tier unsicher.

Metastasierende pyogene Allgemeininfektion, Pyämie. Als metastasierende pyogene Allgemeininfektion (Pyämie) bezeichnet man die durch das Eindringen von Eitererregern in den Blutkreislauf verursachte und mit Bildung von eitrigen Krankheitsherden im Körper einhergehende Erkrankung.

Werden Eitererreger von einer Wunde oder einem anderen pyogenen Entzündungsprozeß in die Blutbahn aufgenommen, so können sie sich an einer anderen Stelle des Körpers ansiedeln und dort wiederum Eiterherde (Metastasen) bilden. Die Bakterien gelangen meist aus erkrankten Gefäßen als infizierte Gerinnsel (Emboli) in die Blutbahn. Sie können auch direkt aus dem primären Eiterherd resorbiert werden.

Der Primärherd ist oft eine eiternde, schwer infizierte Wunde, ein Abszeß, eine abszedierende Phlegmone oder eine Thrombophlebitis. Man findet die Pyämie nach eitrigen Muskel-, Schwanz-, Sehnenscheiden- und Gelenkentzündungen bei Schwein und Rind. Eitrige Schleimhautkatarrhe führen oft zu metastasierenden Allgemeininfektionen nach Druse und Katarrhen der oberen Luftwege beim Pferd. Im Verlauf der Septikämie kann durch Metastasenbildung eine Pyämie hinzutreten, während umgekehrt aus einem metastatischen, pyämischen Eiterherd die Septikämie wieder aufflammen kann. Man bezeichnet dieses Krankheitsbild als Pyoseptikämie. Klinisch fällt es dann schwer, die beiden Formen der pyogenen Allgemeininfektion voneinander zu trennen.

Die Metastasen können in Form von

1.2. Wundinfektionskrankheiten

Abszessen, Phlegmonen und anderen pyogenen Infektionen an den verschiedensten Stellen des Körpers auftreten. Besonders bevorzugt ist die Lunge, in deren engem Kapillarnetz die Erreger leicht hängenbleiben. Weiterhin findet man sie in der Leber, im Herzen, in den Nieren, im Gehirn, in den Lymphknoten, in Gelenken und Sehnenscheiden, im Knochenmark, im Rückenmark, in der Unterhaut und an den verschiedensten Stellen des Körpers. Die Muskulatur wird öfter bei Schwein und Rind betroffen.

Rind und Schwein sind *die* Haustiere, die mehr zur Pyämie und seltener zur Septikämie neigen. Die primäre Infektion mit sporenlosen Anaerobiern und *Corynebacterium pyogenes* führt bei diesen Tierarten zur Metastase im Rückenmark, im Knochenmark, in Leber und Muskulatur. Die definitive Metastasenbildung hängt auch vom Alter des Tieres ab. Endocarditis valvularis, Hypophysenabszeß sind definitive Metastasen bei erwachsenen Tieren. Die Osteomyelitis kommt als Metastase nur bei Jungtieren vor.

Die *klinischen Erscheinungen* sind verschieden. Die Pyämie kann akut verlaufen. Das Bild ähnelt der Septikämie, wenn ein plötzlicher Einbruch größerer Bakterienmengen auf einmal in die Blutbahn erfolgt. Hohes Fieber und schwere Allgemeinerscheinungen bestehen dann neben den durch die Metastasen verursachten lokalen Erkrankungen mit umschriebenem Krankheitsbild (Pneumonie, Nephritis, Gelenkentzündung, Abszeßbildung usw.). Das Fieber steigt rasch an. Es ist wechselnd und unregelmäßig. Die akute Pyämie führt oft schnell zum Tode. Selten geht sie in die chronische Form über.

Die chronische Form ist häufiger. Die Tiere zeigen wechselndes, unregelmäßiges, intermittierendes Fieber. Die Morgentemperaturen sind oft niedriger und können sogar normal sein. Abends erfolgt der Fieberanstieg. Fieberfreie Tage liegen manchmal dazwischen. Bei schlechtem Allgemeinbefinden magern die Tiere schnell ab. Die Krankheit kann wochen- und sogar monatelang dauern. Oft glaubt man, daß die Krankheit bereits in Ausheilung begriffen ist, bis plötzlich erneut Fieber und Verschlechterung des Allgemeinbefindens eintreten und infolge Loslösung neuer Emboli wiederum Metastasenbildung erfolgt. Ausdehnung, Dauer und Verlauf der Krankheit sind abhängig von der Virulenz der Eitererreger, von der Widerstandskraft des Körpers und der Lage und Beschaffenheit der Metastasen. Es können sich sehr schnell in kurzer Zeit an den verschiedensten Stellen des Körpers Metastasen bilden. Die Lunge ist fast in allen Fällen mitergriffen. In anderen Fällen ist die Metastasierung weniger umfangreich. Die Eiterherde bilden sich langsamer aus. Die Metastasenbildung kann in mehreren zeitlich auseinanderliegenden Schüben erfolgen. Auch eine primäre Metastase kann wieder Bakterien in die Blutbahn ausstreuen und sekundäre Abszesse verursachen. So entstehen primäre, sekundäre, tertiäre usw. metastatische Eiterungen. Da sie sich durch erneuten Fieberanstieg anzeigen, ist dauernde Beobachtung der Fieberkurve erforderlich.

Das *pathologisch-anatomische Bild* ist sehr variabel. Meist findet man Abszesse in der Lunge. Je nach der Lokalisation der Metastasen entdeckt man sie auch in Leber, Milz, Nieren, Gehirn, Herz, Gelenken, Sehnenscheiden usw. Bisweilen findet man auch, wie bei der Septikämie, subseröse Blutungen und ulzeröse Endokarditis.

Die *Prognose* ist in allen Fällen zweifelhaft, jedoch etwas günstiger als bei der Septikämie zu stellen. Die Rekonvaleszenz dauert sehr lange, und die Tiere sind oft infolge Schädigung von Herz und Lunge nicht mehr voll zucht- und nutzungsfähig.

Die *Therapie* soll den Primärherd, den infizierten Blutkreislauf und die Metastasen erfassen. Der Primärherd wird nach den Richtlinien der Wundbehandlung versorgt. Die Behandlung der Pyämie erfolgt ähnlich wie die der Septikämie. Die Therapie der metastatischen Eiterherde wird je nach der Lage derselben verschieden ausfallen müssen. Laufend ist nach neuen Herden zu suchen. Sorgfältige Pflege, gute Fütterung und symptomatische Behandlung der wichtigsten Krankheitserscheinungen sind erforderlich. Herz- und Kreislaufmittel müssen stets verabreicht werden. Die Behandlung mit Sulfonamiden und Antibiotika kann gute Erfolge bringen und darf nicht unterlassen werden. Die chronische Form kann durch Blutübertragungen günstig beeinflußt werden.

Prophylaxe. Bei Mastschweinen und Mastrindern wird die prophylaktische Schwanzamputation praktiziert. Dadurch wird die Pyämie mit Metastasierung in Leber, Rückenmark, Knochen und Lunge verhindert.

Literatur

Benno, Y., and Mitsuoka, T.: Anaerobic Bacteria isolated from Abscesses in Pigs. Jpn. J. Vet. Sci. **44** (1982), 309.

Boerema, I., en Brummelkamp, W. H.: Behandeling van anaerobe infecties met inademing van zuurstof onder en druk van drie atmosferen. Ned. Tdsch. Geneesk. **104** (1960), 2548.

Claxton, P. D.: Studies on Bacteroides nodosus vaccines. Ph. D. Thesis, Sydney 1981.

Denny, H. R., Minter, H., and Osborne, D.: Gas gangrene in the dog. J. Small Animal Practice **15** (1974), 523–527.

Dietz, O., Gängel, H., und Horsch, F.: Pyogene Wundinfektionen des Rindes aus bakteriologischer und therapeutischer Sicht. Mh. Vet.-Med. **25** (1970), 248.

Dietz, O., Koch, K., Schwarz-Linek, H., Horsch, F., und Nattermann, H.: Die Corynebacterium-pyogenes-Infektion des Rindes. 2. Mitt.: Zum Vorkommen und zur Klinik der Pyogenes-Wundinfektion beim Rind. Mh. Vet.-Med. **29** (1974), 813.

Dietz, O., und Rechenberg, R.: Die totale Resektion der Sehne des M. flexor hallucis longus (et M. tibialis posterior) beim Rind. Mh. Vet.-Med. **17** (1962), 561.

Eckert, P., und Savić, B.: Septische Chirurgie. F. K. Schattauer, Stuttgart-New York 1980.

Egerton, J. R.: Bacteroides nodosus. In: Blobel/Schließer: Handbuch der bakteriellen Infektionen bei Tieren. Band III. VEB Gustav Fischer Verlag, Jena 1980.

Fröhlich, G.: Zur Bedeutung und Ätiologie pyogener Infektionen in zwei industriemäßig produzierenden Milchviehanlagen. Diss. Humboldt-Univ., Berlin 1982.

Schoop, G.: Clostridien der Haustiere. In: Blobel/Schließer: Handbuch der bakteriellen Infektionen bei Tieren. Band II. VEB Gustav Fischer Verlag, Jena 1980.

Schott, H.: in Eckert, P., und Savić, B.: Septische Chirurgie. F. K. Schattauer, Stuttgart-New York 1980.

1.2.2. Wundinfektionen durch Fäulniserreger

1.2.2.1. Putride (jauchige) Wundinfektion

Die jauchige Wundinfektion entsteht durch Kontamination der Wunde mit putriden Erregern. Es handelt sich in allen Fällen um eine Mischinfektion oder um eine sekundäre nach pyogener Infektion. Die Erreger sind in der Natur vorkommende ubiquitäre Saprophyten (Fäulniserreger), die nach Anpassung an den Körper ernste Komplikationen verursachen. Sie rufen stets eine Intoxikation und nicht selten putride Allgemeinerscheinungen hervor. Auch die örtlichen Entzündungserscheinungen sind stärker ausgeprägt als bei den pyogenen Wundinfektionen. Das markanteste Merkmal der putriden Wundinfektion ist die Bildung größerer Mengen dünnflüssigen, stinkenden Eiters. Letzterer ist oft schleimig, flockig und bei Anwesenheit von Gasbildern schäumend. Er hat selten die sattgelbe Farbe des pyogenen Wundeiters, sondern ist anfangs serös-hämorrhagisch, später schmutzig, grauweiß, molkeähnlich oder schokoladenbraun und stärker mit Gewebsnekrosen und Blut, das von arrodierten Gefäßen stammt, vermischt. Eiweiß und abgestorbene Gewebe werden durch Fäulnis zersetzt. Hierbei bilden sich Ptomaine, giftige Eiweißkörper (Toxalbumine) und stinkende Gase.

Während man bei eitriger Infektion noch hellrotes, widerstandsfähiges Granulationsgewebe auf der Wunde vorfinden kann, ist es bei jauchiger Infektion stets blaurot und mißfarben, leicht zerfallend und blutet bei der geringsten Berührung, da die Kapillaren der Granula geschädigt sind. Die Oberfläche des Granulationsgewebes ist uneben, zerklüftet, angefressen und wenig widerstandsfähig. Meist ist das infizierte Gewebe zu Abwehrmaßnahmen überhaupt nicht mehr fähig. Es zerfällt schnell fortschreitend. Die putride Infektion führt oft zu umfangreicher Gewebsgangrän, die subkutan und in die Tiefe fortschreitet und zunächst an dem weniger widerstandsfähigen Binde- und Fettgewebe entlang tiefe Taschen und Kanäle frißt. Später werden auch die festeren Gewebe, wie Faszien und Sehnen, zerstört. Starke Gefäße setzen der Gangrän oft größeren Widerstand entgegen. Durch Einbruch in Sehnenscheiden und Gelenke entstehen schwere Komplikationen. Gewebsquetschung und Luftabschluß fördern die Infektionsbereitschaft. Verstöße gegen die Regeln einer physikalisch richtigen Wundbehandlung rächen sich bitter und führen zur Verjauchung der Wunde.

Unter den Gasbildnern und Fäulniserregern findet man häufig *Proteus vulgaris, Pseudomonas* und *Escherichia coli*. Außerdem sind meist anaerobe Keime beteiligt.

Die *Prophylaxe* besteht in der radikalchirurgischen Wundausschneidung. Die Behandlung der frischen Wunde mit Sulfonamiden und Breitspektrumantibiotika vermag in vielen Fällen der Infektion vorzubeugen.

Die *Therapie* sorgt zunächst für Spaltung, Drainage und Tamponade aller Buchten, Taschen und Kanäle. Nekrosen werden entfernt. Die Spülungen müssen täglich mehrmals vorgenommen werden. Hypochloritpräparate und Wasserstoffperoxid ist vor anderen Desinfektionsmitteln der Vorzug zu geben. Verbände werden mit heißer Burowscher Lösung angegossen. Auch kann die allgemeine und lokale Behandlung mit Sulfonamiden und Antibiotika versucht werden. Daneben ist das Allgemeinbefinden sorgfältig zu überwachen; Störungen desselben sind symptomatisch zu behandeln.

Der Erfolg der lokalen Behandlung ist am besseren Aussehen der Granulationen zu erkennen. Die Eiterung verliert ihren Geruch und wird geringer.

1.2.2.2. Putride Allgemeininfektion, Saprämie

Die putride Allgemeininfektion geht von der jauchig infizierten Wunde aus. Neben dem Übertritt pyogener und putrider Erreger in die Blutbahn findet außerdem die Resorption der Toxine und Eiweißabbauprodukte in die Blutbahn statt. Diese zusätzliche Intoxikation verursacht heftigste klinische Allgemeinsymptome und führt meist zu einem tödlichen Verlauf innerhalb weniger Stunden oder Tage. Die putride Allgemeininfektion ist bei jeder jauchigen Wunde mit größerem anatomischem Defekt und starker Zerklüftung und Taschenbildung zu befürchten. Sie kann auch mit Metastasenbildung einhergehen. Die metastatischen Veränderungen haben ebenfalls jauchigen Charakter. Derartige Fälle sind selten, da meist der Tod eintritt, ehe die Metastasierung manifest geworden ist.

Die *Therapie* vollzieht sich nach den für die pyogene Allgemeininfektion gegebenen Richtlinien. Die Behandlung der jauchig infizierten Wunde darf nicht vernachlässigt werden.

1.2.3. Infektionen mit sporenbildenden Anaerobiern

Die Anaerobierinfektion geht in der Tiefe der Wunde am besten an, da diese Bakterien bei Sauerstoffmangel gut gedeihen. Man beobachtet sie demnach in tiefen Wunden, vor allem aber in kleinsten Stichwunden, nach subkutanen und intramuskulären Injektionen, nach Nageltritten, Gabelstichen, in genähten, primär verklebten und überhaupt in schnell sich schließenden infizierten Wunden, die bis in die Unterhaut reichen. Da es sich in jedem Falle um ubiquitär vorkommende Erdbakterien handelt, die auch im Darmkanal angetroffen werden, ist die Anaerobierinfektion besonders dann zu befürchten, wenn Fremdkörper in der Wunde liegen (Granatsplitter, Geschosse, verrostetes Metall, Stroh, Steine, Holzsplitter, Geschirrteile, Gartenerde, Staub, Schmutz, Haare usw.).

Während die Infektionsweise und die Vorbedingungen für Haften und Ausbreitung der Infektion für alle Anaerobier gleich sind, entstehen je nach Art des eingedrungenen Erregers verschieden gestaltete Krankheitsbilder, denen nur die starke Beeinträchtigung des Allgemeinbefindens gemeinsam ist. Während die Gruppe der Gasbranderreger örtliche und allgemeine Symptome auslöst, sondert der Starrkrampferreger Neurotoxine ab, die vornehmlich zentralnervöse Symptome auslösen.

Die Gasbrand- und Starrkrampferreger vermögen Dauerformen (Sporen) zu bilden, die unter ungünstigen Verhältnissen lange keimfähig bleiben, auf geeignetem Nährboden dann wieder zum stäbchenförmigen Bakterium auskeimen und sich vermehren. Der Abtötung dieser Erreger an allen mit einer Wunde in Berührung kommenden Instrumenten usw. ist zur Vermeidung einer Verschleppung der Infektion die größte Aufmerksamkeit zu widmen. Die Sporen sind schwer abzutöten.

1.2.3.1. Gasbrand, Gasphlegmone, Wundclostridiose

Die Veränderungen sind vorwiegend phlegmonöser Natur und höchstens im Anfang ödemähnlich. Deshalb trifft die Bezeichnung Gasödem und die speziell für den Pararauschbrand gewählte Benennung „malignes Ödem" nicht den Kern. Es sind stets entzündliche Veränderungen vorhanden.

Erreger von Wundclostridiosen sind:

1. *Clostridium septicum* (syn. Pararauschbrandbazillus, Bac. parasarcophysematos, Mießner 1922, syn. Bac. oedematis maligni, Koch-Gaffky 1881, Vibrion septique). Erreger des sogenannten malignen Ödems, Geburtsrauschbrandes oder Wundrauschbrandes, pathogen für Pferd, Rind, Schaf, Schwein durch Wundinfektion, als Geburtsrauschbrand nach puerperaler Infektion. Inkubationszeit etwa 2–5 Tage. Er ist der häufigste Gasbranderreger bei Tieren. Beim Schaf ist die Krankheit als Nordischer Bradsot bekannt. Die hämorrhagische Entzündung der Labmagen- und der Duodenalschleimhaut ist besonders charakteristisch.

2. *Clostridium novyi* (syn. Noryscher Bazillus, Bac. oedematicus Novy 1892). Der Erreger verursacht ein Gasödem, einen Gasbrand bei Pferd, Rind, Schwein und Schaf. Beim Schaf tritt nach der Schur die Wundinfektion auf, die in sehr kurzer Zeit zum Tode führt.

3. *Clostridium perfringens* (syn. Fränkelscher Gasbrandbazillus, syn. Bac. phlegmonis emphysematosae Fränkel 1893, Bac. perfringens). Erreger des Gasbrandes des Menschen. Pathogen für Mensch, Pferd, Rind, Schaf, Hund durch Wundintoxikation (Denny et al. 1974).

4. Clostridien-Mischinfektionen kommen mit *Cl. septicum*, *Cl. novyi* und *Cl. histolyticum* vor.

5. Differentialdiagnostisch von chirurgischem Interesse sind die seuchenartigen Clostridiosen mit dem Rauschbrand an der Spitze. Er ist eine durch *Cl. chauvoei (Cl. feseri)* verursachte und seuchenähnlich auftretende Krankheit der Schafe und Rinder. Es ist eine bodengebundene Krankheit, sie befällt meist Weidetiere und Rinder bis zu 4 Jahren. Sie entsteht wahrscheinlich von der Mundhöhle aus im Zusammenhang mit dem Zahnwechsel. Für Pferde ist der Erreger kaum pathogen. Das Krankheitsbild ist meist auf die gesamte Skeletmuskulatur lokalisiert. Eine chirurgische Therapie ist wirkungslos.

6. *Clostridium novyi Typ B* (syn. Bac. gigas; Zeißler und Raßfeld 1928) erzeugt den Deutschen Bradsot des Schafes. Es handelt sich um eine Hepatitis necroticans infectiosa.

7. Verschiedene Erreger putrider Infektionen (Colibakterien, gasbildende Staphylo- und Streptokokken, *Proteus vulgaris* u. a.) rufen gasbrandähnliche Erscheinungen hervor, die klinisch durch milderen Verlauf gekennzeichnet sind.

Wenn auch der Rauschbrand und der Deutsche Bradsot als Wundinfektionskrankheiten aufgefaßt werden, so steht doch die Wunde nicht im Vordergrund. Es handelt sich um Allgemeinerkrankungen mit einem abgerundeten, selbständigen klinischen Krankheitsbild und seuchenartigem Auftreten, weshalb auf sie nicht näher eingegangen werden soll.

Die übrigen Clostridiosen der Haustiere sind nicht von chirurgischem Interesse. Sie bewirken klinisch Intoxikationen. Man unterscheidet monoclostridielle und multiclostridielle Infektionen. Auch lebensmittelhygienisch sind die Clostridien von Bedeutung.

Wundclostridiosen treten selten auf und sind auf vereinzelte Wundinfektionen und auf die im Verlauf der Geburt oder nach Aborten auftretenden puerperalen Infektionen beschränkt. Nach subkutanen Injektionen beobachtete Hupka Gasbrand in 12 Fällen. Er wird verursacht durch verunreinigte Metallteile, morsches Holz, äußerst selten einmal durch glattwandige Infanteriegeschosse.

Symptomatologie. Klinisch sind die Gasphlegmonen nach den Erregern schwer zu trennen. Die bakteriologische Diagnose kommt für den Kliniker meist zu spät, da die Toxinbildung stark und rasch einsetzt. Infektionen mit *Clostridium perfringens* bilden einen schweren, aber oft noch heilbaren lokalen Gasbrand. Bei Pferden und Rindern, die mit *Clostridium septicum, Cl. novyi* und *Cl. histolyticum* infiziert sind, treten dagegen rasch zum Tode führende Gasphlegmonen auf. Die pathogene Wirkung beruht auf den Toxinen. Außerdem bilden die Erreger Gas, das das Gewebe durchsetzt. Zwischen Infektion und Ausbruch der Krankheit vergehen nur wenige Stunden (6 Std., im Durchschnitt 1–4 Tage). Oft handelt es sich um tiefe, zerrissene und verunreinigte Muskelwunden, die gequetschtes Gewebe enthalten (Kruppe, Oberschenkel, Schulter). Phlegmone, Ödem, Gasbildung und schneller Gewebstod beherrschen das Krankheitsbild. In der Umgebung der infizierten Wunde entsteht zunächst eine elastische, gummiähnliche Schwellung, die schnell fortschreitet. Wenn sich die Phlegmone tief im intermuskulären und subfaszialen Gewebe entwickelt, fühlt sie sich härter, derber und gespannter an. Sie hat etwa die Konsistenz eines aufgeblasenen Luftballons. Der Wundschmerz ist nur an der Grenze zum gesunden Gewebe stark. Etwa nach 24 Std. ist die Schwellung heiß, schmerzhaft und puffig. Der Perkussionsschall ist tympanitisch. Die Haut ist emphysemähnlich gespannt. Aus Wunden und Inzisionen entströmen unter sprudelndem, gurgelndem oder pfeifendem Geräusch Schaum und Luftblasen. Der süßliche oder aashaft stinkende Geruch erfüllt die Umgebung. Beim Betasten des gashaltigen Gewebes entstehen knisternde Geräusche. Die sich schnell ausbreitende Phlegmone umfaßt oft den Kopf, den Hals, die Schultergegend einschließlich des Vorderbeines, den Rücken vom Widerrist bis zur Kruppe, den Hinterschenkel von der Kruppe bis zum Sprunggelenk oder die Leistengegend bis zum Brustbein. Im Bereich der Scheide, des Afters und an Schleimhäuten sieht man starke, ödemähnliche, glasige, schwappende Verdickungen, die Fingereindrücke annehmen, wenig schmerzhaft sind und sich kalt anfühlen.

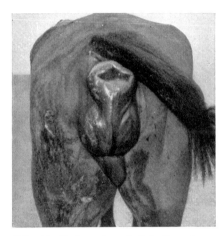

Abb. 74. Gasbrand nach Schußwunde an der linken Hinterbacke, 5 Stunden vor dem Tod.

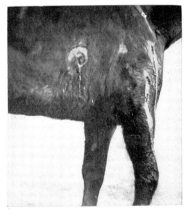

Abb. 75. Gasbrand an der Schulter seit 14 Tagen. Die Nekrosen stoßen sich ab. Heilung.

Das anfangs wäßrige Wundsekret enthält dunkelrotes, lackfarbenes, zersetztes Blut und wird bei Anwesenheit von Eiter- und Fäulniserregern nach 1–2 Tagen zu einer braunroten Jauche. Die Phlegmone schreitet schnell im subkutanen und intermuskulären Bindegewebe fort. Auch die Muskulatur stirbt in weitem Umfange ab. Sie ist blaugrün, bisweilen gefiedert oder wie gekocht aussehend, oft trocken und zerfällt zundrig. Sie läßt sich mit dem Finger durchstoßen. In anderen Fällen wieder ist sie breiähnlich zerfallen und blutet leicht. Dies ist der wichtigste Unterschied zwischen der putriden und der Gasbrandinfektion. Erste geht nur im Bindegewebe entlang, während der Gasbrand sofort auch die Muskeln ergreift.

Die Haut ist am widerstandsfähigsten. Auch stirbt sie zuletzt stellenweise ab. Wenn infolge der starken Schwächung des Allgemeinbefindens der Tod nicht in den ersten Tagen eintritt, so setzt am 5.–6. Tage eine jauchig stinkende, profuse Eiterung ein. Die Abstoßung der nekrotischen Gewebe vollzieht sich in etwa 2–3 Wochen. Man kann die nekrotischen Gewebsmassen oft mit der Hand aus der Wunde entfernen. Die Ausheilung der umfangreichen Defekte erfordert längere Zeit.

Das Allgemeinbefinden ist von Anfang an stark gestört. Die Toxine und Nekrosen rufen eine schwere Intoxikation hervor. Der Appetit ist schlecht, die Atmung beschleunigt, der Puls schnell, klein und jagend. Die Rektaltemperatur bewegt sich später zwischen 40,0 °C und 42,0 °C. Die Intoxikation führt oft innerhalb von Stunden oder wenigen Tagen zum Tode. Mit beginnender Demarkation des nekrotischen Gewebes bessert sich andernfalls das Allgemeinbefinden allmählich. Die Tiere magern in jedem Falle stark ab und bedürfen einer längeren Rekonvaleszenz. Ikterus entsteht durch Hämolyse.

Differentialdiagnose: Am schwierigsten ist die Abgrenzung des echten Gasödems von putriden und pyogenen gasbildenden Infektionen. Das subkutane Emphysem ist nahezu schmerzlos. Allgemeinerscheinungen fehlen.

Prophylaxe. Wegen des häufig tödlichen Verlaufes der Gasbrandinfektionen ist die Prophylaxe besonders zu beachten. Infektionen durch den Operateur oder durch das Instrumentarium sind durch strenge Asepsis zu vermeiden. Die Sterilisation der Instrumente vor Operationen muß auch die Gasbrandsporen vernichten (Erhitzung auf 120 °C). Infektionsgefährdete Wunden sind offen zu behandeln. Fremdkörper werden aus den Wunden entfernt. Schußwunden sind zu spalten. Bei längerem Schußkanal werden Ein- und Ausschußöffnung trichterförmig umschnitten. Die Ausschneidung infektionsgefährdeter Wunden soll inerhalb der ersten 7 Std. erfolgen. Vor Operationen und bei verdächtigen Wunden ist die Serumprophylaxe durchzuführen. Gegen Pararauschbrand kann aktiv mit Formolvakzine immunisiert werden (10 ml subkutan, nach 8 Tagen wiederholen). Der Schutz hält etwa 1 Jahr an. Die prophylaktische Behandlung der Wunde mit Sulfonamiden und Antibiotika, die gegen Anaerobier wirksam sind, bietet nur einen gewissen Schutz. Der Puder wird auf die Wundfläche messerrückendick aufgetragen. Prophylaktisch gibt man bei schwer infizierten oder/und gequetschten Muskelwunden oder Wunden an den weichen Geburtswegen bei Pferd und Rind 60–100 ml polyvalentes Gasbrandserum.

Die *Therapie* wird bei allen Gasphlegmonen nach den gleichen Grundsätzen durchgeführt. Sie ist nur dann von Erfolg begleitet, wenn sie frühzeitig eingeleitet wird und die Möglichkeit besteht, die primär infizierte Wunde operativ anzugehen. Bei kryptogener Infektion, bei Ausbreitung der Infektion vom Magen-Darm-Kanal her oder vom Uterus aus ist die Prognose schlecht. Die besten Heilungsaussichten bieten Infektionen mit *Clostridium perfrigens*.

Die Wundbehandlung soll den Anaerobiern die Lebensbedingungen verschlechtern. Luftzutritt hemmt das Wachstum der Infektionserreger. Deswegen sind die kissenartigen, puffigen Schwellungen ausgiebig und tief bis aufs gesunde Gewebe zu spalten. Die Ausdehnung ist durch sorgfältiges Abtasten zu ermitteln. Es werden möglichst viele Inzisionen im gesamten phlegmonösen Bereich gelegt. Alle Taschen und Buchten sind ebenfalls zu spalten oder gegenzuöffnen. Die Wunden werden alle 2 Std. mit 5%iger Wasserstoffperoxidlösung gespült. Neuerdings ist diese Therapie auch umstritten, da sich der abspaltende Sauerstoff dem Partialdruckgefälle folgend nur in der umgebenden Raumluft verteilt. Das Einblasen von Sauerstoff ins veränderte Binde- und Muskelgewebe ist der einfachen Sauerstoffberieselung vorzuziehen. Die Hohlnadel wird am Rande der Gasphlegmone eingestochen, so daß der Sauerstoff im lockeren Bindegewebe entlanggeblasen wird und aus den Inzisionen wieder heraussprudelt. Spülunge der Wunden mit chemischen Desinfektionsmitteln sind wirkungslos, da sie in der kurzen Berührungszeit die Anaerobier nicht abzutöten vermögen. Die Wundbehandlung erfolgt offen und verbandlos. Das Eindringen von Zucker in die Inzisionen wirkt sekretionsbeschleunigend, dadurch ausschwemmend, und bewirkt eine saure Reaktion.

Wenn die Abstoßung der nekrotischen Gewebe am 4.–6. Tag beginnt, wird die Wundbehandlung nach den allgemeinen Regeln durchgeführt.

Die Serumtherapie vermag die operative Wundbehandlung nicht zu ersetzen. Sie kommt stets zu spät. Die Penicillintherapie wirkt unterstützend. Streptomycin ist wirkungslos. Tetracycline und Chloramphenicol wirken nur im gesunden Gewebe abschirmend.

Die allgemeine Behandlung erstreckt sich auf die Verabreichung von Kreislaufmitteln, Traubenzuckerlösungen, Bluttransfusionen usw.

Per os können die Höchstdosen von Marfanil verabreicht werden. Da der kurative und die toxische Dosis eng beieinanderliegen, ist genaue Dosierung erforderlich. Es können zusätzlich zur Puderanwendung 6–8 g Marfanil pro Tag beim Pferd gegeben werden. 2 g werden sofort, dann weitere 1 g jeweils im Abstand von 4–6 Std. verabreicht. Die Dauer der oralen Anwendung richtet sich nach der Schwere der Erkrankung. Sie soll nicht länger als 6–8 Tage fortgesetzt werden. Die sachgemäß chirurgisch versorgte Wunde wird je nach der Größe mit 5–25 g Marfanil-Prontalbin- bzw. Pro-Ma-Puder dick bestreut. Die Puderung wird täglich wiederholt.

Eine Wirkung ist von Sulfonamiden nur im Frühstadium der Erkrankung zu erwarten. Voraussetzung ist, daß zugleich die Wunde aktiv radikal-chirurgisch behandelt wird. Die Erfolge verbessern sich wesentlich, wenn zugleich in hohen Dosen Penizillin verabreicht wird.

1960 wurde in der Humanmedizin als optimale Therapie des Gasödems die hyperbare Oxygenation (Sauerstoffüberdruckbeatmung) von Boerema und Brummelkamp eingeführt. Die Toxinbildung wird dadurch unterbrochen. Die Applikation des Sauerstoffs erfolgt in Überdruckkammern. Die Veterinärmedizin bedient sich aus Kostengründen und wegen der Seltenheit des Gasbrandes nicht solcher Verfahren. Hunde könnten in Krankenhäusern so behandelt werden.

1.2.3.2. Tetanus, Starrkrampf

Der Wundstarrkrampf wird durch das stäbchenförmige *Clostridium tetani* verursacht (Nikolaier 1884). Die aus der vegetativen Form entstehende Spore ist gegen Austrocknung sehr widerstandsfähig und hält sich jahrelang infektionstüchtig. Den Erreger findet man ubiquitär vor allem im Kot der Tiere, im Erdboden, Straßenstaub, in Holzsplittern und an anderen Fremdkörpern. Die Sporen sind sehr chemikalien- und hitzebeständig. Die vegetativen Erreger werden in wenigen Minuten bei 70–80 °C abgetötet. Die Sporen müssen 20 min einer Temperatur von 120 °C ausgesetzt werden, ehe sie vernichtet sind.

Mensch, Pferd, Rind, Schaf, Ziege, seltener Schwein, Hund und Katze können an Tetanus nach Wundinfektion erkranken. Der Erreger bildet Toxine, die von der Wunde aus zu einer spezifischen Intoxikation führen. Seltener gelangen die Erreger selbst in die Blutbahn. Meist bleiben sie in der Wunde liegen. Es können drei Arten von Tetanustoxinen differenziert werden. Das neurotoxisch wirkende *Tetanospasmin* ist das wichtigste. Das zweite, serologisch nachweisbare Toxin, das sog. *Neurotoxin*, besitzt kaum eine wesentliche klinische Wirkung. Schließlich kann klinisch das hämolysierend und kardiotoxisch wirkende *Hämolysin (Tetanolysin)* vernachlässigt werden.

Das Tetanospasmin wird vom Achsenzylinder der motorischen Nerven aufgenommen und dem Rückenmark zugeführt. Es löst dann krampfartige Muskelkontraktionen aus. Manchmal bleiben diese auf umschriebene Muskelgruppen beschränkt (lokaler Tetanus). Nach Aufnahme des Toxins in die Blutbahn kann es dem Gehirn direkt zugeführt werden. Es werden dann zentral bedingte Krampferscheinungen (allgemeiner Tetanus) ausgelöst.

Die klinischen Erscheinungen werden nach einer Inkubationszeit von 2–12 Tagen manifest. In der Regel zeigen sich die ersten Symptome nach 4–12 Tagen. Die Starrkrampferreger dringen stets durch Wunden ins Gewebe ein. Oft sind es kleinste Risse, Streif- und Stichwunden, die kaum geblutet haben und entsprechend der langen Inkubationszeit schon verheilt und unauffindbar sein können, wenn die ersten Erscheinungen des Tetanus auftreten. Alle Wunden, die durch verunreinigte Fremdkörper verursacht werden (Nageltritte, Vernagelung, Gabelstiche) oder Fremdkörper enthalten (Kot, Staub, Gartenerde, Granat- und Minensplitter, Holzsplitter, Ligaturen, Kluppen usw.) und zugleich den Anaerobiern gute Nistgelegenheiten in der Tiefe bieten, sind infektionsgefährdet. Die Hunde kann sich zur Zeit des Auftretens des Starrkrampfes in jedem Stadium der Wundheilung befinden (Granulation, Vernarbung, Eiterung usw.). Der *Tetanus neonatorum* entsteht durch Infektion des Nabels in den ersten Wochen nach der Geburt, der *Tetanus puerperalis* beim Muttertier nach Wunden der Geburtswege.

Das klinische Bild wird beim Pferd beherrscht durch krampfartige Muskelkontraktionen. Die Muskeln fühlen sich bretthart an. Der Muskelkrampf wird durch äußere Reize, wie Lärm, Licht, Berührung und Erschütterung, auch bei der Futteraufnahme plötzlich ausgelöst.

In leicht verlaufenden Fällen bemerkt man anfangs Schweißausbruch, Mattigkeit, Steifheit, geringeren Appetit, vorsichtiges Kauen und langsames Abschlucken der Nahrung für einige Tage. Sodann stellt sich erst der typische Muskelkrampf ein.

Infolge des Tetanus der Extremitätenmuskulatur stehen die Tiere mit gespreizten Beinen sägebockähnlich. Die Fortbewegung geschieht steifbeinig und ist oft unmöglich. Im Liegen werden die Beine ebenfalls starr und gestreckt gehalten. Durch die Anspannung der Gesichtsmuskeln sind die Nüstern bisweilen trompetenähnlich erweitert. Die Ohrhaltung ist steif. Beim Anheben oder Beklopfen des Kopfes fällt die Nickhaut über das zurücksinkende Auge vor, da der M. retractor bulbi angespannt wird. Der Vorfall der Nickhaut ist immer vorhanden und ein wertvolles Symptom zur Sicherung der klinischen Diagnose. Kopf, Hals und Rücken werden gestreckt (Orthotonus) oder erhoben getragen (Opisthotonus, Nackenstarre). Der Krampf der Agemmuskeln behindert die Atmung. Sie ist oberflächlicher. Der Bauch ist durch die Muskelanspannung aufgeschürzt. Der Schweif wird waagerecht gestreckt, erhoben getragen oder nach einer Seite gezogen. Die Veränderung der Schweifhaltung tritt sehr früh ein (diagnostisch wichtig). Die Rektaltemperatur ist anfangs nicht erhöht. Sie steigt beim Auftreten von Komplikationen (Dekubitus, Lungengangrän) und vor dem Tod. Auch der Puls ist anfangs oft unverändert. Beim Pferd kann man analog zum Menschen drei Schweregrade unterscheiden:

Schweregrad I: leichter Tetanus: Muskelrigidität, besonders Trismus, Opisthotonus, Schluckbeschwerden, Therapie: Sedierung ausreichend.

Schweregrad II: mittelschwerer Tetanus: erhebliche Muskelrigidität bis zur Grenze der Ateminsuffizienz, leichte Krampfneigung. Therapie: Tracheotomie, Sedierung notwendig.

Schweregrad III: schwerer Tetanus: starke Muskelrigidität, Ateminsuffizienz, generalisierte Krämpfe, Kreislauflabilität. Therapie: Langzeitintubation bzw. Tracheotomie, Sedierung, Relaxation, Beatmung, Intensivtherapie.

Beim *Rind* entsteht der Tetanus nach äußeren Wunden, Schleimhautwunden in der Mundhöhle nach Beweiden von Stoppeläckern, der Aufnahme trockener, harter Pflanzenstengel, besonders durch Jungrinder, auch nach Fremdkörperwunden im Vormagen und nach Verletzungen der Geburtswege beim Kalben. Das Leiden beginnt oft mit einer Verdauungsstörung. Kauen und Wiederkauen sind nach Dietz und Schneider (1957) nicht immer erschwert. Kot und Harnabsatz können sistieren. Vorfall der Nickhaut mit leichtem Exophthalmus sind manchmal vorhanden. Es bestehen Trismus und Speichelfluß. Kopf und Hals werden gestreckt gehalten.

Die Halsmuskulatur ist bretthart. Der Hals kann nicht zur Seite gebeugt werden. Die Ohren werden unbeweglich und nach hinten gehalten. Die Tiere stöhnen. Der Rücken ist aufgekrümmt. Die Stellung ist bisweilen sägebockähnlich. Der Gang ist steif und breitbeinig. Die Tiere köten in den Fesselgelenken manchmal über. Die Steifheit der Glieder fällt beim Aufstehen besonders ins Auge. Der Schwanz ist steif und vermag die Fliegen nicht abzuwehren. Er wird etwas angehoben und gestreckt

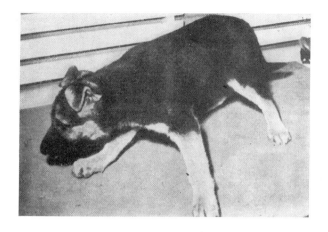

Abb. 76. Tetanus. Schäferhund 10 Wochen alt. Sägebockähnliche Stellung (nach Loeffler und Mitarb. 1962).

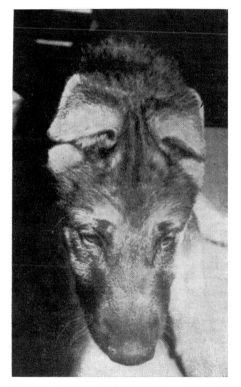

Abb. 77. Tetanus bei 10 Wochen altem Schäferhund. Faltenbildung auf der Stirn und zwischen den Ohren, die einander stark genähert sind (nach Loeffler und Mitarb. 1962).

gehalten. Die Milch versiegt bis auf geringe Mengen.

Schafe und *Ziegen* sind äußerst tetanusempfindlich. Sie erkranken bei kleinen Hautwunden, nach blutigen, aber auch unblutigen Kastrationen und nach dem Kupieren.

Beim *Hund* sieht man starren Blick, Exophthalmus, Starre und Engstellung der Ohren und Weitstellung der Beine. Krämpfe der Gesichts- und Beinmuskeln, Faltenbildung der Stirnhaut, Trismus, der manchmal nicht ganz ausgeprägt ist, Vorfall der Nickhaut und zurückgebogene Kopfhaltung (Opisthotonus), gespannten Gang und steife Körperhaltung. Pulsfrequenz und Temperatur liegen meist im normalen Bereich, bis sich Komplikationen einstellen. Aufregung und Angstzustände sind meist nicht vorhanden. Bisweilen wird in der Umgebung der Bißwunde zunächst nur lokaler Tetanus beobachtet. Die Gliedmaßen befinden sich dabei in spastischer Streckstellung und können nicht gebeugt werden. Nach einigen Tagen schließt sich oft der allgemeine Tetanus an.

Bei der *Katze* werden Erbrechen, Starre der Vor- und Nachhand mit maximaler Streckung der Extremitäten, zunehmender Starre des ganzen Körpers und des Schwanzes, Vorstrecken der Zunge und Schluckbeschwerden beobachtet. Der Kopf kann nur wenig angehoben werden. Trismus kann fehlen. Die Ohren sind oft enggestellt, die Stirn ist meist in Falten gezogen. Geringgradiger Nickhautvorfall kann bestehen. Spastische Krämpfe der Rumpf- und Gliedmaßenmuskulatur lassen sich durch Geräusch (Knall) und Berührung auslösen.

Verlauf. Bei starker Virulenz der Erreger kann das Leiden innerhalb weniger Tage unter stürmischen Erscheinungen des allgemeinen Tetanus zum Tode führen. Meist dauert die Krankheit etwa 14 Tage. Der Tod tritt ein durch Atemlähmung, Herzlähmung, Entkräftung wegen Behinderung der Futteraufnahme oder infolge der sich häufig einstellenden Komplikationen (Dekubitus, Septikämie, Aspirationspneumonie). Die Mortalitätsziffer beträgt etwa 60%. Wenn die Atmung von Anfang an stark behindert ist, die Tiere nicht mehr stehend gehalten werden können oder die Futteraufnahme unmöglich ist, gestaltet sich die Prognose stets schlecht. Die Aussichten auf Heilung erhöhen sich, wenn die ersten beiden Wochen gut überstanden sind. Überstehen Pferde und Hunde den 14. bis 18. Tag, so besteht Hoffnung auf Heilung. Vorher sollte man in der Prognose vorsichtig sein.

Bessere Aussichten bieten die Fälle mit langem Inkubationsstadium, solche, in denen die Wunde peripher und weit entfernt vom Zentralorgan liegt, und solche, in denen die Erscheinungen allmählich mit lokalem Tetanus beginnen. Nach etwa 2 Wochen lassen die Krampfzustände allmählich nach. Es können plötzlich und unerwartet in wenigen Stunden Rückfälle eintreten, die innerhalb eines Tages schon tödlich enden. Insbesondere sterben die Tiere oft in dieser Zeit an Lungengangrän infolge Verschluckens und Aspiration von Speichel und Futter. Hält die Besserung an, so vergehen immerhin oft noch 1–2 Monate, bis die Steifheit der Glieder vollkommen verschwunden ist und die meist stark abgemagerten Tiere sich vollkommen erholt haben.

Prophylaxe. Die passive Immunisierung wird heutzutage in der Veterinärmedizin nur noch bei Schafen und Ziegen im Zusammenhang mit Kastrationen und anderen operativen Eingriffen durchgeführt. Sportpferde, Zuchtpferde und Rennpferde werden in den meisten Ländern mehrmals immunisiert. Deshalb gibt man Serum nur an nicht aktiv immunisierte Pferde bei Operationen und bei Verwundungen oder als Simultanimpfung. Das Serum wirkt beim Pferd etwa 3 Wochen. Der Impfschutz tritt am schnellsten nach intravenöser Einverleibung ein. Die Schutzdosis beträgt für das Großtier 12500 internationale Antitoxineinheiten (= 25 ml). Der Serumschutz ist nicht absolut sicher. Für Pferdebestände mit häufigen Starrkrampferkrankungen empfiehlt sich die aktive Immunisierung mit Tetanus-Formoltoxoid, die einen Schutz für etwa ein Jahr gibt. Aluminiumhydroxid-Adsorbatimpfstoff erzeugt Immunität in 10 Tagen für ein Jahr. Bei der aktiven Immunisierung mit Anatoxin sind drei Injektionen im Abstand von 4 Wochen erforderlich. Wird diese Schutzimpfung nach einem Jahr wiederholt, so tritt Dauerimmunität für ca. 5 Jahre ein. Nach weiteren 5 Jahren sind Auffrisch(Booster)-Injektionen erforderlich.

Frühzeitige aktive Versorgung der Gelegenheitswunde nach chirurgischen Grundsätzen bietet den wichtigsten und sichersten Schutz gegen die Tetanusinfektion. Kanäle sind freizulegen bzw. trichterförmig zu umschneiden Fremdkörper zu entfernen. Restlose Freilegung der Kanäle nach Nageltritten, Umschneidung und Entfernung aller veränderten Gewebe sichern vor Tetanus.

Therapie. Ist die Infektionspforte nachweisbar und die Wunde noch nicht abgeheilt, so soll die Behandlung an der Wunde beginnen, wenn der Zustand des Tieres es noch zuläßt. Die weitere Zufuhr von Toxinen an die Nerven und in die Blutbahn muß unterbunden werden. Die chemische Antisepsis allein erfüllt diesen Zweck nicht. Sie tötet höchstens oberflächlich die Eitererreger ab, die als Sauerstoffverzehrer das Wachstum der Starrkrampferreger erleichtern. Es ist daher die radikale Wundausschneidung vorzunehmen. Die bereits an die Nerven gebundenen Toxine werden dabei nicht mehr unschädlich gemacht. Die Wundexzision vermag nur den Nachschub von Toxinen zu drosseln. Es zeigt sich, daß eine nach Krankheitsmanifestation durchgeführte Wundexzision keinen Einfluß auf den klinischen Verlauf der Erkrankung hat.

Die Heilimpfung mit Starrkrampfserum in hohen Dosen ist in ihrem Erfolg unsicher. Neben der subkutanen, intramuskulären und intravenösen Verabreichung des Serums hat man eine bessere Wirkung zu erzielen versucht, indem man das Serum subdural und extradural oder direkt an die das

Wundgebiet versorgenden motorischen Nerven spritzte. Auch die lokale Umspritzung der infizierten Wunde ist versucht worden. Die Serumtherapie ist ohne sicheren Erfolg; sicherlich kann man sie nicht ganz ablehnen. Pferden gibt man 1000–2000 ml Tetanusantitoxin intravenös. Die Box sollte abgedunkelt und geräuscharm sein. Die Recovery-Boxen eignen sich in Kliniken gut zur Tetanusintensivtherapie. Festliegende Pferde sind schlecht am Leben zu erhalten.

Der Ernährung muß besondere Sorgfalt gewidmet werden. Solange die Tiere noch etwas kauen und schlucken können, wird breiige oder suppenähnliche Nahrung verabreicht. Bei totalem Trismus kann die künstliche Fütterung durch die Nasenschlundsonde versucht werden. Beim Hund, der tagelang hungern kann, genügen anfangs Traubenzuckerlösungen, Aminosäuren und Lipoide.

Elektrolytlösungen dienen dem Flüssigkeitsersatz. Infusionen von Magnesiumsulfatlösung bringen vorübergehende Besserung. Intravenöse Infusionen einer 5%-igen Natriumhydrogencarbonatlösung vermögen den Muskelkrampf etwas zu lösen. Die Verabreichung von Neuroplegika (Combelen®, Largactil®, Propaphenin®) wird empfohlen, die den Krampf manchmal, nicht aber regelmäßig, für 10–50 Std. mildert oder aufhebt. Man injiziert Großtieren 5–10 ml Combelen oder 20–25 ml Propaphenin intravenös zweimal am Tage. Mit fortschreitender klinischer Besserung wird die Dosis reduziert. Ein sicherer Erfolg ist von keinem der bisher bekannten Heilmittel zu erwarten. Die Anwendung zentral angreifender Muskelrelaxantien vermag den klinischen Verlauf günstiger zu gestalten. Guajakolglycerolether (My 301®, Myanesin®), der nicht zu Atemlähmungen führt, kann intravenös gegeben werden. Die Behandlung muß vor allem eine symptomatische sein. Sie erfordert viel Umsicht und gute Pflege des Patienten. Lärm, unnötige Berührung usw. sind zu vermeiden. Die Tiere brauchen Ruhe.

Mit beginnender Besserung des Leidens ist regelmäßige Bewegung der weiteren Lösung der Muskelstarre förderlich.

Literatur

Al-Khatib, G.: Differentiation of clostridia. I, IV, V, VI. Arch. exp. Vet.-Med. **22** (1968), 281. Arch. exp. Vet.-Med. **22** (1968), 1107. Arch. exp. Vet.-Med. **22** (1968), 1197.
Alpern, R. J., and Dowell, V. R.: Clostridium septicum infections and malignancy. J. Amer. med. Assoc. **209** (1969), 385.
Boerema, I., en W. H. Brummelkamp: Behandlung van anaerobe infecties met incedeming van zuurstof onder en druk van drie atmosferen. Ned. T. Geneesk. **104** (1960), 2548.
Brummelkamp, W. H., Hogendijk, J., and Boerema, I.: Treatment of anaerobic infection (clostridial myositis) by drenching the tissues with oxygen under high atmospheric pressure. Surgery **49** (1961), 299.
Eyrich, K.: Tetanus. In: P. Eckert und B. Savić: Septische Chirurgie. Schattauer-Verlag, Stuttgart-New York 1980.
Mayrhofer, O., R. Kucher und F. Chott: Moderne Aspekte in der Tetanusbehandlung. Wien. klin. Wschr. **7** (1963), 469.
Schoop, G.: Clostridien der Haustiere. In: H. Blobel und T. Schließer: Handbuch der bakteriellen Infektionen bei Tieren. Band II. VEB Gustav Fischer Verlag, Jena 1980.
Valette, L., and H. G. Petermann: Clostridium tetani. In: H. Blobel und T. Schließer: Handbuch der bakteriellen Infektionen bei Tieren. Band II. VEB Gustav Fischer Verlag, Jena 1980.

1.2.4. Spezifische Wundinfektionen

1.2.4.1. Aktinobazillose, Aktinomykose, sog. Strahlenpilzerkrankung

Aktinomykose ist ein klinischer und pathologisch-anatomischer Begriff für eine bei Rind und Schwein, seltener bei anderen Haustieren lokal ablaufende, chronische produktive Entzündung, die unter gleichzeitiger Bildung von Eiterherden verläuft. Der Eiter enthält sog. „Drusen", die makroskopisch noch erkennbar sind. Sie lassen mikroskopisch eine randständige Kolbenschicht erkennen.

Erreger. Bollinger fand 1877 bei Rindern in geschwulstähnlichem Gewebe kernige Drusen, die strahlig angeordnete Fäden mit kolbiger Verdickung aufwiesen. Harz und Bollinger sahen den Erreger als Pilz an. Seit dieser Zeit besteht im deutschen Sprachgebrauch für diese spezifische Wund-

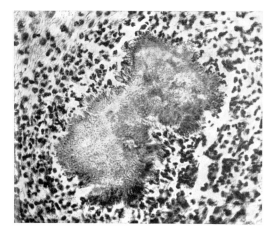

Abb. 78. Aktinomykotische Druse aus dem Oberkiefer des Rindes.

infektion der Ausdruck „Strahlenpilzerkrankung", 1891 wurde der gleiche Erreger von Boström als *Actinomyces bovis* bezeichnet. Er wurde zunächst als einheitliche Ursache der menschlichen und tierischen Aktinomykose angesehen. Die Aktinobazillose wurde 1902 von Lignières und Spitz bei einer Epizootie in Argentinien nachgewiesen.

Das klinische und pathologisch-anatomische Bild der Aktinomykose bei Rind und Schwein wird durch verschiedene Erreger verursacht. Diese Erreger vermögen bei besonderer Reaktionslage des erkrankten Organismus bzw. der betroffenen Gewebe Drusen zu bilden.

Als Erreger werden gefunden:

1. *Actinobacillus lignièresii* als Erreger der Weichteilaktinomykose des Rindes (Aktinobazillose).
2. *Actinomyces israeli* (syn.: Bakterium von Wolff und Israel, *Streptothrix israeli*, *Corynebacterium israeli* Radtke), der als Erreger der Aktinomykose beim Menschen angetroffen wird.
3. *Actinomyces bovis*, der als Erreger der Knochenaktinomykose des Rindes und Schweines (Braunschweig 1963), aber auch der Euter-, Ohr- und Präputialaktinomykose des Schweines isoliert wurde (Aktinobakteriose).
4. *Staphylococcus pyogenes* var. *aureus* s. var. *albus* (Familie *Micrococcaceae*), der als Erreger mancher Weichteilaktinomykosen am Kopf, im Gliedmaßen- und Rumpfbereich beim Rind und häufig als Erreger der Euteraktinomykose bei Rind, Schwein, Ziege und sehr oft (Lohf 1962) als Erreger der Samenstrangaktinomykose des Schweines gefunden wird (Aktinokokkose).
5. *Corynebacterium pyogenes*, das bei Weichteil- und Knochenaktinomykose bei Rind und Schwein nachgewiesen wird.
6. *Streptococcus pyogenes* (β-hämolysierende Streptokokken) als Erreger der Lymphknotenaktinomykose beim Rind und der Euteraktinomykose des Schweines (Dietz 1958).
7. Klinisch und pathologisch-anatomisch wird darüber hinaus Aktinomykose des öfteren beim Vorliegen von Mischinfektionen diagnostiziert. Dabei werden u. a. gleichzeitig Mikrokokken und Streptokokken, Mikrokokken und *Escherichia coli*, Streptokokken und *Escherichia coli*, *Actinobacillus lignièresii* und Mikrokokken und Mischinfektionen, bestehend aus *Corynebacterium pyogenes*, Mikrokokken, *Escherichia coli* und *Pseudomonas aeruginosa* nachgewiesen (Dietz 1958).

Die *Infektion* geht von kleinsten Haut- oder Schleimhautwunden aus. Da der überwiegende Teil aller Aktinomykosen beim Rind im Bereich des Kopfes lokalisiert ist, ist die Eintrittspforte in der Mund- oder Rachenschleimhaut zu suchen. Bei der Sau sind es kleine Zitzenhautwunden, von denen aus die Euteraktinomykose entsteht. Die Erreger haften an der Streu, an Getreidegrannen, Ähren, Heu, an Fremdkörpern und anderen Gegenständen und dringen in die Mundschleimhaut, das Zahnfleisch, das Periodont, die Zunge, die Speicheldrüsenausführungsgänge oder die Rachenschleimhaut beim Kauen und Schlingen ein. Aktinomykosen des Magen-Darm-Kanals, der Leber, des Bauchfells, der Trachea und der Lunge sind beim Rind selten. Neuerdings werden Haut-, Unterhaut- und Lymphknotenaktinomykose des öfteren an den Gliedmaßen einschließlich der Klauen und an Körperlymphknoten nicht nur bei Einzeltieren, sondern auch gehäuft als Bestandserkrankung bei Rindern beobachtet (Sattler

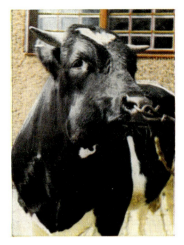

Abb. 79. Doppelfaustgroßes Aktinomykom am Unterkiefer eines Bullen.

vem Charakter, wobei sich auf dem Querschnitt kleine Körper mit radiärer Streifung und kolbenförmigen Gebilden feststellen lassen. Infolge von Gewebswucherungen kommt es zu knotenartigen Verhärtungen. Diese können einzeln oder auch multipel in den jeweils befallenen Weichteilen oder Knochen auftreten. Später stellt sich innerhalb dieser Verhärtungen an einzelnen oder mehreren Stellen Fluktuation ein. Es kommt zur Abszedierung mit chronischer Eiterung und zurückbleibender Fistelbildung. Manchmal wird beim Rind Metastasenbildung an den inneren Organen (Lunge, Magen-Darm-Kanal) beobachtet.

Die Verdickungen sind hart und wenig schmerzhaft. Die Haut und die Schleimhaut sind mit der Verdickung meist innig verwachsen. Weichteilaktinomykome lassen sich auf ihrer Unterlage im Anfangsstadium gut verschieben. Auf der Schnittfläche ist das Gewebe porzellanweiß und knirscht unter dem Messer. In ihm liegen multipel die Aktinomykome und kleine Abszesse, deren Wand aus einer zentralen Granulations- und einer peripheren Bindegewebsschicht besteht. Sie vergrößern sich und fließen zusammen. Im Verlauf von Wochen und Monaten entstehen faust- bis kopfgroße Knoten. Die Haut wird allmählich durchwuchert und durchbrochen. Es erscheint jetzt tumorähnliches, wenig sezernierendes, leicht eintrocknendes Granulationsgewebe. Die Eiterherde brechen durch und entleeren sich nach außen. Der Eiter ist dick, zäh,

1968). In Schweinegroßbeständen werden ein gehäuftes Auftreten von Euteraktinomykose bei Masttieren und ein vermehrtes Vorkommen von Weichteil- und Knochenaktinomykose im Kopfbereich bei Zuchttieren festgestellt.

Pferd, Schaf und Ziege erkranken selten. Auch bei Elefanten, Bären, Hirschen und Rehen hat man Aktinomykose festgestellt. Beim Menschen ist sie nicht selten.

Das *klinische Bild* zeigt sich als chronische Entzündung der verschiedenen Gewebe (Haut, Schleimhaut, Lymphknoten, Drüsen, Knochen) mit teils eitrigem, teils produkti-

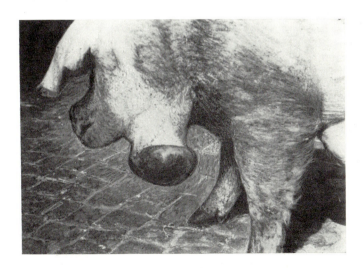

Abb. 80. Aktinomykom im Kehlgang eines Schweines.

schleimig, honigähnlich in der Konstistenz und meist von satter gelber Farbe. Mit eingetretener Abszedierung kommt es nicht zur Abheilung. Es bleiben stets Eiterfisteln zurück. Sie schließen sich langsam. Unter Vergrößerung des infiltrierten Gewebes bilden sich neue Abszesse in der Nachbarschaft. Über die Lymphbahnen dringen die jeweiligen Erreger in den regionären Lymphknoten ein. Dieser verdickt sich und wird schmerzhaft. Sofern nicht primär eine Lymphadenitis vorliegt, kann es nun sekundär, besonders im Gefolge von Haut-, Schleimhaut-, Muskel- und Drüsenaktinomykose, zur abszedierenden Lymphadenitis kommen. Am häufigsten ist die Aktinomykose mit den beschriebenen Veränderungen im Bereich der Haut und Schleimhaut des Kopfes, im Bindegewebe, in der Muskulatur, im Knochen und Knorpel, in den Speicheldrüsen und deren Lymphknoten und vereinzelt an den inneren Organen zu finden.

Pathologisch-anatomisch ist das Leiden gekennzeichnet durch die Bildung geschwulstähnlicher Verdickungen oder Knoten im Gewebe (Aktinomykome). Man rechnet diese den infektiösen Granulomen zu.

Klinische Formen

Weichteilaktinomykosen: 1. Die Aktinomykose der Haut tritt am Kopf, aber auch im Rumpf-, Gliedmaßen- einschließlich Klauenbereich beim Rind, seltener beim Schwein in Form von haselnuß- bis faustgroßen Knoten auf, die sich hart anfühlen und eine glatte, aber auch höckrige oder knollige Oberfläche haben. Manchmal sind die Verdickungen weich, warzenähnlich und aus geschwürig-zerfallendem Granulationsgewebe. Später zeigen sich Abszedierungen und Fistelbildung. Die Hautaktinomykose kommt als einzelner Knoten, manchmal aber auch über einen Körperabschnitt mit zahlreichen verstreut liegenden knotenartigen Verdickungen vor. Diese reichen stets bis in die Unterhaut hinein. Sie entstehen primär, sekundär per continuitatem im Gefolge der Aktinomykose der Kopfknochen, der Lymphknoten, Speicheldrüsen, des Euters, des Samenstranges usw. Am Ohr des Schweines verläuft die Hautaktinomykose mit diffuser Verdickung des gesamten Ohres. Die Tiere drehen den Kopf so, daß das erkrankte, bis zu 5 kg schwere Ohr nach unten hängt und auf dem Boden schleift.

2. Die Aktinomykose der Schleimhaut findet man verhältnismäßig oft, teils flächen- und beetartig von der Umgebung abgesetzt, teils in Form von fungösen Knoten an der Nasenschleimhaut. Sie kann die Nasenlöcher verlegen oder die Nasengänge verstopfen. Hierdurch wird die Atmung behindert. Ein Übergreifen auf den harten oder weichen Gaumen mit Durchbrüchen nach der Mundhöhle ist möglich. Primär tritt die Aktinomykose des Zahnfleisches, der Backen- und Zungenschleimhaut auf. Vom Zahnfleisch aus führt die Aktinomykose in die Tiefe fortschreitend zur Aktinomykose des Periodonts und von dort zur Ostitis bzw. Osteomyelitis actinomycotica von Unter- oder Oberkiefer. Im Rachen, am freien Rand des Gaumensegels, treten polypenähnliche, manchmal gestielte kirsch- bis walnußgroße Schleimhautaktinomykome auf. Sie verursachen, sofern die benachbarten Lymphknoten noch nicht miterkrankt sind, keine Atem- und Schluckbeschwerden. Glatte hasel- bis walnußgroße Aktinomykome findet man bisweilen im Kehlkopf, in der Trachea, der Speiseröhre, in der Schleimhaut der Haube oder den Schleimhautfalten des Labmagens. Sie können bei entsprechender Größe zum Passagehindernis im Sinne einer Obturationsstenose werden. Aktinomykome an der Glans penis des Bullen sind erbsen- bis kirschgroß. Durch mechanische Reizung kommt es zur Blutung.

3. Die Zungenaktinomykose ist bis auf wenige Ausnahmen (Aktinobazillose der Zunge beim Hund, Linton und Osborne 1956) eine nicht allzu selten auftretende Erkrankung des Rindes. Dabei ist die Querfalte auf der Dorsalfläche vor dem Zungenwulst (sog. Futterloch) eine bevorzugte Infektionspforte. Die Erkrankung kann auch an der Seiten- und Unterfläche der Zunge beginnen. Sie verläuft in verschiedenen Formen:

Bei der disseminierten Form enthält die Zunge eine große Zahl linsen- bis erbsengroßer harter bindegewebiger Knötchen. Diese bestehen aus Eiter und käsigen Zerfallsmassen. Die Zunge erscheint an den

Seitenflächen und der Unterfläche höckrig. Man sieht außerdem an diesen Stellen harte, knotige, gelbe und braun gefärbte Flecke.

Die fungöse Form ist meist eine primäre Schleimhautaktinomykose. Durch Nekrose der Schleimhaut entstehen Geschwüre und durch Wucherungen manchmal von einer bindegewebigen Kapsel überzogene knollige und pilzförmige Erhabenheiten. Auch hierbei treten Abszedierung und Fistelbildung

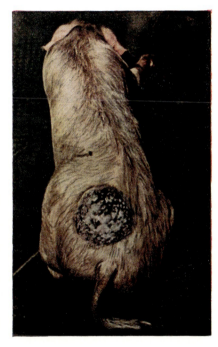

Abb. 81. Hautaktinomykose auf der Kruppe eines Schweines.

auf. Auf Kosten der Zungenmuskulatur kommt es zur Bindegewebszubildung. Dies führt zur Vergrößerung, Verhärtung und Einschränkung der Beweglichkeit der Zunge. Es entstehen hierbei Übergänge zur dritten Form, der Holzzunge.

Die *Holzzunge* ist gekennzeichnet durch das Vorherrschen dichter bindegewebiger Indurationen. Dadurch wird der Umfang der Zunge erheblich vergrößert. Aktinomykotische Herde findet man hierbei nur noch vereinzelt. Die Zungenspitze ragt über die Schneidezähne nach vorn. Seitlich wird die Zunge durch die Backenzähne derartig eingeengt, daß Drucknekrosen und Geschwüre entstehen. Sie zeigen sich als erhabene flächenhafte, leicht blutende Granulationen. Der Kehlgang wird von der Zunge schließlich vollständig ausgefüllt. Er ist dann ebenfalls brettartig hart und beetartig nach unten von den Unterkieferästen abgesetzt.

Eine sekundäre Miterkrankung der regionären Lymphknoten im Verlauf der Zungenaktinomykose ist selten.

4. Die Aktinomykose der Speicheldrüsen (Glandula parotis, Glandula submaxillaris) ist häufig. Dabei ist meist das Interstitium, weniger das Drüsenparenchym in Mitleidenschaft gezogen. Manchmal ist die jeweilige Drüse von zahlreichen kleineren Knoten und Herden durchsetzt und hart infiltriert. An einzelnen Stellen treten Abszedierung und Fistelbildung auf. Funktionelle Störungen fehlen nahezu immer. Der zugehörige Lymphknoten ist meist miterkrankt.

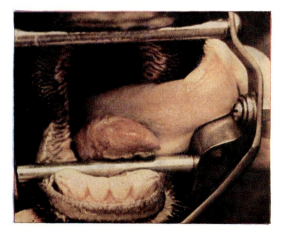

Abb. 82. Fungöse, von der Seitenfläche ausgehende Zungenaktinomykose beim Rind.

5. Die Aktinomykose der Lymphknoten ist sowohl im Kopf- als auch im übrigen Körper- und Gliedmaßenbereich eine der häufigsten Formen der Weichteilaktinomykose. Sie weist oft auf eine aktinomykotische Erkrankung im Zustromgebiet des Lymphknotens hin. 75% aller Strahlenpilzerkrankungen sind Lymphadenitiden im Kopf-Hals-Bereich. Vermehrt werden in Rindergroßbeständen Haut-Lymphknoten-Aktinomykosen am Bauch und an den Hintergliedmaßen beobachtet. Die Lymphknoten vergrößern sich allmählich bis auf Faustgröße und darüber. Anfangs sind sie derb und feinhöckrig auf der Unterlage verschiebbar. Später stellten sich Fluktuation und Abszedierung ein. Auch hier bleibt eine Fistel zurück. Eine Behandlung wird dann erfolgreich sein, wenn die gleichzeitig vorhandenen Hautaktinomykome im Zustromgebiet mit beseitigt werden können. Im Kopfbereich führt die Aktinomykose der Pterygoid- und der medialen retropharyngealen Lymphknoten zur Einengung des Rachenraumes und der Atemwege. Bei der manuellen Palpation von der Mundhöhle aus fühlt man den bis zu Faustgröße umfangsvermehrten, manchmal von intakter Schleimhaut überzogenen, manchmal von pilzförmigen Granulationen nach unten überwucherten oder auch fluktuierenden Pterygoidlymphknoten von dorsal her in den Rachenraum hervorragen. Die Choanen werden teilweise oder vollständig verlegt. Die gleichen Veränderungen werden bei Erkrankung eines der medialen retropharyngealen Lymphknoten im Bereich der linken oder rechten Pharynxwand beobachtet. Es kommt in beiden Fällen zu schnarchenden Atemgeräuschen, manchmal auch zu Schlingbeschwerden und allmählich zur Abmagerung.

6. Die Aktinomykose des Euters findet man in überwiegendem Maße bei der Sau. Es erkranken in der Regel nur Teile des Gesäuges. Die befallenen Abschnitte sind hart, vergrößert, höckrig und knotig verdickt. Abszedierung, Fistelbildung, bindegewebige Induration und schwartige Verdickung charakterisieren auch hier das Leiden. Pilzförmige Granulationen bleiben nach Abszedierung zurück. Manchmal liegen in anderen Euterabschnitten noch kirschgroße bindegewebige Knoten vor, die im Zentrum den aktinomykotischen Eiter enthalten. Der zugehörige Euterlymphknoten erkrankt häufig mit. Bei Rind, Schaf und Ziege ist die Euteraktinomykose selten.

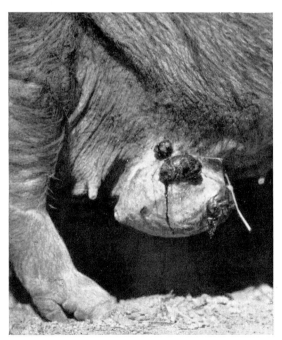

Abb. 83. Aktinomykose des Gesäuges beim Schwein.

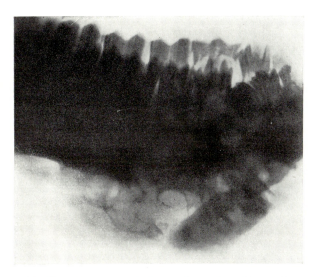

Abb. 84. Knochenaktinomykose im Röntgenbild.

7. Eine knotige Aktinomykose des Präputiums konnte man in den letzten Jahren beim Eber beobachten.

8. Die Samenstrangaktinomykose des Schweines zeigt sich mehrere Wochen nach der Kastration durch derb-höckrige Anschwellungen unter Einbeziehung der Tunica vaginalis und der Skrotalhaut. Es kommt zur Abszedierung und Fistelbildung.

9. Die Aktinomykose der inneren Organe (Lunge, Milz, Leber, Niere, Peritoneum, Gehirn, Haube, Labmagen) kann metastatisch auftreten. In der Lunge besteht die Möglichkeit der primären Infektion durch Aspiration der Erreger. An der Haube und am Labmagen entsteht die Aktinomykose primär über Schleimhautwunden durch perforierende Fremdkörper. Auf die gleiche Art und Weise kommt es zur Aktinomykose des Bauchfells. Es bilden sich in der Vormagen- oder Labmagenwand, im Peritoneum Knötchen verschiedenartigster Form und Größe. Man erkennt sie an ihrem typischen bindegewebigen Aufbau und an den im Zentrum liegenden Drusen, die meist in einem Eitertröpfchen schwimmen. Die Höhle ist mit Granulationsgewebe ausgekleidet. Auch diffuse Infiltrationen kommen vor.

Knochenaktinomykose. Sie tritt beim Rind in Form der Kieferaktinomykose auf. Die Infektion erfolgt über das Zahnfleisch und von den Alveolen aus. Es entsteht allmählich eine sich vergrößernde Auftreibung des Unter- oder Oberkiefers im Bereich der Backenzähne. Die Aktinomykose im Schneidezahnteil des Unterkiefers beim Schwein und Rind überragt als eitrige pilzförmige Granulationen die Unterlippe nach vorn. Vom Zahnfleisch ausgehend, bildet sich im Unterkiefer ein osteomyelitischer Herd. Manchmal kommt es zur Abszedierung nach außen und zur Bildung von knopfförmigen Granulomen mit Fistelbildung. Allgemeinbefinden und Futteraufnahme sind in diesem Stadium kaum gestört.

Meistens schreiten nunmehr die aktinomykotische Osteomyelitis und Ostitis weiter fort. Die Knochen sind zunehmend aufgetrieben und weitgehend porosiert (Spina

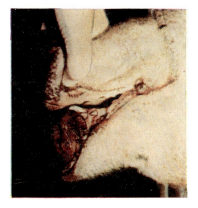

Abb. 85. Aktinomykose im Schneidezahnteil des Unterkiefers beim Eber.

1. *Verletzung (Laesio)*

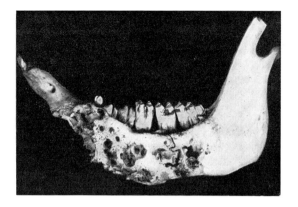

Abb. 86. Aktinomykotisch veränderter Unterkiefer des Rindes (Spina ventosa).

ventosa). In ihm entstehen eitergefüllte Hohlräume. Umfaßt man den Unterkiefer von unten her, so ist er gerundet und füllt den Kehlgang aus. Knocheneinschmelzung und reaktive Knochenentzündung laufen nebeneinander ab. Das Periost ist schwielig verdickt und verknöchert. Aus dem Kiefer wuchern geschwulstähnliche Aktinomykome durch den Knochen hindurch und sind außen unter der Haut oder am Zahnfleisch (Epulis actinomycotica) als derbelastische Hervorwölbungen nachzuweisen. Allmählich werden jetzt meist mehrere Backenzähne gelockert und deviiert. Sie fallen schließlich aus. Nach Abszedierung bleiben Fistelkanäle zurück. Sie führen bei Sondierung bis tief in den Knochen hinein. Mit dem Ausfall der Zähne stellen sich Beschwerden in der Futteraufnahme und Abmagerung ein.

Das Knochenpräparat eines derartigen Unterkiefers sieht schwammähnlich aus und enthält zahlreiche Hohlräume, Gänge, Balken und Maschen (Spina ventosa).

Im Oberkiefer findet man eine allmählich zunehmende Auftreibung im Kieferhöhlenbereich, vor und unter dem Auge. Der aktinomykotische Herd hat die Kieferhöhle meist vollständig ausgefüllt, ehe die dünne äußere Knochenplatte eingeschmolzen wird und es nach außen zur Abszedierung und Fistelbildung kommt.

Bei Pferd, Ziege und Schaf ist eine Kieferaktinomykose selten.

Differentialdiagnostisch ist bei Pferden und Hunden an Streptotrichose oder Botryomykose zu denken. Die Lymphadenitis actinomycotica des Rindes darf nicht mit tumoröser Leukose (Blutbild) oder mit Tuberkulose verwechselt werden.

Die *Diagnose* wird durch die mikroskopische Untersuchung des Eiters gesichert. Die in ihm makroskopisch eben noch erkennbaren, schwefelgelben harten Körnchen stellen sich im Quetschpräparat schon bei schwacher Vergrößerung als die typischen Drusen heraus.

• Unterscheidende makroskopische Merkmale zwischen Aktinomykose und Aktinobazillose (nach Wilson und Miles 1966):

Merkmal	Aktinomykose (*Actinomyces bovis*)	Aktinobazillose (*Actinobacillus lignieresii*)
Lokalisation	Weichteile und Knochen	nur in Weichteilen
Beteiligung der regionären Lymphknoten	—	regelmäßig
Vorkommen von Granula im Eiter	selten	häufig (ausgenommen Schaf)
Farbe der Granula	dunkel, gelblich, oft verkalkt	grauweiß
Erreger im Zentrum der Drüsen	grampositiv	gramnegativ
ventrales Myzel in den Drüsen	vorhanden	nicht vorhanden

Für eine medikamentelle Therapie sind eine bakteriologische Untersuchung und ein Antibiogramm von Vorteil, da bei Aktinobakteriose und Aktinobazillose besonders Iodpräparate, bei Aktinokokkose und Aktinobazillose Antibiotika und Sulfonamide wirksam sind.

Die *Prognose* ist bei sämtlichen Weichteilaktinomykosen im Anfangsstadium gut, bei fortgeschrittenen Fällen und bei allen Knochenaktinomykosen zweifelhaft bis ungünstig. Ohne entsprechende Behandlung vergrößert sich der Umfang der Veränderungen fortschreitend.

Bei der *Therapie* unterscheidet man die medikamentelle, die operative und die kombiniert operativ-medikamentelle Behandlung. Um das erfolgreichste Verfahren zu wählen, müssen die Lokalisation, der Umfang bzw. die Ausbreitung der Erkrankung und wenn möglich, die Erreger berücksichtigt werden.

Bei gut abgesetzten Weichteilaktinomykosen kleineren Umfanges (Hasel- bis Walnußgröße) führt die alleinige medikamentelle Behandlung in vielen Fällen zum Erfolg. Bei der Anwendung der Medikamente ist zu unterscheiden a) die intra-,,tumorale", b) die peri-,,tumorale" und c) die allgemeine parenterale Applikationsart.

Intra- und peritumoral können Iodpräparate und Antibiotika angewendet werden. Von den Iodpräparaten eignet sich besonders Yatrenlösung (4%ig, 10–20 ml) oder Lugolsche Lösung (20–40 ml). Einreibungen mit Iodsalbe oder Pinselungen mit Iodtinktur unterstützen die Wirkung, sofern es sich um Aktinobazillose oder Aktinobakteriose handelt. Bei Aktinokokkosen tritt bei lokaler Iodtherapie häufig Verschlechterung ein. Hier ist eine lokale antibiotische Behandlung angezeigt. Man injiziert direkt ins kranke Gewebe $^{1}/_{2}$–1 Mill. IE Penicillin-Streptomycin. Die Um- und Unterspritzung der Aktinomykome kann ergänzend mit 1–2 Mill. IE vorgenommen werden. Die gleiche Behandlung muß u. U. nach einer Woche wiederholt werden. Anstelle von Penicillin-Streptomycin eignen sich für die lokale Therapie auch Oxytetracyclin- und Chloramphenicolpräparate (1,0 g pro injectione). Lokale Iod- und lokale Antibiotikatherapie können beim Rind im Abstand von einigen Tagen auch kombiniert zur Anwendung kommen.

Bei der allgemeinen Iodtherapie hat sich eine Iodstammlösung (Rp.: Iodi puri 1,0, Kalii iodati 15,0, Natrii iodati 15,0, Aqua dest. ad 100,0) bewährt. Man injiziert von dieser Iodstammlösung am 1., 7. und 14. Behandlungstag je 75 ml (hochtragenden Rindern 50 ml) verdünnt mit 400 ml Aqua dest. intravenös. Iodkalium (5,0–10,0 pro die für das Rind) wird innerlich verabreicht. Die Kur kann 2–3 Wochen lang durchgeführt werden.

Der häufig bei der allgemeinen Iodtherapie zu beobachtende Iodschnupfen und das Iodexanthem (Schuppenbildung) verschwinden nach 8–10 Tagen von selbst.

Yatren kann in 3–4%iger Lösung intravenös (100–150 ml) gespritzt werden.

Bei der allgemeinen Sulfonamidbehandlung haben sich Sulfathiazol, Sulfadimidin, Sulfamethazin und weitere Sulfaadditionspräparate bewährt. Die Sulfonamide werden 4–6 Tage lang so dosiert, daß ein Blutspiegel von 3–5 mg% hergestellt und erhalten wird. Eine Aktinokokkose wird damit sicher, weniger eine Aktinobazillose und kaum eine Aktinobakteriose beeinflußt.

Die allgemeine Antibiotikatherapie zeigt die besten Erfolge mit Streptomycin. Dabei sind je nach Gewicht des Tieres über 4 bis 6 Tage hinweg 3,0–5,0 g Streptomycin täglich i.m. zu spritzen.

Man kann beim Rind eine lokale Iodbehandlung mit einer allgemeinen Sulfonamid- oder Antibiotikatherapie oder eine lokale antibiotische Therapie mit einer allgemeinen Iodtherapie kombinieren. Diese Kombinationen erscheinen besonders vorteilhaft, falls eine vorherige Erregerbestimmung und ein Antibiogramm nicht möglich sind.

Von Götze wurde 1944 eine Quecksilberbehandlung in die Therapie der Aktinomykose eingeführt. Scheuhammer (1949) modifizierte die Götzesche Sublimattherapie, indem er Kochsalz zusetzte (Rp. Hydrarg. bichloral. corrosiv. 0,075, Natr. chlorat. 0,15, Aqua dest. ad 150,0). Man injiziert am 1., 6. und 11. Tag 20 ml, am 17. und 23. Tage 15 ml und am 30. und 38. Tag je 10 ml dieser Lösung. Braunschweig (1963) konnte bei der alleinigen medikamentellen Behandlung der Knochenaktinomykose Besserung und Heilung erzielen, wenn eine allgemeine Sublimattherapie mit einer allgemeinen Streptomycin- und Iodtherapie kombiniert wurde.

Für bestimmte Weichteilaktinomykosen bei Rind und Schwein ergibt sich auf Grund zahlreicher Berichte und eigener Erfahrungen der letzten Jahre für eine alleinige medikamentelle Therapie folgendes: Bei Pterygoid- und Retropharyngeallymphknoten-Aktinomykose des Rindes (sog. Schnarcher) injiziert man von der Mundhöhle aus Antibiotika direkt ins veränderte Gewebe und behandelt allgemein mit Chemotherapeutika oder Iodpräparaten.

Bei Euter- und Samenstrangaktinomykose des Schweines hat eine allgemeine Therapie wenig Erfolg. Man injiziert in das veränderte Gewebe hinein oder durch Umspritzung mit 500000–1 Mill. IE Penicillin-Streptomycin oder auch 1,0 g Oxytetracyclin. Es bleibt bei nicht zu großen Aktinomykomen nach ein- oder zweimaliger Behandlung ein bindegewebiger Knoten zurück. Für die Radikaloperation werden außerdem günstigere Voraussetzungen geschaffen.

Bei Zungenaktinomykose des Rindes lohnt sich eine Therapie nur im Anfangsstadium. Man behandelt allgemein mit Antibiotika, Iod- und Quecksilberlösungen. Lokal werden die veränderten Partien mit Iodtinktur bestrichen. Nur fungöse Aktinomykome trägt man ab. Skarifikationen bringen nur in seltenen Fällen noch eine Besserung.

Sicherer als jegliche alleinige medikamentelle Therapie ist, wenn es der Umfang und die Lokalisation des Leidens zulassen, die Radikaloperation (Exstirpation der erkrankten Lymphknoten, der Haut- und Schleimhautaktinomykome, der Drüsen, Euteramputation, Exstirpation des Samenstrangstumpfes usw.). Fluktuierende Pterygoid- oder Retropharyngeallymphknoten werden von der Mundhöhle aus eröffnet. Mit dem Finger kann das schwammige Granulationsgewebe aus der bindegewebigen Kapsel entfernt werden. Sind derartige Aktinomykome gestielt, werden sie mit einem Drahtschlingenekraseur abgesetzt. Die Wundhöhle wird mit Iodtinktur nachbehandelt. Bei der Knochenaktinomykose des Rindes muß man sich auf die Entfernung von Teilen der aktinomykotischen Veränderungen durch Trepanation des Unterkiefers, Spaltung von Abszessen und Fisteln, Auskratzen derselben mit dem scharfen Löffel und auf die Tamponade oder Pinselung mit Kupfersulfatlösung, Iodtinktur oder Lugolscher Lösung beschränken. Der Erfolg ist unsicher. In all diesen Fällen ist eine zusätzliche allgemeine Therapie mit Iodpräparaten, Antibiotika oder Sulfonamiden (s. o.) zu empfehlen. Diese kombinierte operativ-medikamentelle Behandlung verhindert auch bei der Radikaloperation von gut abgesetzten Weichteilaktinomykomen eine Rezidivierung, deren Ursache meist eine Miterkrankung des nächstgelegenen Lymphknotens ist.

Liegen schlecht abgesetzte Weichteilaktinomykosen, ausgebreitete Haut- und Unterhautbindegewebszubildungen vor, die eine Radikaloperation schwierig machen, so kann man nach Auskratzen der pilzförmigen eitrigen Granulationen oder Fisteln in die Tiefe der Wundhöhle Arsenpuder geben und tamponieren. Man verbringt auch mit einem Trokar Arsenstäbchen ins Zentrum der Granulome. Es kommt durch die Arsenwirkung zur trockenen Nekrose und Demarkation. Derartige Prozesse heilen dann im Verlauf von Monaten ohne Störung des Allgemeinbefindens ab.

1.2.4.2. Nocardiose (Streptotrichose) bei Hund, Katze, Pferd

Beim Hund, bei der Katze, seltener beim Pferd, treten Veränderungen auf, die klinisch unter ähnlichen Erscheinungen wie die Aktinomykose verlaufen (Ainsworth und Austwick 1959, Fuchs 1968).

Der histologische Aufbau gleicht weitgehend dem der Aktinomykose bei anderen Haustieren. Der Eiter enthält stecknadelkopfgroße Körnchen. Sie erinnern an die Aktinomycesdrusen, nur daß die periphere Kolbenschicht nicht so deutlich ist.

Der Erreger ist *Nocardia canis* (syn. *Streptothrix actinomyces*) oder *Nocardia asteroides*. Daher wird das Leiden auch noch als Streptotrichose bezeichnet. Bei der Nocardiose des Hundes erfolgt die Infektion von kleinsten Hautwunden meist im Bereich der Pfoten. Bei Lungenerkrankungen vermutet man eine Ansteckung durch Ein-

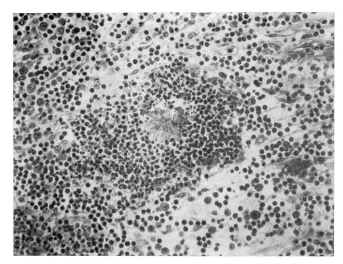

Abb. 87. Leukozytäres Herdchen mit zentraler Druse inmitten eines aus Histiozyten, Plasmazellen, Leukozyten und Fibroblasten zusammengesetzten Entzündungsgewebes. Streptotrichose, Hund (Fuchs 1968).

atmung. Wahrscheinlich haftet der Erreger auch an Gramineenähren.

Wie bei der Aktinomykose ist auch hier der Verlauf schleichend. Es kann zu diffusen Phlegmonen oder zu begrenzten, knotigen Verdickungen kommen. Später tritt stets Abszedierung ein. Zahlreiche Fisteln bleiben zurück. Die regionären Lymphknoten sind regelmäßig miterkrankt. In der Haut bilden sich kutane und subkutane Abszesse. Der Eiter ist dünnflüssig und braunrot mit kleinen gelblichen Körnchen. Sie knirschen unter dem Messer und sind mit bloßem Auge noch erkennbar. Es bleiben fistulöse Hautveränderungen zurück.

In anderen Fällen haben wir wiederholt derbe, beetartig abgesetzte Verdickungen in der Unterhaut gesehen. Sie sind wenig schmerzhaft und werden von rötlichen Zonen begrenzt. Hier kommt es meist erst nach Wochen zu phlegmonösen Veränderungen und zur Abszedierung. In der Tiefe bleiben schlaffe, leicht blutende Granulationen zurück. Es entstehen lange, buchtige, subkutane Fistelkanäle. Der Eiter ist schmutzig-braun und dünnflüssig. Bei Erkrankungen an den Gliedmaßen sahen wir stets Abszedierung der Inguinallymphknoten.

Die Streptotrichose wird in diesen Formen an den verschiedensten Körperstellen beim Hund gefunden. Es treten phlegmonöse, abszedierende Prozesse mit anschließender Fistelbildung an den Gliedmaßen, häufig am Sprung-, Knie-, Ellenbogen- und Hüftgelenk in der Umgebung der Scheide, in der Flanke, der Beckenregion, der Seitenbrust, am Rippenbogen und als Brustbeinfisteln auf. Man trifft auch Phlegmonen und Abszesse am Hals, in der Parotis und im Kehlgang an. Die Pfote des Hundes ist am häufigsten erkrankt. Die Zehen sind walzenförmig oder knotig verdickt. Auch im Zwischenzehenspalt bilden sich Knoten. Das Gewebe fühlt sich derb und fest an, ist schmerzlos und nicht vermehrt warm. Die Zehenballen sind vergrößert. Es entstehen Geschwüre und Fisteln. Das Leiden führt häufig nach längerer Krankheit durch allgemeine Erschöpfung zum Tode.

Die *Diagnose* basiert auf dem Nachweis von *Nocardia canis* oder *Nocardia asteroides* im Eiter und auf dem histologischen Befund. Differentialdiagnostisch muß man an Tuberkulose und bei Erkrankung der Pfoten an Furunkulose denken.

Bei der Nocardiose der *Katze* findet man Fisteln und phlegmonöses Gewebe an den Gliedmaßen und am Hals.

Die Nocardiose des *Pferdes* ist der des Hundes sehr ähnlich. Man findet sie zwischen den Kieferwinkeln, beiderseits des Widerristes, im Kehlgang, in der Backen-

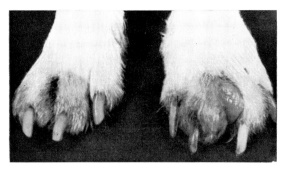
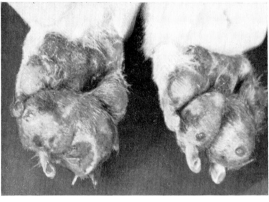

Abb. 88. Streptotrichose der Vorderpfoten eines Foxterriers (nach Barke 1941).

region, auf der Kruppe und im Bereich der Rippenknorpel.

Der *Verlauf* ist chronisch. Die Prognose ist erfahrungsgemäß beim Pferd etwas günstiger als beim Hund. Bei Metastasierung ist die Prognose schlecht.

Die *Therapie* ist erfolgreich bei örtlicher äußerer Erkrankung. Man gibt Hunden, Katzen und Pferden 5–6 Tage hintereinander hohe Dosen Chloramphenicol (Leukomycin®, Ursophenicol®) oder Streptomycin intramuskulär. Lokal wird radikal-operativ behandelt. Im gesunden Gewebe erfolgt die Exzision der veränderten Partien, sofern dies möglich ist. Anderenfalls müssen Abszesse und Fistelkanäle gespalten werden. Die eröffneten Abszeßhöhlen und Fistelkanäle werden mit Chloramphenicolsalben oder Furacingel bestrichen. Auch Iodtinktur kann zur Anwendung kommen. Bei einer innerlichen Iodtherapie haben wir keine Erfolge gesehen.

1.2.4.3. Botryomykose

Erreger ist *Staphylococcus aureus* (syn. *Botryomyces equi*, Bollinger 1896). Zahlreiche Kokken sind durch eine Kapsel zu einem 5–10 μm großen Körnchen zusammengefaßt. Mehrere Körnchen wieder bilden einen gallertartigen trauben- oder brombeerähnlichen Haufen von Stecknadelkopf- bis Hirsekorngröße. Diese Zooglöamassen haben einen Durchmesser bis zu 1 mm.

Es erkranken vor allem Pferde. Selten ist die Botryomykose bei Rind und Schwein.

Die *Infektion* geschieht durch kleinste Wunden. Scheuerstellen in der Geschirrlage des Pferdes bilden den Lieblingssitz. Es muß angenommen werden, daß die Kokken auch durch die unverletzte Haut entlang der Haarbälge, Schweiß- und Talgdrüsen ins Gewebe durch Reibung einmassiert werden können.

Krankheitsbild. Nach anfänglicher phlegmonöser Schwellung im Bereich der infizierten Hautabschnitte, die manchmal zur Abszedierung führt, entwickelt sich sehr langsam eine Hautverdickung. Insbesondere vermehrt sich das Bindegewebe infolge der chronischen Entzündung. Die fibromähnlichen Verdickungen gestalten sich knollig und geschwulstähnlich und nehmen allmählich nach Monaten Fußball- oder Brotlaibgröße an. Sie können nach Jahren noch größer werden. In anderen Fällen wieder sind die Verdickungen flächenhafter und diffuser, z. B. an den Extremitäten. Die Oberfläche ist oft höckrig und knollig. Die Verdickungen fühlen sich hart an und sind wenig schmerzhaft. Das Gewebe enthält linsen- bis erbsengroße Knötchen (Botryomykome), die im Zentrum mit schleimiger Flüssigkeit gefüllt sind. Das Bindegewebe ist hart, speckig, grauweiß, beim Anschneiden knirschend und enthält eine große Zahl kleinster Botryomykome, die auf der Schnittfläche als braunrote Herde aus schlaffem, zerfallendem Granulationsgewebe erkennbar sind. Durch Vereinigung mehrerer kleiner entstehen größere Knoten mit bindegewebiger Hülle, die dann dicken, gelben Eiter enthalten und nach außen abszedieren oder zu noch größeren Abszessen konfluieren können. Dicken, gelben, zähflüssigen Eiter findet man meist in über kirschgroßen Höhlen. Bringt man den mit der Messerschneide leicht abstreifbaren Inhalt kleinster schleimhaltiger Höhlen auf einen Objektträger, erkennt man die etwa hirsekorngroßen, wie gekochte Sagokörner aussehenden Schleimklümpchen, die unter der Lupe weiße bis gelbe Pünktchen aufweisen. Diese Körnchen erweisen sich unter dem Mikroskop als froscheiähnlich aneinanderliegende Traubenkokken, die in die Schleimhülle eingebettet sind. Diese Klümpchen lassen sich zwischen den Fingern ohne Rückstand zerreiben, während sich Aktinomycesdrusen hart und sandkornähnlich anfühlen.

Im weiteren Verlauf bilden sich Fisteln, aus denen sich der Botryomyceseiter in geringer Menge entleert. Einzelne Fisteln schließen sich nach längerem Bestehen. Es folgen sodann neue Aufbrüche in der Nachbarschaft. Akute Schübe mit phlegmonösen Schwellungen und Abszedierungen infolge Sekundärinfektion können vorkommen.

Pathologisch-anatomisch werden die Botryomykome ebenfalls den infektiösen Granulomen zugerechnet.

Die *Diagnose* wird mikroskopisch durch den Nachweis der Traubenkokken im Eiter oder im Granulationsgewebe gestellt.

Klinische Formen. 1. Die Botryomykose der Haut. Auf der Haut findet man das Leiden in der Geschirrlage, am Kopf, in der Kummetlage, an der Vor- und Seitenbrust, an der Außenfläche des Unterschenkels, am Fesselgelenk, im Bereich der Krone und an anderen Stellen, die leicht gescheuert und gerieben werden (Schweifwurzel, Gliedmaßen, Ganaschengegend). Am Hodensack ist sie von Überreiter (1938) beschrieben worden. Die Leistenlymphknoten erkranken sekundär.

Aus kleinsten Knoten bilden sich langsam größere, daneben Tochterknoten, bis schließlich nach Monaten umfangreiche geschwulstähnliche, derbe, höckerige und schmerzlose Verdickungen entstanden sind. Auf der Unterlage sind die Botryomykome schwer beweglich. Im Gegensatz zum Aktinomykom wird der Knochen selten angegriffen. Die Haare fallen aus. Nach Abszedierung einzelner Eiterhöhlen entstehen multiple Fisteln mit gewundenen Kanälen. Sie sind mit schlaffem Granulationsgewebe ausgefüllt und schließen sich langsam unter Zurücklassung sternförmiger, eingezogener Narben, während an anderen Stellen Abszedierung und Fistelbildung erneut einsetzen.

Durch äußere, mechanische Insulte und durch Sekundärinfektion mit anderen Eitererregern kann sich die Oberfläche geschwürig verändern.

Von der Schleimhaut aus können ähnliche Veränderungen entstehen.

2. Die Muskelbotryomykose findet man beim Pferd in Form der sog. Brustbeule im M. brachiocephalicus vor dem Schultergelenk in der Geschirrlage. Im Muskel entsteht allmählich eine spindelförmige Verdickung. Das Muskelgewebe ist bindegewebig entartet (Myositis chronica interstitialis) und enthält die Botryomycesherde. Im Zentrum liegen mehrere kleinere Abszesse, die auch zu einem größeren konfluieren können. Oft ist der Buglymphknoten unter dem Muskel zugleich erkrankt. Die Verdickung im Muskel kann nach Monaten kopfgroß werden, so daß der Muskel nicht mehr umfaßt und wegen Erkrankung des umge-

benden Bindegewebes auch nicht mehr seitlich verschoben werden kann.

Auch an den Bauch- und Zwischenrippenmuskeln ist die Botryomykose festgestellt worden.

3. Die Samenstrangbotryomykose wird durch Infektion des Samenstrangstumpfes nach der Kastration verursacht. Sie entsteht allmählich in den ersten Monaten nach der Kastration. Der Samenstrang verdickt sich sektflaschenähnlich. Infolge Abszedierung können sich trichterförmige Fistelöffnungen an der Kastrationswunde bilden, durch die man mit der Sonde in die Mitte der Verdickung gelangt. Am Samenstrang entlang wuchert die Verdickung nach dem Leistenraum zu weiter und ergreift später die Bauchwand selbst. Rektal sind dann knotige Verdickungen um den Bauchring herum zu fühlen. Auch nach den Seiten zu kann das Botryomykom die Tunica vaginalis durchbrechen und sich in der Inguinalgegend ausbreiten. Die Haut ist verdickt. Multiple Abszedierung und Fistelbildung treten auf. In den Leistenlymphknoten entstehen Metastasen.

4. Die Euterbotryomykose der Stute ist gekennzeichnet durch harte, derbe, diffuse oder knotige Verdickung einer oder beider Euterhälften. Die Haut ist schwer verschiebbar und ebenfalls verdickt. Bei längerem Bestehen des Leidens bilden sich in ihr halbkugelig hervorgewölbte Abszesse und trichterförmige Fistelöffnungen, aus denen sich der Botryomyceseiter in geringer Menge entleert. Die Erkrankung geht später auf die Bauchwand oder den Schenkel über. Die rektale Untersuchung gibt über die Ausdehnung nach der Bauchwand zu Aufschluß.

5. Die Botryomykose innerer Organe ist an der Lunge, am Bauchfell, am Uterus, an der Milz, am Endokard, an den Nieren und an der Leber festgestellt worden. Der Erreger kann von der Lunge oder vom Darm aus in den Körper eindringen. Meist handelt es sich in den wenigen mitgeteilten Fällen um Generalisation durch Metastasenbildung.

Die *Therapie* besteht in radikaler operativer Entfernung der erkrankten Gewebe unter Berücksichtigung der für die Tumorchirurgie aufgestellten Richtlinien. Es muß im gesunden Gewebe operiert werden. Bleiben Reste des botryomykotisch veränderten Gewebes zurück, so muß mit einem Rezidiv gerechnet werden. Verdickte, harte, mit der Unterlage verwachsene Hautbezirke müssen auf jeden Fall reseziert werden, da von diesen Stellen die Rezidive ausgehen. Auf die gleichzeitige Entfernung der veränderten Lymphknoten ist bei der Operation der Brustbeule und bei der Euteramputation Wert zu legen. Veraltete Fälle sind oft inoperabel. Ähnlich verhält es sich mit den Fällen, die mehrfach allzu zaghaft operativ angegangen wurden.

Die medikamentöse Therapie wirkt nicht in jedem Fall sicher. Es ist die Anwendung von Iod in jeder Form empfohlen worden. Das Antibiogramm entscheidet über die Art einer hochdosierten Antibiotikatherapie, die über 8—10 Tage zu erfolgen hat. Auf jeden Fall sollte auch postoperativ antibiotisch nachbehandelt werden.

1.2.4.4. Lymphangitis epizootica

Die ansteckende Lymphgefäßentzündung ist eine Wundinfektionskrankheit der Einhufer und dem Wesen nach eine ansteckende, durch *Histoplasma farciminosum* (Syn. *Cryptococcus farciminosus, Blastomyces farciminosus*) verursachte eitrige Lymphgefäßentzündung. Histoplasmen gehören zu den Fungi imperfecti. Sie werden besonders in Afrika, Italien, Asien und Amerika beobachtet. Der Erreger wird durch Geschirre, Putzzeug, unsaubere Instrumte, wahrscheinlich auch durch Fliegen übertragen. Es erkranken die kutanen und subkutanen Lymphgefäße sowie die regionären Lymphknoten, auch Muskulatur und Nasenschleimhaut. Die Lymphgefäßstränge werden kleinfingerdick und sind durch knotige Verdickungen unterbrochen, die leicht abszedieren und geschwürige, stark eiternde Wunden zurücklassen. Diese perlschnurähnlichen Stränge zeigen die Abszedierung meist an den Klappen der Lymphgefäße, wo der Erreger sich in stärkerer Menge ansiedelt. Oft beobachtet man das Leiden an der Innenfläche des Vorarmes und des Hinterschenkels, aber auch am Kopf, Widerrist, an Bauch und Brust kommt entlang der Lymphstränge die Erkrankung vor.

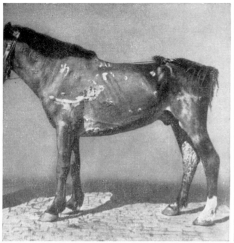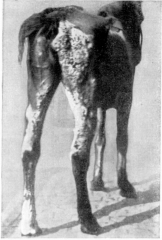

Abb. 89. Lymphangitis epizootica beim Pferd.

Die *Therapie* ist aktiv-chirurgisch (Spaltung, Desinfektion, Exzision) und meist bei intensiver Behandlung im Frühstadium aussichtsreich. Die in die Lymphbahn eingeschalteten abszedierenden Knoten müssen mit ihrer Membran ausgeschält werden. Ältere Fälle mit breiter Ausdehnung des Leidens sind oft unheilbar. Die Behandlung mit systemisch wirkenden Antimykotika und Antibiotika sollte versucht werden; Iodkalium, in steigender Dosierung 15 bis 20 g täglich oral, kann unterstützend wirken.

1.2.4.5. Lymphangitis ulcerosa

Im Gegensatz zur Lymphangitis epizootica entwickelt sich eine zu Knoten und Geschwürbildung neigende Entzündung der subkutanen Lymphgefäße *ohne* Mitbeteiligung der regionären Lymphknoten. Beim Pferd ist die Erkrankung in Europa sehr selten. Beim Schaf treten zur Abszedierung neigende Knoten auf. Als Erreger wird meistens *Corynebacterium pseudotuberculosis* nachgewiesen. Die Behandlung ist eine aktiv-chirurgische. Es wirken auch Tetracycline und Chloramphenicol.

1.2.4.6. Rotz, Malleus

Erreger. Pseudomonas mallei (*Bacterium mallei, Corynebacterium mallei, Actinobacillus mallei* Löffler und Schütz 1882). Pferd, Esel, Maulesel und Maultier werden meist auf dem Wege über den Digestionstrakt infiziert. In seltenen Fällen tritt nach Wundinfektion primärer Hautrotz auf, wenn Nasenschleim oder Geschwüreiter rotzkranker Tiere in Wunden eindringen.

Vorkommen. Die Rotzerkrankung ist in Europa, Afrika, Australien und Amerika getilgt. Sie kommt noch in Thailand und im Nahen Osten vor.

Krankheitsbild. In Haut und Unterhaut bilden sich langsam knotige Verdickungen, die Fluktuation aufweisen und abszedieren. Der Eiter ist oft graugelb und schleimigfadenziehend. Es bleiben Geschwüre zurück, die buchtig oder kraterförmig sind. Infizierte Wunden wandeln sich allmählich in Geschwüre und Fisteln um. Die abführenden Lymphgefäße zeigen die Symptome der chronischen Lymphangitis. Sie sind fingerstark verdickt, derb und wenig schmerzhaft. In ihrem Verlauf entwickeln sich an den Klappen der Lymphgefäße Knoten, Abszesse und Geschwüre, die ihnen ein perlschnurähnliches Aussehen geben. Die regionären Lymphknoten sind verdickt.

Die chronische rotzige Phlegmone kann sich anschließend entwickeln. Sie ruft bisweilen Gewebsverdickungen hervor. Alte Fisteln mit schlechter Heilungstendenz (Rippenfisteln usw.) können rotzigen Ursprungs sein. Bei Osteomyelitis malleosa der Rippe beim Pferd kann die mit einer markähnlichen Masse angefüllte Knochenhöhle die Größe einer Kinderfaust erreichen. Auch andere Knochen können erkranken. In Verdachtsfällen ist sorgfältige serologische und bakteriologische Untersuchung erforderlich.

Die *Diagnose* ist klinisch allein nicht zu stellen. Die Malleinaugenprobe und die serologischen Untersuchungsergebnisse der Blutproben sind ausschlaggebend (Agglutination und Komplementbindung).

Therapie. Der Rotz ist auf den Menschen übertragbar. Jeder Behandlungsversuch bei Tieren ist gesetzlich verboten. Die Antibiotikatherapie zeigt beim Menschen gute Erfolge.

1.2.4.7. Tuberkulose

Die Tuberkulose ist als Wundinfektionskrankheit bei Tier und Mensch mit der Tilgung der Rindertuberkulose und dem extremen Rückgang humaner Tuberkulosefälle bedeutungslos geworden.

Literatur

Andres, J.: Über die Kieferaktinomykose des Rindes und über die Aktinomykose im allgemeinen. Schweiz. Arch. Tierhk. **94** (1952), 694.

Blobel, H., und J. Brückler: Staphylokokken/Botryomykose. In: H. Blobel und T. Schließer: Handbuch der bakteriellen Infektionen bei Tieren. Band II. VEB Gustav Fischer Verlag, Jena 1980.

Čeliščer, L. I., Romm, V. L., und Svistuchina, V. K.: Aktinobacillose der Rinder und Schafe (russ.). Veterinarija (Moskva) **3** (1974), 56.

Dietz, O.: Zum Vorkommen und zur Therapie der Aktinomykose des Rindes. Mh. Vet.-Med. **13** (1958), 741.

Egerton, J. R.: Bacteroides nodosus. In: H. Blobel und T. Schließer: Handbuch der bakteriellen Infektionen bei Tieren. Band III. VEB Gustav Fischer Verlag, Jena 1981.

Gruner, J.: Infektionskrankheiten des Lymphapparates. In: O. Dietz und E. Wiesner: Handbuch der Pferdekrankheiten. Teil III, 1125, VEB Gustav Fischer Verlag, Jena 1982.

Mayer, H.: Actinobacillus. In: H. Blobel und T. Schließer: Handbuch der bakteriellen Infektionen bei Tieren. Band III. VEB Gustav Fischer Verlag, Jena 1981.

Mayer, H.: Pseudomonas mallei und Pseudomonas pseudomallei. In: H. Blobel und T. Schließer: Handbuch der bakteriellen Infektionen bei Tieren. Band III. VEB Gustav Fischer Verlag, Jena 1981.

Sattler, H.-G.: Zur Aktinomykose des Rindes unter Berücksichtigung der atypischen Lokalisation. Mh. Vet.-Med. **33** (1968), 607.

Simon, P. C., and M. Harris: Fusobacterium necrophorum (Sphaerophorus necrophorus). In: H. Blobel und T. Schließer: Handbuch der bakteriellen Infektionen bei Tieren. Band III. VEB Gustav Fischer Verlag, Jena 1981.

Zimmermann, T.: Die Aktinobacillose des Schweines. Tierärztl. Umschau **20** (1965), 565.

1.3. Gedeckte Verletzungen

Eine Gewalteinwirkung auf den Organismus bezeichnet man als Verletzung *(Trauma)*. Die Auswirkungen des Traumas auf den Organismus können sehr vielfältig sein und sind abhängig von der Art und Intensität. Führt das Trauma zu einer Durchtrennung der Haut, Schleimhaut, Kornea, Hornkapsel oder bei Organen ihres Serosaüberzuges, spricht man von einer Wunde oder offenen Verletzung *(Vulneratio aperta)*. Schädigungen oder Zerstörung des Gewebes ohne Durchtrennung der Haut, Schleimhaut oder Hornkapsel werden als geschlossene Verletzung *(Vulneratio occlusa)* bezeichnet.

Da die unter der Haut, Schleimhaut und Hornkapsel befindlichen Gewebe des gesunden Körpers keimfrei sind, haben gedeckte Verletzungen gegenüber einer Wunde den entscheidenden Vorteil, daß die mit der Wundinfektion verbundenen Gefahren für die Heilung entfallen. Die Kombination von offenen und gedeckten Verletzungen ist bei ausgedehnten Schädigungen möglich.

Die Erschütterung *(Commotio)* ist eine gedeckte Verletzung, die durch eine Schüttelwirkung auf das Gewebe entsteht. Die Quetschung *(Contusio)* kommt hauptsächlich durch Druckwirkung zustande. Die Dehnung *(Distensio)* und Zerreißung *(Ruptura)* kommen durch Zugwirkung zustande. Gedeckte Verletzungen an Gelenken sind die Verstauchung *(Distorsio)* und die Verrenkung *(Luxatio)*. Am Knochen sind es der Knochenriß *(Fissura)* und teilweise der Knochenbruch *(Fractura)*.

Auch der traumatisch entstandene Eingeweidebruch *(Hernia)* muß zu den gedeckten Verletzungen gezählt werden. Als Ursachen für gedeckte Verletzungen kommen mechanische, chemische, thermische und strahlenenergetische Einwirkungen auf den Organismus in Frage.

1.3.1. Erschütterung, Commotio

Die Gewebserschütterung kann durch eine von außen auf den Körper breitflächig einwirkende Gewalt ausgelöst werden. Bei der Kommotion kommt es nicht zu einer anatomisch faßbaren Gewebsschädigung. Die funktionelle Schädigung kann aber ganz erheblich sein. Die Gewebserschütterung löst Schwingungen aus, die nur ungenügend ausgeglichen werden können, so daß feste und flüssige Substanzen des Organismus physikalisch-chemische Strukturveränderungen erfahren können. Das Bild der Kommotion ist zunächst ein rein klinisches. Bei auftretenden Spätfolgen liegt deshalb immer der Verdacht nahe, daß eine anfangs nicht feststellbare organische Schädigung vorhanden war oder diese übersehen wurde. Die Kommotion kann den gesamten Körper oder nur einzelne Körperabschnitte betreffen. Als auslösende Ursachen kommen Sturz, Stoß, Schlag, Erschütterung durch Luftdruck nach Explosionen, Verschüttung durch Sandmassen u. a. in Frage.

Die örtliche Erschütterung ruft keine makroskopisch erkennbaren Veränderungen des Gewebes hervor. Durch die Irritation peripherer, sensibler oder motorischer Nerven, die ihre Leitfähigkeit für wenige Minuten oder einige Sekunden einbüßen, kommt es zu motorischen oder sensiblen Lähmungen. Dieser nicht immer im Zusammenhang mit einer Kommotion auftretende Zustand wird als Verletzungsschock, lokaler Gewebsschock oder als Wundstupor bezeichnet.

Bei stumpfen Schädelverletzungen kann es zu einer Gehirnerschütterung *(Commotio cerebri)* kommen. Dabei wird im wesentlichen die Funktion des Hirnstammes beeinträchtigt.

Die Erschütterung des Rückenmarks *(Commotio medullae spinalis)* führt klinisch zu verändertem Reflexverhalten, motorischen und sensiblen Ausfallserscheinungen.

1.3.2. Quetschung, Contusio

Als Quetschung bezeichnet man eine durch Druck im Gewebe hervorgerufene Veränderung. Der Druck erzeugt sowohl eine Kompression als auch eine Dehnung und Gewebsverschiebungen in Druckrichtung. Sie kommt durch das Einwirken einer Gewalt gegen ein festes Aufprallfeld zustande. Quetschungen findet man besonders dort, wo der von der Oberfläche her einwirkende Druck keine Ausweichmöglichkeit besitzt, also an besonders schlecht gepolsterten Körperstellen. Die Kompression ist eine Erscheinung, die dann auftritt, wenn ein Organ oder Gewebe zwischen festen Flächen unter Druck gerät, beispielsweise äußere Gewalt (Knochen). Der Begriff ist in diesem Fall gleichbedeutend mit dem Begriff Kontusion. Der Begriff Kompressionssyndrom hat aber dort eine Eigenbedeutung, wo Organe, die allseitig durch knöcherne oder bindegewebige Hüllen umschlossen sind, infolge raumfordernder Prozesse komprimiert werden. Klassische Beispiele für eine Kompression sind die Herztamponade bei Myokardblutungen, bei traumatischer Perikarditis oder bei traumatischen, entzündlichen und anderen raumfordernden Prozessen innerhalb der Schädelkapsel *(Compressio cerebri)*.

Bei der Quetschung kommt es oft auch zu einer Zerreißung von Gewebe, wenn die Dehnungsfähigkeit desselben überschritten wurde. Durch einen anatomischen Befund läßt sich das Geschehen objektivieren. Der Grad der Gewebszerstörung hängt von der Art, der Dauer und der Intensität der Quetschung ab. Weiterhin spielen die anatomischen Gegebenheiten der betroffenen Körperregion, das betroffene Gewebe und auch Tierart und Alter eine Rolle. Die Zerstörung des Gewebes wird bei gleich starkem Druck bei nur von einer dünnen Weichteilschicht bedeckten Knochen größer sein als bei mit einer dicken Muskelschicht bedeckten. Die Widerstandsfähigkeit der einzelnen Gewebe ist sehr unterschiedlich. Bindegewebe, Fett und Muskulatur sind sehr empfindlich, ebenso kleinere Lymph- und Blutgefäße. Größere Arterien und Nerven weichen dem Druck meistens aus. Widerstandsfähig sind Sehnen und Knorpel.

Es ist üblich, die Quetschung in vier Schweregrade einzuteilen:

1. Durchblutung, 2. Hämatombildung, 3. Nekrose, 4. Zermalmung. Die vier Stadien kommen oft nebeneinander vor, und es bestehen zwischen ihnen fließende Übergänge, so daß eine Trennung oft nicht möglich ist.

Verursacht werden Quetschungen durch Stoß, Schlag, insbesondere Hufschlag, Bisse (Pferdebisse), Stürze, Gegenrennen, Druck, fehlerhaften Hufbeschlag u. a.

Längeres Liegen auf harter Unterlage führt zu Druckschäden an schlecht gepolsterten Körperregionen. Es kommt zum *Dekubitus* an den Augenbögen, an den Hüfthöckern usw. Geschirr und Sattel lösen bei falscher Lage den Geschirr- oder Satteldruck aus. Trensen, Kandarengebisse, ungeeignete Maulgatter führen zum Ladendruck. Falsch angelegte und schlecht gepolsterte Verbände können zu Druckschäden besonders im Bereich der Achillessehne und des Os accessorium führen. Unsachgemäß angelegte Schweifbandagen können zur Schweifnekrose Anlaß geben. Besondere Sorgfalt und Aufmerksamkeit ist beim Anlegen von Gipsverbänden, vor allem beim Fohlen, erforderlich.

Das fehlerhaft angepaßte Hufeisen, das falsche Zubereiten des Hufes führen zu einseitigen Belastungen und Quetschungen der Hufoberlederhaut. Weiterhin werden Quetschungen der Hufoberlederhaut durch Zwanghuf, Zwangklaue, Rehehuf, Vollhuf, Flachhuf, Hufknorpelverknöcherung, Hornsäulen und durchdringende Hornspalten hervorgerufen.

Die indirekte Vernagelung (Nageldruck) entsteht, wenn der Hufnagel zu nahe an der Hufoberlederhaut eingeschlagen wird. Durch Bisse ins Ohr (Schwein) oder ständiges Schütteln und Reiben der Ohren bei der Otitis externa des Hundes entstehen als Folgen der Quetschung Othämatome.

1.3.2.1. Quetschung der Haut

Die Hautschwiele *(Tylom)* stellt eine umschriebene, chronische, hyperplastische Dermatitis dar, die ohne Blutung, aber mit einer starken Verdickung der Haut und des Unterhautbindegewebes einhergeht.

Hautschwielen entstehen an solchen Stellen, wo die Haut einer wenig gepolsterten Unterlage aufliegt. Als Ursache ist eine wiederholte Quetschung von geringer Intensität anzusehen. Bei abgemagerten Pferden oder schlecht sitzendem Geschirr entwickeln sie sich an der Vorderbrust oder oberhalb der Schultergelenke und auch in der Sattellage. Sie kommen weiterhin an der Innenseite der Fesselgelenke (Streichballen) beim Pferd, bei Pferd und Rind an der Vorderfläche der Karpalgelenke und beim Hund an der Unterbrust vor.

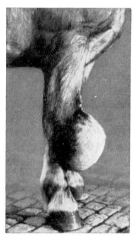

Abb. 90. Bindegewebige Karpalbeule beim Pferd.

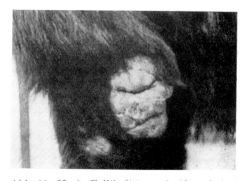

Abb. 91. Nach Follikulitis und Akne bei einem 4jährigen Riesenschnauzerrüden durch Belecken und Liegen auf harter Unterlage entstandene Hauthyperplasie. Entfernung operativ durch elliptische Umschneidung. Hautnaht und Stillegung des Ellenbogengelenkes für 2 Wochen.

Nach Abstellen der Ursachen können die Schwielen kleiner werden oder sich völlig zurückbilden. Mit ihrer operativen Entfernung ist vor allem deshalb Vorsicht geboten, weil die Operationswunden oft eine sehr schlechte Heilungstendenz zeigen. Von einer operativen Entfernung größerer Hautschwielen und solcher, bei denen ein spannungsloser Verschluß der Operationswunde nicht gewährleistet ist, ist abzuraten.

Hautabschürfungen *(Exkoriationen)* stellen die einfachste Form der Hautverletzung dar. Hierbei wird die Wachstumszone der Haut, das Korium, blutend freigelegt. Exkoriationen sind als Vorstufe einer Hautwunde einzuordnen. Sie heilen in der Regel unter Krustenbildung problemlos ab. Dort, wo die Haut direkt auf Knochen aufliegt, kann ihre Quetschung eine Hautnekrose zur Folge haben. Häufiger kommt es aber zu einem kutanen Blutaustritt. Bei unpigmentierten Hautstellen manifestiert sich dieser als blauer Fleck. Neben punktförmigen Verfärbungen der Haut *(Ecchymosis)* findet man strichförmige *(Suggillatio)* und flächenhafte blutige Infiltrationen *(Suffusio)*.

Bildet sich unter der abgehobenen Epidermis eine Blutansammlung, dann entsteht eine Blutblase. Die Veränderungen können sich durch Bewegung und Gravidität über eine große Oberfläche ausdehnen. Ihre Farbe verändert sich von Blaurot, Blaugrün und Gelb, bis sie nach etwa 3–4 Wochen durch Resorption völlig verschwinden. Die Farbänderung kommt durch die Umwandlung des beim Zerfall der Erythrozyten freiwerdenden Hämoglobins zustande. Hierbei entsteht zunächst das rubinfarbene Hämatoidin und später das braungelbe Hämosiderin. Daneben spielen andere heterogene Pigmentkomplexe, deren chemische Struktur noch unbekannt ist, eine Rolle.

Die Gewebsschädigung ist bei dieser Form der Quetschung meist gering. Es besteht eine mehr oder weniger große Schmerzhaftigkeit. Das Allgemeinbefinden ist selten gestört. Bei umfangreichen Quetschungen kann ein leichtes Resorptionsfieber auftreten. Bei intensiven Quetschungen besteht die Gefahr einer ischämischen Hautnekrose. Meistens kommt es zur vollständigen Heilung, oder es bleiben geringe Hautverdickungen zurück.

Unmittelbar nach Entstehung der Quetschung kann ein weiterer Blutaustritt durch Ruhigstellung, Anlegen von Druckverbänden, Kühlen durch Auflegen von Eis, 3%ige Burowsche Lösung, 4%igen Alkohol verhindert werden. Diese Maßnahmen sollten nach 24–48 Std. abgesetzt werden. Danach versucht man eine Beschleunigung der Resorption durch Heparinsalben und Mittel, die eine Erweiterung der oberflächlichen Blutgefäße bewirken, zu erreichen.

1.3.2.2. Bluterguß, Hämatom

Durch Quetschungen des lockeren subkutanen oder submukösen Gewebes entstehen Blutungen, die das lockere Gewebe auseinanderdrängen. Es bilden sich mit Blut gefüllte Gewebehöhlen. Da von der Quetschung auch Lymphgefäße mit betroffen werden, vermischt sich das ausgetretene Blut mit Lymphe.

Als Ursache kommen in erster Linie von außen her einwirkende Traumen in Frage. Umfangreiche Hämatome können im Zusammenhang mit Frakturen, insbesondere Femurfrakturen, auftreten. Stumpfe, auf das Abdomen einwirkende Traumen können zu subkapsulären Leber- oder Nierenblutungen Anlaß geben.

Bei der Hämatomkrankheit des Rindes, die meist am Ende der Stallperiode auftritt, führen geringgradige Quetschungen zu ausgedehnten Hämatomen im Bereich der Sitzbeinhöcker, Brust-, Bauchwand und am Hals oder an anderen Körperstellen.

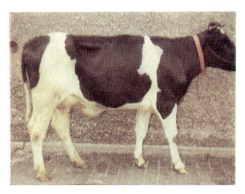

Abb. 92. Hämatom im Bereich der Milchvene.

1. Verletzung (Laesio)

Die erhöhte Blutungsbereitschaft in Form einer vaskulären hämorrhagischen Diathese wird durch einen Vitaminmangel oder durch cumarinhaltige Futtermittel hervorgerufen. Hämatome können weiterhin bei der Hämophilie A bei kleinen Haustieren oder durch andere angeborene oder erworbene Blutungsfaktoren auftreten. Die medikamentelle Verzögerung der Blutgerinnung, wie sie zur Behandlung der Podotrochlose angewendet wird, kann schon bei leichten Quetschungen zu ausgedehnten Hämatomen führen.

Bei tangentialer Gewalteinwirkung, wie beim Überfahrenwerden, kann die unverletzte Haut auf weite Strecken von der Unterhaut und von der Faszie abgetrennt werden. Dieser Zustand wird als *traumatisches Decollement* bezeichnet. Zwischen Haut und abgetrennter Unterhaut bildet sich ein ausgedehnter Blut- und Lympherguß.

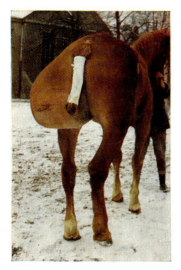
Abb. 93. Hämatom im Bereich der Hinterbacke.

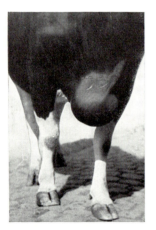
Abb. 94. Hämatom am Triel.

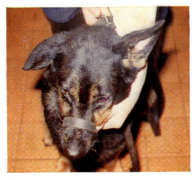
Abb. 95. Othämatom, Hund.

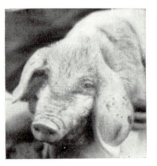
Abb. 96. Othämatom, Schwein.

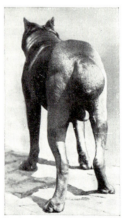
Abb. 97. Organisiertes Hämatom am Schwanz bei einem Boxer seit 1 Jahr.

Das Hämatom ist durch eine schnell auftretende, umschriebene fluktuierende Schwellung gekennzeichnet. Beim Pferd und bei kleinen Haustieren ändert sich die Fluktuation über längere Zeit nicht. Beim Rind ist die Fluktuation meist weniger deutlich, weil sich größere Blutkoagula bilden, die durch die geringere Fibrinolyse-Aktivität bei dieser Tierart nicht aufgelöst werden.

Die Schmerzhaftigkeit eines Hämatoms ist von der Art und Intensität des Traumas abhängig. Subperiostale, testikuläre Hämatome sind sehr schmerzhaft. Solche, die durch eine besondere Blutungsbereitschaft entstehen, sind nicht schmerzhaft. Bei sehr großen Hämatomen besteht eine akute Anämie. Ein pulsierendes Hämatom entsteht nach Arterienzerreißung, wenn der arterielle Zu- und Abfluß erhalten bleibt.

Tief gelegene Blutergüsse können sich durch Ausbreitung im lockeren Bindegewebe bis in das subkutane Gewebe ausbreiten und werden im Gegensatz zu den direkt und sofort entstandenen erst nach einigen Tagen klinisch manifest. Sie treten an den Augenlidern und am Skrotum häufig auf.

Kleinere Hämatome werden resorbiert. An der Stelle des Hämatoms bleibt oft eine bindegewebige Reaktion zurück. Normalerweise kommt es zu einem Niederschlag von Fibrin an den Innenwänden des Hämatoms. Zugleich bilden sich durch Fibrinsepten einzelne wabenähnliche Kammern, die das gelblich gefärbte Blutserum enthalten. Die zerrissenen Gefäße werden durch Thrombosierung verschlossen. Durch die allmähliche Resorption des Inhaltes flacht sich das anfangs prall gefüllte Hämatom nach 6 bis 8 Tagen etwas ab. Füllt sich das Hämatom erneut, ist durch die erneute Traumatisierung eine Nachblutung aufgetreten. Nach abgeschlossener Thrombosierung entsteht um das Hämatom herum Granulationsgewebe. Schließlich bildet sich eine bindegewebige Membran. Es kommt zur *Abkapselung*. Die Kapsel enthält eine nicht resorbierte, serohämorrhagische oder seröse Flüssigkeit. In anderen Fällen sprößt von der Kapsel ausgehend Granulationsgewebe in den Hohlraum ein und füllt diesen vollständig aus *(Organisation)*.

Das Granulationsgewebe formt sich zu Bindegewebe um. In seltenen Fällen kommt es zu Kalkablagerungen, Verknorpelung oder Verknöcherung.

Wenn durch das Trauma Hautläsionen entstanden sind, manchmal nach Punktion, häufiger durch das Spalten des Hämatoms, kann es zu einer sekundären Infektion kommen. Findet die Infektion in einer Phase statt, in der sich noch keine Bindegewebskapsel gebildet hat, besteht die Gefahr ihrer Ausbreitung in benachbartes Gewebe.

Differentialdiagnostisch kommen in erster Linie Abszesse, Hernien, Zysten und Tumoren in Frage. Die Diagnose kann durch eine Punktion gesichert werden.

Die therapeutischen Maßnahmen sind von verschiedenen Faktoren abhängig. In der akuten Phase sind Ruhigstellung, Anlegen von Druckverbänden, Auflegen von Eis, 4%ige Alkoholumschläge geeignet. Weiterhin können Hämostyptika allgemein appliziert werden. Nicht zu große Hämatome können in der akuten Phase punktiert, mit einem Glukokortikoid und Antibiotika aufgefüllt werden. Wo möglich, ist anschließend ein Druckverband anzulegen. Sehr große Hämatome sollten in der akuten Phase nicht punktiert werden, weil es durch die damit verbundene Erniedrigung des Druckes zur Nachblutung kommen kann. Große Hämatome läßt man mindestens 10 Tage in Ruhe.

In der subakuten Phase wird bei kleinen Hämatomen dieselbe Therapie durchgeführt wie in der akuten Phase. Bei der Bildung von Blutkoagula sollten kleine Hämatome gespalten und die Blutklumpen entfernt werden. Die Operationswunde ist durch eine Naht zu verschließen, durch die es zu keiner Hohlraumbildung kommen darf. Lokale Applikation von Fibrinolytika, die in der Lage sind, durch Plasminogenaktivierung Blutgerinnsel aufzulösen, wie Streptokinase, Urokinase, kann die Resorption beschleunigen. Auch direkt wirkende Antikoagulanzien wie Heparin, lokal angewendet oder in Salbenform, erleichtern die Resorption. Die Resorption kann schließlich auch durch Hyaluronidase gefördert und beschleunigt werden.

Große Hämatome werden, vor allem beim Rind, gespalten und durch eine offene Behandlung zur Abheilung gebracht. Das Spalten darf nicht bei frischen Hämatomen durchgeführt werden, sondern erst nach beendeter Abkapselung.

Ältere Hämatome werden punktiert, die Flüssigkeit abgelassen und mit Glukokortikoiden aufgefüllt. Sind damit keine Resultate zu erzielen, kann versucht werden, durch die Injektion von irritierenden Stoffen (Iod), die Kapselwände zur Verwachsung zu bringen. Auch das Nekrotisieren der Kapselwand durch Kupfersulfatinjektion und anschließende Entfernung kann bei dickwandigen Kapseln angewendet werden. Schließlich besteht die Möglichkeit der operativen Entfernung älterer Hämatome.

Serome. Wenn durch die Quetschung ein subkutaner Hohlraum entsteht, ohne daß es dabei zu nennenswerten Blutungen kommt, füllt sich der Hohlraum allmählich mit Lymphflüssigkeit. Eröffnete Lymphgefäße werden nicht durch Thromben, sondern nur durch Gegendruck verschlossen. Besteht der gleiche Druck im Hohlraum wie im Lymphgefäß, hört der Lymphzustrom auf.

Serome können durch Punktion entleert werden. Ein Wiederauffüllen kann durch Gegendruck (Verbände, Nähte) verhindert werden. Auch die operative Entfernung ist bei Rezidivierung in Erwägung zu ziehen.

Nichtepitheliale Zyste. Durch wiederholte Quetschungen kann es zu einem Austritt seröser Flüssigkeit kommen. Sie entwickeln sich an bestimmten Körperregionen (Kalkaneus und Ulna bei Hund und Pferd, dorsale Seite des Karpus beim Rind). Bei ungünstig gestalteten Stallfußböden können solche „subkutane Schleimbeutel" an verschiedenen Stellen der Extremitäten beim Schwein auftreten.

Um die Flüssigkeitsansammlung bildet sich eine Bindegewebskapsel. Selbstheilung kann nach Abstellen der Ursachen eintreten. Sonst Behandlung wie beim chronischen Hämatom.

Quetschungsnekrose *(Dilaceratio)*. Bei manchen sehr intensiven Quetschungen steht nicht die Blutung, sondern die Ernährungsstörung des Gewebes durch die Abriegelung der Blutversorgung im Vordergrund. Das Gewebe ist zerrissen, und die Zellen sind aus ihrem Verband gelöst. Die Höhle enthält blutig durchtränkte, breiähnliche und verfilzte Massen. Durch das Auftreten von Entzündungserscheinungen im peripheren, gesunden Gewebe, die starke Leukozytenexsudation, ist die Umgebung verdickt, schmerzhaft, vermehrt warm. Der Gewebebrei nimmt eine gelbe, eiterähnliche, mit nekrotischem Gewebe durchsetzte Beschaffenheit an. Ist die Haut selbst in Mitleidenschaft gezogen, stirbt sie ab und fällt der trockenen oder feuchten Nekrose anheim.

Wenn bei einer äußeren oder inneren Verletzung des Kehlkopfes, der Trachea, der Lungen oder nach einer extraperitonealen Pansennaht bei der Rumenotomie bei der Ausatmung Luft ins Gewebe gedrückt wird, ohne wieder zurückweichen zu können, entsteht ein traumatisches Emphysem. Bei dauerndem Luftnachschub dringt diese im lockeren Gewebe bis unter die Haut vor. Es bildet sich eine weiche, puffige, undeutlich abgegrenzte Umfangsvermehrung. Die Schwellung ist nicht schmerzhaft. Nach mehreren Tagen verlegt sich die Luftaustrittsstelle gewöhnlich, und die subkutane Luftansammlung bildet sich allmählich zurück.

Klinisch ist das Emphysem durch eine weiche, puffige Konsistenz gekennzeichnet. Bei Druck oder Darüberstreichen ist ein deutliches Knistern wahrnehmbar. Beim Beklopfen entsteht ein Schachtelton. Gefährlich wird das Emphysem dann, wenn sich die Luft subpleural oder vom Hals aus fortschreitend bis in das Mediastinum ausbreitet. Das Mediastinalemphysem bewirkt eine Behinderung des venösen Rückflusses, der Atem- und Herztätigkeit. In einem solchen Fall ist für einen raschen operativen Verschluß der Luftaustrittsstelle zu sorgen.

1.3.2.3. Muskelquetschung

Muskelquetschungen entstehen durch Sturz, Schlag, Überfahrenwerden und andere mechanische Einwirkungen. Die Quetschung ruft Funktionsausfall, Schmerzhaftigkeit, Schwellung und blutige Durchtränkung des betroffenen Gebietes hervor. Das lockere subfasziale Gewebe und auch das intermuskuläre Bindegewebe sind blutig durchtränkt. Bei starken Blutungen können Hämatome entstehen, die sich wegen der oft fehlenden Fluktuation nur schwer nachweisen lassen. Die darüberliegende Faszie ist dabei straff gespannt. Durch die Probepunktion kann das Hämatom nachgewiesen werden. Nach starken Quetschungen wird die zerstörte Muskulatur zu einer breiigen, braunroten, mit Blutgerinnseln vermischten Masse. Der Heilungsverlauf ist verschieden. Die Extravasate werden allmählich resorbiert. Wenn bei leichten Quetschungen das Sarkolemm nicht zerstört wird, regeneriert sich das Muskelgewebe. Sonst bildet sich zunächst Granulationsgewebe und schließlich Bindegewebe. Daraus können sich Muskelkontrakturen und funktionelle Störungen entwickeln. Die heterotope Knochenbildung im Muskel geht in den meisten Fällen auf eine Muskelverletzung zurück *(Myositis traumatica ossificans)*. Durch rechtzeitige Ruhigstellung und Vermeidung von mechanischen Reizungen (Massage) des gequetschten Muskels kann die heterotope Ossifikation verhütet werden. Die Kalkeinlagerungen sind röntgenologisch nachzuweisen.

Ischämische Muskelnekrosen können bei längeren Narkosen des Pferdes dann auftreten, ihre Entstehung wird besonders durch Druckschäden begünstigt, wenn diese mit einem mangelhaften Gasaustausch der Lungen oder anderweitig beeinträchtigter Sauerstoffversorgung des Gewebes einhergehen.

Bei ausgedehnten schweren Muskelverletzungen besteht die Gefahr des traumatischen Schocks. Aus dem in erheblichem Umfang zerstörten Muskelgewebe gelangen toxische Stoffe in den Kreislauf, vor allem Myoglobin, die schwere renale Sekretionsstörungen *(myorenales Syndrom)* verursachen können. Die Retention der Produkte des Gewebszerfalls und ein gefährlicher Anstieg des Plasmakaliumspiegels können zum Tode führen.

Nach Auftreten des Muskeltraumas ist möglichst für eine Ruhigstellung des betroffenen Gebietes zu sorgen. Massage und Bewegung sind in den ersten Tagen kontraindiziert. Kalte Umschläge während der ersten 24—48 Std. verringern die Blutungsneigung. Zur Resorption der Ergüsse erfolgt eine Wärmebehandlung mit feuchtwarmen Verbänden oder Kompressen und Rotlichtbestrahlung. Auch resorptionsfördernde und hyperämisierend wirkende Medikamente können lokal angewendet werden. Massagen unterstützen später die Regeneration des erholungsfähigen Gewebes. Bei toxischen Allgemeinerscheinungen und Oligurie sind Nierenstarter zu infundieren. Hierzu benutzt man Zucker-Alkohol-Elektrolyt-Mischlösungen. Die hierfür verwendeten Rezepturen müssen kaliumfrei sein (s. o.).

1.3.2.4. Nervenquetschung

Nervenquetschungen äußern sich in einer unvollständigen, meist vorübergehenden Lähmung *(Parese)* oder in einer vollständigen Lähmung *(Paralyse)* des Nerven. Betroffen sein können sensible, motorische und Nerven mit gemischten Faseranteilen. Bei leichtesten Verletzungen *(Neurapraxie,*

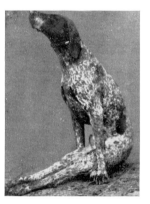

Abb. 98. Lähmung der Hinterhand nach Quetschung des Rückenmarks.

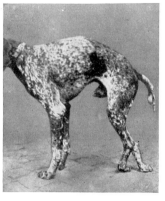

Abb. 99. Derselbe Fall wie in Abb. 98 23 Tage später. Beiderseitige Ischiadikuslähmung.

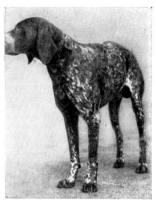

Abb. 100. Wie in Abb. 98, Heilung nach weiteren 20 Tagen.

Commotio nervi) bleiben die Nervenhüllen und die Achsenzylinder erhalten. Höchstwahrscheinlich kommt es aber zu Permeabilitätsstörungen des Perineuriums. Diese bilden sich innerhalb weniger Stunden oder Tage zurück.

Die Quetschung kann zu einem Zerfall der Markscheiden führen. Allein durch Druck ohne nachweisbare äußerliche Veränderungen kann eine schwere Schädigung des Nerven eintreten. Im Anschluß an den Zerfall der Markscheiden *(Demyelinisation)* beginnt die Restitutionsphase mit der Proliferation der Schwannschen Zellen. Daran schließt sich die völlige funktionelle Restitution an. Dies nimmt mehrere Wochen in Anspruch. Klinisch wird auch die Drucklähmung nach dieser Zeit zur Wiederherstellung der vollen Funktion führen, wenn der Patient nicht durch andere Schäden (Drucknekrosen, Festliegen) ad exitum kommt.

Schließlich kann das Epineurium erhalten bleiben, das Perineurium einzelner Faszikel jedoch partiell oder total zerstört sein. In diesem Fall kommt es nicht oder nur zu einer Teilregeneration. Bei einer Totaldurchtrennung kann es dann zu einer Regeneration kommen, wenn die Nervenstümpfe nicht zu weit auseinanderliegen. Ist die Distanz zwischen distalem und proximalem Stumpf zu groß, bilden sich *Neurome*.

Drucklähmungen treten auf bei schnürenden Verbänden oder nach längerem Liegenlassen eines Kompressionsschlauches. Quetschungen des Schultergeflechtes oder des N. radialis selbst können an der während der Operation unten liegender Gliedmaße auftreten. Bei Narkosen mit guter Muskelentspannung und langer Dauer ist die Gefahr einer Drucklähmung besonders groß. Der N. facialis wird am liegenden Pferd durch die ungepolsterte Halfterschnalle gequetscht. Es entsteht eine Lähmung, die durch das Herabhängen der Unterlippe und seitliche Verschiebung der Oberlippe gekennzeichnet ist. Die Futteraufnahme kann anfangs erschwert sein. Nervenquetschungen kommen weiterhin durch raumfordernde Prozesse innerhalb des Wirbelkanals zustande. Die Kallusbildung nach Wirbelfrakturen oder angeborene Veränderungen der Wirbelgelenke führen zur Schädigung motorischer Bahnen, die die Koordination des Bewegungsablaufes übernehmen *(spinale Ataxie)*.

Nervenquetschungen regenerieren sich je nach Intensität in verschieden langen Zeitabschnitten oder überhaupt nicht. Die Heilungsdauer kann bis zu 6 Monaten betragen. Die Unterstützung der Regeneration ist bei oberflächlich gelegenen Nerven mit einer Massagebehandlung möglich. Eine Behandlung mit Vitamin-B-Komplex sollte zusätzlich erfolgen.

1.3.2.5. Sehnenquetschung

Quetschungen spielen an den meist gut geschützt liegenden und gegen Druckwirkung sehr widerstandsfähigen Sehnen nur eine untergeordnete Rolle. Wiederholte Quetschungen führen zu einer chronischen Tendinitis. Sehnenquetschungen treten vor allem beim Pferd im Bereich der Beugesehnen auf, durch Ausschlagen gegen die Wand, unsachgemäße Fixation der Hinterextremität im Notstand oder an den Vorderextremitäten durch Greifen. Sehnenquetschungen sind schmerzhaft und rufen Lahmheiten hervor. Es kommt zu einer umschriebenen Schwellung. Auch einzelne Sehnenfibrillen können zerreißen. Die Tiere sind 1 bis 2 Wochen ruhigzustellen. Bis zu 48 Stunden nach dem Trauma werden kühlende Verbände angelegt. Danach erfolgt eine leicht hyperämisierende Behandlung.

1.3.2.6. Quetschung der Schleimbeutel

Schleimbeutel sind mit Synovialis ausgekleidete, geschlossene Hohlräume, die überall dort zu finden sind, wo große Weichteilflächen gegeneinander oder gegen Knochen verschoben werden oder dort, wo dünne Weichteile über oberflächlich liegenden Knochenpunkten gedrückt werden. Schleimbeutel können anlagenmäßig vorhanden oder erworben sein. Schleimbeutel sind funktionell als stoßabfangende Polsterorgane anzusehen. Zu unterscheiden sind die subkutanen von den subtendin gelegenen Schleimbeuteln. Manche Schleimbeutel stehen mit einer Sehnenscheide oder einem Gelenk in Verbindung. Schleimbeutel sind starken Druckbelastungen gegenüber relativ unempfindlich, erkranken aber bei einmaligen oder wiederholten Traumen häufig. Einmalige Traumen führen zu akut entzündlichen Veränderungen, bei der die durch die Reizung der Synovialis bedingte, erheblich vermehrte Synoviaproduktion im Vordergrund steht *(Bursitis serosa).* Der Schleimbeutel ist prall gefüllt, weist eine deutliche Fluktuation auf, ist vermehrt warm und schmerzhaft. Bei seiner Punktion entleert sich eine serohämorrhagische oder seröse Flüssigkeit.

Wird der Schleimbeutel durch fortgesetzte mechanische Einwirkung oder einen nicht resorbierten Bluterguß gereizt, bildet sich eine Bursitis chronica *(Hygrom).* Hier liegt meist eine erhebliche Verdickung der Synovialis und der fibrösen Kapsel vor. Der Inhalt des Hygroms ist von verschiedener Konsistenz, dünnflüssig bis zäh, gallertartig, bernsteinfarben und klar, blutig, bräunlich oder rötlich-gelb. Die Fluktuation ist undeutlich. Beim Abtasten bei nicht zu praller Füllung ist das typische Schneeballknirschen auszulösen. Akute entzündliche Veränderungen fehlen, ebenso Schmerzhaftigkeit. Lahmheitserscheinungen bestehen selten. Schleimbeutelerkrankungen findet man beim Tier an der Bursa calcanea subcutanea (Piephacke) durch Ausschlagen gegen harte Gegenstände, zu kurze Transportwagen, an der Bursa olecrani (Stollbeule) durch Druck des Hufeisens (Stollen) beim Liegen, an der Bursa praecarpalis durch Gegenschlagen gegen die Boxenwand. Beim Rind sind Hygrome der Bursa praecarpalis durch zu kurzen Stand oder falsch gestaltete Futterkrippen und beim Hund Hygrome der Bursa calcanea subtendinea nicht selten.

Da Schleimbeutelentzündungen, vor allem chronische Bursitiden, keinerlei Funktionsstörungen bedingen, ihre Behandlung aber nicht immer problemlos verläuft (Infektion nach wiederholter Punktion, Nahtdehiszenz bei operativer Entfernung, starke postoperative Granulations- und Bindegewebebildung), sollte man den Tierbesitzer auf diese Gefahren hinweisen.

Von primärer Bedeutung ist das Abstellen der mechanischen Irritationen. Akute Bursitiden kommen schon dadurch oft zur Abheilung. Beim Bursahygrom kann nach Abstellen der Ursachen die mehrmalige Entleerung durch Punktion und anschließende Kompression durch Verbände oder überdeckende Naht zum Erfolg führen. Mit der Auffüllung eines Glukokortikoids (Prednisolon, Dexamethason, Triamcinolon) sind manchmal sehr rasche, manchmal auch keine Erfolge zu erzielen. Hyperämisierende Einreibungen sind wenig nützlich

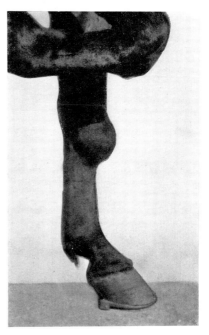

Abb. 101. Bursahygrom, Bursitis chronica aseptica der Bursa praecarpalis subcutanea.

und erschweren eine nachfolgend durchzuführende Operation durch intensive Blutungen.

Bei starken Wandverdickungen ist die Totalexstirpation anzustreben. Sie ist bei Bursen, die mit Gelenken und Sehnenscheiden kommunizieren, nicht möglich. Vor der Exstirpation kann die Bursawand mit Iod oder Kupfersulfatlösungen, die in die Bursa injiziert werden, verödet werden. Nach Entfernung der nekrotischen Synovialis (etwa 8 Tage nach der Injektion) bildet sich oft in erheblichem Maße Granulations- und später Bindegewebe, so daß auch nach der Behandlung eine Umfangsvermehrung zurückbleibt.

1.3.2.7. Quetschung der Sehnenscheide

Quetschungen der Sehnenscheide verlaufen ähnlich wie die der Schleimbeutel. Sie können durch äußere Traumen wie Hufschlag, Sturz, Angaloppieren entstehen. Manchmal kommt es durch Überlastung der Sehnenscheide und Sehne zu entzündlichen Veränderungen.

Die Sehnenscheidenwand besteht aus einer äußeren fibrinösen Hülle, dem Paratenonium, und dem inneren und äußeren Blatt der Synovialis. Beide Synovialisblätter sind über ein gekröseähnliches Doppelblatt (Mesotenonium) miteinander verbunden. Durch traumatische Einwirkungen stellt sich eine Entzündung des Sehnenhüllgewebes und der Synovialis ein. Es kommt zu einer Zunahme der Synovialflüssigkeit. Ihre Viskosität ist herabgesetzt. Sie ist serös, serohämorrhagisch oder hämorrhagisch *(Tendovaginitis serosa acuta)*. Bei Vorhandensein eines entzündlichen Ödems ist die Fluktuation weniger deutlich. Je nach Art und Intensität des Traumas besteht eine gering- bis hochgradige Schmerzhaftigkeit und Lahmheit. Bei starker Druckzunahme in der Sehnenscheide und gleichzeitiger Irritation der Sehne ist die Lahmheit stärker. Verletzungen der Sehnenscheidenwand können durch eine Pneumotendovaginographie nachgewiesen werden. Zu diesem Zweck wird eine Röntgenaufnahme der vorher mit Luft aufgefüllten Sehnenscheide durchgeführt.

Ist die Sehne nicht vom Trauma betroffen und liegt keine Perforation vor, heilt die Tendovaginitis serosa meist schnell ab. Bei Ruptur von Blutgefäßen oder bei Thrombosierung derselben kann sich eine Ischämie oder Nekrose der Sehne entwickeln.

Bei starker Füllung der Sehnenscheide wird die Flüssigkeit durch Punktion abgelassen, die Sehnenscheide mit Glukokortikoiden aufgefüllt. Zu Beginn der Erkrankung werden zusätzlich kühlende Verbände oder Druckverbände angelegt. Auch Adstringentien führen zum Abklingen der akut entzündlichen Veränderungen. Bei starker Traumatisierung ist eine mehrwöchige Ruhigstellung, z. B. mit Gipsverbänden, zu empfehlen. Nach Abklingen der akuten Erscheinungen kann eine physikalische Therapie durch Mikrowellenbestrahlung oder mit hyperämisierenden Salben und Einreibungen durchgeführt werden.

Bei der chronisch-traumatischen oder *Tendovaginitis fibrinosa* können mehrfache Mikrotraumen oder die Konstriktion des Ligamentum palmare (plantare) annulare ursächlich in Frage kommen. Sie kann sich auch aus einer akuten Tendovaginitis serosa entwickeln. Auch hier steht die vermehrte Füllung klinisch im Vordergrund. Die Synovia ist meistens klar. Sie kann Fibrinflocken enthalten. Bei einem serofibrinösen Inhalt ist eine Pseudokrepitation fühlbar. Fibrin und proliferative Entzündungen der Sehnenscheidenwand können zu Verwachsung zwischen parietalem und viszeralem Blatt sowie zwischen Sehnenscheide und Sehne Anlaß geben. Verwachsungen und Synovialishypertrophie können durch die Pneumotendovaginographie nachgewiesen werden. Die Schmerzhaftigkeit und die damit verbundene Lahmheit sind unterschiedlich stark. Die Heilungsaussichten sind von Art und Lokalisation der Veränderung abhängig, auch vom Verwendungszweck des Tieres. Bei Verwachsungen sind die Heilungsaussichten schlecht. Zur Behandlung gehört eine längere Ruhigstellung des Tieres. Injektionen mit langwirkenden Glukokortikoiden sind angezeigt. Weiterhin können die gleichen Therapiemaßnahmen wie bei der serösen Tendovaginitis durchgeführt werden. Bei einer Konstriktion durch die Fesselbinde wird diese in gesamter Ausdehnung längsgespalten.

1.3.2.8. Gelenkkontusion

Kontusionen von Gelenken entstehen entweder direkt durch die Einwirkung einer Gewalt von der Seite her oder indirekt durch starken Gegenstoß und Prellung der Gelenkflächen durch Stoß, Sturz oder Sprung. Neben der Quetschung der Synovialis können die Gelenkkapsel, Bänder und die das Gelenk umgebenden Weichteile betroffen sein. Gelenkknorpel und Menisken können beschädigt werden und einreißen. Bei starkem Druck wird die Epiphysenspongiosa komprimiert, es kann zu umschriebenen Frakturen in der Knochenendplatte kommen. Bei seitlichen Gewalteinwirkungen kann es zu Knochenabsprengungen an den Gelenkrändern kommen, die in den Ausbuchtungen der Gelenkhöhle als Corpora libera (Gelenkmäuse) zu liegen kommen. Die Gelenkkapsel kann reißen oder stark gequetscht werden. Zusammen hiermit kommt es häufig zu einer Blutung in das Gelenk, die von den Synovialiszotten, vom Knochen bei einer intraartikulären Fraktur oder von einem intraartikulären Gelenkband ausgehen kann. Normalerweise bilden sich im Gelenk keine Blutkoagula, weil sich in der Gelenkflüssigkeit wenig Fibrinogen und andere gerinnungsbildende Stoffe befinden.

Bei einer starken Permeabilitätszunahme und bei größeren Blutungen kann dies aber der Fall sein. Beim Pferd und beim Hund kommt es trotzdem niemals zur Gerinnung, weil bei diesen Tierarten die Synovia im Gegensatz zum Rind eine große fibrinolytische Aktivität besitzt.

Klinisch manifestiert sich die Gelenkquetschung in Form einer deutlich fluktuierenden Schwellung der Gelenkkapsel. Bei praller Füllung kann die Fluktuation fehlen. Um das Gelenk können deutliche entzündliche Reaktionen auftreten. Es besteht meist eine deutliche Lahmheit. Das Gelenk wird in Beugestellung gehalten. Bei der Punktion entleert sich kurz nach Auftreten der Kontusion Blut, später eine serohämorrhagische Flüssigkeit. Eine röntgenologische Untersuchung sollte in jedem Fall durchgeführt werden.

Wenn Nebenverletzungen an Knochen, Knorpel und Kapsel fehlen, ist die völlige Wiederherstellung nach Gelenkkontusion die Regel. Bei Knorpelverletzungen kommt es durch das Eindringen der Synovia nicht zur Regeneration. Subchondrale Zysten sind häufig die Folge.

Gefahr droht von dem prallen Erguß in das Gelenk. Wenn ein Kapselriß den Abfluß des Blutes aus dem Gelenk ermöglicht, ist der Verlauf auch ohne Punktion günstiger. Bleibt der Erguß sich selbst überlassen, wird er nur sehr langsam resorbiert. Das Abpunktieren gelingt kurz nach der Verletzung sehr leicht. Wenn es bereits intraartikulär zu einer Blutgerinnung gekommen ist, muß man mit dem Abpunktieren warten, bis die Gerinnsel durch Fibrinauflösung wieder verflüssigt werden. Blutgerinnsel können durch d-Chymotrypsin- oder Urokinaseinjektionen zur Auflösung gebracht werden. Große Blutklumpen können 10 bis 14 Tage nach der Kontusion chirurgisch entfernt werden. Bei längerer praller Gelenkfüllung kann es zur Ausbildung von Wackelgelenken kommen.

Nach der Punktion wird das Gelenk mit Glukokortikoiden aufgefüllt und wo, möglich, mit Gips- oder Light-Cast-Verbänden ruhiggestellt. Die Dauer der Ruhigstellung hängt von der Art der Nebenverletzungen ab.

Freie Gelenkkörper und Absprengungen am Gelenkrand (Chip-fractures) können zu Behinderungen des Bewegungsablaufs führen und müssen dann operativ entfernt werden. Rufen sie keine Lahmheiten hervor, dann jedoch oft eine therapieresistente vermehrte Gelenkfüllung (Gelenkgalle, Hydrops). Nach Zerreißung der Gelenkbänder entsteht nicht selten eine chronisch deformierende Arthritis.

1.3.2.9. Quetschung der Knochens

Quetschungen des Knochens treten besonders dort auf, wo der Knochen nur von einer dünnen Weichteilschicht von der Haut getrennt ist. Knochenquetschungen können durch einmalige oder wiederholte Traumen (Streichen) entstehen. Das Trauma kann zu Blutungen im Periost selbst, zu subperiostalen Blutungen, zum Abheben des Periost vom Knochen, zu Blutungen der Spongiosa und zu Knochenrissen (Fissuren) und Knochenbrüchen (Frakturen) führen.

Blutungen des Periost und der Spongiosa werden langsam resorbiert, subperiostale Hämatome dagegen meist organisiert. Die Blutansammlung zwischen Knochen und Periost ist sehr schmerzhaft. Oft bleibt eine periostale Verdickung zurück, oder es kommt zu einer gesteigerten periostalen Knochenneubildung mit Auflagerungen von Osteophyten. Es kommt zur Bildung von Überbeinen *(Exostosen)*. Chronische Traumen sind sehr häufig beim Pferd zu finden. Der wiederholte Druck, Zug oder die Reibung von Bändern und Sehnen im Bereich ihrer Insertionsstellen auf das Periost können ebenfalls zur Exostosenbildung Anlaß geben. Die Knochenquetschung ist in der akuten Phase sehr schmerzhaft und geht meist mit einer Lahmheit einher. In der akuten Phase sollte eine Ruhigstellung erfolgen. Zusätzlich wird eine resorptionsfördernde Behandlung durchgeführt. In der subakuten Phase sind Glukokortikoidinjektionen, Einreibungen mit Dimethylsulfoxid oder eine hyperämisierende Behandlung angezeigt. Überbeine lassen sich bei günstiger Lokalisation operativ entfernen.

1.3.2.10. Gefäßquetschung

Jede Quetschung von Gewebe führt auch zu einer Quetschung von Blutgefäßen. Je nach Art der Verletzung sind die Gefäßschäden unterschiedlich. Am empfindlichsten ist die Intima. Media und Adventitia sind bedeutend widerstandsfähiger. Ist die Intima und zugleich die Media geschädigt, kann sich bei Arterien nach verschieden langer Zeit eine Ausbuchtung, ein sog. echtes *Aneurysma*, ausbilden. Kleinere Intimaverletzungen heilen ab, größere rollen sich in das Gefäßlumen ein und verschließen es teilweise oder total.

1.3.3. Zerreißung, Ruptur

Zerreißungen sind Verletzungen durch Ausdehnung der Gewebe infolge von Zugkräften, welche von außen her durch das Auftreffen stumpfer Gewalt oder innerhalb des Körpers einwirken. Die Widerstandsfähigkeit der einzelnen Gewebe gegenüber Zugwirkung ist sehr unterschiedlich. Sie ist abhängig von ihrem Flüssigkeitsgehalt, der Dichte und Elastizität des Gewebes. Wird ein Gewebe über den ihm eigenen Grad von Dehnbarkeit hinaus überdehnt, so kommt es zur Trennung seiner Grundsubstanz bzw. seines Stützgewebes. Bleibt dabei das grobe anatomische Gefüge erhalten, spricht man von einer Dehnung *(Distensio)* oder Zerrung. Kommt es zur Trennung des anatomischen Gefüges, spricht man von einer Zerreißung *(Ruptura)*.

1.3.3.1. Dehnung und Zerrung

Dehnung und Zerrung haben beide die gleiche Ursache, nämlich die Zugwirkung, welche die Elastizität des Gewebes nur geringgradig überschreitet. Auch die pathologisch-anatomischen Folgen sind gleich. Der Unterschied zwischen Dehnung und Zerrung besteht lediglich darin, daß die Dehnung durch langsamen, kontinuierlich starken Zug entsteht, während die Zerrung durch plötzliche, ruckartige Spannungen verursacht wird. Beide bilden die Vorstufe der Zerreißung. Dabei trennen sich die Gewebe in der Interzellularsubstanz. Es handelt sich bei den klinischen Begriffen Dehnung und Zerrung um eine beginnende Zerreißung in ihrem ersten, meist noch vollkommen reparablen Stadium. Die Elastizität von Muskeln ist groß und hängt weitgehend von ihrem Spannungszustand ab. Bei der Sehne fallen Elastizitäts- und Festigkeitsgrenze zusammen. Das bedeutet, daß Sehnen nach der Dehnung wieder ihre ursprüngliche Form und Länge einnehmen. Bei Überschreitung ihrer Elastizitätsgrenze zerreißen sie. Die Dehnbarkeit von Muskeln und Sehnen kann durch Training gesteigert werden. Auch durch das Aufwärmen vor der Belastung wird ihre Elastizität erhöht. Erschöpfung während der Belastung führt zu einem unkoordinierten Bewegungsablauf, zu einseitigen Belastungen und damit zu Überdehnungen und Rupturen.

Zerrung und Dehnung charakterisieren sich klinisch durch sehr unterschiedliche Erscheinungen. Das klinische Bild ist abhängig von der Lokalisation, von Schwere, Tierart und anderen Faktoren. Demzufolge sind die Funktionsstörungen ebenfalls unterschiedlich.

Bei Zerrungen von Muskeln und Sehnen an den Extremitäten besteht ein klammer Gang oder eine Lahmheit. Im Bereich des Traumas sind Schmerzhaftigkeit, Schwellung und vermehrte Wärme nachzuweisen. Nach der Heilung können Muskel- und Sehnenschwäche und erhöhte Anfälligkeit gegen erneute Beanspruchung zurückbleiben.

Zerrung und Dehnung von Nerven führt zu heftigen Schmerzen, wenn es sich um sensible Nerven handelt, und zur Lähmung bei motorischen Nerven. Die Behandlung besteht in erster Linie in einer Ruhigstellung. Erneute Dehnungen müssen verhindert werden. Zunächst ist eine adstringierende oder kühlende lokale Behandlung durchzuführen. Zur Beschleunigung der Resorption der mit der Zerrung einhergehenden Extravasate werden feuchtwarme Verbände, Massagen mit leicht hyperämisierend wirkenden Mitteln (Kampfersalbe, Kampferspiritus, Iodvasogen) oder DMSO durchgeführt. Muskeldehnungen heilen in kurzer Zeit aus. Es kommt zur vollständigen Regeneration.

Die Hyperextension, eine angeborene Verlängerung der Beugesehnen, kommt beim Fohlen bilateral an den Vorder- und Hinterextremitäten vor. Die Saugfohlen treten so stark durch, daß das Fesselgelenk den Boden berühren kann. Die Behandlung geschieht durch Anlegen gut gepolsterter Light-Cast- oder Gipsverbände. Diese müssen regelmäßig auf ihren ordnungsgemäßen Sitz überprüft werden, weil beim Fohlen sehr leicht Drucknekrosen entstehen. Zusätzlich ist ein orthopädischer Beschlag (Eisen mit verlängerten Schenkelenden) anzubringen (s. S. 348).

1.3.3.2. Muskelzerreißung

Je nachdem, ob der Muskel nur eingerissen ist oder in seiner Kontinuität durchtrennt wurde, unterscheidet man die unvollständige (partielle) von der vollständigen (totalen) Muskelruptur. Der Muskel kann im Bereich des Muskelbauches, am Übergang in die Sehne und auch an der Insertion am Knochen reißen. Muskelrupturen können durch Traumen von außen, durch abnorme Bewegungen oder durch starke und schnelle Muskelkontraktionen ausgelöst werden. Die Gefahr einer Ruptur ist im Zustand der maximalen Kontraktion am stärksten. Sehr gefährlich ist beispielsweise eine starke aktive Kontraktion der Flexoren bei gleichzeitiger passiver Extension. Bei jungen Tieren entsteht die Muskelruptur oder eine epiphysäre Fraktur bei ein und demselben Trauma häufiger als bei älteren Tieren. Bei diesen kommt es dagegen häufiger zu Sehnenrupturen. Prädisponierende Faktoren sind die Muskeldegeneration, die Denervation des Muskels und die Relaxation durch hormonale Faktoren. Auch eine Volumen- und Gewichtszunahme am Ende der Trächtigkeit kann zu einer Ruptur der Bauchmuskulatur führen.

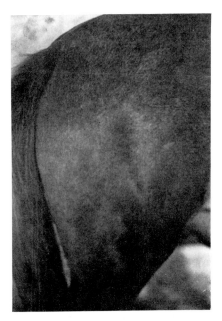

Abb. 103. Muskeldefekt (Delle) nach Ruptur.

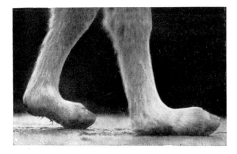

Abb. 102. Angeborene Hyperextension im Fesselgelenk beim Fohlen.

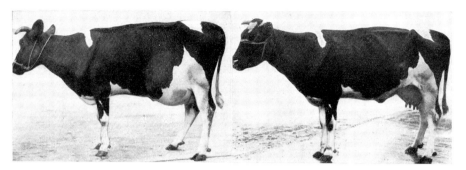

Abb. 104. Hernia ventralis durch Hornstoß vor und 21 Tage nach der Operation.

Bei einer partiellen Ruptur sind wenige bis eine größere Anzahl von Muskelfasern gerissen. Bei der totalen Ruptur geschieht die Durchtrennung meistens quer zum Faserverlauf. Bei flachen Muskeln, wie der Bauchmuskulatur und dem Zwerchfell, entstehen regelmäßig Rupturen im Faserverlauf. Bei Eintritt der Zerreißung entsteht ein heftiger Schmerz, es kann zu einem profusen Schweißausbruch kommen. Manchmal ist ein krachendes Geräusch zu hören, das einen Knochenbruch vermuten läßt. Bei einer totalen Ruptur ist ein Defekt (Delle) fühlbar. Dort besteht eine starke Druckempfindlichkeit. Eine Schmerzhaftigkeit ist ebenso bei der aktiven wie passiven Bewegung vorhanden. Es kommt zu einem totalen oder teilweisen Funktionsverlust des betroffenen Muskels und zu entsprechenden Ausfallserscheinungen. Eine Schwellung und eine entzündliche Reaktion stellen sich ein. Bei der Zerreißung der Bauchmuskulatur und des Zwerchfells entsteht eine Hernie.

Eine vollständige Regeneration des Muskelgewebes ist nur dann möglich, wenn das Sarkolemm unverletzt bleibt. Anderenfalls kommt es zur Granulations- und später zur Bindegewebsbildung. Dadurch muß die Funktion des Muskels nicht unbedingt beeinträchtigt werden. Bei geringen partiellen Rupturen ist die Prognose meistens günstig, es besteht aber die Gefahr, daß bei frühzeitiger Belastung sich aus der partiellen eine totale Ruptur entwickelt. Bei der totalen Ruptur ist die Prognose auf jeden Fall zweifelhaft. Sie hängt von der Tierart und auch vom Verwendungszweck des Tieres ab. Bei kleinen Haustieren ist sie günstiger als bei Großtieren, bei Sportpferden un-

günstiger als bei Zuchttieren. Die Zerreißung von degenerierten und denervierten Muskeln hat immer eine sehr ungünstige Prognose. Nach einer totalen Ruptur kann der Muskel verlängert sein, es können sich aber auch Kontrakturen ausbilden. Die Kontraktion ist bezüglich der Funktion immer ungünstiger als die Verlängerung.

Bei einer Ruptur des M. triceps brachii besteht eine hochgradige Hangbeinlahmheit, das Olekranon hängt sehr weit nach unten. Differentialdiagnostisch kommen die Ulnafraktur und die Radialislähmung in Frage.

Bei der Ruptur des Biceps brachii besteht ebenfalls eine starke Lahmheit. Die Gliedmaße kann nicht nach vorn geführt wer-

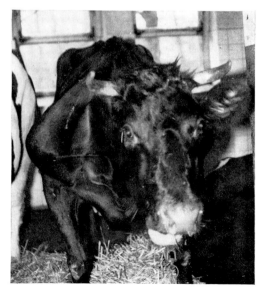

Abb. 105. Ruptur der Mm. pectorales beiderseits.

den, sie wird nachgeschleppt. Beim Nachhintenziehen der Gliedmaße besteht eine starke Schmerzhaftigkeit. Bei der Ruptur des M. serratus ventralis (er fixiert die Skapula an den Thorax) liegen die Schulterblätter höher, manchmal höher als die Wirbelsäule. Die Ruptur der Mm. pectorales führt zu einer Lahmheit mit einer Abduktion von einem oder beiden Vorderbeinen. An den Hinterextremitäten kann es zu einer Ruptur des M. quadriceps femoris kommen. Die Tiere sind dann nicht mehr in der Lage, das Knie- und Sprunggelenk zu fixieren. Im Moment der Belastung kommt es zu einer starken Beugung der Gelenke. Die Ruptur der Adduktoren tritt vor allem bei Rindern auf (M. gracilis, M. pectineus, Mm. adductores). Bei der unilateralen Ruptur kommt es zu einer starken Abduktion der betroffenen Gliedmaße. Bei beidseitiger Ruptur sind die Tiere meist nicht mehr in der Lage aufzustehen. Die Ruptur des Peroneus tertius kommt gelegentlich beim Pferd, selten beim Rind vor. Der Peroneus tertius ist Antagonist des M. gastrocnemius. Die Tiere können stehen, die Gliedmaße hängt sehr lose. Das Tarsalgelenk zeigt keine Winkelung, das Kniegelenk wird zur Kompensation höher angezogen. Das Sprunggelenk kann passiv gestreckt werden. Die Achillessehne verliert dabei ihre Spannung. Die Ruptur des M. gastrocnemius kommt vor allem bei Rindern nach der Operation der spastischen Parese vor. Es entsteht durch die Zerreißung eine Hyperflexion des Tarsalgelenks mit Überköten des Fesselgelenkes. Sind auch die oberflächlichen Beuger und der M. soleus mitgerissen, steht das Tier auf der plantaren Fläche des Metatarsus und Tarsus.

Nach Zerreißung des M. rectus abdominis entsteht ein Eingeweidebruch, der in der Medianlinie und meist zwischen den Hinterschenkeln liegt.

Zerreißungen der Bauchmuskeln nach Quetschungen sind sehr oft in der Flankengegend zu finden und verursachen eine *Hernia ventralis*.

Zwerchfellzerreißungen verursachen meist einen Vorfall von Teilen der Bauchorgane in den Brustraum. Bei der sog. Zwerchfellhernie *(Hernia diaphragmatica)* handelt es sich jedoch fast niemals um eine echte

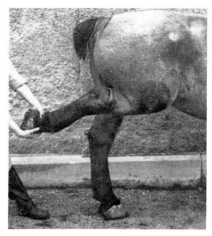

Abb. 106. Ruptur des M. peronaeus tertius. (Kaltblut).

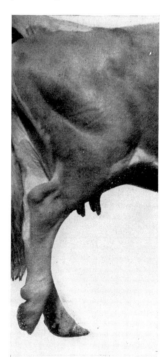

Abb. 107. Zerreißung des M. tibialis cranialis und des M. fibularis tertius beim Rind.

Hernie, weil der innere (Bauchfell) und natürlich auch der äußere Bruchsack fehlen. Die Zwerchfellhernie stellt genau genommen einen Vorfall *(Prolapsus)* von Baucheingeweiden infolge einer Muskelruptur in die Brusthöhle dar. Sie kann bei allen Tierarten auftreten. Beim Rind ist der Vorfall des Netzmagens in die Brusthöhle bekannt (Eventratio diaphragmatica reticuli). Es treten meist bruchsackartige Verwachsungen mit der Umgebung auf. Kleinschaumige Tympanie, erhöhte Pansenmotorik, wechselnder Appetit, erhöhte Atemfrequenz bei nicht erhöhter Innentemperatur, Husten, Plätschern in der linken Brusthälfte (Herzgegend), da der Zwerchfellspalt meist links liegt, sind die hervorstechenden Symptome. Die Diagnose kann durch die Röntgenuntersuchung gestellt werden. Die Laparotomie und der Verschluß der Zwerchfellücke können bei Rind und Pferd vom Schaufelknorpel, vom Thoraxraum oder auch vom Abdominalraum aus erfolgen (Dietz und Nagel 1962, de Moor und Verschooten 1969). Zwerchfellschlitze bei Hund und Katze sind meist erworben durch Überfahrenwerden, können aber teilweise angeboren sein. Es fallen Jejunumschlingen, Netzteile, Leberteile, Milz, Gallenblase, Pankreas oder andere Eingeweideteile in die Brusthöhle vor. Das Röntgenbild entscheidet über die Diagnose. Der Verschluß der Zwerchfellöffnung kann thorakal, abdominal und sternal erfolgen. Es muß eine künstliche Beatmung während der Operation durchgeführt werden. Große Zwerchfelldefekte können mit der Fascia glutaea oder mit synthetischen Stoffen geschlossen werden.

Bei einer partiellen Ruptur von Skelettmuskeln ist eine Ruhigstellung über mehrere Wochen erforderlich. Bei einer größeren partiellen Ruptur kann unter Umständen eine Heilung durch Immobilisation des Muskels im entspannten Zustand erzielt werden. Rupturen, die parallel zu den Muskelfasern verlaufen, werden am besten genäht. Totale Rupturen können bei kleinen Haustieren spontan heilen. Bei totalen Muskelzerreißungen ist immer eine Naht des Muskels zu versuchen. Die Behandlung soll möglichst frühzeitig erfolgen, weil es anderenfalls zu einem erheblichen Auseinanderweichen der Muskelstümpfe kommen kann. Ist eine Naht erst später möglich, ist das vorhandene Bindegewebe vor der Naht an den Fragmenten zu entfernen. Ist eine Naht nicht möglich, muß nach beendeter Ruhigstellung ein ganz allmähliches Heranführen des verletzten Muskels an die ursprüngliche Belastungsfähigkeit erfolgen. Die Belastungsintensität ist über mehrere Wochen allmählich zu steigern. Auf diese Weise paßt sich das Ersatzgewebe auch strukturell der Belastung besser an. Muskelrupturen rezidivieren bei zu früher Belastung häufig. Die Heilung kann durch hyperämisierende Einreibungen, durch Mikrowellenbestrahlung und Massagen gefördert werden.

Literatur

Allgöwer, M.: Allgemeine und spezielle Chirurgie. Springer-Verlag, Berlin-Heidelberg 1976.
De Moor, A.: Vorlesungsmanuskript: Algemeene Heelkunde. Reichsuniversität Gent, 1978.
Dietz, O., und Wiesner, E.: Handbuch der Pferdekrankheiten für Wissenschaft und Praxis. VEB Gustav Fischer Verlag, Jena 1982.
Schmitt, W.: Allgemeine Chirurgie. 4. Aufl. J. A. Barth, Leipzig 1979.
Verschooten, F., and De Moor, A.: Tendinitis in the horse: its radiographie diagnosis with airtendograms. J. Am. Vet. Rad. Soc. **19** (1978), 23.
Verschooten, F., Oyaert, W., Muylle, E., De Moor, A., Steenhaut, M., and Moens, Y.: Diaphragmatie hernia in the horse. 4 case reports. J. Am. Vet. Rad. Soc. **45** (1977), 18.

1.3.3.3. Sehnenzerreißung

Allgemeines. Eine Sehne ist als geformtes Bindegewebe zu betrachten, dessen Hauptbestandteil aus kollagenen Fibrillen besteht, die in kollagenen Fäden gesammelt sind, welche wiederum in den primären Sehnenfadenbündeln vereint sind. Zwischen den Fibrillen gibt es eine Zellform, die Tenozyten (Fibrozyten), die in Reihen von flachen polygonalen Zellen, meistens geformt durch den Druck der sie umgebenden kollagenen Fäden, angeordnet sind. Die Kerne sind länglich und ähneln glatten Muskelzellen. Das primäre Sehnenfadenbündel wird von formlosem Bindegewebe, *Endotenon*, zusammengehalten, das auch die sekundären und tertiären Bündel zusammenhält. Gegen die Umgebung wird die Sehne durch das formlose Bindegewebe, *Paratenon*, abgegrenzt. Paratenon-Endotenon stellen eine Einheit dar, nämlich den nutritiven Apparat der Sehne, der die Gefäße und Nerven zur Sehne führt. Das Paratenon bildet somit

1.3. Gedeckte Verletzungen 235

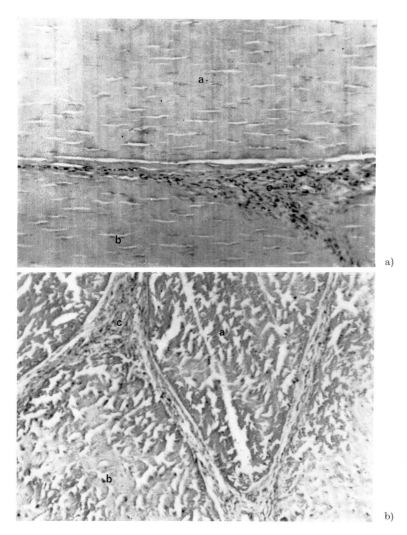

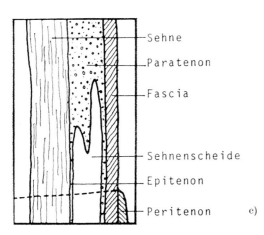

Abb. 108. a) Längsschnitt durch einen normalen Fesselträger vom Pferd. a = Sehnenbündel, b = Tenozytkern, c = Endotenon. b) Querschnitt, c) schematische Darstellung der Nomenklatur.

einen Bestandteil des Gleitapparates der Sehne, d. h. des Bindegewebes in unmittelbarer Umgebung der Sehne, wozu auch das *Peritenon*, d. h. die Faszienverstärkungen (z. B. das Ringband der Fessel), und die *synovialen Sehnenscheiden* gehören. Dies sind röhrenförmige Hohlräume, welche die Sehne an bestimmten Stellen vollständig einhüllen und eine geringe Menge Flüssigkeit, die Synovia, enthalten. Die Wand der Sehnenscheide gegen das umgebende Gewebe wird als das parietale Blatt bezeichnet. Histologisch ist es von einem Stratum fibrosum aus lockerem Bindegewebe und einem Stratum synoviale, das eine epithelähnliche Schicht aus Fibroblasten darstellt, gebildet. Das viszerale Blatt bekleidet die Sehne selbst und besteht nur aus dem Stratum synoviale. Dies entspricht dem Paratenon an dem nicht durch die Sehnenscheide bekleideten Teil der Sehne und wird *Epitenon* genannt. Das *Mesotenon*, das eine Vereinigung zwischen dem parietalen und dem viszeralen Blatt der Sehnenscheide ist, besteht sowohl aus dem Stratum synoviale als auch aus dem Stratum fibrosum. Durch letzteres werden die Gefäße dem intravaginalen Teil der Sehne zugeführt sowie auch von dort weggeleitet. Die kollagenen Fibrillen liegen wellig in ihrer Längsrichtung. Die Höhe und Länge der Wellen ändert sich mit dem Alter des Individuums, und zwar sind sie kürzer und höher bei jungen Individuen und länger und niedriger bei zunehmendem Alter. Man betrachtet sie als einen „intrinsic factor", der für die geringe Elastizität, die dem Sehnengewebe zu eigen ist, verantwortlich ist. Auch die Menge der Tenozyten variiert, indem sie mit dem Alter abnimmt. Einige Verfasser führen an, daß die Menge der kollagenen Fasern durch Treining erhöht wird.

Trotzdem ist der metabolische „turn-over" des Sehnengewebes im Verhältnis zu anderen Geweben gering, insbesondere bei erwachsenen Individuen. Dies wird u. a. durch geringe Blutung der Schnittfläche in der durchschnittenen Sehne illustriert sowie durch eine schlechte und langsame Heilung von Sehnenwunden. Aber auch das Risiko der Entstehung neuer Kontraktur unbelasteter Sehnen bei jungen Individuen (s. S. 341) weist auf den geringen Metabolismus hin.

Anhand von Clearencestudien mit radioaktiven Isotopen wurde ferner bewiesen, daß eine passive Überdehnung des Beugesehnenapparates bei Pferden die Durchblutung im Kronbeinbeuger verringert oder gänzlich unterbricht.

Sehnengewebe ist Zug gegenüber sehr widerstandsfähig. Elastizitäts- und Festigkeitsgrenze fallen zusammen. Eine bleibende Überdehnung gibt es nicht. Das Sehnengewebe bleibt bis zum Zerreißen elastisch. Übersteigt die Belastung die Dehnbarkeits- und Elastizitätsgrenze, zerreißen Sehnenfaserbündel oder die ganze Sehne. Dazu kommt, daß im System Muskelursprung, Muskelkörper, Sehnenkörper, Sehnenansatz ein eventueller Schaden durch Überdehnung die schwächste Stelle in diesem System angreift, d. h. den Ursprung oder die Anheftung, gegebenenfalls den Muskelkörper, aber nur selten den Sehnenkörper selbst. Sehnengewebe, Aponeurosen und Ligamente sind grundsätzlich gleich gebaut, weshalb diese Betrachtungen für alle drei Formen des festen Bindegewebes Gültigkeit haben. Rupturen im Sehnengewebe, in Aponeurosen und Ligamenten werden in der allgemeinen Chirurgie zu den gedeckten Verletzungen gerechnet. Man findet sie bei allen Tierarten. Die spezifische anatomische Gestaltung des Beugesehnenapparates beim Pferd mit seinen besonderen Belastungsverhältnissen bedingt jedoch, daß diese Sehnen etwaigen Beschädigungen im besonderen Maße ausgesetzt sind.

Zerreißungen der Beugesehnen des Pferdes werden seit langem in fibrilläre, faszikuläre und totale Rupturen eingeteilt.

Fibrilläre Rupturen (Tendinitis/Tendinose, s. S. 373). Die Tendinitis hielt man bis vor wenigen Jahren für eine multiple, fibrilläre Zerreißung, und die darauffolgenden reparatorischen Entzündungsreaktionen wurden einer statischen Überdehnung zugeschrieben. Neue histologische Untersuchungen konnten jedoch keine derartigen Zerreißungen nachweisen. Es bestehen aber initiale Zirkulationsstörungen. Die Tendinitis wird daher heute als ein degenerativer chronischer Ermüdungsschaden im Beugesehnenapparat des Pferdes betrachtet. Sie wird deshalb nachfolgend besprochen (s. S. 373).

Faszikulare bzw. partielle und totale

1.3. Gedeckte Verletzungen

Rupturen, die Gewebeverletzungen im Beugesehnenapparat des Pferdes darstellen, entstehen gewöhnlich durch indirektes Trauma und sind daher durch plötzlich auftretende Lahmheit gekennzeichnet. Sie unterscheiden sich dadurch von der Tendinitis/Tendinose, die in den einleitenden Stadien keine oder nur geringfügige Lahmheit verursacht.

Partielle Ruptur. Diese kann leicht mit einer Tendinitis verwechselt werden, weil die makroskopische Kontinuität der Sehne erhalten bleibt. Die Sehne ist nur zum Teil durchtrennt. Eine starke Schwellung maskiert den normalanatomischen Zustand.

Symptome. Das Pferd ist auf Grund eines Fehltrittes, eines Stoßes oder Schlages plötzlich lahm geworden. Eine Untersuchung des Beugesehnenapparates ergibt, daß dieser sehr schnell nach dem Unfall diffus angeschwollen, warm und druckempfindlich ist. Falls das Pferd jedoch das Bein belasten kann, sieht man keine wesentliche Stellungsanomalie. Das klinische Bild einer heftigen Tendinitis hält auch während des weiteren Verlaufs an, so daß die partiell rupturierte Sehne eine beträchtliche Umfangsvermehrung aufweist, zuerst verursacht durch Hämorrhagie, später durch Einlagerung von Granulationsgewebe an der Rupturstelle und deren nächster Umgebung. Durch Organisation nimmt die Schwellung allmählich eine feste, fibröse Form an. Druckempfindlichkeit und Lahmheit schwinden. Von der Seite gesehen besteht eine deutliche Konturveränderung des hintersten Verlaufs am Metakarpus, nämlich von dem normalerweise geradlinigen oder schwach konkaven Verlauf zu einem deutlich konvexen Verlauf. Vom Laien wird dies Wade genannt, oft auch obere/untere Wade, je nach dem Sitz der Ruptur.

Ätiologie und Pathogenese. Der Zustand wird, wie erwähnt, durch ein indirektes Trauma ausgelöst, das bei Ruptur von Sehnenfaserbündeln auch Dehnungen im Endo- und Paratenom mit Hämorrhagie und seröser Infiltration verursacht. Hierdurch entstehen Entzündungsreaktionen, deren Aufgabe es ist, die Kontinuität und Zugfestigkeit im Sehnengewebe wiederherzustellen. Es handelt sich hierbei um einen reparatorischen Vorgang, nicht um Regenerationen, und die ursprüngliche Stärke und Form werden nie wiedergewonnen.

Therapie. Die therapeutischen Maßnahmen sind die gleichen wie die auf S. 377 für die Tendinitis/Tendinose angeführten, wobei man, sofern der Verdacht einer umfassenden Ruptur besteht, außerdem einen immobilisierenden Verband anlegt, um eine zusätzliche Ruptur, eventuell eine vollständige Ruptur, zu vermeiden. Die Prognose entspricht derjenigen für die Tendinitis genannten, wobei jedoch zu berücksichtigen ist, daß traumatische Schäden gewöhnlich bessere Wiederherstellungsaussichten haben als degenerative Zustände.

Totale Ruptur. Die totale Ruptur im Beugesehnenapparat des Pferdes kommt vor allem an der oberflächlichen Beugesehne eines Vorderbeins vor, indem das Pferd sich selbst palmar am Metakarpus eines belasteten Vorderbeins tritt. Dadurch reißt die Sehne, oft auch die tiefe Beugesehne, während die Haut intakt bleiben kann.

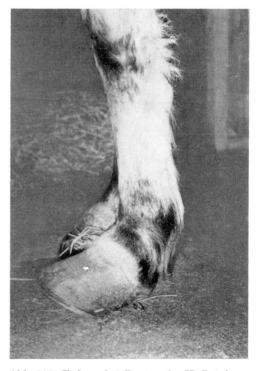

Abb. 109. Fußung bei Ruptur der Hufbeinbeugesehne.

1. *Verletzung (Laesio)*

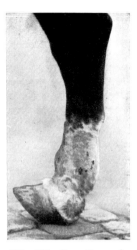

Abb. 110. Zerreißung der tiefen Beugesehne nach eitriger Sehnenscheidenentzündung.

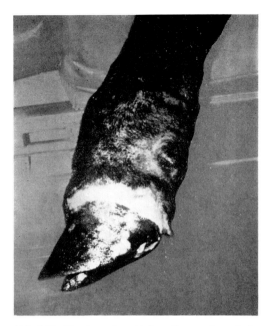

Abb. 111. Ruptur der tiefen Beugesehne beim Sohlengeschwür des Rindes.

Symptome. Die Symptome werden hier von Kontinuitätstrennung mit Funktionsstörungen beherrscht. Die oberflächliche Beugesehne trägt Fessel- und Krongelenk, weshalb das Pferd bei Belastung in der Fessel stärker durchtritt. Ist die tiefe Beugesehne mit einbezogen, hebt sich die Belastungsfläche des Hufes im Zehenteil bei Belastung vom Erdboden ab. Die Ruptur des M. interosseus verursacht eine starke Durchtrittigkeit in der Fessel. Es ergibt sich eine bärenfußartige Zehenstellung. Das Pferd ist sprunglahm, und es bestehen örtlich eine bedeutende Schwellung und Empfindlichkeit. Die Rupturstellung kann nur während der allerersten Stunden wie ein Loch im Verlauf der Sehne palpiert werden. Später wird sie durch Schwellung und Schmerz verschleiert.

Ätiologie und Pathogenese. Der auslösende Faktor kann natürlich, außer dem beschriebenen Schlag vom Hinterhuf, ein Fehltritt oder eine andere von außen kommende Verletzung sein, und ebenso wie bei der partiellen Ruptur können Exsudation und Blutung reparatorische Entzündungsreaktionen auslösen, um die Kontinuität der Sehne wiederherzustellen. Die Diskontinuität bedingt jedoch, daß die 2 Sehnenenden, die gewöhnlich pinselförmig aufgefasert sind, auseinanderstreben, was zur Folge hat, daß ein größerer Defekt auszu-

füllen ist. Die Bildung von Narbengewebe wird deshalb häufig beträchtlich. Es kann zum Zusammenwachsen von Sehne und Umgebung sowie der Sehnen untereinander kommen. Die totale Ruptur kann auch im Bereich der distalen Sehnenscheide entstehen. In diesem Falle sind die Möglichkeiten für eine Heilung geringer, da die zwei Sehnenenden oft nicht zusammenwachsen. In anderen Fällen nimmt die Sehnenscheide selbst an der Granulationsgewebebildung teil, so daß durch Fibrosierung Verwachsungen zwischen Sehne und Sehnenscheide mit sich daraus ergebenden bleibenden Funktionsstörungen entstehen.

Therapie. Die Therapie geht darauf aus, den Reparationsprozeß des Organismus zu unterstützen, um die Kontinuität wiederherzustellen. Das geschieht am besten dadurch, daß man die zwei Sehnenenden so dicht wie möglich aneinanderlegt und in dieser Lage fixiert. Die Fixierung gelingt am besten mit Hilfe eines chirurgischen Eingriffs, bei dem die beiden Enden mittels einer Sutur in Position gebracht werden, ohne daß ein eigentlicher Versuch gemacht wird, sie durch eine richtige Sehnensutur ganz zusammenzubringen. In den aufgefaserten Sehnenenden findet immer ein Absterben von Gewebe statt, wodurch die betreffende Sehne weiter verkürzt wird. Die einzelnen Sehnen im Beugesehnenapparat sind schon im voraus stark gedehnt. Eine Sehnenruptur führt daher zu einer zusätzlichen Verkürzung, die während des Heilungsprozesses eine sehr solide Immobilisierung erfordert, damit die Suturierung halten kann. Eine fortdauernde Verkürzung kann bleibende Funktionsstörungen verursachen. Der eigentliche chirurgische Eingriff ist somit recht einfach, aber die Immobilisierung muß sehr effektiv vorgenommen werden. Sie erfolgt mit einem Gips- oder einem Kunststoffverband (Light cast, Technovit, Glasfiber, gegebenenfalls mit einem Hufeisen mit verlängerten Schenkelenden).

Andere Sehnenrupturen. Rupturen im Beugesehnenapparat des Pferdes sind ein so spezifischer Zustand, daß eine gesonderte Besprechung erforderlich erschien. Grundsätzlich kann jede beliebige Sehne bei allen unseren Haustieren Sitz einer totalen oder partiellen Ruptur werden. Der Zustand tritt jedoch am häufigsten bei Pferden, Rindern und Hunden in Verbindung mit einem Trauma auf.

Bisweilen entstehen Rupturen in Verbindung mit Infektionen, wie z. B. Schnittwunden und Stichwunden. Eine purulente Tendovaginitis kann, bleibt sie unbehandelt, auf das Sehnengewebe übergreifen und Rupturen verursachen. Eingetretene Nägel im mittleren Drittel des Hufes mit einer Infektion der Bursa podotrochlearis und Sohlenquetschungen bei Rindern, dort wo die Lederhaut bloßgelegt wird, sind spezifische Formen. Hier dringt die Infektion oft tief ein und verursacht eine durchgreifende Ulzerierung der tiefen Beugesehne. Das charakteristische Symptom in derartigen Fällen ist ein Aufrichten des Zehenteils bei der Belastung. Beim Pferd ist dieser Zustand glücklicherweise selten, denn die therapeutischen Möglichkeiten für eine Restitution sind sehr begrenzt. Eine Öffnung und Drainage, um das Pferd vor dem Schlachthof zu retten, sind häufig die einzige Möglichkeit. Bei Rindern wird der Zustand oft durch Übergreifen der Infektion auf die gemeinsame Beugesehnenscheide und das Klauengelenk kompliziert. Hier ist die Prognose einigermaßen gut, falls rechtzeitig eine Amputation der kranken Klaue durch Kronbein oder Fessel vorgenommen wird. Dies muß geschehen, ehe die Infektion zu einer Septikämie oder Pyämie geführt hat. Sowohl Milch- als auch Fleischrinder können eine Zehe entbehren. Falls man die Klaue erhalten möchte, besteht die Möglichkeit, das Klauengelenk zu resezieren. Die Rekonvaleszenz ist in diesem Falle jedoch langwierig und erfordert viel Arbeit.

Ein Trauma kann zufällig durch äußere Einwirkung entstehen, z. B. durch Stoß, Tritt, Schlag und Fehltritt mit gleichzeitiger Hyperextension/-flexion. Derartige Traumen greifen, wie erwähnt, häufig das schwächste Glied der Kette an: den Muskelursprung, den Muskelkörper, den Sehnenansatz, d. h., es handelt sich um reine Muskelrupturen oder Kombinationen von Ursprungs- oder Ansatzrupturen und Knochenabsprengungen.

Beim Pferd sieht man bisweilen traumatische Sehnenrupturen in Form von Abrissen der Achillessehne vom Kalkaneus. Eine andere, sehr charakteristische Ruptur stellt die Ruptur des M. peroneus tertius dar. Dies ist eine kräfte Sehne, die zwischen M. extensor digitalis longus und M. tibialis cranialis, zwischen Os femoris und Meta-

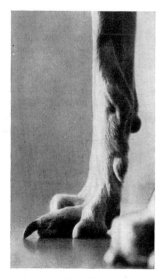

Abb. 112. Zerreißung des zur 3. Zehe ziehenden Beugesehnenastes bei einem Greyhound.

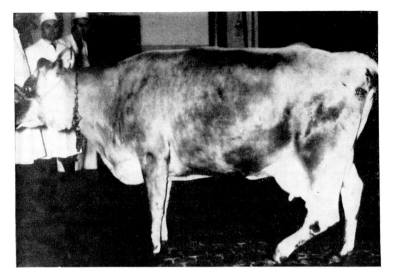

Abb. 113. Ruptur der Achillessehne beim Rind.

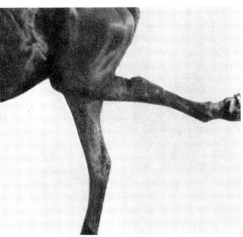

Abb. 114. Ruptur des M. peronaeus tertius.

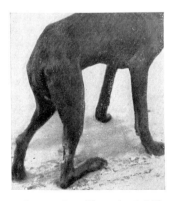

Abb. 115. Zerreißung der Achillessehne beim Hund.

tarsus liegt und einen Teil des mechanischen Stützapparates bildet sowie für die mechanische Flexion des Talokruralgelenks sorgt, wenn das Kniegelenk von seiner Muskulatur gebeugt wird. Eine Ruptur kann durch Hyperextension des Talokruralgelenks entstehen, z. B. beim Ausgleiten. Ein sehr charakteristisches Symptom besteht darin, daß das Sprunggelenk weder aktiv gebeugt und passiv bis auf fast 180° gestreckt werden kann. Gleichzeitig besteht eine Flexion des Kniegelenks. Bei der Extension entsteht ferner eine charakteristische Faltung der Achillessehne. Die einzig mögliche Behandlung besteht in 2–3 Monate dauernder Stallruhe in einer Laufbox, wodurch das Leiden völlig ausgeheilt werden kann (s. auch Muskelruptur, S. 233).

1.3.3.4. Organzerreißung

Organzerreißungen entstehen durch starke Dehnung der Organwand. Manchmal reißt die Organhülle infolge starker Kompression der Bauchhöhle durch Traumen. So entstehen Lungen-, Leber-, Milz-, Darm-, Nierenzerreißungen nach Sturz, Überfahrenwerden, Fußtritten usw., die insbesondere beim Hund nicht selten sind. Durch starke Schwellung entstehen Milzrupturen. Übermäßige Füllung dehnt die Hohlorgane bis zum Platzen aus. So entsteht Pansenzerreißung nach Tympanie, die Magen- und Darmzerreißung bei Überfüllung (gärendes und quellendes Futter) bzw. bei Torsion oder bei sekundärer Magenerweiterung nach Ileus und die Blasenruptur bei Verschluß der Harnröhre. Uterusrupturen entstehen während der Geburtshilfe durch starke Uteruskontraktion und bei starkem Zug durch die falsch gelagerten Extremitäten des Feten.

Ein Teil dieser Rupturen kann beim Kleintier durch sofortige Laparotomie geheilt werden (Blasennaht, Milz-, Nierenresektion usw.). Beim Großtier stößt die sofortige Laparotomie vielfach auf Schwierigkeiten. Die Mehrzahl der Fälle kommt zu spät zur Behandlung. Der Tod tritt durch Verblutung in die Brust- oder Bauchhöhle (Hämothorax, Hämoperitoneum), durch sekundäre eitrige Bauchfellentzündung oder nach Nieren- und Blasenrissen durch Urämie infolge Resorption des Harnes ein.

Frische Uterusrupturen bei der Kuh können in situ, nach Laparotomie oder nach Vorziehen des Uterus in die Scheide, je nach Lage des Falles, genäht und geheilt werden. Dorsale Querrupturen sind am günstigsten, Längsrisse, vor allem unten liegende, weniger günstig zu beurteilen.

1.3.4. Knochenriß

Als Fissur wird eine Rißbildung im Knochen bezeichnet. Schräg- und längsverlaufende feine Risse und Sprünge (Haarbruch) verlaufen in der kompakten Knochensubstanz, führen aber nicht zur völligen Zusammenhangstrennung und Formveränderung des Knochens. Das Periost kann erhalten bleiben (subperiostale Fissuren). Unter *Infraktion* ist die Einknickung des Knochens durch Biegung zu verstehen, ohne daß die Fragmente in ihrem Zusammenhang getrennt werden. Infraktionen können an den Rippen und an anderen schmalen, langen Knochen durch Gewalteinwirkung entstehen. Bleibt der Periostschlauch erhalten (oft bei jungen Tieren), spricht man von *Grünholzbruch*. Der *Entstehungsmechanismus von Fissuren* gleicht dem von Frakturen. Die einwirkende Gewalt ist aber zu gering, um den Knochen vollkommen zu spalten und den Zusammenhang der Fragmentanteile zu lösen.

Vorkommen. Fissuren sind an den *Extremitätenknochen* am häufigsten zu sehen.

Beim Kleintier werden sie oft diagnostiziert. Die *Fesselbeinfissur* des Pferdes verläuft in der Regel als Sagittalfissur in der Mittellinie. Sie geht stets von der mittleren Gelenkrinne des Fesselgelenks aus und reicht bis in das untere Drittel des Fesselbeins hinein, wo sie sich oft Y-förmig aufgabelt. In anderen Fällen verläuft die Fissurlinie spiralförmig nach der Seite zu. Von der Mitte der Fesselgelenkmulde ausgehende Segmentalfissuren kerben das Fesselgelenk in einen vorderen und hinteren Anteil.

An *Radius und Tibia* des Pferdes entstehen Fissuren durch Schlagverletzungen an den subkutan liegenden Knochenabschnitten der Innenseite. In bezug auf die Häufigkeit stehen sie zusammen mit den Fesselbeinfissuren an erster Stelle. Durch Röntgenuntersuchung kann nachgewiesen werden, daß die mit Lahmheit einhergehenden Schlagwunden an der Innenseite der Tibia in der Mehrzahl der Fälle auch Fissuren aufweisen. An den *platten Knochen des Schädels* entstehen nach Traumen sehr leicht Fissuren. Sie sind oft mit einer Impressionsfraktur verbunden und weisen mehrere, von der Fraktur ausgehende, radiär gestellte Fissurlinien auf.

Wirbelfissuren findet man häufig an den Gelenkfortsätzen. Beim Großtier sind sie oft im Bereich der Halswirbel nachzuweisen. Sie entstehen meist durch Hängenbleiben mit dem Hinterbein in der Halfterkette. Fissuren des zweiten Lendenwirbels treten am niedergelegten Pferd als Folge des Sträubens gegen die Fesseln bei unzureichender Anästhesie auf. Bei Kleintieren entstehen durch Überfahrenwerden Fissuren an den Brust- und Lendenwirbeln. Als Folge der verschiedenartigen Gewalteinwirkungen auf das Skelett können auch an anderen Knochen Einrisse entstehen. Die *klinischen Erscheinungen* sind abhängig von der Lage und vom Ausmaß der Fissur. Deshalb können in manchen Fällen die Funktionsstörungen gering und an wenig beanspruchten Knochen kaum wahrnehmbar sein.

Im Anschluß an die Verletzung treten Schmerzen auf, die sich an den Gliedmaßen durch Schonen und Stützbeinlahmheit äußern.

Reicht die Fissur in ein Gelenk hinein, so kann auch die passive Bewegung des Gelenks schmerzhaft sein. In der Umgebung der Fissur kann als Folge der Blutung und Schwellung eine Verdickung entstehen. Durch gründliche Palpation der subkutan liegenden Knochenbereiche kann eine schmerzhafte Linie nachgewiesen werden. Reibegeräusch (Krepitation) ist nicht vorhanden. Ausschlaggebend für die Diagnose ist das Röntgenbild. Meist genügen zwei Aufnahmen in zwei senkrecht zueinander gestellten Ebenen. Manchmal sind mehrere Aufnahmen erforderlich, ehe der Bruchspalt getroffen und die Fissur nachgewiesen wird. Der schräg zur Oberfläche oder nach der Seite zu verlaufende Bruchspalt erscheint am runden Knochen infolge der Überdeckung durch die Kompakta oft nicht mehr im Röntgenbild. Die Ausdehnung des Knochenrisses muß man daher etwas länger annehmen, als sie im Röntgenbild erscheint, weil sich bei geradlinig verlaufenden Fissuren der Bruchspalt verengt und unsichtbar wird. Das Röntgenbild gibt manchmal zugleich einen Überblick über die Heilungsvorgänge und das Alter der Fissur. Sind Knochen der Palpation und Röntgenuntersuchung nicht zugänglich (Brust- und Lendenwirbel, Kreuzbein usw. der Großtiere), so kann nur eine Wahrscheinlichkeitsdiagnose gestellt werden.

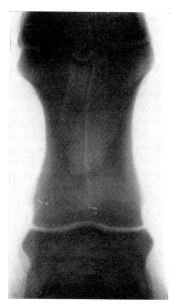

Abb. 116. Fesselbeinfissur beim Pferd. Die vordere und die hintere Fissurlinie sind nebeneinander projiziert.

Heilungsvorgänge. Blutung und Schwellung verschwinden im Laufe der ersten Woche. An der Verlötung des Bruchspaltes ist das Periost in besonderem Maße beteiligt. Es verdickt sich entlang der Fissur und bildet Granulationsgewebe *(primärer Kallus)*. Durch Einlagerung von Kalksalzen entsteht neues Knochengewebe *(periostaler Kallus)*. Es überbrückt den Spalt und hält die Kortikalis fest zusammen (Periostitis ossificans). Zugleich entsteht der *endostale Kallus*, der ebenfalls die Fissur vereinigt, aber nicht so stark ist. Der im Bruchspalt selbst entstehende *intermediäre Kallus* ist in seiner Ausbildung von der Bewegung der Frakturanteile zueinander und deren Druck- bzw. Zugbelastung abhängig. Nach Stabilisierung und erfolgter Reparation im Fissurbereich bildet sich der periostale Kallus zurück (Einebnung, Applanation des periostalen Kallus).

Die *Heilungsvorgänge einer Fesselbeinfissur* können im Röntgenbild verfolgt werden. Die beginnende Kallusbildung ist bereits nach 11–14 Tagen in Form kleinster Zacken nachweisbar. Sie liegt bis etwa zur 5. Woche auf dem Periost und ist durch eine schwache, verschattete, strichförmige Linie von der Kortikalis getrennt. Etwa ab 20. Tag verschattet ein bandartiger Periostkallus als Knochenleiste auf und neben dem Bruchspalt die Fissurlinie zunehmend, bis sie schließlich im Verlauf der folgenden Wochen (etwa ab 40. Tag) verschwindet. Erfolgt am Knochen nicht die zur Heilung erforderliche Ruhigstellung, so erkennt man statt der bandförmigen eine diffuse Kallusbildung in Form eines wolkigen, traubenähnlichen Periostschattens. Zur Zeit der Wiederherstellung der vollen Funktion (Verschwinden der Lahmheit und örtlichen Schmerzhaftigkeit) hat die endgültige, feste Vereinigung der Fragmente noch nicht stattgefunden. Nach etwa 60 Tagen wird der Knochen durch den periostalen Kallus zusammengehalten. In diesem Stadium ist jedoch die klinische Heilung erreicht. Die Applanation ist erst mit etwa 90–120 Tagen abgeschlossen. Die Fragmente sind lückenlos verbunden, und der Knochen stellt sich deutlich

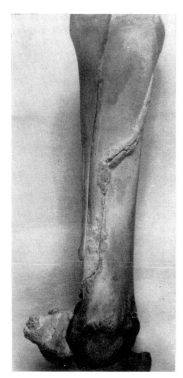

Abb. 117. Periostkallus nach Fissur des Metakarpus. In der oberen Hälfte leistenförmige Periostitis ossificans. Unten bildet sich infolge Zerrung des Periostes beim Auseinanderweichen der Bruchstücke während der Belastung ein breiter, diffuser, traubiger Kallus. Zugleich besteht eine Periostitis an den Sesambeinen.

strukturiert mit glatter Oberfläche dar. Erst jetzt kann die Fissur als vollkommen geheilt angesehen werden. In vielen Fällen ist die Fissurlinie in Gelenknähe noch nach sehr langer Zeit röntgenologisch erkennbar. Bei Hund und Katze vollzieht sich die Fissurheilung in etwa 4 Wochen. Allgemein ist festzustellen, daß bei jungen Tieren die Heilungsdauer kürzer, bei älteren Tieren länger ist.

Komplikationen. Der *Knochenbruch* ist die am meisten gefürchtete Komplikation. Besonders Fesselbein-, Radius- und Tibiabrüche sind infolge forcierter Beanspruchung des eingerissenen Knochens durch Drehbewegungen und Wendungen nicht selten. Insbesondere beim Großtier treten sie beim Aufstehen und Ausrutschen auch im Stall auf. Bis etwa zum 60. Tag muß mit Frakturen gerechnet werden. Diagnostische Leitungsanästhesien sind kontraindiziert.

Wunden und andere Verletzungen komplizieren den Heilungsverlauf. *Infektionen* können zur eitrigen Osteomyelitis führen. In ein Gelenk reichende Fissuren führen zu Knorpelrissen und Schliffusuren auf dem gegenüberliegenden Gelenkknorpel. Erfahrungsgemäß resultieren selten chronische Gelenkentzündungen.

Therapie. Zur Vermeidung von Frakturen ist die Ruhigstellung des Knochens anzustreben. Kleintiere erhalten Fixationsverbände, Großtiere Stallruhe. Sie werden bei Fissuren der kleinen Gliedmaßenknochen (Hufbein, Fesselbein) unter Verband in einer Laufbox mit tiefer Einstreu aus Sägespänen oder Torfmull untergebracht. Fissuren der langen Röhrenknochen werden durch Hochbinden des Tieres oder Benutzung eines Hängegurtes behandelt. Die Standfläche soll tief (mindestens 30 cm) mit Sägespänen oder Torfmull gepolstert sein. Zur Resorption der Blutung und des Ergusses sind feuchtwarme Verbände, z. B. mit Burowscher Lösung, förderlich. Die Lahmheit verschwindet manchmal schon nach 3–4 Wochen. Da aber in dieser Zeit noch mit Frakturen zu rechnen ist, sollen Großtiere mindestens 8 Wochen lang außer Dienst gestellt werden. Wenn die nötige Ruhe gewährt wird, heilen Fissuren ohne weitere Behandlung. Wirbelfissuren, insbesondere der Rücken- und Lendenwirbel, sind oft unheilbar.

Durch moderne Osteosyntheseverfahren ergeben sich für das Kleintier und Großtier neue Möglichkeiten. Mit Hilfe von Zugschrauben wird eine hohe interfragmentäre Kompression erzeugt, die wesentlich zur schnellen Stabilisierung und kallusarmen oder im Idealfall zur sogenannten kallusfreien Heilung führt. Da aber keine Belastungsstabilität erreicht werden kann, sind schonende Maßnahmen weiterhin angezeigt.

1.3.5. Knochenbruch, Fraktur

Als Knochenbruch bezeichnet man die Zusammenhangstrennung des Knochens. In der Mehrzahl der Fälle entstehen Knochenbrüche durch direkte oder indirekte Gewalt-

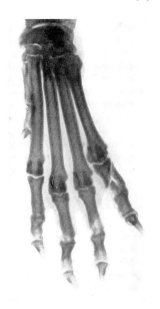

Abb. 118. Fraktur der Phalange 1, 5. Zehe beim Hund.

einwirkung *(traumatische Frakturen)*, z. B. bei Autounfällen, Stürzen, durch Gegenrennen, Ausgleiten, Schläge und Bisse. Seltener sind innere Ursachen, wie übermäßiger, unkoordinierter und plötzlicher Muskelzug. Sogenannte *spontane oder pathologische Frakturen* entstehen schon bei physiologischen Belastungen, wenn der Knochen durch Krankheiten geschwächt ist. Es kann sich um örtliche Schädigungen oder um Allgemeinerkrankungen handeln, die sich am gesamten Skelettsystem auswirken. Örtlich kann der Knochen durch Geschwülste (Sarkome, Karzinome) oder durch akute und chronische Entzündungen (eitrige Osteomyelitis, Knochentuberkulose) bzw. durch Zysten und Fissuren sowie durch Druckatrophie geschädigt sein und einen locus minoris resistentiae bilden. Nach der Neurektomie der Palmarnerven ist es nicht nur die Gefühllosigkeit, die zur Erhöhung der Frakturgefahr führt, sondern auch die Veränderung des Knochengewebes durch vasomotorische Störungen (trophoneurotische Knochenatrophie).

Veränderungen am Skelettsystem treten allein schon durch das Alter auf. Der Knochen junger Tiere ist weich, elastisch und biegsam. Beim erwachsenen Tier ist die Festigkeit größer. Mit zunehmendem Alter schwinden Elastizität und Festigkeit, der Knochen wird spröde und brüchig. Bei manchen Tieren besteht eine erblich bedingte Knochenbrüchigkeit. Lange Ruhezeiten ohne Bewegung nach vorausgegangenen Krankheiten verursachen eine Inaktivitätsatrophie. Verstärkte Knochenbrüchigkeit besteht bei den *Knochensystemerkrankungen* (Osteoporose, Rachitis, Osteomalazie, Osteodystrophie, Störungen des Knochenwachstums). *Ermüdungsbrüche* entstehen durch andauernde, geringfügige Traumen oder schleichende Überbelastung.

1.3.5.1. Entstehungsmechanismen

Die Bruchformen des Knochens sind abhängig von der Stärke und Richtung des einwirkenden Traumas, der Einwirkungsfläche sowie der Elastizität, Festigkeit oder Sprödigkeit des Knochens. Jede Belastung verursacht zunächst Zug- und Druckspannungen im Knochengewebe. Übersteigt die Gewalteinwirkung die Toleranzgrenze, so entstehen je nach Bruchmechanismus typische Frakturen. Nach der *Entstehungsart* lassen sich Biegungsbrüche, Abknickungsbrüche (Impressionen, Depressionen), Torsionsbrüche, Quetschungsbrüche (Abquetschungsfrakturen) und Rißbrüche unterscheiden.

Biegungsfrakturen findet man häufig an den langen Röhrenknochen. Bei starker Belastung biegt sich der Knochen wie ein Stab und bricht, wenn seine Elastizitätsgrenze überschritten ist. Ferner kann die Biegung durch Muskelzug bei gleichzeitiger Fixierung der Knochenenden oder auch durch Einwirkung äußerer Gewalt seitlich auf die Diaphyse entstehen. Der Knochen reißt durch übermäßige Spannung auf der Seite ein, nach der er bogig ausweicht. Auf der konkaven, gegenüberliegenden Seite resultiert eine Kompression. Sehr oft bricht ein dreieckiges Stück aus dem Knochen heraus, dessen Basis auf der inneren Seite des Bogens liegt, oder es entsteht ein Schrägbruch, dessen Verlauf einer der Dreieckseiten entspricht. Biegungsbrüche finden wir an Radius und Tibia nach Hufschlägen, beim Kleintier am Os femoris, an Tibia und

1.3. Gedeckte Verletzungen

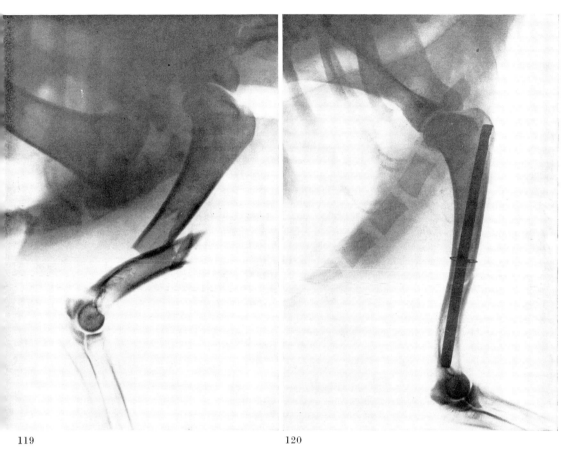

Abb. 119. Hütehund, 2 Jahre alt, Humerusfraktur.

Abb. 120. Derselbe Hund wie Abb. 119 nach Osteosynthese mit Küntschernagel und Cerclage.

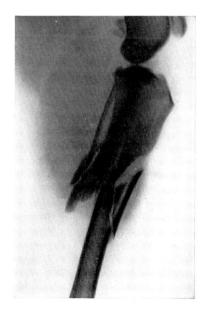

Abb. 121. Biegungsfraktur der Tibia und Fibula bei einem 2jährigen Deutschen Schäferhund.

Fibula, Radius und Ulna nach Sturz auf die Füße und am Unterkiefer nach Unfällen.

Abknickungsfrakturen entstehen durch Biegung, wenn ein Teil des Knochens fixiert ist. Sie kommen beim Hängenbleiben der Extremität in Löchern, beim Einklemmen oder Überfahrenwerden zustande.

Impressionsfrakturen entstehen durch Einbiegung (Eindellung) umschriebener Knochenbezirke bei Gewalteinwirkung. Die Tela ossea bricht in die Spongiosa oder die Markhöhle ein. An den platten Knochen des Kopfes bezeichnet man diese Brüche auch als *Depression*. Knochenteile werden dabei in die Kopfhöhlen hineingedrückt.

Torsionsfrakturen kommen nach gewaltsamer Drehung des Knochens um die Längsachse vor. Die Bruchlinie verläuft meist spiralig und in der gleichen Richtung, in der die Drehung des Knochens erfolgte. Oft bilden sich spitze Bruchstücke, die sich ins Gewebe oder durch die Haut spießen und offene Frakturen verursachen. Durch Torsion entstehen Halswirbelbrüche nach Verfangen der Hinterextremität in der Halfterkette (Tortikollis), ferner die Sagittalfrakturen des Fesselbeins, wobei der Knochen durch den Gelenkkamm des Metakarpus gespalten wird, und andere Frakturen bei unvorsichtigen Wendungen und beim Ausgleiten der Tiere.

Quetschungsbrüche werden durch starke Kompression des Knochens verursacht. Die Kraft wirkt sich in Längs- oder Querrichtung auf den Knochen im Bereich der Dia- und Metaphyse aus. Als *Zertrümmerungsbrüche* bezeichnet man sie, wenn der Knochen in viele kleine Bruchstücke zersplittert ist. Dabei kann ein Knochen in einen anderen hineingetrieben werden (eingekeilter Bruch). Quetschungsbrüche entstehen beim Überfahrenwerden auf harter Unterlage, aber auch beim Niederlegen unzureichend anästhesierter Pferde durch Muskelspannung.

Abquetschungen kommen beim Tier an allen Knochenvorsprüngen vor, z. B. beim Pferd und Rind am Hüfthöcker (sogenannte Einhüftigkeit), und am Gelenkrand bei einseitiger, übermäßiger Belastung dieses Gelenkabschnittes (sogenannte Chip-fracture).

Rißbrüche sind die Folge übermäßiger Zugwirkung am Knochen. So kann bei heftiger Muskelanspannung ein Knochenstück an der Anheftungsstelle der Muskeln ausgerissen werden. Auch starke Belastung von Bändern und Sehnen führen zu Knochenausrissen an ihren Ansätzen. Sie sind als Absprengungsfrakturen am Kalkaneus und

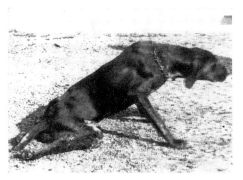

Abb. 122. Fraktur des 11. und 12. Brustwirbels (Deutsch Kurzhaar, Hündin, 9 Monate alt).

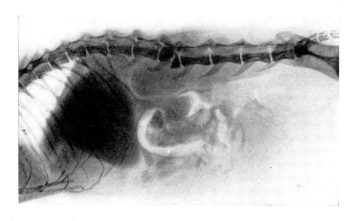

Abb. 123. Quetschungsbruch des 3. Lendenwirbels bei der Katze.

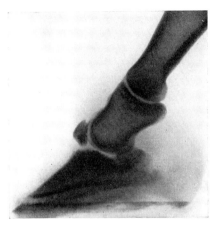

Abb. 124. Absprengungsfraktur des Processus extensorius des Hufbeines beim Pferd.

Olekranon, als Sesambeinbrüche nach starkem Durchtreten, als Abrißfrakturen an der Tuberositas tibiae und am Gelenkrand, im Bereich der Anheftungsstellen der Gelenkbänder, nach Spreizung des betreffenden Gelenkabschnittes, bei Fehltritten usw. bekannt.

1.3.5.2. Einteilung der Frakturen

Als *direkte Knochenbrüche* bezeichnet man solche, bei denen der Bruch an derselben Stelle entsteht, an der die Gewalt einwirkt. Bei den *indirekten Frakturen* liegt der Ort der Gewalteinwirkung entfernt von der Stelle, an der ein Knochenbruch entsteht. So kommt es nach Gegenrennen mit dem Schädel manchmal zu Halswirbelbrüchen, durch Sturz auf die Füße beim Hund zum Femurbruch usw. Werden Brüche durch Gegenstoß erzeugt, so nennt man sie Contrecoupbrüche. Nach der Ursache von Frakturen werden traumatische von pathologischen (spontanen) unterschieden.

1.3.5.3. Bruchformen

Nach den anatomischen Veränderungen am Knochen und nach dem Bruchlinienverlauf können unterschieden werden:
1. *Längsbrüche* (Longitudinal-, Sagittalfrakturen). Sie teilen den Knochen in der Längsachse. Meist entstehen geradlinige Bruchspalten.

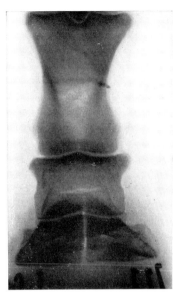

Abb. 125. Sagittalfraktur des Hufbeines.

2. *Querbrüche* (Transversal-, Horizontalfrakturen) verlaufen senkrecht zur Knochenachse. Die Bruchflächen sind in der Regel gezackt. Sie sind häufig an Extremitäten kleiner Tiere.
3. *Schrägbrüche* findet man an allen größeren Knochen, besonders an den Röhrenknochen aller Tierarten. Es bestehen zwei spitze Knochenenden, die sich leicht verschieben und ins Gewebe einspießen können.
4. *Spiralbrüche* (Schraubenbrüche) haben einen korkenzieherartigen Verlauf um den Knochen herum. In den meisten Fällen handelt es sich um Torsionsfrakturen.
5. *Epiphysen(Apophysen-)brüche* entstehen durch Trennung in der Epiphysen- bzw. Apophysenlinie. Als Epiphysenlösung bezeichnet man die allmähliche Trennung von Epi- und Metaphyse in der durch Wachstumsstörungen geschädigten Epiphysenfuge junger Tiere (z. B. Epiphysiolysis capitis femoris, Abriß der Tuberositas tibiae).
6. *Symphysenbrüche* treten an den in der Medianlinie liegenden Knochennähten auf (z. B. am Unterkiefer und Becken).

Der Knochen kann einmal oder mehrfach gebrochen sein (*einfacher Bruch, Doppelbruch, dreifacher Bruch* usw.). Mehrfache Brüche können durch gleichzeitiges Auftreten von zwei Querbrüchen verursacht

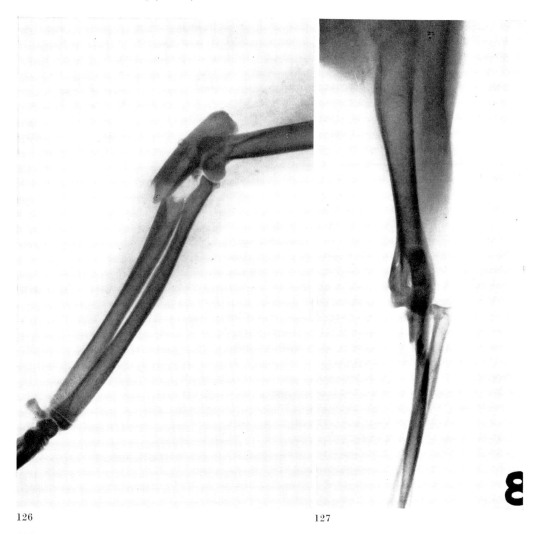

126 127

Abb. 126. Katze, 1 Jahr alt, Monteggia-Fraktur, med.-lat. Strahlengang.

Abb. 127. Dieselbe Katze wie Abb. 127, a.-p. Röntgenaufnahme.

werden. Solche Frakturen finden sich manchmal an den Röhrenknochen der Kleintiere. Meist ist ein Längs- mit einem Schrägbruch kombiniert. So entstehen *T- oder Y-Frakturen*. Die Sagittalfraktur des Fesselbeins gabelt sich oft Y-förmig auf. Nicht selten erreicht eine Bruchlinie die Gelenkfläche (Gelenkbrüche). Beim Hund sind T- oder Y-Frakturen besonders häufig als suprakondyläre Humerus- und Femurfrakturen zu sehen. Kennt man an den einzelnen Knochen die typisch vorkommenden Frakturlinien, so ist bei mehrfachen Brüchen oft eine Kombination der Einzelfrakturen in einem Stück festzustellen. Beim *Splitterbruch* (Kominutivfraktur, Trümmerfraktur) ist der Knochen in viele kleine Einzelteile (Fragmente) zerbrochen. Unter Berücksichtigung der *Nebenverletzungen* unterscheidet man den geschlossenen vom offenen Bruch. Der *geschlossene oder gedeckte Bruch* weist keine Hautwunde auf. Er kann aber von Muskel-, Nerven-, Gefäß-, Bänder- und Sehnenzerreißungen begleitet sein. Auch

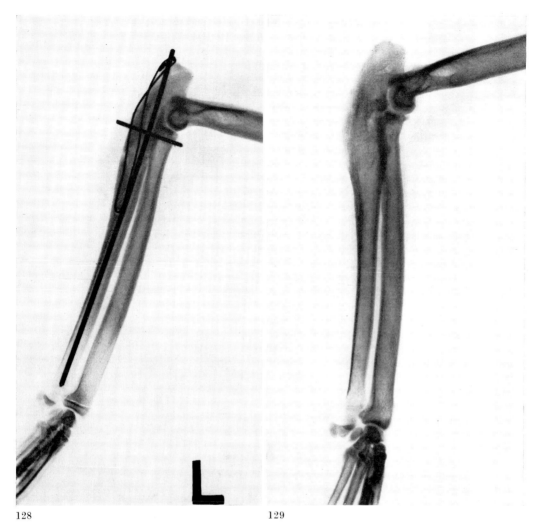

Abb. 128. Dieselbe Katze nach Versorgung durch Zuggurtung und Kirschnerdraht.

Abb. 129. Dieselbe Katze wie Abb. 126, 127, 128, 5 Monate nach Implantatentfernung.

Luxationen oder Subluxationen sind manchmal gleichzeitig vorhanden (Luxationsfraktur). Durch Quetschung oder Zerreißung bilden sich Hämatome und Ergüsse in der Umgebung. Nebenverletzungen können den Heilungsverlauf komplizieren, verzögern oder sogar in Frage stellen. Der *offene Bruch* ist immer mit Wunden kombiniert, die als Schnitt-, Riß-, Quetsch- oder Platzwunden zugleich mit der Fraktur durch äußere Einwirkung oder infolge Durchspießung der Haut durch Knochenfragmentanteile von innen heraus entstehen. Der Heilungsverlauf der Fraktur wird entscheidend durch die Wunde mitbestimmt. Wundinfektionen stören die Heilung und führen oft zu erheblichen Komplikationen.

Vorkommen. Hunde und Katzen sind die häufigsten Frakturpatienten. Aber auch bei allen anderen Tierarten sind Brüche nicht selten. Die Zunahme des Straßenverkehrs hat eine ständig steigende Anzahl von Frakturen durch An- und Überfahren, besonders bei Kleintieren, im Gefolge. Beim Pferd

1. Verletzung (Laesio)

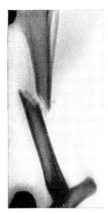

Abb. 130. Schrägbruch der Tibia und Fibula bei einem 4jährigen Deutschen Schäferhund.

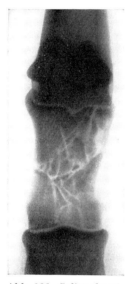

Abb. 131. Splitterbruch des Fesselbeines beim Pferd.

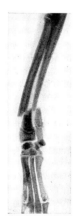

Abb. 132. Dislocatio ad latus, Radius- und Ulnafraktur bei einem 5 Monate alten Zwergspitz.

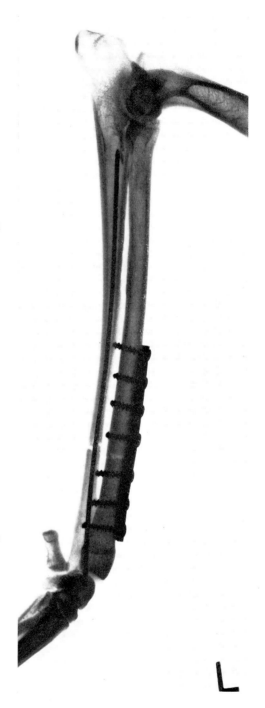

Abb. 133. Afghane, 2 Jahre alt, Ulna- und Radiusfraktur nach Versorgung mit Neutralisationsplatte (Radius) und Kirschnerdraht (Ulna).

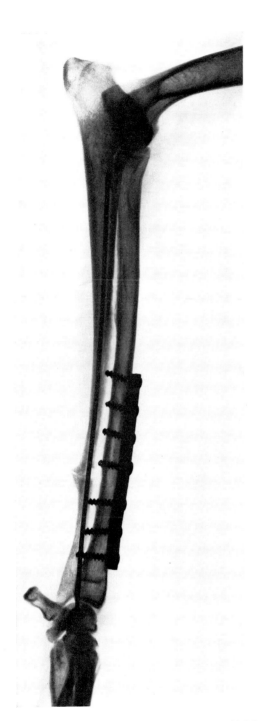
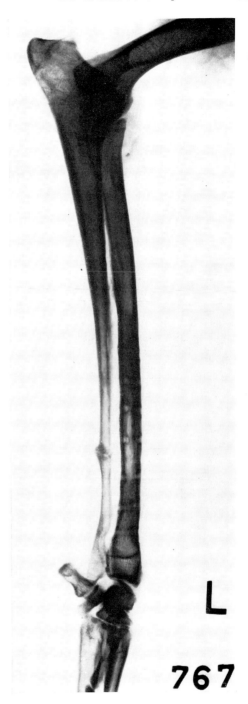

Abb. 134. Derselbe Hund, Status nach 3½ Monaten.

Abb. 135. Derselbe Hund, Status nach Implantatentfernung.

sind es zunehmend Sportverletzungen, bei Rind und Schwein haltungs-, transport-, ernährungs- und entwicklungsbedingte Schäden, die zu Knochenbrüchen führen.

1.3.5.4. Symptomatologie

Im Augenblick des Bruchereignisses ist meist ein dumpfes Krachen hörbar. Danach stellen sich hochgradige Schmerzen ein, die von Stöhnen, Schreien, Zittern, oft verbunden mit Schweißausbruch, begleitet sind. Der Schmerz kann am Anfang durch den örtlichen Gewebsschock oder starke Erregung des Tieres ausgeschaltet sein. So können z. B. Pferde mit einer Fraktur noch weitergaloppieren. Das *Allgemeinbefinden* ist bei gedeckten Knochenbrüchen meist nicht auffallend gestört. Empfindliche Tiere zeigen manchmal geringeren Appetit. Am folgenden Tag kann man oft Temperaturerhöhungen feststellen, die als aseptisches Resorptionsfieber aufzufassen sind. Die Temperaturerhöhung ist abhängig vom Ausmaß des Bruches und der Weichteilverletzungen. Bei der allgemeinen Untersuchung des traumatisierten Tieres sollen zuerst die vitalen Funktionen kontrolliert, und wenn notwendig, versorgt werden. Besonders ist auf Anzeichen von Verblutung zu achten (hypovolämischer Schock), da nach Zerreißung großer Gefäße in Verbindung mit Knochenbrüchen tödliche Verblutungen ins Gewebe oder in Körperhöhlen vorkommen können. Bei offenen Frakturen zeigt starke Temperaturerhöhung meist eine Wundinfektion an.

Die *Funktionsstörungen* stellen sich beim Knochenbruch schnell und im vollen Umfang ein. Sie treten bei der Bewegung und Belastung des frakturierten Knochens auf und sind bei Brüchen, die ins Gelenk ziehen, besonders stark ausgeprägt. Die jeweiligen Ausfallserscheinungen nach einer Fraktur sind lage- und funktionsbedingt. So sieht man nach Bruch der Kieferknochen Störungen in der Futteraufnahme und Kautätigkeit, nach Bruch der Nasenbeine Behinderung der Atmung und bei offenen Brüchen Nasenbluten, nach Keilbeinbrüchen Schlinglähmung und Blindheit, nach Bruch der Gelenkfortsätze an den Halswir-

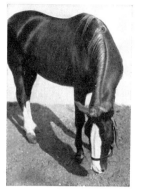

Abb. 136. Tortikollis nach Bruch der Gelenkfortsätze des 3. Halswirbels.

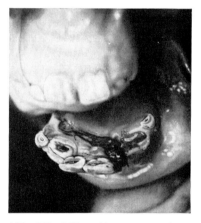

Abb. 137. Offene Absprengungsfraktur am Unterkiefer beim Fohlen.

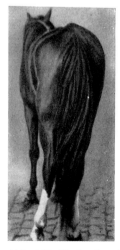

Abb. 138. Beckenbruch (Fraktur der linken Darmbeinschaufel) seit 8 Tagen.

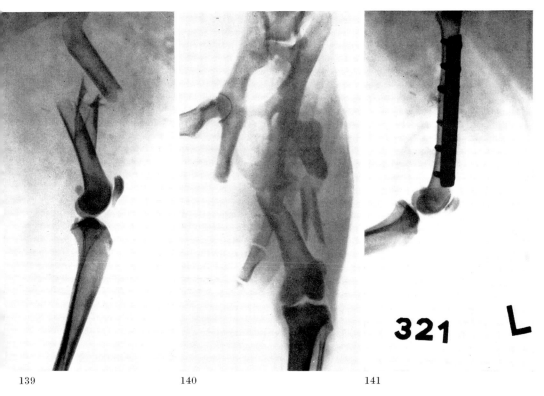

139   140   141

Abb. 139. Katze, 18 Monate alt, Femurtrümmerfraktur, med.-lat. Strahlengang.
Abb. 140. Dieselbe Katze wie Abb. 139, a.–p. Röntgenaufnahme.
Abb. 141. Dieselbe Katze wie Abb. 139, 140, Versorgung mit 6-Loch-Drittelrohrplatte, Cerclage und autologer Spongiosaanlagerung.

beln Steifhalten und Drehen des Halses (Tortikollis).

Nach Bruch der Körper oder der Bögen der Hals-, Rücken- und Lendenwirbel treten außerdem Lähmungserscheinungen auf, die durch Kompression des Markes infolge von Blutungen in den Rückenmarkkanal, durch Quetschung und Zerreißung des Rückenmarkes infolge Verschiebung der Fragmente oder durch das Einspießen von Knochensplittern verursacht werden können. Es treten schwankender Gang oder vollständige Lähmungen der hinteren Körperabschnitte auf. Nach Halswirbelbrüchen besteht manchmal zusätzlich eine Zwerchfell-Lähmung. Nach Fraktur der Extremitätenknochen ist stets eine Stützbeinlahmheit vorhanden. Meist stehen die Tiere auf 3 Beinen. Rippenbrüche können ohne auffällige Symptome verlaufen. Dringen Fragmentanteile in die Brusthöhle, so verursachen sie nicht selten Brustfellentzündungen oder Lungenblutungen.

Örtlich bestehen im Bereich der Fraktur *Schwellungen und Schmerzen*, die besonders bei passiver Bewegung deutlich werden. Bei Beckenbrüchen von Hund und Katze lassen sich Schmerzen durch gleichzeitigen Druck auf Hüfthöcker und Sitzbeinhöcker, beide Hüfthöcker oder Sitzbeinhöcker, je nach Lage der Fraktur auslösen. Bei Wirbelfrakturen geben Beugung und Streckung der Wirbelsäule und Druck auf den Dornfortsatz Hinweise. Schmerzen können nach Nervenzerreißungen fehlen. Schwellung wird durch Blutung in die Gewebe und später durch reparatorische Entzündungserscheinungen bedingt. Sie ist nicht nur an

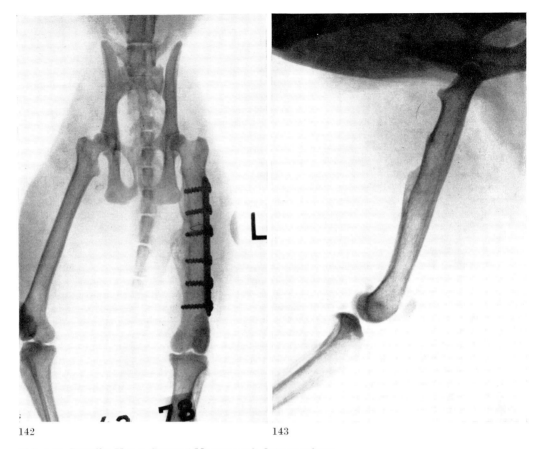

Abb. 142. Dieselbe Katze, Status 4 Monate nach Osteosynthese.
Abb. 143. Dieselbe Katze wie Abb. 139, 140, 141, 142, Status 3 Jahre nach Implantatentfernung.

den subkutan liegenden, sondern auch an den von dickeren Muskelschichten bedeckten Knochen (Os femoris, Halswirbel) im Vergleich mit der korrespondierenden Körperseite in der Regel zu erkennen. Bei Knochen, die der Untersuchung schwer zugänglich sind, ist der Feststellung einer Asymmetrie der Körperhälften besonderer Wert beizumessen (Frakturen des Schädels, Schulterblattes, Humerus, Beckens und Os femoris). Neben der Umfangsvermehrung wird man vielfach noch eine *Deformierung* des betroffenen Körpergliedes vorfinden, die durch Verkrümmung oder Verkürzung als Folge der Verschiebung der Bruchstücke bedingt ist. Die Schwellung nimmt in den ersten 2–3 Tagen zu und bleibt dann einige Tage unverändert. Das darunter entstehende Senkungsödem fühlt sich teigig an. Fingereindrücke bleiben darin eine Zeitlang bestehen. Innerhalb von ein bis zwei Wochen bildet sich die Schwellung allmählich zurück. Man fühlt dann den sich entwickelnden Kallus als derbe, harte Auftreibung am Knochen.

Die *abnorme Beweglichkeit* ist das zuverlässigste Zeichen einer Fraktur. Man stellt sie durch passive Bewegung fest, indem man den Knochen an beiden Enden erfaßt und zu bewegen versucht. Bei Frakturen der oberen Extremitätenknochen läßt man die Extremität beugen, strecken, ab- und adduzieren oder rotieren, während der Untersucher durch Palpation der verdächtigen Stelle die Verschiebung der Fragmente nachweist. Beim Kleintier können beide

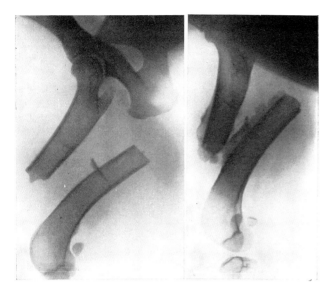

Abb. 144. Unbefriedigende Heilung eines Femurbruches durch Verwachsung der nebeneinanderliegenden Bruchstücke (Röntgenaufnahme zur Zeit der Fraktur und 40 Tage später).

Vorgänge vom Untersuchenden ausgeführt werden. Bei Beckenbrüchen des Pferdes, Rindes und erwachsenen Schweines muß während der passiven Bewegung der Gliedmaße rektal untersucht und so die Verschiebung der Bruchstücke nachgewiesen werden. Manchmal erkennt man an der freien Gliedmaße die abnorme Beweglichkeit schon von weitem an dem schlotternden Pendeln des nicht belasteten Beines. Bei subperiostalen Frakturen fehlt sie oft, weil das Periost den Knochen zusammenhält. Mit der abnormen Beweglichkeit ist oft ein eigenartiges, knarrendes Reibegeräusch *(echte Frakturkrepitation)* hörbar oder besser noch an der Erschütterung der Gewebe mit der flach aufgelegten Hand fühlbar. Krepitation ist meist nur nachweisbar, wenn die Bruchstücke in einer bestimmten Stellung gegeneinander bewegt werden. Bei geraden, glatten Bruchflächen, z. B. bei Symphysenbrüchen, fehlt sie oft. Die in diesen Fällen deutlich fühlbare Verschiebung der Fragmente gibt dann den Ausschlag für die Diagnose. Oft fehlt die Krepitation auch deshalb, weil sich durch Bewegung die Bruchstücke gegeneinander glattgeschliffen haben. Man findet sie auch nicht, wenn die Fragmente weit voneinander entfernt liegen und Gewebe (Muskulatur) interponiert ist. Bei Huf- und Klauenbeinbrüchen ist sie nie, bei Fesselbein-, Karpal-, Tarsal-, Wirbel- und Beckenbrüchen selten feststellbar. Die Krepitation ist als Diagnostikum allein vorsichtig zu bewerten, da ähnliche Geräusche

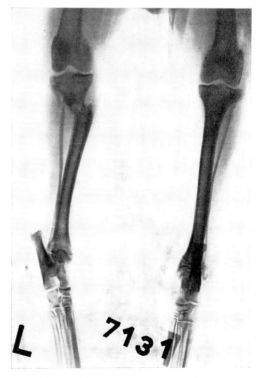

Abb. 145. Pudel, 4 Monate alt, proximale Tibia- und Fibulafraktur.

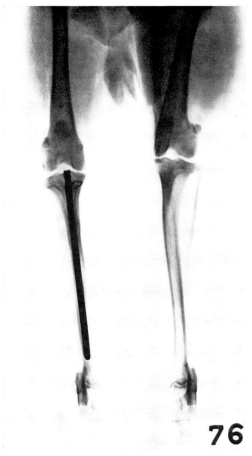

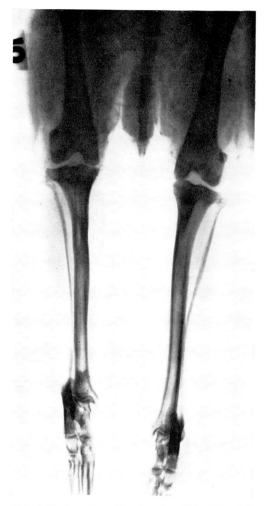

Abb. 146. Derselbe Hund wie Abb. 145, Versorgung mit Küntschernagel und Cerclage, Status 4 Monate nach Osteosynthese.

Abb. 147. Derselbe Hund wie Abb. 145, 146, Status nach Implantatentfernung.

(Pseudokrepitation) auch bei anderen Krankheiten vorhanden sein können.

Wir unterscheiden nach der Lage der Bruchstücke zueinander Frakturen mit und ohne Verschiebung der Fragmente.

Frakturen ohne Verschiebung können z. B. bei Vorhandensein mehrerer Metacarpi oder Metatarsi auftreten, wenn der gebrochene Knochen durch die erhaltenen gestützt wird. Das unversehrte Periost hält den Knochen manchmal so zusammen, daß seine Form äußerlich erhalten bleibt. Eine geringe Diastase, die sich während des Heilungsverlaufs noch erweitert, ist meist vorhanden.

Frakturen mit Verschiebung bedingen Veränderungen der Form und Stellung des Knochens. Die Lageveränderung der Bruchstücke kann durch die Gewalteinwirkung oder nach dem Frakturereignis durch Muskelzug und Belastung entstehen. Die *winklige Knickung* (Achsenknickung, Dislocatio ad axin) kommt oft vor. Die Bruchstücke stehen im stumpfen Winkel zueinander und stützen sich aufeinander im Bruchbereich. Es besteht eine unvollständige Verschiebung. Die *Verschiebung nach der Seite* (Dislocatio ad latus) finden wir bisweilen bei Frakturen von zwei- und mehrknochigen Gliedmaßenabschnitten und an den Rippen, wenn nur ein Knochen gebrochen ist (Fraktur eines Metakarpal- oder Metatarsalknochens, des

Radius, der Ulna, der Tibia, Fibula usw. bei Hund und Katze). Die *Verschiebungen in der Längsachse* (Dislocatio ad longitudinem) kommen in zwei Formen vor: als *Verkürzung* mit nebeneinanderliegenden Bruchenden (Dislocatio ad longitudinem cum contractione), sehr oft bei Brüchen langer Röhrenknochen, und als *Entfernung der Bruchstücke voneinander* (Dislocatio ad longitudinem cum distractione). Sie entstehen meist dadurch, daß durch Muskel-, Sehnen-, Faszien- oder Bänderzug abgesprengte Knochenteile vom Knochen weggezogen werden. So wirkt sich z. B. bei Absprengungsfrakturen an der Squama occipitalis des Hinterhauptbeins der Zug des Nackenbandes aus, am Olekranon der des M. triceps, am Hüfthöcker der des M. tensor fasciae latae, an der Kniescheibe der des M. quadriceps, am Kalkaneus der des Fersensehnenstranges, an den Gleichbeinen des des M. interosseus und allgemein am Gelenkrand der Zug der Haltebänder.

Verschiebungen durch Achsendrehung (Dislocatio ad peripheriam) tritt manchmal nach Torsions- und Spiralbrüchen ein. Der periphere Gliedmaßenteil wird durch Rotation nach außen oder innen gedreht. Dadurch entsteht eine Stellung der Gliedmaßen, die das Tier unter normalen Verhältnissen nicht annehmen kann. *Regellose Verschiebungen* findet man nach mehrfachen und Splitterbrüchen.

Das **Röntgenbild** ist zur genauen Feststellung vom Ort und von der Art einer Fraktur äußerst wichtig. Es sichert nicht nur die Diagnose, sondern gibt auch Aufklärung über Zahl, Art und Verlauf der Bruchlinien, über Form und Lage der Fragmente zueinander und über eventuelle Gelenkbeteiligung. Die mit der Fraktur oft zugleich auftretenden Fissuren sind nur im Röntgenbild erkennbar. Die Röntgenuntersuchung sollte deshalb schon beim Verdacht einer Fraktur vorgenommen werden. Zur ausreichenden Diagnose sind mindestens zwei Röntgenaufnahmen in zwei senkrecht zueinanderstehenden Ebenen erforderlich. In besonderen Fällen müssen sie durch weitere ergänzt werden. Bruchlinien ergeben im Negativ stets einen dunklen Strichschatten. Helle Striche entstehen durch kantige Erhabenheiten und Knochenleisten. In Zweifelsfällen fertige man Kontrollaufnahmen am unverletzten Knochen an. Ist die Fraktur nicht genau in der Bruchebene getroffen, so erscheinen im Röntgenogramm die vorderen und hinteren Bruchlinien nebeneinander. Noch nicht oder nur mit großem Aufwand sind der Röntgenuntersuchung die Brustwirbel, das Schulterblatt, Teile des Humerus, des Beckens und die außerhalb des Lungenbildes liegenden Rippen der Großtiere zugänglich. Beim Kleintier bestehen keine technischen Schwierigkeiten.

1.3.5.5. Frakturheilung

Das Ergebnis der Heilungsvorgänge am frakturierten Knochen sollte die stabile Wiedervereinigung aller Frakturanteile mit anatomischer Wiederherstellung der Knochenform und -struktur sowie seiner vollen Funktion sein. Moderne operative Knochenbruchbehandlungsverfahren, aber auch bewährte konservative Methoden, schaffen nach differenzierter Indikationsstellung die notwendigen Voraussetzungen. Wir unterscheiden die primäre von der sekundären Knochenbruchheilung.

Bei der *primären Knochenbruchheilung* läßt sich histomorphologisch die *Kontaktheilung* von der *Spaltheilung* unterscheiden. Im Unterschied zur primären Heilung, an der hauptsächlich die Kortikalis beteiligt ist (kortikale Heilung), ist die *sekundäre Frakturheilung* durch die Bildung von *periostalem, endostalem* und *intermediärem Kallus* charakterisiert.

Im Frakturspalt bildet sich Ersatzgewebe, das aus Bindegewebe und Knorpel besteht und sekundär durch Knochen ersetzt wird. Erst durch die bahnbrechenden, systematischen experimentellen und klinischen Untersuchungen von Mitarbeitern der Arbeitsgemeinschaft für Osteosynthesefragen (AO) wurden die wissenschaftlichen Grundlagen der Knochenbruchheilung unter Osteosynthesebedingungen aus biologischer, biomechanischer und metallurgischer Sicht in vielen Bereichen weitgehend erforscht. Die Ergebnisse und Erfahrungen aus Laboratorien, Instituten und Kliniken brachten nicht nur Wesentliches zum Verständnis der Frakturheilung, sondern zugleich auch die

Voraussetzungen für den Fortschritt, die Zuverlässigkeit und die weltweite Verbreitung moderner Osteosyntheseverfahren. Bis jetzt beziehen sich diese Erkenntnisse vorzugsweise auf Mensch und Versuchstiere wie Ratte, Kaninchen, Schaf und Hund. Beim Großtier stehen diese Untersuchungen erst am Anfang.

Nach Untersuchungen von Schenk und Willenegger (1963) sowie Schenk (1974, 1977) kommt die *primäre angiogene Knochenheilung* auch als Regenerationsvorgang vor und ist bei Stabilität und Vaskularität die Regel. Durch hohen interfragmentären Druck wird nicht nur eine gute Stabilität im Frakturbereich erzielt. Eine unter hoher interfragmentärer Kompression stehende Frakturfläche weist auch mikroskopisch keine Relativbewegungen auf. Das ist eine wichtige Voraussetzung für die primäre Knochenbruchheilung. Bei der primären Knochenbruchheilung mit persistierenden Spalten *(Spaltheilung)* erfolgt unter stabiler Osteosynthese beim Hund im Laufe von 3–4 Wochen das Auffüllen des Spaltes mit Knochengewebe. Die Knochenbildung ist primär und geht nicht mit Einlagerung von Binde- oder Knorpelgewebe einher. In der *ersten Phase der Spaltheilung* wird die Ossifikation durch einsprossende Blutgefäße eingeleitet, die von Mesenchymzellen begleitet werden. Die Zellen des Granulationsgewebes differenzieren sich zu Osteoblasten, die einen kontinuierlichen Zellbelag auf der Oberfläche der Bruchenden bilden. Diese erste Phase konsolidiert zwar die Fraktur, eine Heilung ist aber noch nicht

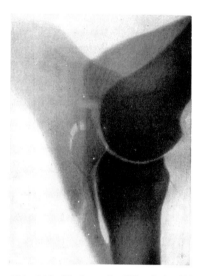

Abb. 149. Fraktur der Ulna beim Pferd.

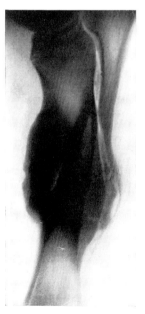

Abb. 148. Geheilter Radiusbruch bei einem 11 Monate alten Fohlen. Starker periostaler Kallus.

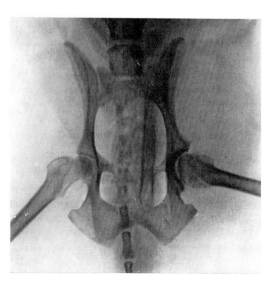

Abb. 150. Starke Verdickung des rechten Femurkopfes nach Kollumfraktur. Starke Ausweitung der Gelenkpfanne und Arthritis chronica deformans des Hüftgelenkes.

eingetreten, weil das Knochenregenerat im Frakturspalt strukturell noch nicht belastungsstabil ist und größere Bezirke durch die bei der Fraktur erfolgten Gefäßrupturen devitalisiert sind.

In der *zweiten Phase des Heilungsablaufs* werden die nekrotischen Zonen und das interfragmentäre Regenerat durch Haversschen Umbau, also durch Neubildung der Osteone, rekonstruiert. Dieser Prozeß erstreckt sich über Monate, eventuell Jahre, was bei der Implantatentfernung und Wiederbelastung Berücksichtigung finden muß. Der Haverssche Umbau, der nach einer Fraktur eine auffallende Intensivierung erfährt, ist für die primäre Frakturheilung von entscheidender Bedeutung. Durch die Ausbildung eines Resorptionskanals, der parallel zur Längsachse des Knochens verläuft und dessen Spitze Osteoklasten bilden, die so angeordnet sind, daß sie eine Art kegelförmigen „Bohrkopf" bilden, wird die Regeneration der Osteone eingeleitet. Den Osteoklasten folgen Gefäße, die wiederum von mesenchymalen Zellen und Vorläufern der Osteoblasten begleitet werden. Neuformierte Osteoblasten, die an der Wand der Resorptionskanäle aufgereiht sind, produzieren einen Osteoidsaum, der schließlich den Kanal ausfüllt. Beim Hund bildet sich in 6–10 Wochen durch konzentrisches Auffüllen mit Knochenlamellen aus einem Resorptionskanal ein neues Osteon (Haversches System). Bemerkenswert ist die synchronisierte Aktivität knochenresorbierender und knochenbildender Zellen. Die regenerierten Osteone dringen parallel zur Knochenachse in der Kortikalis vor, durchqueren den früheren Frakturspalt und erreichen so die longitudinale Rekonstruktion der Frakturzone durch Haversschen Umbau. Instabilität, aber auch kleinste Mikrobewegungen zermalmen in der ersten Phase der primären Frakturheilung das entstandene Granulationsgewebe und die einsprossenden Blutgefäße im Spalt und können die resorptive Erweiterung des Spaltraumes mit Auffüllung durch intermediäres Stützgewebe bewirken.

Die *Kontaktheilung* erfolgt an allen Stellen mit intensivem Flächenkontakt nach Reposition und Stabilisation. Diese Kontaktzonen werden bei einwandfreier Stabilität direkt von neugebildeten Osteonen durchwachsen. Durch Haversschen Umbau erfolgen die Vereinigung und Rekonstruktion der Fragmentenden gleichzeitig. Sie verläuft zeitlich parallel zur zweiten Phase der Spaltheilung. Für die Wiedererlangung der vollen mechanischen Festigkeit ist der Haverssche Umbau von größter Bedeutung. Zwischen den einzelnen Tierarten bestehen beträchtliche Unterschiede in seiner Intensität und im zeitlichen Ablauf. Diese Tatsache muß bei der Knochenbruchheilung verschiedener Spezies beachtet werden (Schenk 1977).

Voraussetzungen für die primäre Knochenbruchheilung sind die exakte anatomische Reposition und eine belastungs-, mindestens aber bewegungsstabile Fixation. Unter experimentellen Bedingungen, besonders aber bei echten Frakturen, deren Bruchflächen uneben und unregelmäßig sind und in der Praxis niemals so ideal reponiert werden können, daß völlige Kongruenz erreicht wird, werden auch nach makroskopisch exakter Reposition mikroskopisch neben ausgedehnten Kontaktstellen Spalten von wechselnder Breite vorhanden sein. Am Modell tritt bei Defekten von 1 mm und darüber zuerst Bindegewebe auf, das nach dem Typ der desmalen Ossifikation verknöchert. Sind sie kleiner, ist ein Auffüllen mit Lamellenknochen die Regel.

Bei der operativen Frakturbehandlung ist deshalb auch nach exakter anatomischer Reposition und stabiler Osteosynthese mittels interfragmentärer Kompression mit Kontakt- und Spaltheilung zu rechnen. Auf Grund der Belastungsverhältnisse ist dieser Heilungstyp beim Kleintier leichter als beim Großtier zu erreichen. Allerdings spielen hier noch andere Faktoren eine Rolle, z. B. Indikation, Art des Osteosyntheseverfahrens, Operationstechnik und Gestaltung der postoperativen Phase.

Nach konservativer Therapie oder unvollkommen operativem Vorgehen ist eine *sekundäre Knochenbruchheilung* zu erwarten. Bewegung im Frakturspalt während des Heilungsverlaufs fördern die Bildung von periostalem, endostalem und kortikalem Kallus. Kallusbildung kann ein Gradmesser für die interfragmentäre Bewegung sein. Die sekundäre Frakturheilung ist als reparativer Prozeß zu verstehen, in dessen Verlauf intermediäres Bindegewebe und Knorpel als Ersatzgewebe den Frakturspalt ausfüllen (Fixationskallus) und erst sekundär durch Knochengewebe ersetzt werden. Alle Ersatzgewebe können so lange als sinnvoller Puffer und Halteapparat zur Einschränkung interfragmentärer Bewegungen angesehen werden, bis ein Haversscher Umbau erfolgt. Durch die Bewegung im Frakturbereich kommt es zur Resorption an den Frakturflächen. Nach Beginn der Resorptions- und Organisationsprozesse im Bruchhämatom entwickelt sich aus den Fibrinfäden die sogenannte primäre Verspannung der Frakturstücke. Es folgt die Bildung von Granulationsgewebe aus dem Mesenchym des Periosts (periostaler Kallus), des Knochenmarkraumes (endostaler Kallus), der Kortikalis (kortikaler Kallus) und dem parossalen Gewebe (parossaler Kallus). Die weitere Differenzierung des Granulationsgewebes ist von der Stabilität oder Instabilität im Frakturspalt und im gesamten Frakturbereich abhängig. Bei Instabilität entwickeln sich in der Kambiumschicht des Periosts Gefäßsprosse und Osteoblasten, die zusammen mit Chondroblasten und kollagenen Fasern ein Gerüst bilden. Nach der Mineralisation des Faserknorpels erfolgt schließlich der Ersatz durch Knochengewebe. Die Umwandlung von Kallus in Faserknochen geschieht in der zweiten Phase der sekundären Frakturheilung. Neben der angiogenen und desmalen kommt auch die chondrale Ossifikation vor. Nach der knöchernen Konsolidierung beginnt eine *Umbauphase (Transformation)*, in deren Verlauf der Kallus als überflüssiges Gewebe abgebaut und der Faserknochen durch Lamellenknochen als tragfähige Struktur ersetzt wird *(Haversscher Umbau, Applanation)*. Daneben vollziehen sich Umwandlungen in der inneren Architektur und äußeren Form, die den Knochen wieder an die Belastungen auf Druck und Zug anpassen *(funktioneller Umbau)*. Mangelhafte Fixierung der Bruchenden führt zu übermäßiger Kallusbildung, verzögerter oder schlechter Heilung des Bruches. Ins Gelenk ziehende Brüche verursachen Gelenkentzündungen und heilen oft unter gleichzeitiger Ankylosierung des Gelenks. Pathologische Frakturen sind oft unheilbar. Bei Allgemeinerkrankungen des Skelettsystems und Erkrankungen des Knochens selbst, durch mangelhafte Blutversorgung, große Unruhe im Bruchspalt, Interposition von Weichteilen, bei ausgedehnter Diastase der Fragmente, fehlerhafter Ernährung, Vitamin- und Mineralstoffversorgung und hormonalen Störungen tritt die Heilung oft verzögert ein. Werden die Bruchstücke nicht fest fixiert, kann bei mangelhafter Stabilisation ein *falsches Gelenk* (Pseudarthrose) entstehen. Sind die Bruchenden glatt geschliffen oder mit Knorpel überzogen, so bildet sich (selten) ein *neues Gelenk (Nearthrose)*, das von Ersatzgewebe kapselartig umgeben ist.

Beim Pferd und Rind sind die Heilungsaussichten nach Knochenbrüchen vorsichtig zu beurteilen. Die Bruchstücke lassen sich beim Großtier konservativ schwer reponieren und fixieren. Moderne operative Verfahren brachten wesentliche Fortschritte. Oft wird die Tötung wegen Dekubitus oder Belastungsrehe auf dem gesunden Fuß erforderlich. Heilen Brüche unter starker Kallusbildung (z. B. Fessel- und Kronbeinbrüche), resultieren mechanische Behinderungen und Ankylosierung.

Bei kleinen Haustieren sind die Heilungsaussichten wesentlich besser, weil die Therapie und die nachfolgende Heilungsperiode weniger Probleme mit sich bringen. Wesentlich sind die Heilungsaussichten auch vom Temperament und Verhalten des Tieres während der Heilung abhängig. Unruhige und nervöse Pferde vereiteln die Heilung durch dauernde Bewegung, rücksichtslose Belastung des frakturierten Knochens, häufiges Aufstehen und Hinlegen sowie Widerstand gegen therapeutische Maßnahmen, während andere durch ruhiges Verhalten und vorsichtiges Benutzen der kranken Gliedmaße, Aufstehen und Hinlegen auf drei Beinen usw. die therapeutischen Maßnahmen wirksam unterstützen können.

1.3.5.6. Frakturbehandlung

Das Ziel jeder Frakturbehandlung sind die anatomische Rekonstruktion und Wiederherstellung der vollen Funktion. Die Behandlungsmethode ist von der Art der

Fraktur, vom Alter des Tieres, von der Erfahrung und Ausstattung des Tierarztes und nicht zuletzt von ökonomischen Überlegungen abhängig. Wir betrachten jene Behandlungsmethode als die beste, die in kürzester Zeit mit geringstem Risiko für den Patienten die sichersten Heilungsaussichten gewährleistet. Für jeden speziellen Fall ist dies neu zu überdenken. Die anatomisch einwandfreie Reposition und Fixation mit ununterbrochener Ruhigstellung der Frakturanteile bis zur Heilung des Knochenbruches bilden die Grundlage jeder Frakturbehandlung. Es wird aber nicht nur ein achsengerechter und unverkürzter Knochen als Heilungsergebnis angestrebt, sondern die Funktionstüchtigkeit des ganzen Körperabschnittes, weil funktionsuntüchtige Weichteile und Gelenke den Heilungserfolg am Knochen in Frage stellen. Verletzungen von Gefäßen und Nerven können zu Ischämie, besonders der Muskulatur, Lähmungen und Kontrakturstellung führen. Zu lange Ruhigstellung der Gliedmaße bewirkt Inaktivitätsatrophie der Muskulatur, Kapsel- und Weichteilschrumpfungen um die Gelenke und somit fibröse Ankylose. Eine gefürchtete Komplikation aller Gliedmaßenverletzungen, besonders der Knochen, ist das *Sudecksche Syndrom* (Schmitt 1979).

Die engen Wechselbeziehungen von Knochen und Weichteilschäden, die Zirkulationsstörungen, entzündliche Erscheinungen und Schmerz einschließen, führen zusammen mit dem Ausfall funktioneller Beanspruchung von Knochen, Gelenken und Muskeln zur sogenannten *Frakturkrankheit* mit chronischer Ödembildung, Atrophie der Weichteile, Knochenabbau (Osteoporose) und Gelenksteife. Eine Frakturbehandlung muß deshalb immer den Bruch und die lokalen Reaktionen des näheren Umfeldes einschließen. Frühzeitige *aktive, schmerzfreie Bewegungstherapie* der frakturnahen Muskeln und Gelenke zur Vermeidung der Frakturkrankheit ist daher ein Hauptanliegen, das nur durch dauerhaft stabile Osteosynthesen ohne äußere Fixation (Verbände, Schienen, Gips) erreicht werden kann (Müller et al. 1977). Zur Versorgung von Knochenbrüchen stehen grundsätzlich zwei Möglichkeiten, die *konservative* und die *operative Behandlung*, zur Wahl.

1.3.5.7. Notversorgung

Eine Notversorgung (Erstversorgung) muß sofort nach dem Fraktureignis oder Frakturverdacht eingeleitet werden. Bei Unfallschock und großem Blutverlust müssen vor allem die Herz-Kreislauf-Funktionen und die ungehinderte Atmung gewährleistet sein. Offene Wunden sind zu behandeln, gründlich von Fremdkörpern, Knochensplittern, Haaren und Schmutz zu reinigen und vor Infektion zu schützen. Bei starken Blutungen und klaffenden Wunden ist eine Notoperation indiziert. Neben dem Schutz offener Frakturen mit sterilem Verbandmaterial muß das Frakturgebiet provisorisch gestützt werden, weil Bewegung und Reibung Schmerzen verursachen und weitere Weichteilverletzungen durch scharfe und spitze Frakturanteile zur Folge haben können. Die provisorische Ruhigstellung erfolgt mit Verbänden und Schienen. Für die Ruhigstellung einer Fraktur bis zur endgültigen Versorgung, aber auch danach ist wegen seiner Vorzüge der *Robert-Jones-Verband* besonders wertvoll. Alle Weichteil-, Knochen- und Gelenkverletzungen an den Gliedmaßen sind dafür indiziert. Seine Wirkung besteht in dosiertem elastischem Druck, der getrennte Gewebeschichten adaptiert, unerwünschte Bewegungen und Verschiebungen im Frakturgebiet verhindert, Granulation und Epithelisierung fördert, die Wundsekretion einschränkt und unvermeidliche Sekrete aufsaugt. Er stellt die Gliedmaße ausreichend ruhig, verursacht durch seine Elastizität keine Zirkulationsstörungen oder Druckschäden und ist dem Patienten nicht unbequem.

Ein Robert-Jones-Verband wird folgendermaßen angelegt: Nach Versorgung und Abdecken der Wunde mit geeigneten Medikamenten und Mull wird Watte zunächst ganz locker, danach in sehr vielen Lagen immer fester, zuletzt so fest wie es Watte erlaubt, um die Extremität gelegt. Den Abschluß bildet ein fester Mullbindenverband. Die distale Gliedmaßenspitze ist immer einzubeziehen. Das Neue am Robert-Jones-Verband ist die Verwendung von ungewöhnlich großen Wattemengen und der langsame Übergang von lockeren Innenschichten zu immer festeren äußeren Schich-

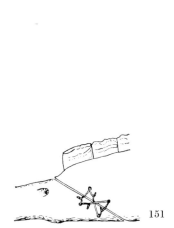
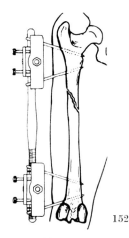
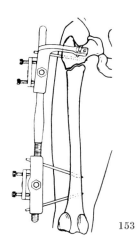

Abb. 151. Drahtnaht des Unterkiefers nach Forsell (1941).
Abb. 152. Schrägfraktur in der Diaphyse des Os femoris mit angelegter Stader-Schiene (Müller).
Abb. 153. Subtrochantäre Fraktur des Os femoris mit angelegter Stader-Schiene (Müller).

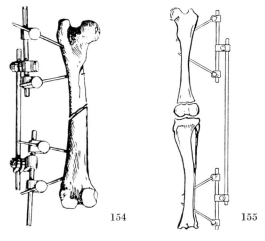

Abb. 154. Schrägfraktur des Os femoris mit angelegter Kirschner-Ehmer-Schiene (Müller).
Abb. 155. Suprakondyläre Fraktur des Os femoris mit angelegter Kirschner-Ehmer-Schiene (Müller).

Beanspruchung gebrochener Körperteile und allen nachteiligen Folgen gerechnet werden muß, aber auch Nebenwirkungen zu befürchten sind. *Ruhiges Verhalten in ruhiger Umgebung, Schutz vor Unterkühlung, schonender Transport* und *gepolsterte Schienen- oder Gipsverbände* sind besonders beim Pferd geeignete Maßnahmen bis zur *endgültigen Versorgung*. Diese soll so schnell wie möglich erfolgen, weil sich Frakturen um so leichter und exakter reponieren lassen, je früher das Einrichten vorgenommen wird. Schon nach wenigen Tagen bereitet die Muskelverkürzung, nach etwa einer Woche die Kallusbildung zunehmende Schwierigkeiten. Bei Instabilität, schlechter Durchblutung und Stauungen erhöht sich, besonders bei offenen Verletzungen, die Infektionsgefahr.

Konservative Mittel und Methoden erfüllen nur in beschränktem Maße alle Forderungen an eine optimale Frakturbehandlung. Anatomisch-physiologische Gegebenheiten, technische Schwierigkeiten und Folgeerscheinungen beschränken ihre Indikation. Die sinnvolle Kombination konservativer und operativer Therapiemöglichkeiten ist ein bewährtes Konzept für die Praxis. Nur wer Frakturen konservativ einwandfrei behandeln kann, sollte sich operativ betätigen. Optimale Reposition und Stabilität, ausreichende chirurgische Grundkenntnisse so-

ten. Durch Verwendung von elastischen Synthetik-Wattebinden kann der Effekt noch verbessert werden (Schmidtke 1974). *Schienenverbände* dürfen nicht abschnüren oder ungünstige Hebelwirkungen entfalten, daher sind sie auch bei Humerus- und Femurfrakturen von Kleintieren problematisch. *Schmerzausschaltung und Sedierung* sind als Notversorgungsmaßnahmen umstritten, weil danach mit rücksichtsloser wie Spezialwissen und Fertigkeiten in der orthopädischen Chirurgie, sorgsame atraumatische Operationstechnik, lückenlose Sterilität, aseptische Operationsbedingungen und ein vollständiges qualitativ hochwertiges Instrumentariu sind unabdingbare Voraussetzungen. Moderne Osteosyntheseverfahren (Verplattungs- und Verschraubungsverfahren nach den Grundsätzen der A-O [ASIF]) sind Voraussetzung für eine korrekte anatomische Wiederherstellung und optimale Frakturheilung, erfordern aber einen großen materiellen, oft auch einen hohen zeitlichen und postoperativen Aufwand.

Bestimmte konventionelle Osteosyntheseverfahren, z. B. das Rush-pinning oder die Transfixation, erzielen nur eine Sekundärheilung mit ausreichender anatomischer Wiederherstellung, erfordern jedoch einen wesentlich geringeren operativen und postoperativen Aufwand. Wenn nach gründlicher Untersuchung eines traumatisierten Patienten und reiflicher Überlegung die Erfolgsaussichten annähernd gleich einzuschätzen sind, dann soll man sich für ein konservatives Vorgehen entscheiden, weil es bei richtiger Indikation und einwandfreier Ausführung einfacher und kostengünstiger als eine Osteosynthese ist. Mit konservativen Verfahren kann der Aufwand jeglicher Operation umgangen werden. Es müssen jedoch auch Nachteile wie Heilungsstörungen, Stellungsfehler, häufiger Verbandwechsel, Frakturkrankheit und Drucknekrosen in Kauf genommen werden. Konservative und operative Behandlungsverfahren werden in bestimmten Perioden der Entwicklung aus verschiedenen Gründen unter- oder überschätzt. Beides ist falsch und dient nicht dem Patienten.

1.3.5.8. Konservative Frakturbehandlung

Die *Einrichtung der Fragmente (Reposition)* bringt die Bruchenden wieder in enge Berührung miteinander und stellt zugleich die ursprüngliche Lage und Form des Knochens wieder her. Sie muß in den meisten Fällen unter ausreichender Schmerzausschaltung mit guter Muskelrelaxation vorgenommen werden, weil sonst durch Schmerzen ausgelöste Abwehrbewegungen und die im Augenblick des Einrichtens auftretende reflektorische Muskelanspannung stören.

Bei *unblutiger Reposition*, besonders wenn scharfe und spitze Fragmente vorhanden sind, können Weichteile gezerrt, gequetscht zerrissen oder im Frakturspalt eingeklemmt werden. Alle diese Momente bedingen eine verzögerte Heilung. Vorteilhaft ist die Reposition mit dem Röntgenbildverstärker, Röntgenkontrolle ist in jedem Fall erforderlich. In der Regel wird das periphere Bruchstück nach dem zentralen eingerichtet. Eine Entspannung der Muskulatur wird bei gebeugtem Halten der Gelenke erreicht. Sind die Bruchstücke übereinandergeschoben, dann muß kräftig, aber vorsichtig gezogen werden. Während ein Assistent die verletzte Extremität oberhalb des Bruches umfaßt und gegenhält und ein anderer unterhalb der Fraktur an der Gliedmaße zieht, versucht man die Knochenenden durch Druck und Zug mit den Händen wieder in die richtige Lage zu bringen. Je nach Art des Bruches müssen neben Zug und Gegenzug auch Biegung, Beugung und Drehung der Gliedmaße um ihre Achse vorgenommen werden, bis der richtige Sitz der Bruchstücke erreicht ist. Nicht alle Frakturen lassen sich beim Tier optimal reponieren. Bestimmte Bruchformen, wie Querbrüche und gezahnte kurze Schrägbrüche, lassen sich relativ gut einrichten. Gelenknahe Frakturen und Gelenkfrakturen sind unblutig nicht oder nicht exakt zu reponieren. Schwierigkeiten bereiten Schrägfrakturen, bei denen spitze Knochenenden sich tief in die Muskulatur einspießen. Auch Nerven und Gefäße können bei der unblutigen Reposition geschädigt werden. Nach der Einrichtung und Fixation lassen die Schmerzen schnell nach. Wartet man erst das Abschwellen im Frakturbereich ab, so gelingt das Einrichten nur schwer und oft nicht mehr vollkommen. Es muß über längere Zeit ein kontinuierlicher Zug angewendet werden, der die entzündeten und verkürzten Gewebe wieder dehnt und allmählich löst. In der Humanmedizin kommt noch vielfach die Extension durch dosierten Zug zur Anwendung, indem nach entsprechender Lagerung des Patienten durch Heftpflasterextension oder am Knochen selbst mittels eingebohrter Kirschnerdrähte oder

Nägel (Drahtextension) im Streckverband ein Dauerzug ausgeübt wird. Für Tiere ist das Verfahren praktisch kaum anwendbar. Das Dauerzugprinzip wird bei der Thomasschiene in gewissem Grad genutzt. Sofort nach der Reposition müssen die Frakturanteile so fixiert werden, daß sich die Fragmente bis zum Abschluß der Heilung nicht verschieben können (Retention der Bruchanteile).

Die *blutige Reposition* erlaubt eine kontrollierte, exakte Lagerung der Knochenteile, das Entfernen von devitalisierten Splittern, schlecht durchblutetem Gewebe und Blutkoagula als Nährboden für Bakterien, birgt aber auch das Risiko des Eingriffes und der Infektion von außen. Bei Substanzverlusten bietet sie die Möglichkeit, autologe Spongiosa anzulagern und damit den Heilungsverlauf günstig zu beeinflussen. Schwierigkeiten und Unzulänglichkeiten treten bei der Fixation und Stabilisation mit konservativen Mitteln auf. Schienen- und Gipsverbände müssen so angelegt werden, daß sie eine ausreichende Fixation und Ruhigstellung der Frakturanteile garantieren und die Gelenke proximal und distal der Fraktur einbeziehen. Die Versorgung mit Schienenverbänden oder Gips beschränkt sich deshalb vorwiegend auf Knochen distal vom Ellenbogen- oder Kniegelenk. Selbst die Stabilisation der proximalen Tibia- oder Radius-Ulna-Fraktur ist unbefriedigend, weil das Knie- und Ellenbogengelenk kaum ausreichend über längere Zeit ruhiggestellt werden kann. Als älteste Frakturbehandlungsmethode kommen *Schienenverbände* aus unterschiedlichem Material in der Praxis am meisten zur Anwendung. Schienenverbände werden auch von Laien als provisorische Versorgung häufig angelegt. Sie sind billig, leicht, gut formbar, einfach anzupassen und bei schlechtem Sitz schnell korrigierbar. Zur Erstversorgung, bei starker Schwellung und offenen Frakturen sind sie ebenfalls geeignet. Als Schienenmaterial sind Holz, Pappe, Kunststoff, Gips, Metall usw. im Gebrauch.

Kramerschienen bestehen aus zwei verzinkten Stahldrähten von 2–4 mm Durchmesser, die durch dünne Querdrähte leiterähnlich verbunden sind. Sie sind biegsam und könen der Gliedmaße gut angepaßt werden, indem man sie zuerst U-förmig biegt, mit Zellstoff, Watte und Mullbinden auspolstert, der Extremität anpaßt und dann mit Heftpflastertouren auf der Haut befestigt.

Thomasschienen gehören zur Standardausrüstung für die konservative Frakturbehandlung. Ihre Anwendung erfordert viel Erfahrung, weil nur dann eine ausreichende Adaptation und Fixation der Frakturenden zu erreichen ist, wenn der Zug in der Thomasschiene parallel, nicht aber schräg zum Verlauf des Muskelzuges erfolgt. Die Thomasschiene besteht aus einem ringförmigen Tragbügel und angepaßten Stützbügel und wird am besten selbst aus Aluminiumstab oder Stahldraht mit ausreichender Stabilität angefertigt. In jedem Fall ist eine individuelle Anpassung an die Gliedmaße und Frakturform erforderlich. Der gepolsterte Tragbügel wird über die Glie maße geschoben und legt sich bei Belastung dem Becken bzw. der Schulter an. Den Stützbügel biegt man entsprechend der Gliedmaßenwinkelung. Seine Länge soll etwa der Länge der Extremität vom Schulter- bzw. Hüftgelenk bis zu den Zehen bei normaler Winkelung entsprechen. Durch die Befestigung des Bügels mit Heftpflaster an Pfote, Tarsus und Knie bzw. Ellenbogen wird das Bein so gehalten, daß sich das Tier auf die verletzte Extremität stützen kann, während die Bruchstelle der Belastung entzogen bleibt, weil die Last vom Bügel direkt auf den Körper übertragen wird. Falsch angelegte Thomasschienen überstrecken die Gelenke, bereiten Schmerzen und führen zu Gelenkversteifung. Durch Druck des Tragbügels entstehen Hautläsionen, Schwellungen und Drucknekrosen. Liegt sein medialer Teil in Frakturhöhe, so wirkt er als Hypomochlion und schafft zusammen mit der Hebelwirkung des Stützbügels Unruhe im Frakturbereich. Im Zehengebiet kommen Durchblutungsstörungen bis hin zu Nekrosen vor. Als wichtigste Indikationen sind die zusätzliche Ruhigstellung instabiler Osteosynthesen sowie offene Frakturen von Radius, Ulna und Tibia mit schweren Weichteilschäden anzusehen. Voraussetzung für die Anwendung der Thomasschiene sind ihre exakte Formung, das richtige Anlegen und die dauernde Überwachung (Prieur 1976).

Metall- und Leichtmetallschienen verwendet man bei Großtieren zur Verstärkung des Verbandes, beim Kleintier sind häufig Sperrholzschienen im Gebrauch. *Kunststoffverbände* sind leicht und lassen sich der Gliedmaße gut anformen. Das Hartwerden erfolgt sehr schnell und kann zeitlich gesteuert werden (Hexelite-Kunststoff-Stützverband, Light-cast-Verband).

Verbände mit Glasfiber, die mit schnellhärtendem Kunstharz durchtränkt werden, sind leicht, werden glashart und finden mit Erfolg bei Mittelfußfrakturen der Großtiere Anwendung. *Wasserglasverbände* sind leicht, fest, dauerhaft und etwas federnd. Bis zum Aushärten dauert es aber oft Stunden. Bei kleinen Vögeln leistet ein längsgespaltener Federkiel manchmal gute Dienste.

Eine besondere Fixierung erfordern die Hufbeinbrüche des Pferdes. Durch den Hufmechanismus werden die Fragmente bei jeder Belastung der Gliedmaße gegeneinander verschoben. Es gilt also, den Hufmechanismus auszuschalten oder wenigstens einzuengen. Das Hufeisen wird bis zu den Trachtenwänden genagelt und erhält Trachtenwandaufzüge, um die Erweiterung der hinteren Hufabschnitte zu verhindern. Aus dem gleichen Grund wird an der Hornwand Isolierband in dichten Touren gelegt. Gipsverbände bis zum Fesselgelenk sind nur erforderlich, wenn die Tiere sehr unruhig sind. Um die Senkung der Hornsohle zu verhindern, wird eine Hufederkittsohle eingelegt. So behandelte Frakturen heilen in 2–4 Monaten.

Bei Klauenbeinfrakturen erhalten Rinder für die Zeit von 8–10 Wochen einen orthopädischen Beschlag nach Forssel-Wiessner auf der gesunden Klaue. Es werden auch Kunststoffsohlen aus Palavit bzw. Piacryl benutzt.

Gipsverbände werden immer mehr von *Kunststoffverbänden* verdrängt. Nach exakter Reposition sind Kunststoff- bzw. Gipsverbände bei Grünholzfrakturen, geschlossenen Querfrakturen oder kuzen Schrägfrakturen der Diaphyse unterhalb von Knie- und Ellenbogengelenk indiziert. Durch die notwendige Polsterung und zur Verstärkung eingelegter Schienen wird der Gipsverband schwer und umfangreich. Gipsverbände sollen nicht zirkulär angebracht werden, sondern in Form von 1–2 Gipslongetten, die mit dem Verband und mit Heftpflaster befestigt werden. Bei vorhandenen Schwellungen, offenen Frakturen oder schweren Weichteilbeschädigungen sind Gipsverbände nicht indiziert. Schwellungen, Ödeme und Drucknekrosen sind Folgen zu fest angelegter, Verrutschen, Hebelwirkung und schlechte Fixation die Wirkung von zu locker sitzenden Gips- und Kunststoffverbänden. Muskelatrophie, Durchblutungsstörungen, steife und schmerzhafte Gelenke sind Begleiterscheinungen schlecht sitzender und zu lang wirksamer Verbände.

Der gepolsterte Gips- und Kunststoffverband wird folgendermaßen angelegt: Während der eingerichtete Bruch von einem Gehilfen fixiert wird, legt man zunächst den Polsterverband aus Watte an, der durch eine dünne Mullbinde zusammengehalten wird. Die Polsterung soll nicht unnötig dick sein, aber so stark angelegt werden, daß Dekubitus nicht auftreten kann. Knochenvorsprünge und empfindliche Stellen werden besonders gut gepolstert. Die Binde wird unter leichter Massage fest angezogen. Der Verband soll nicht nur den gebrochenen Knochen umfassen, sondern auch die benachbarten Gelenke immobilisieren. Beim Anlegen des Verbandes ist darauf zu achten, daß durch den Bindenzug eine Rotation des distalen Gliedmaßenteils um seine Achse in Richtung des Bindenverlaufs vermieden wird. Auf die Polsterung wird dann der Gipsverband oder die Kunststofflage gelegt. Man verwendet beim Gipsverband meist 4–5 cm breite Binden aus weitmaschiger Gaze, zwischen deren Lagen Gips eingestreut ist. Sie werden für kurze Zeit in lauwarmes Wasser gelegt, bis sie sich vollgesaugt haben. Dem Wasser kann man etwas Alaun zusetzen, um das Erhärten zu beschleunigen. Die feuchte Binde wird dann auf den Watteverband gelegt. Unebenheiten und dünne Stellen zwischen den einzelnen Bindentouren werden mit Gipsbrei ausgeglichen. Im Bereich der Gelenke kann die Gipsschicht etwas verstärkt werden. Die Oberfläche wird abschließend mit trockenem Gips eingepudert. Eingelegte Holz- oder Metallschienen wirken ebenso wie Werg- oder Hanffasern verstärkend. Der Gips erstarrt nach wenigen Minuten, der Gipsverband ist aber erst nach 30–60 Minuten hart. Solange müssen die Tiere an jeder Bewegung gehindert werden. Die Kunststofflagen härten innerhalb von 10–15 Minuten.

Der *ungepolsterte Gipsverband* erfordert viel Erfahrung beim Anlegen. Man erreicht ohne Polsterung ein besseres Modellieren und guten Sitz. Es werden bereits präparierte Gipsabgüsse, sogenannte Longetten (Gipsschalen), verwendet, die nach Ausstreichen mit Gipsbrei schnell angelegt werden können. Empfindliche, subkutan liegende Knochenvorsprünge und angespannte Sehnen müssen gepolstert werden. Das Festkleben der Haare erschwert die Abnahme des Verbandes. Durch Abdecken mit Papier- oder Gazebinden ist dies zu verhindern.

Herstellung von Gipslongetten: Eine Gipsbinde wird auf einem Tisch in der gewünschten Länge und Breite ausgelegt und trocken in mehrfacher Lage übereinandergelegt. Dann wird diese „Schiene" vorsichtig von beiden Enden her aufgerollt, in Wasser gelegt, bis sie sich vollgesaugt hat und dann wieder ausgebreitet. Nachdem sie geglättet und ausgestrichen ist, wird sie an die Extremität angelegt und soll sie in Form einer Schale zur Hälfte bedecken. Mit einer Mullbinde wird dann das Bein lose umwickelt. Nach dem Erhärten wird die Schale nach Durchschneiden der Mullbinde abgenommen. Alle starren Verbände müssen mindestens täglich kontrolliert und wenn Stauungsödeme, Durchblutungsstörungen, Druckstellen, Hautnekrosen auftreten, sofort abgenommen und durch einen besser geeigneten Verband ersetzt werden.

1.3.5.9. Operative Frakturbehandlung, Osteosynthese

Auch die Geschichte der Veterinärchirurgie ist reich an Versuchen, die operative Frakturtherapie als Methode einzuführen, um die Grenzen konservativer Behandlung zu überwinden. Hohe Infektionsraten und Fehlleistungen, die meist auf ungenügender Reposition und Instabilität beruhten, brachten viele Verfahren und gute Einzellösungen in Mißkredit. Erst am Ende der fünfziger Jahre wurde die Erkenntnis, daß empirisch in der Praxis gesammelte Erfahrungen allein nicht ausreichen und reproduzierbare Osteosyntheseerfolge nur nach umfassender Grundlagenforschung, die klinische, biomechanische, metallurgische und histomorphologische Aspekte einschließen muß, von der schweizerischen Arbeitsgemeinschaft für Osteosynthesefragen in die Orthopädie eingeführt und nach umfangreicher gemeinsamer Arbeit in Kliniken und Forschungslaboratorien eine Wende in der operativen Frakturbehandlung herbeigeführt, deren Hauptstück das wissenschaftlich fundierte Prinzip der stabilen Osteosynthese durch interfragmentäre Kompression ist. Das bis dahin bekannte Gedankengut und die eingeführten Methoden wurden systematisch geprüft. Beides diente als Grundlage für den Aufbau zuverlässiger neuer Methoden. Instrumente und Implantate wurden den Forderungen angepaßt, zum großen Teil aber neu entwickelt. Die weltweite Zusammenarbeit und Bedeutung moderner Osteosyntheseverfahren führte zur Gründung der „A. O. International" im Jahre 1972.

Für die moderne operative Knochenbruchbehandlung am Tier besteht ebenso die Forderung nach belastungsstabilen Osteosynthesen. Viele Forschungserkenntnisse wurden an Tierexperimenten gewonnen. Diese Ergebnisse, das Prinzip der stabilen Osteosynthese und die Erfahrungen am Menschen konnten deshalb übernommen werden, ebenso das entwickelte Instrumentarium. Verschiedene Instrumente und Implantate mußten modifiziert und an die Variabilität der Tierknochen angepaßt werden (Willenegger 1974). Moderne Methoden der Osteosynthese beruhen auf den *Prinzipien der interfragmentären Kompression* sowie der *inneren und äußeren Frakturschienung*. Die interfragmentäre Kompression wirkt als *statische Kompression*, wenn Implantate (Zugschrauben, vorgespannte Platten, Fixateurs externes) unter Zug gesetzt werden und sich der dadurch ausgeübte Druck auf einen möglichst großen Teil der Bruchflächen verteilt. *Dynamische Kompression* vereint die Kompression vorgespannter Implantate (Zugschrauben, Druckplatten) mit den Kräften, die beim Gebrauch einer Gliedmaße im Frakturbereich zusätzlich freiwerden (Zuggurtungsprinzip). Dabei nimmt das Implantat die Zugkräfte und der Knochen die Druckkräfte auf. Keine absolute Stabilität der Knochenfragmente,

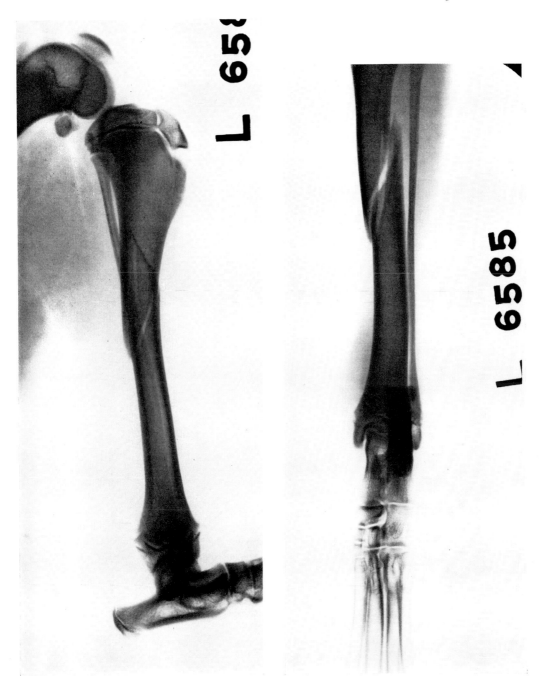

Abb. 156. Deutsch Drahthaar, 6 Monate alt, Tibia-Schrägfraktur, med.-lat. Strahlengang.

Abb. 157. Derselbe Hund wie Abb. 156, a.-p. Röntgenaufnahme.

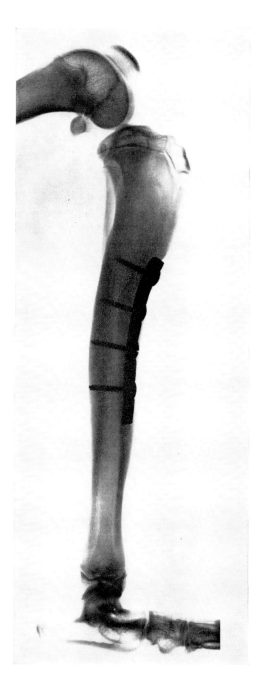
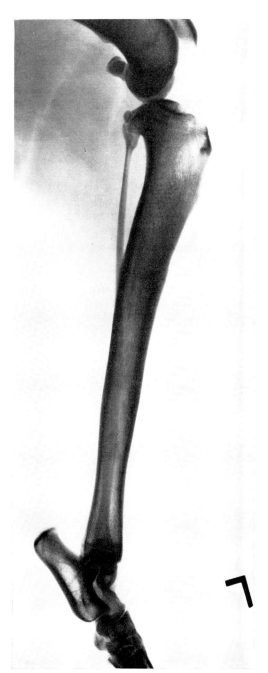

Abb. 158. Derselbe Hund, Osteosynthese mit Halbrohrplatte und 4 Zugschrauben, Status 2 Monate nach Osteosynthese.

Abb. 159. Derselbe Hund, Status 12 Monate nach Implantatentfernung.

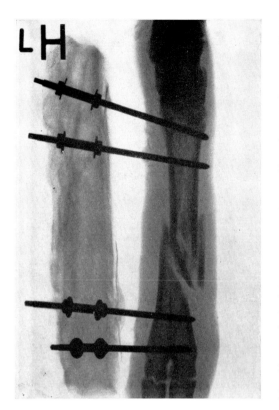

Abb. 160. Mehrfacher Splitterbruch mit Fissuren am Metatarsus eines $1^{1}/_{2}$jährigen Schafes, Reposition unter perkutaner Osteosynthese mit Kunststoffbrücke nach Becker. Belastung am Tage der Operation. Heilung.

aber zuverlässige Fixierung wird mit der *inneren Schienung* (Marknagelung, Bündelnagelung) erreicht. Die *äußere Schienung* erfolgt durch extrakutane Fixationstechniken (Transfixation, Transversalnagelung) und durch Kompression mit äußeren Spannern (Fixateurs externes). Allen Osteosyntheseverfahren ist die Wiederherstellung der anatomischen Form und vollen Funktion als Ziel gemeinsam.

Eine *stabile Osteosynthese* ist erreicht, wenn die Frakturanteile so fest miteinander verbunden sind, daß über die gesamte Heilungsperiode keine oder nur minimale Mikrobewegungen zwischen den Fragmenten auftreten. Wir unterscheiden *belastungsstabile* von *bewegungsstabilen Osteosynthesen*. Die *Mittel zur Erzielung einer stabilen Osteo-synthese* sind Schrauben, Platten, Marknägel, Drähte und Fixateurs externes. Müller et al. (1977) beschreiben im *Manual der Osteosynthese* sehr instruktiv die A. O.-Technik, die wichtigsten Indikationen für die Implantate und die Handhabung des Instrumentariums. Das Grundelement der statischen Kompressionsosteosynthese ist die *Zugschraube*. Sie wirkt nur dann als Zugschraube, wenn sie im schraubenkopfnahen Fragment gleiten kann und das Gewinde im Gegenfragment jenseits der Frakturlinie fest verankert ist. Dies wird erreicht, indem ein Gleitloch in der Größe des verwendeten Außendurchmessers des Schraubengewindes und ein passendes Gewindeloch gebohrt bzw. mit dem Gewindeschneider geschnitten werden. Als Standardzugschrauben finden *Kortikalisschrauben* mit durchgehendem Gewinde, *Spongiosaschrauben* mit unterschiedlich langem Gewindeanteil und *Malleolarschrauben* mit kurzem Gewindeanteil, die ohne vorzubohren und vorzuschneiden im spongiösen Knochen ihr Gewinde selbst schneiden, Verwendung. Schrauben werden in standardisierten Stärken mit sphärischer Schraubenkopfunterseite und Innensechskant angeboten. Die Kortikalisschraube gilt als universell einsetzbare Zugschraube. Entsprechend abgestimmte Spiralbohrer, Gewindeschneider, Gewebeschutzhülsen, Zielgeräte, Bohrbüchsen, Kopfraumfräser sowie Schraubendreher, Repositions- und Haltezangen bilden zusammen mit preßluftgetriebenen Bohrmaschinen das wichtigste Grundinstrumentarium für die *Verschraubung* und gleichermaßen für die *Verplattung*. Für sehr kleine Haustiere eignen sich die Instrumente des Kleinfragment- und Mini-Instrumentariums. Zugschrauben vereinigen alle Fragmente nach anatomisch exakter Reposition durch interfragmentäre Kompression. Für eine stabile Osteosynthese reicht dies aber oft allein nicht aus, um allen Belastungen durch Biegungs-, Scher- und Torsionskräfte zu widerstehen. Deshalb ist zum Schutz der Osteosynthese angezeigt, die Bruchstelle mit einer *Platte (Neutralisationsplatte, Kompressionsplatte, Abstützplatte)* oder einem *Nagel* zu überbrücken, um solche Kräfte aufzufangen, abzuleiten bzw. zu „neutralisieren".

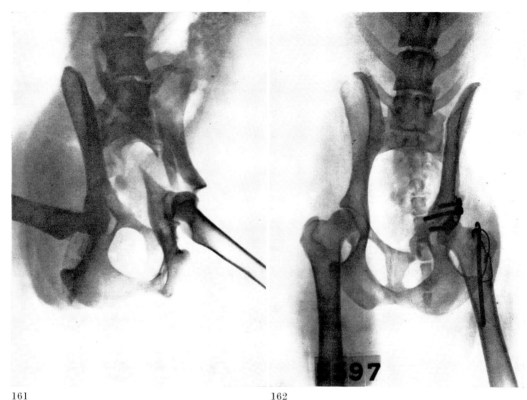

161   162

Abb. 161. Mittelschnauzer, 4 Jahre alt, Beckenfraktur.

Abb. 162. Derselbe Hund wie Abb. 161, Status 3 Monate nach Osteosynthese mit Drittelrohrplatte und Zugschrauben.

Osteosyntheseplatten überbrücken die Frakturanteile und werden in den Fragmenten mit Schrauben prinzipiell in beiden Kortikales nach Vorbohren und Gewindeschneiden verankert. Überquert eine Schraube dabei einen Frakturspalt, so soll sie als *Zugschraube* eingesetzt werden. Die Geometrie von Schraubenkopf und Plattenloch erlaubt je nach Plattentyp das Eindrehen in mehr oder weniger schräger Lage.

Für die stabile Osteosynthese wurden gerade Platten, spezielle Platten und Winkelplatten entwickelt. Als *gerade Platten* werden nur noch selten schmale und breite *Rundlochplatten*, immer mehr aber dünne Halbrohrplatten und Drittelrohrplatten mit ovalen Löchern sowie die stärkeren vielseitig einsetzbaren Spann-Gleitloch-Platten (DCP) für 4,5-mm-, 3,5-mm- und 2,7-mm- Schrauben angewendet. Die Plattenlänge steht in Beziehung zur Anzahl der Löcher, die im präzisen Abstand voneinander angebracht sind. Platten mit weniger als 4 Löchern sind nicht zu empfehlen. *Spezielle Platten* sind für den Metaphysenbereich (Gelenkkopfplatten) vorgesehen und haben unterschiedliche Formen (T-, L-, Kleeblattform, Löffelform usw.). *Winkelplatten* haben feststehende Winkel zwischen Schaftanteil und Klinge, die ein U-Profil aufweist. Sie werden im proximalen und distalen Femurbereich zur stabilen Fixation gelenknaher Femurfrakturen sowie intertrochanterer und suprakondylärer Osteotomien eingesetzt. Die Anwendung erfordert exakte präoperative Planung und die Anfertigung einer sogenannten Werkzeichnung. Ein spezielles Instrumentarium ist notwendig. Abhängig von der *Art einer Osteosynthese* können Platten die *Funktion* der statischen oder dynamischen Kompression, Neutralisation oder Abstützung erfüllen. *Statische Kompressionsplatten* komprimieren den Frakturspalt axial nach vorgegebener Zugspannung (Vorbiegen). *Dynamische Kompressionsplatten* (Zuggurtungsplatten) nehmen alle Zugspannungen auf und wandeln sie in axiale Druckspannungen an der Fraktur-, Osteotomiestelle oder Pseudarthrose um. Die Zugseite liegt gelegentlich gegenüber der stärksten Muskelgruppe eines Skelettabschnittes, auch andere Konstellationen sind möglich. Neben der Zuggurtungsplatte ist mit geringem Aufwand, aber guter Wirkung der Zuggurtungsdraht bei unterschiedlichen Knochenverletzungen indiziert (z. B. Processus olecrani, Kalkaneusfraktur, Horizontalfraktur der Patella, Tuberositas tibiae). In Kombination mit 1–2 Kirschnerdrähten, die der Stabilisation und zur Drahtfixation dienen, fängt er meist in Form einer Achtertour alle Zugkräfte auf und leitet sie als Druckkräfte an den Frakturspalt. Mit Zunahme der funktionellen Belastung verstärkt sich der Druck. Das Zuggurtungsprinzip wurde aus der Mechanik übernommen und von Pauwels als Behandlungsprinzip in die Knochenchirurgie eingeführt. *Neutralisationsplatten* werden am häufigsten verwendet. Sie schützen die mit Zugschrauben erreichte Stabilität der Osteosynthese (Schutzplatten), indem sie Kräfteeinwirkungen vom proximalen auf das distale Hauptfragment weiterleiten und somit die Frakturzone „neutralisieren". *Abstützplatten* geben einer schwachen Kortikalis, Trümmerzone oder Spongiosaplastik Schutz vor dem Zusammensinken. Solche Platten sind nicht vorgespannt, sondern stehen unter Druck, um die Defektzone zu schützen (Müller et al. 1977). Mit Hilfe eines *Plattenspanners* können Platten vorgespannt werden. Auch bei Span-Gleitloch-Platten (DCP) und Halbrohrplatten ist er anwendbar, wenn es die räumlichen Verhältnisse erlauben. Es sind Drucke zwischen den Fragmenten bis zu 120 kp zu erreichen. Alle Platten sind gegenüber Zugkräften sehr stabil, sie brechen aber bald „vor lauter Müdigkeit", wenn sie Biegungskräften oder Wechselbelastungen ausgesetzt sind. *Ermüdung* durch wiederholte Deformation bewirkt die innere Zerstörung des Metalls. *Verbundkonstruktionen* von Metall und Knochen nehmen in ihrer Belastungsfähigkeit rapide ab, wenn keine optimale Kompression erreicht, fehlende Abstützung und Instabilität vorhanden oder eine Platte falsch angebracht ist. Bereits ein Spalt von $1 \pm 0{,}5$ mm hat Instabilität, Ermüdung und schließlich Zerrüttung zur Folge. Auch an der *Kontaktfläche zwischen Implantat und Knochen* dürfen keine Mikrobewegungen bei funktioneller Beanspruchung auftreten, sonst sind *Knochenresorption* und *sekundäre Lockerung* der Implantate zu erwarten. Überwiegen die statischen Kräfte gegenüber den dynamischen Kräften durch Vorspannung, so gibt es keine Relativbewegungen an der Kontaktfläche zum Implantat. Mit Hilfe spezieller *Bohrbüchsen* (Steckbohrbüchse, neutrale Bohrbüchse, exzentrische Bohrbüchse) werden die Bohrlöcher mit Spiralbohrern angelegt. Nach dem Schneiden der entsprechenden Gewinde dreht man die Schrauben fest ein und erreicht je nach Plattentyp, Sitz der Schraube im Plattenloch, Vorspannung und Lage der Platte die Absicherung der genannten Plattenfunktionen. Die umfangreichen Einzelvorschriften für die Anwendung der Implantate und Instrumente sind nicht Gegenstand der allgemeinen Chirurgie und werden ausführlich im „Manual der Osteosynthese" von Müller et al. (1977) beschrieben.

Die Anwendung der *Plattenosteosynthese* verlangt umfassende Kenntnisse und führt zu Mißerfolgen, wenn nicht nach biomechanischen Prinzipien gearbeitet wird. Sie ist universell anwendbar und hat sich bei sämtlichen Diaphysenfrakturen, aber auch bei Gelenk- und gelenknahen Frakturen bewährt. Nicht indiziert sind Plattenosteosynthesen bei sehr jungen Tieren oder pathologisch veränderten Knochen, weil sich die Schrauben nicht fest verankern lassen. *Nachteilig* ist die umfangreiche Freilegung des Knochens für die Plattenosteosynthese und spätere Implantatentfernung. Die meisten *Mißerfolge* sind auf falsche Plattenstärke, -länge oder Lage und Nichtbeachtung der Gebrauchsvorschrift zurückzuführen. Auch zu frühe oder zu späte Implantatentfernung stellt den Erfolg in Frage.

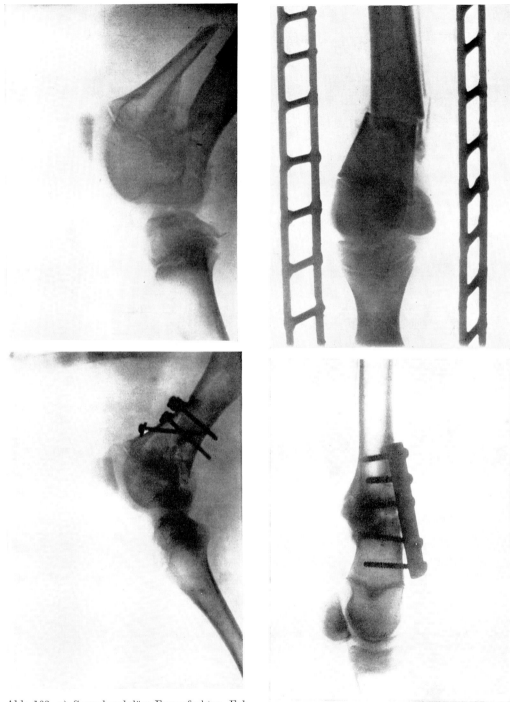

Abb. 163. a) Suprakondyläre Femurfraktur, Fohlen a. op., b) nach Osteosynthese mit Zugschrauben und Unterlegscheiben. Zwei Jahre p.op. vollständige anatomische und funktionelle Wiederherstellung.

Abb. 164. Distale Metakarpusdiaphysenfraktur, Fohlen, präoperativ (a) und postoperativ nach Verplattung (b). 10 Wochen p.op. Sekundäre Heilung durch Inplantatlockerung.

1.3. Gedeckte Verletzungen

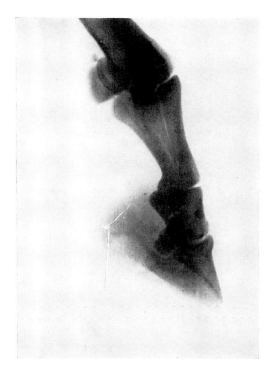

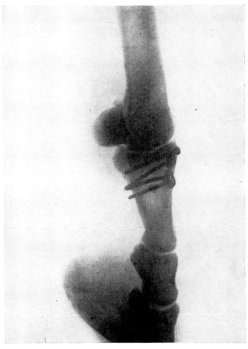

Abb. 165. a), b) **Fesselbeinlongitudinalfraktur,** präoperativ (a) und postoperativ, Osteosynthese mit Zugschrauben (b).

Bei Tibia- und Femurfrakturen sind geringe, bei proximalen Radius- und allen Humerusfrakturen größere Schwierigkeiten beim ausreichenden Freilegen des Knochens und Anbringen der Platte durch anatomische Gegebenheiten zu erwarten. *Voraussetzung für komplikationslose Heilungen* sind wie bei anderen blutigen Osteosynthesemethoden strikte Asepsis und Antisepsis, allgemeines und chirurgisches Debridement, Reinigung von Blutkoagula, Absaugen von Blut, Beseitigung von Nekrosen und avaskulären Splittern, Anlegen einer Spongiosaplastik bei Knochensubstanzverlusten, Spülen mit Vollelektrolytlösungen oder Ringerlösung (isotonische Kochsalzlösung wirkt zytotoxisch) zur Verhinderung der Gewebeaustrocknung, Ausspülung von abgelösten Gewebeanteilen und Keimverminderung; Tupfen und Reiben an dem Gewebe soll vermieden und durch Absaugen ersetzt werden. Das Periost ist zu schonen. Die Blutstillung wird gezielt mit Elektrokoagulation, nicht durch Massenligaturen vorgenommen. Catgut ist sparsam einzusetzen. Die Wunde soll spannungslos adaptiert sein. Verspannte Wunden begünstigen eine Infektion. Wenn Antibiotika gegeben werden müssen, soll dies schon vor der Operation geschehen. Der Hautverschluß erfolgt mit dünnem synthetischem Nahtmaterial. Stabile Plattenosteosynthesen mit optimaler Rekonstruktion des Frakturgebietes begünstigen den Heilungsprozeß am Knochen und an den Weichteilen gleichermaßen. Abweichungen von den Prinzipien der stabilen Osteosynthese sind ebenso gefährlich wie „künstlerische Freiheiten" oder „Basteln" mit unzulänglichen Mitteln. Vor jeder Operation muß ein fundierter Operationsplan bestehen (Prieur 1976). *Kirschnerdrähte* kommen als *Spickdrähte* wegen der Einfachheit ihres Gebrauchs und meist ausreichender Fixation häufig, vor allem bei Abrissen von Knochenvorsprüngen, Epiphysenfrakturen und Kondylusabsprengungsfrakturen allein oder kombiniert mit Zugschrauben und Zuggurtungsdraht, zur Anwendung. *Adaptationsosteosynthesen (Repositionsosteosynthesen)* können die Reposition gewährleisten, üben aber keine Kompression auf den Frakturspalt aus. Sie sind bei jungen Tieren mit rasch ablaufender Frakturheilung, besonders bei Epiphysenfrakturen (bei temperamentvollen Tieren in Verbindung mit äußerer Schienung), durchaus angezeigt.

Die *innere Schienung* erfüllt als *Markraumfixation* mit Küntschernagel, Steinmann-Nagel, Rush-pin und Bündelnagelung nach Hackethal die Forderung nach stabiler Osteosynthese nicht vollständig. Es sind bewährte und in der Praxis weitverbreitete Verfahren mit ausreichender Stabilisation. Aus anatomischen Gründen gibt es bei Kleintieren Probleme, weil viele Röhrenknochen der kleinen Haustiere Formen haben, die für die Marknagelung ungünstig sind. Besonders am Humerus begünstigt der weite Markraum in den proximalen zwei Dritteln Instabilität und Verschiebung der Fragmente. An Radius und Tibia erfordert der Nagel eine Vorbiegung. Dünne Kortikales, unregelmäßig und weite Markräume sowie Rasseunterschiede erschweren vor allem die von Küntscher (1940) eingeführte Marknagelung, die von der A. O. für den Menschen weiterentwickelt wurde. Das Prinzip besteht in der *elastischen Verklemmung eines nicht sperrenden Kraftträgers im Markraum*. Beim Menschen wird die Markhöhle durch Aufbohren zylindrisch aufgeweitet, so daß der Nagel großflächigen Kontakt mit der Kortikalis findet. Beim Hund kann man die Markhöhle nur in gewissem Maße aufbohren, weil die Kortikalis sehr dünn ist. Auch die Krümmung und unterschiedliche Weite des Markraumes lassen nach Aufweiten keine wesentliche Verbesserung erwarten. Die ungünstige Auswirkung auf die Markraumdurchblutung darf auch nicht übersehen werden. Bekanntlich wird der Knochen zu zwei Drittel bis drei Viertel über den Markraum ernährt. Nur das äußere Drittel bis Virtel der Kortikalis wird über Periostgefäße versorgt. Wird das medulläre Gefäßsystem durch Markraumnägel oder Aufbohren geschädigt, können Bereiche der Kortikalis avital werden. Das bedeutet verminderte Stabilität und Infektionsgefahr. Der Nagel müßte, um in der weiten Markhöhle großflächig anzuliegen, einen großen Durchmesser haben, was aber sein Einführen erschwert und biomechanisch ungünstig ist, weil ein relativ kurzer und dicker Nagel weniger flexibel ist (Prieur 1976). Bei Hunden mit langen und wenig gebogenen Femurknochen sind mit vorsichtigem und dosiertem Aufbohren günstigere Voraussetzungen für die elastische Verklemmung des Nagels zu schaffen. Querfrakturen und gezahnte kurze Schrägfrakturen der Diaphyse eignen sich für die intramedulläre Fixation am *Os femoris*. An der *Tibia* ist es der Diaphysenbereich, wobei der Nagel proximal gebogen werden muß. Am *Humerus* eignen sich Brüche am Übergang vom mittleren zum distalen Drittel noch am besten zur Küntschernagelung. Eine Weiterentwicklung der Markraumnagelung ist die *Verriegelungsnagelung*, die eine wesentliche Erweiterung der Indikation erlaubt. Wird die Frakturstelle eröffnet und die Reposition unter Sicht vorgenommen, spricht man von *offener Marknagelung*. Exakte Reposition, kontrolliertes Einführen des Nagels, Wundtoilette im Frakturgebiet und Vermeiden von Rotationsfehlern sind dabei unbestrittene Vorteile. Bei strenger, lückenloser Sterilität, Asepsis und Antisepsis ist die Infektionsrate niedrig. Die *gedeckte Nagelung* erfolgt an der nicht eröffneten Fraktur unter Röntgenkontrolle (Bildverstärker mit Fernsehanlage). Sogenannte „blinde" Nagelungen ohne Röntgenkontrolle sind nicht zu empfehlen. Marknagelungen können auch mit Drahtumschlingung, Schrauben und Platten kombiniert werden. Drahtumschlingungen können die Ernährung des Knochens gefährden. Küntschernägel müssen in verschiedenen Längen und Stärken vorhanden sein, um den variablen Größenverhältnissen zu entsprechen. Die passende Länge kann notfalls während der Operation mit einer Metallsäge hergestellt werden. Die Schnittfläche ist mit einer Feile abzurunden und zu glätten. Der Küntschernagel hat einen polygonalen Querschnitt, der ihm günstige mechanische Eigenschaften verleiht und Biege-, Rotations- und Scherkräfte abfängt. Die verwindungsfesten Lamellennägel sind aus nichtrostendem Stahl gefertigt. Dreilamellige Nägel sind im Querschnitt kleeblattförmig, zweilamellige Nägel etwa V-förmig. Von der A. O. wird ein wesentlich verbesserter, modifizierter Küntschernagel zusammen mit einem eigenen Instrumentarium angeboten, der gute Ergebnisse verspricht.

Bei der Femurfraktur des Hundes wird ein 2–3 cm langer Hautschnitt über dem Trochanter major angelegt und die dünne Muskulatur gespalten. Nun wird ein Pfriem in Schaftrichtung eingebohrt, bis die Markhöhle erreicht ist. Den Nagel führt man über einem Führungsspieß von proximal ein, bis die Spitze etwas die Bruchfläche am proximalen Fragment überragt. Dann wird der Nagel mit dem Einschlaggerät weiter in die Markhöhle des distalen Fragments eingetrieben, bis er gut in der Epiphyse verankert ist. Der Frakturspalt soll sehr eng sein. Richtungsabweichung und Rotation des distalen Fragments müssen vermieden werden. Der Nagel soll sich fest und elastisch in beiden Fragmenten verklemmen. Bis etwa 1 cm über dem Trochanter wird der Nagel eingeschlagen. Am oberen Ende des Nagels befindet sich eine schlitzförmige Öffnung, die das spätere Herausziehen des Nagels vereinfacht. Zur Einführung eines Küntschernagels wird die Markhöhle des Humerus unterhalb des Tuberculum majus, die der Tibia im Bereich der Tuberositas tibiae an der dorsolateralen Seite angebohrt.

Eine völlig andere Fixation erreicht man mit der *Rush-Nagelung (Rush-pinning)*. Rush-pins sind runde, elastische, rostfreie Stahlnägel mit schräg angeschliffener Spitze und hakenförmig umgebogenem Ende. Das Prinzip der Fixation besteht in einer elastischen Dreipunktfixierung. Mit der abgeschrägten Gleitspitze, die von der Innenfläche der Kortikalis abgelenkt wird und somit eine Perforation verhindert, erreicht man die bogenförmige Verspannung. Die hakenförmige Biegung am Nagelende verhindert das Eindringen in den Markraum. Es wird eine elastische Fixierung der Fragmente erreicht, die durch zusätzliche Maßnahmen (Zuggurtung, Schraube, äußere Schienung) gesichert werden muß, um besonderen Zug- und Druckkräften zu widerstehen. Wie Rush-pins wirken selbst gebogene Kirschnerdrähte. *Hauptindikation* sind gelenknahe Frakturen am distalen Humerus, Radius und Os femoris, aber auch die Fixation von Fragmenten und Sicherung gegen Rotation (verschraubter Kondylus).

Um die Unzulänglichkeiten der Küntschernagelung und Rush-Nagelung zu überwinden, wurde die *Bündelnagelung nach Hackethal* als neue Methode der Frakturstabilisierung auch in die Veterinärchirurgie eingeführt. Die Bündelnagelung beruht auf dem Prinzip, daß mehrere dünne, elastische, runde Drähte in den Markraum eingetrieben werden, bis sie ihn ausfüllen und sich elastisch verklemmen. Ausbohren erübrigt sich, die Form des Markraumes ist von untergeordneter Bedeutung. Der elastische Nagel sucht sich seinen Weg und paßt sich der Knochenform an. Es werden 1–3 mm starke Kirschnerdrähte verwendet, die mit dem

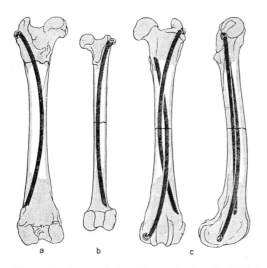 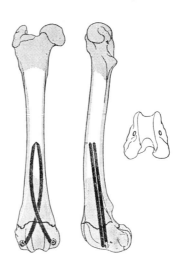

Abb. 166. Frakturbehandlung mit dem Rush-Federstab (nach Suppinger 1957).

Seitenschneider auf die passende Länge geschnitten werden. Bei der Originalmethode werden die Nägel durch eine seitlich im Epiphysenbereich des Knochens liegende Öffnung eingeführt und nach unblutiger Reposition unter dem Röntgenbildverstärker bei Sichtkontrolle bis in die gegenüberliegende Epiphyse vorgetrieben. Wird die Fraktur offen reponiert, kann das Vordringen der Nägel direkt kontrolliert werden. Am proximalen Humerus führt man die Nägel an der dorsolateralen Fläche ein, am proximalen Femur von der Fossa trochanterica oder seitlich knapp distal am Trochanter. Die seitliche Einführung erhöht die Verspannung der Nägel. Das Os femoris kann auch lateral und proximal der Trochlea patellae aufgebohrt werden. Für die Tibia bietet sich die dorsomediale, subkutan liegende Knochenfläche an, am Radius wird distal dorsomedial angebohrt. Durch leichtes Anbiegen der Nagelspitzen kann man auf die Richtung beim Einführen Einfluß nehmen und erreicht so durch Verankern der frakturfernen Spongiosa eine bessere Rotationsstabilität. Die Hackethal-Bündelnagelung ist eine vorteilhafte Methode zur Versorgung von Frakturen in den mittleren drei Fünfteln langer Röhrenknochen. Für Splitterfrakturen und epiphysäre Frakturen ist sie nicht geeignet (Eisenmenger 1974).

Schantz und Wiechel (1980) stellen eine modifizierte Hackethal-Technik für einfache Quer- und Schrägfrakturen der Diaphyse langer Röhrenknochen vor. Sie bietet neben dem Vorteil der einfachen Technik die Möglichkeit, leicht eine gute Reposition und Retention zu erreichen, die gegen Rotations- und Biegekräfte sehr widerstandsfähig ist und gute postoperative Bedingungen schafft. Werden mehrere Nägel durch eine Öffnung eingeführt, so haben sie die Tendenz zu wandern, auch wenn sie den Markraum ausfüllen. Deshalb wird jeder Nagel einzeln von proximal durch ein eigenes Loch in einem fächer- oder trichterförmigen Muster weit genug in die distale Metaphyse geschoben, ohne daß sich die Nagelspitzen im distalen Teil auseinanderspreizen. Proximal breitet sich das Nagelbündel fächerförmig aus. Erst nach dem Einführen der Nägel in das proximale Fragment wird die Fraktur reponiert. Danach schiebt man die Nägel in das distale Fragment, wenn möglich so weit, daß sie sich im spongiösen Knochengewebe verklemmen. Umbiegen der proximal herausstehenden Enden und Versenken in den Knochen verhindert das Wandern der Nägel. Nach 3–6 Monaten, wenn röntgenologisch die Frakturheilung bestätigt wurde, können die Nägel gezogen werden.

In der Humanmedizin werden in zunehmendem Maße *externe Osteosyntheseverfahren* angewendet. Die *äußere Schienung* erfolgt durch Transfixation (Transversalnagelung) und mit äußeren Spannern (Fixateurs externes). Die *Transfixation (Transversalnagelung)* oder *perkutane Knochenfixation* wurde besonders in den sechziger Jahren propagiert. Die *perkutane Transfixation* nach Becker nutzt Schrauben und eine Kunststoffbrücke zur Fixation der Bruchenden und Schienung der Fraktur. An Stelle von Kunststoff können Metallschienen (Staderschiene, Kirschner-Ehmer-Schiene) zusammen mit Nägeln, die transversal in die Knochenenden getrieben werden, Anwendung finden. Indiziert sind diese nichtstabilen Osteosynthesen zur Ruhigstellung von Diaphysen-, Quer-, Schräg- und Splitterfrakturen. Gelenkfrakturen oder gelenknahe Frakturen sind nur zu fixieren, wenn das Gelenk einbezogen wird.

Hübner et al. (1974) verwenden das *Transfixationsverfahren* bei Radius-, Ulna- und Tibia-Fibulafrakturen und sehen bei etwa 89 % der Patienten einen zufriedenstellenden Heilungsverlauf. Durch die Frakturenden werden jeweils mindestens 2 Kirschnerdrähte von 1–3,5 mm Stärke transversal zur Knochenachse, aber leicht konvergierend bzw. divergierend zueinander eingebohrt, um seitliches Verschieben zu vermeiden. Nach Reposition der Fraktur biegt man die Drahtenden um und verbindet sie äußerlich mit einer Kunststoffbrücke (Acryl, Piacryl). Die sperrige Konstruktion soll nicht zu Störungen im Bewegungsablauf führen. Als Vorteile werden die einfache und schnelle Handhabung, der geringe instrumentelle Aufwand (Handbohrer oder Bohrmaschine, Kirschner-Bohrdrähte), die gute Stabilität, die bequeme Wundversorgung und das problemlose Entfernen der

Bohrdrähte genannt. Wird mit stumpfen Drahtspitzen und zu schnell gebohrt, erhitzt sich der Draht, und es kommt zu Gewebeschäden (Nekrosen) mit nachfolgender Lockerung der Drähte in den Bohrkanälen. Scharfe Drahtspitzen, Spülkühlung, geringe Drehzahlen oder Vorbohren sind deshalb zu empfehlen. Kunststoffbrücken sollen etwa 1 cm von der Haut anliegen, weil die Wundschwellung einen gewissen Raum benötigt. Um Bewegungen im Frakturbereich weiter einzuschränken, können die elastischen Kirschnerdrähte durch Steinmann-Nägel ersetzt werden. Bohrdrähte werden meist nach 47 Tagen entfernt. Brass und Rahlfs (1981) nutzen die extrakutane Transfixation zur Korrektur von Valgus- und Rotationsfehlstellung im distalen Bereich von Radius und Ulna nach Osteotomie.

Komplikationen sind bei äußerer Schienung zu erwarten, wenn Schrauben oder Nägel nicht in beiden Kortikales verankert sind, sich lockern, oder wenn Weichteile beim Anbringen der äußeren Schienen gequetscht werden. Dann sind Nekrosen und Infektionen zu befürchten. Hunde dürfen mit der gesamten Konstruktion nicht an Gegenständen anschlagen oder hängenbleiben (Prieur 1976). Von der AO wurde für die äußere Fixation von Frakturen des Menschen ein eigenes Instrumentarium entwickelt (Fixateur externe), das unentbehrlich bei Frakturen mit schweren Weichteilverletzungen, bei Brüchen durch Schußverletzungen, Pseudarthrosen, infizierten Brüchen, Umstellungsosteotomien bei Operationen zur Extremitätenverlängerung usw. geworden ist und manchmal zur Methode der Wahl avanciert. Der Vorteil von Osteosynthesen mit externer Fixation liegt darin, daß ein Minimum an metallischen Implantaten im Zusammenwirken mit Verbindungselementen und metallischen Kraftträgern variable Montagen von hoher Stabilität garantiert, die es erlauben, Weichteil- und Knochenverletzungen auch ohne zusätzliche Gipsverbände auszuheilen. Alle Montageformen äußerer Festhalteapparate gehen auf die Grundformen des Klammer- und Rahmenfixateurs und ihre Kombinationen zurück. Daraus ergibt sich die praktische Anwendung für die Kompressions-, Neutralisations- und Distraktionsosteosynthese (Miehle und Ferdinand 1983). Fixateurs externes werden bei Tieren noch nicht routinemäßig angewendet, weil das Instrumentarium sehr sperrig ist und ungewöhnlichen Beanspruchungen widerstehen muß. Modifikationen humanmedizinischer Apparate, kombiniert mit konstruktiv neuen Elementen, bilden die Grundlage für Fixateurs externes in der Veterinärmedizin.

Fackelman und Nunamaker (1982) haben die Indikationen und ihre Erfahrungen mit auf den AO-Prinzipien beruhenden Verfahren beim Großtier zusammengefaßt. Gängel und Ulitzsch (1984) teilen hierzu ihre praktischen Erfahrungen mit. Danach können durch Schraubenanwendung interfragmentäre Kompressionen bei Frakturen der Karpalknochen, des Metakarpus bzw. Metatarsus, bei sogenannten Streßfrakturen, bei Kondylusfrakturen, bei Gleichbein-, Fesselbein- und Hufbeinfrakturen erzielt werden. Plattenfixationen sind bei Olekranonfrakturen, bei Arthrodesen des Kron- und Fesselgelenkes und bei Trümmerfrakturen des Fesselbeines bisher erfolgreich eingesetzt worden.

Kontrolle des Heilungsverlaufs, Störungen der Frakturheilung. Alle Osteosynthesen müssen postoperativ kontrolliert werden. Sowohl der Besitzer des Tieres als auch der weiterbehandelnde Tierarzt sollen genau unterrichtet sein und Anweisungen für die weitere Behandlung des Tieres erhalten. Röntgen-Kontrollaufnahmen sollen etwa 4 Wochen postoperativ und danach (abhängig vom Heilungsverlauf) im Abstand von 2–4 Monaten bis zur vollständigen Heilung angefertigt und an den Operateur geschickt werden. Daran läßt sich in den meisten Fällen der Heilungsverlauf beurteilen. Besonders ist dabei auf *Kallusbildung, Verbreiterung von Frakturspalten* und *Aufhellungen* zu achten. Das sind Zeichen von Instabilität durch Mikrobewegungen bzw. Abbauvorgängen im Frakturbereich. Aufhellung kann als ernährungsbedingte Knochenresorption, manchmal als Infektion zu werten sein. Aufhellung um Implantate (Schrauben, Nägel) weisen auf deren Lockerung hin. *Wolkiger, unscharfer Reizkallus* in Höhe des Frakturspaltes zeigt Unruhe und Instabilität an und soll auf Kontrollaufnahmen verfolgt werden. Tiere mit solchen Erscheinungen müssen die Fraktur entlasten. Dies kann mit Schienenverbänden (Thomasschiene), Käfigruhe, Hochbinden und Halten an der Leine erreicht werden. Der Reizkallus verwandelt sich dann in strukturierten, klar begrenzten Fixationskallus. Wenn keine ausreichende Stabilität im Frakturgebiet erzielt werden kann, weil der Patient den Bruch rücksichtslos belastet, bildet sich elefantenfußförmiger Kallus. In solchen Fällen muß bis zum knöchernen Durchbau die Ruhigstellung durch wirksame äußere Fixation oder Nachoperation garantiert werden (Prieur 1976).

1.3.5.10. Pseudarthrosen

Ist die Konsolidierung der Fraktur nach etwa 4 Monaten nicht abgeschlossen und die knöcherne Überbrückung nicht erreicht, handelt es sich um eine *verzögerte Heilung*. Es liegt eine *reaktive* oder *reaktionslose Pseudarthrose* vor. Der Begriff Pseudarthrose schließt nicht nur die seltene Nearthrose, sondern jede nach etwa 4 Monaten (beim Hund) nicht geheilte Fraktur ein. Pseudarthrosen bilden sich langsam durch einwirkende *Störfaktoren* bei der Frakturheilung aus. Die wichtigsten Störfaktoren sind *Instabilität, mangelhafte Blutversorgung* der Frakturenden und *Infektion*. Ebenso führen *Indikationsfehler*, d. h. falsche Wahl von Therapiemöglichkeiten, und technische Fehler in Form von mangelhaft durchgeführten Operationen zu Pseudarthrosen. Folgenreicher als der Defekt am Knochen sind die Weichteilschäden, die eine Pseudarthrose begleiten und mit den Zeichen der *Frakturkrankheit* einhergehen. Nach Müller et al. (1977) können *nichtinfizierte, infizierte* und *früher infizierte Pseudarthrosen* unterschieden werden. Diese Einteilung kann auch für Pseudarthrosen von Tieren Anwendung finden.

Die *nichtinfizierten* Pseudarthrosen kommen als *hypertrophe, reaktive, vitale Pseudarthrosen*, vor allem nach konservativer Therapie vor. Sie entstehen bei instabil versorgten Brüchen mit guter Vaskularisation. Im Röntgenbild sieht man elefantenfußartige, aufgetriebene Knochenenden. Nach Ruhigstellung der Fragmente durch stabile Osteosynthese verknöchert das im Frakturspalt gebildete Knorpel- und Bindegewebe. Nur wenn große Achsenabweichung vorliegt, ist es notwendig, den hypertrophen Kallus abzutragen und die Kontaktflächen aufzufrischen.

Atrophische, reaktionslose, oft avitale Pseudarthrosen weisen im Röntgenbild keine Reaktion an den Knochenenden auf. Sie sind wenig oder nicht durchblutet und entstehen nach Instabilität und Schädigung der Vaskularisation. Therapeutisch sind vorsichtige Auffrischung der Frakturenden, Anlagerung autologer Spongiosa und stabile Osteosynthese angezeigt.

Bei den *infizierten, fistelnden Pseudarthrosen* wird der Infekt meist durch Fremdkörper (Implantate, avitaler Knochen, Sequester), manchmal durch ungenügende Hautbedeckung unterhalten. Davon gehen Fistelkanäle aus, die auf der Haut münden und lange Zeit bestehen können. Werden Sequester abgestoßen, so entsteht ein Defekt, der große Ausmaße erreichen kann (Defektpseudarthrose). Irreversible Folgen der Frakturkrankheit komplizieren den Ablauf. Als aussichtsreiche Therapie kommt nur die frühzeitige Operation in Frage. Infektionsherde werden ausgeräumt und vorhandene Sequester entfernt. Knochendefekte füllt man mit autologer Spongiosa oder kortiko-spongiösen Spänen auf. Die Pseudarthrose muß mit einer stabilen Osteosynthese fixiert werden. Erst dann ist die gezielte antibiotische Behandlung sinnvoll. Spüldrainagen mit Redondrains über 1 bis 3 Tage unterstützen die Behandlung wirkungsvoll.

Bei den *früher infizierten, nachträglich geschlossenen Pseudarthrosen* lassen sich Kontaktpseudarthrosen und Defektpseudarthrosen unterscheiden. Werden infizierte Pseudarthrosen nicht oder nur unzureichend behandelt, können sie in diese Pseudarthroseform übergehen. Nach Abstoßung eines oder mehrerer Sequester schließen sich die Fisteln. Es muß aber immer wieder mit dem Aufflackern der Infektion gerechnet werden. *Kontaktpseudarthrosen* mit breitem Kontakt zwischen den Fragmenten lassen sich durch stabile Plattenosteosynthese, *Defektpseudarthrosen* nach Anfrischung der Knochenenden, durch Auffüllung des Defektes mit autologer Spongiosa oder kortiko-spongiösen Spänen und Stabilisation mit einer Überbrückungsplatte versorgen (Müller et al. 1977, Prieur 1976). Bestehende Weichteilschäden mit Muskeldystrophien und Gelenkversteifung verschlechtern die Therapieaussichten in bezug auf die Wiederherstellung der vollen Funktion. Deshalb muß immer nach der röntgenologischen oder klinischen Feststellung einer verzögerten Frakturheilung die Instabilität beseitigt werden. Abwartende Haltung führt zur Frakturkrankheit mit oft irreparablen Folgen.

1.3.5.11. Implantatentfernung

Implantate sind prinzipiell zu entfernen, um die volle physiologische Beanspruchung des Knochens wiederherzustellen. Durch den Knochen-Metall-Verbund sind Elastizitätsunterschiede gegeben, die eine biomechanische Normalisierung des Knochens behindern. Im Implantatlager kann es als Folge fehlender physiologischer Beanspruchung („stress protection") zur Spongiosierung der Kortikalis kommen, die sich im Verlauf der Heilung wieder normalisiert. Randleistenbildung verstärkt den Knochen und sollte bei der Plattenentfernung belassen werden. Der Zeitpunkt der Implantatentfernung richtet sich nach dem Heilungsverlauf und hängt von vielen Faktoren ab. Erst wenn der Knochen vollständig durchbaut und homogenisiert ist, werden die Implantate entfernt. Danach ist die Belastbarkeit des Knochens für etwa 1–2 Monate erheblich herabgesetzt. Um eine Refraktur zu vermeiden, muß deshalb Schonung verordnet werden (Müller et al. 1977). Einzelne Schrauben können frühzeitig herausgenommen, aber auch bei guter Einheilung im metaphysären Bereich belassen werden.

1.3.5.12. Klinische Heilung durch Fragmentexstirpation

Schließlich muß darauf hingewiesen werden, daß es bestimmte traumatische, aber auch sogenannte Ermüdungsfrakturen gibt, wobei keine *Fraktur*-Heilung, sondern eine *funktionelle Heilung* durch Fragmentexstirpation angestrebt wird. Dies trifft zu für alle Absprengungsfrakturen am Gelenkrand (sogenannte Chip-fractures), wie sie beim Hund am Schultergelenk, beim Pferd am Karpal-, Fessel- und Hufgelenk auftreten. Dazu gehören weiter die distalen gedeckten Griffelbeinfrakturen und einige Formen der Sesambeinfrakturen (Gleichbeine und Os accessorium).

Literatur

Bojrab, J.: Praxis der Kleintierchirurgie. Ferdinand Enke Verlag, Stuttgart 1981.

Brass, W., und Rahlfs, I.: Korrektur von Valgus- und Rotationsfehlstellung im distalen Bereich von Radius und Ulna durch Osteotomie und perkutane Transfixation. Kleintierpraxis **26** (1981), 173–178.

Dietz, O., und Li, E.: Rush-Pinning beim Kleintier. Mh. Vet.-Med. **3** (1976), 99–101.

Eisenmenger, E.: Die Bündelnagelung nach Hackethal bei Kleintierfrakturen. Archiv f. tierärztl. Fortbild., 20. Jahrestagung der FG „Kleintierkrankheiten" der DVG in Mannheim, Schlütersche Verlagsanstalt und Druckerei, Hannover 1974, 270.

Fackelman, G. E., and Nunamaker, D. M.: Manual of Internal Fixation in the Horse. Springer-Verlag, Berlin-Heidelberg-New York, 1982.

Gängel, H., und Ulitzsch, Christine: Osteosynthese beim Pferd. Mh. Vet.-Med. (1985), im Druck.

Hübner, S., Schaefer, B., und Böhm, E.: Erfahrungen mit der Transfixation. Archiv f. tierärztl. Fortbild., 20. Jahrestagung der FG „Kleintierkrankheiten" der DVG in Mannheim, Schlütersche Verlagsanstalt und Druckerei, Hannover 1974, 262.

Kása, F., und Kása, G.: Humerusfrakturen. Archiv f. tierärztl. Fortbild., 20. Jahrestagung der FG „Kleintierkrankheiten" der DVG in Mannheim, SchlütersheVerlagsanstalt und Druckerei, Hannover 1974, 203.

Kása, F., und Kása, G.: Osteosynthesen bei Kleintieren. Aktuelle Traumatologie **6**, 5 (1976), 347.

Loeffler, K., Mahler, D., und Volckart, W.: Konservative und einfache operative Methoden zur Frakturbehandlung bei der Katze. Kleintierpraxis **23** (1978), 103–112.

Miehle, D., und Ferdinand, W.: Fixateur externe System Miehle. Medizintechnik **23**, 1 (1983), 4–5.

Müller, M. E., Allgöwer, M., Schneider, R., und Willenegger, H.: Manual der Osteosynthese, AO Technik. 2. Aufl. Springer Verlag, Berlin-Heidelberg-New York, 1977.

Niemand, H. G.: Praktikum der Hundeklinik.

4. Aufl. Verlag Paul Parey, Berlin und Hamburg, 1980.
Prieur, W. D.: Tibiafrakturen. Archiv f. tierärztl. Fortbild., 20. Jahrestagung der FG ,,Kleintierkrankheiten" der DVG in Mannheim, Schlütersche Verlagsanstalt und Druckerei, Hannover 1974, 243.
Prieur, W. D.: Pseudarthrosen beim Hund. Kleintierpraxis 22 (1977), 279–287.
Prieur, W. D.: Die konservative und operative Frakturbehandlung beim Kleintier. Der praktische Tierarzt 8 (1976), 485–497.
von Salis, B.: Radius-Ulna-Frakturen beim Hund. Archiv f. tierärztl. Fortbild., 20. Jahrestagung der FG ,,Kleintierkrankheiten" der DVG in Mannheim, Schlütersche Verlagsanstalt und Druckerei, Hannover 1974, 216.
Scartazzini, R.: Femurfrakturen. Archiv f. tierärztl. Fortbild., 20. Jahrestagung der FG ,,Kleintierkrankheiten" der DVG in Mannheim, Schlütersche Verlagsanstalt und Druckerei, Hannover 1974, 228.
Schantz, B., und Wiechel, S.: Bündelnagelung bei Hund und Katze: Eine modifizierte Hackethal-Technik für Frakturen von langen Röhrenknochen. Kleintierpraxis 25 (1980), 367–372.
Schebitz, H., Dämmrich, K., und Brass, W.: Knochen. In: Schebitz, H., und Brass, W.: Allgemeine Chirurgie für Tierärzte und Studierende. Verlag Paul Parey, Berlin und Hamburg 1975, 370–407.
Schebitz, H., Brunnberg, L., Vollmerhaus, B., Matis, U., Köstlin, R., und Waibl, H.: Zur Verletzung des Humerus im proximalen Drittel beim Hund. Kleintierpraxis 26 (1981), 107–114.
Schebitz, H., Vollmerhaus, B., Brunnberg, L., Matis, U., Roos, H., Waibl, H., und Köstlin, R.: Zur Frakturbehandlung beim jungen Hund. Kleintierpraxis 26 (1981), 63–72.
Schenk, R. K.: Histologie der Frakturheilung und der Pseudarthrosen. AO Bulletin, 1977.
Schenk, R. K.: Biomechanik der Frakturheilung. Archiv f. tierärztl. Fortbild., 20. Jahrestagung der FG ,,Kleintierkrankheiten" der DVG in Mannheim, Schlütersche Verlagsanstalt und Druckerei, Mannheim 1974, 165–171.
Schenk, R., und Willenegger, H.: Zum histologischen Bild der sogenannten Primärheilung der Knochenkompakta nach experimentellen Osteotomien am Hund. Experientia 19 (1963), 593.
Schenk, R., und Willenegger, H.: Zur Histologie der primären Knochenheilung. Arch. klin. Chir. 308 (1964), 440.
Schenk, R., und Perren, S. M.: Biologie und Biomechanik der Frakturheilung am Röhrenknochen als Grundlage der Osteosynthese. Hefte zur Unfallheilkunde 129 (1977), 29.
Schmidtke, H.-O.: Abwandlung des Verbandes nach Robert Jones in der Unfallchirurgie. Archiv f. tierärztl. Fortbild., 20. Jahrestagung der FG ,,Kleintierkrankheiten" der DGV in Mannheim, Schlütersche Verlagsanstalt und Druckerei, Hannover 1974, 279–281.
Schmitt, W.: Allgemeine Chirurgie. 9. Aufl. Johann Ambrosius Barth, Leipzig 1979.
Willenegger, H.: Die überregionale Zusammenarbeit in der klinischen Forschung. Chirurg 45 (1974), 494–499.

1.3.6. Verstauchung, Distorsion

Als Verstauchung wird eine kurzzeitige, abnormale Verlagerung oder Verschiebung von Gelenkflächen gegeneinander bezeichnet. Die verschobenen Gelenkenden kehren danach sofort wieder in ihre ursprüngliche Lage zurück. Der Entstehungsmechanismus einer Verstauchung ist sehr vielfältig. Durch äußere, seitliche Gewalteinwirkung kommt es zur Verlagerung des Gelenkes nach der Seite. Abnorme Gliedmaßenbewegungen nach Ausgleiten oder Stürzen, Fehltritten oder scharfen Wendungen, Hängenbleiben bei Drehungen, können eine übermäßige Rotation des Gelenkes verursachen. Andere mechanische auf die Extremität einwirkende Kräfte wie Hyperflexion oder Hyperextension, divergierende Zugkräfte bei Befreiungsversuchen eingeklemmter Gliedmaßen, Überfahrenwerden, kommen ebenfalls für die Entstehung einer Distorsion in Betracht.

Die Folgen der kurzzeitigen Verlagerung der Gelenkenden variieren von gering- bis zu hochgradigen Veränderungen und sind im wesentlichen auf die Gelenkkapsel, die Bänder, knöchernen Abschnitte des Gelenkes und seine nähere Umgebung lokalisiert. Die Überdehnung der Gelenkkapsel kann zu oberflächlichen oder totalen Kapselrissen führen. Zusammen damit treten Gefäßrupturen auf, die zu einer Blutung in die Gelenkhöhle (Hämarthros) Anlaß geben. Die Gelenkbänder können einreißen, zerreißen oder an ihren Ansatzstellen am Knochen abreißen. Abrißfrakturen an den Bandansatzstellen sind nicht selten. Auch wenn die Bänder makroskopisch intakt sind, kann trotzdem eine Zerstörung ihrer kollagenen Faserstruktur vorliegen. Andere Gelenkstrukturen wie der Knorpel oder die Menisken können beschädigt werden, oder es entstehen intraartikuläre Frakturen. Beschädigungen des Knorpels können eine Osteochondritis dissecans zur Folge haben. Unmittelbar nach Auftreten einer Distorsion wird das klinische Bild durch eine Lahmheit, die je nach dem Ausmaß der Traumatisierung gering- bis hochgradig sein kann, beherrscht. Die passive Bewegung des Gelenkes ist schmerzhaft. Durch die reaktive Entzündung kommt es zu einer umschriebenen oder auch mehr diffusen, vermehrt warmen und schmerzhaften Schwellung. Das betroffene Gelenk ist vermehrt gefüllt, die Kapsel dadurch vorgewölbt. Bei der Punktion entleert sich hämorrhagische oder serohämorrhagische Synovia. Zuweilen entwickelt sich eine fibrinöse Arthritis. Aus der akuten Verlaufsform kann sich eine chronisch-seröse Arthritis entwickeln. Dann bestimmt der Gelenkhydrops (Galle) ohne Lahmheit das klinische Bild. Die Synovialis ist hypertrophiert. In der Synovia sind keine Entzündungsprodukte nachweisbar.

Bei der Überdehnung von Gelenkbändern bestehen ein deutlicher Druckschmerz in diesem Bereich und eine hochgradige Schmerzhaftigkeit bei Anspannung des betroffenen Bandes. Bei totaler Ruptur ist die Schmerzhaftigkeit geringer, aber es besteht eine größere Instabilität des Gelenkes (Wakkelgelenk). Eine röntgenologische Untersuchung ist stets durchzuführen, um Absprengungsfrakturen oder totale Frakturen ausschließen zu können. Ablösungen des Gelenkknorpels lassen sich nur mit Hilfe einer Arthroskopie oder einer Kontrastradiographie diagnostizieren. Die Prognose ist von verschiedenen Faktoren wie Schwere des Traumas, Art des Traumas, Lokalisation, Auswirkung und Verwendungszweck des Tieres abhängig. Bei Bänder- und Kapselrissen können Rezidive auftreten, oder es kann eine dauernde Instabilität des Gelenkes zurückbleiben, die die weitere Einsatzfähigkeit des Tieres erheblich einschränken kann. Bei Beschädigung des Gelenkknorpels kommt es nicht selten zu einer Osteoarthritis und zu einer Ankylosierung.

Nach einer Distorsion muß eine Ruhigstellung des betroffenen Gelenkes erfolgen. In schweren Fällen ist sogar eine Immobilisierung mit Hilfe von Schienen und Gipsverbänden anzustreben. Sie sollte über einen Zeitraum von zwei bis sechs Wochen er-

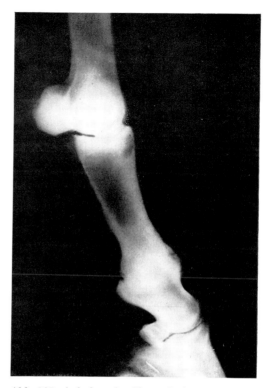

Abb. 167. Ankylose des Krongelenkes.

folgen. In der akuten Phase können Entzündungsreaktion und Schmerzen durch eine allgemeine oder lokale antiphlogistische Therapie gemindert werden. Hierzu geeignet sind Angußverbände, Watteverbände, die die ersten 24 Stunden nach Eintreten des Traumas mit kaltem Wasser, danach mit warmem Wasser feuchtgehalten werden. Des weiteren können Adstringentien angewendet werden. Mit der lokalen Anwendung von Glukokortikoiden ist Vorsicht geboten, weil sie die mechanische Belastbarkeit der Bänder reduzieren können. Durch den Wegfall der Schmerzen nach einer analgetischen Behandlung besteht die Gefahr der vorzeitigen Belastung des erkrankten Gelenkes und damit einer erneuten Traumatisierung.

1.3.7. Verrenkung, Luxation

Als Verrenkung wird eine dauernde oder intermittierende, vollständige Verlagerung

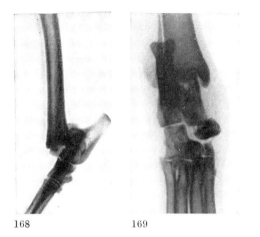

168 169

Abb. 168. Luxation des Rollbeines nach hinten beim Hund.
Abb. 169. Subluxation des Os tarsale IV nach innen. Luxation des Os tarsi centrale beim Hund.

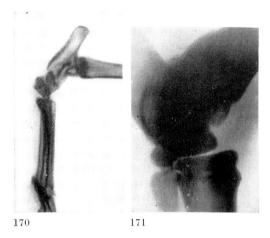

170 171

Abb. 170. Subluxation der Metarsi nach vorn beim Hund.
Abb. 171. Subluxation im Tarsus (Os tarsale III) nach vorn beim Pferd.

von Gelenkflächen bezeichnet *(Luxatio completa)*. Als *Subluxation* bezeichnet man die unvollständige Verrenkung. Bei dieser Form berühren sich die Gelenkflächen noch teilweise *(Luxatio incompleta)*.

Eine Verrenkung von synarthroidalen Gelenken (falschen oder Halbgelenken) bezeichnet man als *Diastase*.

Die Luxation wird mit einigen Ausnahmen immer nach dem peripheren Gelenkknochen benannt (Luxatio femoris = Hüftgelenkluxation). Ausnahmen bilden die Patella, Wirbel und das Os tarsi centrale (Luxatio patellae = Kniescheibenverlagerung). Zur näheren Bestimmung einer Luxation wird die Richtung angegeben, nach welcher der distale Gelenkabschnitt oder ein Knochen (Patella) verlagert ist. Beispielsweise Luxatio femoris anterior, posterior, dorsalis, supraglenoidalis usw.

Nach ihrer Entstehung werden die Luxationen wie folgt eingeteilt: traumatische, pathologische, angeborene, erworbene Verrenkungen. Die offene wird von der gedeckten Luxation unterschieden.

Primäre, traumatische Luxationen: Luxationen werden meistens durch ein starkes äußeres Trauma verursacht. Wie bei der Distorsion können auch abnormale Bewegungen (Ausgleiten, Hängenbleiben der Gliedmaße, Überfahrenwerden u. a.) Luxationen hervorrufen. Manche Gelenke sind auf Grund ihres anatomischen Aufbaues prädisponiert für das Zustandekommen einer Luxation. Das trifft für das Femoro-Patellar-Gelenk bei den meisten Tierarten und für das Hüftgelenk beim Hund zu. Dagegen ist der Femurkopf beim Pferd durch das stabile Lig. accessorium so gut fixiert, daß er nur selten luxieren kann.

Sekundäre, pathologische Luxationen: Sie entstehen nicht in erster Linie durch äußere Gewalteinwirkung, sondern dann, wenn die Gelenkkapsel weitgeend zerstört oder die Knochen pathologische Formveränderungen aufweisen. Häufig sind eitrige Arthritiden der distalen Gelenke beim Rind und Schwein, aber auch sekundäre Arthropathien für die Luxationen verantwortlich. Prädisponierend sind angeborene oder erworbene Deformierungen von Gelenkflächen wie die Hypoplasie des lateralen Trochleakammes beim Pferd und Pony, des medialen Trochleakammes beim Hund oder die Hüftgelenkdysplasie bei Hund und Schwein. Die länger anhaltende vermehrte Füllung eines Gelenkes kann zu einer Überdehnung und Erschlaffung der Kapsel und Bänder und zu einer Luxation führen.

Angeborene Luxationen: Sie sind oft erblich bedingt (dorsale oder seitliche, mediale oder laterale Luxationen der Kniescheiben beim Pony und bei Hunden der Zwerg-

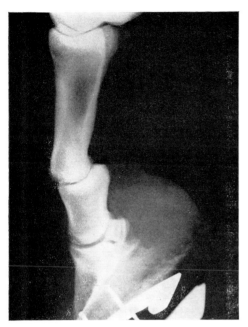

Abb. 172. Subluxation der Phalanx secunda nach Tendinitis chronica der oberflächlichen Beugesehne.

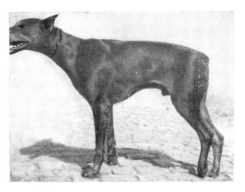

Abb. 173. Luxatio femoris links. Verkürzung der Gliedmaße. Verdickung über dem Hüftgelenk.

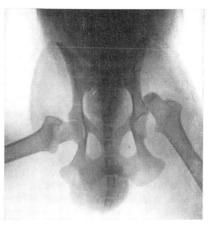

Abb. 174. Luxatio femoris supraglenoidalis anterior beim Hund.

rassen). Die durch die Geburtshilfe verursachten kongenitalen Luxationen sind den traumatischen Luxationen zuzurechnen.

Habituelle Luxationen: Habituelle Luxationen sind solche, die sich selbst wieder einrenken, aber auch immer wiederkehren. Ein klassisches Beispiel hierfür ist die Luxatio patellae dorsalis (Kugelschnapper) bei Rind und Pferd.

Stationäre Luxationen sind im Gegensatz zu habituellen Luxationen durch die dauernde Verlagerung gekennzeichnet. Bei traumatischen Luxationen ist die Gelenkkapsel gerissen, Synovia tritt in das periartikuläre Gewebe aus. Die Gelenkbänder sind zumindest überdehnt oder auch gerissen. Oftmals werden in der Nachbarschaft des Gelenkes liegende Nerven, Gefäße, Muskeln und Sehnen durch die Luxation zerstört. Erhebliche funktionelle Störungen können die Folge sein.

Andere Gelenkstrukturen wie Knochen, Knorpel oder Menisken können beschädigt werden. Es treten Absprengungsfrakturen und auch totale Frakturen auf. So ist beim Hund die Luxation des Ellenbogengelenkes nach vorn oft mit einer Ulnafraktur (Monteggia-Fraktur) gepaart.

Bei Luxationen von Wirbeln kommt es zur Kompression des Rückenmarks. Bei offener Luxation besteht die Gefahr einer Gelenkinfektion. Bei Femurluxation kann sich eine Nekrose des Femurkopfes entwickeln.

Das Erscheinungsbild kann sehr verschiedenartig sein. Bei primären Luxationen stehen die hochgradige Schmerzhaftigkeit und umschriebene Schwellung des betroffenen Gelenkes im Vordergrund. Hinzu kommen eine starke Lahmheit und oft eine abnorme Beweglichkeit oder Einschränkung derselben. Bei oberflächlich gelegenen Gelenken zeigt sich eine Defor-

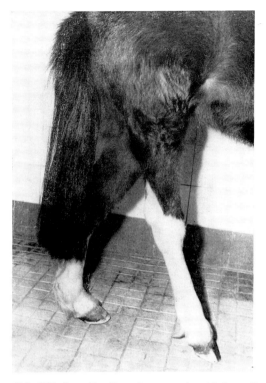

Abb. 175. Luxatio femoris supraglenoidalis mit Luxatio patellae dorsalis. Extremität ist in gesamter Länge nach außen gedreht.

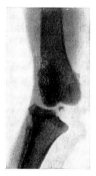

Abb. 176. Subluxation der Tibia mit Absprengungsfraktur an der Eminentia intercondylica beim Hund.

mation des betroffenen Gelenkes; die verschobenen Gelenkflächen können gefühlt werden. Es kann eine Verkürzung der Gliedmaße (Femurluxation) oder eine Verlängerung (dorsale Kniescheibenluxation) derselben ins Auge fallen. Bei angeborenen Luxationen ist die Schmerzhaftigkeit gering. Hier steht die Funktionsstörung, die gering oder hochgradig sein kann, im Vordergrund. Mit zunehmendem Wachstum verstärken sich die Funktionsstörungen. Angeborene Luxationen verlaufen meistens unter einem charakteristischen Erscheinungsbild. Bei der stationären, dorsalen Patellaluxation sind das Knie- und Tarsalgelenk in Extensionsstellung fixiert. Die seitliche Patellaluxation ist dagegen durch eine starke Beugung des Knie- und Tarsalgelenkes gekennzeichnet. Bei beiderseitiger medialer oder lateraler Luxation fallen die durch die beiderseitige Beugehaltung bedingte, stark nach hinten abfallende Rückenlinie und die kriechende Fortbewegung auf. Auf eine Röntgenuntersuchung kann nicht verzichtet werden. Bei Luxationen von proximalen Gelenken ist nur auf diese Weise eine sichere Diagnose möglich. Klinisch kann beispielsweise eine Luxatio femoris nicht von einer Epiphyseolysis prox. femoris oder von einer Coxarthrose abgegrenzt werden. Bei eindeutigen klinischen Befunden gibt die Röntgenaufnahme Aufschluß über die Lage der Knochenenden und sekundäre Veränderungen wie totale Frakturen oder Absprengungsfrakturen.

Die *Prognose* der Luxation hängt vom betroffenen Gelenk, von der Tierart und von den Folgeschäden ab. Bei kleinen Haustieren ist die Prognose immer besser als bei Großtieren. Eine Reposition ist in manchen Fällen nicht durchführbar. Aber auch wenn eine Reposition durchgeführt werden kann, kann es zu Osteoarthtitiden, fibrösen oder ossalen Ankylosen kommen. Nach der Reposition von Femurluxationen kommt es zuweilen zu einer aseptischen Nekrose des Femurkopfes. Bei manchen Gelenken können Nearthrosen entstehen, vor allem am Hüftgelenk (Artikulation zwischen Os femoris und Ilium).

Bei älteren Luxationen ist die Prognose ungünstig bis schlecht, weil eine Reposition schwer oder nicht mehr möglich ist. Die *Behandlung* einer Luxation muß möglichst frühzeitig durchgeführt werden. Ziel der Behandlung muß sein, die Gelenkflächen wieder in die richtige anatomische Position zu bringen und in dieser Position zu halten. Bei älteren Luxationen wird die Reposition

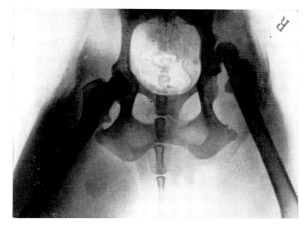

Abb. 177. Bildung einer Nearthrose nach Femurluxation bei einer 7jährigen Barsoihündin.

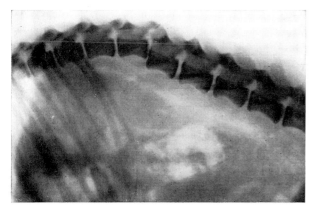

Abb. 178. Subluxation des 3. Lendenwirbels nach unten (Hund).

durch chronisch-entzündliche Veränderungen erschwert. Blutkoagula, Granulations- und Bindegewebe, Frakturen, Retraktion der Gelenkbänder sowie Muskelkontrakturen können eine Reposition unmöglich machen. Aber auch bei bestimmten Luxationen beim Großtier gelingt diese nicht. Weil eine Reposition meistens schmerzhaft ist und eine Muskelentspannung erfordert, wird sie in Allgemeinnarkose oder in Lokalanästhesie durchgeführt. Voraussetzung für eine erfolgreiche Reposition ist die Kenntnis des Bewegungsmechanismus des betroffenen Gelenkes.

Die Reposition kann durch Extension, Rotation, Flexion erfolgen. Bei der Reposition muß man sich über die Richtung der Luxation im klaren sein.

Zur Wiedereinrenkung sind meist mehrere Personen erforderlich. Während von ein oder mehreren Hilfspersonen die passive Bewegung der Gliedmaße erfolgt, kann der Tierarzt versuchen, den luxierten Knochen in die entsprechende Richtung zu dirigieren. Man muß sich vergegenwärtigen, daß das Gelenk auf umgekehrtem Wege in die richtige Lage gebracht werden muß, wie es das Gelenk verlassen hat. Beim Großtier sind zur Einrenkung meistens erhebliche Kräfte erforderlich. Das Einschnappen des Gelenkes ist deutlich zu spüren. Es muß danach wieder frei beweglich sein.

Gelingt die Reposition nicht, kann sie als offene Reposition versucht werden.

Durch die chirurgische Intervention ist es möglich, Blutkoagula, Granulationsgewebe, eingeklemmte Muskeln oder Bänder zu entfernen bzw. in die richtige Lage zu bringen. Bei der offenen Reposition muß eine Beschädigung des Gelenkknorpels vermieden werden.

Nach der Einrenkung können erneut Luxationen auftreten. Es sind deshalb Maßnahmen zu ergreifen, die dies möglichst verhindern. Hunde können in niedrigen Käfigen gehalten werden, so daß sie nicht aufstehen können, oder die erkrankte Extremität wird mit Verbänden an den Rumpf fixiert. Bei distalen Gelenken können Immobilisierungsverbände angelegt werden, die 3–4 Wochen liegenbleiben. Eine Fixation ist weiterhin durch intra- oder periartikuläre Schrauben möglich. Gerissene Gelenkkapseln und Bänder können genäht werden. Bei pathologischen Luxationen können spezifische Techniken angewendet werden.

Lageveränderungen von Muskeln, Sehnen, Nerven u. a. Die Luxation des M. biceps femoris beim Rind kommt vor allem bei sehr mageren Tieren vor. Der kraniale Rand des M. biceps femoris löst sich von der Fascia lata und wird kaudal des Trochanter major des Femurs fixiert. Diese Verlagerung ist meistens stationär, selten habituell. Sie verursacht eine Fixation des Knie- und Tarsalgelenkes in Streckstellung. Ein Beugen dieser Gelenke ist nicht mehr möglich. Beim Vorführen der Gliedmaße sind die Zehengelenke stark gebeugt. Der kraniale Abschnitt des Muskels ist als straff gespannter Strang fühlbar.

Manchmal tritt eine spontane Heilung auf. Die Myotomie des Muskelkopfes, etwa 10 cm distal des Trochanter major, führt zur Beseitigung der Bewegungsstörung.

Nervenluxationen sind traumatische Verlagerungen von Nervenstämmen aus ihrem anatomisch präformierten Bett. Sie kommen nicht allein vor und entstehen bei Frakturen und Gelenkluxationen, stellen also Komplikationen dieser Erkrankung dar. Durch Quetschung oder Zerrung der verlagerten Nerven können sich Entzündungen oder Zerreißungen einstellen, die je nach Art des Nerven sensible oder motorische Störungen hervorrufen.

Sehnenluxationen: Lageveränderungen von Sehnen entstehen meist durch Traumen, die die Haltebänder der Sehnen zerreißen. Die Diagnose ist leicht zu stellen, da der veränderte Verlauf sichtbar oder zumindest durch die Palpation nachweisbar ist. Auch der spezifische Funktionsausfall kann zur Diagnose herangezogen werden. Die Dislokation der oberflächlichen Beugesehne kommt ab und zu beim Pferd vor und entsteht durch Hufschlag oder durch Ausgleiten oder Fallen mit gebeugtem Tarsalgelenk. Die oberflächliche Beugesehne kann an der lateralen Seite des Kalkaneus palpiert werden. Bei einem starken Trauma kommt es allerdings auch zu einer starken Schwellung,

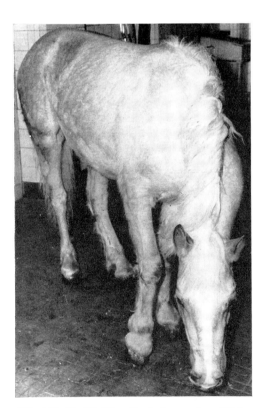

Abb. 179. Tortikollis. Quetschung des Rückenmarks nach Subluxation des 2. Halswirbels.

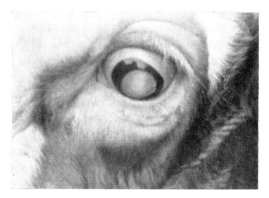

Abb. 180. Luxatio lentis ad cameram anteriorem bei der Kuh.

die die Palpation der Sehne nicht mehr möglich macht. Bei der Belastung der Gliedmaße schnellt die Sehne zur Seite, wobei eine stärkere Öffnung des Sprunggelenkes feststellbar ist. Weiterhin zeigt sich ein übermäßiges Durchtreten im Fesselgelenk. Ohne Behandlung bleibt die Sehne luxiert. Durch ihre allmähliche Retraktion vermindern sich die funktionellen Ausfälle. Eine Reposition der Sehne mit nachfolgender Fixation durch eine Schraube lateral der Sehne kann versucht werden. Ferner kann die Sehne des M. infra spinam am Schultergelenk luxieren. Bei Pferden kann weiterhin die Bizepssehne aus der Rolle des Humerus herausgleiten, wodurch neben örtlichen Veränderungen Hangbeinlahmheit unter starker Winkelung des Schultergelenkes verursacht wird.

Am Vorderbein des Pferdes ist die Verlagerung der Sehne des M. extensor digitalis lateralis beobachtet worden. Die Sehne ist an der distalen Radiusepiphyse verlagert. Es besteht eine hochgradige Stützbeinlahmheit.

Die Prognose ist bei allen Sehnenluxationen schlecht. Sie hängt vom Verwendungszweck der erkrankten Pferde ab. Für Sportzwecke sind solche Pferde nicht mehr geeignet. Durch eine gewisse funktionelle Anpassung ist ihr Einsatz für leichte Zugarbeit noch möglich.

Literatur

Adams, O. R.: Lameness in Horses. 3rd Ed. Lea and Febiger, Philadelphia 1974.

Dietz, O., und Wiesner, E.: Handbuch der Pferdekrankheiten für Wissenschaft und Praxis. VEB Gustav Fischer Verlag, Jena 1982.

Farrow, C. S.: Carpal sprain injury in the dog. J. Am. Vet. Rad. Soc. **18** (1977), 38.

Finocchio, E. J., and Guffy, M. M.: Congenital patellar ectopia in the foal. J. Am. Vet. Med. Ass. **156** (1970), 222.

Mackay-Smith, M. P.: Management of fracture and luxation of femoral head in two ponies. J. Am. Vet. Med. Ass. **145** (1964), 248.

Rooney, J. R., Raker, C. W., and Harmany, K. J.: Congenital lateral luxation of the patella in the horse. Cornell Vet. **61** (1971), 670.

1.4. Thermische und elektrische Verletzungen

1.4.1. Verbrennung, Combustio

Verbrennungen entstehen durch Flammen, glühende oder heiße Gegenstände, durch Elektrizität, Blitzschlag, brennende Gase und Flüssigkeiten, Verbrühungen durch kochendes Wasser und Dämpfe. Beim Tier treten Verbrennungen seltener auf als beim Menschen. Die Zahl der Fälle steigert sich durch Kampfhandlungen, sei es, daß die Verbrennungen durch direkte Wirkung der Kampfmittel entstehen, bei der Explosion von Bomben, Minen und Granaten, durch Brand- und Leuchtbomben oder Napalm und Flammenwerfer oder sei es durch Stallbrände. Stallbrände in Nutztieranlagen können jederzeit bei technisch bedingten Havarien auftreten. Eine Kohlenmonoxidvergiftung kann zusätzlich vorhanden sein.

In der Therapie wendet man immer seltener das Glüheisen oder Brennapparate (Platinstifte, Paquelin, Autokauter nach Dechery) zur Behandlung chronischer Sehnen- und Gelenkleiden und zur Blutstillung an. Zur Geschwulstentfernung werden die erkrankten Gewebe mit Hilfe von Diathermieapparaten verkocht. Verbrennungen der Sohlenlederhaut durch das Aufbrennen des Hufeisens sind seltener, als allgemein angenommen wird. Es genügt eine Dicke der Hornsohle von 5 mm, um Verbrennungen zu vermeiden.

Nach der Tiefe der Brandwirkung im Gewebe unterscheidet man drei verschiedene Grade der Verbrennung. Der Grad und die Ausdehnung der Verbrennung sind abhängig von der Art, der Dauer und der Stärke der Hitzeeinwirkung. Die Widerstandsfähigkeit der Zellen ist in den einzelnen Geweben entsprechend ihrer Durchblutung und Konsistenz sehr verschieden. Grad und Ausdehnung der Verbrennung oder Verbrühung entscheiden auch, ob nur lokale klinische Veränderungen vorliegen oder ob es zu Allgemeinerscheinungen und damit zur Verbrennungskrankheit kommt.

1. **Örtliche klinische Erscheinungen.** Die *Verbrennung I. Grades (Combustio erythematosa)* ist auf das Stratum corneum beschränkt

und äußert sich in einer Hautentzündnug mit Rötung, Schwellung und brennenden Schmerzen. Die Haut ist vermehrt warm, verdickt, gespannt und glänzend. Die Haare sind versengt, die Körpertemperatur ist geringgradig erhöht. Dieselben Veränderungen erzeugt Bestrahlung mit ultraviolettem Licht (Quarzlampe, Höhensonne) auf nicht behaarter oder rasierter Haut. Das Erythem liegt oberflächlicher. Der Sonnenbrand (Erythema solare) wird selten und nur auf unpigmentierter, haarloser, dünner Haut beobachtet, am häufigsten im Bereich der Ohren und Augenlider beim Schwein. Etwa am 5. Tag schilfern sich Teile des Stratum corneum oberflächlich ab.

Therapie. Das Hauterythem (I. Grad) wird sofort mit kaltem Wasser, kühlenden Salben, später mit trockenen Puderverbänden behandelt. Es können alle austrocknenden Wundpuder hierzu verwendet werden (Dermatol, Iodoform, Zinkoxid, Lenicet, Talkum). Stellen, die nicht verbunden werden können, werden mit Salben bedeckt, denen man schmerzstillende Mittel zusetzen kann (Anästhesinsalbe). Bewährt haben sich auch die Wismutbrandbinden nach Bardeleben und die Combustinbinden, die man eine Woche lang liegen lassen kann. Antihistaminika- und glukokortikoidhaltige Salben wirken schmerzstillend, entzündungswidrig und juckreizstillend.

Die *Verbrennung II. Grades (Combustio bullosa)* ruft innerhalb von 24 Std. Blasenbildung und Ödeme in der Haut hervor. Die Epidermis hebt sich vom Korium ab. Der Hohlraum füllt sich mit einer serösen, klaren, gelblichen Flüssigkeit. Bisweilen ist der Blaseninhalt durch Fibrinsepten gekammert oder geleeähnlich. Die Brandblase schmerzt stark in den ersten Stunden. In der Umgebung bestehen die Erscheinungen der Dermatitis erythematosa. Das Schicksal der Blasen ist verschieden. Bei geringerem Umfang trocknen sie durch Resorption des Blaseninhaltes in einigen Tagen ein. Nach Epithelisierung des Epidermisdefektes stößt sich die eingetrocknete Blasenwund schorfähnlich ab. Sind die Brandblasen prall gefüllt, platzen sie bei Bewegung, Berührung, Scheuern, Kratzen usw. Der Inhalt fließt ab, das Häutchen geht verloren. Der Blasengrund liegt frei, und es bleiben nässende, stark schmerzende Koriumwunden zurück, die leicht infiziert werden. So entwickeln sich Geschwüre aus der frischen Brandwunde.

Brandblasen findet man beim Tier an behaarten Stellen seltener. Hin und wieder sieht man sie nach Verbrühungen. Auf Schleimhäuten entsteht eine kruppöse Entzündung. An den Luftwegen tritt sie durch Einatmung heißer Luft bei Stallbränden ein, durch zu heiße Inhalation von Arzneimitteln usw., in der Mundhöhle und Speiseröhre durch Aufnahme heißer Getränke. Verfütterung heißer Maische ließ in einem Rinderbestand den Verdacht der Erkrankung an Maul- und Klauenseuche aufkommen.

Therapie. Bei Blasenbildung (II. Grad) ist möglichst das Eintrocknen der Blasen anzustreben. Man wendet also ebenfalls austrocknende Wundpuder an. Vielfach wird auch das Stahlsche Brandliniment (Ol. lini, Aqua calcar. āā) verwendet. Der Erfolg tritt aber nur bei kleineren Blasen ein. Größere und prall gefüllte Blasen werden mit einem spitzen Skalpell an der Basis punktiert und unter Verband gehalten, damit sich die Blasendecke der Unterlage anlegt und Schorfbildung eintreten kann. Später sind zur Förderung der Abstoßung Salbenverbände angezeigt. Von geplatzten Blasen wird das Häutchen mit Pinzette und Schere entfernt. Wegen der Schmerzhaftigkeit dieser Operation ist vorheriges Betupfen mit einem Anästhetikum zweckmäßig. Die Behandlung ist langwierig und erfordert Geduld. Empfehlenswert ist die offene, trockene Wundbehandlung mit Sulfonamid-Lebertran-Salben oder Antibiotikapuder bis zum Abklingen des Ödems während der ersten Wochen. Die kruppösen Schleimhautentzündungen werden mit Kamillenbähungen, Codein, Prednisolon und Antibiotika behandelt.

Die *Verbrennung III. Grades* (Verschorfung, *Combustio escharotica*) äußert sich durch Bildung eines Schorfes während der Hitzeeinwirkung. Das Gewebe stirbt ab, die Gefäße in ihm werden thrombosiert. Bisweilen sind die Nekrosen feucht und zerfallen geschwürig. Meist bildet sich jedoch eine trockene Nekrose, der Brandschorf, der in den ersten Tagen noch elastisch und mit durchsickernden Sekretperlen bedeckt sein kann. Im Verlauf einer Woche verwandelt er sich meist in einen festen, derben, schwarzbraunen, lederähnlichen Schorf.

Dieser Form der Verbrennung begegnet man am häufigsten beim Tier. Der Brandschorf wird auch operativ gesetzt. Brandstempel dienen zur Kennzeichnung der Pferde durch Hautbrände (Rassenbrände u. a.). Oberflächliche, die Subkutis nicht erreichende Brandschorfe stoßen sich trokken ab. Die Heilung vollzieht sich unter dem Schorf etwa binnen 14 Tagen. Tieferreichende Brandschorfe werden durch die demarkierende Entzündung abgestoßen. Die Brandschorfe selbst sind analgetisch.

Verbrennungen größerer Hautbezirke entstehen oft auf dem Rücken bei Stallbränden durch herabfallendes brennendes Heu oder Stroh. Nach der in den ersten Stunden auftretenden Schwellung und Exsudation trocknet die absterbende Haut im Verlauf der ersten Woche ein. Es bildet sich ein harter, zusammenhängender, haarloser, panzerähnlicher Schorf, der mit dem gelblichen, sulzig durchtränkten Unterhautbindegewebe in fester Verbindung steht. Nach 8–14 Tagen beginnt sich die oft meterlange, schorfähnliche Hautnekrose abzustoßen. Dort, wo an der Peripherie nur die oberflächlichen Hautschichten verbrannt sind, vollzieht sich die Abstoßung der Epithelien schneller. Es tritt Heilung unter dem Schorf ein. Darunter erscheint feinhäutiges, neugebildetes Epithel, das sich noch mehrmals in feinen Schuppen abstößt. Der große nekrotische Hautbezirk wird im Verlauf der 2. bis 6. Woche allmählich abgestoßen. Zunächst heben sich die Ränder. Die demarkierende Entzündung verläuft mit starker Exsudation und Eiterung. Etwa von der 3. Woche ab reißt die ausgedehnte Hautnekrose an mehreren Stellen ein, so daß handflächen- bis eßtellergroße nekrotische Stücke peripher sich abtrennen. Sie heben sich an den Rißstellen und bilden oft muldenförmige Schalen, die in der Mitte

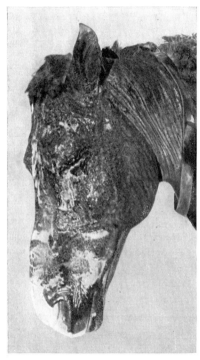

Abb. 181. Drei Wochen alte Verbrennung III. Grades.

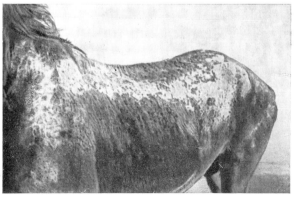

Abb. 182. Verbrennung III. Grades nach 40 Tagen. Gute Epithelisierung. Das in der Mitte noch freiliegende Granulationsgewebe ist mit Eiterkrusten bedeckt.

19 Bolz/Dietz, Allgemeine Chirurgie, 5. A.

290 1. *Verletzung (Laesio)*

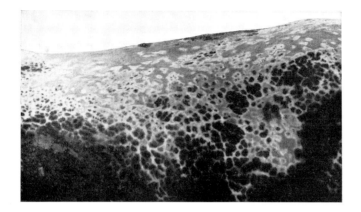

Abb. 183. Verbrennung III. Grades. Gute Regeneration der Haut, von stehengebliebenen Epithelinseln ausgehend.

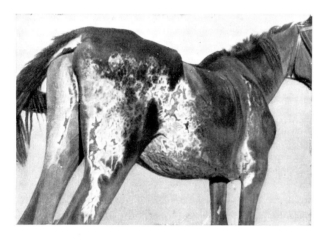

Abb. 184. Oberflächliche Verbrennung der Haut. Gute Epithelisierung am 35. Tage nach Salbenbehandlung.

noch mit der sulzig-gelblichen Unterhaut in Zusammenhang stehen. In 4—6 Wochen entsteht dann eine große, rote, granulierende Wundfläche. Da das Exsudat auf der Oberfläche schnell eintrocknet, ist das Granulationsgewebe mit einer großen Zahl im Eiter schwimmender, scholliger, etwa uhrglasgroßer Borken bedeckt, die sich leicht abwischen lassen. Zur gleichen Zeit setzt auch langsam die Epithelisierung vom Wundrand her ein. Später sieht man auch hier und da, aber meist mehr als vermutet, kleine Epithelinseln auf der granulierenden Fläche aus erhaltenen Epithelresten der Haarbälge und Hautdrüsen aufsprossen, die zunächst eine trichterförmige Gestalt haben und bei weiterem Wachstum das Granulationsgewebe zurückdrängen, so daß die neuen Epithelinseln mehrere Millimeter tiefer liegen als das Granulationsgewebe. Diese Epithelinseln können einen Durch-

messer bis zu 10 cm erreichen. Sie bekommen aber selten den Anschluß an die benachbarten Epithelinseln. Meist liegen noch leistenähnliche Granulationsgewebsstränge dazwischen, die erst im Verlauf der narbigen Retraktion des Granulationsgewebes, die nunmehr sehr stark einsetzt, überhäutet werden. Dadurch entstehen starke Kontrakturen der Haut, die oft eine spätere Verwendung der Tiere einschränken oder unmöglich machen. In der neugebildeten Haut treten spärlich wieder Haare auf. Die Haut bleibt borkig, dick, wenig elastisch und schält sich noch oft.

Das Leiden ist äußerst schmerzhaft, so daß die Tiere oft durch die Behandlung unleidlich werden. Herzfehler bleiben nicht selten zurück.

Die Heilung beansprucht bei flächenhaft stark ausgebreiteten Verbrennungen III. Grades mindestens 4 Monate.

Therapie. Die Verbrennung III. Grades wird zunächst durch austrocknende Puder behandelt. Von der zweiten Woche ab ist die Salbenbehandlung anzuwenden, da sie die Epithelisierung fördert und auch die Demarkation der Hautnekrosen beschleunigt. Zugleich sind die Hautnekrosen, soweit sie sich am Rande bereits gelöst haben, mit Pinzette und Schere vorsichtig abzutragen. Vom Eiter unterminierte, an der Oberfläche trockene Hautnekrosen müssen gespalten und mit der Schere entfernt werden. Wenn nach vollendeter Demarkation die großen granulierenden Flächen nicht unter Verband gehalten werden können, so hat sich das Auflegen großer ölgetränkter oder mit Salbe bestrichener Mulltücher sehr bewährt. Am Kopf oder an anderen Stellen, die nicht bedeckt werden können, wird die Salbe dick aufgetragen. Die epithelisierende Wirkung dürfte dem Fett allein zuzuschreiben sein. Vaseline, Paraffinsalbe oder Öle genügen zur Abdeckung der Wunde, um den subkutanen Charakter des Gewebes zu erhalten. Bepanthensalbe® sollte jedoch wegen ihrer sehr guten epithelisierenden Wirkung verwendet werden, wenn keine Fortschritte in der Überhäutung feststellbar sind. Vor dem Auftragen der Salbe müssen Eiter und Borken sorgfältig entfernt werden. Erst spät, wenn die Epithelisierung kräftig einsetzt (etwa im 3. Monat), kann wieder zur Puderbehandlung übergegangen werden. Die ersten 14 Tage ist eine allgemeine antibiotische Behandlung angezeigt. Dabei hat sich Gentamicin am besten bewährt.

Die Behandlung muß etwa jeden 3. Tag durchgeführt werden. Allzu häufiges Reinigen stört den Heilungsverlauf und regt die Tiere sehr auf. Da die Behandlung anstrengend ist, und auch wegen der allgemeinen Störungen magern die Tiere ab. Sie müssen deshalb kräftig ernährt werden. In geeigneten Fällen ist die Hautplastik nach Braun oder die Überpflanzung von Epithellappen nach Thiersch vorzunehmen, sobald das Granulationsgewebe gesund und aufnahmefähig für die Transplantate ist. Große Flächen epithelisieren sonst nie vollkommen und fest, sondern hinterlassen Hautkontraktionen. In der Humanmedizin geht man sehr frühzeitig bei großflächigen Verbrennungen zur Hautübertragung über. Die neuerdings im Handel befindlichen heterologen lyophilisierten Transplantate eignen sich zur Deckung großer Flächen gut und kommen frühzeitig zum Einsatz.

Die *Verbrennung IV. Grades* ist die *Verkohlung*. Sie kommt nur durch Einwirkung höchster Hitzegrade zustande, z. B. durch Eintauchen von Gliedmaßen in flüssige Metalle, durch Blitzschlag usw. Die verbrannten Teile sind schwarz, vollkommen ausgetrocknet und morsch, also wie verkohlt. Genaugenommen handelt es sich auch hier zunächst um eine Verbrennung III. Grades. Das tote Gewebe wird durch die starke Hitzeeinwirkung sofort weiter ausgetrocknet und unter starker Verkleinerung seines Volumens bis zur Verkohlung verbrannt. Wo es möglich ist, kann amputiert werden.

2. Verbrennungskrankheit. Die Verbrennung kleinerer Bezirke ruft nur geringe Allgemeinerscheinungen hervor. Sie bestehen in Temperaturerhöhungen und Schmerzen. Unruhe, Zittern und Angst sind in den ersten Stunden meist auf das Erschrecken beim Unfall zurückzuführen.

Bei Verbrennung größerer Bezirke der Hautoberfläche entsteht neben den örtlichen Veränderungen eine Allgemeinerkrankung. Dabei ist es gleichgültig, welchen Grades die Verbrennung ist. Nur die Ausdehnung spielt eine Rolle. Wenn mehr als $1/_2$ bis $1/_3$ der Körperoberfläche verbrannt ist, besteht Lebensgefahr. Am gefährlichsten sind die ersten zwei Tage. Die Tiere zeigen starke Unruhe, oft mit kolikähnlichen Symptomen. Rektaltemperatur und Pulsfrequenz sind zunächst erhöht. Die Schmerzen steigern sich nach einigen Stunden. Die Mastdarmtemperatur sinkt sodann infolge starker Wärmeabgabe durch die verbrannten Hautbezirke oft unter die Norm. Die Tiere zeigen starken Durst, da der Plasmagehalt des Blutes verringert ist. Der Puls ist oft schwach bis klein, die Atmung beschleunigt. Die Schleimhäute werden zyanotisch. Auch Hämoglobinurie wird beobachtet. Man führt sie auf die Schädigung der Blutzellen in den überhitzten Hautkapillaren zurück. Nierenveränderungen sind bisweilen die Folge. Die Tiere werden apathisch (Koma). Der Tod kann dueh Herzschwäche und Schock eintreten.

Funktionell besteht durch Erhöhung der Kapillarpermeabilität eine Störung des Blut- und Lymphumlaufs. Klinisch kann es zu Ödemen kommen. Im Mineralhaushalt treten Verschiebungen auf, wobei extrazelluläres Natrium in den intrazellulären Raum gelangt und dadurch dem Gewebe Kalium und Phosphor entrissen wird. Zusätzlich kommt es zum Verlust von N-haltigen Substanzen. Der Verbrennungsschock mit dem Blutdruckabfall führt in bezug auf die Nierentätigkeit zur Reduzierung oder zum Sistieren der Filtrationsleistung der Glomerula. Durch die Plasmaverluste bzw. die Dehydratation des Blutes wird die Harnstoffausscheidung im Tubulussystem unterbunden. Die Histamine und Proteinmetaboliten (Kinine) verursachen eine interstitielle Nephritis mit Untergang der Tubulusepithelien.

Die *Therapie der Allgemeinerscheinungen* muß frühzeitig einsetzen. Durch Eindecken schützt man die Tiere vor Wärmeverlust. Der Stall soll warm sein. Die Herzschwäche wird durch Injektion von Koffein, Strophanthin oder Ol. camph. forte bekämpft. Der peripheren Kreislaufschwäche und dem Schock beugt man durch Flüssigkeits- und Elektrolytsubstitution vor. Häufige Verabreichung von Trinkwasser ergänzt die starken Flüssigkeitsverluste. Traubenzuckerlösungen (100,0 auf 1000,0 Aqua dest. i.v.) wirken erfrischend. Bluttransfusionen ersetzen den Verlust der zelligen Anteile des Blutes. Infusionen von Normosallösung und subkutane Injektionen größerer Mengen physiologischer Kochsalzlösung ergänzen den Plasmaverlust. Sie werden jedoch zweckmäßigerweise durch die länger im Körper retinierten Plasmaexpander ersetzt (vgl. Schock). Langanhaltende Analgetika, Antihistaminika-Applikation und essentielle Aminosäuren ergänzen die Behandlung. Prednisolon wirkt schockbekämpfend, Gentamicin wird gegen die Infektion eingesetzt.

3. Phosphorverbrennung. Es ist zu unterscheiden zwischen der direkten Flammenwirkung (Phosphor brennt bei 60 °C), die eine Verbrennung hervorruft, und der Verätzung die dadurch zustande kommt, daß unverbrannte Phosphorreste in der Wunde und ihrer Umgebung durch Oxidation in Phosphorpentoxid übergehen, das mit der Gewebsflüssigkeit Säure bildet.

Neben den Symptomen der Verbrennung fallen der stechend riechende, starke Nebel und der Phosphorgeruch auf. In der Dunkelheit leuchten erhaltene Reste unverbrauchten Phosphors auf. Oft sind auf den Haaren und in der Umgebung der Wunde noch Phosphorteilchen erkennbar. Ausdehnung und Tiefe der Verbrennung sind von der Möglichkeit des Sauerstoffzutrittes abhängig. Die Haut wird nekrotisch und trocknet ein. Bei stärkerer Verbrennung werden auch die tieferen Gewebe zerstört.

Therapie. Alle Phosphorteilchen sind schnellstens durch Abbürsten oder mit der Pinzette zu entfernen. Die Haare werden abgeschoren. Um die weitere Bildung von Phosphorsäure durch Sauerstoffzutritt zu verhindern, ist die Wunde schnellstens und dauernd mit Wasser abzuspülen. Die Neutralisierung der bereits gebildeten Phosphorsäure wird durch wäßrige 5%ige Natriumhydrogencarbonatlösung erreicht, die solange aufgetupft wird, bis die Wunde im Dunkelraum keine Phosphoreszenz mehr zeigt. Es können auch Silbernitrat, kaustische Soda, Natriumhypochlorit, Ammoniak, 5%ige Kaliumpermanganatlösung oder 10%iger Tanninspiritus verwendet werden. Salben- und Ölverbände sind kontraindiziert, da sich Phosphor in Öl löst. Erst wenn alle Phosphorreste beseitigt sind, kann die weitere Behandlung nach den für Brandwunden geltenden Regeln stattfinden.

1.4.1.1. Sonnenstich

Es liegen durch direkte Einwirkung von Sonnenstrahlen hervorgerufene Reizung und Hyperämie der Hirnhaut vor, die zur serösen Meningitis führen. Man beobachtet den Sonnenstich bei Pferden, manchmal bei Schweinen, kaum bei anderen Haustieren.

Die Tiere werden matt, schwitzen, fangen plötzlich an zu taumeln und brechen zusammen. Sie sind vollkommen apathisch. Das Bewußtsein ist gestört. Die Mastdarmtemperatur ist oft erniedrigt, Puls und Atmung sind erhöht. Die Hautoberfläche ist vermehrt warm, besonders am Schädel. Der Tod kann innerhalb weniger Stunden eintreten, wenn die Medulla oblongata mitbetroffen ist.

Pferde ziehen sich den Sonnenstich bei langem Stehen auf Turnierplätzen in praller Sonne zu, Schweine im Auslauf, in dem keine schattengebende Unterkunft vorhanden ist. Bei Rindern ist das gesamte Schädeldach von der Stirnhöhle umgeben; sie sind deshalb kaum anfällig.

Die *Therapie* besteht in Abkühlung des Körpers durch Kaltwasserübergießung, in ruhiger Lagerung und in der Anwendung von Herz- und Kreislaufmitteln. Die Tiere werden in den Schatten gebracht. Die Gehirnhyperämie wird durch kalte Kompressen (Eisbeutel) auf das Schädeldach behandelt. Beim Pferd ist der Aderlaß (7–8 l) wirksam. Man gibt 200–400 mg Prednisolon intravenös, Saluretika, Mannitol oder Sorbitol.

1.4.1.2. Hitzschlag

Der Hitzschlag entsteht durch vermehrte Wärmeerzeugung im Körper und durch Verminderung der Wärmeabgabe. Es handelt sich um keine lokale Wirkung durch direkte Sonnenbestrahlung, sondern um Folgen einer starken Erwärmung des gesamten Organismus. Diese Wärmestauung wird begünstigt durch Behinderung der Wärmeabgabe (Verdunstung) in feuchtigkeitsgesättigter, heißer, schwüler, unbeweglicher Luft. Sie kann in niedrigen und überhitzten Ställen bei enger Aufstallung, in überladenen Eisenbahnwaggons usw. während der heißen Jahreszeit auftreten. Dünne Tuch-, Papp-, Blech- und Holzdächer, die ohne Isolierung direkt über dem Stallraum liegen (Baracken und Zelte) und von der Sonne während der Mittagsstunden stark bestrahlt werden, verursachen im Innern eine oft unerträgliche Hitze. Man beobachtet den Hitzschlag auch bei schwer arbeitenden Pferden (besonders Kaltblütern) in schwülem Wetter. Prädisponiert sind schwere, fette Tiere bei sehr heißem oder schwülem Wetter. Fette Schweine sind besonders empfindlich. Hunde erleiden einen Hitzschlag, wenn sie längere Zeit in einem geschlossenen, der Sonnenbestrahlung ausgesetzten Auto eingesperrt sind.

Die Tiere fangen plötzlich an zu schwanken und zu taumeln, stürzen nieder und liegen apathisch wie in tiefer Narkose. Die Atmung ist oberflächlich, der Puls ist erhöht und schwach, die Herztöne sind schwach und unregelmäßig hörbar. Die Körpertemperatur erhöht sich bis 42 °C. Die Schleimhäute sind zyanotisch. Der Tod tritt manchmal sofort oder in einigen Stunden ein.

Bei Kühen entsteht der Hitzschlag bisweilen allmählich im Verlauf einiger Tage, und es dauert oft eine Woche, bis die Tiere wiederhergestellt sind. Durch die Wärmestauung kommt es zur Stoffwechselsteigerung und dadurch zum weiteren Temperaturanstieg. Es kommt zur Hypoxie und zur metabolischen Azidose. Es kann zum Hirnödem, zu petechialen Blutungen im Hypothalamus, aber auch zu Blutungen in den großen Parenchymen kommen. Die Schweißsekretion sistiert.

Therapie. Man verbringt die Tiere möglichst an einen kühlen Ort und läßt sie ruhig liegen. Für Luftzug und gute Ventilation der Ställe (Türen und Fenster auf!) ist sofort zu sorgen. Begießungen und Abreibungen mit kaltem Wasser setzen die Innenwärme herab. Analeptika und Herzmittel sollen den Kreislauf beleben. Wasserverabreichung regt die Schweißbildung an und verursacht durch Verdunstung eine Abkühlung der Körperoberfläche. Häufiges Tränken ist daher prophylaktisch wichtig und im Krankheitsfall erforderlich. Die Infusion von Traubenzuckerlösung soll nicht versäumt werden. Bei im Koma liegenden Tieren hat eine Schocktherapie (200–400 mg Prednisolon) zu erfolgen. Bei gestörtem Harnabsatz gibt man Nierenstarter. Bei Hyperventilation verabreicht man wegen der respiratorischen Alkalose Calciumgluconat-Lösung.

1.4.2. Erfrierung, Congelatio

1.4.2.1. Örtliche Erfrierung

Die örtliche Erfrierung tritt ebenso wie die Verbrennung in drei verschiedenen Graden auf. Die Erscheinungen ähneln denen der Verbrennung. Die Schädigung der Gefäße durch Kälte ist stärker als die durch hohe Hitze grade. Hyperämie, Ödem, Blasenbildung und Nekrose bilden die hervorstechenden Merkmale einer stattgefundenen Erfrierung.

Vorkommen. Örtliche Erfrierungen sind beim Tier seltener als beim Menschen. Man begegnet ihnen nur, wenn die Tiere in sehr strengen Wintern schutzlos der Kälte ausgesetzt werden. Das dichte, trockene Haarkleid schützt absolut vor Kälte. Erfrierungen treten nur dort auf, wo das Haar durchnäßt ist, und an haarlosen Stellen. Aber auch hier werden lediglich periphere, schlecht durchblutete, freistehende Teile oder stark flüssigkeitshaltige, ödematöse Gewebe betroffen. Vorgefallene Teile erfrieren sehr leicht, z. B. der gelähmte Penis, Scheiden-, Schleimhautvorfälle usw. Bei unterernährten Tieren kommen Erfrierungen häufiger vor. Die granulierende Wunde ist infolge ihrer guten Durchblutung gegen Kälte unempfindlich. Nur schlecht ernährte Hautlappen der frischen Rißwunde erfrieren manchmal. Trockene Kälte scheint die Haut erst bei Temperaturen unter —15 °C zu schädigen. Feuchte Kälte wirkt schneller und intensiver.

Beim Pferd fanden früher am häufigsten Erfrierungen am vorgefallenen Penis statt. Die stärksten Veränderungen traten am Penisblatt des Präputiums im Bereich des ödematösen Ringwulstes und an der Penisspitze auf. Auch nach Vorfall des inneren Präputialblattes findet man an ihm alle Grade der Erfrierung. Bei gesunden Pferden treten Erfrierungen I. Grades an der unteren Spitze des Schlauches auf, die frostbeulenähnliche Verdickungen zurücklassen können. Erfrierungen des Euters und der Schamgegend sind selten. An Ohrspitze und Ohrrand kommen meist nur Erfrierungen I. Grades bei höchsten Kältegraden vor. Eine Nekrose der Ohrspitze tritt sehr selten auf. Bei Pferden mit kurzem Behang und schlecht behaarten, mageren, spitzen Ballen treten selten einmal Erfrierungen am Saumband und an der hinteren Ballenhälfte auf, die bis an den Hornstrahl heranreichen und das Strahlhorn unterminieren können. Die Huflederhaut sowie die Haut der Krone, der Fessel und der Köte sind nach den in der älteren Literatur enthaltenen Angaben am meisten der schädlichen Kältewirkung ausgesetzt. Man sah bei Kälte bis zu —50 °C unter Tausenden von Pferden nie eine Erfrierung der Huflederhaut. Das Hufhorn isoliert sehr gut gegen Wärme und Kälte. Die gute Durchblutung der Huflederhaut schützt sicher vor Erfrierung. Beim Rind verhält es sich analog.

Beim Rind traten Erfrierungen bei nasser Kälte, in trockener Kälte von über —45 °C oder im eisigen Wind und bei direkter Berührung mit Schnee oder Eis im ungeschützten Offenstall auf. Es kommen Erfrierungen der Scheidengegend, der Zitzen, besonders wenn sie im Schnee schleifen, und des Skrotums vor. Die Ohren erfrieren wegen ihrer guten Behaarung nicht. Erfrierungen der Füße in nassem, kaltem Stall ohne ausreichende Streu können zur Hautnekrose führen.

Beim Schwein treten Erfrierungen aller Grade an den Ohren auf. Die Schwanzspitze erfriert leicht, das Gesäuge selten.

Beim Hund sind Erfrierungen der peripheren Teile häufig. Die in direkte Berührung mit Schnee und Eis kommenden Ballen erfrieren, wenn sie stark abgelaufen oder wund sind (Jagdhunde, Zughunde). Am Behang, Hodensack und an der Mamma sind Erfrierungen seltener. Die Zitzen können bei kurzbeinigen Rassen (Dackel) erfrieren, wenn sie den Schnee berühren.

Beim Huhn erfrieren schon bei mittleren Kältegraden die großen Kämme und Kehllappen mancher Rassen.

Klinische Erscheinungen. Die Erfrierung kann in Sekundenschnelle auftreten. Es geht ihr ein kurzer, stechender, schneidender Schmerz voraus. Die Zellen vereisen. Das Gewebe fühlt sich hart und eiskalt an, ist gefühllos und an unpigmentierten Stellen blaß. Infolge reflektorischer Gefäßkontraktion der Arteriolen wird der erfrierende Bezirk blutleer. Diese Ischämie fördert die weitere Abkühlung und führt zur Zellschädigung. Gefrorene spitze Körperteile können abbrechen. Je nach Dauer, Grad und Tiefe der Kälteeinwirkung entwickeln sich verschiedene Grade der Erfrierung; sie lassen sich meist erst nach dem Auftreten, oft erst nach einigen Tagen feststellen.

Der *I. Grad der Erfrierung* (Erfrierungserythem, *Congelatio erythematosa*) ist gekennzeichnet durch pralle ödematöse Schwellung, die in den ersten Stunden nach der Erfrierung auftritt. Nach dem Auftauen folgt der Gefäßkontraktion eine starke Gefäßerweiterung und -lähmung, die zur venösen Stauungshyperämie führt. Da zugleich die Gefäßwand geschädigt worden ist, tritt Blutserum ins Gewebe aus und bildet ein Ödem im erfrorenen Bezirk. Das Gefühl kehrt meist sofort wieder. Die Haut ist vermehrt warm. Das Gewebe fühlt sich später teigig an. Unpigmentierte Haut ist stark gerötet. Das Gewebe ist schmerzempfindlich. Die erfrorene Haut reißt leicht ein.

Hyperämie und Ödem bleiben etwa 1 bis 2 Wochen bestehen. Mit ihrer allmählichen Rückbildung einher geht die Schälung der Haut. Nach einer Woche beginnen sich die oberflächlichen Epithelschichten abzulösen. Es schälen sich auch bei dunkler Haut helle, pergamentähnliche, fünfpfennig- bis zehnpfenniggroße, höchstens etwa briefmarkengroße Hautschuppen ab. Die Haut bleibt während der nächsten Wochen etwas verdickt, nimmt dann aber ihren normalen Umfang an, während die Abschuppung allmählich geringer wird.

Der *II. Grad der Erfrierung (Congelatio bullosa)* tritt nur an Stellen auf, die mit dünner Haut oder mit Schleimhaut bedeckt sind. Es entwickelt sich im erfrorenen Bezirk ein starkes, rotes bis violettes, glasiges Ödem. In den gelähmten Venen ist es zur Stase, bisweilen auch zur Thrombosierung gekommen. Das Blutserum tritt aus den Gefäßen, transsudiert ins Gewebe und hebt die Epidermis des bereits durch die Kältewirkung geschädigten Gewebes ab. Derartige Blasenbildung sah man oft nach Erfrierung des gelähmten Penis. Die Blasen werden walnuß- und hühnereigroß und enthalten eine gelbrote, seröse Flüssigkeit. Die Umgebung zeigt außerdem die Erscheinungen eines der anderen beiden Erfrierungsgrade. Der Blaseninhalt trocknet allmählich ein, und die Blasendecke fällt als Schorf ab. Bisweilen platzen die prall gefüllten Blasen bei Berührung, so daß das Korium freiliegt. Durch Infektion können Geschwüre entstehen.

Der *III. Grad der Erfrierung* (Frostbrand, Erfrierungsnekrose, *Congelatio escharotica*) führt zum Absterben des gefrorenen Gewebes.

Wenn die Vereisung an bestimmten Abschnitten, z. B. am Penis des Pferdes, an Ohren oder Schwanz des Schweines, seltener auch an anderen Hautbezirken, längere Zeit besteht, so wird das Zellprotoplasma stark geschädigt. Auch wird das Gewebe längere Zeit nicht ernährt, da die Durchblutung sistiert. In den Blutgefäßen kommt es zur Thrombosierung. Ein Teil der Zellen wird durch die Vereisung gesprengt. Nach dem allmählichen Auftauen kehrt das Leben in die erfrorenen Gewebe nicht mehr zurück. Dabei ist die Abgrenzung des Frostbrandes vom gesunden Gewebe in den ersten Tagen oft nicht so klar.

Es entsteht zunächst ein glasiges, feuerrotes bis blaurotes Ödem. Durch die Haut sickert himbeerfarbenes, seröses Transsudat. Das Gewebe hat eine mürbe, tomatenfleischähnliche Konsistenz, ist stark flüssigkeitshaltig und auf Druck morsch, knirschend und brüchig. Die Haut platzt beim geringsten Druck auf das Gewebe. Die Gefäße reißen sehr leicht, so daß durch Druck umfangreiche Blutungen im Gewebe hervorgerufen werden können. Am nächsten Tage kann man feststellen, daß das Gewebe kalt und gefühllos bleibt. Die Konsistenz wird elastisch, gummiähnlich. Am 3. oder 4. Tag läßt sich oft schon ein dünnes nekrotisches Epithelhäutchen abziehen. Der weitere Verlauf kann nunmehr verschieden sein. Kleinere Teile (Penisspitze, Ohrspitzen usw.) fallen der trockenen Nekrose anheim. Sie färben sich schwarzbraun, werden schwammähnlich oder hart und trocken. Bei dicken Gewebesschichten tritt die feuchte Nekrose ein, die durch Sekundärinfektion zur fortschreitenden Gangrän führen kann.

Die Demarkation beginnt am 4. bis 5. Tag und ist je nach Umfang und Art des erfrorenen Gewebes in 1–3 Wochen beendet. Es bleiben geschwürige Wunden zurück. Bei entsprechender Wundbehandlung epithelisieren sie und heilen in 3–4 Wochen ab. Man kann sie ungefähr der Heilung von Dekubituswunden gleichstellen.

Frostbeulen (Perniones), die beim Menschen häufig vorkommen, sind chronisch-entzündliche, meist umschriebene Schwellungen der Haut, die durch Gefäßlähmung, seröse Transsudation und entzündliche Wucherungen der Haut und Unterhaut bedingt sind (Lexer 1934). Man sah ähnliche Verdickungen an der Schlauchspitze beim Pferd nach mehrmaligen Erfrierungen. Sie fühlen sich derb-elastisch an und sind vermehrt warm. Die Oberfläche ist glänzend, gespannt und manchmal an kleineren, umschriebenen Stellen geschwürig. Bei Vorsteh- und Hofhund kommen Frostbeulen in Form derber, knotiger Erhebungen am Ballenrand vor. Sie gehen gewöhnlich mit starkem Juckreiz einher.

Therapie. Sie erstreckt sich zunächst auf das allmähliche Auftauen der vereisten Gewebe. Plötzliche Erwärmung verstärkt die Erfrierungsschäden. Man bringt die Tiere in den Stall und reibt die erfrorene Stelle mit Schnee ein. Auch das Einwickeln in nasse, kalte Tücher in zweckmäßig. Danach wird der erfrorene Teil sanft trockengerieben. Zur Vermeidung von Sekundärinfektionen ist ein Verband zu legen. Das Frosterythem braucht außer Verband und Schutz vor weiterer Erfrierung keine Behandlung. Bei Erfrierung des gelähmten Penis beim Pferd legt man einen Schienenverband. Dort, wo kein Verband angelegt werden kann, fettet man die erfrorenen Stellen mit Paraffinsalbe, Vaseline, Borsalbe oder einer Wundsalbe ein. Das Auftragen einer dicken Fettschicht ist auch prophylaktisch als Schutz vor Erfrierungen an unbehaarten Hautstellen zu empfehlen, wenn ein anderer Kälteschutz (Decken usw.) nicht anzubringen ist. Größere Frostblasen werden gespalten. Man trägt die Blasendecke mit der Schere ab, anschließend Salben-, später ein Puderverband. Wunden, Nekrosen und Geschwüre nach Erfrierungen III. Grades werden nach den Regeln der allgemeinen Chirurgie behandelt.

1.4.2.2. Allgemeine Kältewirkung

Tiere gewöhnen sich an trockene Kälte schnell. Das Haar verdichtet sich und wächst bis zu einer Länge von 4 cm. Es sträubt sich auch, um eine den Körper isolierende Luftschicht zu bilden. Temperaturunterschiede von rund 46 °C (von $+28$ °C im Herkunftsland auf -18 °C) wurden von Pferden nach Ausladung aus dem Waggon gut vertragen. Nicht kaltes, sondern naßkaltes Wetter wirkt sich ungünstig aus,

weil dann der durch das Haarkleid gewährleistete natürliche Schutz versagt. Ein Unterschied in der Empfindlichkeit gegen Kälte konnte bei Kalt- und Warmblutrassen nicht festgestellt werden. Bei guter Fütterung und Pflege überstehen die Pferde Kältegrade bis zu -50 °C gut. Die Rektaltemperaturen sinken auf 37,3—37,6 °C. Der Rauhfutterbedarf ist groß. Eiskaltes Wasser wird im allgemeinen gut vertragen. Die Tiere trinken vorsichtig in kleinen Schlukken. Der Wasserbedarf ist geringer. Überanstrengungen und Erhaltungsfutter wirken sich bei hohen Kältegraden stark und über längere Zeit hindurch in schneller Abmagerung und einem fortschreitenden Erschöpfungszustand aus. Beim Rind liegen die Verhältnisse ähnlich.

Hühner zeigen bei -20 bis -30 °C keine krankhaften Allgemeinerscheinungen. Sie magern ab. Nur schwache und kranke Hühner erfrieren im strengen Winter. Jungtiere, sind sie durch Muttertier oder Nest nicht entsprechend geschützt, können schon bei -5 bis -10 °C erfrieren.

1.4.2.3. Allgemeine Erfrierung

Die allgemeine Erfrierung führt zum Aufhören aller Lebensvorgänge infolge Absinkens der Körperinnentemperatur. Sie beginnt mit Frösteln, Muskelzittern und allgemeiner Müdigkeit. Der Gang wird schwankend, alle Bewegungen gehen steif und langsam vor sich. Die Hautempfindlichkeit ist abgestumpft. Der Puls verlangsamt sich, ebenso die Atmung. Die Körperinnentemperatur sinkt erheblich ab. Die Darmperistaltik ruht. Die Vereisung des Körpers beginnt an den peripheren Teilen und schreitet langsam fort. Bei Auskühlung des Körpers unter 20 °C tritt der Tod ein. Die Tiere sterben unter krampfartigen Zuckungen oder in tiefer Bewußtlosigkeit infolge Erythrozytenzerfalls an Herzschwäche oder an Gehirnanämie. Auch wenn die Tiere rechtzeitig zur Behandlung kommen, ist noch in der folgenden Woche mit Todesfällen zu rechnen.

Großtiere sind gegen Kälte unempfindlicher als der Mensch. Die Gefahr der Erfrierung steigt mit mangelnder Bewegung.

Alle Jungtiere (Fohlen, Kälber, Schaf- und Ziegenlämmer, Ferkel, Katzen und Kaninchen) fallen in den ersten Tagen nach der Geburt sehr leicht dem Erfrierungstod anheim.

Im Verlauf weniger Stunden zum Tode führende Erfrierungen kommen nur bei liegenden Pferden vor, die infolge Abmagerung, Erschöpfung, Verwundung usw. nicht aufstehen können. Der ruhende Körper bildet bekanntlich weniger Wärme, und das von Schnee durchnäßte Haarkleid schützt nicht mehr, so daß die Abkühlung schneller fortschreitet. Solange das Pferd noch laufen und stehen kann, erfriert es nicht. Hertwig schreibt, daß der Erfrierungstod nur bei Eseln und kleinen Haustieren vorkomme, die nicht an strenge Kälte gewöhnt sind. Rinder vertragen Schnee und Kälte unter dem dichten Winterfell gut. Bei Kraftwagentransporten in Kälte von etwa −40 °C traten Todesfälle auf.

Daß die Gewöhnung an die Kälte ausschlaggebend ist, beweist der von Stockfleth mitgeteilte Fall. Ende Mai gingen auf der Weide bei einem mit Sturm verbundenen Nachtfrost 53 Rinder ein, da sie nicht abgehärtet waren und das Haarkleid dünn war.

Therapie. Die allgemeine Aufwärmung muß langsam und vorsichtig geschehen, sonst tritt der Tod infolge Schocks ein. Man beläßt die Tiere zunächst in einem kalten Raum, der im Verlauf von Stunden allmählich erwärmt wird. Körper und Gliedmaßen werden massiert, mit Strohwischen abgerieben und mit der Kardätsche oder einer Scheuerbürste kräftig gebürstet. Zur Anregung des Herzens und des Kreislaufs werden Coffein, Cardiazol®, Deumacard®, Ursocard® usw. in mäßiger Dosis intravenös verabreicht. Künstliche Atmung kann beim Kleintier eingeleitet werden. Sobald die Tiere schlucken können, werden heiße Tränke verabreicht. Beim Pferd wendet man die Nasenschlundsonde an.

Um die Tiere vor Wärmeverlust zu schützen, sind sie einzudecken. Bestrahlungen mit der Heizsonne sind erst nach Stunden anzuwenden. Beim Hund hat man nach der Massage mit Vollbädern, deren Temperatur von 16—18 °C im Laufe von 2 Std. allmählich bis auf 38 °C erhöht wird, gute Erfahrungen gemacht. Tiere, deren Rektaltemperatur noch nicht unter 24 °C gesunken ist, können noch gerettet werden. Der Spättod kann infolge von Herz- und Kreislaufschwäche nach Tagen eintreten.

1.4.3. Schäden durch ionisierende Strahlen

Mit der zunehmenden Ausbreitung der Kerntechnik sowie der steigenden Anwendung von ionisierenden Strahlen in Diagnostik und Therapie auch in der Veterinärmedizin sind Strahlenschäden bei Haus- und Nutztieren nicht auszuschließen.

Durch Kernwaffenversuche sowie durch kerntechnische Anlagen kann die Biosphäre im ganzen stark belastet werden, wobei die Ausbreitung bei überirdischen Atomwaffenversuchen weltweit innerhalb einer Hemisphäre stattfindet, bei Kernkraftwerken mit Ausnahme eines großen Unfalls (GAU) auf einen definierten Umkreis um die jeweilige Anlage beschränkt bleibt. Eine Akkumulierung von Radionukliden im Organismus kann zu *chronischen Strahlenschäden* führen.

Akute Strahlenschäden bei Mensch und Tier sind nach Einsatz von Atomwaffen sowie bei Reaktorkatastrophen zu erwarten. Akute und chronische Schäden können aber auch durch unsachgemäßen Umgang mit Röntgengeräten sowohl beim Patienten als auch beim Untersucher auftreten.

Bei jeder Bestrahlung eines biologischen Materials wird vom Gewebe ein Teil der Strahlung absorbiert, d. h., Energie wird auf die Materie übertragen, die dadurch verändert wird. In den meisten Fällen bedeutet das eine Schädigung der Zelle. Im Gegensatz zu anderen Energieformen (Wärme, Licht) haben die meisten ionisierenden Strahlen die Eigenschaft, sehr tief in die Materie einzudringen und dadurch auch in der Tiefe Schäden zu setzen. Ein solcher klinisch faßbarer Schaden muß nun nicht durch eine einmalige Bestrahlung hervorgerufen werden, er kann genauso erst nach vielen Einzelbestrahlungen mit kleinen Dosen manifest werden.

Je nach Eindringtiefe, Applikation, Dosis und zeitlicher Verteilung der Dosis können die Wirkung und damit auch das klinische Bild sehr verschieden aussehen.

Akute Strahlenschäden treten bei relativ kurzzeitiger Bestrahlung mit hohen Dosen auf.

Chronische Strahlenschäden sind meist die Folge einer Kumulationswirkung kleiner Dosen über einen langen Zeitraum.

Lokalisierte Strahlenschäden treten bei Bestrahlung definierter kleiner Felder auf.

Generalisierte Strahlenschäden sind meist Folgen einer Ganzkörperbestrahlung oder Bestrahlung großer Teile eines Organismus. Die Tiere zeigen eine Allgemeinerkrankung: das Strahlensyndrom.

Eine große Rolle spielt die Applikationsart. So muß man unterscheiden zwischen einer reinen Bestrahlung von außen mit oder ohne Kontamination der Haut und einer Inkorporation radioaktiver Substanzen mit folgender Anreicherung im kritischen Organ des Organismus. Von dort aus können Substanzen mit langen Halbwertszeiten zu einer Langzeitbestrahlung führen. Inkorporation und Metabolisierung von Radionukliden, die zu chronischen Erkrankungen führen, scheinen uns jedoch hauptsächlich ein internistisches Problem. Aus diesem Grund soll hier darauf nicht weiter eingegangen werden. Im Rahmen der allgemeinen Chirurgie interessieren hauptsächlich akute und chronische Strahlenschäden, die durch äußere Bestrahlung hervorgerufen werden. Diese Art Strahlenschäden soll im folgenden besprochen werden.

Biologische Strahlenwirkung. Die Wirkung jeder exogenen Noxe auf biologisches Gewebe beruht auf komplexen physikalisch-chemischen Reaktionen. Keine der funktionellen, biochemischen oder morphologischen Auswirkungen ist jedoch noxenspezifisch, sondern sie sind typische Reaktionsweisen der Zellen. Als Ursache für eine solche Reaktion kommen alle bekannten Energieformen in Frage, chemische ebensogut wie physikalische.

Ionisierende Strahlung überträgt beim Auftreffen auf biologisches Material Energie auf die chemischen Bestandteile des Gewebes. Biologische Moleküle werden von Primär- oder Sekundärionen getroffen, die während des Durchganges einen Teil oder ihre gesamte Energie an das Gewebe abgeben. Am Ort eines solchen „direkten" Treffers entsteht im Molekül ein Energiedepot, vermutlich mit Erzeugung einer relativ hohen Punktwärme. Das biologische Molekül kann hierdurch infolge Koagulation geschädigt oder zerstört werden. Dabei kann ein- und dasselbe Molekül ein- oder mehrfach getroffen werden (Dessauersche Ein- oder Mehrtreffertheorie).

Etwa 80% der Strahlenreaktionen im biologischen Milieu werden jedoch auf sekundärem Wege unter Zwischenschaltung chemischer Reaktionen verursacht („indirekte Treffer"). Dabei ist der primäre Vorgang eine radiochemische Reaktion. Die Strahlen bewirken Ionisationen und Anregungen, die den physikalisch-chemischen Zustand der Materie verändern. Angeregte und ionisierte Moleküle sind chemisch besonders aktiv und reagieren sehr leicht mit anderen Molekülen.

Das gegenüber dem direkten Treffer sehr viel häufigere Auftreten von indirekten Treffern ist damit zu erklären, daß das höhere biologische System zu ca. 70% aus Wasser besteht. Durch Ionisationen wird das Wasser dissoziiert, es entstehen instabile Moleküle wie Wasserstoffperoxid oder OH-Radikale. Die Lebensdauer solcher Radikale ist auf Grund ihrer Reaktionsfreudigkeit sehr kurz. Sie reagieren mit anderen Molekülen und können auf diese Weise lebenswichtige Bestandteile der Zellen inaktivieren. Aus Aminosäuren kann z. B. ein NH_3-Rest abgespalten werden; es entsteht Ammoniak, ein starkes Zellgift. Bei einigen zur DNS-Synthese notwendigen Enzymen werden durch Abspaltung von Wasserstoff und anschließende Disulfidbrückenbildung jeweils 2 Moleküle miteinander verbunden, wodurch die Bildung des genetischen Materials in der Zelle gestört ist.

Daraus läßt sich auch erklären, daß allgemein die Strahlenempfindlichkeit von Zellen mit der Menge der in ihnen vorhandenen DNS korreliert. So hat die Tumorzelle z. B., wie alle sich rasch teilenden Gewebe, einen extrem hohen Bedarf an DNS, d. h., sie ist relativ strahlensensibel.

Schon sehr früh erkannte und erforschte man eine der biologisch bedeutsamsten Auswirkungen von Bestrahlungen des biologischen Gewebes: die Hemmung der Mitose. Zellen aller phylogenetischen Stufen zeigen schon bei relativ geringer Strahleneinwirkung eine Verzögerung der Mitose, die mit steigender Dosis zunimmt. Bei hohen Dosen tritt eine irreversible Mitosehemmung ein, die zum Zelltod führt.

Bei bestrahlten Zellkollektiven kann man Chromosomenverklebungen und -brüche beobachten, die eine richtige Verteilung der Chromosomen bei Zellteilung verhindern oder verzögern. Schwere Chromosomenaberrationen führen zum Zelltod, leichtere können zu Mutationen der Tochterzellen führen. Diese können charakterisiert sein durch Chromosomenanomalien oder auch Abweichungen in der Chromosomenzahl. Der überwiegende Teil des Zelltodes ist an die Mitose gekoppelt, obwohl auch eine Reihe anderer Vorgänge beteiligt sein kann.

Die Strahlensensibilität von Geweben ist abhängig von der Reproduktionsfähigkeit der Zellen und ihrer funktionellen und morphologischen Differenzierung (Regel von Bergonie und Tribondeau). Anhand ihrer Teilungsfähigkeit lassen sich so fast alle Zellarten in mehr oder weniger strahlensensible Zellen unterteilen, wobei man sich dabei nach den morphologisch faßbaren Zeichen des Zellunterganges richtet. Funktionelle Störungen können darüber hinaus bei allen Geweben auftreten. Aus dem Gesagten folgt, daß bei Mensch und Tier alle wachsenden Individuen sowie die sogenannten Mausergewebe besonders strahlensensibel sind.

Zu den hoch strahlenempfindlichen Geweben gehören alle Zellen des blutbildenden Systems, z. B. das rote Knochenmark und die lymphatischen Gewebe (Lymphknoten, Milz, Thymus). Die Reifezeit der Blutzellen beträgt zwischen 2 und 4 Tagen, die Lebenszeit zwischen 1 Tag (Lymphozyten) und 100 Tagen (Erythrozyten). Bei einer Bestrahlung eines Säugers wird man daher als erstes faßbares Zeichen einer Schädigung eine Lymphopenie im peripheren Blutbild feststellen können, später eine Thrombozyto- und Granulozytopenie. Erst nach längerer Zeit wird eine Erythropenie manifest.

Ein weiteres Gewebe, das im Rahmen einer Strahlenkrankheit auf Grund seiner hohen Mitoserate im Vordergrund des klinischen Bildes steht, ist das Dünndarmepithel. Dieses Epithel hat eine Reifezeit von nur 2 Tagen und eine Lebenszeit von weiteren 2 Tagen. Die Zellen werden in den Lieberkühnschen Krypten gebildet und dann nach oben auf die Darmzotten geschoben. Bei einem Ausbleiben der Nachproduktion werden die Zotten sehr schnell ihres Epithels entkleidet, dadurch wird die Blut-Darm-Schranke aufgehoben. Die Resorption von Nährstoffen und Flüssigkeit ist nachhaltig gestört, und Bakterien der Darmflora sowie Toxine können ins Blut übertreten, d. h., es resultiert eine Bakteriämie.

Neben den schon genannten Mausergeweben sind die Gonaden hoch strahlensensibel. Schon relativ kleine lokale Strahlendosen können zu einer zeitweiligen Sterilität bei männlichen und weiblichen Individuen führen, höhere Dosen zu einer permanenten Sterilität. Trotzdem scheint eine permanente Sterilität nach Ganzkörperbestrahlungen nur in seltenen Fällen aufzutreten. Die Gonaden besitzen eine erstaunlich hohe Regenerationskraft. Wenn Tiere die Strahlenkrankheit überwunden haben, dann ist damit zu rechnen, daß ihre Fertilität nach einer Erholungsphase voll wiederhergestellt ist. Viele Versuche haben gezeigt, daß z. B. Rinder gesunde Kälber auch nach Bestrahlungen mit mitteletalen Dosen gebären können. Genetische Schäden sind in all diesen Fällen aber wahrscheinlich. Jede auch noch so kleine Dosis kann zu Mutationen führen, wobei die Mutationsrate mit der Dosis zunimmt. So ist durchaus anzunehmen, daß Ganzkörperbestrahlungen genetische Schäden hervorrufen, die aber vielleicht erst nach vielen Generationen manifest werden und dann nur noch schwer mit der auslösenden Noxe – der Bestrahlung – in Verbindung gebracht werden können.

Unberührt von diesen Betrachtungen bleibt natürlich auch die Tatsache, daß Embryo und Fetus als wachsende Organismen äußerst strahlensensibel sind und daher bei trächtigen Tieren schon nach kleinsten Dosen mit einer Schädigung der Frucht zu rechnen ist.

Gegenüber der hohen Strahlenempfindlichkeit der bisher genannten Gewebe tritt die der übrigen Organe und Gewebe zumindest beim erwachsenen Tier an Bedeutung zurück. Gewebe mit geringerer Teilungsaktivität wie die großen Parenchyme,

Muskulatur, Fett, Bindegewebe und Nervensystem zeigen nach Dosen, bei denen Mausergewebe erheblich beeinträchtigt werden, kaum sichtbare Veränderungen. Das sollte aber nicht dazu führen, von diesen Geweben und Organen als strahlenresistente Organe zu sprechen. Schäden sind auch bei diesen Geweben zu erwarten, nur sind sie nicht so leicht nachzuweisen oder wirken sich im mittleren und unteren Dosisbereich nicht so unmittelbar auf den Gesamtorganismus aus.

Strahlensyndrom. Jede Bestrahlung eines Körpers führt je nach Dosis und Dosisverteilung zu mehr oder weniger starken Allgemeinreaktionen, die nicht allein durch die Fehlfunktion oder den Ausfall der bestrahlten Organe bedingt sind, sondern den Charakter toxischer Allgemeinreaktionen haben. Dennoch können im Prinzip die wichtigste Symptomatik und der Verlauf der akuten Strahlenkrankheit auf die beschriebenen Veränderungen besonders der empfindlichen Gewebe zurückgeführt werden. Das volle Bild der Strahlenkrankheit in seiner Abhängigkeit von der Dosis ist erst durch die Atombombenopfer von Hiroshima und Nagasaki sowie durch einige Unglücksfälle bei Kernwaffenversuchen und in kerntechnischen Betrieben wirklich bekannt geworden. Die so erhaltenen Beobachtungen wurden durch umfangreiche tierexperimentelle Studien ergänzt, die bei allen Unterschieden durch die Verwendung verschiedener Tierspezies doch eine erstaunliche Übereinstimmung in der Pathogenese und Symptomatik der Strahlenkrankheit zeigen.

Eine Besonderheit der Strahlenkrankheit besteht darin, daß hier nicht wie bei anderen Noxen nur die Schwere des Krankheitsbildes mit steigender Dosis zunimmt, sondern daß sich mit der Dosis auch die gesamte Symptomatik verändert. Das liegt daran, daß in verschiedenen Dosisbereichen ganz unterschiedliche Organe und Organsysteme im Vordergrund der Schädigung stehen und damit den Krankheitsverlauf bestimmen.

Bei Dosen bis zu wenigen Gray (1–3 Gy/ 100–300 rad) stehen Veränderungen des blutbildenden Systems im Vordergrund der Strahlenkrankheit. Ganzkörperbestrahlungen bis 1 Gy (100 rad) führen zu relativ flüchtigen Veränderungen im Blutbild mit kurzwährenden subjektiven Beschwerden beim Menschen. Diese Beschwerden, die auch mit dem Begriff „Strahlenkater" umschrieben werden, sind relativ unspezifisch und bei Haustieren wohl nur in den seltensten Fällen klinisch auffällig.

Bei Dosen über 1 Gy (100 rad) ist mit länger anhaltenden und schwerwiegenderen Blutbildveränderungen zu rechnen. Bei Dosen um 4 Gy (400 rad) steigt die Mortalitätsrate ganzkörperbestrahlter Säugetiere innerhalb weniger Wochen erheblich an. Die mittletale Dosis für Säugetiere (LD_{50}) liegt tierartspezifisch zwischen 4 Gy (400 rad) und 8 Gy (800 rad).

Eine Bestrahlung in Höhe der LD_{50} führt zur „klassischen" Strahlenkrankheit, bei der man 4 Erkrankungsphasen unterscheiden kann:

1. Die Initialphase mit Abgeschlagenheit (Strahlenkater) und vegetativ-nervösen Erscheinungen (Nausea, Vomitus), die je nach Dosis Stunden bis Tage nach der Bestrahlung einsetzen und mehrere Tage anhalten kann.

2. Die Phase des relativen Wohlbefindens, deren Dauer im umgekehrten Verhältnis zur Dosis steht und einige Tage anhalten kann. Diese Phase, in der die Tiere keinerlei Auffälligkeiten zeigen, darf nicht mit einer Erholung des Tieres im Sinne einer Gesundung verwechselt werden.

3. Die Hauptphase mit verstärkten Symptomen der Initialphase und deutlichen Krankheitserscheinungen. Die Tiere zeigen Fieber, Schwäche, Appetitlosigkeit sowie Muskelzittern. Mit zunehmender Schwere des Syndroms sind Hämorrhagien an den Schleimhäuten sowie deutliche Anzeichen der Schädigung des Darmtraktes zu beobachten. Die Tiere haben blutig-schleimige Durchfälle mit zunehmenden Störungen des Wasser- und Elektrolythaushaltes.

Auf Grund des Übertritts von Bakterien ins Blut und der herabgesetzten Immunabwehr des Körpers – sowohl das humorale als auch das zelluläre Abwehrsystem sind geschädigt – kommt es zu einer massiven Allgemeininfektion. Die Temperatur kann 3 Tage vor dem Exitus bis über 42 °C ansteigen. Ein solcher Fieberanstieg ist ein deutliches Zeichen, daß die Tiere ad exitum kommen werden. Überlebende Tiere zeigen im Verlauf des Strahlensyndroms selten mehr als 39,5 °C Körperinnentemperatur.

4. In der letzten Phase der Erkrankung entscheidet sich, ob das Tier ad exitum kommt oder überlebt. Grundsätzlich kann man sagen, daß Tiere, die den 30. Tag erleben, gute Chancen haben, die Strahlenkrankheit endgültig zu überstehen und wieder zu gesunden. Diese Aussage gilt natürlich nur für die Folgen des akuten Strahlensyndroms; chronische Spätschäden sowie bleibende genetische Schäden sind nie auszuschließen.

Die Erholungsphase zeigt das Bild einer subchronischen Allgemeinerkrankung mit kachektischen Erscheinungen und einer stark verzögerten Rekonvaleszenz.

Bei Dosen von 6 Gy (600 rad) und mehr ist nur noch mit wenigen Überlebenden zu rechnen.

Bei Bestrahlungen von Tieren mit extrem hohen Dosen (über 20 Gy/2000 rad) sehen wir einen vollständig anderen Krankheitsverlauf. Die Tiere zeigen hochakute Krankheitssymptome schon kurz nach der Bestrahlung, wie Speichelfluß und Erbrechen, bald darauf liegen die Tiere fest, wobei Lähmungen mit tonisch-klonischen Krämpfen wechseln können. Der Tod tritt innerhalb weniger Stunden oder Tage ein.

Die beim Strahlensyndrom beschriebenen Krankheitserscheinungen, die aus Schädigungen des hämatopoetischen Systems und des Darmtraktes resultieren, können bei so hoch bestrahlten Tieren gar nicht mehr zur Ausbildung kommen, da die Tiere vorher an den beschriebenen zentralnervösen Störungen verenden. Die Symptome der akuten Strahlenkrankheit sind in jedem Falle bei Protrahierung (langdauernde Bestrahlung mit kleinen Dosen) und Fraktionierung (Unterteilung der Gesamtdosis in mehrere Einzeldosen) sowie bei Teilkörperbestrahlung (Reduktion des bestrahlten Körpervolumens) wesentlich abgeschwächt.

Behandlungsmöglichkeiten: Die Behandlung des Strahlensyndroms richtet sich nach den Organen und Organsystemen, deren Störungen das Bild des Strahlensyndroms beherrschen, d. h., die Behandlung erfolgt rein symptomatisch.

Zur Unterstützung des geschädigten hämatopoetischen Systems kommt die Übertragung von Organextrakten sowie Zellimplantaten in Frage. So hat sich gezeigt, daß mit letalen Dosen bestrahlte Mäuse überleben können, wenn ihnen Milzgewebe oder Knochenmarkzellen s.c. injiziert werden. Transfusionen von gewaschenen Erythrozyten und – wenn nötig – von Thrombozyten- und Leukozytenkonzentraten verbessern die Prognose, wobei die immunsuppressive Wirkung der Bestrahlung hierbei einen positiven Effekt hat.

Für die Behandlung der Strahlenkrankheit beim Menschen sind feste Behandlungsschemata entwickelt worden, die u. U. durchaus Erfolg versprechen. In jedem Fall ist eine Klinikaufnahme erforderlich. Wegen des gestörten Abwehrmechanismus ist eine gezielte Infektionsprophylaxe bzw. -abwehr unbedingt erforderlich, d. h., der Patient braucht aseptische Pflege. Von besonderer Bedeutung sind neben den oben genannten Maßnahmen die Überwachung des Elektrolythaushaltes sowie eine gezielte Ernährung (eiweißarme Diät).

Im ganzen verlangt die Behandlung des Strahlensyndroms einen extrem hohen finanziellen und personellen Aufwand, der in der Tiermedizin kaum möglich oder gerechtfertigt ist. So wird man beim Bekanntwerden von Strahlenschäden bei Tieren sein Hauptaugenmerk nicht auf Behandlungsversuche richten, sondern überlegen, ob und in welcher Form die betroffenen Tiere noch sinnvoll genutzt werden können oder ob sie unschädlich beseitigt werden müssen. Bei Kontaminationen wird nur eine Beseitigung in Frage kommen, da durch technische Maßnahmen eine vollständige Dekontaminierung nicht möglich ist. So kann man nur versuchen, durch Veraschen des Tierkörpers das Volumen zu verringern, die Asche muß dann ausreichend lange (u. U. Jahrhunderte) so gelagert werden, daß eine Kontamination der Umwelt ausgeschlossen ist.

Erwähnt werden sollen in diesem Zusammenhang noch die sogenannten Strahlenblocker, chemische Substanzen, die direkt an der Zelle chemische Reaktionen durch eine Bestrahlung verhindern sollen. Diese Substanzen sind z. Z. klinisch nicht anwendbar, da sie nur eine sehr kurze Wirkungsdauer haben und *vor* dem Strahleninsult appliziert werden müssen.

Strahlenschäden der Haut. Über lokale Strahlenschäden der Haut soll hier gesondert gesprochen werden, einerseits, da sich typische Strahlenreaktionen an diesem Organ besonders gut demonstrieren lassen und andererseits, weil Strahlenschäden hier auch außerhalb eines größeren Unfalls durch unsachgemäßen Umgang mit Röntgendiagnostikeinrichtungen oder auch im Rahmen einer Röntgentherapie auftreten können.

Die Haut ist im ganzen gesehen ein relativ strahlensensibles Organ, welches darüber hinaus auf Grund seiner Lage an der Körperoberfläche auch leicht Expositionen mit weichen Strahlen ausgesetzt ist. So wird bei einer inhomogenen Röntgenstrahlung, die nicht ausreichend durch Filter homogenisiert ist, ein nicht unwesentlicher Anteil der Strahlen in der Haut absorbiert und dort eine biologische Wirkung hervorgerufen.

Schon bei Dosen unter 0,5 Gy (50 rad) lassen sich eine zeitweilige Verminderung der Mitoserate im Stratum germinativum und vereinzelte Zellschädigungen nachweisen. Diese zellulären Veränderungen, die natürlich dosisabhängig sind, werden begleitet von funktionellen Störungen des Gefäßapparates der Haut, die sich bei Überschreiten einer kritischen Dosis zum charakteristischen Bild des Strahlenerythems steigern. Man kann das innerhalb weniger Stunden auftretende *Früherythem*, das nach 1–2 Wochen auftretende *Haupterythem* und unter Umständen ein *Späterythem* unterscheiden. Je nach Rassedisposition und individueller Empfindlichkeit kann sich schon nach einmaliger kurzzeitiger Bestrahlung mit nur 5 Gy (500 rad) ein Erythem mit einem Maximum der Veränderungen am 14. Tag ausbilden. Dieses Erythem klingt nach einem Monat unter Hinterlassung einer mehr oder weniger starken Pigmentierung und Epilation ab.

Bei höheren Dosen (ab 8 Gy/800 rad) nehmen die entzündlichen Zeichen mit Ödemen und Rundzellinfiltraten zu.

Bei hohen Dosen sieht man die Entwicklung einer akuten Radiodermatitis sicca oder auch einer Radiodermatitis bullosa seu exsudativa, bei weiterer Steigerung der Dosen bilden sich Geschwüre mit Nekrosen auch tieferer Gewebsschichten. Die Schwere der Veränderungen ist wiederum abhängig von der Strahlenqualität, der Größe des bestrahlten Feldes und natürlich der zeitlichen Dosisverteilung. Letzteres hat besondere Bedeutung bei der Strahlentherapie, bei der Oberflächendosen bis zu 50 Gy (5000 rad) appliziert werden. Durch die Fraktionierung der Gesamtdosis in mehrere Einzeldosen mit Zeitintervallen von 1–3 Tagen kann die Hautschädigung weitgehend reduziert werden. So kann bei Dosen bis zu 35 Gy (3500 rad) bei 100 cm^2 Feldgröße ein mittleres Hauterythem mit trokkener Schuppung auftreten. Erst ab Dosen um 50 Gy (5000 rad) ist eine exsudative Hautreaktion zu erwarten, die bei 70 Gy (7000 rad) in einen schweren ulzerierenden Hautschaden übergeht (Hug). Wenn die Haut zusätzlichen äußeren mechanischen oder chemischen Reizen ausgesetzt ist, entstehen die entsprechenden Krankheitsbilder schon bei niedrigeren Dosen bzw. wird das Krankheitsbild verstärkt auftreten.

Lokale Hautschäden sind häufig mit herkömmlichen dermatologischen Therapeutika gut und effektiv zu behandeln.

Chronische Strahlenschäden an der Haut können auf zweierlei Weise entstehen. Einerseits können sie die Spätfolge einer akuten Radiodermatitis nach Bestrahlung mit hohen Dosen sein. Ein chronischer Strahlenschaden kann aber auch direkt entstehen, nach Bestrahlungen mit kleinen Dosen über lange Zeiträume. Das typische Beispiel hierfür sind Strahlenschäden bei Radiologen nach vielen Berufsjahren.

Bei chronischen Strahlenschäden sehen wir meist chronische Bindegewebsveränderungen mit folgender Parenchymschädigung. Es kommt zu einer Verminderung der Zahl der Kapillaren und zu einer Faservermehrung im Bindegewebe. Diese Veränderungen in der Subkutis führen zu einer trockenen, schuppigen, pergamentartigen, dünnen Haut, die leicht irritierbar ist. Bei Einwirkungen geringster Reize bricht die Haut auf, und es entstehen Ulcera. Eine Behandlung chronischer Hautschäden kann nur symptomatisch erfolgen, eine Ausheilung des Schadens ist nicht möglich.

Es soll noch die Entstehung des sogenannten „Strahlenkrebses" erwähnt werden. Im Zusammenhang mit chronischen Hautschäden können sich Neubildungen der Haut ausbilden, die im Sinne einer Mutation echte Karzinome darstellen.

1.4.4. Elektrische Verletzungen

1.4.4.1. Starkstromverletzungen

Starkstromverletzungen ereignen sich durch Berührung von Hochspannungs- und Starkstromleitungen, durch Zernagen elektrischer Kabel und durch Berührung mit metallischen Gegenständen, die mit schlecht isolierten und defekten Lichtleitungen Kontakt haben. Die Intensität der Verletzungen hängt von der Spannung, von der Stromstärke und von der Einwirkungsdauer und dem Stromweg durch den Körper ab. Der Niederspannungsunfall zwischen 100 und 1000 V kann durch zentralen Atemstillstand und Herzkammerflimmern zum Tode führen. Der Hochspannungsunfall mit 20000–100000 V und der Blitzschlag verursachen außerdem Verbrennungen. Feuchtigkeit des Haarkleides und der Haut vergrößern die Leitfähigkeit. An der Eintritts- und Austrittsstelle des Körpers findet man Wunden und Verbrennungen jeden Grades sowie Zelldegeneration durch die elektrolytische Zersetzung des Zellinhaltes und Zellkoagulationen. Dort, wo dem Stromweg durch den Körper ein größerer Widerstand entgegentritt, entwickelt sich im Gewebe selbst Joulesche Wärme, die sich bis zur Verkochung des Gewebes steigern kann. Durch den Oberflächenwiderstand an der Berührungsstelle des Stromes entstehen die Hautverbrennungen. An der Stelle, wo der Strom den Körper wieder verläßt, also an der Berührungsstelle der Füße mit dem Erdboden, entstehen geringere Verbrennungen, weil hier durch den direkten Bodenkontakt kein Lichtbogen zustande kommt. Auch durch Funkenentladung können Wunden, Durchschläge durch die Haut und Verkohlung (Karbonisation) des Gewebes eintreten. Auch werden subkutane Blutungen beobachtet. Stark geschädigte Gewebe fallen allmählich der Nekrobiose anheim.

Bei Berührung mit dem Strom zeigen die Tiere starke Unruhe, krampfähnliche Erscheinungen, Brüllen und Stöhnen. Oft brechen die Tiere totenähnlich zusammen. Meist berührt der Kopf die elektrische Leitung oder den elektrisch aufgeladenen Gegenstand (Krippen, Heuraufen, herabhängende Drähte usw.). Da der Strom dann longitudinal den Körper, und zwar vom Kopf über das Großhirn und das Herz nach den Extremitäten zu, durchfließt und entlang dem geringsten Widerstand an den besten Leitern, den Blutgefäßen und Muskeln, seinen Weg sucht, kann der Tod auf der Stelle infolge Herzschlag oder Schädigung des Zentralnervensystems eintreten.

An Stellen erhöhten Widerstandes wird dabei im Körperinneren so viel Energie in Wärme umgesetzt, daß Temperaturen von 2000–3000 °C entstehen, die das Gewebe verkochen.

Nach kurzer Berührung mit dem Strom tritt oft nur eine totenähnliche Lähmung (elektrischer Scheintod) ein, die nach kurzer Zeit – oft schon nach Minuten – wieder verschwindet. Die Tiere erheben sich schwerfällig und sind noch eine Zeitlang benommen. Nach Zerbeißen einer elektrischen Schnur zeigte ein Kater neben Verbrennung der Zungenspitze völlige Starre, starke Trübung des Bewußtseins für $2^1/_2$ Std., Bewegungsstörungen und kalte Extremitäten. Besserung trat im Laufe des Tages ein (Wyssmann 1935). Längere Zeit dauernde oder unheilbare Lähmungen einzelner Nerven oder zentrale Störungen bleiben manchmal zurück.

Nach Küppers (1934) kommen Todesfälle durch den elektrischen Strom niedriger Spannungen häufiger vor als bei Hochspannungen. Von 50 mA an aufwärts wird die Todesgefahr immer stärker. Bei 100 mA tritt sicher der Tod ein. Niedrige Spannungen nehmen ihren Lauf entlang der Hautoberfläche und verursachen dadurch Verbrennungen. Geht der Strom durch das Gehirn, so steigt der Blutdruck, die Atmung setzt aus, das Herz schlägt aber weiter. Außerdem treten Bewußtlosigkeit und Muskelkrämpfe auf. Bei höheren Spannungen (380 V, 600 mA) setzt die Herztätigkeit aus. Liegt das Herz im Stromkreis, so hört die Herztätigkeit auf, und der Tod erfolgt in einigen Minuten.

Die örtlichen Veränderungen (Verbrennung I.–III. Grades) werden nach den dort gegebenen Richtlinien behandelt. Bei Bewußtlosigkeit kommt es schnell zur respiratorischen und metabolischen Azidose. Man gibt Natriumhydrogencarbonatlösung im Dauertropf und zentralangreifende

Kreislaufmittel. Durch Natriumhydrogencarbonat kommt es auch zur Defibrillation des Kammerflimmerns.

1.4.4.2. Blitzschlag

Die Wolken sind Träger der Luftelektrizität. Blitzentladungen erfolgen zwischen zwei Wolken oder zwischen Wolken und Erde zum Ausgleich der elektrischen Spannungsunterschiede. 90% aller Blitze entstehen zunächst durch einen unsichtbaren Leitblitz von der Wolke zur Erde. Die Verbindung (Blitzkanal) wird in etwa $1/_{100}$ Sek. hergestellt. In diesem Kanal erfolgt die Hauptentladung von der Erde zur Wolke. Der Spannungsunterschied von ca. 25–50 Millionen V wird in etwa $1/_{1000}$ Sek. ausgeglichen und beträgt in einer Umgebung von 5–10 m immer noch Millionen Volt.

Der Monat Juli ist am gewitterreichsten. Blitze entstehen besonders nachmittags und abends.

Der Blitzschlag verursacht neben der *elektrischen Verletzung* eine starke Erschütterung des Körpers und Molekularbewegung in den Geweben, die sofort *Gehirnerschütterung* und *Schock* auslösen und zum Tode führen können. An den Ein- und Austrittsstellen des Blitzes findet man zickzackähnliche oder verzweigte Verbrennungslinien verschiedenen Grades und Versengung der Haare (Blitzfiguren). Die Haut kann auch durchlocht oder bis in die Muskulatur hinein aufgerissen sein.

In leichten Fällen können temporäre oder permanente periphere Nervenlähmungen und Verbrennungen verschiedensten Grades auftreten. Subkutane Stauungsödeme und dunkles Blut fallen bei der Zerlegung auf. Bei überlebenden Schafen fallen nach Barr (1966) Paralysen, nervöse Störungen und Lähmungen auf. Schafe, die 8–9 Wochen tragend waren, lammten termingerecht ab.

Die *Behandlung* ist symptomatisch und richtet sich nach den für die Verbrennung festgelegten Richtlinien.

Prophylaxe. Hohe Pole ziehen den Blitz an. Große Tiere sind auf Weiden daher stärker blitzgefährdet als kleine. Sie bilden eine Spannungsbrücke und können dem tödlichen Strom zum Opfer fallen, ohne selbst vom Blitz getroffen zu werden. Aufenthalt im Wasser ist gefährlich.

Es gibt keine blitzanziehenden oder blitzabweisenden Baumarten. Der Aufenthalt unter jedem Baum ist gefährlich. Die Stromstärke fällt von der Blitzschlagstelle konzentrisch nach der Peripherie ab, beträgt aber in 5–10 m Entfernung noch Millionen Volt (sogenannte Todeszone) bei einer Hitzewirkung bis zu 10000 °C, die durch explosive Wärmeausdehnung zu einer plötzlichen Drucksteigerung auf 40–60 atm führt.

Geschlossene Automobile, Wellblechbaracken usw. wirken als Faradayscher Käfig und schirmen ab. Transportfahrzeuge sollten bei Gewittern nicht anhalten, sondern weiterfahren. Gebäude schützt man durch Blitzableiter, von Benjamin Franklin 1749 entdeckt, aber immer noch wertvoll.

2. Eingeweidebruch, Hernie

2.1. Allgemeines

Als Hernie (Bruch, Eingeweidebruch) bezeichnet man den Vorfall von Eingeweiden durch eine Öffnung in der Bauchwand unter die Haut oder in der Bauchhöhle benachbarte Hohlräume. Das lateinische Wort „Hernia" ist vermutlich vom griechischen Wort „hernos" (Bruch, Sproß) abgeleitet.

Auch andere Vorfälle von Gewebe durch Lücken in der sie umgebenden Hülle kann man als Hernie bezeichnen.

Muskelhernie nennt man die Vorwölbung von Muskulatur durch einen Spalt der gerissenen Faszie. Der Vorfall von Lungengewebe durch eine Lücke in der Brustwand bis unter die Haut wird auch *Lungenhernie* genannt. Eine Ausstülpung von Gelenkkapseln oder Sehnenscheiden durch Faszienlücken wird als *Hernia synovialis* bezeichnet.

Bei der Eingeweidehernie liegen die vorgefallenen Eingeweideanteile, der Bruchinhalt, in einer Ausbuchtung des parietalen Peritoneums.

Man unterscheidet die *Bruchpforte*, den *Bruchring*, den *Bruchsack* und den *Bruchinhalt*.

Die *Bruchpforte* ist die Öffnung, durch die die Eingeweide aus der Bauchhöhle austreten. Sie kann physiologisch vorhanden (Nabelöffnung, Leistenring) oder erworben sein (Riß der Bauchwandmuskulatur).

Der *Bruchring* umschließt die Bruchpforte.

Der *Bruchsack* ist kugelig oder halbkugelig, bisweilen auch gestielt vorgewölbt. Man unterscheidet den durch Haut und Unterhaut gebildeten *äußeren Bruchsack* und den *inneren Bruchsack*, der aus dem ausgestülpten Peritoneum besteht. Der innere Bruchsack kann sekundär durch Entzündungen, Verklebungen, Verwachsungen mit dem Bruchinhalt verändert sein. Durch äußere traumatische oder iatrogene Einwirkungen können Quetschungen, Blutungen, Phlegmonen und bindegewebige Verwachsungen zwischen den Bruchhüllen und auch dem Bruchinhalt entstehen.

Der *Bruchinhalt* besteht je nach Lage des Bruches aus unterschiedlichen Eingeweideteilen, wie Netz, Darm, Nabelfett, seltener

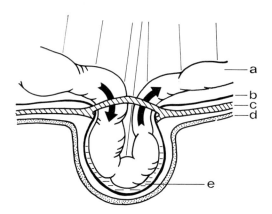

Abb. 185. Freie Hernie (Hernia reponibilis).

a = Darmschlinge, b = Peritoneum (innerer Bruchsack), c = Bauchwand (mit Bruchpforte), d = Haut (äußerer Bruchsack), e = Flüssigkeit.

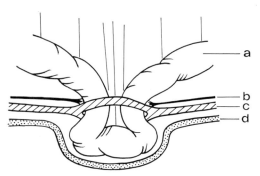

Abb. 186. Falsche Hernie (Hernia interstitialis). Subkutaner Vorfall einer Darmschlinge. Das Peritoneum ist im Bereich der Bruchpforte gerissen. a–d wie Abb. 185.

Magen, Leber, Milz, Blase oder Uterus und bisweilen vermehrter Bauchhöhlenflüssigkeit. Je nachdem spricht man von Netz-(Epiplocele), Darm-(Enterocele), Magen-(Gastrocele), Blasen-(Cystocele), Uterus-(Hysterocele), Wasser-(Hydrocele)-bruch usw. (-cele = Anschwellung, von griechisch kele = Geschwulst).

Bei der *interstitiellen Hernie* ist das Peritoneum im Bereich der Bruchpforte gerissen, so daß der Bruchinhalt ins lockere subkutane Gewebe vorgefallen ist. Ein innerer Bruchsack fehlt. Besser wäre die Bezeichnung *Prolaps* (Vorfall). Auch die Bezeichnung *falsche Hernie* ist gebräuchlich.

Das Heraustreten eines Eingeweideteils aus der Bauchhöhle wird auch als *Eventratio* bezeichnet.

Man unterscheidet äußere Brüche *(Herniae externae)*, die durch Lücken in der Bauchdecke austreten, von den inneren Hernien *(Herniae internae)*, bei denen Eingeweideteile durch Zwerchfelldefekte oder angeborene oder erworbene Mesenteriallücken und -recessus vorgefallen sind.

Auch die Abschnürung (Strangulatio) von Darmschlingen durch intraabdominale Bänder oder Stränge wird als innere Hernie bezeichnet.

Als freie Hernie *(Hernia reponibilis)* bezeichnet man den Bruch, wenn sich sein Inhalt in die Bauchhöhle reponieren läßt. Im anderen Fall besteht eine *Hernia irreponibilis*. Bei der *Hernia incarcerata* ist der Bruchinhalt im Bereich der Bruchpforte eingeklemmt, inkarzeriert.

Die Inkarzeration löst sofort deutliche Schmerzreaktionen aus. Durch die Abschnürung der Darmpassage und die Stauung des venösen Rückflusses wird der Darm aufgegast, die Darmwand wird blaurot, ödematös, für Bakterien durchlässig und bei längerer Dauer der Einklemmung zuletzt nekrotisch.

Ätiologie. Hernien können *angeboren* oder *erworben* sein. Bei ungenügendem Verschluß der Bauchhöhle im fetalen Leben (Nabel, Leistenring) kann eine Hernie schon bei der Geburt vorhanden sein. Oft besteht aber nur infolge abnorm großer Öffnung oder erblich bedingter Bindegewebsschwäche eine Bruchanlage, in die dann später Eingeweideteile bei Steigerung des intraabdominalen Drucks durch Pressen bei Kotabsatz, Geburt, Springen, Husten, Bellen u. dgl. hineingepreßt werden (Hernia praeformata, endogene Herniendisposition). Traumatische Einwirkungen auf die Bauchwand und übermäßige Anspannung der Muskulatur können durch Muskelrisse Hernien bewirken. Narbenhernien entstehen durch postoperative Heilungsstörungen der Bauchwandfaszien infolge von Infektionen, insuffizienter Nahttechnik, übermäßiger Belastung der Naht durch Husten u. dgl.

Bei der *Inkarzeration* sind zwei Mechanismen möglich. Bei der *elastischen Einklemmung* erweitert sich mit der Bauchpresse der Bruchring und vermehrter Inhalt wird in den Bruchsack gedrückt. Bei Nachlassen der Bauchpresse schnürt der Bruchring die nun praller gefüllten Darmschlingen ab. Bei

---

Äußere Hernien (Herniae externae abdominales):

Hernia umbilicalis	Nabelbruch,
Hernia inguinalis, scrotalis	Leisten-, Hodensackbruch,
Hernia cruralis, femoralis	Schenkelbruch,
Hernia perinealis	Dammbruch,
Hernia ventralis, abdominalis	Bauchdecken-, Flankenbruch.

Innere Hernien (Herniae internae abdominales):

Hernia diaphragmatica	Zwerchfellbruch,
Hernia foraminis epiploici	Netzbeutelbruch durchs Winslowsche Loch,
Hernia spatii lienorenalis	Milz-Nierenraumbruch,
Hernia omentalis	Netzbruch,
Hernia mesenterialis	Gekrösebruch,
Hernia ligamentosa	Darmabschnürung durch Ligamente,
Hernia pseudoligamentosa	Briden-Ileus.

der *Koteinklemmung* bewirkt die Peristaltik durch zunehmende Kotfüllung der zuführenden Darmschlinge eine Abklemmung der abführenden Schlinge am Bruchhals.

In seltenen Fällen tritt die partielle *Darmwandeinklemmung (Richter-Littre-Hernie)* auf. Ohne Anzeichen von Passagestörungen kann hier die Darmwand nekrotisch werden.

Klinische Erscheinungen. Äußere Brüche bilden eine nicht schmerzhafte Vorwölbung von weicher Konsistenz, in der unterschiedlicher Inhalt ertastet werden kann. Der innere Bruchsack läßt sich bei Hautfaltenbildung mit den Fingern verschieben. Je nach Bauchinnendruck und Peristaltik kann sich die Größe eines Bruches verändern. Durch Druck oder Massage kann der Inhalt in die Bauchhöhle zurückverlagert (reponiert) werden. Danach sind mit den Fingerspitzen Größe und Form der Bruchpforte zu palpieren.

Enthält der Bruch Darmschlingen, so können bei der Auskultation u. U. Darmgeräusche festgestellt werden. Die Perkussion ergibt dann auch gelegentlich tympanischen Schall.

Bei Verwachsungen des Inhaltes mit Bruchsack oder Bruchpforte (besonders bei traumatischen Hernien) ist die Reposition nicht oder nur teilweise möglich. Unter Umständen kann die rektale Untersuchung die Diagnose sichern. Bei Kleintieren kann die Röntgenuntersuchung, evtl. mittels Herniographie durch Kontrastmittel-(Gastrografin®)injektion intraperitoneal, die Diagnose klären.

Die inkarzerierte Hernie ist schmerzhaft, derb und nicht zu reponieren. Dazu kommen Kolik- und Ileussymptome.

Die inneren Hernien rufen je nach ihrer Lage unterschiedliche Störungen des Allgemeinbefindens hervor. Sie werden in den betreffenden Kapiteln beschrieben.

Therapie. Die Therapie einer Hernie ist grundsätzlich eine operative. Nach Reposition des Bruchinhaltes *(Taxis)* wird die Bruchpforte verschlossen *(Herniorhaphie)* oder plastisch verengt *(Hernioplastik)*. Das Abtragen des Bruchsackes wird als *Herniotomie* bezeichnet.

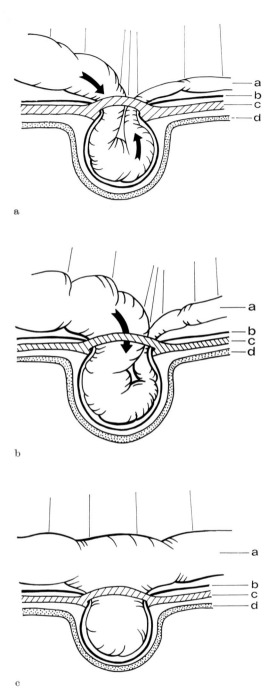

Abb. 187. Bruch-Zufälle bzw. Möglichkeiten der Einklemmung bei Hernia incarcerata.

a) Elastische Einklemmung, b) Koteinklemmung, c) partielle Darmeinklemmung (Richter-Littré-Hernie). a–d wie Abb. 185.

2.2. Nabelbruch, Hernia umbilicalis, Omphalocele

Der Nabelbruch ist die häufigste Bruchform, besonders bei Pferd und Rind. Er ist meist angeboren. Die Disposition zur Nabelbruchbildung ist erblich. Ursache des Nabelbruches ist ein mangelhafter Schluß der embryonalen Nabelöffnung, in der der Urachus, die Nabelgefäße und lockeres Bindegewebe liegen. Erst nach der Geburt verschließt sich die Nabelöffnung, indem sich die Arterien in die Bauchhöhle zurückziehen, die Nabelvene obliteriert und der Nabelring durch eine bindegewebige Platte verschlossen wird. Druckerhöhung im Abdomen bei Kotabsatz, starker Füllung des Bauches (Wurmbauch bei Welpen), Schreien (Ferkel) und Husten können den Nabelring dehnen und zur erworbenen Hernie führen.

Klinische Erscheinung des Nabelbruches ist die weiche, kugelige, meist leicht reponierbare Schwellung in der Nabelgegend. Der Inhalt besteht beim Hund häufig nur aus Nabelfett oder Netz. Beim Rind können neben Darmschlingen Teile des Labmagens eventriert sein. Der Bruchinhalt läßt sich leicht reponieren.

Differentialdiagnosen sind Hämatom (nicht reponierbar), Fett- oder Netzeinklemmung in geschlossener Bruchpforte (nicht reponierbar) und Nabelentzündung oder -abszeß (vermehrte Wärme, Schmerzhaftigkeit). Besonders beim Rind sind öfter Nabelbruch und infektiöse Veränderungen am Nabel kombiniert.

Die *Therapie* der Nabelbrüche ist in der Regel eine chirurgische. Zwar können Nabelbrüche nach Reposition und Anlegen von Bruchbandagen für längere Zeit verkleinert werden. Die Bandagen sind aber besonders beim Großtier schwer anzulegen und verrutschen häufig. Bei Welpen ist eine Bandagierung mit Heftpflaster eher möglich.

Früher wurden Blister und reizende Mittel benutzt, um den Hernienring zur narbigen Verengung anzuregen. Der Nachteil dieser Methoden war, daß spätere Operationen um so schwieriger durchführbar waren. Durch Umspritzung mit die Bindegewebszubildung anregenden Mitteln wie Dondren®, Granugenol® o. ä. kann zwar eine Indurierung und Verkleinerung des Bruchsackes bewirkt werden. Diese führt aber nur bei kleinen Brüchen zum therapeutischen Erfolg. Bei der zarten Haut des Fohlens besteht ferner die Gefahr von Nekrosen mit Darmdurchbrüchen. Beim Rind können sich kleine Nabelhernien mit zunehmendem Alter auch spontan schließen, da sich der größer werdende Pansen über die Bruchpforte legt.

Die Prognose für operatives Vorgehen ist bei nicht sekundär veränderten Nabelbrüchen günstig. Bei der Operation werden zuerst der innere Bruchsack und der Bruchring freigelegt, dann erfolgt entweder das Abbinden des inneren Bruchsackes oder die Naht des Bruchringes, evtl. nach Entlastungsschnitten in der Bauchwandfaszie, oder bei größeren Nabelbrüchen Implantation eines Kunststoff- oder Drahtnetzes. Die Wahl der Methode richtet sich nach der Größe und Art der Hernie, dem Alter des Patienten und dem Zustand der Bauchwand. Während beim Großtier bei freien Hernien zur Vermeidung postoperativer Komplikationen in der Regel der innere Bruchsack uneröffnet reponiert wird, kann er beim Kleintier und Schwein vor Verschluß des Bruchringes reseziert werden.

Tiere mit angeborenen oder früh erworbenen Nabelbrüchen dürfen wegen der Erblichkeit des Fehlers nicht zur Zucht verwendet werden.

2.3. Leistenbruch, Hernia inguinalis; Hodensackbruch, Hernia scrotalis

Ist der Bruchinhalt durch das Ostium vaginale nur partiell in den Processus vaginalis vorgefallen, wird der Bruch als *Leistenbruch* bezeichnet. Bei völlig offenem Processus vaginalis fällt der Inhalt bis auf den Grund neben dem Hoden vor und wird nun als *Hodensackbruch* bezeichnet.

Die Brüche sind meist angeboren. Sie treten bei männlichen Haustieren und Kastraten auf. Sie werden am häufigsten beim Eber, selten beim Rüden festgestellt. Aber auch bei der Hündin können sich Leistenhernien entwickeln, da bei dieser als einzigem weiblichem Haustier ein Processus vaginalis ausgebildet ist.

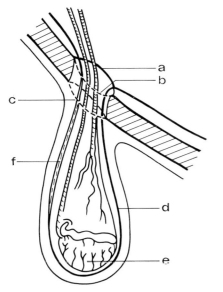

Abb. 188. Schema des Processus vaginalis beim männlichen Tier.
a = Ostium vaginale, b = innerer Leistenring, c = äußerer Leistenring, d = Scheidenhautfortsatz, e = Hoden, f = M. cremaster.

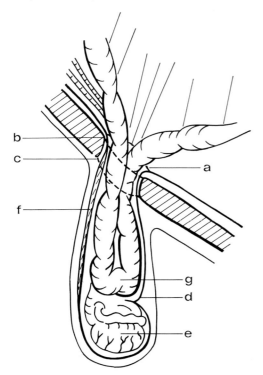

Abb. 189. Inguinalhernie.
a–f wie Abb. 188, g = eventrierte Darmschlinge.

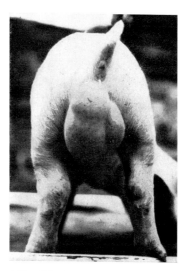

Abb. 190. Linksseitige Skrotalhernie beim Schwein.

Erworbene Leistenbrüche entstehen in der Regel auf der Basis einer Bruchanlage bei zu weitem Ostium vaginale. Auslösende Ursache ist häufig die Steigerung der Bauchpresse bei gleichzeitiger Abduktion der Hinterbeine, wie bei schwerem Zug, beim Steigen, Ausgleiten, Springen. Der erworbene Bruch zeigt sich in der Regel als Leistenhernie. Hier kommen auch am ehesten Inkarzerationen vor.

Bei der *Hernia scrotalis* besteht eine weiche, komprimierbare Vergrößerung des Hodensackes. Nach der Reposition des Bruchinhaltes, die u. U. durch Rückenlage des Patienten erleichtert wird, kann mit dem gestreckten Finger der erweiterte Leistenkanal ertastet werden. Beim Großtier können bei rektaler Untersuchung in das erweiterte Ostium vaginale ziehende Darmschlingen gefühlt werden.

Differentialdiagnostisch sind Hydrocele (Fluktuation im distalen Bereich des Hodensackes), Hämatocele (Blutbruch) und Entzündungen im Bereich des Hodens (Orchitis) und des Hodensackes (traumatisch entstandene entzündliche subkutane Ödeme) zu berücksichtigen.

Die *Therapie* besteht in Reposition des Bruchinhaltes und Kastration mit bedecktem Samenstrang und Ligatur. Beim Rüden kann auch ohne Kastration der Leistenspalt durch Fasziennähte verschlossen werden. Dabei ist darauf zu achten, daß der Samenstrang nicht eingeklemmt wird.

Die *Hernia inguinalis* wird oft vom Tierbesitzer nicht bemerkt, da der Bruchsack im Leistenspalt liegt. Bei frisch erworbenen Leistenhernien können Schmerzen in der Inguinalgegend bestehen, die sich in steifem Gang und Abduktion des Hinterbeines äußern. Bei Inkarzeration zeigen sich daneben akute Koliksymptome und die Erscheinungen des Ileus, der Samenstrang ist derb und schmerzhaft verdickt.

Bei der Hündin ist oft durch Gesäuge und Inguinalfett die Palpation des Bruchsackes in der Inguinalgegend erschwert. Bei größeren Inguinalhernien der Hündin können neben Darmschlingen auch Blase und Uterusteile in den Bruchsack eintreten. Mitunter hilft die Röntgenuntersuchung.

Beim Wallach kann sich ein Leistenbruch entwickeln, wenn bei der Kastration der Samenstrangstumpf zu lang belassen wurde.

Die *Therapie* der Leistenhernien ist dieselbe wie bei der Skrotalhernie. Bei Inkarzeration muß sofort operiert werden, da nach mehrstündiger Einklemmung (6 bis 10 Stunden) der Darm nekrotisch wird. Die Reposition ist in der Regel erst nach Spaltung des verengten Processus vaginalis im Leistenring möglich. In frischen Fällen kann von rektal her eine Reposition der Darmschlingen in die Bauchhöhle gelingen.

Die gleichen Symptome wie der Hodensackbruch weist auch die *Hernia inguinalis interstitialis* auf. Die auch als *falscher Leistenbruch* bezeichnete interstitielle Hernie entsteht, wenn das Bauchfell neben dem Ostium vaginale einreißt und dann der Bruchinhalt durch den Leistenring neben dem Processus vaginalis subkutan in den Hodensack vorfällt. Diese Hernie wird gelegentlich bei Hengst, Rüde und Eber festgestellt. Sie entsteht ebenfalls durch übermäßige Steigerung des Bauchraumdruckes. Oft wird diese Bruchform erst bei der Operation erkannt. Die Naht der Bruchpforte kann beim Hengst operative Schwierigkeiten bereiten.

2.4. Schenkelbruch, Hernia femoralis, Hernia cruralis

Beim Schenkelbruch tritt Bauchinhalt, meist eine Dünndarmschlinge, durch die Lacuna vasorum in den Canalis femoralis ein. Dieser Schenkelkanal führt die A. und V. femoralis, die V. saphena und den N. saphenus. Er liegt zwischen den Mm. pectineus und gracilis und dem M. sartorius und wird nach lateral durch die Mm. iliopsoas und vastus medialis begrenzt, medial von der Fascia femoralis gedeckt. Die Bruchpforte wird durch den Schenkelring zwischen Schambein, Lig. inguinale und den Mm. sartorius, iliopsoas und rectus abdominis gebildet. Er ist nur von Bauchfell und dünner Fascia transversa überdeckt. Wie bei der erworbenen Leistenhernie kann die Bauchpresse mit Abduktion der Hinterbeine beim Ausgleiten, bei schwerem Zug und ähnlichem zu dieser selten vorkommenden Hernie führen. Die Symptome sind steifer Gang mit Abduktion des betreffenden Hinterbeines, akute Schmerzzustände und eine Schwellung an der Schenkelinnenfläche, dicht unterhalb des Leistenbandes. Rektale Untersuchung kann die Diagnose sichern. Wenn Repositionsversuche von

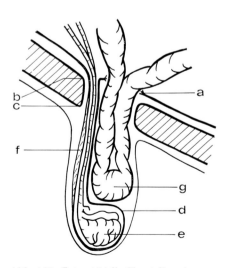

Abb. 191. Interstitielle Skrotalhernie.
a = neben dem Ostium vaginale gerissenes Peritoneum, b–f wie Abb. 188, g = im interstitiellen Bindegewebe liegende Darmschlinge.

rektal oder durch manuelle Kompression am in Rückenlage befindlichen Tier nicht zum Erfolg führen, muß der Bruch operativ versorgt werden.

2.5. Dammbruch, Hernia perinealis, Mittelfleischbruch

Die Perinealhernie tritt, von seltenen Ausnahmen bei anderen Haustieren abgesehen, beim alternden Rüden auf. Die Bruchpforte entsteht durch einen Riß des das Diaphragma pelvis schließenden M. coccygicus medialis. Dieser Muskel ist im Gegensatz zur Hündin beim Rüden nur schwach ausgebildet. Die Entstehung des Bruches wird durch Erschlaffung des Beckenbodens infolge hormonaler Störungen beim alternden Rüden begünstigt, ferner durch das vermehrte Pressen beim Kotabsatz, da oft, ebenfalls hormonal bedingt, auch eine Prostatahypertrophie besteht.

Je nachdem, wo der M. coccygicus medialis gerissen ist, liegen im Bruchsack entweder nur retroperitoneales Fettgewebe Riß im vorderen Teil des Muskels) oder aus der Bauchhöhle prolabierte Anteile von Netz, Adnexen, Darmschlingen (Riß im mittleren Teil mit Peritoneum). Bei größeren, länger bestehenden Hernien können auch Prostata *(Prostata mobilis)* und Blase *(Retroflexio vesicae)* vorfallen. Dabei weitet sich auch die Verbindung zwischen Beckenboden und Anus. Bei kaudalem Riß des M. coccygicus entsteht eine einseitige *Rektumektasie* dicht vor dem Analring. Sie führt zu Kotabsatzbeschwerden.

Gelegentlich entsteht eine H. perinealis bei weiblichen Tieren nach Schwergeburten.

Der Dammbruch zeigt sich *klinisch* als weiche Vorwölbung seitlich, evtl. auch unterhalb des Anus, die – besonders nach Hochheben der Hinterhand des Hundes – leicht reponierbar ist. Eine Bruchpforte ist nicht deutlich fühlbar. Rektumektasie und Prostataverlagerung werden rektal ertastet. Eine Inkarzeration der vorgefallenen und sich füllenden Blase ist durch Abknickung am Blasenhals möglich. Die Anschwellung wird dann prall, schmerzhaft und entzündlich verändert.

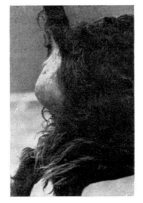

Abb. 192. Hernia perinealis beim Hund.

Perinealhernien können ein- und beidseitig vorkommen.

Differentialdiagnostisch sind Perinealhernie und Rektumektasie durch rektale Untersuchung von Mastdarmdivertikel, Neoplasmen und infektiösen Schwellungen im Becken- und Perinealbereich abzugrenzen.

Die *Behandlung* der Perinealhernie besteht im operativen Verschluß der Bruchpforte zwischen Sphincter ani externus einerseits und Lig. sacrotuberale, M. coccygicus lateralis und Beckenboden andererseits. Dies geschieht entweder durch Anlegen von Heftnähten nach Forsell bzw. Moltzen-Nielsen oder durch Darübernähen des verlagerten M. glutaeus superficialis (Glutäallappen). Bei letzterer Methode wurde eine höhere Rezidivrate beobachtet (Weaver-Omamegbe). Bei bestehender Prostatahypertrophie ist gleichzeitige Kastration anzuraten.

2.6. Bauchbruch, Hernia ventralis, Hernia abdominalis

Bei Zusammenhangstrennungen der Bauchwand infolge traumatischer Einwirkungen bei Unfällen, Hornstoß, Schlag, Biß fallen Eingeweideteile bis unter die Haut vor.

Je nach Lage der Bruchpforte spricht man von *Hernia epigastrica* (zwischen Sternum und Nabel), *lineae albae* (in der Me-

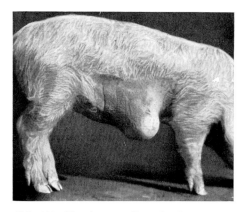

Abb. 193. Hernia ventralis in der Regio hypochondriaca beim Schwein.

dianlinie), *paraumbilicalis* (in der Nähe des Nabels), *hypochondriaca* (am Rippenbogenrand), *hypogastrica* (in der Kniefaltengegend) oder *iliaca* (Flankenbruch). Als Hernia abdominalis bzw. *Rektusabriß* wird die Hernie bezeichnet, die durch Ausriß der Endsehne des M. rectus abdominis am Schambeinkamm entsteht. Meist ist beim Bauchbruch das Peritoneum parietale gerissen, so daß ein subkutaner Prolaps vorliegt. Neben traumatisch ausgelösten Bauchbrüchen gibt es auch postoperative und Narbenhernien.

Die *Symptome* des frischen Bauchbruches sind oft durch gleichzeitig bestehende entzündliche Schwellung und Hämatome überdeckt. Erst nach einigen Tagen können Bruchinhalt und Bruchpforte deutlicher palpiert werden. Die Inkarzerationsgefahr ist gering.

Die *Behandlung* des Bauchbruches erfolgt durch möglichst frühzeitige Operation. Dabei wird nach Reposition die Bauchwand in grundsätzlich gleicher Weise verschlossen wie beim Nabelbruch. Dabei werden aber öfter Prothesen oder Faszienverschiebungen notwendig.

Bei längerem Bestehen verwächst häufig der Bruchinhalt mit der Unterhaut oder der Bruchpforte. Die Prognose ist gut, sofern nicht die Bruchpforte so groß ist oder unter solcher Spannung steht, daß sie nicht mehr zu schließen ist. Dies ist insbesondere beim Rektusabriß bei Pferd und Rind der Fall.

2.7. Zwerchfellhernie, Hernia diaphragmatica, Ruptura diaphragmatica

Bei der *Zwerchfellhernie* handelt es sich um einen Vorfall von Baucheingeweiden in die Brusthöhle durch präformierte oder erworbene Defekte im Zwerchfell. Echte Zwerchfellhernien sind in der Regel angeboren. Sie wölben sich durch Lücken vor, die durch unvollständigen Verschluß der embryonalen Muskelanlagen entstanden sind. Eine Prädilektionsstelle ist der paraösophageale Raum, wobei sich der Bruchsack durch einen erweiterten Hiatus oesophagicus in das Mediastinum vorwölbt. Bei Defekt im ventralen Bereich des Zwerchfelles kann der Bruch auch ins Perikard reichen (Hernia diaphragmatica pericardialis). Auch die seltene totale Aplasie einer Zwerchfellhälfte ist möglich.

Die angeborenen Zwerchfellhernien sind meist ohne klinische Symptome und werden nur zufällig diagnostiziert.

Häufiger entsteht jedoch, besonders beim Kleintier, eine *Zwerchfellruptur (Hernia diaphragmatica traumatica)*, die zum Vorfall von Baucheingeweiden ohne peritoneale oder pleurale Überdeckung in die unter negativem Druck stehende Brusthöhle führt. Sie ist eine gelegentliche Folge des stumpfen Thoraxtraumas bei Unfällen von Hund und Katze. Beim Großtier kann sie durch heftige Traumen bei Unfällen, Abstürzen oder im Anschluß an die Geburt entstehen. Beim Rind ist auch der ganze oder teilweise Vorfall des Netzmagens nach Schädigung des Zwerchfells im Verlauf einer Fremdkörpererkrankung möglich (Eventratio diaphragmatica reticuli).

Die Risse im Diaphragma liegen entweder radiär oder sehr häufig nahe der Anheftung des Zwerchfells an der Brustwand im ventrolateralen Bereich. Je nach Größe des Risses fallen Leberlappen, Dünndarmschlingen, bei größeren Rupturen auch Magen und Milz in die Brusthöhle vor. Klinische Erscheinungen sind in erster Linie *Atemnot* und die charakteristische *inverse Atmung* (Heben der Brustwand und Einfallen des Bauches bei der Inspiration, bei Exspiration umgekehrt). Bei Magenblähung

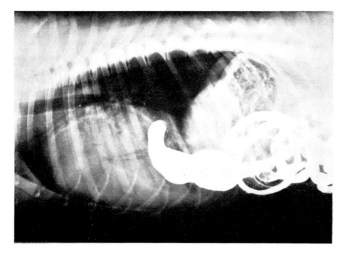

Abb. 194a. Röntgenbild einer Hernia diaphragmatica im latero-lateralen Strahlengang, eine halbe Stunde nach oraler Kontrastmittelgabe.

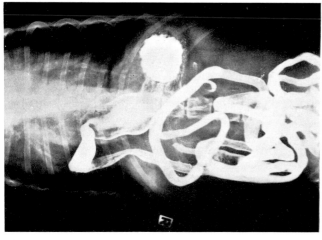

Abb. 194b. Derselbe Patient wie in Abb. 194a, ventro-dorsaler Strahlengang.

und nach der Nahrungsaufnahme können sich die Symptome verstärken. Die Perkussion des Thorax zeigt ventrale Dämpfung, bei der Auskultation ist u. U. Peristaltik hörbar, und die Herztöne sind verlagert. Hochheben der Vorhand kann die Symptome verringern.

Bei der Zwerchfellruptur beim Pferd stehen Kolikerscheinungen im Vordergrund. Rinder zeigen Vagusreizung mit Erbrechen und ruminaler Hypermotorik.

Kleinere Zwerchfellrisse werden gelegentlich durch Leberlappen verschlossen, die dann im Bruchring eingeklemmt werden. Durch venöse Stauung und Transsudation entwickelt sich dann ein fortschreitender Hydrothorax.

Bei Großtieren kann die Diagnose meist erst mittels Probelaparotomie gesichert werden. Beim Kleintier jedoch ermöglicht in der Regel die exakte Röntgenuntersuchung, u. U. mit Kontrastdarstellung des Magen-Darm-Kanals oder Pneumoperitoneum, die Erkennung des Leidens. Von Punktionen der Brusthöhle ist abzuraten, da die Gefahr besteht, Darm oder Magen anzustechen.

Während beim Großtier die Prognose sehr vorsichtig zu stellen ist, ist beim Kleintier der Verschluß des Zwerchfelldefektes entweder per thoracotomiam oder, mit besserer Repositionsmöglichkeit, von der Bauchhöhle her ohne besondere Schwierigkeiten durchführbar. Intubationsnarkose mit Beatmung und nachfolgende Evakuation des Thorax sind dazu nötig.

2.8. Andere Hernien

Innere Darmeinklemmungen (Incarceratio, Strangulatio interna intestini). Die anderen sogenannten inneren Hernien sollten besser als innere Inkarzerationen oder Strangulationen des Darmes bezeichnet werden. Es handelt sich nämlich entweder um den Durchtritt von Darmschlingen durch physiologisch vorhandene oder erworbene Öffnungen innerhalb des Bauchraumes oder um die Abschnürung von Darmteilen durch anatomisch gegebene oder pathologisch entstandene Ligamente. Dabei kommt es zum unvollständigen oder vollständigen Darmverschluß (Subileus oder Ileus). Dementsprechend ist all diesen Erkrankungen gemeinsam das Auftreten von Kolik- und Ileussymptomen. Die Therapie erfordert in der Regel eine Laparotomie zum Lösen der Einklemmung bzw. zur Resektion des schnürenden Stranges. Wie bei allen Inkarzerationen wird nach längerer Einklemmung die Darmwand nekrotisch, das abgestorbene Darmstück muß dann reseziert werden.

Bei der *Strangulatio ductospermatica*, dem inneren Bruch des Ochsen, werden Dünndarmschlingen entweder in einem Riß der Samenleiterfalte eingeklemmt *(Überwurf)* oder der in der Bauchhöhle freiliegende Samenleiterstumpf verknotet sich um eine Darmschlinge *(Verschnüren)*.

Der Überwurf kommt heute wohl nur mehr selten vor, da die alte Kastrationsmethode des Abreißens des Samenstranges beim Kalb, bei der das Gekröse des Samenleiters einreißen oder der abgerissene Stumpf in die Bauchhöhle zurückschnellen kann, nicht mehr ausgeführt wird.

Die Inkarzeration erfolgt meist rechts, da links der Pansen liegt. Die Kolik des Rindes äußert sich in Unruhe, Umsehen, Schlagen mit den Hinterbeinen gegen den Bauch, öfterem Niederlegen und Trippeln. Der Kotabsatz sistiert und später folgt eine Beruhigung bis Peritonitis einsetzt. Die Diagnose ist durch rektale Palpation der geblähten schmerzhaften Darmschlinge mit dem vor dem Beckenrand liegenden straffen Schnürstrang zu stellen.

Die Behandlung erfolgt durch sofortige Operation und Resektion des Samenleiters.

Hernia foraminis epiploici. Bei der Hernia foraminis epiploici treten Jejunumschlingen durch das Winslowsche Loch – zwischen rechter Niere, Hohlvene und rechtem Leberlappen – in den Netzbeutelvorhof ein. Dieser Vorfall wird selten beim Hund als Subileusursache gefunden, beim Pferd kommt neben der Hernie von rechts lateral auch der Durchtritt von Dünndarmschlingen von medial nach Zerreißung oder Einstülpung des großen Netzes durch das Foramen epiploicum vor. Begünstigend kann eine Erweiterung des Foramens durch Atrophie des rechten Leberlappens bei älteren Pferden sein.

Die Krankheitserscheinungen sind die eines Dünndarmileus, bei dem rektal fixierte, geblähte Dünndarmschlingen gefunden werden können.

Die operative Versorgung hat so rasch wie möglich zu erfolgen, da bei mehr als 10–12 Stunden Krankheitsdauer die Prognose ungünstig wird.

Hernia spatii lienorenalis. Die als Hernia spatii lienorenalis (Milz-Nierenraumbruch) bezeichnete Aufhängung des Colon ascendens auf dem Milznierenband kann Koliken beim Pferd verursachen. Betroffen sind vor allem große Reitpferde. Dabei wird die links nach hinten ziehende Kolonschleife (Colon ascendens) dorsal an der Bauchwand über dem Band zwischen Milz und Niere eingeklemmt. Die Entwicklung der Inkarzeration verläuft hier vor allem auf der Basis einer Koteinklemmung. Die Folge ist eine Kotanschoppung vor der Strangulation in der dorsalen Kolonlage und eine Inkarzeration und Dilatation und evtl. Verlagerung von Kolonschleife und Beckenflexur. Je nach Grad und Ausdehnung der Einklemmung zeigen sich protrahierte bis akut verlaufende Kolikerscheinungen. Bei der rektalen Untersuchung geben nach links oben fixiert ziehende Tänienstränge einen diagnostischen Hinweis.

Bei konservativer Therapie kann ein Erfolg nur erwartet werden, wenn kleine und noch nicht obstipierte Teile der Beckenflexur eingeklemmt waren oder eine unvollständige Einklemmung zwischen Milz und Bauchwand vorlag. Ansonsten muß das Kolon operativ zurückverlagert und unter Umständen auch entleert werden. Auch hier ist bei akutem Krankheitsverlauf eine Heilung in der Regel nur bei Operation innerhalb von 12 Stunden zu erwarten.

Hernia omentalis. Bei der Hernia omentalis werden Dünndarmschlingen in Rissen im großen Netz eingeklemmt. Bei der *Hernia mesenterialis* bilden Risse des Dünndarmgekröses, seltener des Dickdarmgekröses, die Bruchpforte. Solche Risse können spontan bei allen Tierarten durch Unfälle, Schwergeburten, Tympanien und nach Kopf auch als Folge von Invaginationen entstehen. Die Inkarzeration führt zu den akuten Erscheinungen des Dünndarmileus, der nur durch baldige Operation geheilt werden kann.

Hernia ligamentosa, pseudoligamentosa. Als *Hernia ligamentosa* bezeichnet man Dünndarmeinklemmungen in Lücken intraabdominaler Bänder wie Lig. gastrolienale, Lig. hepatogastricum, Lig. latum uteri. Auch das Verschnüren des Ochsen ist eine Hernia ligamentosa.

Bei der *Hernia pseudoligamentosa (Briden-Ileus)* wird jedoch die Einschnürung durch pathologisch entstandene intraperitoneale Bindegewebsstränge, die als Briden oder Pseudoligamente bezeichnet werden, verursacht. Solche Stränge können als Narbenstränge zwischen Bauchwand und Eingeweiden als Folge intraabdominaler Verletzungen nach Unfällen, nach Bauchoperationen und durch Parasiten entstehen.

Folge der Dünndarminkarzeration sind die akuten Symptome des Dünndarmileus.

Die Operationsmethode der Wahl ist die Laparotomie in der Linea alba. Nach Lösung der Einklemmung ist immer zu entscheiden, ob der Darm noch lebensfähig ist oder ob er wegen eingetretener Nekrose (gelbweiße Verfärbung am Schnürring, blaurote Verfärbung und fehlender Tonus der gestauten Schlinge) reseziert werden muß.

Literatur

Bellenger, C. R.: Perineal hernia in dogs. Aust. Vet. J. **56** (1980), 434.

Deshpande, K. S., Krishnamurthy, D., Nigam, J. M., and Sharma, D. N.: Patho-anatomy of herniation of the reticulum through the diaphragm in the bovine. Canad. Vet. J. **22** (1981), 234.

Dhein, C. R. M., Rawlings, C. A., Rosin, E., Losonsky, J. M., and Chambers, J. N.: Esophageal hiatal hernia and eventration of the diaphragm with resultant gastroesophageal reflux. J. Amer. Anim. Hosp. Ass. **16** (1980), 517.

Divers, T. J., and Smith, B. P.: Diaphragmatic hernia in a cow. J. Amer. Vet. Med. Ass. **175** (1979), 1099.

Eikmeier, H.: Diagnostik und Therapie der Koliken beim Pferd. Tierärztl. Prax. **1** (1973), 61.

Evans, S. M., and Biery, D. N.: Congenital peritoneo-pericardial diaphragmatic hernia in the dog and cat: a literature review and 17 additional case histories. Vet. Radiol. **21** (1980), 108.

Fayolle, P.: Cure chirurgicale d'une hernie diaphragmatique chez le chien par mise en place d'une prothese synthetique. A propos d'un cas. Rev. Med. Vet. **133** (1982), 179.

Garson, H. L., Dodman, N. H., and Baker, G. J.: Diaphragmatic hernia. Analysis of fifty-six cases in dogs and cats. J. Small Anim. Pract. **21** (1980), 469.

Hammons, J. R.: Ventral hernia and diaphragmatic anomaly in a cat. Mod. Vet. Pract. **61** (1980), 347.

Hauptmann, J., and Hurd, B.: Herniation of the urinary bladder and diaphragmatic hernia in a cat. J. Amer. Vet. Med. Ass. **172** (1978), 164.

Heerden, M. van, and Brummer, W. A. S.: Diaphragmatic hernia in bovines. J. S. Afr. Vet. Med. Ass. **52** (1981), 49.

Huskamp, B.: Ileusdiagnose beim Pferd. Tierärztl. Prax. **1** (1973), 67.

Huskamp, B.: Die mediane Laparotomie beim Pferd – Technik und Ergebnisse. Dtsch. tierärztl. Wschr. **83** (1976), 276.

Huskamp, B., und Kopf, N.: Die Verlagerung des Colon ascendens in den Milz-Nierenraum beim Pferd. Tierärztl. Prax. **8**, 327 (1980), 495.

Johnson, M. S., and Gourley, I. M.: Perineal hernia in a cat: a possible complication of perineal urethrostomy. Vet. Med. & Small Anim. Clin. **75** (1980), 241.

Kalsbeek, H. C.: Colic in the horse. Indications for laparotomie in horses with colic. Tijdschr. Diergeneesk. **98** (1973), 963.

Kohli, R. N.: Diaphragmatic hernia in buffaloes. Reports and summaries. XI. International Congress on Diseases of Cattle, **II** (1980), 1462.

Kopf, N.: Beitrag zur rektalen und intraperitonealen Diagnostik des chirurgisch behandelten Kolikpferdes. Vet.-med. Diss., Wien 1976.

Kopf, N., Niebauer, W., und Rettenbacher, G.: Innere Verletzungen als Ursache oder Folge von Ileus beim Pferd. Wien. tierärztl. Mschr. **66** (1979), 233.

Kopf, N., und Huskamp, B.: Die rektale Untersuchung beim Kolikpferd. Prakt. Tierarzt **59** (1978), 259.

Kuhnt, B.: Zur Hernia diaphragmatica traumatica bei Hund und Katze. Berl. Münch. Tierärztl. Wschr. **87** (1974), 25.

Kumar, V., Kohli, R. N., Prasad, B., Singh, J., and Sharma, S. N.: Radiographic diagnosis of diaphragmatic hernia in cattle. Vet. Med. & Small Anim. Clin. **75** (1980), 305.

McGrath, C. J., Gordon, B., and Byer, L.: Diaphragmatic hernia in the horse. Vet. Med. & Small Anim. Clin. **76** (1981), 733.

Nigam, J. M., Deshpande, K. S., and Krishnamurthy, D.: Diaphragmatic herniorhaphy in bovines. Indian Vet. J. **57** (1980), 505.

Omamegbe, J. O.: A study of external hernias in domestic animals, with particular reference to canine perineal hernia. M.V.M. Thesis, Glasgow 1979.

Orsini, J. A., Koch, C., and Stewart, B.: Peritoneopericardial hernia in a horse. J. Amer. Vet. Med. Ass. **179** 1981), 907.

Peyton, L. C.: Surgical correction of equine umbilical hernias. Vet. Med. & Small Anim. Clin. **76** (1981), 1212.

Prasad, B., Singh, J., Kumar, V. R., Kohli, R. N., and Rathor, S. S.: Management of diaphragmatic hernia in buffaloes. Indian J. Vet. Surg. **1** (1980), 21.

Rendano, V. T.: Positive contrast peritoneography: an aid in the radiographic diagnosis of diaphragmatic hernia. J. Amer. Vet. Radiol. Soc. **20** (1979), 67.

Roudebush, P., and Burns, J.: Pleural effusions as a sequela to traumatic diaphragmatic hernias: a review of four cases. J. Amer. Anim. Hosp. Ass. **15** (1979), 699.

Rudolph, R.: Spaltmißbildungen beim Hund (report of 3 cases). Tierärztl. Umschau **35** (1980), 863.

Schneider, R. K., Milne, D. W., and Kohn, C. W.: Acquired inguinal hernia in the horse: a review of 27 cases. J. Amer. Vet. Med. Ass. **180** (1982), 317.

Schulz, S.: Hernia inguinalis und inguinale Ovariohysterektomie bei einem Hund. (Inguinal hernia and inguinal ovariohysterectomy in a dog). Kleintierprax. **26** (1981), 365.

Surborg, H.: Untersuchungen über den Nabelbruch beim Rind (Operationserfolg, Abstammung und Verbleib der operierten Tiere). Vet.-med. Diss., Hannover 1977.

Surborg, H.: Untersuchungen über die Abstammung von Rindern mit angeborenem Nabelbruch Dtsch. Tierärztl. Wschr. **85** (1978), 126.

Tirgari, M.: Ventral hernia in the sheep. Vet. Rec. **106** (1980), 7.

Weaver, A. D., and Omamegbe, J. O.: Surgical treatment of perineal hernia in the dog. J. Small Anim. Pract. **22** (1981), 749.

Wiesner, E., und Willer, S.: Die Vererbung der kongenitalen Hernia umbilicalis beim Rind. Mh. Vet.-Med. **36** (1981), 790.

3. Atrophie

Die Atrophie ist kein Krankheitszustand im chirurgischen Sinn, sondern ein klinischer Folgezustand. Die einfache Atrophie beruht auf einem Kleinerwerden der Zellen infolge von Ernährungs- oder Stoffwechselstörungen. Zugleich kann sich die Zahl der Zellen vermindern (numerische Atrophie). Die physiologische Atrophie ist hormonal bedingt und stellt sich an manchen Organen (Thymus) ein. Durch das Altern wird die senile Atrophie hervorgerufen. Die Inaktivitätsatrophie wird dadurch verursacht, daß der zur Assimilation erforderliche Reiz infolge Ruhigstellung der Gewebe verringert ist. Bei der Druckatrophie entsteht die mangelhafte Ernährung infolge Kompression der zuführenden Gefäße. Die neurotrophische Atrophie beruht auf den durch Paralysen gestörten Stoffwechselvorgängen der Zellen.

Symptomatologie. Entsprechend der Verkleinerung der Zellen ist auch makroskopisch ein Schwund der betroffenen Gewebe festzustellen. Der Umfang der Gewebe im atrophischen Gebiet verkleinert sich. Am deutlichsten ist dies Kleinerwerden an Organen festzustellen. An Körper und Gliedmaßen stellt man die Verkleinerung durch Vergleich mit der gesunden korrespondierenden Körperhälfte fest. Das Gewebe hat, abgesehen von der Verkleinerung, seinen normalen Charakter beibehalten. Es fehlen vermehrte Wärme, Schmerz und alle Erscheinungen, die bei entzündlichen Veränderungen angetroffen werden. Die funktionelle Leistungsfähigkeit ist noch vorhanden, wird jedoch je nach dem Grad der Atrophie herabgesetzt und längerer intensiver Beanspruchung manchmal nicht mehr gewachsen sein. Liegt eine Degeneration der Zelle vor, so ist die Funktion gestört oder aufgehoben.

3.1. Hautatrophie

Die Hautatrophie ist häufig umschrieben und ursächlich betrachtet meist eine Druckatrophie. Kontinuierlich drückende Geschirrteile, schnürende Riemen, die längere Zeit eine schwache, zur Nekrotisierung nicht ausreichende Kompression ausüben, verdünnen die Haut derart, daß sie papierähnlich werden kann. Die Haare gehen meist an diesen atrophischen Stellen verloren, und die zarte Haut bekommt eine spiegelnde Oberfläche.

3.2. Muskelatrophie, Muskelschwund

Der untätige Muskel verliert infolge Verdünnung und Verminderung der Muskelfasern erheblich an Umfang, weil der die Assimilation anregende Reiz auf die Zelle durch funktionelle Beanspruchung fehlt. Die Verkleinerung des Umfanges derartiger Muskelgruppen fällt oft stark in die Augen. Diese Inaktivitätsatrophie tritt bei chronischen Lahmheiten am erkrankten Bein, z. B. im Verlauf chronisch-deformierender Gelenkentzündungen, eitriger Arthritiden und anderer Erkrankungen auf. Bei höchstgradiger Lahmheit und vollständigem Schonen der kranken Extremität tritt die Atrophie schneller und umfangreicher ein als bei geringgradigen Bewegungsstörungen. Man bemerkt sie manchmal schon nach einer Woche. Nach Ankylosierung von Gelenken ist die Atrophie der das Gelenk bewegenden Muskeln die unausbleibliche Folge (arthrotische Muskelatrophie). Auch bei Hunden, deren Extremität längere Zeit durch Verbände ruhiggestellt wurde (Knochenbrüche), tritt die Inaktivitätsatrophie auf. Bei Schweinen des langen Typs mit Arthrosis deformans des Knie- und Hüftgelenks erkennt man deutlich das Fehlen der vom Züchter erwünschten „Schinkenbildung" auf der kranken Seite.

An der Vorderextremität kommt die Atrophie besonders deutlich an den Grätenmuskeln (M. supraspinatus et infraspinatus) und an den im Bereich des Schultergelenks liegenden Muskeln vor.

An den Hintergliedmaßen erkennt man die Inaktivitätsatrophie am besten im Bereich der Glutäen. Die Kruppenmuskulatur ist von hinten beobachtet bei gleichmäßiger Belastung der Extremitäten niedriger und dachähnlich schräg abfallend im Gegensatz zur Wölbung nach oben auf der gesunden Seite.

Die Feststellung der Atrophie erfordert ein geübtes Auge. Insbesondere vermeide man, die infolge der Muskelatrophie deutlicher hervortretenden Knochenvorsprünge als krankhafte Verdickungen anzusehen. So tritt z. B. das Schultergelenk infolge Muskelatrophie viel deutlicher hervor und scheint umfangreich zu sein. Es wird dann oft irrtümlich eine Veränderung am Schultergelenk festgestellt. Bewegungsstörungen werden durch die einfache Inaktivitätsatrophie der Muskulatur nicht ausgelöst. Die Arbeitsleistung eines derartigen Muskels wird aber geringer sein.

Eine *Therapie* ist nicht erforderlich. Mit der nach Ausheilung des Grundleidens wieder erfolgenden normalen Beanspruchung der Muskulatur verschwindet die Atrophie. Anabolikagaben beschleunigen die Regeneration.

Die Druckatrophie der Muskulatur kann örtlich umschrieben durch kontinuierliche Kompression von außen (enge Geschirre, lang liegende schnürende Verbände und ähnliches) oder von innen her (z. B. Einengung von Muskeln durch Knochenwucherungen) verursacht werden.

Die degenerative Muskelatrophie führt zur Entartung der Muskelzellen. Verlust der Querstreifung, scholliger Zerfall, Zerklüftung, Verfettung, Gerinnung, Verflüssigung und ähnliche Degenerationserscheinungen werden an den Muskelzellen festgestellt. Beim Schwein ist die bekannteste degenerative Muskelatrophie das sog. PSE, „pale soft exudative" meat der langen Rückenmuskeln.

Die Ursachen können verschiedenster Art sein. Entweder ist der Muskel selbst erkrankt (Verletzungen, Entzündungen des Muskels), oder es besteht mangelhafte Blutversorgung (Ischämie) infolge Thrombose oder Embolie, oder der Muskel erkrankt nach peripheren Nervenlähmungen sekundär. PSE-Fleisch entsteht unter erblicher Prädisposition und zusätzlicher Streßsituation (Bergmann und Wesemeier 1973). Es sind zahlreiche weitere Muskeldegenerationen beim Schwein bekannt.

Die Muskelentartung wird meist an der Muskulatur des Rückens (M. longissimus dorsi), der Kruppe (Glutäen) und vor allem am M. quadriceps femoris beobachtet. Die zur Lähmung führende Degeneration des M. quadriceps femoris ist oft eine Folgekrankheit nach Lumbago. Ferner kann man derartige degenerative Muskelatrophien nach Überbeanspruchung einzelner Muskelgruppen beobachten (tighing-up).

Die neurogene Muskelatrophie finden wir bei jeder motorischen Nervenlähmung. Sie kann durch zentrale oder periphere Störung in der Nervenleitung (Entzündungen, Zerreißungen, Durchschneidungen, Quetschungen, Vergiftungen und Infektionskrankheiten) bedingt sein.

Als neuro-myogene Lähmung zeigt sich die Quadrizepslähmung durch das Unvermögen, das Bein zu belasten. Es knickt in den Gelenken ein. Die Atrophie des Muskels ist meist deutlich an der dreieckigen Höhle zwischen Hüftgelenk, Hüfthöcker und Kniescheibe erkennbar. Der M. tensor fasciae latae tritt im Augenblick der Belastung stärker hervor.

Die Fazialislähmung führt zur Atrophie der Gesichtsmuekeln an Lippe, Nase, Backe und Ohr. Die Oberlippe ist nach der gesunden Seite verzogen, die Unterlippe hängt schlaff herunter. Das obere Augenlid hängt herab (Ptosis). Das Ohr kann nicht gestellt oder bewegt werden, wenn der Nerv bereits an seiner Ursprungsstelle entartet ist.

Die Trigeminuslähmung führt zur Atrophie und Lähmung der Kaumuskeln. Der Unterkiefer hängt herab.

Die Hypoglossuslähmung führt zur Zungenatrophie. Der gleichzeitige Muskelschwund zeigt sich durch waschbrettartige Faltung der Zungenschleimhaut.

Die Supraskapularislähmung verursacht eine starke Atrophie des M. supra- und infraspinatus. Bei Belastung entfernt sich das Schulterblatt vom Körper weg nach außen (Abblatten).

Die Radialislähmung führt zur Atrophie der Zehenstrecker und der Ankonäen. Die Gliedmaße knickt bei Belastung ein und wird nachgeschleift.

Die Obturatoriuslähmung entsteht durch Quetschung, Zerreißung oder Entzündung des N. obturatorius am Foramen obturatum. Die Adduktoren atrophieren. Daraus resultiert die Abduktionsstellung der Hintergliedmaßen.

Die Fibularislähmung führt zur Atrophie der dorsolateral an der Tibia liegenden Sprunggelenkbeuger und Zehenstrecker. Die Atrophie ist beim Hund nach Ischiadikuslähmung besser als beim Pferd zu erkennen. Die Zehe kann nicht gestreckt, das Sprunggelenk nicht gebeugt werden. Pferde, Schweine und Rinder fußen auf der Vorderwand, Hunde mit dem Rücken der Zehe, wodurch an dieser Stelle Geschwüre entstehen.

Die Tibialislähmung führt zum Ausfall der Zehenbeuger und der Sprunggelenkstrecker. Die Tiere brechen bei Belastung im Sprunggelenk zusammen und köten im Fesselgelenk über.

Die Therapie der primären degenerativen Muskelatrophie verspricht wenig Erfolg. Besteht das Leiden schon längere Zeit und sind die Veränderungen hochgradig, so ist alle Mühe vergeblich. Es muß danach getrachtet werden, die Ursache festzustellen und zu beseitigen. Regelmäßige Bewegung, Massage, Diathermie, Kurzwellen- und Mikrowellentherapie und Injektionen von Anabolika bringen bisweilen Erfolg. Das Elektrisieren ist vor allem beim Kleintier täglich durchzuführen. Hautreize und scharfe Einreibungen wendet man beim Großtier an. Ein längerer Weidegang bringt manchmal Heilung in Fällen, die bereits als aussichtslos gelten. Die Heilung tritt im Verlauf der aktiven Bewegungsmassage durch kompensatorische Hypertrophie der erhaltengebliebenen Muskelfasern ein. Die neurogene Muskelatrophie ist dann heilbar, wenn die geschädigte Nervenfunktion beseitigt werden kann.

3.3. Nervenatrophie

Die Druckatrophie der Nerven kann allmählich durch dauernde Kompression der Nerven oder den Nerven und seine zugehörigen Muskeln versorgenden Blutgefäße von außen her entstehen. Tumoren und starker Knochenkallus nach deformierenden Gelenkentzündungen und Knochenbrüchen verursachen die sekundäre Druckatrophie des Nerven. An der Druckstelle wird der Nerv dünner. Die Nervenfasern gehen allmählich verloren. Dies führt zur Unterbrechung der Leitfähigkeit des Nerven an dieser Stelle. Die Lähmung sensibler Nerven verursacht Gefühllosigkeit im Versorgungsgebiet und führt zu sekretorischer Verödung der Drüsen. Nach Druckatrophie motorischer Nerven tritt zunächst Muskelschwäche, später Lähmung der innervierten Muskeln auf, z. B. des N. recurrens an der Umschlagstelle des Aortenbogens. Auch die chronischinterstitielle Neuritis kann zur Druckatrophie der Nervenfasern führen. Der Nerv ist durch Vermehrung des interstitiellen Bindegewebes verdickt. Durch Druckatrophie der Nervenfasern tritt die Lähmung des peripher davon gelegenen Nerventeils ein.

Die degenerative Nervenatrophie folgt einmal der lokal umschriebenen Druckatrophie im peripheren Verlauf des Nerven und entsteht weiterhin im Anschluß an Zerreißungen, Durchschneidungen, Quetschungen der Nerven und nach Rückenmarkentzündungen und -lähmungen. Sie entsteht also in all den Fällen, wo die Leitfähigkeit des Nerven vollkommen unterbrochen wird und betrifft den peripher gelegenen Nervenanteil. Die sensiblen Fasern zerfallen schneller als die motorischen.

Histologisch findet man Trübung und später Zerfall des Myelins der Markscheide. Es folgen Vakuolenbildung und Zerbröckelung der Achsenzylinder. Nach Proliferation der Kerne der Schwannschen Scheide wandeln sich diese in protoplasmareiche, kernhaltige Bänder um. Nach Zerfall und Resorption der nervösen Bestandteile bleiben vom Nerven noch die umgewandelte Schwannsche Scheide und das bindegewebige Perineurium übrig. Der Nerv sieht grau aus. Er kann in einen fibrösen Strang umgewandelt werden. Die sekundäre Folge der degenerativen Atrophie motorischer Nerven ist stets die neurogene Muskelatrophie im Versorgungsgebiet.

Die senile Atrophie kommt auch am Nerven vor. Das Myelin verschwindet dabei allmählich, während der Achsenzylinder erhalten bleibt. Der Nerv wird im ganzen dünner, grauer und glasiger.

Therapeutisch gibt man hohe Dosen Vitamin-B-Komplex, Anabolika und in dreitägigen Abständen Sympathikusblockaden an der entsprechenden Stelle.

3.4. Sehnenatrophie

(s. S. 341)

3.5. Knochenatrophie

Die Knochenatrophie kann zirkumskript als Druckatrophie entstehen. Aus anderen Ursachen kann der gesamte Knochen, auch das ganze Skelettsystem atrophieren, z. B. bei Nichtgebrauch und Lähmungen von Extremitäten. Sind diese bereits in der Jugend vorhanden, so können sie durch Sistieren des Wachstums vorgetäuscht werden. Bei der Knochenatrophie sind der Blutumlauf oder die Stoffwechselvorgänge, vor allem der Kalk- und Phosphorstoffwechsel, im Knochen total oder partiell gestört. Dies führt zum Umbau und Abbau, zur lakunären Resorption, aber auch zu Regenerationserscheinungen, die den Verlust an Knochensubstanz durch Zubildung osteoiden, meist nicht mehr verkalkenden Gewebes ersetzen sollen.

Infolge des vermehrten osteoklastischen Abbaues (Osteolyse) weiten sich die Haversschen Kanäle und bilden Höhlen (Lakunen). Auch die Spongiosa wird weitmaschiger, da ein Teil der Knochenbälkchen verschwindet. Die Kortikalis verdünnt sich ebenfalls. Der Knochen wird im ganzen poröser und leichter an Gewicht (Osteoporose). Durch den Schwund der Knochensubstanz verringert sich der Umfang von außen her unter Verdünnung der Tela ossea (konzentrische Atrophie). Schreitet der Schwund dagegen von der Markhöhle unter Vergrößerung derselben nach außen zu vor, so liegt eine

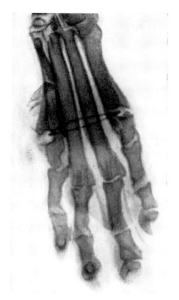

Abb. 195. Drucknekrose an Metakarpale II und V des Hundes durch lange liegende Gummischnur mit reaktiver Periostitis ossificans.

exzentrische Atrophie vor, die äußerlich ohne weiteres nicht und nur im Röntgenbild zu erkennen ist.

Die Druckatrophie des Knochens entsteht örtlich durch dauernde Kompression. Über die Kaufläche hervorragende Zähne (Exsuperantia dentis) können bei Fehlen des $3/4$-Antagonisten eine höhlenförmige Atrophie des Kiefers verursachen. Die Pseudarthrose nach Femurluxation des Hundes bildet sich durch Druck des Femurkopfes auf den Beckenknochen bei gleichzeitiger Periostwucherung der Umgebung. „Eingewachsene", stark gebogene Hörner verursachen beim Rind Druckusuren an den Kopfknochen. Der zu enge Nasenriemen des Halfters oder Maulkorbes kann eine Querrinne auf dem Nasenrücken eindellen. Im Bereich der Kiefer-, Stirn- und Nasenhöhle entsteht sie von innen her nach Auftreibung derselben durch Hydrops, Tumoren, an den Schädelknochen durch den Druck des *Coenurus cerebralis* beim Wiederkäuer, durch den *Cysticercus cellulosae* beim Schwein und Hund. Am häufigsten kommt sie am Hufbein vor, da der spongiöse Knochen stark druckempfindlich ist. Besonders werden der Rand des Hufbeines und der

Hufbeinast von der Atrophie betroffen. Nach Rotation des Hufbeines (Hufrehe) atrophiert das Hufbein von der Spitze in fortgeschrittenen Fällen so weitgehend, daß nur noch der hufgelenknahe Teil als Stummel zurückbleibt. Bei Schiefhufen atrophiert der stärker belastete Hufbeinast. Beim Vollhuf und Flachhuf atrophieren der Sohlenrand und die Hufbeinäste. Beim Trachtenzwanghuf atrophieren die Hufbeinäste durch Druck von der Seite her. Daneben treten in diesen Fällen noch Formveränderungen infolge Verbiegung des Hufbeins auf.

Als *Usuren* bezeichnet man umschriebene Druckatrophien, wie sie z. B. als fingerförmige Dellen an der Wand des Hufbeins nach Hornsäule entstehen.

Die Druckatrophie des Knochens ist als Delle oder Einbuchtung sichtbar, fühlbar oder röntgenologisch nachweisbar. Weitere klinische Erscheinungen entstehen selten. Lahmheiten nach Druckatrophie des Hufbeins sind auf die Quetschung der Huflederhaut zurückzuführen.

Therapie. In allen Fällen ist die Ursache abzustellen. Die Druckatrophie des Hufbeins ist irreparabel. Durch entsprechende Zurichtung und Beschlag des Hufes kann aber die äußere Form des Hufes weitgehend wiederhergestellt werden. Andere Druckatrophien des Knochens können in beschränktem Umfang nach Abstellung der Kompression durch reparatorische Vorgänge wieder ausgefüllt werden.

Die *Inaktivitätsatrophie* wirkt sich am ganzen Knochen aus. Wird ein Knochen längere Zeit nicht beansprucht, z. B. durch monatelanges Schonen einer Gliedmaße infolge von Lahmheiten oder durch anderen Nichtgebrauch, so treten an ihm die äußerlich nicht wahrnehmbaren Erscheinungen der Osteoporose und Osteolyse auf. Die Haversschen Kanäle weiten sich, das Gewicht vermindert sich. Es können Knochenbrüche auftreten.

Die Inaktivitätsatrophie verschwindet allmählich mit der zunehmenden Benutzung des Knochens nach Ausheilung des Primärleidens. Die Bewegung der Tiere nach Lahmheiten muß daher methodisch geschehen und sich langsam steigern, um Spontanfrakturen zu vermeiden.

Neurotische Knochenatrophie. Nervenlähmungen oder andere Krankheiten des zentralen und peripheren Nervensystems führen zu trophischen Störungen des ganzen Knochens. Der Nichtgebrauch unterstützt die atrophierende Wirkung. Am deutlichsten erkennt man die Atrophie ebenfalls an den Gliedmaßenknochen. Sie führt zur Verkürzung der Gliedmaße, da die Knochen nicht nur in dem Entwicklungsstadium stehenbleiben, in dem sie sich zur Zeit des Krankheitsbeginns befanden, sondern durch Osteoporose und Osteolyse noch an Umfang verlieren und auch im Aufbau weitmaschiger werden.

Die *senile Knochenatrophie* führt zur Osteoporose am ganzen Skelett. Sie begünstigt die Entstehung von Frakturen beim Niederlegen älterer Pferde unter schlechter Narkosewirkung.

Die *marantische Knochenatrophie* kommt nach langwierigen Krankheiten, Infektionskrankheiten und anderen den Stoffwechsel und dadurch auch die Ernährung der Knochen ungünstig beeinflussenden Allgemeinleiden vor. Die Knochenbälkchen verlieren Kalk und Zellen und wandeln sich zu Bindegewebsfasern um. Als Hungerosteopathie bezeichnet man Knochenatrophien, die in Hungerjahren und durch Fütterung wertloser Nahrung zugleich mit der allgemeinen Unterernährung auftreten.

Die *Sudecksche Knochenatrophie* ist eine beim Menschen, bei Hund und Pferd beobachtete Krankheit. Sie entsteht infolge örtlicher Kreislauf- und Stoffwechselstörungen, nach Verletzungen und Entzündungen. Im Röntgenbild sind Veränderungen an den Knochen festzustellen, die schnell zu einem Abblassen der Knochenschatten führen. Sie tritt vor allem an den Phalangen, Metakarpen und Metatarsen auf. Nach anfänglicher Osteoporose der Spongiosa wird der Knochen innerhalb von 2–3 Monaten im Röntgenbild fleckig. Die Spongiosazeichnung verschwindet. Die Epiphysen werden kalkarm.

3.6. Organatrophie

Die Druckatrophie an den inneren Organen der Bauchhöhle ist oft ein Zufallsbefund im Verlauf einer Laparotomie. Sie wird durch Tumoren oder durch pathologische Vermehrung des Füllungszustandes von Organen bedingt. Die degenerative Atrophie kann durch Organkrankheiten entstehen.

Die Atrophie des Augapfels (Atrophia bulbi) entsteht nach chronischer Entzündung der inneren Organe des Auges als degenerative Atrophie im Verlauf der periodischen Augenentzündung, nach Virusinfektionen des Augapfels und eitriger Panophthalmie. Sie führt zur Verkleinerung des Augapfels unter Bildung eines dritten Lidwinkels.

Die Atrophie des Hufes ist meist die Folge der chronischen Podotrochlose. Sie braucht $1/4$–$1/2$ Jahr zu ihrer Entstehung. Man kann sie experimentell durch Einengung des Hufmechanismus und gleichzeitige Stallruhe in 3 Monaten erzeugen. Sie dürfte als Inaktivitätsatrophie anzusprechen sein. Die Verkleinerung des ganzen Hornschuhes in Höhe, Weite und Umfang fällt bei Vergleich mit dem gesunden in die Augen.

Die Therapie des Trachtenzwanghufes durch mechanische Weitung der Trachten ist sinnwidrig. Nur durch Wiederherstellung der Funktion ist Besserung möglich. Zur Intensivierung des sogenannten Hufmechanismus läßt man die Tiere barfuß gehen, wenn es gelingt, gleichzeitig die auslösende Ursache abzustellen.

Literatur

Bergmann, V., und Wesemeier, H.: Erscheinungsform und Pathogenese der Muskelerkrankungen beim Schwein. Mh. Vet.-Med. **23** (1973), 24.

4. Nekrose

Als Nekrose bezeichnet man das Absterben von Gewebe. Sie entsteht durch direkte Zellschädigung oder infolge einer Unterbrechung der Blut- und Lymphzirkulation.

Das Gewebe fällt je nach dem Grad der Zirkulationsstörung allmählich (Nekrobiose) oder schnell (Nekrose) dem Zelltod anheim. Wird das Gewebe für kurze Zeit von der Ernährung abgeschnitten, so erholt es sich wieder. Am empfindlichsten sind die Haut, das Binde-, Fett- und Muskelgewebe. Der Darm fällt nach Unterbrechung der Blutversorgung schon in wenigen Stunden der Nekrose anheim. Faszien, Sehnen, Knorpel und Knochen sind widerstandsfähiger.

Die Ursachen der Nekrose sind verschieden. Die Zellen können durch traumatische, chemische oder thermische Einflüsse geschädigt werden. Die traumatische Gewebszerstörung erfolgt meist durch Quetschungen höheren Grades. Durch starke plötzliche Traumen werden die Zellverbände vollkommen aus ihrem Verband gerissen, so daß sie nicht mehr ernährt werden können. Die Zermalmung führt sofort zur Nekrose. Demselben Schicksal erliegen losgerissene Gewebsteile (Knochensplitter usw.). Chemische Zellschädigungen verursachen vor allem Ätzmittel durch Bildung eines Ätzschorfes. Konzentrierte Salzsäure, Salpetersäure, Phenol, Essigsäure, Chromsäure, Silbernitrat, Formalin, Alaun, Kupfersulfat, Alkalien wie Ätzkalk, Natronlauge, Ammoniak, viele andere Arzneimittel und schließlich auch die Kampfstoffe rufen weitgehende Gewebsnekrosen hervor. Sie fordern aber zugleich zur Bildung neuen Granulationsgewebes aus der Tiefe heraus auf. Deshalb darf eine Wunde im Stadium der regelmäßigen Heilung nicht geätzt werden.

Thermische Ursachen können ebenfalls durch direkte Einwirkung Nekrosen hervorrufen. Sie entstehen bei Anwendung des Glüheisens (Brandschorf), nach Verbren-

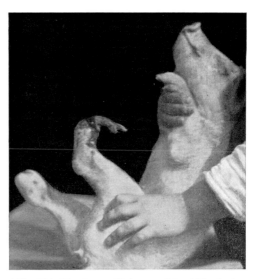

Abb. 196. Trockene Nekrose (Mumifikation) an den Hinterextremitäten.

nungen III. Grades, nach Verbrühungen, durch starke Vereisung bei Erfrierungen usw. Die Elektrochirurgie verkocht das Gewebe. Es bildet sich durch Eiweißgerinnung eine Koagulationsnekrose. Gleiches trifft für die Kryochirurgie zu.

Nach Röntgenbestrahlungen, die über die therapeutische Dosis hinaus verabreicht werden, entstehen allmählich Zell- und Gefäßschädigungen, die Hautnekrosen hervorrufen. Es bleibt ein Röntgenulkus zurück, das schlechte Heilungstendenz aufweist.

Lokale Kreislaufstörungen sind die häufigste Ursache der Nekrose. Der Gefäßverschluß kann verschieden verursacht werden. Die Kompression des Gewebes und seiner Gefäße ruft bei kranken und geschwächten Tieren, die lange auf derselben Stelle liegen, Ischämie, Anämie und örtlichen Gewebstod hervor. So entsteht der Dekubitus an schlecht gepolsterten Stellen des Körpers. Hinzutreten einer putriden Infektion bedingt die gefürchtete Dekubitalgangrän. Drucknekrosen können weiterhin infolge Kompression der Gefäße durch schnürende Verbände, Sattel- und Geschirrdruck, durch Abschnüren, Abbinden, längeres Liegenlassen des Esmarchschen Kompressionsschlauches, elastische Ligaturen und jeden anderen sich kontinuierlich auswirkenden Druck verursacht werden. Die Kompression von Gefäßen für mehrere Stunden führt nicht nur an der gequetschten Stelle, sondern auch im arteriellen Versorgungsgebiet des Gefäßes zur Nekrose, wenn kein Kollateralkreislauf vikariierend aushelfen kann. So entstehen Nekrosen nach Gefäßunterbindung, -zerreißung und -durchtrennung in Operations- und Gelegenheitswunden, nach Quetschungen, Frakturen, Darmverschlingungen, in eingeklemmten Hernien, nach Ligaturen um Rute, Schweif, Zunge usw.

Die arterielle Thrombose verursacht ebenfalls Nekrosen, wenn die Blutversorgung durch kollaterale Gefäße nicht übernommen werden kann. Embolie und arterielle Thrombose der Endarterien führen zur anämischen Nekrose. Wir konnten sie in Form oder in Verbindung mit einer Endarteriitis obliterans jetzt öfter an den Palmararterien des Pferdes beobachten. Allmählich sich vergrößernde Wucherungen des Endothels führen dabei zum Gefäßverschluß (Endarteriitis obliterans). Die Blutfülle des Versorgungsgebietes verringert sich zunächst (Ischämie), bis schließlich totale Blutleere und Nekrose folgen.

Neuropathische Ursachen können vasomotorische Störungen verursachen, die zur Nekrose führen. Sie verursachen Gefäßkontraktion, Ischämie und Angiospasmus (Gefäßkrampf). Die nach der Mutterkornvergiftung (Ergotismus) auftretende Extremitäten- und Ohrengangrän ist durch vasomotorische Störungen bedingt. Im Südosten Europas kommt bei jungen, kurzhaarigen Vorstehhunden eine Nekrose der Zehen vor, die durch Benagen der Zehen klinisch charakterisiert ist, mit Herabsetzung oder völligem Ausbleiben der Sensibilität einhergeht und auf nervöse Störungen zurückgeführt wird, die möglicherweise genetisch bedingt sein können.

Bakterielle Zellschädigungen führen ebenfalls häufig zur Nekrose. Das Gewebe stirbt allmählich auf dem Wege über die Nekrobiose ab. Die Toxinwirkung pyogener Erreger findet man besonders in der schwer infizierten Wunde. Stärker ist die nekrotisierende Wirkung der putriden Infektion. Die Erreger des Gasbrandes verursachen ausgebreitete Nekrosen des Bindegewebes, Fettgewebes und der Muskulatur unter gleichzeitiger Gasbildung. *Fusobacterium necrophorum* und *Bacteroides nodosus* rufen einen spezifischen Brand hervor. Sie gehören zu den sporenlosen Anaerobiern, siedeln sich in Wunden an und führen zu einer schnell fortschreitenden, oft tödlich endenden Nekrose. Sie kommen bei allen Tierarten vor, bei Pferd und Rind bei der nekrotisierenden Pododermatitis, beim Rind beim Footrot, beim Schaf bei der Moderhinke, beim Kalb bei der Diphtherie und beim Pudel bei der Stomatitis ulcerosa.

Der trockene Brand *(Necrosis sicca)* entsteht nur dann, wenn die Hautoberfläche in die Nekrose einbezogen ist. Meist handelt es sich um ein Absterben oberflächlicher Bezirke. Das nekrotische Gebiet fühlt sich kalt an, ist unempfindlich, blutleer, bei unpigmentierter Haut blaß gefärbt oder infolge venöser Stauung blaurot. Zugleich bestehen Mißempfindungen (Parästhesien), Schmerzen und motorische Lähmungen. Die Pulsation ist nicht mehr fühlbar. Die Haut trocknet im Verlauf einiger Tage aus. Sie wird härter, lederähnlich und verliert ihre Elastizität vollkommen. Beklopfen mit einer Metallsonde erzeugt bisweilen einen hölzernen Schall. Es können ganze periphere Gliedmaßenteile der trockenen Nekrose anheimfallen. Man spricht dann von einer Mumifikation.

Nach 3—4 Tagen beginnt die Trennung des abgestorbenen vom gesunden Gewebe. Der Körper demarkiert durch Bildung von Granulationsgewebe die Nekrose. Bei kleineren oberflächlichen Hautnekrosen wächst das Epithel vom Rand her unter die schorfähnliche Nekrose, so daß nach Abfallen der Hautnekrose der Bezirk bereits mit einem dünnen Epithelhäutchen bekleidet ist. Es tritt Heilung unter dem Schorf ein.

Bei größeren und tiefgehenden Nekrosen bildet sich nach dem 4. Tag an der Grenze vom gesunden zum toten Gewebe ein Riß. Der nekrotische Teil wölbt sich infolge weiterer Austrocknung an den Rändern auf und stößt sich allmählich nach Wochen ab. Es bleibt eine granulierende Wunde zurück.

Die feuchte Nekrose entsteht meist im absterbenden Gewebe tieferer Schichten, in denen eine Austrocknung nicht möglich ist, und in flüssigkeitsreichen Geweben. Man findet sie in gequetschten Wunden, nach starken Quetschungen der Muskulatur und des Bindegewebes bei intakter Haut und in ödematösen, gestauten und geschwollenen, flüssigkeitsreichen Geweben. Manchmal fällt die Haut der trockenen Nekrose anheim, während unter dem lederähnlichen harten Hautschorf in der Tiefe sich feuchte nekrotische Massen befinden.

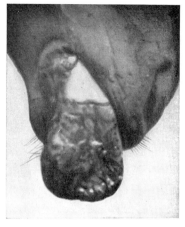

Abb. 197. Nekrose der Zunge beim Pferd durch Abschnürung.

Im Verlauf der feuchten Nekrose wird unpigmentierte Haut zunächst blau, durch Blutextravasate fleckig, gefühllos und kalt. Sie fühlt sich ödematös und schwammig an. In einigen Tagen lockert sie sich auf und zerfällt. Die Oberfläche ist feucht, mazeriert, wird schmierig. Die Haare lassen sich leicht auszupfen. Später bildet sich eine breiähnliche Masse, die leicht abgetupft werden kann (Kolliquationsnekrose). Auch Binde-, Muskel- und Fettgewebe zerfallen breiig. Die Zerfallsmassen stinken und haben eine gelbe, graue oder braune Farbe. Nekrotische Faszien und Sehnen sind filzig, pappig und gelbbraun gefärbt. Blutgefäße, die meist zugleich einen Thrombus beherbergen, behalten äußerlich ihre Struktur bei. Sie sind gelbweiß und von mürber Konsistenz. Nekrosen des Hufknorpels haben eine grüngelbe Farbe. Nekrotischer Knochen ist rauh, porös und morsch. Er stößt sich erst nach mehreren Wochen ab.

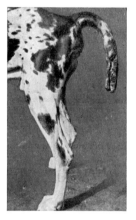

Abb. 198. Rutenwirbelnekrose bei einer Deutschen Dogge.

Auch hier baut der Körper zwischen totem und lebendem Gewebe auf dem Wege der demarkierenden Entzündung einen Abwehrwall aus Granulationsgewebe. Da beim schnellen Zerfall der nekrotischen Weichteilmassen das Granulationsgewebe noch jung und nicht genügend gefestigt ist, blutet es leicht. Es können Eintrittspforten ins gesunde Gewebe bestehenbleiben, weshalb Schwellungen und phlegmonöse Entzündungen in der Umgebung nicht selten sind. Durch Resorption eines Teils der Zerfallsstoffe kommt infolge Intoxikation die Beeinträchtigung des Allgemeinbefindens zustande.

Fast immer siedeln sich sekundär pyogene Erreger im absterbenden Gewebe an. Diese schmelzen durch Toxinwirkung weitere Gewebsteile ein. Auf diesem Wege werden allmählich neben dem Bindegewebe und der Muskulatur auch Sehnen, Faszien, Knorpel und auch freiliegender Knochen nekrotisiert. Die Nekrose dehnt sich also nunmehr über ihren ursprünglichen Umfang aus. Zuerst findet man die fortschreitende Nekrose entlang der Bindegewebszüge oder auch in der Muskulatur. Gefürchtet ist die flächenhaft sich ausbreitende Faszien nekrose, die langsam, aber kontinuierlich fortschreitet und oft noch nach Ausheilung des primären nekrotischen Herdes multiple Abszesse verursacht, in denen die demarkierten, nekrotischen Faszienteile liegen. Die Knochennekrose entsteht meist auf dem Wege über die eitrige Osteomyelitis.

Ist der feuchte Brand zugleich mit einer jauchig-eitrigen (putriden) Wundinfektion verbunden, so bezeichnet man das Leiden als **Gangrän** (Gangraena humida). Die Gangrän hat einen fortschreitenden Charakter und verläuft unter ausgeprägteren örtlichen Entzündungserscheinungen und stärkerer Beeinträchtigung des Allgemeinbefindens.

Durch Beteiligung der putriden Erreger sind die Zerfallsmassen jauchig, aashaft stinkend und grau- bis schokoladenbraun gefärbt (jauchige Gangrän). Der fortschreitende Zerfall findet oft derartig schnell statt, daß die demarkierende Entzündung nicht Schritt halten kann. Heftige lokale Symptome, starke Blutungen infolge Gefäßnekrose und schnell einsetzende pyogene oder putride Allgemeininfektionen sind daher meist die unausbleiblichen Folgen.

Prophylaxe. Ist der Gewebstod einmal eingetreten, kann sich die Therapie nur mit der Beseitigung der Nekrosen befassen. Oft bleiben entstellende Narben und irreparable Schädigungen zurück. Die Prophylaxe ist wichtig. Zur Vermeidung tiefgehender Ätzschorfe soll man daher bei Anwendung konzentrierter Ätzmittel vorsichtig sein. Drückende Geschirrteile sind zu lockern und genau zu verpassen. Häufig wird hierbei der Fehler gemacht, daß drückende Stellen besonders unterpolstert werden. Dadurch konzentriert sich der Druck des Geschirrs nur an dieser Stelle, während die Umgebung frei schwebt. Selbst die weichste Polsterung wird dann an dieser Stelle stark komprimiert, so daß sie druckverstärkend und nicht mildernd wirkt. Lange liegende Halfter sind zu kontrollieren, da der schnürende Genickriemen Nekrosen verursacht, die zur Genickfistel führen können. Eiserne Halsketten bei Jungrindern werden oft durch das Wachsen der Tiere zu eng, nekrotisieren die Haut im Genick und sind als chronische Tierquälerei durch Unachtsamkeit zu werten. Der Dekubitus tritt bei Großtieren ein, die länger als 6 Std. fest auf einer Seite liegen müssen. Die schlecht gepolsterte Haut an der Gesichtsleiste, am Augenbogen, Atlasflügel, Schultergelenk, Karpalgelenk, an den Rippen, am Hüfthöcker, an Hüft-, Knie-, Sprung- und Fesselgelenk ist besonders gefährdet. Kranke, festliegende Tiere brauchen daher eine gut gepolsterte Streu von mindestens 30 cm Tiefe, am besten Sägemehl, Torf oder Poroplastematerial. Alle 5—6 Std. müssen sie auf die andere Seite gelegt werden. Auf diese Weise vermeidet man den Dekubitus selbst bei wochenlangem Liegen. Verbände müssen so gelegt werden, daß man bequem einen Finger unter sie einführen kann. Die Drucknekrose tritt bei schnürenden oder schlecht gepolsterten Verbänden am Sprunggelenk leicht auf die Achillessehne und am Vorderfußwurzelgelenk im Bereich des Erbsenbeines ein. Diese Stellen sind besonders zu polstern. Gliedmaßen dürfen nicht länger als 3 Std. abgebunden bleiben. Bei Anwendung der Stauuungshyperämie nach Bier muß die arterielle Pulsation im gestauten Gebiet noch fühlbar sein. Es soll auch nicht länger als 8 Std. täglich gestaut werden.

Bei Darmverschluß durch Fremdkörper im Dünndarm des Hundes (Fremdkörperileus) tritt schon nach kurzer Zeit manchmal eine lokale Darmschädigung ein, die unter Störung des Allgemeinbefindens zur Darmnekrose führt. Frühdiagnose und rechtzeitige Laparotomie wirken lebensrettend. Ähnlich ist bei der Dünndarminvagination des Hundes und Rindes zu verfahren. Beim Pferd ist die Darmnekrobiose nicht mehr reversibel, wenn die Gekrösegefäße thrombosiert sind. Dann muß auf jeden Fall reseziert werden. Der Nekrose und Gangrän in der Wunde wird durch rechtzeitige, aktive Wundversorgung vorgebeugt.

Die *Therapie* soll die Abstoßung des nekrotischen Gewebes beschleunigen, ohne die heilenden und aufbauenden Vorgänge, insbesondere die Demarkation, zu behindern. Sie soll weiterhin eine Infektion vermeiden.

Trockene Nekrosen stoßen sich allmählich ab. Sie werden mit Wundsalbe, Vaseline oder Kampfersalbe eingefettet, um den Schorf elastisch zu erhalten. Wenn möglich, sollen sie unter Verband gehalten werden. Gewaltsames Abreißen, operatives Entfernen oder Erweichen der trockenen Nekrose durch Baden oder feuchte Verbände sind nicht zu empfehlen. Es werden nur die am Rand zunächst sich demarkierenden und abgelösten Teile vorsichtig mit der Schere jeweils abgeschnitten. An den fest haftenden Teilen des Schorfes ist die Demarkation noch nicht beendet. Durch gewaltsame Entfernung der Nekrosen würde das von der Peripherie unter den Schorf sich vorschiebende Epithel zerstört werden. Eine Wundeiterung ist meist die Folge.

Bei der Nekrose ganzer Körperteile (Zungenspitze, Schweif, Rute, Penis, Ohren, Euter, Klauen, Kamm und Kehllappen des Geflügels usw.) wird die deutliche Abgrenzung des toten vom gesunden Gewebe abgewartet. Erst wenn ein zirkulärer Einriß in die Haut die beendete Demarkation anzeigt, soll amputiert werden.

Die feuchte Nekrose wird anders behandelt. Hauptziel soll sein, die Nekrosen schnell zur Abstoßung zu bringen. Stinkende Nekrosen werden mit Pinzette und Schere entfernt. Blutungen werden vermieden.

Desinfizierende und hyperämisierende feuchtwarme Verbände sind am Platze. Die Desinfektionslösungen durchtränken das nekrotische Gewebe und verhindern die Bakterienvermehrung in ihm. Hypochlorithaltige Lösungen haben den Vorteil, daß sie desodorierend wirken und die Demarkation beschleunigen. Das Granulationsgewebe wird durch sie kräftig hyperämisiert und blutstrotzend. Häufige Spülungen (täglich zweimal) wirken ebenfalls säubernd und desinfizierend. Besonders sorgfältige Behandlung erfordert die fortschreitende Gangrän. Es müssen zusätzlich die allgemeinen Regeln der Wundbehandlung Anwendung finden. Taschen sind zu spalten, Gegenöffnungen anzulegen, und vor allem ist jede Störung der Wundheilung und Irritation des Gewebes sorgfältig zu vermeiden.

Nekrosen innerer Organe können nur durch Laparotomie, Exstirpation oder Resektion der kranken Teile behandelt werden.

Nekrotische Knochenteile haben sich erst nach mehreren Wochen demarkiert. Sie werden operativ entfernt.

5. Hypertrophie und Hyperplasie

Als **Hypertrophie** *bezeichnet man eine das Normale überschreitende Vergrößerung der Zelle ohne Einlagerung fremder Substanzen.* Die Vergrößerung entsteht durch vermehrte Tätigkeit der Zelle.

Als **Hyperplasie** *bezeichnet man die Vergrößerung eines Organs durch Vermehrung seiner Zellen.*

Die Trennung zwischen Hypertrophie und Hyperplasie wird vom Kliniker nicht so scharf gezogen, da die differentialdiagnostische Unterscheidung schwer zu treffen ist. Die sogenannten Hypertrophien des Bindesgewebes, des Granulationsgewebes und des Knochens werden daher meist als Hyperplasie im pathologisch-anatomischen Sinne aufgefaßt werden müssen. Der Entstehung nach bezeichnet man sie als entzündliche Hyperplasien.

Symptomatologie. Die **Arbeitshypertrophie** tritt infolge funktioneller Mehrbeanspruchung der Gewebe oder Organe auf. Muß infolge Ausfallens eines Teils ein anderer vertretungsweise (vikariierend) dessen Arbeit übernehmen, so stellt sich an diesem die vikariierende Hypertrophie ein. Die Hypertrophie ist klinisch an der Vergrößerung und Umfangsvermehrung des betreffenden Teils erkennbar. Praktisch von Bedeutung für den Chirurgen ist sie an den Muskeln des Skeletts bei Sportpferden und Rennhunden.

Die **Muskelhypertrophie** entsteht durch ständige und verstärkte Muskelarbeit. Man findet sie häufig bei Koppern. Durch die beim Krippensetzen erfolgende Mehrbeanspruchung der Mm. sternomandibulares, sternohyoidei, sternothyreoidei und omohyoidei erfolgt eine erhebliche Vergrößerung des Querschnittes dieser Muskeln, so daß sie als armdicke Stränge an der Unterseite des Halses zu beiden Seiten der Trachea hervortreten. Beim hochtrainierten Reit-, Spring- und Rennpferd findet man eine allgemeine Hypertrophie der Extremitätenmuskulatur, die die einzelnen Muskeln deutlich und gut an Schulter, Oberarm, Kruppe und Oberschenkel hervortreten läßt. Sie sind durch Rinnen gut voneinander abgesetzt (sogenannte Trainerlinien). Die Muskelhypertrophie bei Schweinen des langen Typs ist angezüchtet.

Bei Kardiastenose, Pylorusstenose, Stenose am Ostium ileocaecale bzw. am Ileum kommt es zur Muskelhypertrophie, die von einer funktionellen Stenose begleitet wird.

Die **Bindegewebshyperplasie** entsteht durch chronische Reizung. Stagnierende Flüssigkeiten (Ödeme), pyogene und andere bakterielle Entzündungen, chronische Entzündungen der Gewebe, stetige Traumen und viele andere chronische Reize führen zur Vermehrung und Verdichtung des Bindegewebes. Meist liegt eine Thrombose der Lymphgefäße zugrunde.

Die **Granulationsgewebshyperplasie** tritt infolge chronischer Reize auf und stört die Wundheilung erheblich.

Die **Knochenhyperplasie** ist meist die Folge entzündlicher Vorgänge. Sie führt zu umschriebenen Umfangsvermehrungen im Verlauf der Periostitis ossificans, zur diffusen Knochenverdichtung (Osteosklerose, Eburnisation) während der Ostitis, zur Kallusbildung bei Frakturen und zur Verdichtung der Spongiosa und des Markraumes bei ossifizierender Entzündung des Endostes. Hypertrophische Zustände treten an den Knochen auch bei der Osteoarthropathia Bamberger-Marie und Akromegalie des Menschen auf. Als Leontiasa ossea bezeichnet man die bei Mensch, Pferd und Hund vorkommende, wahrscheinlich angeborene diffuse Verdickung der Kopfknochen. Bei der Osteopoikilie des Menschen erscheinen in allen Knochen, mit Vorliebe in den kurzen Röhrenknochen, kleine, herdförmige Verdichtungen, die dem Knochen im Röntgenbild ein fleckiges Aussehen geben. Über die Schienbeinerkrankung der 2- und 3jährigen Vollblüter, eine *Periostose*, s. S. 409. Als *Endostose* wird die abgeschlossene ossifizierende Entzündung des Endostes mit Verengung des Markraumes bezeichnet. Sie kommt im Gefolge der Panostitis eosinophilica des Hundes vor.

6. Stenose

Unter Stenose versteht man jede Verengung von röhrenförmigen Hohlorganen oder Kanälen. Sie kann angeboren oder erworben sein.

Angeborene Stenosen im Sinne einer Verkleinerung des Lumens von Hohlorganen oder Kanälchen finden sich im Magen-Darm-Kanal bei allen Haustieren. Es kommt in dem Augenblick zu Verstopfungen, wenn von flüssiger auf feste Nahrung umgestellt wird. Bei Fohlen findet man bisweilen eine angeborene, säbelscheidenähnliche Stenose der Trachea. Angeborene Deformitäten des Gesichtsschädels engen die Nasengänge ein. Es gibt bei Rind, Pferd und Hund Stenosen des Tränennasenganges. Beim Rind sind angeborene Stenosen des Zitzenkanals und der Zitzenzisterne von Bedeutung.

Erworbene Stenosen, nach Ursache und Art als Obturations-, Kompressions-, Narben- und funktionelle Stenosen bezeichnet, können sich jederzeit während des Lebens im Bereich des Atmungs- und Verdauungsapparates, der galleableitenden Wege, der Drüsenausführungsgänge, des Urogenital- und des milchableitenden Systems und des Kreislaufapparates ausbilden.

6.1. Obturationsstenose

Die Obturationsstenose entsteht durch Verstopfung. Das Lumen wird teilweise oder ganz verschlossen. Obturationsstenosen werden am häufigsten durch Fremdkörper verursacht. In den oberen Luftwegen und der Trachea sind diese selten. In der Speiseröhre des Rindes, des Pferdes und des Schweines setzen sich oft unzerkleinerte Früchte (Äpfel, Birnen) oder Kartoffeln und Rüben fest. Beim Pferd können es auch trocken gefütterte Rübenschnitzel sein, die sich von der Kardia bis zum Schlundkopf

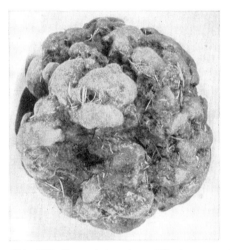

Abb. 199. Darmstein eines Pferdes, aus Steinchen, Sand und Kot bestehend. Durchmesser 8 cm. Kolik seit 3 Tagen, operative Entfernung nach Flanken- und Darmschnitt. Heilung.

aufeinanderpfropfen. Beim Hund bleiben meist Knochenstücke, die sich einspießen, bei der Katze Fischgräten, Stopf- und Nähnadeln in der Speiseröhre stecken. Früchte sitzen bei Rindern, Pferden, Schweinen im Anfangsteil der Speiseröhre, hinter der Brustapertur oder vor dem Zwerchfell, Fremdkörper bei Hund, Katze und Schwein im Halsteil des Ösophagus oder kurz vor der Einmündung in den Magen.

Als Haarbälle *(Bezoare)* bezeichnet man aus verfilzten Haaren und Pflanzenfasern bestehende Gebilde. Sie entstehen in den Vormägen der Rinder und werden faustgroß. Sie können beim Wiederkauen Verstopfungen in der Speiseröhre verursachen.

Im Ileum von Hund und Katze führen abgeschluckte Fremdkörper (Gummibälle, Geldstücke, Pfirsichkerne, Steine und vieles andere) zu Obturationsstenosen, die als Obturationsileus oder mechanischer Ileus bezeichnet werden und auf operativem Wege entfernt werden müssen. Auch beim Schwein sind solche Obturationsstenosen möglich. Im Dickdarm des Pferdes können nach Fütterung von langstengeligem Klee feste, verfilzte, kugelige Ballen entstehen, die eine Obturationsstenose in der Beckenflexur bzw. im kleinen Kolon und dadurch Kolik verursachen. Sie werden durch rektale Massage zerkleinert oder operativ entfernt. Für Darmsteine, die beim Pferd vorkommen, trifft das gleiche zu. Sie müssen operativ entfernt werden. Die *Koprostase* ist eine Kotanschoppung im Dickdarm bei den Fleischfressern.

In den Ausführungsgängen von Drüsen, in den galleableitenden Wegen, im Urogenital- und milchableitenden System treten Obturationsstenosen durch Konkremente auf. Diese sind feste, z. T. steinartige Ausscheidungen salziger oder organischer Bestandteile von Sekreten oder Exkreten, die sich oft an einem kleinen Fremdkörper (abgestoßene Zellen, Gerinnsel, Sandkörnchen, Haferkörner, abgestorbene Parasiten usw.) absetzen und diese durch Apposition allmählich vergrößern, bis sie schließlich an Ort und Stelle oder nach Wanderung in der Abflußrichtung des Kanals an einer engeren Stelle eine Obturation hervorrufen. Auf diese Art und Weise entstehen u. a. *Speichelsteine* im Ductus parotidicus des Pferdes und des Rindes. Man findet mehrere Steine perlschnurartig hintereinander gelagert oder auch manchmal einzelne Steine, die bis kastaniengroß werden können. Stets liegen sie in der Nähe der Papilla salivalis oder höchstens 10 cm von der Mündung entfernt. Sie sind kreideweiß oder gelblich und bestehen zu 80–90% aus Calciumcarbonat.

Echte, in der Gallenblase entstehende *Gallensteine*, die zur Obturationsstenose im Ductus choledochus führen, sind be Haustieren selten. Im Gefolge der Distomatose des Rindes treten Inkrustationen in den Gallengängen der Leber auf, die über die Gallenblase in den Ductus choledochus eingeschwemmt werden können. Sie führen dort zur Obturation und zum klinischen Bild des *Obturationsikterus*. Ein solches Rind kann eine Gallenkolik zeigen.

Im Dickdarm des Pferdes entstehen *Darmsteine* (s. o.). Es erkranken Pferde aus Müllerei- oder Bäckerbetrieben (Kleiefütterung). Diese Steine wachsen langsam. Sie werden bis zu 10 kg schwer und bestehen hauptsächlich aus Tripelphosphat. Bei Verlegung des Darmlumens an engen Stellen verursachen sie die Steinkolik. *Harnsteine* (Urolithiasis) können in der Niere, im Nierenbecken oder in der Harnblase dadurch entstehen, daß sich Harnsalze an abgeschuppte oder verklebte Epithelien, Entzündungszellen, Fibringerinnsel oder an Fremdkörper anlagern. Sie werden mit dem Harn weitergespült und können zur Verstopfung der Harnwege mit ihren Folgen (Pyelonephritis, Nephrose, Zystitis, Blasenruptur, Urämie) führen. Man unterscheidet Nierenbecken-, Harnleiter-, Blasen- und Harnröhrensteine. Sie bestehen beim Hund aus Uraten, Calciumphosphat, Tripelphosphaten und Calciumoxalat. Sie sind meist klein, weiß gefärbt, rund oder facettiert und steinhart. Als Harnsand oder Harngrieß werden kleinste Steinchen bezeichnet, die in größeren Mengen in der Harnblase liegen. Manche Nierensteine werden bohnengroß, manche Blasensteine kastaniengroß. Meist findet man linsen- bis erbsengroße Steine in größerer Zahl. Sie werden in die Harnröhre gespült und keilen sich beim Kater im Bereich der Glans, beim Hund hinter dem Penisknochen ein. Im Röntgenbild findet man dort oft perlschnurähnlich hintereinanderliegende Steine. In der Blase führen sie zur chronischen Zystitis. Die klinischen Erscheinungen bestehen anfangs aus Harntröpfeln, später Harnverhaltung und Urämie. Beim Schafbock sind Obturationsstenosen der Harnröhre durch Steine nicht selten. Sie setzen sich häufig erst in dem wurmähnlichen Processus urethralis fest. Bei Bullen und Ochsen klemmen sich die erbsen- bis bohnengroßen Steine, die in größerer Zahl in der Blase vorkommen, beim Harnabsatz in der S-förmigen Krümmung ein. Die Tiere reagieren anfangs mit kolikartigen Erscheinungen. Die Steine bestehen aus Calciumoxalat, Calciumcarbonat oder aus Kieselsäure. Blasensteine beim Pferd können faustgroß werden. Ihre Oberfläche ist meist gleichmäßig rauh, ihre Form rund, platt, länglich oder eiähnlich. Man findet auch beim Pferd kleinere Steine, Harnsand und -grieß. Nierenbecken- und Harn-

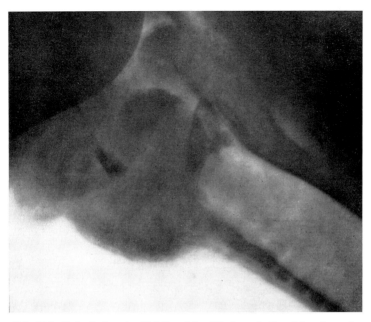

Abb. 200. Tuberkulose im Kehlkopf des Rindes mit Durchbruch nach außen (Röntgenbild).

eitersteine sind selten. Die in der Blase gebildeten Steine setzen sich beim Hengst und Wallach oft unterhalb des Sitzbeinausschnittes fest. Fritsch und Zuylen (1967) berichteten über Harnsteine beim Eber. Eichelsteine sind beim Pferd in den Processus urethralis der Harnröhre eingekeilt vorgefunden worden. *Vorhautsteine* bestehen aus eingedicktem Smegma. Sie liegen in der Präputialhöhle, beim Schwein auch im Präputialbeutel und können zu Störungen im Harnabsatz Veranlassung geben.

Sogenannte *Milchsteine* kommen beim Rind vor. Sie sitzen in den Milchgängen oder legen sich vor den Eingang zum Zitzenkanal. Thelazien können beim Rind zur Obturationsstenose des Tränennasenganges führen.

Verdickungen der Wand von Hohlorganen oder Kanälen können beim Vorliegen verschiedenartigster Krankheiten das Lumen verengen oder ganz verlegen. So wird bei Schleimhautentzündungen und durch Ödeme die lichte Weite der Atemwege verkleinert. Man findet sie an der Nasenschleimhaut, als Glottisödem, im Kehlkopf und in der Luftröhre. Sie lösen Atemnot aus und führen unter Umständen zur Erstickung. Bei Entzündungen des Tränennasenganges schwillt dieser manchmal vollkommen zu, so daß Tränenfluß aus der Lidspalte auftritt.

Schleimhautwucherungen verursachen ebenfalls Obturationsstenosen (Nasen- und Zitzenpolypen, tuberkulöse oder aktinomykotische Wucherungen in den Nasengängen oder im Kehlkopf, Scheidewände in der Milch- oder Zitzenzisterne). Im Verlauf der Otitis externa des Hundes können Granulationsgewebshyperplasien entstehen und den äußeren Gehörgang vollkommen verlegen. Nach der Tracheotomie entstehen beim Pferd mitunter hühnereigroße Granulome, die von der Wunde aus in die Luftröhre hineinwachsen und Atemnot hervorrufen. Geschwülste verschiedenster Art wachsen manchmal in die Nasenhöhle, in den Kehlkopf, die Luftröhre, Speiseröhre, Blase oder in andere Hohlorgane hinein und verengen oder verschließen sie. Die Lähmung des N. recurrens führt zum Herabsinken des Aryknorpels und zur Verengung des Kehlkopfinneren. Ein zu langes Gaumensegel führt bei Hunden und Pferden zur Behinderung der Atmung durch Schlottern desselben. Unter Umständen kann es in den Kehlkopf aspiriert werden. Bei einigen Hunderassen ist das knorpelige Gerüst des Kehlkopfes derartig schwach, daß es bei stärkeren, körperlichen Belastungen zum „Kollabieren" des gesamten Kehlkopfes kommt. Verknöcherungen der Knorpelringe (Chondritis et Perichondritis trachealis chronica ossificans) findet man an der Luftröhre nach der Thracheotomie. Da sich dabei die Ringe verdicken, führt dies zur Verengung der Luftröhre und zu Atemstörung. Auch die Kehlkopfknorpel können verknöchern. Zysten kommen in Schleimhautwänden vor und verstopfen die Kanäle. Sie sind häufig gestielt. Zungengrund- bzw. Epiglottiszysten können beim Schluckakt den Schlundkopf verstopfen und dadurch die Futteraufnahme stören. Ein anderes Mal werden sie in den Kehlkopf aspiriert und rufen Erstickungsanfälle hervor.

Eine klinische Bedeutung als Obturationsstenose am Gefäßsystem besitzt die *Thrombose*. Man versteht darunter einen partiellen oder totalen Verschluß eines Blutgefäßes durch an der Gefäßwand fixierte Gerinnsel. Bei arteriellen Thrombosen wird eine ausreichende Blutversorgung des peripheren Körperteils, besonders in der Bewegung bzw. bei erhöhtem Durchblutungsbedarf, in Frage gestellt. Venöse Thrombosen führen zu Stauungserscheinungen peripher von der Gefäßobturation. Durch bakterielle, mechanische und chemische Irritation der Gefäßwand komt es bei allen Haustieren an den zur intravenösen Injektion benützten Venen zur Phlebitis und Thrombophlebitis, die ebenfalls zum totalen Verschluß der Vene führen können. Arterielle Thrombosen parasitärer Ursache treten beim Pferd im Bereich des Endabschnittes der Aorta (Aa. iliaca, femoralis, hypogastrica), als Thrombose der A. axillaris und A. brachialis (intermittierendes Hinken) und als Thrombose an der Arterien der vorderen Gekrösewurzel auf (thrombotisch-embolische Kolik). Beim Rind sind pyogene Thrombosen der Vena cava caudalis im Gefolge zwerchfellnaher Abszeßbildungen (Haubenabszesse, Leberabszesse) bekannt. Es kommt neben der Metastasierung in anderen Organen zur Bauchwassersucht.

Parasitäre Thrombosen werden u. a. für die Gleichbeinlahmheit des Pferdes, arterielle Thrombosen für die Podotrochlose (Nemeth 1972, Colles 1977) verantwortlich gemacht.

6.2. Kompressionsstenose

Von der Umgebung her können Hohlorgane und Kanäle zusammengedrückt und dadurch verengt oder ganz verschlossen werden. Häufig sind es Tumoren, die in der Umgebung liegen und auf das Organ drücken. In anderen Fällen sind es akute und chronische Entzündungen, Abszesse, Phlegmonen, Hämatome, Quetschungen, ver-

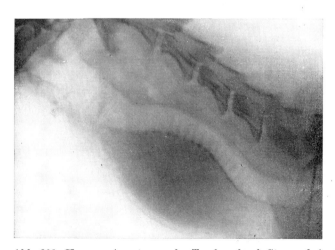

Abb. 201. Kompressionsstenose der Trachea durch Struma beim Hund.

größerte Lymphknoten oder kranke Anhangsdrüsen. So werden oft die Nasengänge, meist auch der Tränennasenkanal bei Fraktur oder Entzündung der Kieferknochen, bei Empyemen, Zystenbildung, Tumoren in den Kieferhöhlen u. a. m. verengt. Aktinomykotisch veränderte Pterygoid- und Retropharyngeallymphknoten engen die oberen Atemwege beim Rind ein. Der Kropf des Hundes drückt auf die Trachea und behindert dadurch die Atmung.

Tuberkulös oder tumorös-leukotisch vergrößerte Mediastinallymphknoten können beim Rind eine Kompressionsstenose des Ösophagus im Mittelfellraum verursachen. Luftsackempyeme komprimieren beim Pferd den Pharynx, so daß Schluckbeschwerden und Regurgitieren beobachtet werden. Der Ductus choledochus kann beim Rind durch Leber- und Haubenabszesse sowie durch chronisch-adhäsive Peritonitiden komprimiert werden. Es kommt zur Gallenstauung. Beim Hund können Geschwülste oder Hämatome der Milz, Niere oder des Mesenteriums den größten Teil der Bauchhöhle ausfüllen und Darm und andere Organe stark einengen. Halsphlegmonen führen zu Schlingbeschwerden durch Kompression der Speiseröhre. Wird das Scheidengewölbe dorsal vom Muttermund zur Stuten- und Färsenkastration perforiert, so entstehen oft starke Phlegmonen und Abszesse, die den Mastdarm ringförmig vor der Ampulle einengen und den Kotabsatz behindern. Periproktale Phlegmonen führen zur Kompressionsstenose des Rektums. Bei alten Rüden wird es durch Prostatahypertrophie und -tumoren komprimiert. Später kommt eine Kompression der Harnröhre mit erschwertem Harnabsatz hinzu. Auch Mißbildungen sind Ursachen von Kompressionsstenosen. Durch Aortenbogenanomalien bei Hund, Katze, Kalb und Fohlen kommt es zur Abschnürung von Ösophagus oder Ösophagus und Trachea mit entsprechenden Folgen (Erbrechen, Atemnot). Lipome, die langgestielt sind, können sich um eine Dünndarmschlinge legen und diese abschnüren. Es entsteht der seltene Kompressionsileus.

6.3. Narbenstenose, Striktur

Nach perforierenden Wunden, chronischen Entzündungen, Schleimhautgeschwüren, Quetschungen und Zerreißungen bilden sich an Hohlorganen und Kanälen ringförmige Einschnürungen. Diese Verengungen des Innenraumes entstehen durch Retraktion des Narbengewebes im Heilungsverlauf. So kann nach der zur Beseitigung der Obturationsstenose vorgenommenen Ösophagotomie, aber auch nach instrumenteller Beseitigung mit Verletzung der Schleimhaut, eine Narbenstenose auftreten. Auch nach der Enterotomie zur Entfernung von Fremdkörpern aus dem Dünndarm der Fleischfresser können Strikturen entstehen. Diese prädisponieren zum erneuten Obturationsileus bei demselben Tier. Überreiter (1956) stellte derartige Strikturen in 1,7% der Fälle fest. Man fand auch ringförmige Einschnürungen nach Dünndarmresektionen

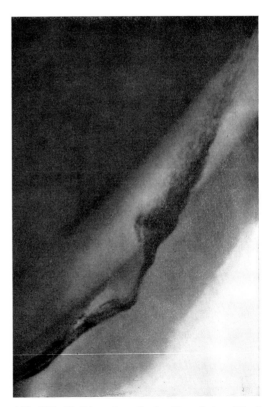

Abb. 202. Striktur der Speiseröhre beim Pferd (**Nagel** 1968).

mit nachfolgender End-zu-End-Anastomosenbildung. Nach dem Harnröhrenschnitt bei allen Haustieren und nach kaum der noch in Anwendung kommenden Penisamputation beim Pferd sind Harnröhrenstrikturen nicht selten. An der Luftröhre des Pferdes findet man Narbenstenosen nach der Tracheotomie mit Substanzverlust. Die Durchschneidung der Knorpelringe führt sehr oft zum Verlust ihrer natürlichen Rundung. Sie strecken sich, so daß neben der Narbenstriktur der Schleimhaut sich ein schlitzförmiger Querschnitt des Trachealrohres einstellen kann, der zu Atemstörungen führt. Nach hochgradigen Entzündungen der Trachealschleimhaut und nach Fraktur der Knorpelringe treten Strikturen auf. Entzündungen und Quetschungen der Schleimhaut des Zitzenkanals führen zu Narbenstenosen. Diese kommen auch im Anschluß unsachgemäß ausgeführter Strichkanalweitungen zustande, besonders wenn die Ringmuskulatur zerrissen worden ist.

6.4. Funktionelle Stenose

Unter funktioneller Stenose versteht man eine auf vegetativer Dysharmonie beruhende Funktionsstörung, die bei den Haustieren besonders im Bereich des Magen-Darm-Kanals, z. B. am Magenein- und -ausgang, am Ileum, am Ostium ileocaecale und am Übergang vom Kolon zum Rektum, auftritt. Bei den Wiederkäuern kommen funktionelle Stenosen außer am Pylorus gehäuft im Bereich der Schlund-Magenrinne, besonders an der Kardia und am Ostium reticuloomasicum vor (sogenanntes Hoflundsyndrom; Hoflund 1936, 1940). Klinisch kann sich eine funktionelle Stenose an den entsprechenden, oft mit einem Sphinkter versehenen Abschnitten des Verdauungskanals als spastischer Verschluß, aber auch als atonische Öffnung darstellen (Dietz 1968). Der jeweilige pathologische Funktionszustand ist abhängig von der Tonussteigerung oder -minderung des einen oder anderen Teils des vegetativen Nervensystems. Psychisch bedingte vegetative Dysharmonien mit gesteigertem Sympathikotonus können beim Jungtier zum Kardiaspasmus und Megaösophagus, zum Spasmus des Pylorus, des Ostium ileocaecale (Gängel 1963) oder zum Spasmus am Übergang vom Kolon zum Rektum mit anschließendem Megakolon (Hirschsprungsche Krankheit) führen. Die Entstehung des Ileumspasmus beim Pferd ist vegetativ bedingt. Länger bestehende oder sich wiederholende spastische Zustände an der Kardia oder am Pylorus des erwachsenen Hundes rufen Muskelhypertrophie und dadurch eine Kardia- und Pylorusstenose hervor. Die funktionellen Stenosen des Rindes werden durch Beeinflussung des vagalen Nervensystems hervorgerufen. Von der Lokalisation her unterscheidet man vor und hinter der Kardia gelegene Vagusschädigungen (Slanina 1963). Als Ursache präkardialer Vagusschädigungen kommen vergrößerte tuberkulös oder leukotisch veränderte Mediastinallymphknoten, Periösophagitiden, Schlunddivertikel und Schlundabszesse in Frage. Ursache postkardialer ventraler Bauchvagusschädigungen sind beim Rind durch Zwerchfell-Lücken hervorgerufene Haubeneventrationen, Haubenwandabszesse, Leberabszesse, alle anderen im Gefolge einer chronischen Reticuloperitonitis traumatica auftretenden Komplikationen (Adhäsionen, Verschwartungen), auch Labmagenulcera und -abszesse (Hoflund 1936, 1940, Kubin 1955, Dirksen und Stöber 1962, Slanina 1963, Dietz und Nagel 1965, 1966;

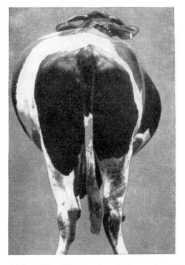

Abb. 203. Rind mit mittlerer funktioneller Stenose (Hoflund-Syndrom).

u. a.). Akute Schädigungen vagaler Zweige führen meist zu vorübergehenden vagalen Reizerscheinungen, chronische Schädigungen zu Vagusdegeneration und -lähmung. Aus dem hieraus sich ergebenden Funktionszustand werden in Ergänzung der von Hoflund 1936 und 1940 differenzierten funktionellen Stenosen am Rindermagen bzw. an der Schlund-Magenrinne nach Slanina (1963) und Dietz und Nagel (1967) unterschieden: die Kardiastenose als sogenannte vordere funktionelle Stenose, die Stenose im Bereich des Ostium reticuloomasicum a) mit Atonie des Pansens und der Haube und b) mit erhaltener oder hyperaktiver Pansen- und Haubentätigkeit als sogenannte mittlere funktionelle Stenose und die dauerhafte oder rezidivierende Pylorusstenose als sogenannte hintere funktionelle Stenose. Klinisch bestehen bei diesen funktionellen Stenoseformen des Rindes rezidivierende Tympanie mit Pansenatonie, Pansendilatation mit gesteigerter Pansenmotorik und suppenartigem, nicht mehr geschichtetem Panseninhalt und zeitweiligem Erbrechen, Labmagendilatation und -anschoppung, Vergrößerung des Leibesumfanges, allmähliche Abmagerung und manchmal durch Vagotonie bedingte Bradykardie.

Ileus. Als Ileus bezeichnet man jeden Darmverschluß. Er kann entstehen:

1. mechanisch durch Obturation oder Okklusion (Geschwülste, verschluckte Fremdkörper, Narbenstrikturen, Kotmassen, Würmer u. a.); durch Strangulation (Darmabschnürung mit Verschluß der Blutgefäße), hervorgerufen durch pendelnde Geschwülste, Zysten, Verwachsungsstränge; durch Volvulus (Darmverschlingung), evtl. mit gleichzeitiger Torsion (Achsendrehung) eines Darmteils; durch Invagination (Intussuszeption, Einstülpung eines Darmabschnittes in einen anderen, wird häufig auf Grund der Pathogenese zu den mechanischen oder paralytischen Ileusformen gerechnet), Inkarzerationen (Darmeinklemmung in äußere oder innere Bruchpforten);

2. paralytisch durch Darmlähmung (Thrombose oder Embolie der Darmgefäße);

3. spastisch durch Darmkrämpfe;

4. angeboren: Atresie und Stenosen.

Therapie der Stenosen. Obturationsstenosen behandelt man möglichst konservativ durch Beseitigung der Verstopfung von natürli-

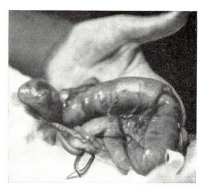

Abb. 204. Ileus nach Dünndarminvagination beim Hund (Operationsbild).

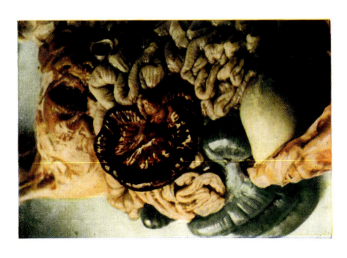

Abb. 205. Volvulus der letzten Jejunumschlinge beim Schwein.

chen Körperöffnungen aus. Im Ösophagus und in der Blase des weiblichen Tieres ist dies oft möglich. Sonst muß man Fremdkörper oder Konkremente durch Freilegung des Ösophagus und oral- oder magenwärts gerichtete Massage, durch Schlundschnitt, Darmschnitt, Blasenschnitt, Harnröhrenschnitt usw. operativ entfernen. Speichelsteine versucht man zunächst durch blutige Erweiterung der Papilla salivalis von der Mundhöhle aus, falls dies nicht möglich ist, durch Eröffnung des Ductus parotidicus von außen zu entfernen. Gallengangsteine oder Konkremente werden in das Duodenum massiert. Falls dies nicht möglich ist, hat eine Cholezystoduodenostomie zu erfolgen (Hofmeyr 1960). Manche Steine liegen ungünstig, so daß sie auch operativ nicht erreicht werden können (Nierenbecken- und Harnleitersteine beim Großtier). In solchen Fällen käme beim Kleintier die Nephrotomie oder die Nephrektomie, beim Großtier nur die Nephrektomie in Frage, sofern die andere Niere voll funktionstüchtig ist. Steine im Processus urethralis beim Schafbock können manchmal durch Resektion dieses wurmförmigen Harnröhrenfortsatzes entfernt werden. Milchsteine müssen u. U. durch Zitzenschnitt extrahiert werden.

Bei Verdickungen oder Wucherungen der Wand eines Hohlorgans oder eines Kanals richtet sich die Therapie nach der Ursache. Eine Behandlung von aseptischen Thrombosen kann versucht werden (Antikoagulantien, Fibrinolytika und Thrombolytika). Man benutzt Na-Gluconat im Dauertropf zur Thrombolyse bei der Thrombose der Endaufzweigung der Aorta und Cumarinderivate zur Langzeittherapie bei Podotrochlose und Sesamoidose (Gleichbeinlahmheit).

Bei *Kompressionsstenosen* wird das Grundleiden behandelt. Eine Narbenstriktur kann bei günstiger Lage durch vorsichtige Dehnung geweitet werden. Exzisionen der Narbe und andere chirurgische Maßnahmen versagen meist.

Funktionelle Stenosen (Kardiaspasmus, Pylorusspasmus) bei jungen Pferden, Hunden und Katzen behandelt man konservativ (Spasmolytika, Neuroleptika, vorsichtiges Weiten der Kardia durch die Magensonde). Bei Kardia- und Pylorusstenose kann die Myotomie nach der Ramstedt-Methode erfolgen. Bei funktionellen Stenosen im Bereich der Schlund-Magenrinne und des Pylorus des Rindes ist die Prognose stets zweifelhaft bis ungünstig. Falls die auslösende Ursache der Vagusschädigung abgestellt werden kann (Verschluß der Zwerchfell-Lücke und Reposition der eventrierten Haube, Entfernung aus der Haube ausgewanderter [extragastraler] Fremdkörper aus Verschwartungen und Abszessen, Beseitigung von Haubenwandabszessen), ist mit dauerhafter Beseitigung der Funktionsstörung zu rechnen (Dietz und Nagel 1967). Die Pyloromyotomie wird beim Rind erfolgreich praktiziert (Verschooten 1970).

Literatur

Colles, C. M.: Navicular disease and its treatment. In Pract. **4** (1982), 29–36.

Colles, C. M., and Hickman, J.: The arterial supply of the navicular bone and its variations in navicular disease. Equine Vet. J. **9** (1977), 150–154.

Nemeth, F.: Arteriosclerosis and filariasis as possible etiologic factors in the pathogenesis of sesamoiditis and navicular disease in horse. Neth. J. Vet. Sci. **5** (1972), 65–71.

Verschooten, F., Oyaert, W., Moor, A. de, and Desmet, P.: Treatment of dilatation and right abomasal displacement in cattle by pyloroplasty or pylormyotomie. Vet. Rec. **86** (1970), 13, 371.

7. Kontraktur und Ankylose

7.1. Allgemeines

Als Kontraktur bezeichnet man eine Zusammenziehung und Verkürzung von Muskeln, Sehnen oder anderen Weichteilen, durch welche die Bewegung der Gelenke und anderer beweglicher Teile behindert oder ausgeschaltet wird.

Die Ursachen der Kontraktur sind verschieden. Häufig kommt sie durch Retraktion von Narbengewebe nach Wunden zustande (Narbenkontraktur). Auch nach chronischen, mit starker Bindegewebsbildung verlaufenden Entzündungen, nach Zerreißungen, Quetschungen und Verwachsungen tritt sie auf. Neben der durch die Kontraktur bewirkten Spannung der befallenen Gewebe bewirkt die Kontraktur eine Einschränkung der Beweglichkeit von Gelenken, Lidern, Lippen oder anderen beweglichen Teilen. Gelenke werden oft in einer bestimmten Kontrakturstellung gehalten (Streckstellung, Beuge-, Abduktions- und Rotationsstellung). Ist die Behinderung nur gering, so kann das Gelenk noch in gewissen Ausmaßen beweglich sein. In hochgradigen Fällen wird das Gelenk stillgestellt. In jedem Fall ist an den Gliedmaßen eine mechanisch bedingte Lahmheit vorhanden.

Die **angeborene Kontraktur** wird durch Bildungsfehler bedingt. Sie kann zugleich mit Verbiegungen und Defekten der Knochen verbunden sein. Oft sind auch intrauterine Entwicklungshemmungen die Ursache. Häufig ist die angeborene Beugestellung im Karpal- und in den Zehengelenken des Kalbes und des Fohlens. Die spastische Muskelkontraktur der Streckmuskeln ist angeboren und wird bei jeder Bewegung ausgelöst. Die Streckmuskeln werden steinhart und verhindern jede Beugung des Gelenkes.

Erworbene Kontrakturen. Die *Hautkontraktur* (dermatogene Kontraktur) findet man nach chronischen, hyperplastischen Dermatitiden und Narben in den Gelenkbeugen und an anderen Stellen. Immer handelt es sich um Fälle, in denen die Heilungsvorgänge lange Zeit benötigen und durch äußere oder innere Ursachen gestört sind. Die hypertrophische Narbe, das Narbenkeloid, wulstige Narben u. a. verkürzen sich allmählich durch starke Retraktion des Bindegewebes, so daß sie die Gelenkbewegungen mechanisch behindern.

Von der Narbe ausgehend, sieht man in derartigen Fällen in der Zugrichtung verlaufende, straff gespannte Hautstränge und Falten.

Körperöffnungen können durch Narbenkontraktur verzerrt oder verkleinert werden. Kontrakturen an den Lidern oder in Lidnähe können zum En- oder Ektropium führen.

Die *Schleimhautkontraktur* entsteht aus denselben Ursachen. Am Augenlid verursacht sie auch das Entropium und Verkleinerung der Lidspalte. Nach Entzündungen und Wunden an Konjunktiva und Kornea kann durch Verwachsung beider Teile die Bewegung des Augenlids gehemmt werden (Symblepharon). Schleimhautwunden und Defekte an der Lippe und am Schneidezahnteil des Unterkiefers können Brücken von dem Unterkiefer zur Lippe hinterlassen. Diese Schleimhautfalten behindern die Bewegung der Lippen. Nach Wunden und Geschwüren in Kehlkopf und Luftröhre führt übermäßige Narbenretraktion zur Kontraktur und Verengung des Lumens (Stenose) und dadurch zur Atembehinderung. Auch an der Speiseröhre und am Darm werden oft durch Kontraktur der Schleimhaut nach Ösophagotomien und Enterotomien in Abhängigkeit von der Nahttechnik Stenosen verursacht. Nach Scheidenwunden im Verlauf der Geburtshilfe können Kontrakturen in der Scheidenhöhle entstehen, die Stränge und Querfalten bilden und spätere Geburten behindern. Schleimhautkontrakturen innerhalb des Präputiums können zur Peniskrümmung führen.

Muskelkontraktur. Die myogene Kontraktur entsteht nach Erkrankung des Muskels, z. B. nach Muskelwunden, insbesondere nach Durchschneidungen und größeren Substanzverlusten, nach gedeckten Verletzungen der Muskeln (Quetschungen, Zerreißungen usw.) und chronischen interstitiellen Muskelentzündungen. Manchmal findet man zugleich mit der Kontraktur Verwachsungen mit benachbarten Muskeln, Knochen oder Faszien.

Auch das „Struppiertsein" alter Reit- und Arbeitspferde, die stark beansprucht wurden, ist wahrscheinlich auf Muskel- und Faszienkontrakturen zurückzuführen.

Neurogene Muskelkontrakturen entstehen einmal nach Verletzungen und Lähmungen der Nervenäste einzelner Muskeln *(paralytische Kontraktur)*. Die gesunden, den gelähmten entgegenwirkenden Muskeln können sich allmählich verkürzen und auf diese Weise Gelenkkontrakturen verursachen.

Ischämische Muskelkontrakturen (Volkmannsche Kontraktur) entstehen nach längerer Unterbrechung der arteriellen und venösen Versorgung, insbesondere an den Extremitäten des Hundes. Die Muskelfasern schwinden und werden teilweise durch hartes Bindegewebe ersetzt. Histologisch lassen sich Kernzerfall in den Muskelfasern und im Interstitium feststellen. Die Streck- und Beugemuskeln schrumpfen, werden hart und verlieren ihre Kontraktilität. Die Gelenke sind nur begrenzt beweglich, später können sie versteifen.

Eine langliegende, mit dem oberen Ring stark komprimierende Thomasschiene vermag das Leiden auszulösen. Auch nach Knochenbrüchen mit starker Quetschung der Muskulatur an der Schulter und am Oberschenkel kann die Volkmannsche Kontraktur entstehen (Hofmeyr 1955).

Reflektorische Muskelkontrakturen werden durch den Schmerz ausgelöst, der die sensiblen Nervenfasern reizt. Wir finden sie bei allen schmerzhaften Gelenkentzündungen. Das Gelenk wird reflektorisch in der Stellung gehalten, die am wenigsten schmerzhaft ist. Die Fixierung des Gelenkes ist derart fest, daß eine passive Bewegung des Gelenkes nicht möglich ist. Die Unterscheidung von anderen Kontrakturen ist daher nur durch die diagnostische Gelenk- oder Leitungsanästhesie möglich, unter der die normale Beweglichkeit wieder auftritt. Bei längerem Bestehen kann durch Schrumpfung und Verkürzung der Muskeln eine echte myogene Kontraktur entstehen. Meist bildet sich eine mit bindegewebiger Schrumpfung der Gelenkkapsel und -bänder verlaufende arthrogene Kontraktur aus.

Die *spastische Parese der Rinder* (Elso-Hacke) verursacht eine starke Streckung des Sprunggelenkes mit Anspannung des Fersensehnenstranges. In hochgradigen Fällen wird das Hinterbein nach hinten gestreckt. Sekundäre Druckusuren können dabei durch Anpressung des Kalkaneus an die Tibia entstehen. In der Bewegung ist das Leiden anfangs nicht zu erkennen. Erst in fortgeschrittenen Fällen besteht gemischte Lahmheit. Die Ursache ist unbekannt. Das rezessive Erbleiden tritt bei Kälbern in den ersten Lebensmonaten, aber auch als Späterkrankung in den verschiedensten Abstufungen meist einseitig, aber auch an beiden Hinterbeinen auf.

Die *Sehnenkontraktur (tendogene Kontraktur)* entsteht nach Tendinosen, chronischen Sehnenentzündungen und -zerreißungen, bisweilen auch nach Sehnendurchschneidungen. Nach eitriger Sehnenscheidenentzündung der unteren Sehnenscheide der Beuger tritt oft eine Verwachsung der Sehne mit der Sehnenscheide ein. Die Tiere treten im Fesselgelenk nicht mehr durch. Ähnlich entsteht die Fesselgelenkkontraktur in Beugestellung nach diffuser Phlegmone mit sekundärer Verkürzung und Verwachsung der Ringbänder, der plantar liegenden Faszien, Bänder, Sehnen, der Sehnenscheide, Gelenkkapsel und des Periostes. Der erworbene Sehnenstelzfuß des Fohlens dürfte durch Epiphysenreifungsstörung und Wachstumsstörungen infolge mangelnder Bewegung entstehen, da dann der Sehne der erforderliche Wachstumsreiz fehlt und sie mit dem Wachstum der Knochen nicht Schritt hält. Die Verkürzung entsteht hier passiv. Er tritt deshalb bei Tieren auf, die

340   7. Kontraktur und Ankylose

im weichen Tiefstall bei wenig Bewegung auf hartem Boden gehalten werden.

Gelenkkontraktur (arthrogene Kontraktur). Die bindegewebige Schrumpfung der Gelenkkapsel, Gelenkbänder und des periartikulären Gewebes tritt im Verlauf chronischer Gelenkentzündungen auf. Bei der rheumatischen Gelenkentzündung spielt sich die Entzündung hauptsächlich an der Kapsel ab. Als Folge der eitrigen destruktiven Entzündung größerer Gelenke stellt sich die arthrogene Kontraktur fast immer ein. Auch die chronische deformierende Gelenkentzündung verläuft selten ohne Kapselschrumpfung. Bisweilen kann man bei der ersten Rotation der an chronisch-deformierender Gelenkentzündung erkrankten Gelenke ein Knirschen fühlen, das auf die Dehnung und Zerreißung von Gewebsfibrillen zurückzuführen ist. Die Schrumpfung des Gelenkkapselschlauches führt nicht nur zur Behinderung in der Beweglichkeit des Gelenkes. Es findet auch bei jeder Bewegung einer Zerrung des Periostes statt, in das die Gelenkkapsel übergeht. Diese Zerrung verursacht eine Periostitis ossificans und trägt so zur Entstehung der periartikulären Knochenwucherung bei.

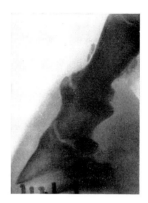

Abb. 206. Ankylose des Krongelenkes nach Arthrose.

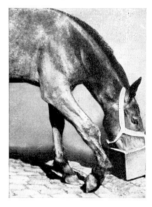

Abb. 207. Ankylose nach Carpitis chronica deformans.

Als **Ankylose** bezeichnet man die knöcherne Versteifung des Gelenkes. Sie tritt auf nach Gelenkfrakturen, Luxation, Subluxation, chronisch-deformierender Arthritis, Arthrose, Periarthritiden, eitrigen Gelenkentzündungen und besonders beim Hund selbst nach längerer, völliger Immobilisierung von Gelenken durch Verbände und nach transartikulärer Osteosynthese.

Die *äußere (extrakapsuläre) Ankylose* (Knochenbrückenankylose) ist die häufigste Form. Die periartikulären, blumenkohlähnlichen Knochenwucherungen an beiden Gelenkenden berühren einander, wenn sie die entsprechende Ausdehnung angenommen haben. Zunächst schränken sie nur die Beweglichkeit des Gelenkes ein (unvollständige, beginnende Ankylose). Die Ankylose entsteht schneller, wenn das Gelenk nicht bewegt wird, also z. B. bei Stallruhe.

Die *innere (intrakapsuläre) Ankylose* tritt selten auf. Die Gelenkflächen selbst verwachsen miteinander. Dies ist nur dann möglich, wenn der Gelenkknorpel zum größten Teil zerstört ist. Auch hier tritt die Ankylosierung schneller ein, wenn das Gelenk nicht bewegt wird. Die innere Ankylose tritt somit nach Arthrosen oder nach Arthrodesen mit Gelenkresektion zwecks Ausschaltung eines destruierten Gelenkes ein.

Nach Resektion der Gelenkknorpel des Kiefergelenkes zur Behandlung der eitrigen Kiefergelenkentzündung bildet sich dagegen eine bindegewebige Verbindung der Gelenkenden (Pseudarthrose), da dieses Gelenk bei der Futteraufnahme ausgiebig bewegt wird.

Therapie. Vorsichtige Bewegung und Massage können in geringgradigen Fällen durch Dehnung eine Besserung der Kontraktur bewirken. Bei Haut- und Schleimhautkontrakturen kann die Exzision der veränderten Gewebe manchmal Heilung bringen. Oft treten Rezidive ein. Eine Hautplastik kann nach Exzision der Narben zum Erfolg führen.

Die Muskelkontraktur trotzt meist jeder Therapie. In manchen Fällen hilft die Durchschneidung des Muskels (Myotomie). Es ist darauf zu achten, daß während der Heilung die Muskelstümpfe so weit voneinander entfernt liegen, daß sie nicht wieder unmittelbar miteinander verwachsen können. Es muß eine der Verkürzung entsprechende Lücke bestehenbleiben, die durch Bindegewebe ausgefüllt wird. Bei Beugekontrakturen muß das Gelenk im Streckverband gehalten werden. Die ischämische Kontraktur ist unheilbar. Die reflektorische Muskelkontraktur verschwindet mit dem Nachlassen des primären Gelenkschmerzes.

Die Sehnenkontraktur wird durch aktive Bewegung günstig beeinflußt. Bei Sehnenentzündung ist das Grundleiden zunächst zu behandeln. Die Durchschneidung der Sehnen (Tenotomie) bringt nicht immer Erfolg. Es empfiehlt sich, die Sehne nicht senkrecht zum Verlauf zu durchtrennen, sondern schräg, so daß die Stümpfe eine spitzwinklige Form bekommen. Die Heilung erfolgt dann schneller und der Erfolg ist sicherer, da die Kallusbildung geringer ist.

Die Kontraktur der Gelenkkapsel ist therapeutisch schwer zu beeinflussen. Oft dehnt sich die Kapsel durch systematische Bewegung unter Daueranästhesie. Am Karpalgelenk kann die Neurektomie des Nervus ulnaris vorgenommen werden. Am Sprunggelenk hilft die Neurektomie des Nervus fibularis profundus allein in etwa 50% der Fälle.

Die Therapie der Ankylose ist aussichtslos. Ankylosen kleiner Gelenke (Intertarsalgelenke) bedingen manchmal keine Lahmheit. Die Gelenkresektion bringt häufig die bestehende Lahmheit zum Verschwinden.

7.2. Sehnenkontraktur, Sehnenatrophie

Allgemeines. Atrophie beruht auf einem Kleinerwerden der Zellen infolge von Ernährungsstörungen oder aus ähnlichen Ursachen. Die Zahl von Zellen kann sich auch vermindern.

Den Hauptbestandteil des Sehnengewebes bilden die kollagenen Fibrillen. Die Anzahl der Zellen (Tenozyten) ist im Verhältnis zur Zahl der Zellen in den meisten anderen Gewebetypen gering. Das Sehnengewebe ist denn auch ein ganz inaktives Gewebe mit niedrigem Metabolismus. Mittels radioaktiven Natriums hat es sich gezeigt, daß die Durchblutung der Kronbeinbeugesehne von Pferden mit fortschreitendem Alter vermindert wird. Die Anzahl der Tenozyten und der wellenförmige Verlauf der kollagenen Fibrillen ändern sich mit zunehmendem Alter.

Eine Atrophie des Sehnengewebes dürfte unter diesen Umständen selten auftreten. Sie tritt denn auch nur selten klinisch in Form einer Druckatrophie auf. Die angeborene Atrophie der Sehne des M. extensor digitorum communis bei Fohlen stellt eine besondere Form dar, die später besprochen wird.

Bei jungen Individuen können Sehnengewebe und Ligamente durch Inaktivität jedoch der Sitz einer Schrumpfungskontraktur werden, ebenso wie Entzündungserscheinungen bei erwachsenen Individuen narbige Retraktionen mit Verkürzung der Sehne verursachen können. Derartige Zustände sind bei allen Tierarten in Verbindung mit Nervenlähmungen oder langwieriger immobilisierender Bandagierung wie bei der Behandlung von Distorsionen, Luxationen und Frakturen bekannt. Gewöhnlich ist eine Wiederherstellung durch zweckmäßige Therapie in solchen Fällen möglich.

Beim Pferd sieht man jedoch fehlerhafte Beugestellungen der Gliedmaßen. Solche Fehlstellungen werden als *Stelzfuß* bezeichnet. Man versteht darunter eine fixierte Stellungsanomalie mit Kontraktur eines oder mehrerer Zehenglieder, wobei manchmal auch mehr proximale Gelenke (Karpus) einbezogen sind.

Man kennt mehrere Formen des Stelzfußes. Er kann angeboren oder erworben sein. Die erworbenen Formen sieht man sowohl beim jungen als auch beim erwachsenen Pferd. Der Stelzfuß kann ferner als tendogener Stelzfuß bezeichnet werden, bei dem es sich in erster Linie um eine Verkürzung einer oder mehrerer Beugesehnen im Verhältnis zur Länge der Knochen handelt. Als arthrogener Stelzfuß wird eine fixierte Stellungsanomalie bezeichnet, die auf Ankylosierung eines oder mehrerer Gelenke zurückzuführen ist.

Der Stelzfuß steht in enger Verbindung mit den Beugesehnen und deren Unterstützungsbändern und natürlich mit den betreffenden Gelenken. Für das Verständnis, die Diagnostik und die Therapie jeder einzelnen Form ist daher eine eingehende Kenntnis der anatomischen Gegebenheiten notwendig, welche die Rolle der Unterstützungsbänder illustriert.

Eine Brechung der Zehenachse nach vorn im Hufgelenk kann nur dadurch erklärt werden, daß die tiefe Beugesehne verkürzt ist, d. h. der Abstand vom Ursprung des Unterstützungsbandes palmar am Karpus bis zum Ansatz an der Facies flexoria des Hufbeins im Verhältnis zur Länge der in Frage kommenden Knochen zu kurz ist. Ein zu kurzer Abstand vom Ursprung des Unterstützungsbandes der oberflächlichen Beugesehne bis zum Ansatz der Sehne am Fessel-Kronbein kann eine gerade Kötestellung/Überköten und/oder eine Flexion des Karpus bewirken. Wenn der M. interosseos (= oberes und unteres Gleichbeinband) kontrahiert ist, ist die Fesselstellung steil, das Tier kötet über.

Die verschiedenen Formen können folgendermaßen unterschieden werden:

Angeborener Stelzfuß. Dieser ist dadurch gekennzeichnet, daß das Fohlen unter Beibehaltung der fetalen Position geboren wird, d. h. mit mehr oder weniger gebeugten distalen Gliedmaßenabschnitten. Bisweilen schließt die fixierende Flexion alle Zehengelenke und den Karpus ein, die zusammen um 180° oder mehr gebeugt sein können. In anderen Fällen handelt es sich nur um gestreckte Zehengelenke, so daß der Metakarpus und die Zehe ohne Winkelbildung in Verlängerung zueinander liegen. Dieser Zustand ist häufig bilateral und umfaßt den ganzen Beugeapparat.

Ätiologie. Sie ist unbekannt. Man kann eine ungünstige, intrauterine Lagerung und unzureichende Platzverhältnisse durch ein verkehrtes Verhältnis zwischen der Größe des Hengstes und der Stute anführen. Eine eventuelle genetische Disposition ist hypothetisch, da keine gesicherten genetischen Untersuchungen durchgeführt worden sind.

Therapie. In schweren Fällen mit Kontraktur des Karpus dürfte eine Behandlung nutzlos sein. Versuche mit Anlage einer korrigierenden Bandage führen gewöhnlich zu einem fatalen Dekubitus. Leichte Fälle mit Überköten, die sich manuell strecken lassen, so daß der Metakarpus und die Zehen eine gerade Linie oder einen Winkel von mehr als 180° bilden, müssen in dieser Stellung immobilisiert werden. Der Beugesehnenapparat kann dann, bei allmählicher Verlängerung, belastet werden. Der Zustand kann somit normalisiert werden, aber das Risiko eines Dekubitus verlangt einen häufigen Verbandwechsel. Leichte Fälle mit gestreckter Fessel, die es dem Fohlen

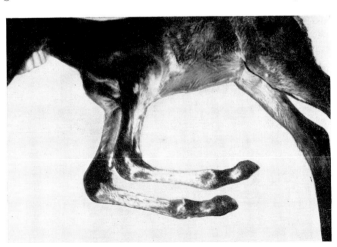

Abb. 208. Angeborene Kontraktur beim Fohlen.

erlauben zu stehen und zu gehen, normalisieren sich oft von allein im Verlauf der ersten Lebenswoche. Bisweilen belastet das Fohlen hauptsächlich ein Bein und entlastet das andere. Dadurch wird das erstgenannte normal, während das andere einer weiteren Kontraktur ausgesetzt wird. Bei 2–3 Wochen alten Fohlen kann diese Form mit der im nächsten Absatz beschriebenen verwechselt werden.

Kontraktur der Zehenglieder im Gefolge der Ruptur des M. extensor digitorum communis. Dieser Zustand wird in der Literatur nur wenig erwähnt. Er kann bei der Geburt oder bei wenige Stunden alten oder wenige Tage alten Fohlen festgestellt werden, für die es entweder schwierig oder unmöglich ist, die Zehenglieder des einen oder beider Vorderbeine zu strecken. Bei solchen Fohlen tritt dorsolateral am Karpus eine Schwellung der Sehnenscheide des Muskels auf, und an seinem unteren Teil fühlt man einen fibrösen, abgerundeten Körper, so groß wie eine Walnuß, der die Rupturstelle bezeichnet, die den Übergang zwischen Muskelkörper und Sehne bildet, hinunterziehend in den distalen Teil der Sehnenscheide. Eine histologische Untersuchung der Rupturstelle bei einem neugeborenen Fohlen und der nicht rumpierten Sehne am anderen Bein zeigte ein degeneriertes und atrophiertes Sehnengewebe. Der Zustand muß auf Grund der Dauer seines Bestehens als intrauterin angesehen werden.

Ätiologie. Die Ätiologie ist unbekannt. Untersuchungen der Muskulatur und anderer Sehnen solcher Fohlen haben normale Verhältnisse gezeigt.

Therapie. Sofern der Zustand rechtzeitig erkannt wird, besteht die Behandlung im Anlegen eines immobilisierenden Verbandes am Zehenglied, in extendierter Stellung, während eines Zeitraumes von 2–3 Wochen. Mit Rücksicht auf einen Dekubitus wird der Verband in Abständen von wenigen Tagen gewechselt. Bei jedem Verbandwechsel läßt man das Fohlen einige Stunden lang ohne Verband laufen, um festzustellen, ob eine Immobilisierung auch weiterhin notwendig ist. Sobald wie möglich sieht man davon ab, und das Fohlen wird dann ohne weitere Behandlung aufwachsen und voll arbeitsfähig werden, dies auch für Reitturniere und Rennen, da der M. extensor digitorum lateralis offenbar die Arbeit übernimmt.

Der Zustand ist oft doppelseitig und erkennbar am Unvermögen des Fohlens, die Vorderzehen zu strecken. Wird der Zustand nicht in den allerersten Lebenstagen erkannt, entsteht durch fehlende Belastung sehr schnell eine sekundäre Kontraktur des Beugesehnenapparates, der durch Flexion besonders des Fesselgelenkes gekennzeichnet ist. Dies sieht man am häufigsten bei unilateralen Fällen, sofern die Bewegungsstörung nur wenige Tage lang außer acht gelassen oder übersehen wird. Derartige

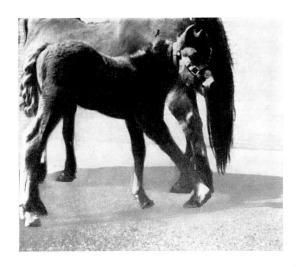

Abb. 209. Kontraktur der Flexoren nach Ruptur des M. extensor digitalis communis.

Fälle können in entsprechender Weise mit Anlegen eines Verbandes mit darauffolgender Streckung behandelt werden. Nur ganz selten kommt ein operativer Eingriff wie eine Tenotomie oder Desmotomie in Betracht.

Sehnenstelzfuß (Bockhuf) des Fohlens. Dieser Zustand ist nicht angeboren, sondern entwickelt sich während der ersten Wochen oder Monate nach der Geburt. Das erste Symptom zeigt sich in einer vorn am Kronenrand/Hufgelenk gebrochenen Zehenachse. Die Fesselstellung ist normal oder nur ein wenig steil gestellt. Auf Grund der anatomischen Verhältnisse muß es sich darum handeln, daß der Abstand vom Ursprung des Unterstützungsbandes der tiefen Beugesehne palmar am Karpus bis zum Ansatz der Sehne an der Facies flexoria am Hufbein zu kurz ist, da dies die einzige Sehne im Beugeapparat ist, deren Länge distal bis zum Hufbein reicht. Mit zunehmender Kontraktur (bzw. Längenwachstum des Metakarpus und der Zehenknochen) nimmt die Brechung zu, und das Hufhorn der Zehenwand wird stark abgenutzt. Im Bereich der Trachten wächst es ohne Abnutzung weiter, und die Eckstreben berühren den Boden nicht. Das Fohlen hat jetzt einen deutlichen Bockhuf, der, wird er nicht behandelt, bestehenbleibt. Das Leiden braucht keine schmerzbedingte Lahmheit zu verursachen, sofern die Zehenspitze nicht so stark abgenutzt wird, daß sie eine Eintrittspforte für Infektionen bildet. Das Leiden tritt einseitig und beiderseits an den Vordergliedmaßen auf. Im letzten Falle stellt sich häufig eine mechanisch bedingte Lahmheit ein.

Ätiologie. Legt man die Hinweise in der Literatur zugrunde, so scheint das Leiden bei dänischen Fohlen ziemlich weitverbreitet zu sein, und dies schreibt man insbesondere dem Umstand zu, daß die Fohlen verhältnismäßig früh im Jahr geboren werden, nämlich in den Winter- und Frühjahrsmonaten bei schlechtem Wetter. Sie bleiben daher oft zu lange im Stall und halten sich bei der Mutter in gut mit Streu versehenen Boxen auf. Das beraubt sie der notwendigen Bewegungsmöglichkeiten auf fester Unterlage. Der Beugesehnenapparat, vor allem die tiefe Beugesehne, wird nicht belastet. Das Fohlen kann sich mit den Zehenspitzen in die Streu „bohren". Das Resultat zeigt sich in einer Kontraktur der tiefen Beugesehne. Als andere Ursachen nimmt man hypothetisch an, daß eine Diskrepanz zwischen der aktiven Proliferation der Wachstumszone am distalen Ende des 3. Metakarpalknochens und der passiven Verlängerung des Unterstützungsbandes der tiefen Beugesehne besteht. Auch zu starke Fütterung und genetische Disposition werden für die Entstehung des Leidens verantwortlich gemacht.

Therapie. Es ist wichtig, daß man auf unzureichende Bewegung achtet, da Bewegung dann eine vorbeugende Maßnahme gegen die Entwicklung des Leidens darstellt. Eine regelmäßige Hufpflege und eventuell ein Kürzen der Trachten, falls sie unzureichend abgenutzt werden, sind gute vorbeugende Maßnahmen. Ist das Leiden mit nach vorn gebrochener Zehenachse manifestiert, muß es durch Kürzen der Trachten, einem Hufeisen mit verlängertem Zehenteil (halbmondförmiges Hufeisen) sowie eventuell mit einer Kunststoffkappe (Technovit) behandelt werden.

Hat sich ein Bockhuf entwickelt, so muß chirurgisch behandelt werden. Früher bestand diese Behandlung aus der Tenotomie der tiefen Beugesehne. Jetzt führt man eine *Desmotomia capitis tendinei* aus, d. h. eine Durchschneidung des Unterstützungsbandes der tiefen Beugesehne, da die Tenotomie als zu stark traumatisierend für den Sehnenkörper angesehen wird und somit die Prognose verschlechtert. Die Desmotomie hebt

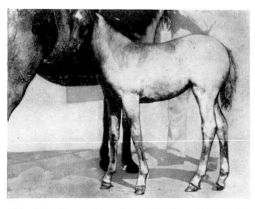

Abb. 210. Kontraktur beim Fohlen, Bockhuf.

die fixierte Länge der Sehnenschlinge vom Ursprung des Unterstützungsbandes bis zum Ansatz der Sehne auf, während die Muskel- und Sehnentätigkeit intakt sind und dem System die notwendige Elastizität für die Verlängerung und somit für die Wiederherstellung einer gestreckten Zehenachse zuführen können. Die Spalte, die an der Desmotomiestelle entsteht, wird mit Granulationsgewebe ausgefüllt, das zu Narbengewebe, das dem Sehnengewebe sehr ähnelt, umgewandelt wird. Das Narbengewebe wird funktionell der Belastung im Ruhezustand angepaßt, während der Sehnenkörper selbst vor allem dadurch stärker belastet wird, daß er die Zehenglieder bei Bewegung in schnellen Gangarten unter Mitwirken der Muskulatur aktiv trägt.

Die Operation kann an der Medialseite ausgeführt werden, aber eine laterale Inzision von 6–8 cm an der tiefen Beugesehne entlang am Übergang zwischen dem oberen und mittleren Drittel des Metakarpus ist vorzuziehen, weil das Septum zwischen der Sehne und ihrem Unterstützungsband, nachdem der Hautschnitt durch die Fascia pedis hindurchgeführt worden ist, hier leichter erkennbar ist. Das Unterstützungsband wird durch stumpfe Sektion freigelegt und in der Mitte zwischen Ursprung und Verschmelzung mit der Sehne durchschnitten. Man kontrolliert die vollständige Durchschneidung, indem man die Zehenglieder streckt. Hierdurch entsteht mit geringer Kraftanwendung ein ca. 1 cm großer Spalt. Die Inzision wird mit fortlaufender Sutur an Faszie und Subkutis und mit rücklaufender Knotensutur in der Haut geschlossen. Alles geschieht mit synthetischem resorbierbarem Nahtmaterial. Es wird ein steriler Schutzverband angelegt. Da der chirurgische Eingriff die Fehlstellung der Zehe nicht sofort, sondern erst im Laufe von 1 bis 3 Wochen ausgleicht, ist es wichtig, daß für eine Hufkorrektur gesorgt wird. Dies erfolgt gewöhnlich mit einer Kunststoffkappe (Technovit) über dem Zehenteil des Hufes. Dadurch wird der Zehenteil des Hufes gegen Abnutzung geschützt, und die Verlängerung des Hufes nach vorn beeinflußt die Verlängerung der Sehnenschlinge durch verlängerte Hebelwirkung in positiver Weise.

Postoperative Bewegung wird ordiniert, darüber hinaus sind keine besonderen Maßnahmen notwendig. Der Besitzer kann den Verband selbst abnehmen, da das Naht-

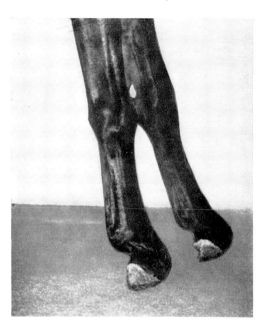

Abb. 211. Hochgradige Kontraktur des Hufbeinbeugers.

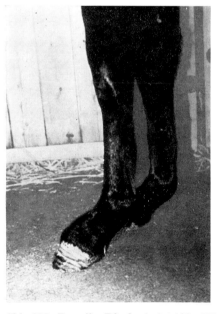

Abb. 212. Dasselbe Pferd wie in Abb. 211, 4 Monate p. op.

material reaktionsfrei resorbiert wird und der Technovitschuh allmählich abfällt. Eine Überprüfung hat ergeben, daß die Operation zur vollen Wiederherstellung und Funktionsfähigkeit, auch was Turnierpferde anbetrifft, führt. Selbst in sehr invalidierten Fällen kann eine zufriedenstellende Zehenstellung erzielt werden.

Stelzfuß des Jungpferdes. Diese Form des Stelzfußes sieht man meistens bei Jährlingen (6–18 Monate). Sie kommt bisweilen auch bei 2jährigen vor. Das Leiden entwickelt sich nach und nach im Laufe von einigen Wochen mit zunehmend gerader Fesselstellung an den Vorderbeinen sowie in geringerem Maße an den Hinterbeinen. Allmählich entwickelt sich außerdem eine Brechung des Zehenwinkels hinten, als Zeichen dafür, daß es sich um eine Kontraktur des Kronbeinbeugers und/oder des M. interosseus handelt. Der Hufbeinbeuger ist nicht einbezogen, da der Huf normalerweise gegen die Unterlage gestützt wird und die Hufform unverändert bleibt. Die Epiphysenfugen distal an Radius/Tibia und Metakarpus/Metatarsus sind meistens angeschwollen. Das Pferd ist in schlechtem Allgemeinzustand. Es liegt viel, und die Freßlust ist vermindert. Blutanalysen zeigen Normalwerte. Die Aktivität der alkalischen Phosphatase ist gewöhnlich mäßig erhöht. Das Röntgenbild zeigt offene Epiphysenfugen mit fehlender Schließung, erhöhte Breite und Lippenbildung, insbesondere lateral und medial. Unbehandelt entwickelt sich das Leiden langsam bis zur

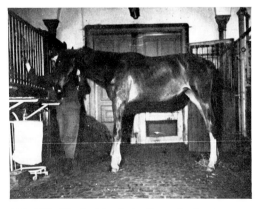

Abb. 213. Kontraktur beim Jungpferd.

Invalidierung des Pferdes, das sich nur mit starkem Überköten bewegen kann. Stehend stellt das Pferd die Vordergliedmaßen nach vorn und versucht dadurch eine normale Stellung des Fesselgelenkes zu erreichen.

Ätiologie. Die Kontraktur des Kronbeinbeugers und/oder des M. interosseus wird als sekundär betrachtet im Verhältnis zur Epiphysitis und gelenknahen Knochenempfindlichkeit, die verursacht, daß das Pferd seine Fesselgelenke aktiv in die am wenigsten schmerzhafte Stellung stellt. Das Leiden hat bisweilen eine rein rachitische Grundlage, aber auch Fehlfütterung, wie z. B. übermäßige Eiweißfütterung, ein verkehrtes Ca/P-Verhältnis im Futter oder ganz einfach zu große Energiezufuhr werden als Ursachen erwähnt. Die Umstellung vom Weidegang zur Aufstallung mit vermehrter Zufütterung kann ein auslösender Faktor sein. Futterstoffanalysen haben gezeigt, daß z. B. Heu oft einen wesentlich größeren Energiegehalt hat, als die gewöhnlich benutzten Tabellen angeben. Das Leiden tritt denn auch am häufigsten in gut geleiteten Gestüten mit kräftiger Fütterung auf.

Therapie. Die Behandlung ergibt sich aus der Ätiologie und Pathogenese. Zunächst bleibt das Pferd 2 Wochen lang mit Heudiät in der Stallbox. Bewegung könnte die Knochenempfindlichkeit verstärken. Die Heudiät vermindert die Energiezufuhr. Diese Zeit wird dazu benutzt, den Futterplan einer gründlichen Analyse zu unterziehen und eventuelle, nachgewiesene Fehler zu berichtigen. Eine solche Verbesserung kann die leichteren Fälle mit gerader Fesselsteilstellung allein zur Ausheilung bringen, während die Prognose in Fällen mit Überköten weit schlechter zu beurteilen sind. Eine Hufkorrektur ist nicht notwendig, da die Hufform normal ist. Werden korrigierende Beschläge in Erwägung gezogen, ist es unerläßlich, daß man sich vor Augen hält, daß es sich um eine Kontraktur des Kronbeinbeugers und/oder M. interosseus handelt. Diese Sehnen sollen daher belastet werden, d. h., der Hufbeinbeuger soll entlastet werden. Das ist nur dann möglich, wenn man einen Beschlag anlegt, der die Trachten anhebt. Dies bedeutet ein Hufeisen mit Keilen oder Stollen. Dies fördert jedoch das Überköten. Eisen mit nach vorn verlängertem Zehenteil sind kontraindiziert, da sie den Hufbeinbeuger belasten und die Zehenachse nach hinten weiter brechen.

Als operative Behandlung kann man die Desmotomie am Unterstützungsband des M. flexor digitorum sublimus medial am unteren Drittel des Radius versuchen. Falls die Operation nach 1–2 Wochen kein zufriedenstellendes Resultat ergeben hat, kann man außerdem die Tenotomie der Interosseusschenkel vornehmen. Hierdurch wird der ganze Beugesehnenapparat traumatisiert, und eine bleibende Schwächung ist das Ergebnis. Man vermißt Veröffentlichungen, welche die Ergebnisse der genannten operativen Eingriffe beleuchten. Aber es liegt in der Natur der Sache, daß sie sich nicht annähernd mit den Resultaten messen können, die durch Anwendung der Desmotomia capitis tendinei, wie unter Stelzfuß des Fohlens beschrieben, erzielt werden.

Stelzfuß des erwachsenen Pferdes. Dieser Zustand kam früher bei Zugpferden recht häufig vor, insbesondere in Verbindung mit dem Hufbeinbeuger und dessen Unterstützungsbändern. Sowohl Vorder- als auch Hintergliedmaßen können ergriffen werden.

In der modernen Pferdehaltung spielt das Zugpferd eine ganz untergeordnete Rolle, und Sportpferde der Gegenwart ziehen sich nur ganz selten eine Kontraktur im Beugesehnenapparat im erwachsenen Alter zu. Gegebenenfalls treten die Symptome in Form einer Flexion eines oder mehrerer Zehengelenke auf, auf welche die betreffende Sehne einwirkt.

Ätiologie. Ein erworbener Stelzfuß entsteht beim erwachsenen Pferd beinahe ausschließlich als eine Komplikation bei Tendinitis mit Narbenreaktion. Da dieses Leiden am häufigsten am Kronbeinbeuger auftritt, kann dies zu gerader Fesselstellung und/oder flektiertem Karpalgelenk führen.

Am zweithäufigsten tritt das Leiden am M. interosseus auf. Hier bedingt die Kontraktur eine gerade Fesselstellung. Nervenlähmung und langwierige Unbeweglichkeit von Gelenken können bisweilen eine Kontraktur hervorrufen.

Therapie. Therapeutische Maßnahmen müssen sich immer gegen das Primärleiden richten. Sofern eine stationäre Kontraktur eingetreten ist, dürfte eine weitere Behandlung kaum in Frage kommen. Das Pferd wird oft arbeiten können, eventuell bei geringeren Anforderungen an seine Leistungen.

Stelzfuß bei anderen Tierarten. Kontrakturen findet man, wie erwähnt, bei allen Tierarten als Folgeerscheinung u. a. von:

Parese/Paralyse und langwieriger Unbeweglichkeit, wobei jedoch der Begriff Stelzfuß, definiert als eine fixierte Stellungs-

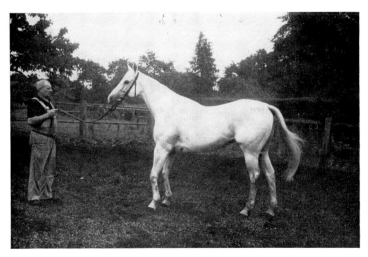

Abb. 214. Kontraktur beim erwachsenen Pferd.

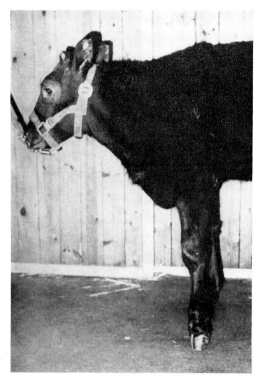

Abb. 215. Kontraktur beim Kalb.

anomalie mit Kontraktur eines oder mehrerer Zehenglieder, eventuell auch des Karpus, spezifisch für das Pferd ist.

Kälber werden jedoch ziemlich oft in einem Zustand geboren, der mit einem angeborenen Sehnenstelzfuß bei Fohlen vergleichbar ist. Das Zehengelenk und fast immer der Karpus sind gebeugt und können nicht gestreckt werden. Die Hinterbeine sind oft einbezogen, so daß es so aussieht, als seien die Flexoren aller Gelenke betroffen. Die Ursache ist unbekannt, und eine Therapie kommt nur in leichten Fällen in Form eines Streckverbandes in Frage.

Hyperextension der Beugesehnen. Unter Hyperextension versteht man einen Zustand, bei dem im Gegensatz zum Stelzfuß infolge übermäßiger Dorsalflexion der Zehengelenke das Fußen auf den Ballen oder auf den palmaren Flächen der Zehenknochen erfolgt. Der Zustand tritt ziemlich häufig bei Fohlen, aber auch bei anderen Tierarten auf, indem eine angeborene Schwäche der Sehnen zu einer Überdehnung und Verlängerung des Beugesehnenapparates führt. Die Hintergliedmaßen werden am häufigsten betroffen, bisweilen auch die Vorderbeine. Das Leiden ist immer bilateral. Bei unilateralen Symptomen muß man differentialdiagnostisch an eine Sehnenruptur denken.

Ätiologie. Der Zustand ist angeboren, die Ursache der angeborenen Schwäche ist unbekannt. Manchmal kann man bei der Sektion gleichzeitig eine universelle Muskeldegeneration unbekannten Ursprungs nachweisen.

Therapie. Sofern das Fohlen ohne Hilfe aufstehen und saugen kann, tritt gewöhnlich in der ersten Woche des Lebens eine spontane Besserung ein, so daß eine Behandlung, abgesehen von einer notwendigen Hufpflege, unterlassen werden kann. Bisweilen wird diesen eine Kappe aus Kunststoff (Technovit) mit nach hinten verlängerten Tragflächen angelegt. In schweren Fällen wendet man einen immobilisierenden Verband an.

8. Dilatation, Ektasie, Divertikel

Als Dilatation oder Ektasie bezeichnet man eine allseitige, gleichmäßige Erweiterung von Hohlorganen oder Kanälen. Sind diese Erweiterungen nur einseitig, so bezeichnet man sie als Divertikel. Dilatationen können zylinderförmig, spindelförmig oder sackähnlich sein. Sie entstehen oberhalb von Stenosen und Strikturen durch Stauung und Druck des Inhaltes von innen her. Oft entwickelt sich als Reaktion auf den vermehrten Innendruck zunächst eine Arbeitshypertrophie, die zur Wandverdickung führt. Erst später bei Erschlaffung und Atrophie der Muskulatur entsteht die Dilatation. Einseitige Pulsionsdivertikel entstehen oft durch plötzlichen Druck von innen heraus infolge Zerreißung der Muskularis, wobei dann die sich ausbuchtende Wand nur noch aus Serosa bzw. Mukosa und Adventitia besteht. Dilatationen durch Zug von außen sind seltener und werden durch Narbenzug nach Verwachsungen usw. bedingt. Da der Zug sich meist nur einseitig auswirkt, bilden sich Traktionsdivertikel.

8.1. Organerweiterung

An der Speiseröhre treten Dilatationen und Divertikel nicht selten oberhalb von Stenosen auf. So wird bei Fohlen, Hund und Katze bei Aortenbogenanomalien der Ösophagus über dem Herzen eingeschnürt. Kranial der Schnürstelle entsteht eine Speiseröhrendilatation, die häufig bis zum Kopf reicht. Im Gefolge des Kardiaspasmus bzw. der Kardiastenose kommt es oberhalb davon zur Speiseröhrendilatation (Megaösophagus) oder zur Divertikelbildung. Auch durch zirkuläre, ringförmige, spastische Kontraktion infolge Schleimhautverletzungen durch Magensonden im Brustteil bilden sie sich im Bereich des Halses aus.

Pulsionsdivertikel der Speiseröhre können durch Zerreißung der Muskularis infolge unvorsichtiger Handhabung der Magensonde oder auch durch Sondierung mit unzweckmäßigen Instrumenten (Peitschenstiele, Stöcke usw.) besonders beim Rind verursacht werden. Dilatationen des Magens (Gastromegalie) und des Labmagens beobachtet man im Gefolge der Pylorusstenose beim Hund bzw. Rind. Bei letzterer kann der mit Gas gefüllte Magen eine Erweiterung erfahren, daß er nahezu die gesamte Bauchhöhle ausfüllt. Pansen-, Hauben- und Labmagendilatationen sind Begleitsymptome von intraabdominalen Vagusschädigungen und von sämtlichen Verlagerungszuständen des Labmagens. Dilatationen des Dünndarmes beobachtet man beim Hund vor älteren Darmstenosen und bei der Laparotomie zur Entfernung von obturierenden Fremdkörpern. Dilatationen des Blinddarmes mit oder ohne Drehung der Anfangsschleife des Kolons treten beim Rind als selbständige Erkrankungen auf (Dirksen 1962, Sattler 1963, Dietz und Prietz 1968). Divertikel des Grimmdarmes sah man mehrmals im Nabelbruch der Fohlen, wobei der Bruchsack vollkommen ausgefüllt war. Sie waren mit festem Darminhalt gefüllt und während der Operation durch Massage nur schwer zu entleeren. Nach Reposition durch die Bruchpforte verursachten sie keine Beschwerden mehr. Beim Rektumdivertikel des Hundes besteht eine sack- oder beutelartige Ausstülpung der Mukosa nach Zerreißung der Mastdarmmuskulatur. Zur Ruptur der Muskularis kommt es bei chronischer Koprostase durch Druck des meist steinharten Kotes (Pulsionsdivertikel). Harnblasendivertikel können angeboren oder erworben sein. Harnblasendilatationen sind die Folge von Lähmungen des M. detrusor uriane, die meist mit Schwanz- und Mastdarmlähmungen und Paralysen der Nach-

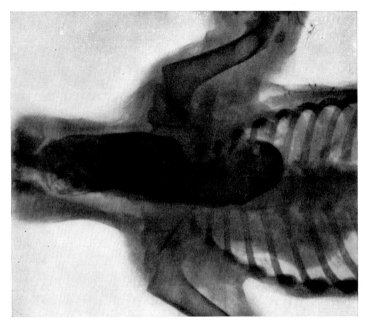

Abb. 216. Speiseröhrendilatation beim Hund infolge einer Kompressionsstenose oberhalb des Herzens.

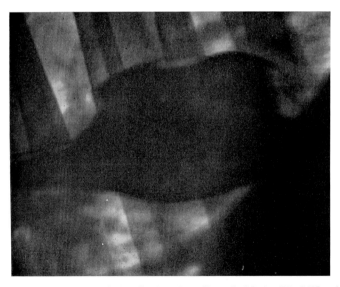

Abb. 217. Epiphrenisches Speiseröhrendivertikel beim Rind (Nagel 1968).

hand verbunden sind. Durch Obturationsstenosen in der Harnröhre (Harnstein) kommt es durch Harnverhaltung zur Blasendilatation. Dilatationen der Harnröhre findet man bei männlichen Tieren nach mehrmaligen Obturationsstenosen durch Harnsteine und nach Harnröhrenstrikturen. Dilatationen der Gallenblase beim Rind bis zu Fußballgröße sah man wiederholt bei Gallengangsstenosen.

Ektasien des Speichelganges findet man meist mit Steinbildung vergesellschaftet. Nach Entfernung der Steine bleiben sie bestehen. Auch durch Verschluß der Papilla

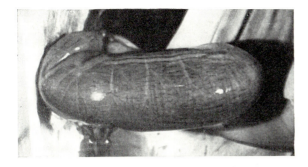

Abb. 218. Blinddarmdilatation beim Rind.

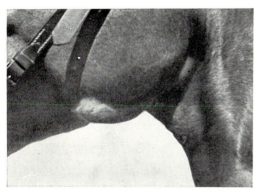

Abb. 219. Ektasie des Speichelganges beim Pferd.

salivalis nach Schleimhautwunden oder Stomatitis, nach Unterbindung des Speichelganges, nach Narbenstrikturen und Kompressionsstenosen entstehen sie.

Dilatationen des häutigen Teils des Tränennasenganges findet man bei $1/2-3/4$ jährigen Fohlen stets bei Atresie der Papille des Ductus nasolacrimalis. Man kann die an der Papille liegende Ausbuchtung in der Nasenhöhle gut erkennen. Bei Druck auf den Gang spritzt die Tränenflüssigkeit aus den am nasalen Lidwinkel gelegenen Tränenpunkten. Beim Rind kommen solche Dilatationen des Tränennasenganges ebenfalls vor.

8.2. Gefäßerweiterung

8.2.1. Dilatation (Ektasie) der Arterien, Aneurysma

Bei einer arteriellen Ektasie handelt es sich um Ausweitung einer meist atrophischen Gefäßwand. Ein **Aneurysma** ist eine chronische Weitung der Gefäßlichtung mit Ab- und Umbau der Gefäßwand. Arterielle Gefäßerweiterungen entstehen durch Thrombose und Embolie, durch arterielle Stauung, Blutdruckerhöhung, Degeneration der Gefäßwand (Arteriosklerose), Quetschungen und Wunden der Gefäße sowie vor Gefäßverengungen. Als *Aneurysma spurium* bezeichnet man das traumatisch entstandene Aneurysma. Bei ihm sind alle drei Wandschichten durchtrennt, so daß das pulsierende Gefäß sich an dieser Stelle ausbuchten konnte. Die Ausbuchtung besteht aus einem Sack von Bindegewebe, der nicht von Intima ausgekleidet ist. Derartige Aneurysmen können sich auch nach völliger Zerreißung einer Arterie bilden, indem zwischen den Stümpfen zunächst ein pulsierendes Hämatom und nach bindegeweberiger Festigung der Wand das Aneurysma spurium entsteht.

Ein echtes Aneurysma entsteht durch Weitung und Ausbuchtung *(Dehnungsaneurysma)*. Auch hier können selten einmal

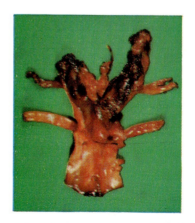

Abb. 220. Aortenaneurysma (Pferd).

Traumen beteiligt sein. Infolge stumpfer Gewalt (Stoß, Schlag usw.) buchtet sich die Arterienwand nach Zerreißung der Media oder einer anderen Schicht aus *(Aneurysma cicatriceum)*. Durch Riß der Intima oder der Intima und Media entsteht ein intramurales Hämatom. Die sich daraus bildende Aussackung wird als *Aneurysma dissecans* bezeichnet. Es ist beim Tier nicht bekannt. Das echte Aneurysma *(Aneurysma verum)* wird oft durch Erweiterung der entzündlich veränderten Gefäßwand verursacht. Dabei stellen parasitäre Einflüsse häufig eine prädisponierende Ursache dar. Das echte Aneurysma kommt meist an den Arterien in der Brust- und Bauchhöhle vor.

Das *Aortenaneurysma* entwickelt sich am Aortenursprung oder im Bereich der Aorta abdominalis. In der Regel verursacht es keine klinischen Erscheinungen. An den Wirbelkörpern können Drucksuren hervorgerufen werden. Bei Renn- und Reitpferden beobachtet man im Verlauf starker Anstrengungen beim Sturz und beim Niederlegen eine Ruptur des Aneurysmas, die innerhalb weniger Minuten zur tödlichen inneren Verblutung führt. Schwarz (1952) beschrieb ein faustgroßes, spindelförmiges Aneurysma der linken A. carotis mit verknöcherter Wand am Übergang vom mittleren zum oberen Halsdrittel bei einem $2^{1}/_{2}$-jährigen Stutfohlen. Auch an der A. axillaris kommen Aneurysmen vor. Sie werden in der Regel durch fortgeschwemmte Emboli aus dem Aneurysma der vorderen Gekrösearterie, aus einem Aortenaneurysma oder aus dem Herzen bei Endocarditis valvularis verursacht. Beim Rind hat man wiederholt Aneurysmen im Bereich der Endaufteilung der Aorta beobachtet, die stets beim gleichzeitigen Vorhandensein einer durch *Corynebacterium pyogenes* metastatisch bedingten Endocarditis valvularis vorkamen.

Die häufigste Ursache eines Aortenaneurysmas und eines Aneurysmas im Gebiet der vorderen Gekrösearterie ist *Strongylus vulgaris*. Seine Larven wandern entgegen dem Blutstrom an der Intima der Zäkum- oder Kolonarterien entlang bis zur A. mesenterica cranialis. Sie saugen sich dort am Endothel fest.

Das *Aneurysma arteriovenosum des Samenstranges* wurde früher selten einmal beim Ochsen beobachtet. Dabei kommuniziert die Samenstrangarterie direkt mit ihrer Vene infolge gleichzeitiger Verletzung und Verwachsung der Gefäße nach der Kastration. Es entsteht eine weiche, umfangreiche Verdickung. Auch die Venen sind meist erweitert. Man nimmt ununterbrochen schwirrende und sausende Geräusche wahr (sogenannte Sausebeutel). Man unterscheidet:

1. das arteriovenöse Aneurysma mit flachem bindegewebigem Sack (Aneurysma varicosum),
2. das mit arteriellem Sack und
3. das mit venösem Sack (Varix aneurysmaticus).

Auch beim Aderlaß an der V. jugularis kann eine Verletzung der A. carotis vorkommen, und dadurch kann ein Varix aneurysmaticus entstehen. Ein Aneurysma der Vordermittelfußarterie kann man manchmal zufällig bei der Prüfung der Pulsation im Verlauf der Lahmheitsuntersuchung entdecken. Es löst selbst keine Lahmheit aus. Auch an anderen Arterien kann man als Zufallsbefund hin und wieder Erweiterungen finden.

Erscheinungen. Im Verlauf des Arterienrohres findet man eine zylindrische, spindelförmige oder sackähnliche Ausbuchtung, an der die Pulsation fühlbar, manchmal auch sichtbar ist. Die Wand des Aneurysmas kann verknorpeln oder verknöchern. Dadurch fühlen sich die Aneurysmen der Carotis z. B. manchmal hart und tumorähnlich an. Die Knochenschale ist meist dünn. Mit dem Phonendoskop lassen sich sausende, zischende, rauschende oder schwirrende Geräusche feststellen, die meist nur im Augenblick der Systole vorhanden sind. Bei der Palpation stellt man oft ein stoßweises, eigenartig sprudelndes Schwirren fest. Bei Kompression verschwindet die Verdickung. Auch durch Druck auf die zuführende Arterie verkleinert sich die Erweiterung. Der Puls des herzfernen Arterienteils ist meist auf der kranken Seite etwas verspätet, schwächer und schwirrend oder fehlt ganz. In Zweifelsfällen punktiert man mit einer dünnen Hohlnadel. Umgebendes Gewebe wird durch den ständig pulsierenden Druck atrophisch. Dadurch können Reizungen,

Sensibilitätsstörungen und Lähmungen der begleitenden Nerven, auch rinnenförmige Usuren im Knochen entstehen. Eine Ruptur kann zur Verblutung führen.

8.2.2. Erweiterung der Venen, Varix, Phlebektasie

Varizen entstehen infolge angeborener oder erworbener Schwäche der Venenwand, durch erhöhten Innendruck infolge ungünstiger hydrostatischer Druckverhältnisse, infolge Stauung bei Verlegung des venösen Blutabflusses, nach Degeneration und Entzündung der Gefäßwand und im Verlauf der Venenthrombose. Quetschungen und andere Gefäßverletzungen können ihre Entstehung begünstigen. Im erweiterten Venengebiet fehlen häufig die Venenklappen.

Die Gefäßwand ist verdünnt und sieht wie eine Plastikfolie aus. Histologisch betrifft die Verdünnung besonders die Media und die Adventitia. Die Erweiterung der Vene kann kugelförmig, sackartig (Varix sacciformis) oder auch strangförmig sein. Beim Pferd schwankt der Umfang zwischen Nuß- und Faustgröße. Varizen in der Unterhaut beim Rind, besonders an den Gliedmaßen, sind daumenstark. Ausweitungen größerer Venenstrecken können armdick werden.

Die Venenwand ist manchmal mit der äußeren Haut verwachsen. Bisweilen bildet sich eine reaktive Hypertrophie der Wand aus. Sehr selten enthalten die Varizen infolge der Intimawucherung und der Blutstromverlangsamung glatte, im Gefäß leicht verschiebbare Thromben. Diese können verkalken und dann sogenannte *Venensteine* (Phlebolithen) bilden. Gleitende Venenthromben findet man manchmal in Phlebektasien der Inguinalvenen gelegentlich nach der Operation der Penislähmung. Auf erweiterten Venen können hartnäckige Geschwüre entstehen (Krampfadergeschwüre), wie sie besonders an den Beinen beim Menschen bekannt sind.

An den inneren Organen sind Varizen an Speiseröhre, Magen, Milz, Blase und Rektum beobachtet worden.

Als *Varikozele* bezeichnet man die Erweiterung und Schlängelung der Vene des Plexus pampiniformis am Samenstrang. Sie kommt bisweilen bei Zuchthengsten vor.

Hämorrhoiden sind Varizen des Mastdarmes. Beim Menschen sind sie häufig, beim Tier selten.

Varizen sind erkennbar an der Erweiterung des Gefäßes, das auf das 2—3fache verdickt sein kann und geschlängelt verläuft. Bei Kompression der Vene an der zufließenden Seite verschwindet die Verdickung, bei Kompression der abführenden Seite füllt sich die Vene prall und fühlt sich hart an. Die Diagnose kann in Zweifelsfällen durch die Punktion geklärt werden. In anderen Fällen sind die Gefäßerweiterungen umschrieben. Man findet knotige Verdickungen in den Venen, die bisweilen kleinapfelgroß werden und leicht zu komprimieren sind. Oft treten derartige Venenknoten subkutan mehrfach im Verlauf der Gefäße auf.

Varizen sind nicht schmerzhaft und zeigen keinerlei entzündliche Erscheinungen. Auch Allgemeinerscheinungen fehlen. Bisweilen treten Ödeme, Elephantiasis, Geschwürbildung und Blutung hinzu.

Vorkommen. Varizen beim Tier kommen seltener als beim Menschen vor. Sie sind bisher beim Pferd, Rind und Hund festgestellt worden.

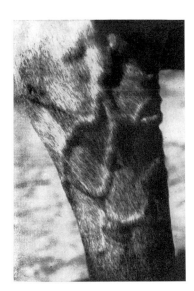

Abb. 221. Dilatation der V. cephalica humeri (accessoria), die am Brusthöhleneingang von der V. jugularis abzweigt und der Venenklappen fehlen. Plötzlich entstanden!

An den subkutan liegenden Venen findet man diese Gefäßerweiterungen noch am häufigsten. Beim Pferd sind Varizen der Sporader (Vena thoracica externa), der Vena facialis, der Vena cephalica antebrachii und im Bereich der Vena saphena beschrieben worden. Armdicke Varizen der Inguinalvene sieht man gelegentlich der Kryptorchidenoperation beim Pferd als Folge einer früher vorgenommenen Operation. Beim Rind kommt außerdem die Phlebektasie der Milchader (V. subcutanea addominis, Bauchhautvene) vor. Beim Hund findet man sie an den Hodensackvenen, an der Vena saphena und an den Bauchhautvenen.

8.2.3. Erweiterung der Lymphgefäße, Lymphangiektasie

Die Lymphgefäßerweiterung kann angeboren oder erworben sein. Sie entstehen nach längeren oder häufigen pyogenen Entzündungen und nach Thrombosierung von Lymphgefäßen infolge Stauung der bereits durch pyogene Lymphgefäßentzündung geschädigten Lymphgefäßwand. Man sieht sie häufig nach monatelang behandelten Widerristfisteln. Sie bleiben oft für immer zurück. Man findet in der Subkutis geschlängelt verlaufende venenähnliche Stränge, die leicht komprimierbar, weich und schmerzlos sind. Man erkennt sie an der netzartigen Verzweigung oder an dem zentripetal zum ursächlichen Herd gerichteten Verlauf. In der sklerotisch verdickten Unterhaut und bei der Elephantiasis trifft man bei Operationen fast regelmäßig auf die stark geweiteten Lymphgefäße. Die Ruptur des wahrscheinlich erweiterten Ductus thoracicus mit einem nachfolgenden Chylothorax bei Katzen wird von Zeit zu Zeit beschrieben.

Therapie. Die Heilung von Dilatationen hängt davon ab, ob deren Ursache beseitigt werden kann oder nicht. Speiseröhrendilatationen oberhalb von Stenosen bilden sich nach Beseitigung der Obturation, der Kompression oder der funktionellen Störung von selbst zurück. Elliptische Exzisionen von Teilen der Wand mit anschließender Naht sind nur in seltenen Fällen erforderlich. Pulsionsdivertikel im intrathorakalen Teil der Speiseröhre beim Rind sind schwer heilbar. Dilatationen des Magens, der Vormägen, des Labmagens, des Dünn- und Blinddarmes beheben sich von selbst, wenn das Primärleiden erfolgreich behandelt werden kann. Mastdarmdivertikel beim Hund müssen operativ (Resektion des Divertikels oder Einstülpung und Naht der Muskularis) behandelt werden. Sekundäre Harn- und Gallenblasendilatationen bedürfen keiner Behandlung. Sofern Ektasien keine Störungen verursachen und lediglich einen Schönheitsfehler darstellen, lasse man sie unbehandelt. Operativ zugängliche Aneurysmen können nach doppelter Unterbindung der Arterie und der Seitenäste reseziert werden. Es muß dabei vorher geprüft werden, ob sich der Kollateralkreislauf ausbilden wird, da sonst die Ernährung der Gewebe unterhalb des Aneurysmas in Frage gestellt ist.

Kleinere Varizen kann man umstechen oder abbinden. Manchmal führt die Unterbindung der zuführenden Vene zum Ziel. Umschriebene, knotige oder spindelförmige Varizen können reseziert werden. Meist bedürfen Phlebektasien bei den Haustieren keiner Behandlung, da das Leiden die Leistungsfähigkeit des Tieres nicht beeinträchtigt. Die Indikation zur Operation ist dann gegeben, wenn der Varix sich weiter vergrößert, Thromben sich bilden (Emboliegefahr), durch äußere Einwirkungen sich Geschwüre auf der Haut entwickeln oder die Gefahr der Ruptur und tödlichen Verblutung zu befürchten ist. Man bindet sie an jedem Ende doppelt ab. Die in der Humanmedizin an Krampfadern mit gutem Erfolg durchzuführende Verödung oder die subkutane Resektion der Phlebektasien ist bei Großtieren nicht durchführbar bzw. noch nicht erprobt. Methodische Kompression durch elastische Binden kann bei Varizen und Aneurysmen versucht werden.

Lymphangiektasien bedürfen keiner Behandlung.

9. Lymphödem

Als Ödem bezeichnet man die Ansammlung von seröser Flüssigkeit im interstitiellen Gewebe.

Das vom Mesenchym abstammende Bindegewebe ist am parenteralen Wasserhaushalt wesentlich beteiligt. Der Flüssigkeitsaustausch vollzieht sich nach den Gesetzen der Filtration, Diffusion, Osmose und Quellung. Störungen dieser Zirkulation kommen häufig vor. Kommt es dabei zu einer Flüssigkeitsvermehrung, so entsteht das Ödem. Dabei kann die Flüssigkeit, wie beim Bindegewebsödem, das die größte praktische Bedeutung hat, interzellulär oder auch intrazellulär angehäuft sein.

Lymphödeme sind die Folgen einer allgemeinen oder regional begrenzten Lymphkreislaufinsuffizienz. Die letzteren sind chirurgisch von Bedeutung, da sie meist auf einer mangelhaften Kanalisation des Interstitiums durch das Lymphgefäßsystem beruhen. Der Entstehung des Bindegewebsödems können folgende Ursachen zugrunde liegen:

1. Erhöhung des hydrostatischen Druckes in den Kapillaren, z. B. durch Erschwerung oder Verhinderung des Blutabflusses oder arterielle Hypertonie.
2. Erniedrigung des hydrostatischen Druckes im Bindegewebsraum (z. B. bei Schwund des Fettgewebes).
3. Behinderung des Lymphabflusses durch venöse Stauungen.
4. Vermehrte Durchlässigkeit der Lymphkapillarwände oder der Zellmembranen.
5. Störung des Lymphabflusses (Kompression der Lymphgefäße, Verengung oder Verlegung der Abflußwege).
6. Natriumretention in der Niere. Durch vermehrten Flüssigkeitsaustritt aus den Gefäßen wird Aldosteron freigesetzt, das wiederum eine erhöhte Natriumretention bedingt (Hyperaldosteronie; Scheuer 1968).
7. Östrogene fördern die Ödemneigung (Schwangerschaftsödeme).

Am häufigsten beobachtet man das subkutane Ödem. Ist das Ödem über weite Flächen ausgebreitet, so wird es auch *Anasarka* genannt. Flüssigkeitsansammlungen in Körperhöhlen bezeichnet man als *Hydrops*, solche in der Bauchhöhle als *Aszites*, in der Brust als *Hydrothorax*, im Herzbeutel als *Hydroperikard*, in der Tunica vaginalis des Hodensackes als *Hydrozele*.

Das Ödem ist keine selbständige Krankheit, sondern wird als Symptom bei zahlreichen Krankheiten festgestellt. Lokale Ödeme sind meist auf Druckdifferenzen in der terminalen Strombahn zurückzuführen. Die nach Abheilung der Phlegmone an den Hinterextremitäten des Pferdes in der Ruhe auftretenden Ödeme können durch Schädigung, Erweiterung und Thrombosen der Venen und Lymphgefäße verursacht sein. Die an sich schwache Muskularis büßt ihre Elastizität ein, die Gefäße weiten sich, und die schwalbennestähnlichen Klappen, die als Ventile in bestimmten Abständen in

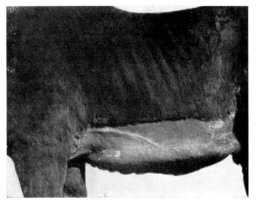

Abb. 222. Stauungsödem an Unterbrust und Unterbauch. Die gestaute V. thoracica externa tritt deutlich hervor.

die Venen eingeschaltet sind, schließen nicht mehr dicht ab. Bei längerem Stehen fehlt die Massagewirkung des arbeitenden Muskels auf die Gefäße, und die stagnierende venöse Blutsäule staut sich bis in die Kapillaren zurück. Durch den Gegendruck des Blutes kann nicht nur eine Abflußbehinderung und Stauung der aus den Geweben ins Blut übertretenden Flüssigkeit eintreten, die Ödeme verursacht, sondern es kann sogar ein Austritt von Blutserum und Lymphe ins Bindegewebe stattfinden. Entsprechend ist auch der Lymphabfluß durch Rückstauung behindert.

Die Ursachen der venösen, kapillären und Lymphstauung sind zahlreich. Bei chronischer Herzschwäche ist das Herz nicht mehr in der Lage, die ihm zufließende Blutmenge weiterzubefördern. Dadurch erfolgt Rückstauung im Venensystem mit Druckerhöhung, die sich bis in die Kapillaren fortsetzt. Ähnlich sind auch die im Verlauf der Nierenentzündung auftretenden Ödeme durch Rückstauung zu erklären. Die abführenden Venen können weiterhin durch Schwellungen, Tumoren, Kompression, Thrombose, Unterbindung u. a. verlegt sein. Die Durchlässigkeit der Kapillaren kann auch aus vielen anderen Gründen erhöht sein (vgl. Schock). Die Schädigung der Endothelien ist oft die Folge traumatischer, toxischer und chemischer Einflüsse. Auch Ernährungsstörungen können schuld sein (Hungerödeme, Dystrophie). Ferner können Ödeme durch Stauung der Lymphe in den abführenden Lymphbahnen bedingt sein (Thrombosen der Lymphgefäße, Verschluß durch Tumoren, Kompression u. a.). Schließlich treten Ödeme nach Gefäßzerreißung und Quetschungen infolge der starken Durchtränkung des Gewebes auf.

Formen des Ödems. Das *Stauungsödem* kommt am häufigsten vor und entsteht nach venöser Stauung oder seltener als Lymphstauungsödem. Durch venöse Stauung bedingt ist das an den Gliedmaßen und Unterbauch auftretende Ödem herz- und nierenkranker Tiere, das Schwangerschaftsödem hochtragender Tiere an Scheide, Extremitäten, Unterbauch und Euter, das Ödem distal von dem zu fest angelegten Verband, das nach längerem Stehen auftretende Ödem an den Hinterbeinen des Pferdes, das Ödem bei dauernd gesenkter Kopfhaltung nach Halswirbelbrüchen, Tortikollis usw. und die verschiedensten durch Kompression oder Thrombose der Venen bedingten Ödeme. Ödeme der Epiglottis und der Lunge bedingen Atemnot, schnarchende oder rasselnde Atmung und können durch Erstickung zum Tode führen. Die Thrombose der V. cava caudalis beim Rind führt zum Aszites.

Das *entzündliche Ödem* liegt in der Umgebung des entzündlichen Infiltrates. Es ist durch Hyperämie verursacht und beruht auf einer Durchtränkung der weiteren „gesunden" Umgebung des Entzündungsherdes mit seröser Flüssigkeit. Es enthält keine Entzündungszellen und sollte deshalb mit einem entzündlichen Infiltrat nicht identifiziert werden. Die Unterscheidung ist oft schwer. In der Umgebung von Abszessen und Wunden liegend, wird es auch als *kollaterales Ödem* bezeichnet.

Das *traumatische Ödem* entsteht nach stumpfen Verletzungen durch Quetschung oder Zerreißung kleinster Gefäße und ist meist umschrieben.

Neuropathische (angioneurotische) Ödeme beruhen auf Lähmung der Vasomotoren. Man findet sie manchmal an gelähmten Gliedmaßen und als Komplikation nach der Neurektomie der Palmarnerven des Pferdes. Das Ödem beginnt zirkulär an der Operationsstelle, ist wallartig nach oben zu abgesetzt und reicht distal bis zum Huf. Bisweilen tritt Transsudation durch die Haut hindurch auf und führt zur Entstehung nässender Ekzeme. Die ödematöse Durchtränkung aller Gewebe begünstigt die Zerreißung von Sehnen und Bändern.

Symptome. Das Ödem verursacht eine Umfangsvermehrung, die an den Extremitäten zu walzenförmigen Verdickungen führen kann. Die Verdickunge fühlt sich kalt an, ist schmerzlos und teigig. Sie nimmt Fingereindrücke an, die mehrere Minuten lang bestehenbleiben. Die Flüssigkeit läßt sich also im Gewebe verdrängen. Frische Ödeme am Rumpf können sich manchmal sehr weich und schwappend anfühlen, so daß Fluktuation vorgetäuscht wird. Die Schnittfläche ist gelb- bis grauweiß. Das Bindegewebe ist großmaschig. Auf der Schnittfläche quellen sofort hellgelbe bis

9. Lymphödem

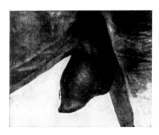

Abb. 223. Vorfall und entzündliches Ödem (Senkungsödem) des inneren Präputialblattes nach der Kastration.

farblose, wäßrige Sekretperlen hervor. Bisweilen spritzt die Flüssigkeit auch in dünnem Strahl aus den gestauten Lymphgefäßen heraus. Auch durch Punktion mit einer weitlumigen Kanüle lassen sich manchmal größere Flüssigkeitsmengen entfernen.

Verlauf. Ödeme sickern allmählich im Bindegewebe dem Gesetz der Schwere folgend nach der tiefsten Stelle. Man bezeichnet sie dann als *Senkungsödem*. So wandern Ödeme oft an den Gliedmaßen nach unten bis zum Metakarpus und Metatarsus, um dort schließlich resorbiert zu werden. Ödeme am Rumpf senken sich bis zum Unterbauch, solche in der Inguinalgegend allmählich bis zur Nabelgegend und zur Unterbrust. Ebenso wie die Ödeme allmählich entstehen, erfolgt ihre Resorption langsam, wenn die Ursache beseitigt werden kann und entsprechende Behandlung eingeleitet wird. Stagniert die Flüssigkeit längere Zeit im Gewebe, so übt sie einen proliferativen Reiz auf das Bindegewebe aus. Man erkennt die Wucherung des Bindegewebes an der Veränderung der Konsistenz. Die Fingereindrücke lassen sich nicht mehr so leicht erzeugen. Auch fühlt man, daß das anfangs teigige Gewebe allmählich derber, fester und elastischer wird. So können sich allmählich eine fälschlich als chronische Phlegmone bezeichnete fibröse, hyperplastische Dermatitis und Elephantiasis einstellen.

Therapie. Die Ursache muß gesucht und abgestellt werden. Dabei kann die Lymphographie gute Dienste leisten (Fackelmann et al. 1974). Ist das Grundleiden heilbar, so verschwindet auch das Ödem. Herz- und Kreislaufmittel verbessern das Schlagvolumen des Herzens und die periphere Durchströmung. Flüssigkeitsentzug und Abführmittel können die Resorption beschleunigen, da der Körper den Wassermangel aus dem ödematösen Gebiet zu ersetzen bestrebt ist. Kompression und Verbände verhindern eine größere Ausdehnung der Ödeme und fördern die Resorption. Adstringierende Arzneien (Burowsche Lösung, essigsaure Tonerde), mit denen der Verband angegossen wird, unterstützen deren Wirkung. Tägliche Massage regt die Blutzirkulation örtlich an und verkleinert die Schwellung. Regelmäßige Bewegung wirkt günstig, wenn der Allgemeinzustand es erlaubt. Sie allein kann manche Ödeme zum Verschwinden bringen. Es ist darauf zu achten, daß keine Infektionen hinzutreten, da diese den Verlauf sehr ungünstig gestalten.

Skarifikationen und Inzisionen mit dem Ziel, der Gewebsflüssigkeit nach außen Abfluß zu verschaffen, wurden früher vorgenommen. Sie sind zu verwerfen. Einmal ist der Erfolg sehr zweifelhaft, zum anderen stellt sich in der Mehrzahl der Fälle eine Wundinfektion ein, die zur Phlegmone und zu ausgedehnten Gewebsnekrosen führt.

Saluretika, wie Hydrochlorothiazid, per os oder intravenös verabreicht, greifen an den Tubuli der Nieren an und hemmen die Rückresorption von Natrium und Chlor. Die Ausscheidung von Flüssigkeit wird gesteigert. Sie wurden mit Erfolg verwendet bei Euterödem, Wundödemen, Schlauchödemen und postpuerperalen Ödemen der Stute und ödemkranken Ferkeln. Die Heilungsdauer beträgt 4–10 Tage. Mannit- und Sorbitollösungen fördern die Ödemausschwemmung.

Die Kochsalzaufnahme ist einzuschränken (salzarme Diät).

Literatur

Fackelmann, G. E., Auer, J., and Wirth, M. B.: Lymphography in the Horse. Vet. Med./Small anim. clin. 5 (1974), 614.

10. Entzündung und Degeneration in der Chirurgie

Unter Entzündung faßt man die Summe aller reaktiven Vorgänge an Gefäßen, Geweben und Zellen zusammen, die als Folge physikalischer, chemischer oder infektiöser Reize und Schädigungen zur Zerstörung und Entfernung der schädlichen Substanzen oder durch Reparation des Schadens zur Ausheilung führen.

Chirurgisch von Bedeutung sind die auf eine Stelle oder einen Körperteil beschränkten Entzündungen im Bereich anderer chirurgischer Erkrankungen. Die determinierten Entzündungen dagegen sind von Anfang an in ihrer Reaktionsart festgelegt. Hierzu gehören sowohl die gestaltlich determinierten (infektiöse Granulome) als auch die verlaufsmäßig determinierten (allergisch-hyperergischen) Entzündungen. *Rötung, Schwellung, vermehrte Wärme* und *Schmerz* sind die allgemeinen Symptome jeder Entzündung. Sie führen zur Funktionsstörung.

Die Ursachen der Entzündung sind mannigfaltig. Mechanische Einwirkungen, die eine gewisse Stärke überschritten haben, wirken gewebe- und zellschädigend. Zug, Druck, Stoß, Reibung und selbst übermäßige Beanspruchung des Gewebes lösen Entzündungserscheinungen aus. Da fast jede Wunde und jede gedeckte Verletzung (Quetschung, Zerreißung, Distorsion, Luxation und Fraktur) traumatisch entstanden sind, weisen auch sie mehr oder weniger ausgeprägte Entzündungserscheinungen auf. Thermische Ursachen rufen die Entzündung durch Hitze und Kälteeinwirkung hervor. Sonnenbestrahlung, ultraviolette Strahlen, α-, β-, γ-Strahlen wirken als Reize und können schwere Entzündungen in Form von Verbrennungen hervorrufen. Chemische Reize greifen in verschiedenster Form das Gewebe an und verursachen dadurch Entzündungen. Ein großer Teil der bekannten Antiseptika wirkt in hoher Konzentration zellschädigend. Auch viele pflanzliche und tierische Gifte wirken örtlich entzündungserregend. Bekannt ist die Reizwirkung vieler konzentriert angewendeter Säuren und Alkalien und anderer Arzneien. Die sogenannten Scharfsalben (Akria), z. B. Biiodat- und Kantharidensalbe, werden therapeutisch als entzündungserregende und hyperämisierende Mittel angewendet. Unter den spezifischen Reizen sind vor allem bakterielle zu nennen, die oft heftige Entzündungen hervorrufen. Gewebsfeindlich wirken dabei die Stoffwechselprodukte der Bakterienzelle, die Toxine und auch die im Zelleib enthaltenen Endotoxine, die beim Zelltod frei werden. Unter den bakteriellen Schädigungen stehen die durch Eitererreger verursachten weitaus an erster Stelle. Jede pyogene Wundinfektion verläuft unter dem Bilde der serösen oder eitrigen Entzündung. Außerdem rufen alle pathogenen Mikroorganismen Entzündungen verschiedenster Form und Stärke hervor. Die Veränderungen sind oft „spezifisch" für den betreffenden Erreger. Hinter der bakteriellen Entzündung treten alle übrigen, was die Häufigkeit des Vorkommens und die Bedeutung betrifft, weit zurück. Während mechanisch, chemisch und thermisch bedingte Entzündungen auf den Ort der ersten Reizwirkung beschränkt bleiben, vermag sich die bakteriell bedingte Entzündung infolge von Vermehrung und Verschleppung der Erreger weiter auszubreiten und sich an anderen Stellen des Körpers auf dem Wege über die Blut- oder Lymphbahn anzusiedeln. Aus der Außenwelt stammende Bakterien benötigen eine gewisse Zeit, um sich dem Wundgewebe anzupassen. Frühestens nach 6 Std. wirken Eitererreger entzündungserregend.

Wenn ein Reiz sich längere Zeit hindurch auf das Gewebe auswirkt oder wenn eine einmalige Einwirkung nachhaltend Wochen hindurch das Gewebe schädigt, entstehen chronische Entzündungen.

Die Entzündungsvorgänge, die durch die Reize im Gewebe ausgelöst werden, stellen ein kompliziert ineinandergreifendes Geschehen dar. Im Vordergrund stehen zunächst die sich am Gefäßsystem abspielenden Veränderungen. Hinzu kommen Gewebsveränderungen in Form der Alteration, Nekrobiose, Nekrose und Degeneration. Später setzen dann aufbauende, proliferative Vorgänge ein, die von den Gefäßen und dem Gewebe selbst ausgehend die Regeneration des entzündeten Gewebes bewerkstelligen. Entzündungen spielen sich vornehmlich im Bindegewebe ab.

1. *Zirkulationsstörungen.* Am Gefäßsystem kann kurzfristig eine Vasokonstriktion, alsbald durch den entzündlichen Reiz eine Lähmung der Vasokonstriktoren und dadurch eine Erweiterung der Arteriolen und Venolen eintreten, die anfangs zur schnellen Durchströmung im erweiterten Gefäßgebiet (aktive Hyperämie, Rötung) und dann zur Verlangsamung der Blutströmung und Stauung (Stase) in den Kapillaren führt (passive Hyperämie). Während der Achsenstrom etwas schneller fließt, sammeln sich die korpuskulären Teile an den Wänden der Venen an (Randstellung der Leukozyten) und treten gehäuft in den Kapillaren auf. Später bleiben die Leukozyten an den Gefäßwänden haften. Die flüssigen Bestandteile sickern durch die geschädigte Gefäßwand in die Gewebsmaschen. Es handelt sich um erhöhte Filtrations- und Diffusionsvorgänge, so daß Wasser, gewisse Salze und niedermolekulare Verbindungen, wie Aminosäuren, Kohlenhydrate u. a., auch höher molekulare Stoffe wie Albumine und Globuline die Gefäßbahn verlassen können. Nach Auflockerung und Erweiterung der Kittleisten des Kapillarendothels treten polymorphkernige Leukozyten, später auch Erythrozyten und Endothelzellen und zuletzt Lymphozyten aus den kleinsten Gefäßen. Sie wandern aktiv auf chemotaktischem Wege ins Entzündungsgebiet und werden auch passiv dorthin gezogen. Diesen Austritt flüssiger und fester Bestandteile aus dem Blut ins Entzündungsgebiet bezeichnet man als *Exsudation.* Flüssigkeit und hochmolekulare Stoffe mit gewebsfeindlicher Eigenschaft vermögen nun in die Gewebsspalten einzudringen. Sie veranlassen eine Lockerung der Zellverbände *(Desmolyse).* Das Exsudat führt zur Gewebsinfiltration.

Alle Bindegewebe sind dadurch gekennzeichnet, daß sie in einer wechselnd großen, speziellen Grundsubstanz liegen, die chemisch zu den Mukopolysacchariden gehört. Die wichtigsten davon sind die Hyaluronsäure und die Chondroitinschwefelsäure. Unter dem Einfluß von Enzymen ändert sich die Grundsubstanz in ihrem chemischen Aufbau. Der pH-Wert schwankt, und der Wassergehalt steigt. Das Exsudat enthält das Enzym Hyaluronidase, das entzündungserregend wirkt und die Diffusion von Stoffen ins Gewebe beschleunigt, dadurch auch Infektionserreger schneller ins Gewebe eindringen läßt. Hyaluronidase spaltet die Hyaluronsäure auf, die ein Hauptbestandteil der Bindegewebssubstanz ist, und lockert das Zellgefüge. Auch Histamin und Mineralokortikoide (Desoxykortikosteron) fördern anfangs die Entzündungsbereitschaft. An der Gewebsinfiltration beteiligen sich neben dem aus Blutgefäßen stammenden Exsudat auch Zellen, die am Ort der Entzündung entstanden sind. Dadurch entsteht erhöhter Gewebsdruck, der die kleinsten abführenden Venen komprimiert, wodurch Stauung und Stase auftreten. Die Anhäufung von Abbaustoffen führt nun zur Gewebsazidose. Da die besten Bedingungen für das Zell- und Gewebsleben bei schwach alkalischer Reaktion vorhanden sind, wirkt die Azidose gewebsschädigend, zugleich auch gefäßerweiternd und dadurch die Exsudation ins Gewebe fördernd.

Die am Gefäßsystem sich abspielenden Veränderungen richten sich gegen die eingedrungenen Noxen und sollen mit Hilfe phagozytärer Zellen und bakterizider Bestandteile des Blutserums die Schädlichkeiten aufnehmen, neutralisieren und aus dem Entzündungsgebiet fortschaffen. Das Produkt der am Gefäßsystem ablaufenden Vorgänge ist das entzündliche Infiltrat.

2. Die im Entzündungsbereich auftretenden *Gewebsveränderungen* sind zweifacher Art. Einmal treten Schädigungen des Gewebes auf (alterative Vorgänge). Bald aber

stellen sich auch aufbauende Vorgänge ein. Diese produktive Gewebsbildung steht bei der chronischen Entzündung im Vordergrund.

Die *alterativen Gewebsveränderungen* sind: 1. die direkte Folge der die Entzündung verursachenden und auf das Gewebe einwirkenden Reize. Neben diesen mechanischen, thermischen, chemischen oder bakteriellen Schädigungen der Zellen wirken 2. sekundär auch die Gefäßveränderungen durch Erhöhung des Gewebsdruckes, durch Stase, Thrombose und die dadurch bedingten Ernährungsstörungen gewebsschädigend und zerstörend. Die Schädigung des Gewebes *(Alteration)* führt zum plötzlichen oder allmählichen Zelltod *(Nekrose, Nekrobiose)* oder zur Entartung *(Degeneration)* des Gewebes. Tote Zellen werden durch Quellungsvorgänge und durch die eiweißlösende Enzymwirkung der Leukozyten vom gesunden Gewebe gelöst und zum Zerfall gebracht. Es überwiegt nunmehr die Tätigkeit der abbauenden Enzyme gegenüber den aufbauenden, da erste infolge der Azidose (Milchsäurebildung usw.) ihre optimale Wirkung entfalten können. Durch die Gewebsalteration werden auch Allgemeinreaktionen ausgelöst. Es wird durch die Nerven über den Hypothalamus oder hormonal durch die Histamine ein Reiz auf die Hypophyse ausgeübt, die daraufhin ACTH ausscheidet. Dieses Hormon beeinflußt die Nebennierenrinde, die ihrerseits nun verschiedene Hormone der Steroidgruppe abgibt, z. B. die Mineralokortikoide, die Glukokortikoide mit dem Kortison und die Androgene. Sie regulieren den gestörten intermediären Stoffwechsel und regen die Heilungsvorgänge an.

Außer den durch die Entzündungsreize örtlich im Gewebe hervorgerufenen (Alteration, Degeneration, Nekrose) und den am Blutgefäßsystem entstandenen Veränderungen (Hyperämie, Exsudation, zellige Infiltration des Gewebes usw.) entwickeln sich im entzündeten Gewebe schon nach einigen Stunden *aufbauende, produktive Vorgänge*, die weitere Schäden vermeiden und vorhandene beseitigen sollen. Man faßt sie unter dem Begriff „*Regeneration*" zusammen. Die Zellwucherungen gehen von den Angioblasten der Gefäße, von den Fibroblasten und Histiozyten des Bindegewebes sowie vom Epithel aus. Die von den Blut- und Lymphkapillaren vorwuchernden, aus Angioblasten bestehenden Zellstränge werden hohl und bilden neue Kapillaren, um die sich neues Zellgewebe anhäuft. So entsteht das Granulationsgewebe, dessen Funktionen mit den bei der Wundheilung bereits besprochenen identisch sind. Es wirkt durch Exsudation und Demarkation, gleicht die Gewebsdefekte durch Proliferation aus und hat außerdem einen vielfachen Aufgabenkreis.

Formen der Entzündung. Die Entzündung tritt überall dort auf, wo Noxen, Heilungs- und Abwehrvorgänge im Körper einsetzen. Sie kann also praktisch an allen Geweben vorkommen und ist neben dem selbständigen Vorkommen in der Wunde ebenso vorhanden wie bei der gedeckten Verletzung. Die Entzündung kann in verschiedenen Formen auftreten, die abhängig sind von der Art und Stärke der Noxe, von dem Vorherrschen der Zirkulationsstörungen, der Art der Gewebsveränderung (Alteration oder Regeneration), vom Verlauf, von der Dauer und von vielen anderen Faktoren. Oft ist es schwierig, die verschiedenen Entzündungsformen gegeneinander abzugrenzen. Im weiteren Verlauf kann auch eine Form in die andere übergehen. Man trennt die aseptische von der bakteriellen, unter letzterer wieder die pyogene (seröse und eitrige) von der putriden und der spezifischen Entzündung. Nach dem Charakter des Exsudates unterscheidet man die seröse, die fibrinöse, die hämorrhagische, die eitrige und die putride Entzündung. Diese Unterscheidung ist für die Praxis wichtig. Herrschen Degeneration und Nekrose vor, so spricht man von der nekrotisierenden Entzündung. Ebenso bedeutungsvoll ist die Einteilung nach der Zeitdauer in akute, subakute und chronische Enzündungen. Steht die Gewebsneubildung im Vordergrund, so bezeichnet man sie als proliferative oder produktive. Sie ist immer zugleich chronisch. Nach der Art des befallenen Gewebes unterscheidet man Entzündungen der Haut (Dermatitis, Ekzem), der Muskulatur (Myositis), der Nerven (Neuritis), Knochen (Ostitis), Sehnenscheiden (Tendovaginitis), Schleimbeutel (Bursitis), Gelenke (Arthritis),

Knorpel (Chondritis), Drüsen (Adenitis), der Körperhöhlen (Pleuritis, Peritonitis, Perikarditis) usw.

Klinische Erscheinungen. Die akute Entzündung entsteht rasch im Verlauf weniger Stunden. Es bildet sich eine Verdickung, deren Ausdehnung von dem Umfang und von der Stärke des einwirkenden Reizes abhängt. Die Schwellung kann umschrieben oder diffus ausgebreitet sein. Sie geht allmählich ohne deutliche Grenze in die gesunde Nachbarschaft über. Lockere Gewebe (Unterhaut) schwellen stärker als z. B. Sehnen. Die Haut ist gespannt und an haarlosen Stellen spiegelnd. Die Epithelien der gespannten Haut schuppen sich bei längerem Bestehen der Entzündung oberfläch ab. Mit dem Abschwellen der Haut entdeckt man Faltenbildung. Ist die Unterhaut an der Entzündung beteiligt, so ist die Haut auf der Unterlage nicht verschiebbar. Pigmentfreie Haut und Schleimhaut zeigen infolge der Hyperämie mehr oder weniger starke Rötung, manchmal sogar blaurote Färbung. Die Pulsation der zuführenden Arterien ist bei Entzündungen an der Zehe der Pferde und Rinder ein wertvolles Diagnostikum. Die Vorder- oder Hintermittelfußarterie ist dann prall gefüllt und fühlbar. Verstärkte Pulsation findet man bei aseptischen, klopfende bei pyogenen Entzündungen. Vermehrte Wärme ist stets im Bereich der Schwellung vorhanden. Man prüft sie mit dem Handrücken durch Vergleich mit gesunden Stellen der Haut. Sie kann bei tief im Gewebe liegenden Entzündungen und solchen, die in Huf oder Klaue durch die Hornkapsel verdeckt sind, nicht wahrnehmbar sein. Der Schmerz bei Palpation kann je nach dem Grad der Entzündung verschieden stark sein. An Gelenken prüft man ihn durch passive Bewegung desselben. Schmerzhaft ist nur das in der Mitte des Herdes gelegene entzündliche Infiltrat, nicht dagegen das periphere, insbesondere nach unten sich ausbreitende entzündliche Ödem. Die Schmerzen sind durch die Gewebsspannung und Reizung der Nervenendigungen bedingt. Je sensibler das entzündliche Gebiet und je stärker der Gewebsdruck ist, um so stärker werden die Schmerzen sein (Lederhaut, Periost, Gelenke). Sie lösen entsprechende Funktionsstörungen aus. Die Konsistenz ist im Bereich des entzündlichen Infiltrates derb-elastisch und oft infolge der Gewebsdurchtränkung geringgradig teigig. Die Hyperämie gibt dem Entzündungsgebiet die derbere, elastisch sich anfühlende Konsistenz. Um die entzündliche Schwellung herum und besonders unter ihr findet man oft schmerzlose, kalte, typisch teigige Verdickungen, in denen Fingerabdrücke längere Zeit bestehenbleiben. Es handelt sich um Diffusion und Senkung von Entzündungsprodukten, insbesondere von Blutserum, in die Umgebung. Gewebsschädigungen auf entzündlicher Basis bestehen hier nicht. Da dieses Ödem Entzündungsflüssigkeit enthält, bezeichnet man es als *entzündliches Ödem*, obgleich es keinerlei Symptome der Entzündung aufweist. Die Flüssigkeit wird vor allem im Bindegewebe zurückgehalten. Dieses mesenchymale Gewebe ist als parenteraler Stoffwechselapparat bedeutsam für den Wasserhaushalt des Körpers.

Die fieberhaften Allgemeinerscheinungen bestehen in Mattigkeit, Appetitlosigkeit, Temperaturerhöhung, beim Rind im Absinken der Milchleistung, bisweilen in Schweißausbruch, erhöhtem Eiweißabbau mit Eiweiß im Harn, Obstipation u. a. m. Ursache von fieberhaften Allgemeinerscheinungen können bei aseptischen Entzündungen extreme Schmerzen, bei bakteriell bedingten Entzündungen die bestehenden Infektionen sein.

Zu diesen Erscheinungen der Entzündung kommen weitere hinzu, die sich nach der Art des Exsudates richten. Sie können wenig in die Augen fallen, wenn die Haut intakt ist, beherrschen aber das klinische Bild, wenn die Exsudation sehr stark ist und vor allem Wunden vorhanden sind. Es sei hervorgehoben, daß aus der Art des Exsudates allein nicht auf das Vorliegen oder Fehlen einer pyogenen Infektion geschlossen werden kann. Auch eine pyogene Infektion kann unter dem Bild einer serösen oder fibrinösen Entzündung verlaufen, während zum anderen eitrige Entzündungen durch Arzneien rein aseptisch erzeugt werden können. Die *seröse Entzündung* bildet eine klare, durchsichtige, gelblich gefärbte Flüssigkeit. Der Zellgehalt ist gering. Die

Flüssigkeit wird trüber, wenn mehr Zellen in ihr vorhanden sind. Auf der Schleimhaut ist die Flüssigkeit geringgradig klebrig, da sie mit Schleim vermischt wird (seröser Katarrh, katarrhalisch-schleimige Entzündung). Bei Hautentzündungen bildet das Exsudat oft Blasen (z. B. bei Verbrennungen, nach Scharfsalben, Pocken, Maul- und Klauenseuche). In Gelenken, Sehnenscheiden, Schleimbeuteln und Körperhöhlen sammelt sich die seröse Entzündungsflüssigkeit als seröser Erguß an und füllt die Höhlen prall. Im Gewebe füllt das Exsudat die vorhandenen Gewebsspalten an, teilweise unter toxischer Schädigung des Parenchyms mit Bildung von Petechien infolge Gefäßruptur. Bei großem Flüssigkeitsverlust, z. B. nach Verbrennungen, kann die seröse Entzündung plötzlich zum Tode führen. Selten tritt die seröse Form selbständig auf. Meist bestehen Übergänge zur fibrinösen Entzündung (serofibrinöse Entzündung), besonders bei Rind und Schwein.

Die *fibrinöse Entzündung* tritt auf der Oberfläche von Schleimhäuten, serösen Häuten und auf der Wunde (Wundkitt) auf. Das Fibrin entsteht durch Gerinnung des eiweißhaltigen Exsudates. Auf der Schleimhaut bilden sich eierkuchenähnliche, gelbweiße, schwammige Beläge (Kruppmembran, kruppöse Entzündung). Sie haften verschieden fest. Die darunterliegende Schleimhaut weist Zellschädigung in den oberflächlichen Schichten auf. In Gelenkhöhlen, Sehnenscheiden und Schleimbeuteln entstehen durch Ablösung der zottigen Beläge Flocken oder Kugeln. Oft sind Schleimbeutel mit sog. Reiskörperchen, die wie gekochter Reis aussehen, prall gefüllt. Die Fibrinkugeln können auch hasel- bis walnußgroß werden. Bei Palpation und passiver Bewegung solcher Gelenke ist oft ein Knirschen (Pseudokrepitation, Schneeballknirschen) hörbar und fühlbar. Die Anwesenheit von Eitererregern führt zur fibrinös-eitrigen Entzündung. Bei Rind und Schwein herrscht auch bei nicht infektiös bedingten Entzündungen meist der fibrinöse Entzündungstyp vor.

Die *eitrige Entzündung* bildet den gelb bis grün und beim Hund meist braun gefärbten, rahmähnlichen Eiter. Er ist sehr reich an Leukozyten. Die Eiterkörperchen sind polymorphkernige, neutrophile Leukozyten. Bei der serös-eitrigen Entzündung ist das Exsudat dünnflüssig, bei der eitrig-fibrinösen enthält es Fibrinflocken. Auf Schleimhäuten entsteht der eitrige Katarrh. Dem Exsudat ist Schleim beigemischt. Die eitrige Entzündung kann alle Gewebe befallen. In der Haut sammelt sich der Eiter in Form der Pustel, im Gewebe als Abszeß, im Gelenk und in Höhlen als Empyem an. Ist der Eiter diffus im Gewebe verstreut, so bezeichnet man dies als eitrige Infiltration oder als eitrige Phlegmone. Stets findet eine Gewebseinschmelzung statt. Der Eiter bricht an der Stelle des geringsten Widerstandes nach außen durch. In Bauch- und Brusthöhle entsteht bei Hund und Pferd ein graubraunes, beim Rind und Schwein ein eierkuchenähnliches Exsudat.

Die eitrige Entzündung erkennt man an der hochgradigen Schmerzhaftigkeit, oft auch an der Fluktuation und an der meist vorhandenen Beeinträchtigung des Allgemeinbefindens. Die eitrige Entzündung ist bereits eingehend in dem Kapitel „Pyogene Infektionen" beschrieben worden.

Die *jauchige (putride) Entzündung* bildet anfangs ein seröses Exsudat, das oft mit Blut vermischt ist und schnell braunrot, jauchig und stinkend wird und Gasblasen enthält. Sie entsteht durch Fäulnisbakterien, die eine umfangreiche und rasch fortschreitende Gewebsnekrose verursachen. Oft geht die eitrige Entzündung in die eitrig-jauchige über. Die Gewebsnekrose steht dann im Vordergrund (vgl. die Kapitel über putride Infektionen).

Die *hämorrhagische Entzündung* bildet ein blutiges Exsudat, meist infolge schwerer Schädigung der Gefäßwände durch Bakterien. Dem Exsudat sind ausgetretene Erythrozyten in großer Zahl beigemischt. Es ist deshalb rot gefärbt und enthält seröse, fibrinöse oder eitrige Beimengungen. Sie herrscht am Magen-Darm-Kanal vor.

Chronische Entzündung. Die akute Entzündung geht oft in das subakute Stadium über, dem sich die chronische Entzündung anschließen kann. Auch ohne vorausgehendes akutes Stadium kann sich die chronische Entzündung allmählich schleichend entwickeln, wenn geringe Reize sich permanent auswirken. Die chronische Entzündung ist vor allem daran erkennbar, daß die Entzündungssymptome weniger stark ausgeprägt oder z. T. nicht vorhanden sind. Die Rötung fehlt stets. Die Schwellung ist häufig im Beginn des chronischen Stadiums mit dem Verschwinden des peripher liegenden entzündlichen Ödems etwas zurückgegangen. Sie wird allmählich wieder stärker unter engster Beschränkung auf das Entzündungsgebiet, so daß sich die erkrankten Teile deutlicher von der gesunden Umgebung absetzen. Die Hyperämie ist ebenfalls geringer geworden. Die an den Gliedmaßen fühlbare Pulsation der Mittelfußarterie ist beim Pferd noch stärker als normal. Die Schmerzhaftigkeit kann ebenfalls nachlassen. Vor allem ist der Schmerz bei Palpation nicht mehr so intensiv. Lahmheiten sind nach Abklingen der akut entzündlichen Erscheinungen gleichbleibend oder geringgradiger. Manchmal verschwindet die Funktionsstörung bei längerer Bewegung. Vermehrte Wärme im Entzündungsbereich kann vollständig fehlen. Die Konsistenz ist härter und derber geworden, da das entzündliche Infiltrat verschwunden ist und statt dessen sich mit Zellvermehrung und Gewebsverdichtung einhergehende Regenerationsprozesse entwickelt haben. Das entzündliche Ödem fehlt! In der Haut entstehen dicke Schwielen, auf der Schleimhaut starke Verdickungen, an Gelenken Verdichtungen der Kapsel mit zottigen Wucherungen der Synovialis und am Periost Knochenwucherungen (Periostitis ossificans). Die Veränderungen werden im chronischen Stadium der Entzündung, teilweise auch im Röntgenogramm erkennbar. In der Hauptsache wirken sich die chronischen Entzündungsvorgänge am Bindegewebe aus, das hart und dicht, granulationsgewebsähnlich wird.

Die *chronische interstitielle Entzündung* breitet sich oft auf Kosten des Parenchyms aus, das durchwuchert und atrophisch wird. Diese Veränderungen entwickeln sich ganz allmählich und niemals stürmisch. Als typische chronisch-proliferative Entzündungen sind die infektiösen Granulome (Aktinomykose, Botryomykose) anzusehen.

Die Beschaffenheit der Exsudate kann sich im Verlauf der chronischen Entzündung ändern. Die Menge wird meist geringer. Seröses Exsudat wird zellhaltiger, grauer und dicker. Der Eiter wird dicker und gelber. Die chronische Eiterung in der Tiefe führt oft zur Fistelbildung (Eiterfisteln). Die jauchige Entzündung verläuft meist akut.

Alter der Entzündung. Die akute Entzündung dauert meist 1–2 Wochen, das subakute Stadium, das als Übergangsstadium aufzufassen ist, etwa 14 Tage. Von einer chronischen Entzündung kann man bei Fehlen aller akuten Erscheinungen meist erst nach 4 Wochen sprechen. Sie kann jahrelang bestehenbleiben. Akute Schübe können durch erneute intensive Reize zwischendurch auftreten. Sie sind an dem plötzlichen Auftreten der hochakuten Entzündungsvorgänge erkennbar.

Verlauf und Ausgang der Entzündung. Die akute Entzündung kann durch Resolution vollkommen ausheilen (Restitutio ad integrum). Das Infiltrat wird resorbiert. Seröse Flüssigkeit wird wieder in die Blutbahn aufgenommen oder auf dem Lymphwege abgeleitet. Die seröse Entzündung kann aber auch der Auftakt zu schweren anderen Entzündungsformen sein. Die chronische seröse Entzündung führt bisweilen zu irreparablen Veränderungen (z. B. zur Sklerosierung). Fibrinöses Exsudat wird zunächst durch Enzyme verflüssigt und dann resorbiert. Die Entzündungszellen zerfallen und werden vom Körper wieder aufgenommen. Über das Schicksal des Eiters vgl. das Kapitel über die pyogenen Infektionen. Seltener ist völlige Heilung bei chronischen Entzündungen. Nach chronisch-seröser Entzündung bleibt oft an Gelenken, Sehnenscheiden und Schleimbeuteln eine stärkere Füllung mit Ausbuchtung der Kapsel zurück (Hydrops, Galle). Auch in der Brust- und Bauchhöhle können größere Exsudatmengen abgelagert werden. Nach chronisch-fibrinöser Entzündung bleiben bindegewebige Schwielen und Verhärtungen (Induration, Pachydermie, Elephantiasis usw.) bestehen. Besonders störend sind oft die nach chronisch ossifizierender Entzündung zurückbleibenden Knochenwucherungen (Osteophyten, Exostosen, Hyperostosen). Schließlich können Atrophie und Degeneration als Entzündungsfolge auftreten. Chronische Entzündungen sind nicht selten unheilbar.

Behandlung. Man muß die Entzündung

als eine Reaktion des Organismus auffassen, welche die Ursachen der Entzündung und die dadurch auftretenden Schädigungen des Gewebes bekämpft. Die Therapie darf die Entzündungsvorgänge, welche die Heilung herbeiführen sollen, nicht unterdrücken, sondern muß sie unterstützen, aber in den Grenzen halten, in denen sie nützen. Die Ursache, welche die Entzündung auslöst, der Reiz also, der das Gewebe schädigt, soll durch die Behandlung ferngehalten werden oder, wenn das nicht möglich ist, wenigstens derart gemildert werden, daß die Entzündung ihn zu überwinden vermag. Sind die Entzündungsvorgänge nicht intensiv genug, z. B. bei manchen chronischen Entzündungen, so müssen sie angeregt und gefördert werden. Hinzu kommt die Behandlung mancher Entzündungssymptome, die sich allgemein oder örtlich schädigend auswirken. Die Schmerzbekämpfung ist dazu zu rechnen.

Es ist zunächst nach der Ursache der Entzündung zu suchen. Gelingt es, den die Entzündung auslösenden Reiz zu finden und zu beseitigen, so heilt die akute Entzündung oft ohne weitere medikamentelle Behandlung aus. Ruhe ist für den erkrankten Teil zur Heilung erforderlich. Deshalb muß er stillgelegt werden (Stallruhe, Verbände usw.). Wärme in jeder Form wirkt schmerzstillend und erzeugt eine tiefgehende aktive Hyperämie. Dadurch werdend vermehrt Schutzstoffe zugeführt. Zugleich wird die Lymphzirkulation erhöht. Auch wird durch die Wärme der Leukozytenzerfall gefördert, wodurch deren Enzyme wirksam werden. Die verstärkte Durchblutung führt zur schnelleren Resorption der Entzündungsprodukte. Dadurch wird das entzündliche Infiltrat verkleinert. Man appliziert die Wärme in feuchtwarmen Verbänden (40–50 °C), als heiße Bäder, durch Heizsonne oder elektrisches Heizkissen. Vielfach werden noch gekochter Leinsamen, Heusamen oder heißer Kartoffelbrei und mit heißem Wasser gefüllte Gummiflaschen (Thermophore) benutzt. Auch die Bestrahlung mit ultraroten Strahlen, Heißluftbehandlung, Diathermie und Bestrahlung mit Mikrowellen beeinflussen die Entzündung günstig. Besonders in der Kleintierpraxis hat sich die Wärmeapplikation mit Mikrowellen eingebürgert, weil nicht exogene Wärme zugeführt wird, sondern die Hyperthermie in der Tiefe, am Krankheitsherd selbst, also radikal, angreifen kann. Die Biersche Stauung erzeugt eine venöse (passive) Hyperämie durch Kompression der Venen. Man legt eine breite Gummibinde derart an, daß die Arterienpulsation im gestauten Gebiet gerade noch fühlbar bleibt. Bei akuten Entzündungen soll täglich 10–20 Std. lang, bei chronischer nur einige Stunden gestaut werden. Die Stauung ist an den Extremitäten des Tieres durchführbar. Kälte wirkt gefäßkontrahierend, verzögert die reaktiven Vorgänge und verlangsamt die Blutzirkulation und auch die Resorption. Die Tätigkeit der Leukozyten erlahmt unter der Kältewirkung. Kälte erfüllt ihren Zweck höchstens im Anfangsstadium, kurz nach erfolgtem Trauma, in den ersten 1–3 Stunden der Entzündung. Wenn das entzündliche Infiltrat bereits vorhanden ist, sollte sie nicht mehr angewendet werden. Der Verband hält nicht nur Schäden ab, die von außen eindringen, sondern wirkt auch gleichmäßig erwärmend und leicht komprimierend. Er fördert die Heilung stets. Es empfiehlt sich, ihn mit heißer Burowscher Lösung anzugießen. Auch Spiritusverbände haben sich bewährt. Sogenannte entzündungswidrige Arzneimittel (Antiphlogistika) sind in großer Zahl im Gebrauch (Antiphlogistine, Acetatmischung, Antiphlegmonin usw.).

Entzündungswidrig und hemmend auf die Hyaluronidase wirken das Vitamin C, die Glukokortikoide und ACTH (adrenokortikotropes Hormon des Hypophysenvorderlappens). In der Wunde wird die Wucherung des Granulationsgewebes gehemmt, weniger die Epithelisierung.

Nach Abklingen der hochentzündlichen Erscheinungen ist beim Nachlassen des Schmerzes Massage angezeigt. Sie beschleunigt die Resorption des Exsudates. Man verbindet sie mit der Salbenbehandlung. Kampfersalbe wird wegen ihrer guten Tiefenwirkung bevorzugt. Tanderil® wirkt entzündungshemmend und schränkt vor allem das postoperative Ödem ein.

Chronische aseptische Entzündungen können durch Ruhe und Wärme ebenfalls geheilt werden. Oft reicht aber diese Behandlung bei chronischen Sehnen-, Sehnenscheiden-, Gelenk- und Knochenentzündungen nicht aus. Man wendet dann intensive Hautreize an, die stärker hyperämisierend wirken, wie Scharfsalben und Distanzfeuer. Vom kutanen Brennen ist man völlig abgekommen, da Narben, haarlose Stellen und alle Nachteile der Brandwunde in Kauf genommen werden müssen. Das Distanzfeuer wirkt ebenso gut. Ein rotglühendes Brenneisen wird flach in etwa 6 cm Entfernung über die Haut geführt, bis die Salbe verschwunden ist. Die gute Wirkung des Brennens erklärt man sich dadurch, daß die in der Kutis und Subkutis hervorgerufene schmerzhafte künstliche Entzündung das Tier veranlaßt, den kranken Körperteil ruhigzuhalten. Ferner soll das Entzündungsexsudat in Haut und Unterhaut wie ein fester Verband das tieferliegende Gewebe komprimieren. Diese Kompression wird durch die Retraktion des Narbengewebes, die nach dem Brennen entsteht, fortgesetzt. Die Hauptwirkung ist aber zweifellos eine hyperämisierende. Die starke und tiefgehende Wirkung des Distanzfeuers wandelt die chronische Entzündung wieder in eine akute um und führt dadurch schneller zur Heilung. Das kutane Brennen wird am häufigsten in Form des Punkt-, Strich- oder Gitterfeuers angewendet. Beim perforierenden Brennen (Ignipunktur) führt man glühende Nadeln in das entzündete Gewebe tief ein. Beide Methoden sind heutzutage umstritten.

Zur Behandlung der Entzündung finden weiterhin besondere Heilverfahren und auch Operationen Anwendung, die aus den entsprechenden Kapiteln und aus der speziellen Chirurgie zu ersehen sind. Stets erweist sich eine allgemeine analgetische Behandlung als heilungsfördernd.

10.1. Hautentzündung, Dermatitis, Ekzem

Tritt die Hautentzündung infolge äußerer Einwirkungen auf, so wird sie als *Ekzem* bezeichnet. Die Epidermis erkrankt dann primär in Form von Knötchen, Bläschen, Schuppenbildung usw. Als Symptom innerer Krankheiten treten *Exantheme* auf, die auch als symptomatische Ekzeme bezeichnet werden. Ist die Haut primär im Gefäßbindegewebe der Lederhaut erkrankt, während die Epidermis zunächst oder dauernd unversehrt bleibt, so spricht man von einer *Dermatitis*.

Ursachen. Häufig werden Ekzeme und Dermatitis durch mechanische Ursachen ausgelöst (Reiben, Kratzen, Scheuern usw.). Chemische Ursachen sind reizende Arzneien, wie Scharfsalben (artefizielles Ekzem), Säuren, hochkonzentrierte Desinfektionsmittel, Beschmutzung usw. Durch Schwitzen an Stellen, die der Reibung ausgesetzt sind, entsteht das sogenannte *Schweißekzem*. Schlechter Putzzustand verursacht Hautjucken und dadurch Ekzeme. Röntgenbestrahlung kann alle Formen der Dermatitis hervorrufen. Thermische Ursachen führen zur Hautentzündung durch Verbrennung, Verbrühung und Erfrierung. Bakterielle Infektionen der Haut sind häufig. Meist handelt es sich um Eitererreger. Parasiten verursachen häufig typische Ekzeme.

Formen und klinischer Verlauf. Der *Dermatitis erythematosa (Erythem)* ist die einfachste Form der Hautentzündung. Es besteht eine entzündliche Hyperämie der Haut. Das seröse Exsudat ergießt sich in den Papillarkörper. Die darüberliegenden Epithelschichten sind infolge seröser Infiltration stark gespannt. Wie bei allen anderen Ekzemformen kann Juckreiz bestehen. Die Haut ist gespannt und verdickt, vermehrt warm und schmerzhaft. An unpigmentierter Haut erkennt man die Rötung. Die Haare sind oft gesträubt. Heilung tritt fast immer ein. Unter Abschuppung der Epidermis geht die Schwellung allmählich zurück. Manchmal bilden sich kleine Knötchen in der Haut *(Eccema papulosum)*, die aus kleinzelligen Infiltrationen bestehen.

Das *vesikulöse Ekzem* führt zur Ansammlung von serösem Exsudat in Form von Blasen. Sie heben die Epidermis vom Korium ab. Sind die Blasen größer, so entsteht das *Eccema bullosum*. Neben den klinischen Erscheinungen des Erythems sieht man erbsen- bis walnußgroße, mit einem feinen Häutchen bedeckte Blasen, die leicht platzen und eine klare, durchsichtige, leicht gelb gefärbte Flüssigkeit enthalten. Die Heilung erfolgt entweder durch Eintrocknung der Blasen und Abstoßung der Blasendecke oder häufiger durch Epithelisierung des Defektes nach Eröffnung der Blasen. Man findet diese Form des Ekzems bei Verbrennungen, Erfrierungen und nach scharfen Einreibungen.

Die *Dermatitis pustulosa* ist durch pyogene Infektion entstanden. Es bilden sich kleine, eitergefüllte Bläschen.

Das nässende Ekzem *(Eccema madidans)* entsteht durch Verlust der oberflächlichen Epidermisschichten. Das Korium liegt frei. Nach Platzen der Blasen kann es aus dem Eccema vesiculosum und E. pustulosum entstehen. Es bildet sich eine rotgefärbte, granulationsgewebsähnliche, nässende Fläche. Das Exsudat ist serös, die Haare sind gesträubt, verklebt und fallen aus. Die Haut ist verdickt und hochgradig schmerzhaft. Bisweilen trocknet das seröse Exsudat unter Borken- und Krustenbildung ein *(Eccema crustosum)*. Oft tritt eine Sekundärinfektion mit Eitererregern hinzu, so daß sich später eine eiterbedeckte Fläche bildet *(Dermatitis suppurativa)*. Heilung erfolgt allmählich durch Epithelisierung.

Die *gangränöse Hautentzündung (Hautgangrän)* und *nekrotisierende Hautentzündung (Hautnekrose)* sind unter dem Kapitel Nekrose und Gangrän beschrieben. Es ist mit Sicherheit anzunehmen, daß die meisten nekrotisierenden Dermatitiden durch sporenlose Anaerobier hervorgerufen werden.

Die *chronischen Hautentzündungen* entstehen aus den akuten, wenn der ursächliche Reiz nicht abgestellt werden kann. Es bilden sich schwielige, harte Hautverdickungen, die mit Falten, Rissen und Schrunden bedeckt sind. In manchen Fällen schuppt sich das stark verhornende Epithel schnell wieder ab *(Eccema squamosum)*. Auch die Unterhaut verdickt sich. In Gelenkbeugen bilden sich wunde, schmerzhafte Querrisse (Rhagaden), die tief eingekerbt sind. Recht oft findet man sie in der Sprunggelenk- und Fesselbeuge des Pferdes. Sie können nur schwer geheilt werden, da die Wundränder sich bei jeder Bewegung aneinander reiben. Je nach der Art der chronischen Hautentzündung ist die Oberfläche verhornt, mit Schuppen und Borken bedeckt *(Eccema crustosum)*, oder sie stellt eine geschwürähnliche, eiternde Fläche dar *(chronisches Eccema madidans, Dermatitis chronica suppurativa, ulcerosa)*.

Eine besondere Form des chronischen Ekzems ist die *Dermatitis verrucosa*. Sie hat proliferativen Charakter und geht meist aus dem Eccema madidans hervor. Man findet sie besonders in der Fesselbeuge an den Hinterbeinen des Pferdes (Warzenmauke). Es bilden sich warzenähnliche, haselnuß- bis apfelgroße Granulationsgewebshyperplasien des Papillarkörpers, die ungenügend und nur an der Basis epithelisiert werden. Sie sind mit schmierigem, stinkendem, mißfarbenem Eiter bedeckt. Die Haare sind anfangs gesträubt (Straubfuß) und später nur noch in den Rinnen zwischen den eng aneinanderliegenden, warzenähnlichen Gebilden vorhanden. Durch den starken Entzündungsreiz entstehen auch diffuse Gewebsverdichtungen (Hyperplasien) in der Unterhaut. Die Entzündung kann sich in fortgeschrittenem Stadium vom Saumband bis zum Sprunggelenk erstrecken.

Die *chronische hyperplastische Dermatitis* verläuft unter starker Verdickung der Haut und des Unterhautbindegewebes. Umschriebene chronische Hautverdickungen bezeichnet man als *Tylome*. Sie treten als Hautschwielen in verschiedener Form auf.

Vorkommen. Ekzeme können an allen Stellen des Körpers vorkommen. Oft liegen

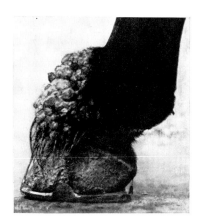

Abb. 224. Dermatitis chronica verrucosa.

sie in den Gelenkbeugen. Das Ekzem in der Fesselbeuge bei Pferd und Rind bezeichnet man als *Mauke*. Es tritt als Erythem, nässendes Ekzem, Dermatitis gangraenosa und chronisch als Dermatitis verrucosa auf. Oft liegen Ekzeme in der Geschirr- und Sattellage. Beim Hund treten durch das Maulkorbtragen Ekzeme auf dem Nasenrücken auf. Rückenekzeme findet man bei vielen Hunden. Das Rutenekzem des Hundes entsteht traumatisch. Sehr hartnäckig ist die Dermatitis des äußeren Gehörganges und der Ohrmuschel beim Hund (Otitis externa). Oft verursacht ein scheuernder Verband Ekzeme. Unter eiternden Wunden entsteht entlang den Bahnen des Eiters schnell ein nässendes Ekzem.

Die chronische hyperplastische Dermatitis kommt an den Hinterbeinen des Pferdes nach Phlegmonen und Lymphgefäßentzündungen vor. An der Vorbrust des Pferdes findet man in der Geschirrlage Schwielen und Tylome, besonders nach Abmagerung und bei schlecht verpaßtem Geschirr. Die chronische hyperplastische Dermatitis findet man weiterhin an der Innenseite des Fesselgelenkes beim Pferd (Streichballen), an der Vorderfläche des Karpus bei Pferd und Rind und an Ellenbogen und Unterbrust beim Hund (Liegebeulen).

Behandlung. Die Ursache der Entzündung ist zu suchen und abzustellen. Scheuernde Verbände und Geschirrteile müssen z. B. besser gepolstert oder entfernt werden. Das Lager der Tiere muß bei Dekubitus und Liegebeulen weich sein. Bei Juckreiz, Kratzen und Scheuern sind entsprechende Zwangsmittel anzuwenden. Die Verwendung reizender Arzneien muß unterbleiben. Zu Beginn der Behandlung sollte stets die Reinigung der Haut mit Wasser und Seife oder Wasserstoffperoxidlösung einmalig gründlich vorgenommen werden. Alle Krusten, verklebten Haare und Exsudatansammlungen müssen vor Beginn der Behandlung restlos entfernt sein. Um Reize von außen abzuhalten, ist ein Verband anzulegen. Er wirkt zugleich erwärmend und dadurch schmerzstillend. Der Verband wird bei phogenen Infektionen der Hautoberfläche mit desinfizierenden Lösungen angefeuchtet. Tritt eine Mazeration der Epithelien durch die Feuchtigkeit ein, so ist sofort zum trockenen Verband überzugehen. Oft wird die Heilung durch starken Juckreiz behindert. Dann sind anästhesierende Salben (10%ige Kokain- oder Anästhesinsalbe) aufzutragen. Vorher sind frühere Salbenreste, Hautschuppen, Schweiß- und Talgdrüsenprodukte usw. mit Wasser und Seife zu entfernen, da die bei Zersetzung des Fettes entstehenden freien Fettsäuren stark reizend wirken. Nässende Ekzeme behandelt man nach Säuberung und Desinfektion der Oberfläche mit austrocknenden Puderverbänden (Talkum, Lenicet, Tannoform, Dermatol, Iodoform). Iodoformäther, Tanninspiritus, Tinctura Myrrhae, Resorcin und Salizylspiritus wirken ebenfalls stark austrocknend und werden im Heilungsstadium nach Abnahme des Verbandes benutzt. Sehr gut ist die austrocknende Wirkung der ultravioletten Strahlen in Form der Bestrahlung mit der künstlichen Höhensonne. Hautentzündungen unter eiternden Wunden entlang der Sekretbahn werden mit Salbe bedeckt und heilen unter diesem Schutz oder spätestens nach Sistieren der Eiterung. Die Salbenbehandlung unter dem Verband ist bei Epitheldefekten und squamösen Ekzemen anzuwenden. Man verwendet Glycerol, Borsalbe, Sanitas-, Dumex-, Scharlachrot-, Perubalsam-, Zinksalben und andere. Oft genügt lediglich ein deckender Fettverband. Glukokortikoidhaltige Salben nehmen den Juckreiz, in Kombination mit Antibiotika können sie bei pyogenen Infektionen angewendet werden.

Chronische Entzündungen sind schwerer zu beeinflussen. Vor allem muß die Ursache gesucht und abgestellt werden. Oft sind beim Hund Teersalben und manche antiparasitären Einreibungen verantwortlich, wenn sie über längere Zeit angewendet werden. Flächenhaft sich ausbreitende chronische, hyperplastische Dermatitiden trotzen oft jeder Therapie. Bisweilen helfen wochenlang liegende komprimierende Verbände. Auch Massage führt manchmal zum Ziel. Die Salbentherapie (Kortisonsalbe, Bepanthen®, Perubalsam u. a.) verhindert weitere Proliferation und erhält die sklerosierte Haut geschmeidig. Antihistaminika wirken lokal oder allgemein angewendet unterstützend, wenn allergische Ursachen die Dermatitis hervorgerufen haben.

Operativ muß man erforderlichenfalls bei umschriebenen Sklerodermien (Liegebeulen, Hautschwielen, Tylomen usw.) vorgehen. Sie werden umschnitten und durch plastische Operation der Primärheilung zugeführt. Bei großem Umfang der Verdickung ist keine Heilung möglich. Die Dermatitis verrucosa des Pferdes und Rindes wird nach sorgfältiger Säuberung des Operationsfeldes mit Wasserstoffperoxidlösung in allen Furchen durch Abtragen der Warzen bis auf die Hautoberfläche behandelt. Wegen starker Nachblutungen nach Abnahme der Esmarchschen Blutleere muß ein Druckverband gelegt werden. Die Nachbehandlung wird nach den Regeln der Wundbehandlung durchgeführt. Einpinselungen mit 5%igem Formalinspiritus sind zwar sehr schmerzhaft, führen aber, in Abständen von 5–7 Tagen angewendet, oft zum Erfolg.

Schleimhautentzündungen entstehen durch dieselben Ursachen und treten in ähnlichen Formen auf wie die Hautentzündungen.

Man unterscheidet die erythematöse, katarrhalische, vesikuläre (aphtöse), fibrinöse (kruppöse), pustulöse, eitrige, ulzeröse, gangränöse und nekrotisierende Form.

Die chronische Schleimhautentzündung tritt als hyperplastische, granulöse, verruköse, polypöse und fibröse auf.

10.2. Muskelentzündung, Myositis

Im quergestreiften Muskel spielen sich die Entzündungsvorgänge hauptsächlich im Muskelbindegewebe (Perimysium) ab. Zugleich kann die Muskelfaser selbst durch die Entzündungsreize oder auch durch die mit der Entzündung einhergehenden Ernährungsstörungen geschädigt werden, wodurch verschiedenartige degenerative Zustände am Muskelparenchym entstehen. Bei der sog. parenchymatösen Muskelentzündung müssen deshalb stets primäre Veränderungen am Interstitium vorhanden sein.

Man unterscheidet akute und chronische Muskelentzündungen. Letztere sind dadurch gekennzeichnet, daß sich starke Wucherungen am Interstitium einstellen.

10.2.1. Akute Muskelentzündung, Myositis acuta

Die *traumatische Muskelentzündung, Myositis traumatica*, entsteht durch Quetschung, Dehnung, Zerreißung und andere mechanische Schädigungen. Der Muskel ist verdickt, hart, vermehrt warm und bei Palpation schmerzhaft. Dazu bestehen Funktionsstörungen und Lahmheiten. Der Gang ist steif, wird aber nach einigen Schritten oft elastischer.

Die Therapie ist antiphlogistisch und dieselbe wie die bei Muskelquetschung. Glukokortikoid-Injektionen sind sehr wirksam.

Die *eitrige Muskelentzündung, Myositis purulenta*, ist unter den pyogenen Infektionen beschrieben.

Rheumatische Muskelentzündung, Myositis rheumatica. Der Muskelrheumatismus tritt besonders im Winter und nach Erkältungen und Abkühlungen auf. Ob neben der Erkältung, wie beim Gelenkrheumatismus die pyogene Herdinfektion oder die Intoxikation eine Rolle spielt, ist anzunehmen. Befallen werden vor allem die Hals-, Rücken- und Kruppenmuskeln und die Ankonäen. Beim Hund kann auch einmal die Kiefermuskulatur erkranken. Es handelt sich um eine seröse Entzündung des intramuskulären Bindegewebes mit trüber Schwellung und Zerfall der Muskelfasern. Der Muskel ist schmerzhaft (Myalgie), vermehrt gespannt und oft reflektorisch kontrahiert, so daß eigenartige Stellungen, Steifheit und Lahmheiten auftreten können, die häufig in der Bewegung verschwinden. Hunde schreien bei Berührung oder Bewegung der kranken Muskeln. Schwellungen und Verhärtungen sind selten nachweisbar. Nach längerem Bestehen können jedoch Knoten und Schwielen im Muskel auftreten (interstitielle Myositis). Das Allgemeinbefinden ist geringgradig gestört, der Appetit ist schlecht. In schweren Anfällen tritt Fieber auf. Das Leiden kommt bei Schaf, Rind und Schwein selten, beim Pferd bisweilen, beim Hund dagegen häufiger vor. Es kann mehrere Muskelgruppen hintereinander befallen. Oft verschwinden die Schmerzen für Tage oder Stunden. Bei erneuter Erkältung kann das Leiden wiederkehren. Die Diagnose sollte nur auf Grund eingehender Untersuchung bei objektiver Feststellung der angegebenen Symptome gestellt werden. Sehr häufig wird die Diagnose auf dem Wege des Ausschlusses gestellt. Oft handelt es sich dabei um Lahmheiten aus anderer Ursache, die von dem Untersuchenden nicht erkannt werden. Pyogene Herde (Tonsillen, Analbeutel) müssen gesucht und ausgeschaltet werden.

Die Therapie besteht in vorsichtiger Bewegung, dem Fortschreiten der Heilung angepaßt, in Wärmeapplikation, Massage, Gaben von Antipyrin, Antifebrin und anderen Salizylpräparaten. Die Glukokortikoidtherapie wirkt meist innerhalb von Stunden. Die Injektionen müssen bei Nachlassen der Wirkung wiederholt werden.

10.2.2. Chronische Muskelentzündung, Myositis chronica

Die *fibröse interstitielle Muskelentzündung (Myositis chronica interstitialis fibrosa)* verläuft unter starker Wucherung des intra- und intermuskulären Bindegewebes. Sie entsteht aus den akuten Entzündungsformen, wenn die Ursache sich dauernd auswirkt. So kann sie sich nach häufiger Quetschung und aus schlecht heilenden Muskelwunden entwickeln.

Der Muskel ist verdickt, umfangreicher, und hat einen Teil seiner Kontraktilität eingebüßt. Meist ist er auch schlecht von der Umgebung zu isolieren, da die Entzündung in das umgebende Bindegewebe ausstrahlt. Die Schmerzhaftigkeit ist gering. An den Gliedmaßen tritt infolge der Funktionsstörung Lahmheit auf. An den Masseteren beobachtet man Verkürzung mit Trismus. Bei Erkrankung der Zungenmuskulatur entsteht die sogenannte *Holzzunge*. Gelenke können durch den versteiften Muskel immobilisiert werden. Dies führt zur Inaktivitätsatrophie aller das Gelenk bewegenden Muskeln. Auf der Schnittfläche ist der Muskel von starken grauweißen Bindegewebszügen auf Kosten der Muskelfasern durchwuchert. Die rote Färbung der Muskulatur ist infolge der starken Vermehrung des Perimysiums einer grauroten bis grauweißen gewichen. Zugleich ist das Gewebe derb und speckig geworden und knirscht beim Schneiden unter dem Messer.

Die *Myositis eosinophilica chronica* des Hundes erstreckt sich nur auf die Kau- und Schläfenmuskulatur (Mm. masseterici, pterygoidei und temporales beiderseits und auf die Muskeln der Vordergliedmaßen).

In akutem Anfall ist das Allgemeinbefinden nur wenig gestört. Die Tiere sind unlustig und apathisch. Futteraufnahme und Freßlust sind unterdrückt. Die obengenannten Muskeln sind hart, verdickt, nur wenig schmerzhaft und nicht vermehrt warm. Der Augapfel ist durch die Lidspalte vorgedrängt (Exophthalmus). Typisch für das Leiden ist der stets vorhandene Vorfall der Nickhaut, die den Bulbus bis zur Hälfte bedecken kann. Die Mundspalte kann aktiv und passiv nur wenige Zentimeter weit geöffnet werden. Die Dehnung der Kaumuskeln löst dabei Schmerzen aus. Der akute Anfall setzt plötzlich ein und dauert 3 bis 4 Wochen. Trotz anscheinend völliger Heilung erfolgen neue Anfälle im Abstand von Wochen oder Monaten, die zur Atrophie der Muskeln führen.

Die Muskeln sind graurot gestreift oder gelblich gefleckt. Im histologischen Bild findet man zwischen den Muskelfasern massenhaft eosinophile, polymorphkernige Leukozyten. Die Muskelfasern lassen keine nekrotischen oder degenerativen Veränderungen erkennen. Anscheinend gehen sie durch Druckatrophie zugrunde.

Die Ätiologie ist ungeklärt. Therapeutisch wirksam ist die Blutübertragung (200 ml) im akuten Stadium. Die Anfälle wiederholen sich jedoch meist. Durch Verabreichung von 40 mg Prednison täglich für 5 Tage können klinische Heilung und Normalisierung des Blutbildes erzielt werden. Antihistaminika wirken ebenfalls gut. Eine Triamcinolontherapie verhindert Rezidive.

Als *Myositis atrophicans der Kaumuskeln* ist beim Hund eine Erkrankung beschrieben worden, deren Ursache nicht geklärt werden konnte. Es dürfte sich um die Myositis eosinophilica handeln.

Die *Myositis chronica sarcosporidica* des Pferdes befällt vorwiegend die Schlund-, Zungen-, Kau-, Zwerchfell-, die tiefe Nacken-, Pharynx- und obere Gliedmaßenmuskulatur. Die Muskeln werden hart, knotig und tumorähnlich verdickt. Die Sarkosporidien werden wahrscheinlich per os aufgenommen. Frühestens nach 6 Wochen treten Muskelveränderungen auf, die später Funktionsstörungen hervorrufen. Die Muskulatur wird gelb bis grauweiß und entartet bindegewebig. Kleine bis erbsengroße, blaßgelbe Knoten im geringer veränderten Gewebe der Umgebung können verkalken. Im Blutbild fallen die starke Hyperleukozytose und Eosinophilie auf. Das Leiden ist unheilbar.

Die *chronische eitrige Muskelentzündung (Myositis chronica purulenta apostematosa)* verläuft unter Abszeßbildung und starker Wucherung des Interstitiums. Sie ist unter den pyogenen Infektionen beschrieben.

Chronische ossifizierende Muskelentzündung (Myositis chronica ossificans, Myopathia osteoplastica). Das Auftreten umschriebener Verknöcherungen (Myositis ossificans circumscripta) in den Muskeln ist bei Pferd, Rind, Schwein und Hund verschiedentlich beobachtet worden, tritt aber im ganzen gesehen selten auf. Sie entsteht wahrscheinlich durch äußere Einwirkung nach einmaligen stumpfen Traumen (posttraumatische Verknöcherung). Auch im Muskelnarbengewebe von Bruchpforten und nach Laparotomien wird sie angetroffen. Es wird angenommen, daß sich die jugendlichen Bindegewebszellen des Muskelinterstitiums in Knochenzellen umbilden (Metaplasie) oder daß das Muskelgewebe versprengte Osteoblasten enthält, deren Vermehrung durch äußere Reize (Quetschungen) usw.) ausgelöst wird. Beim Menschen hat man sie auch nach Nervenstörungen gefunden (neurotische Verknöcherungen). Die knöchernen Gebilde liegen im Muskelbindegewebe. Beim Pferd wurden sie in der Muskulatur der Hinterbacke, im M. tensor fasciae latae, im M. biceps femoris, im M. sternomandibularis und in den Beugemuskeln des Vorarmes, beim Rind im M. iliopsoas beobachtet. Beim Menschen findet man die „Reitknochen" in den Adduktoren, den „Exerzierknochen" infolge Anschlagens des Gewehres am M. deltoideus und M. pectoralis, den „Bajonettierknochen" im M. brachialis internus, den „Turnerknochen" im M. biceps brachii usw.

Die *Verknöcherung ganzer Muskeln (Myositis ossificans progressiva)* geht von der Ansatzstelle des Muskels am Periost aus. Durch Zerrung und Dehnung entsteht dort eine ossifizierende Periostitis, die im Muskel fortschreitet und den ganzen Muskel verknöchern kann. Zugleich können die Verknöcherungen auch mitten in den Muskelbäuchen entstehen. Man erklärt sich ihre Entstehung so, daß durch den Reiz im Muskelbindegewebe ein sehr zellreiches Keimgewebe auftritt, das Knochen zu bilden vermag. Die Anlage dazu ist angeboren und beruht auf einer Entwicklungsstörung der Skelettanlage mit fehlerhafter Differenzierung des Mesenchyms. Beim Pferd hat man derartige Veränderungen gefunden im M. glutaeus profundus, M. pectineus, M. adductor longus und M. biceps brachii und auch in beiden Mm. semimembranacei, die in starre Knochensäulen umgewandelt werden. Sie kommen auch bei anderen Tieren vor. Es verknöchern höchstens einige Muskeln derselben Gruppe. Die Krankheit ist erkennbar an der allmählich zunehmenden Funktionsstörung des befallenen Muskels, der Lahmheit und Behinderung der Bewegung der Gelenke infolge der Versteifung der Muskeln. Die Erscheinungen sind sehr verschieden und richten sich nach der Lage und dem Umfang der Verknöcherung. Manchmal bestehen überhaupt keine Behinderungen in der Bewegung. Dies ist besonders bei zirkumskripter ossifizierender Myositis oft der Fall. Durch Palpation und besser noch durch das Röntgenogramm ist die Ossifikation nachzuweisen. In der Mehrzahl der Fälle handelt es sich um Zufallsbefunde bei der Röntgenuntersuchung oder Sektion.

Das Leiden ist unheilbar. Zirkumskripte Verknöcherungen können bei günstiger Lage operativ entfernt werden.

Zahlreiche degenerative Myopathien sind beim Pferd als tighing-up, als Lumbago, beim Schwein als nekrotisierende Rückenmuskelerkrankung, als PSE-Degeneration usw. bekannt. Sie sind nicht von chirurgischem Interesse.

10.3. Nervenentzündung, Neuritis

10.3.1. Akute Nervenentzündung, Neuritis acuta

Die akute Nervenentzündung entsteht sehr häufig durch mechanische Schädigungen, z. B. Quetschung, Dehnung, Schlag, Stoß und Druck, die sich einmalig intensiv oder wiederholt auf den Nerven auswirken. So kann sie leicht im Verlauf von Frakturen, Luxationen, durch Druck von Exotosen, durch Tumoren und auch durch Fremdkörper ausgelöst werden. Bei Vollblütern beobachtet man eine Neuritis des Ramus communicans zwischen den Palmarnerven durch Gegenschlagen mit den Hinterhufen (Greifen). Durch Gegenschlagen mit dem Huf an das Fesselgelenk des stützenden Beines (Streichen) können Neuritiden der inneren Fesselnerven entstehen. Wird bei der Leitungsanästhesie der Nerv nicht umspritzt, sondern angestochen oder endoneural infiltriert, so können heftige Nervenentzündungen auftreten. Infektiöse und toxische Schädigungen des Nerven können durch verschiedene Gifte oder durch Infektionserreger auftreten. So kann die zur Lähmung führende Neuritis des N. recurrens nach Bleivergiftung, infektiösen Viruskatarrhen der Luftwege und Druse entstehen.

Klinisch läßt sich folgendes feststellen: Der Nerv ist verdickt und bei Berührung hochgradig schmerzhaft. Bei Erkrankung sensibler Nerven zeigt die Haut des Versorgungsgebietes manchmal Mißempfindungen (Parästhesien), die sich durch Scheuern, Juckreiz usw. äußern. Sehr oft besteht starke Überempfindlichkeit (Hyperästhesie), so daß die Tiere bei der schwächsten Berührung zusammenschrecken, stöhnen oder schreien. Die Schmerzen lösen Funktionsstörungen (Lahmheit) aus. An motorischen Nerven wird die Funktionsfähigkeit der Muskeln ganz oder zum Teil unterbrochen. Schmerzen werden an ihnen nicht empfunden. Die Entzündung kann am Nerven fortschreiten (Neuritis ascendens, descendens).

Die akute Nervenentzündung heilt häufig bei entsprechender Behandlung in einigen Wochen. Sie kann auch infolge Zerfalls von Nervenfasern zur Störung der Leitfähigkeit (Gefühllosigkeit oder Lähmung) führen. So führt z. B. die Injektion von 3–5$^0/_{00}$iger Silbernitratlösung, von absolutem Alkohol und von Chininlösungen manchmal, aber nicht sicher, zur Neurolyse (sogenannte neurolytische Injektion als Neurektomieersatz). Die akute Entzündung kann ins chronische Stadium übergehen.

Die Behandlung besteht in Abstellung der Ursache, Ruhe und Applikation von Wärme (heiße, feuchte Verbände). Außerdem werden Analgetika, Glukokortikoide und Vitamin-B-Komplex verabreicht. Sympathikus- bzw. Grenzstrangblockaden bringen im akuten Stadium gute Resultate.

Die akute eitrige Neuritis entsteht durch pyogene Infektionen nach Wunden, die den Nerven selbst verletzen. Ferner können Infektionen aus der Nachbarschaft auf den Nerven übergreifen. So bildet sich die Neuritis retrobulbaris nach Orbitalphlegmonen und retrobulbären Abszessen. Pyogene Neuritiden können durch die Nervenlymphgefäße zu den Gehirnhäuten weitergeleitet werden (Neuritis ascendens n. optici nach retrobulbären Phlegmonen, Neuritis ascendens n. facialis nach Otitis media). Seltener geht sie von den Gehirnhäuten aus auf die Nerven über (Neuritis descendens.) Im Verlaufe der Otitis media greift die Eiterung beim Pferd bisweilen auf den Canalis facialis über und führt zur eitrigen Entzündung und später zur Lähmung des Nerven. Auch beim Hund und Kalb ist die otogene Meningitis nach Otitis media nicht selten.

10.3.2. Chronische interstitielle Neuritis, Neuritis chronica interstitialis

Die chronische interstitielle Neuritis (Neuritis chronica fibrosa s. interstitialis) entsteht allmählich oder geht aus der akuten hervor. Sie führt zu starken regenerativen Vorgängen, die sich in der Vermehrung des Peri- und Endoneuriums äußern. Der Nerv wird hart und dick und ist manchmal knotig oder perlenkettenähnlich verdickt. Auch das umgebende Bindegewebe kann an der Wucherung beteiligt sein. Die Schmerzen sind geringer als im akuten Stadium.

Die Wucherung des Interstitiums führt zur Kompression und Verödung der Nervenfasern, wodurch die Leitfähigkeit des Nerven unterbrochen werden kann. An sensiblen Nerven treten dann die Gefühllosigkeit im Versorgungsgebiet, vasomotorische und trophische Störungen, an motorischen Muskelschwäche und vollständige Lähmung auf.

Die Behandlung führt selten zum Erfolg. Neben den zur Behandlung der akuten Neuritis verwendeten Mitteln können vorsichtige Massage und Einreibungen mit Kampfersalbe, Iodpräparaten (Josorptol, Jodkamvasol, Ugt. kalii iodati usw.) versucht werden. An motorischen Nerven kann Elektrisieren (Galvanisieren) helfen.

10.3.3. Neuralgie

Als Neuralgie bezeichnet man die Erkrankung eines Nervenastes ohne nachweisbare pathologisch-anatomische Veränderungen, vorwiegend bei Hund und Pferd. Es treten anfallsweise starke Schmerzen an einem Nerven auf, die nach kürzerer oder längerer Zeit verschwinden. Die Störungen der Nervenfunktionen können je nach Art der Nerven in Hyperästhesie, Anästhesie, vermehrter Drüsensekretion, Zuckungen, Hautatrophie, Haarausfall, Ekzembildung usw. bestehen.

Die Ursachen scheinen die gleichen zu sein, die auch die Neuritis auslösen. Sie können örtlicher oder allgemeiner Natur sein. Die Trigeminusneuralgie ist beim Pferd beobachtet worden. Sie äußert sich durch Schütteln des Kopfes, Reiben mit den Lippen an Gegenständen und in Hyperästhesie und Schweißausbruch im Versorgungsgebiet. Auch an anderen Nerven wurden Neuralgien beschrieben. Ihr eindeutiger Nachweis läßt sich beim Tier schwer erbringen. Beim Menschen sind Neuralgien häufig.

Die Behandlung ist schwierig, weil es nicht gelingt, die Ursache zu finden und abzustellen. Sie ist im übrigen die gleiche wie die Behandlung der akuten Neuritis. An sensiblen Nerven kann die Neurektomie versucht werden.

10.4. Blut- und Lymphgefäßentzündung

10.4.1. Arteriitis

Die *seröse Entzündung der Arterien, Arteriitis aseptica serosa*, ist selten. Man findet sie meist vergesellschaftet mit Entzündungen der Umgebung. Die Adventitia ist geschwollen und schmerzhaft. Als traumatische Arteriitis tritt sie nach Quetschungen auf. Durch chemische Reizung der Gefäßintima nach intraarterieller Injektion reizender Arzneimittel erkrankt zunächst die Gefäßintima (Endarteriitis), sodann die Muskularis (Mesarteriitis) und schließlich die Adventia (Periarteriitis). Das Gefäß ist verdickt, strangförmig, fühlt sich hart und schmerzhaft an.

Die *Arteriitis purulenta* tritt im Verlaufe pyogener Infektionen auf. Man findet sie im entzündeten Gebiet der eiternden Wunden, hämatogen verursacht bei pyogener Allgemeininfektion in den Metastasen und auch als selbständige Erkrankung nach Verletzung großer Arterien bei gleichzeitiger Thrombosierung des Inhaltes (Thromboarteriitis purulenta).

Andere Formen der Arteriitis sind bisher nicht von chirurgischer Bedeutung gewesen. Die *Endarteriitis obliterans* ist jetzt an den Digitalarterien öfter zu finden. Sie kommt im Zusammenhang mit Arthrosen an den Zehengelenken vor (Dietz und Litzke 1983, Fricker und Mitarb. 1982, Hertsch 1984, Dietz und Mitarb. 1984).

10.4.2. Venenentzündung, Phlebitis

Die *seröse Venenentzündung (Phlebitis aseptica serosa)* wird durch die intravenöse Injektion reizender Arzneimittel verursacht. Chloralhydratlösungen, Calciumlösungen, Neosalvarsan- und kolloidale Silbersalzlösungen reizen die Gefäßintima. Sie rufen manchmal eine Endophlebitis hervor, die über die Meso- und Periphlebitis zur Entzündung aller Schichten der Vene und zur Verödung der Gefäßbahn führen kann. Gelangen die Flüssigkeiten durch mangelhafte

Infusionstechnik ins paravenöse Gewebe, so entwickelt sich die Phlebitis auf umgekehrtem Wege.

Die Venenwand wird hart, strangförmig, deutlich palpierbar und ist auf Druck schmerzhaft. Je nach der Intensität des Reizes kann in einigen Wochen vollkommene Heilung oder in schweren Fällen unter gleichzeitiger Thrombosierung die Verödung der Vene eintreten. Es bleibt ein bindegewebiger Strang an Stelle der Vene zurück. An kleinkalibrigen subkutanen Venen (Ohrvenen des Schweines) wird bisweilen anschließend eine trockene Nekrose beobachtet. An größeren Venen (V. jugularis des Pferdes) entstehen durch Stauung vorübergehende Ödeme im peripheren Wurzelgebiet der Vene. Allgemeinerscheinungen werden durch die aseptische Phlebitis nicht verursacht. Da auch die örtliche Schwellung nur in den ersten Tagen auftritt, wird diese Venenentzündung oft übersehen. Meist entdeckt man sie erst bei der Wiederholung der Infusion. Man findet diese Venenentzündung an allen Venen, an denen Infusionen vorgenommen werden können, an den Arm- und Schenkelvenen des Hundes, am Ohr des Schweines und am häufigsten an der Vena jugularis des Pferdes und Rindes, auch nach mit Kathetern durchgeführten Dauertropfinfusionen.

Eine Behandlung ist nicht erforderlich.

Die *eitrige Thrombophlebitis (Thrombophlebitis purulenta)* entsteht bei gleichzeitiger pyogener Infektion des Stichkanals oder aus der aseptischen bei Sekundärinfektion und aus anderen Ursachen (s. S. 172).

Die *chronische hyperplastische Venenentzündung (Phlebitis chronica hyperplastica)* entwickelt sich manchmal in chronisch entzündetem, fibrös verdicktem Gewebe durch Einbeziehung von Venen ins Entzündungsgebiet. Sie hat keine praktische Bedeutung, da die Veränderungen der chronisch-indurativen Bindegewebsentzündung (chronische Phlegmone, chronische interstitielle Myositis, Pachydermie, Narbenkeloide usw.) im Vordergrund stehen. Trifft man bei Operationen auf derartige Venen, so lassen sie sich wegen der Starre der Wände und ihrer festen fibrösen Verwachsung mit der Umgebung nicht unterbinden. Sie müssen umstochen werden.

10.4.3. Lymphgefäßentzündung, Lymphangitis

Die Lamgphangitis kann nach direkten traumatischen Gewebsschädigungen vorkommen. Meist entsteht sie sekundär im Anschluß an eine Gewebsschädigung im Zustrombereich, wie etwa bei infizierten Wunden, Phlegmonen usw. Die Erreger dringen in die Lymphbahnen ein und verursachen die Gefäßentzündung.

Sie wird gewöhnlich nicht behandelt, weil sie unter der Antibiotikabehandlung des Primärleidens mit der Besserung des Grundleidens verschwindet. Auf das Lymphgefäßsystem beschränkte spezifische Infektionen rufen die *Lymphangitis epizootica* als selbständige Krankheit hervor (s. S. 216).

Literatur

Dietz, O., und Litzke, L. F.: Periarterielle Sympathektomie als Alternative zur Antikoagulantientherapie bei der Podotrochlose. Wien 1983.

Dietz, O., Litzke, L. F., und Nagel, E.: Europ. Vet.-Chir. Kongr. Bern (1984).

Fricker, Ch., Riek, W., und Hugelshofer, J.: Verschluß der Digitalarterien beim Pferd. Ein Modell für die Pathogenese der Strahlbeinlahmheit. Tierärztl. Praxis (München) 10 (1982), 1, 81.

Hertsch, B.: Europ. Vet.-Chir. Kongr. Bern (1984).

10.5. Tendinitis, Tendinose, Desmitis

Definition. Bis vor wenigen Jahren definierte man die **Tendinitis** als eine multiple, fibrilläre Zerreißung, der reparatorische Entzündungsreaktionen folgen. Rein traumatische, durch Unfall hervorgerufene partielle oder totale Rupturen sind selten und haben andere Ursachen. Sie wurden bei den Rupturen erwähnt (s. S. 234). Die Tendinitis wird heute als ein chronischer Ermüdungsschaden im Beugesehnenapparat des Pferdes betrachtet, d. h., es sind

1. die Sehne des M. flexor digitalis superficialis (Kronbeinbeugesehne mit Unterstützungsband),
2. die Sehne des M. flexor digitalis profundus (Hufbeinbeugesehne mit Unterstützungsband) oder

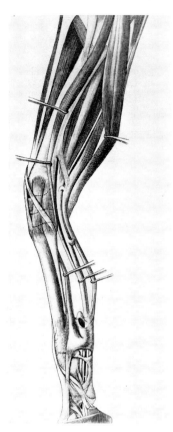

Abb. 225. Topographie der Beugesehnen des Pferdes.

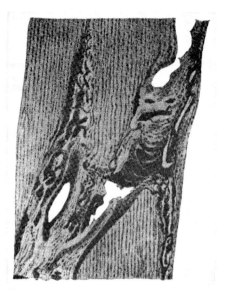

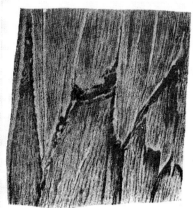

Abb. 226. Alte Illustrationen der Fibrillenruptur.

3. der M. interosseus medius (Fesselträger, Fesselbeinbeugesehne, oberes Gleichbeinband)
betroffen.

Der M. interosseus medius ist kein Muskel, da ihm die kontraktile Fähigkeit fehlt. Er ist seiner Funktion nach ein Ligament. Er wird aber mit zum Beugesehnenapparat gerechnet und wirkt zusammen mit der Fesselbeinbeugesehne und der Hufbeinbeugesehne als Träger der Zehenglieder.

Ätiologie. Als Ursache für derartige multiple, fibrilläre Zerreißungen werden statische Überdehnungen angeführt. Neue, histologische Untersuchungen konnten keine Zerreißungen nachweisen. Statt dessen bestehen Zirkulationsstörungen mit Exsudation, Hämorrhagie, Zellimmigration und -degeneration, wobei das Paratenon-Endotenon einbezogen ist. Beim späteren Verlauf kann man histologisch eine inflammatorische Gewebereaktion mit Ödem, Granulationsgewebebildung und nach dessen Umbildung in fibröses Gewebe Narbenbildung wahrnehmen. Anhand von Isotopuntersuchungen hat es sich gezeigt, daß eine passive Streckung des Beugesehnenapparates eine herabgesetzte Durchblutung verursacht. Training und Rennen, bei denen Tempo und Dauer den Trainingszustand des Pferdes und somit die Leistungsfähigkeit seiner Muskeln übersteigen, führen zur Muskelermüdung, insbesondere in den Muskeln der Beugesehnen. Hierdurch geht die elastische, aktive Unterstützung der

Zehenglieder in eine passive, statische Unterstützung durch die Unterstützungsbänder der Sehnen über. Die Elastizität, die dem Beugesehnenapparat normalerweise zugeführt wird und damit die druck-, zug- und stoßabsorbierenden Faktoren gehen verloren, und der Sehnenapparat wird mechanisch gespannt. Die Spannung kann ferner zur Kompression von Arteriolen, Kapillaren und Venolen führen, mit dadurch verursachter verminderter Durchblutung, Hypoxämie und als Folge davon herabgesetzter metabolischer Aktivität.

Symptome. Klinische Symptome sind vor den eintretenden reparatorischen Entzündungsreaktionen nicht erkennbar. In den Anfangsstadien sind sie nach gründlicher Untersuchung nur für den erfahrenen Kliniker wahrnehmbar. Hierbei kann eine sogenannte *Warnung* diagnostiziert werden. Dabei handelt es sich um eine spindelförmige Schwellung mit Druckempfindlichkeit und erhöhter Temperatur. Lahmheit tritt nur selten auf. Dadurch wird die Warnung häufig übersehen, und Training bzw. die Teilnahme an Rennen werden fortgesetzt. Dadurch wird ein Zustand mit zunehmender Schwellung, Wärme, Druckempfindlichkeit und vielleicht sogar Lahmheit ausgelöst. Die kranke Sehne hat palpatorisch wesentlich an Umfang zugenommen, nicht zuletzt auf Grund der Reaktionen im Paratenon. Häufig nimmt die Schwellung im Paratenon solche Ausmaße an, daß z. B. Kronbeinbeuger und Hufbeinbeuger miteinander verwachsen.

Das Leiden ist immer am extravaginalen Teil des Metakarpus lokalisiert. Mikroangiografische Untersuchungen haben gezeigt,

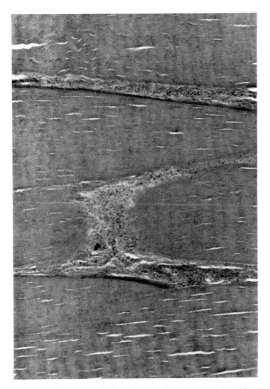

Abb. 227. Längsschnitt durch einen normalen Fesselträger vom Pferd, wobei der Schrägschnitt durch das Endotenon den Verdacht einer Fibrillenruptur erweckt.

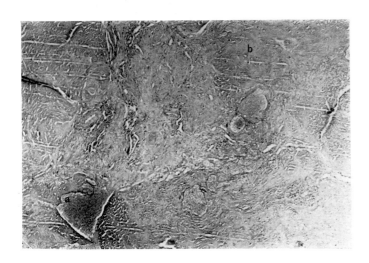

Abb. 228. Akute Tendinitis. Kronbeinbeuger, Pferd. Querschnitt. a = Hämorrhagie, b = Ödem.

daß dies der am schlechtesten vaskularisierte Teil der Sehne ist. Eine intravaginale Tendinitis/Tendinose in der beschriebenen Form sieht man niemals. In diesem Fall manifestieren sich Reaktionen als Tendovaginitis (siehe entsprechenden Abschnitt).

Vorkommen und Prognose. Die Tendinitis ist in der beschriebenen Form spezifisch für den Beugesehnenapparat des Pferdes. Was die Frequenz und die Lokalisierung anbetrifft, steht sie in engem Verhältnis zum Gebrauchszweck des Pferdes. Auch die Prognose hängt hiermit zusammen, wie die folgende Übersicht zeigt:

	Vordergliedmaße		Hintergliedmaße	
	Lokalisierung	Prognose	Lokalisierung	Prognose
Galopprennpferd				
Kronbeinbeugesehne	+++	—		
Fesselträger	++	—		
Trabrennpferd				
Kronbeinbeugesehne	++	—		
Fesselträger	++	—	+++	—
Reitpferd				
Kronbeinbeugesehne	+	—		
Fesselträger	+	—		

Arbeitspferde (Zugpferde) sind wegen ihrer abnehmenden Bedeutung in der modernen Pferdehaltung nicht einbezogen. Sie sind außerdem atypisch, da sie meistens an einer Tendinitis der Hufbeinbeugesehne, eventuell auch nur deren Unterstützungsbandes leiden.

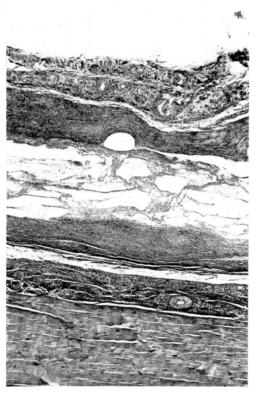

Abb. 229. Chronische Tendinitis, Kronbeinbeuger, Pferd. Exsudative und proliferative Änderungen des Para- und Endotenon.

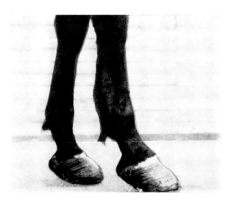

Abb. 230. Tendinitis, sog. untere Wade.

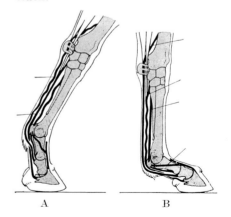

Abb. 231. Die Sehnen an der Hinterseite der Vorderzehe des Pferdes in der stärksten Beanspruchung. A beim Zugpferd, B beim Reitpferd. Die entspannten Sehnen sind geschlängelt dargestellt (nach Krüger 1941).

Die Tendinitis ist beim aktiven Galopprennpferd ein sehr ernstes Leiden, da es nur in Ausnahmefällen die gleiche Leistungsfähigkeit wieder erreichen kann, die es vor Eintreten des Leidens hatte. Es kann gewöhnlich als Reitpferd arbeiten oder gegebenenfalls an Rennen geringeren Standards teilnehmen. Bei Trabrenn- und Reitpferden ist die Prognose erheblich besser.

Therapie. Thermografische Untersuchungen haben ergeben, daß Zirkulationsstörungen wochen-, ja vielleicht monatelang früher auftreten als die klinischen Symptome. Bei einer 2 Jahre alten, aktiven Gruppe von Galopprennpferden konnten mit Hilfe der Thermografie Temperaturunterschiede im Beugesehnenapparat des einzelnen Pferdes bei ziemlich viel Pferden festgestellt werden. Andererseits ist bekannt, daß die Tendinitis bei 2jährigen Galopprennpferden selten auftritt oder erst am Ende der ersten Rennsaison.

Die Symptome einer akuten Tendinitis bestehen insbesondere aus Entzündungsreaktionen, weshalb die Therapie antiinflammatorisch sein muß, d. h., traditionell Abkühlung 24–48 Stunden lang, danach warme Umschläge. Allgemein kann Phenylbutazon zugeführt werden, und das Pferd wird einen Monat lang von jeglicher Arbeit befreit. Im Laufe der ersten Woche dürften Wärme und Ödem sowie eine eventuelle Lahmheit abnehmen, so daß man das Pferd während der übrigen Zeit leicht an der Hand im Schritt bewegen kann. Gegebenenfalls muß die medikamentelle oder physiotherapeutische Behandlung fortgesetzt werden. Eine erneute tierärztliche Untersuchung einen Monat nach Beginn der Erkrankung wird zeigen, daß leichte Fälle soweit wiederhergestellt sind, daß die Arbeit nach und nach in Form eines Konditionstrainings in langsamem Tempo wieder aufgenommen werden kann. Mit schneller Arbeit darf erst Nach Verlauf von 3 Monaten nach der ersten „Warnung" wieder begonnen werden. Sofern man einen Monat nach dem Tendinitis-Niederbruch noch Umfangsvergrößerungen palpieren kann, soll eine weitere, 2 Monate lange Befreiung von Arbeit angeordnet werden. 3 Monate nach dem Niederbruch dürften leichtere Fälle in entsprechender Weise das Konditionstraining beginnen können. Bei schwereren Fällen, bei denen eine deutlich feste, fibröse, knotige Schwellung auftreten kann, kommt es dazu, daß zwei oder mehrere Sehnen zusammenlöten können. Derartige Fälle müssen ein halbes bis zu einem ganzen Jahr von der Arbeit befreit und gegebenenfalls einer Operation unterzogen werden.

In vielen Lehrbüchern werden immer noch die scharfe Einreibung und die Kauterisation als Therapie empfohlen, obwohl mehrere moderne chirurgische Eingriffe beschrieben worden sind. Das „Tendon splitting" und das „Percutaneous tendon splitting" bestehen darin, daß man entweder durch breite Inzision oder mittels einer Reihe von Stichinzisionen die kranke Sehne in ihrer Längsrichtung spaltet, wodurch man das Einsprossen von Granulationsgewebe und somit eine erhöhte Gefäßversorgung des nekrotischen, gefäßarmen Sehnengewebes hervorzurufen beabsichtigt.

Die autologe Sehnentransplantation ist von mehreren Verfassern beschrieben worden. In jüngster Zeit ist eine Methode der operativen Behandlung durch Implantation von Karbonfiberfasern in die kranke Sehne veröffentlicht worden.

Die **Desmitis** ist die Entzündungsreaktion in einem Ligament und somit kein selbständiges Leiden, sondern eine Reaktion auf insbesondere Traumen wie Distorsionen von Gelenken und andere Überdehnungen. Das primäre Leiden besteht daher gewöhnlich in einer Arthritis traumatica mit Reaktion an der Gelenkkapsel und den dazugehörigen Ligamenten. Bisweilen ist das Trauma so gewaltig, daß die Gelenkkapsel und die Gelenkbänder zerrissen werden. Exostosen am Metakarpus/Metatarsus, als Überbein bezeichnet, sind die Folgen einer produktiven Periostitis, die häufig ihre Ursache in einer Überdehnung der ligamentösen Verbindungen zwischen Mc. II und Mc. III/Mt. III und Mt. IV hat.

Die Iliosakralgelenkluxation bei Pferden und Rindern kann auch als eine Desmitis angesehen werden, da ein plötzliches Trauma (z. B. Sturz oder Reiten auf anderen Kühen) eine Überdehnung der ligamentösen Verbindung zwischen Wirbelsäule und Becken bedingt.

10.6. Tendovaginitis

Sehnenscheiden sind mit Synovia gefüllte Gleitvorrichtungen, die als schlauchartige Hüllen die Sehnen umgeben und sie an besonders mechanisch exponierten Stellen begleiten. Sie bestehen aus dem äußeren Stratum fibrosum und dem inneren Stratum synoviale. Soweit letzteres die Sehne direkt umhüllt, wird es als Viszeralblatt, das der Sehnenscheidenwand anliegende Teil als Parietalblatt bezeichnet. Das Mesotenon, ein gekrösartiges Doppelblatt der Synovialis, verbindet ihre beiden Blätter und führt Nerven und Gefäße. Zwischen den beiden Blättern der Synovialis befindet sich die Synovialhöhle, die mit Synovia gefüllt ist.

10.6.1. Tendovaginitis aseptica acuta

Die akute aseptische Sehnenscheidenentzündung entsteht durch mechanische Einflüsse, wie Gegenschlagen, Überanstrengung, Quetschung, Dehnung, Zerreißung usw. Wahrscheinlich spielen bei angestrengter Arbeit oft Zerrungen eine Rolle, die beim Hin- und Hergleiten der Sehne das Mesotenon dehnen und den Zug auf die Sehnenscheidenwand übertragen. Sekundär entwickelt sie sich im Anschluß an aseptische Entzündungen in der Nachbarschaft. Je nach der Art des Exsudates handelt es sich um eine *seröse* oder *serofibrinöse Tendovaginitis*. Selten ist die *Tendovaginitis sicca*, bei der es lediglich zu geringer Fibrinabscheidung kommt, welche die Sehnenscheidenblätter zur Verklebung und Verwachsung bringen kann.

Die *seröse Form* der akuten aseptischen Tendovaginitis ist durch relativ leichte Symptome gekennzeichnet. Die Entzündung ist zunächst auf die Synovialis beschränkt (Tendovaginitis catarrhalis); das leicht getrübte Exsudat vermehrt die Menge der Synovia und setzt ihre Viskosität herab. Flottierende Synovialiszellen und Granulozyten sind vermehrt. Bei unterschiedlicher Schmerzhaftigkeit ist die Sehnenscheide vermehrt gefüllt und wölbt sich an den subkutanen Ausbuchtungen in unterschiedlicher Größe vor. Die Haut über der Sehnenscheide ist verschiebbar. Die Fluktuation dieser hühnerei- oder apfelgroßen, bisweilen wurstförmigen Gebilde ist deutlich erkennbar. Die Lahmheit entspricht dem Grad der lokalen Schmerzhaftigkeit und der erkrankten Sehnenscheide. Das Allgemeinbefinden ist ungestört. Die akute seröse Tendovaginitis kann sich zu einer chronischen Form mit Verdickungen, zu Verwachsungen der Sehnenscheidenwand mit der Sehne oder zu einem Hygrom entwickeln. Sie kann aber auch in die serofibrinöse Form übergehen.

Die *serofibrinöse Form* der akuten aseptischen Tendovaginitis hat gravierendere Symptome. Die Entzündung erfaßt alle Schichten der Sehnenscheide und das umgebende Bindegewebe. Die Exsudation führt zu einer prallen Füllung der Sehnenscheide, die wegen der starken Ödematisierung nicht mehr deutlich von der Umgebung abgesetzt ist. Die Haut über der Sehnenscheide ist nicht verschiebbar. Die Synovia enthält eine große Anzahl kernhaltiger Zellen und vermehrt Globuline. Sie ist mehr oder weniger getrübt, enthält Fibrinflocken und gerinnt innerhalb von 80 Minuten nach der Entnahme. Die Palpation ist schmerzhaft und ergibt eine Fluktuation, bei der mehr fibrinösen Form eine elastische Konsistenz mit einem knirschenden oder knarrenden Ge-

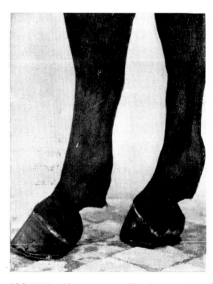

Abb. 232. Akute seröse Tendovaginitis der unteren gemeinsamen Beugesehnenscheide hinten beiderseits.

räusch (Schneeballknirschen, Pseudokrepitation). Das Allgemeinbefinden ist nur geringgradig gestört.

Die *Tendovaginitis aseptica acuta sicca* ist selten. Bei ihr kommt es lediglich zu geringer Fibrinabscheidung, die zu einer Verklebung und Verwachsung der Sehnenscheidenblätter führen kann. Eine vermehrte Füllung der Sehnenscheide besteht nicht.

10.6.2. Pyogene Tendovaginitis

Die pyogene Sehnenscheidenentzündung verläuft als seröse, wenn die Virulenz der Erreger nur gering ist. In der Regel entsteht daraus eine eitrige Sehnenscheidenentzündung. Die pyogenen Infektionen sind dadurch gekennzeichnet, daß meist das Allgemeinbefinden gestört, die örtliche Schwellung stärker ist und oft auch die Umgebung der Sehnenscheide geschwollen ist. Vor allem ist sie daran erkennbar, daß die Lahmheit und örtliche Schmerzhaftigkeit stärker sind. Die diagnostische Punktion der Sehnenscheide entscheidet die Diagnose. Näheres vgl. S. 176.

10.6.3. Infektiöse (symptomatische bzw. metastatische) Tendovaginitis

Diese Sehnenscheidenentzündungen treten bei Allgemeininfektionen auf, wenn die Erreger hämatogen in die Sehnenscheiden gelangen und dort, wie bei der Polyarthritis, Synovitiden hervorrufen. Häufig sind eitrige Omphalophlebitiden bei Jungtieren die Ursache des Leidens. Rotlauf, Brustseuche, Brucellose, Druse, Rotz, pyogene Allgemeininfektionen und Jungtierseptikämien können metastatische Tendovaginitiden erzeugen.

Die Art der Entzündung ist erregerabhängig: Eitererreger wie Strepto- und Staphylokokken und *Corynebacterium pyogenes* verursachen eine eitrige Synovitis, die Erreger der Brustseuche, des Rotlaufs, der Fohlenlähme sowie Infektionen mit Pneumokokken, Salmonellen und Colikeimen eine serofibrinöse Tendovaginitis. Es können gleichzeitig oder hintereinander mehrere Sehnenscheiden erkranken.

Therapie s. S. 179.

10.6.4. Tendovaginitis chronica

Die chronischen Sehnenscheidenentzündungen können primär chronisch, also allmählich, entstehen, oder sie gehen aus der akuten Form hervor.

10.6.4.1. Tendovaginitis chronica serosa

Das Leiden ist relativ symptomarm. Die Hervorwölbung der Sehnenscheide ist deutlich von der Umgebung abgegrenzt. Die Schmerzen bei Palpation sind meist gering. An der Umschlagstelle ist die Verdickung

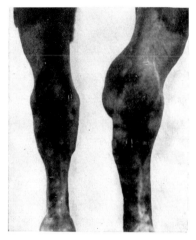

Abb. 233. Tendovaginitis chronica serosa des M. flexor hallucis longus und M. tibialis caudalis.

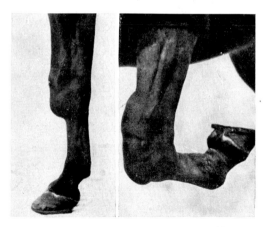

Abb. 234. Tendovaginitis chronica serofibrinosa des M. extensor carpi radialis mit Periostitis auf dem Radius. Der Karpus kann nur im rechten Winkel gebeugt werden.

der Sehnenscheide fühlbar. Die Sehnenscheide ist wegen Resorption eines Teils ihres Inhaltes manchmal nur noch schwappend gefüllt. Die Synovia ist grobsinnlich unverändert. Die Anzahl der kernhaltigen Zellen befindet sich im Bereich der oberen Normalwerte. Die Lahmheit kann je nach Grad und Umfang der Entzündung gering-, mittel- oder hochgradig sein. Meist ist sie geringgradiger, als sie im akuten Stadium war. In manchen Fällen, die allmählich durch Überanstrengung entstehen, ist die Lahmheit nur nach schwerer Arbeitsleistung deutlich feststellbar.

10.6.4.2. Tendovaginitis chronica serofibrinosa

Diese Erkrankung ruft stärkere Lahmheiten hervor. Verwachsungen der Sehnenscheidenblätter können eintreten. Meist stellt sich auch eine Verdichtung des die Sehnenscheiden umgebenden Bindegewebes ein. Auch das Periost kann erkranken (Periostitis ossificans). Fluktuation ist nur an umschriebenen, subkutan liegenden Stellen vorhanden. Vermehrte Wärme und Druckschmerz sind meist ausgeprägter nachzuweisen.

10.6.4.3. Tendovaginitis chronica fibrosa

Nach partiellen Sehnenzerreißungen innerhalb der Sehnenscheide und im Anschluß an eitrige und chronische aseptische Sehnenscheidenentzündungen bildet sich manchmal Granulationsgewebe, das den Sehnenscheidenhohlraum weitgehend ausfüllt und die Sehnen mit ihrer Scheide verwachsen läßt. Aus dem Granulationsgewebe entsteht festes, dichtes, hartes Bindegewebe. Die bindegewebig verdickten Wände der Sehnenscheiden können bei Fortbestehen der Entzündung durch Quetschung, Überbeanspruchung und andere Dauerreize verkalken oder verknöchern (Tendovaginitis chronica fibrosa petrificans s. ossificans). Auch durch Übergreifen einer Periostitis ossificans aus der Nachbarschaft auf die Sehnenscheide kann das Leiden entstehen. Die Ausdehnung der Verknöcherung erkennt man meist erst im Röntgenbild. Die Prognose ist ungünstig.

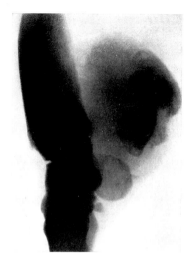

Abb. 235. Tendovaginitis chronica ossificans der Tendovagina carpalis beim Pferd.

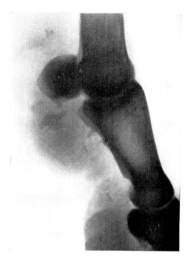

Abb. 236. Tendovaginitis chronica fibrosa ossificans der unteren gemeinsamen Beugesehnenscheide am Hinterbein des Pferdes.

10.6.4.4. Sehnenscheidenhygrom, Hydrops

Als *Hygrom* im weiteren Sinne bezeichnet man jede stärkere Füllung und Ausbuchtung der Sehnenscheide ohne Rücksicht auf die Ursache.

Den Hygromen im engeren Sinne fehlen alle Zeichen einer Entzündung.

Diese Hygrome allein sind Gegenstand der Darstellung.

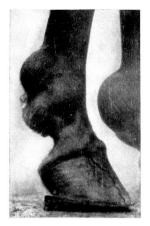

Abb. 237. Beugesehnenscheidenhygrom.

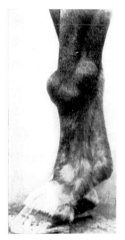

Abb. 238. Hygrome der Streckensehnenscheiden am Karpus.

Nach seiner Entstehung unterscheidet man drei Arten. Erstens kann das Hygrom angeboren sein. Zweitens kann sich nach nichtentzündlichen Veränderungen der Sehnenscheide eine größere Flüssigkeitsmenge im Sehnenscheidenhohlraum ansammeln und diesen erweitern. Drittens kann nach Ablauf der serösen Sehnenscheidenentzündung eine Ausweitung der Sehnenscheide an ihren subkutanen Ausbuchtungen zurückbleiben. Entzündliche Erscheinungen fehlen. Es besteht auch keine Lahmheit. Es handelt sich also lediglich um Residuen einer abgelaufenen akuten oder chronischen Entzündung, die keinerlei Funktionsstörungen zur Folge haben.

Die Besichtigung ergibt beim Hygrom der Sehnenscheide ein ähnliches Bild wie beim Vorliegen einer chronischen serösen Entzündung. Derartige Gallen behindern die normale Gebrauchsfähigkeit nicht. Sie sind jedoch ein locus minoris resistentiae, so daß bei erneuten Traumen, Quetschungen und Überanstrengungen eine Entzündung der Sehnenscheide leichter auftreten kann. Chronische, schleichend verlaufende seröse Sehnenscheidenentzündungen sind beim Fehlen von Lahmheit schwer vom Hygrom aus anderer Ursache zu trennen. Der klinische Verlauf und die Untersuchung der Synovia sind dabei entscheidend (siehe dort).

Vorkommen. Aseptische Sehnenscheidenentzündungen und Hygrome können an allen Sehnenscheiden auftreten. Weitaus am häufigsten werden sie beim Pferd beobachtet. Beim Rind sieht man sie besonders bei Zugtieren und Zuchtbullen. Bei Schwein, Hund und Katze sind sie selten. Die Sehnenscheiden der *Beuger* erkranken öfter und sind prognostisch vorsichtiger zu beurteilen als die Erkrankungen an den Strecksehnenscheiden. Beim Pferd erkrankt am häufigsten die untere gemeinsame Sehnenscheide der Beuger. Außerdem findet man Entzündungen und Gallen an der proximalen gemeinschaftlichen Sehnenscheide der Palmarbeuger (Tendovaginitis carpalis) und am M. flexor hallucis longus einschließlich M. tibialis caudalis am Sprunggelenk. Die Sehnenscheidenentzündung des M. extensor carpi radialis stellt eine Berufskrankheit des Reitpferdes dar und entsteht durch Sturz und Gegenschlagen mit dem Karpus gegen Hindernisse. Weiterhin findet man am Karpus Erkrankungen des gemeinschaftlichen Zehenstreckers (M. extensor digitalis communis), des seitlichen Zehenstreckers (M. extensor digitalis lateralis) und des M. abductor pollicis longus, am Sprunggelenk Tendovaginitiden und Hygrome des M. extensor digitalis lateralis und selten an der Vorderfläche solche des M. extensor digitalis longus.

Die *Therapie* beginnt mit der Abstellung der Ursache. Akute Sehnenscheidenentzündungen behandelt man durch Ruhe, möglichst auch durch Ruhigstellung der Sehnenscheide und der in ihr gleitenden Sehne mit Hilfe eines gepolsterten Verbandes. Dieser wird während der ersten 24 Stunden mit kühlenden Medikamenten getränkt: kaltes Wasser, 40%iger Alkohol, Burowsche Mischung 3%ig oder essigsaure Tonerde, antiphlogistische Breiauflagen (Aciterran) können ebenfalls angewandt werden. Entsprechender Hufbeschlag wirkt dabei unterstützend. Nach 24 Stunden sind Wärme und hyperämisierende Mittel örtlich zu applizieren. Der mit Wasser oder heißer Burowscher Lösung angefeuchtete Verband ist zweckmäßig. Massage und Einreibungen mit Kampfersalbe und Iodpräparaten (Iodöl, Josorptol, Iod-Iodkaliumsalbe) sind nach etwa einer Woche anzuwenden. Bei jüngeren Tieren tritt häufig vollkommene Heilung ein. Die Injektion von Glukokortikoiden und anschließende Ruhigstellung der Sehnenscheide bringen oft Erfolg. Die Injektion kann 2–4mal in Abständen von 2–6 Tagen wiederholt werden.

Chronische Entzündungen sprechen ebenfalls auf Wärme, hyperämisierende Mittel und Glukokortikoide an. In manchen Fällen muß ein stärkerer Hautreiz angewendet werden, um eine kräftige Hyperämie hervorzurufen. Distanzfeuer nach Einreibung von Scharfsalben oder scharfe Einreibungen mit Biiodat- oder Kantharidensalbe können nach 14 Tagen wiederholt werden. Stärker noch wirkt der Reiz, wenn vor der Einreibung gebrannt wird. Perforierendes Brennen kann vor allem bei der in der Regel unheilbaren chronischen fibrösen Entzündung versucht werden.

Das *Hygrom* stellt nur einen Schönheitsfehler dar und beeinträchtigt die Gebrauchsfähigkeit der Tiere nicht. Die Behandlung sollte nur auf dringenden Wunsch des Besitzers vorgenommen werden. Alleinige Punktionen zur Entfernung des Inhaltes helfen nicht. Punktion, Entleerung der Sehnenscheide und Injektion von Glukokortikoidlösungen bringen die besten Erfolge. Notfalls müssen die Injektionen im Abstand von 2–4 Tagen wiederholt werden, bis sich das Hygrom nicht mehr füllt. Bei angeborenen Gallen ist Heilung nicht zu erwarten. Die operative Behandlung durch Resektion von Teilen der Sehnenscheidenwand an den ausgebuchteten Stellen mit anschließender Naht führt selten zur primären Heilung und kann nur in besonders günstig gelagerten Fällen einmal versucht werden. Bei jungen Tieren verschwinden die Gallen oft ohne jede Behandlung im Laufe der Jahre.

10.7. Bursitis

Schleimbeutel sollen ähnlich wie die Sehnenscheiden die Gleitfähigkeit von Haut, Muskeln, Sehnen oder Bändern auf harter Unterlage erhöhen. Zugleich dienen sie als Polsterorgane. Diese Aufgabe haben sie vor allem dort zu erfüllen, wo die Haut über Knochenvorsprünge hinweggeht (Olekranon, Tuber coxae, Kalkaneus, Patella, Manubrium sterni). Die bei Schleimbeutelentzündung auftretende wasserkissenähnliche Verdickung ist als verstärkte Schutzmaßnahme zur Abfederung von außen einwirkender mechanischer Insulte aufzufassen. Aus diesem Grunde variiert auch ihre Größe sehr. Schleimbeutelentzündungen sind besonders bei Pferd und Rind sehr häufig.

Vorkommen und Bedeutung. Subkutane Bursen sind im Gegensatz zu allen anderen Bursen nicht angeboren, sondern stellen reaktive Gebilde dar. Sie bilden sich durch chronische Druckbelastung der Haut über knöchernen Unterlagen auf dem Wege einer umschriebenen Vermehrung der Proteoglykane und deren Denaturierung im Unterhautbindegewebe. Auf dem Wege über Spalträume, die mit Gewebsflüssigkeit gefüllt sind, bilden sich die subkutanen Schleimbeutel. Der Aufbau ihrer Kapsel entspricht dem der anderen synovialen Einrichtungen. Die Gegenwart einer subkutanen Bursa ist demnach bereits als klinischer Befund zu werten. Darüber hinaus kann sie den verschiedenen Entzündungen ausgesetzt sein. Praktische und chirurgische Bedeutung haben insbesondere die Bursitis subcutanea olecrani des Pferdes (Stollbeule) und Hundes, ferner die Bursitis subcutanea praepatellaris, die Bursitis subcutanea calcanea (beim Pferd als Piephacke bezeichnet) und die Bursitis der vor dem Karpus und am distalen Radiusende gelegenen Schleimbeutel (Bursitis subcutanea praecarpalis (sogenannte Karpalbeule oder Liegebeule), die beim Rind, sehr selten beim Pferd vorkommt. Unter den Bedingungen der einstreulosen Haltung treten beim Rind lateral an den Sprunggelenken Bursitiden auf. Weiterhin beobachtet man Bursitiden über dem dorsalen und ventralen verdickten Ende des Tuber coxae, am Os occipitale bei jungen Hunden und beim Rind und bei Welpen am Sitzbeinhöcker, ferner als sogenannte Vorbrustbeule des Pferdes am Manubrium des Brustbeins.

Die Bursitiden subfaszialer und submuköser Schleimbeutel sind von geringer Bedeutung.

Subligamentöse Bursen erkranken oft. Entzündungen rufen nicht nur örtliche Symptome, sondern zugleich Schmerzen hervor, wenn das über sie verlaufende Band angespannt wird. Häufig sind die Bursitis der unter dem Nackenband im Bereich des 1. und 2. Halswirbels liegenden Bursa subligamentosa nuchalis cranialis (sogenannte Talpa) und die Bursitis am Widerrist der zwischen Widerristkappe und den Dornfortsätzen des 3. bis 4. Rückenwirbels liegenden Bursa subligamentosa supraspinalis.

Subtendine Schleimbeutel liegen oft nicht nur zwischen der Sehne und ihrer Unterlage, sondern können auch die Seitenfläche der Sehne umfassen (Bursa calcanea m. flexoris digitalis superficialis) oder sich auch sehnenscheidenähnlich bis auf deren Oberfläche erstrecken (Bursa der Bizepssehne). Deshalb lösen ihre Entzündungen typische Lahmheiten aus. Die Erkrankung des vor dem Schultergelenk liegenden und der Bizepssehne als Sehnenscheide dienenden Schleimbeutels (Bursitis intertubercularis) löst eine oft unheilbare Hangbeinlahmheit aus. Ebenso entsteht Schulterlahmheit mit Abduktionsstellung der Gliedmaße im Verlauf der Bursitis subtendinae m. infraspinati. Die Bursa liegt zwischen der Sehne und dem darunterliegenden Muskelhöcker des Humerus lateral am Schultergelenk. Am Hinterbein des Pferdes löst die Erkrankung der zwischen dem M. glutaeus accessorius bzw. dem M. glutaeus medius der lateralen Fläche des Trochanter major femoris liegenden geräumigen Bursa (Bursitis trochanterica m. glutaei medii) Schiefgehen, Hangbeinlahmheit und Adduktion des Schenkels neben den örtlichen Erscheinungen aus. Die Entzündung der Bursa zwischen dem distalen Ende des mittleren, geraden Kniescheibenbandes und der Tibia (Bursitis infrapatellaris distalis) verursacht in der Regel nur örtliche Symptome und keine Lahmheit, ebenso die beim Rind und seltener beim Pferd vorkommende Entzündung der lateral am Kniegelenk unter der Bizepssehne liegenden Bursa (Bursitis subtendinea m. bicipitis femoris distalis). Quetschungen der unter der oberflächlichen Beugesehne auf der Achillessehne liegenden Bursa calcanea m. flexoris digitalis superficialis rufen selten Lahmheit hervor.

Die Entzündung der Bursa podotrochlearis kann zur Verödung und Verwachsung der Bursa führen. Sie tritt im Verlauf der Podotrochlose (Hufrollenerkrankung) neben Veränderungen am Strahlbein und an der tiefen Beugesehne auf. Die Bursitis der unter der gemeinschaftlichen Strecksehne am distalen Ende des Metakarpus bzw. Metatarsus direkt auf der Kapsel des Fesselgelenkes liegenden Bursa löst in der Regel keine Lahmheit aus.

10.7.1. Bursitis aseptica acuta

Die akute aseptische Schleimbeutelentzündung entsteht unter dem Einfluß fortgesetzter mechanischer Reizungen oder auch nach einmaligem stärkerem Insult. Es entstehen an subkutanen und submukösen Schleimbeuteln rundliche, ovale oder längliche Verdickungen. Die Umgebung ist anfangs durch die Quetschung und durch das von der Bursawand ausgehende entzündliche Infiltrat geschwollen. Der Schleimbeutel ist vermehrt warm, auf Druck schmerzhaft und prall mit Synovia gefüllt, so daß der Nachweis der Fluktuation oft schwierig ist. Die Haut kann Exkoriationen aufweisen. Die Wand des Sackes ist meist verdickt. Die Synovialis ist gerötet, samtartig, mit Zotten besetzt und mit Fibrinauflagerungen bedeckt. Auf der Unterlage ist die Bursa schwer verschiebbar. Unter Muskeln, Bändern oder Sehnen liegende Schleimbeutel quellen zu beiden Seiten des Stranges hervor. Beide Hälften können gleich oder verschieden groß sein. Bisweilen liegt die Verdickung nur auf einer Seite. Druck auf die eine Hälfte löst Fluktuation auf der anderen aus, wodurch die Verbindung beider Hälften unter der Sehne hindurch bewiesen ist. Die Probepunktion ergibt schleimige, rotgelbe, bisweilen mit Fibrinflocken vermischte Synovia (Bursitis serosa bzw. serofibrinosa).

Eine Beeinträchtigung des Allgemeinbefindens ist nicht vorhanden. Lahmheit und Funktionsstörungen treten, je nach der Bedeutung des Schleimbeutels, besonders bei Erkrankung der submuskulären, subligamentösen und subtendinen Bursen auf. Sie verschwindet nach Anästhesierung des Schleimbeutels.

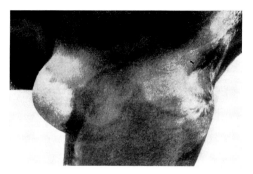

Abb. 239. Chronische Bursitis olecrani bei einer Stute.

10.7.2. Pyogene Bursitis

Die pyogene Bursitis entsteht bei gleichzeitiger Verletzung der Haut durch Dekubitus und Scheuerstellen. Die Eitererreger dringen in den Schleimbeutel ein. Fast immer stellt sie sich nach Wunden mit Eröffnung des Schleimbeutels durch Infektion ein. Je nach der Abwehrkraft des Gewebes, der Stärke der eingedrungenen Erreger und dem Grad der mechanischen Schädigung des Gewebes verläuft sie als seröse oder eitrige Bursitis (Näheres vgl. S. 180).

Therapie s. S. 182.

10.7.3. Bursitis chronica aseptica

Die chronische aseptische Schleimbeutelentzündung (Bursitis chronica serosa oder serofibrinosa) entsteht in der Regel allmählich durch stetige Quetschung. Sie kann in ihrem Verlauf durch akute Schübe unterbrochen werden, die durch hin und wieder sich auswirkende stärkere Traumen verursacht werden.

Die Bursa wird an manchen Stellen kopfgroß. Der seröse Inhalt kann zum Teil wieder resorbiert werden. Bei serofibrinösem Erguß ist der Schleimbeutel manchmal mit Fibrinkörnern (sog. Reiskörperchen, Corpora oryzoidea) angefüllt. Sie bestehen aus abgerissenen, gewucherten Schleimhautzotten und Fibrin. Die Kapselwand verdickt sich stark und wird fibrös. Ihre innere Auskleidung ist bisweilen mit fibrinösen Belägen bedeckt, die von der Synovialis durchwachsen werden. Oft hat die Schleimhaut ein höckriges, granulationsgewebsähnliches Aussehen. In anderen Fällen weist sie Schwielen und Falten auf. Auffallend ist, daß bei subkutanen Schleimbeuteln manchmal die Entzündung infolge der andauernden mechanischen Reizung weit in die Umgebung ausstrahlt. Um den Schleimbeutel herum bilden sich Infiltrate, die zu starker bindegewebiger Verdickung (Parabursitis) führen. Manchmal wird der Inhalt subkutaner Bursen größtenteils wieder resorbiert, so daß man nur noch kleine oder stark kollabierte Schleimbeutel vorfindet und die bindegewebige Verdickung einen welken und schlaffen Beutel bildet. *(Bursitis et Parabursitis chronica fibrosa)*.

Therapie s. S. 385.

10.7.4. Schleimbeutelhygrom

Als *Schleimbeutelhygrome im weiteren Sinne* bezeichnet man jede vermehrte Füllung einer Bursa ohne Rücksicht auf ihre Ursache.

Als *Hygrom (Hydrops) im engeren Sinne* sind die nach Ablauf der Entzündung zurückbleibenden zystenähnlichen, schwappend mit Synovia gefüllten Schleimbeutel anzusehen. Sie weisen keinerlei Entzündungssymptome mehr auf. Ebenso wie die Hygrome an den Sehnenscheiden können sie auch aus anderen Ursachen entstehen, z. B. nach Ödemen, Wunden oder Quetschungen.

Therapie. Der Erfolg der Behandlung hängt wesentlich davon ab, ob es gelingt, die Ursache abzustellen. Durch einmalige Traumen entstandene Entzündungen sind daher leicht zu heilen. In allen Fällen müs-

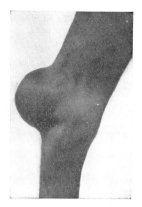

Abb. 240. Hydrops der Bursa subcutanea calcanei (sog. Piephacke).

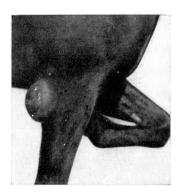

Abb. 242. Akute Bursitis olecrani beim Pferd.

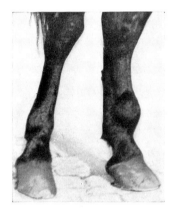

Abb. 241. Hydrops der Bursa subtendinea vor dem Fesselgelenk.

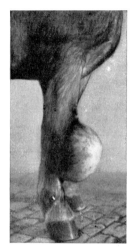

Abb. 243. Bursitis et Parabursitis chronica fibrosa (sog. Karpalbeule beim Pferd).

sen Quetschungen möglichst verhindert werden.

Die akute Bursitis wird durch feuchte Verbände mit heißer Burowscher Lösung günstig beeinflußt. Die Punktion zur Entfernung des Burseninhaltes bringt nur dann Erfolg, wenn es gelingt, durch einen Druckverband die Wände des Schleimbeutels gegeneinander zu legen, so daß erneute Füllung verhindert wird. Der Verband muß 2–3 Wochen liegen. In der Regel scheitert dieses Vorgehen an der Unmöglichkeit, einen derart festsitzenden Verband zu legen. Wo kein Verband gelegt werden kann, finden Einreibungen mit Kampfersalbe und zerteilenden Salben Verwendung. Scharfe Einreibungen sind in der Regel erfolglos.

Stellen chronische Schleimbeutelentzündungen und Hygrome nur Schönheitsfehler dar, so sollte man sie nur auf Wunsch des Besitzers behandeln. Oft muß etwas getan werden, da Beschwerden auftreten oder beim Liegen Exkoriationen der Haut und Geschwüre entstehen.

Die Verödung der Bursen nach Abklingen der akuten Erscheinungen wird an subkutanen Schleimbeuteln und Hygromen viel geübt. Hygrome sprechen sehr gut auf Glukokortikoidbehandlung an. Die Injektion kann nach 3–4 Tagen wiederholt werden. Bei operativ zugänglichen Schleimbeuteln wird die Schleimhaut nekrotisiert und entfernt. Nach Punktion und Absaugen des Inhalts wird der Schleimbeutel mit Mixtura iodi concentrata oder wäßriger 5%iger Cuprum-sulfuricum-Lösung angefüllt. Innerhalb von etwa 10 Tagen ist die Schleimhaut abgestorben. Es wird an der tiefsten Stelle gespalten, und die nekrotische Schleimhaut wird mit dem Finger abgelöst und entfernt. Dieses Verfahren wird viel zur Behandlung der Bursitis olecrani angewendet. Bei erheblicher Verdickung der Bursawand ist die Exstirpation der Bursa angezeigt.

10.8. Chondritis

Knorpel werden entsprechend ihren Aufgaben als Polsterorgane hauptsächlich durch Druck und Zug beansprucht. Die akute aseptische Entzündung verläuft daher meist unter dem Bild der Quetschung und wird als solche bezeichnet.

Die chronische Entzündung des Knorpels (Chondritis chronica) tritt in zwei Formen auf:

Chronische pyogene Chondritis. Sie verläuft als Phlegmone des Knorpels und seiner bindegewebigen Umgebung (parachondrale Phlegmone). Da sie stets zur umschriebenen Nekrose des Knorpels und Fistelbildung führt, bezeichnet man diese Erkrankung meist als Nekrose des Knorpels oder als *Knorpelfistel*. So entsteht die Rippenfistel an den Knorpelrippen, die Hufknorpelfistel, die Brustbeinfistel u. a.

Chronische ossifizierende Chondritis. Sie ist eine beim Pferd häufig beobachtete Erkrankung. Durch fortgesetzte chronische Reize oder einmaliges starkes Trauma entsteht eine chronische fibrinöse Entzündung des Perichondriums. Die Verknöcherung beginnt allmählich fortschreitend. Es bilden sich zunächst an der am stärksten gereizten Stelle durch Kalkablagerung knöcherne Inseln. Besonders setzt die Ossifikation auch an den Anheftungsstellen von Bändern ein. Allmählich schreitet die Verknöcherung des Knorpels fort und kann nach Monaten zur totalen Ossifikation des gesamten Knorpelorgans führen. Der Knorpel ist starr, vergrößert und hat seine Elastizität verloren. Die verknöcherten Teile schließen meist noch unveränderte Knorpelinseln ein. Starke Schmerzen treten besonders dann auf, wenn der Knorpel, anstatt den Druck und Zug abzufedern und durch seine Elastizität auszugleichen, die Umgebung komprimiert. So entsteht die Lahmheit nach Hufknorpelverknöcherung durch Quetschung der Huflederhaut an der Trachtenwand und im Eckstrebenwinkel (sogenannte Steingalle). Das Röntgenbild gibt über die Ausdehnung und den Grad der Verknöcherung genau Auskunft.

Die chronische ossifizierende Chondritis beobachtet man am häufigsten am Hufknorpel des Kaltblutpferdes. An den Knorpelkappen der Dornfortsätze des Reitpferdes verläuft sie symptomlos. Nach Spaltung der Trachealringe zwecks Tracheotomie kann der dauernde Reiz des Tracheotubus die Verknöcherung auslösen, die zur Verengung des Lumens der Trachea und dadurch zur Behinderung der Atmung führt. Auch nach Spaltung des Ringknorpels (Laryngofissur) bei der Operation des Kehlkopfpfeifens kann die Verknöcherung der Kehlkopfknorpel (Chondritis laryngea) als unheilbare Komplikation in seltenen Fällen auftreten.

Die Behandlung bringt keinen Erfolg.

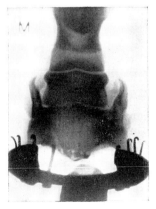

Abb. 244. Beiderseitige totale Hufknorpelverknöcherung.

10.9. Arthritis, Arthrose

Gelenke bestehen aus den mit hyalinem Knorpel überzogenen Gelenkenden zweier oder mehrerer Knochen und der Gelenkkapsel.

Der in der Regel nur wenige Millimeter starke Gelenkknorpel ist auf dem Knochen fest verankert. Seine Elastizität und Widerstandsfähigkeit gegen Druck lassen ihn stoßbrechend und als Gleitfläche wirken. Bei den Ungulaten finden sich vorzugsweise auf den Gelenkflächen der Gliedmaßenknochen knorpelfreie Vertiefungen, die Synovialgruben, Fossae synoviales s. nudatae.

Die Gelenkkapsel überbrückt den Gelenkspalt von den Rändern der Gelenkflächen ausgehend. Sie besteht aus dem Stratum fibrosum und dem Stratum synoviale. In der Gelenkhöhle findet sich eine klare, fadenziehende Flüssigkeit von farblosem bis bernsteingelbem Aussehen, die Synovia. Ihre Aufgabe besteht in der Vermittlung des Stofftransportes und darin, in allen synovialen Räumen die Reibung erheblich herabzusetzen.

Die Gelenkentzündung wird als Arthritis bezeichnet. Dabei erfahren die einzelnen Gelenkanteile m. o. w. typische Schäden, Veränderungen und Reaktionen.

Die Einteilung der Gelenkentzündungen erfolgt nach bestimmten Kriterien. Sie berücksichtigen:

1. die anatomische Zuordnung des erkrankten Gelenkes durch die entsprechende Vorsilbe, z. B. Podarthritis für Hufgelenkentzündung, Omarthritis für Schultergelenkentzündung, Gonitis für Kniegelenkentzündung usw.;
2. die Intensität und den zeitlichen Ablauf des Krankheitsprozesses:
   a) akut,
   b) chronisch;
   der Ausdruck „perakut" wird in verstärkendem Sinne gebraucht, „subakut" steht für den Zustand zwischen akut und chronisch;
3. die Anwesenheit oder das Fehlen pathogener Erreger:
   a) infektiös (septisch),
   b) aseptisch;
4. das erkrankte Gewebe:
   a) Synovitis (Synovialitis),
   b) Osteochondritis/Osteochondrosis (dissecans),
   c) Osteoarthritis,
   d) Panarthritis,
   e) Periarthritis;
5. den Entzündungstyp:
   a) serös,
   b) fibrinös,
   c) purulent,
   d) putrid,
   e) ulzerierend,
   f) nekrotisierend;
6. die Ätiologie:
   a) traumatisch (Kontusion, Distorsion, Luxation, perforierende Wunde),
   b) infektiös (Erreger nachgewiesen),
   c) vermutlich infektiös (klinische Zeichen sprechen für infektiös, Erreger nicht nachgewiesen),
   d) durch Stoffwechselstörungen,
   e) durch Neoplasmen,
   f) im Gefolge von Allgemeinerkrankungen entstanden (neuropathischen Ursprungs, hypertrophische pulmonäre Osteoarthropathie),
   g) unter Angabe des Entstehungsmechanismus (kongenital, metastatisch, allergisch usw.).

Die Spezifizierung stellt Kombinationen von den unter Punkt 1 bis 6 genannten Kriterien dar, z. B. Podarthritis aseptica acuta traumatica serosa.

Als *Arthrose* oder *Arthropathie* bezeichnet man ein degeneratives bzw. ein auf nicht entzündlicher Basis entstandenes Gelenkleiden.

Periarthritis ist die Entzündung der Gelenkbänder und der näheren Umgebung des Gelenkes.

Die *Polyarthritis* ist die gleichzeitige Erkrankung mehrerer Gelenke aus derselben Ursache.

10.9.1. Arthritis aseptica acuta

Diese Gelenkentzündung tritt in zwei Formen auf.

Die *Arthritis serosa aseptica acuta* (Synovitis oder Synovialitis) ist die einfachste Form einer Arthritis und die typische Folge von Überanstrengungen, Distorsion, Kontusion oder Luxation der Gelenke. Kennzeichnend ist zunächst die Beschränkung der entzündlichen Vorgänge auf das Stratum synoviale, später kann das Stratum fibrosum in Mitleidenschaft gezogen werden.

Der Allgemeinzustand des Tieres ist nicht beeinträchtigt. Die Gelenkflüssigkeit ist infolge des serösen Ergusses vermehrt und die Viskosität herabgesetzt. Die Anzahl der kernhaltigen Zellen liegt im Bereich von einigen Tausend, und der Prozentsatz der Granulozyten bei ca. 11 %. Die Gelenkkapsel wölbt sich an den subkutan gelegenen Stellen vor und fühlt sich gespannt an. Fluktuation ist auslösbar, und der Druck auf die Gelenkkapsel und passive Bewegung im Gelenk rufen Schmerzen hervor. Ist das Stratum fibrosum bereits in die Entzündung einbezogen, zeigt sich das Gelenk spindelförmig verdickt. Es ist außerdem vermehrt warm. Es besteht eine Lahmheit, die je nach Schweregrad der Arthritis gering- bis mittelgradig sein kann und durch eine diagnostische Gelenkanästhesie ausgeschaltet werden kann. Röntgenologisch sind keine Veränderungen nachweisbar. Lediglich der Gelenkspalt stellt sich bei starker Füllung des Gelenkes am nicht belasteten Bein etwas verbreitert dar.

Die *Arthritis fibrinosa aseptica acuta* ist selten. Druck auf die Gelenkkapsel löst ein Knirschen aus. Der Inhalt fühlt sich bei Palpation derber an. Bei passiver Bewegung ist manchmal Pseudokrepitation hörbar. Lahmheit und Schmerz sind stärker als bei der serösen Arthritis.

Die *Therapie* besteht in feuchtwarmen Verbänden für eine Woche. Sodann oder in Fällen, wo Verbände nicht gelegt werden können, sind Einreibungen mit Kampfersalbe, Jodvasogen, Josorptol, Iodkalisalbe oder mit hautreizenden spirituösen Lösungen anzuwenden. Zugleich ist Ruhe für das Gelenk erforderlich. Die Heilung kann durch Resorption des Exsudates in 8—14 Tagen eintreten. Wenn die Ursache nicht abgestellt werden kann, geht die Entzündung leicht ins chronische Stadium über. Oft bleibt ein chronischer Gelenkhydrops zurück.

Die intraartikuläre Glukokortikoidtherapie reduziert Schwellung und Schmerz bereits nach 12 Std. Die Besserung hält an, wenn dem Tier einige Wochen lang Ruhe gewährt wird.

10.9.2. Arthritis chronica deformans

(Arthritis et Periarthritis chronica deformans, Osteoarthritis, Osteoarthritis chronica deformans)

Diese Synonyme bezeichnen ein chronisches Gelenkleiden, das bei einheitlichem Endzustand bezüglich seiner Ätiologie und Pathogenese verschiedene Deutungen zuläßt. Jede Arthritis kann zur Arthritis deformans werden. Sie tritt in der Regel monoartikulär auf. Man beobachtet die Arthritis chronica deformans öfter im Anschluß an die chronisch seröse Arthritis, häufiger nach einer pyogenen Arthritis. Hierbei tritt am Ende der pyogenen Entzündung eine vorübergehende Besserung ein, die dann jedoch schnell zu den typischen Erscheinungen der Arthritis chronica deformans führt.

Neben primären Entzündungen können andere Leiden zur Zerstörung des Gelenkknorpels führen und dann die Arthritis chronica deformans verursachen. So entsteht sie sehr oft nach ins Gelenk ziehenden Frakturen, da der Gelenkknorpel infolge der Verschiebung der Bruchenden durch das vorstehende Bruchstück abgeschliffen wird. Absprengungsfrakturen am Gelenkrand bedingen die Arthritis (Osteoarthritis) chronica deformans fast regelmäßig. Nekrose des Knorpels durch starkes Trauma oder Infektion, Gelenkwunden, Distorsion, schlecht oder unter Schädigung des Knorpels reponierte Luxationen, starke Kontusionen des Gelenkes, die zur Ablösung des Gelenkknorpels führen, sind weitere Ursachen einer sekundären deformierenden Gelenkentzündung.

Das Endstadium einer Arthrose ist pathologisch-anatomisch von der chronisch deformierenden Arthritis nicht zu unterscheiden. Aus diesem Grunde wird die chronische deformierende Arthritis oft als Arthrosis deformans oder Arthropathia deformans bezeichnet. Der Verlauf der Arthrose ist jedoch protrahierter, auch tritt sie meist polyartikulär auf.

Bei dem Übergang von der pyogen oder der chronisch serösen Arthritis zur chronisch deformierenden Arthritis spielen die Gelenkknorpelveränderungen eine erhebliche Rolle. Sie beruhen auf einer erhöhten Freisetzung von lysosomalen Proteasen (Hyaluronidase), die die Proteoglykane der Synovia sowie die Proteoglykane und das Kollagen des Gelenkknorpels abbauen. Die Proteasen stammen aus den Synovialiszellen, Granulozyten und Bakterien.

Die Entstehung der chronisch deformierenden Arthritis aus den anderen o. a. Primärleiden geschieht überstürzter und heftiger. Die Entzündung greift auch schneller auf das Periost über und führt zu dessen Verdickung. Durch den chronischen Reiz verknöchert das osteoide Gewebe, so daß unregelmäßige Knochenzacken und Wucherungen allmählich um das Gelenk herum entstehen. Diese verursachen die Deformation des Gelenkes. Der Gelenkkopf wird erheblich verbreitert und abgeflacht. Seine Ränder sind knollig verdickt. Auch die Pfanne ist breiter. Die Entzündung geht auch auf die Gelenkkapsel über. Die Synovialis verdickt sich entzündlich und schrumpft. Nach dem Gelenk zu ist sie mit vergrößerten Zotten dicht besetzt, die ihr in manchen Fällen ein schafpelzähnliches Aussehen geben können. Die Bindegewebswucherung ergreift auch die Umgebung des Gelenkes und kann die Gelenkbänder und das übrige periartikuläre Gewebe verdichten. Da das Periost eine kurze Strecke von der Gelenkkapsel bedeckt ist, kann die Entzündung der Kapsel auf das Periost übergehen. Außerdem zerrt der geschrumpfte Kapselschlauch bei jeder Bewegung am Periost. Dadurch allein kann eine Periostitis ossificans entstehen, die zu periartikulären Knochenauftreibungen führt. Die Kapselschrumpfung engt die Beweglichkeit des Gelenkes ein. Die Synovia ist im kranken Gelenk vermehrt, meist rotgelb verfärbt und füllt die Gelenkhöhle prall an. Bisweilen ist sie getrübt. Hin und wieder enthält sie auch Zerfallsmassen, abgestorbene und abgestoßene Knorpelteile, abgerissene Zotten der Synovialis, Fibringerinnsel und andere Entzündungsprodukte. Sie werden bisweilen als freie Körper (Corpora libera, Gelenkmäuse) im Gelenk schwimmend in mannigfaltiger Form vorgefunden. An größeren Gelenken ist die stärkere Füllung sichtbar (Sprunggelenk, Kniescheibengelenk). Die Gelenkkapsel buchtet sich dann an den der Palpation zugänglichen Stellen des Gelenkes aus.

Die Anzahl der kernhaltigen Zellen liegt im Normalbereich.

Die *klinischen Erscheinungen* bestehen in spindelförmiger Verdickung des Gelenks. Die Umgebung des Gelenks fühlt sich knochenhart an. Der Gelenkspalt ist in der Regel nicht mehr palpierbar. Die Haut kann über der Verdickung verschiebbar sein. Die Gliedmaße wird meist geschont oder nicht belastet. Passive Bewegung ist schmerzhaft und die Bewegungsmöglichkeit auch mechanisch eingeschränkt.

In Schrittbewegung kann die Lahmheit geringgradig sein. Schnellere Gangarten sind oft nicht möglich oder lösen hochgradige gemischte Lahmheit aus.

Maßgebend für die exakte Diagnose ist der Vorbericht. Im Röntgenogramm können die Ursache (Absprengungsfraktur, Periarthritiden usw.) festgestellt werden.

Prognose und Verlauf. Während in manchen Fällen überraschende Besserung unter Zurückbleiben einer Verdickung des Gelenks zu verzeichnen ist, kommt es in der Mehrzahl der Fälle zur Ankylosierung des Gelenks, meist in Form der Knochenbrückenankylose, selten als Synostose. Knochenproliferate an den Gelenkrändern, sog. Randwülste, können Abschliffe und Verflachungen der Gelenkflächen verursachen.

Die *Therapie* ist zunächst antiphlogistisch bei Ruhigstellung des Gelenks. Mit zunehmender Besserung ist Bewegung empfehlenswert. Sie soll sehr vorsichtig durchgeführt werden. Tritt eine Verstärkung der Lahmheit auf, so ist sie sofort abzubrechen. Das kann im Anfang schon nach einigen Schritten erforderlich werden.

Die weitere Therapie verspricht in wenig günstig gelagerten Fällen keinen Erfolg. Sie kann nach den für die Arthrosis festgelegten Richtlinien versucht werden.

Hydarthros (Gelenkhydrops· Hygrom). Die Gelenkgalle, chronische Gelenkwassersucht oder Hydrops articularis chronicus ist die vermehrte Füllung eines Gelenks bei völliger Abwesenheit von Entzündungssymptomen. Man unterscheidet nach der Entstehung drei Arten: angeborenes, allmählich entstandenes Hygrom oder Residue einer überstandenen akuten oder chronischen Synovitis. Im übrigen gilt das unter Sehnenscheidenhygrome Gesagte sinngemäß (s. S. 380).

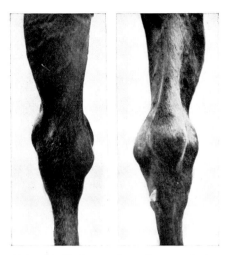

Abb. 245. Hydrops des Sprunggelenkes beim Pferd (sog. Kreuzgalle), von vorn und hinten gesehen.

Prinzipiell kann das Leiden bei allen Tierarten und Gelenken auftreten. Es bevorzugt aber beim Pferd Sprunggelenk, Kniescheibengelenk und Fesselgelenk. Beim Rind ist das Hygrom auf das Sprunggelenk beschränkt und kommt hauptsächlich bei Mastbullen vor. Am Sprunggelenk ist die vermehrte Gelenkfüllung am lateralen und dorsomedialen Rezessus des Tarsokruralgelenks zu sehen (sogenannte Kreuzgalle). Am Fesselgelenk sind die laterale und mediale Aussackung unterhalb des Griffelbeinköpfchens vermehrt gefüllt. Das Femoropatellargelenk ist in seiner ganzen zugänglichen Fläche schwappend gefüllt. Bei allen Hygromen ist außer Fluktuation kein Symptom wahrnehmbar. Die Synovia ist klar und in ihrer Viskosität oft herabgesetzt. Die Anzahl der kernhaltigen Zellen befindet sich im Normalbereich, die Aktivität der Aspartataminotransferase darunter.

Differentialdiagnostisch muß an die Osteochondrosis dissecans gedacht werden. Der Ausschluß dieser Erkrankung erfolgt durch das Röntgenogramm.

Der *Therapieerfolg* ist unterschiedlich. Da Gelenkgallen nicht mit Lahmheit einhergehen und damit den Gebrauchszweck des Tieres nicht beeinflussen, kann auf Behandlung verzichtet werden. Gelegentlich ist ihre Ausdehnung so groß, daß sie mechanisch behindern. Bei Sportpferden wird ihre Beseitigung oft aus ästhetischen Gründen gefordert. Adrenalininjektionen (1:1000) bringen nur vorübergehende Besserung und müssen mehrfach wiederholt werden. Besser haben sich wiederholte intraartikuläre Injektionen von Glukokortikoiden bewährt. Sie sind besonders wirkungsvoll, wenn die Gelenkgalle 3–4 Wochen vorher scharf eingerieben wurde. Am besten ist dafür Kantharidensalbe geeignet. Die Sprunggelenkgallen des Mastbullen werden nicht behandelt.

Die *Prognose* ist von der Ätiologie der Galle abhängig. Relativ aussichtslos ist sie bei der angeborenen Galle. Sie ist etwas besser bei der allmählich entstandenen und gut bei der Residue chronischer oder akuter Arthritiden.

10.9.3. Arthrose

(Arthrosis deformans, Arthropathia deformans, Arthropathie, Osteoarthropathie, Osteoarthrose, degeneratives Gelenkleiden)

Die Arthrose ist ein primär degeneratives Gelenkleiden, das immer mit einer Schädigung des Gelenkknorpels einhergeht. Jede Arthrose *kann* entzündliche Begleiterscheinungen auslösen, wenn sie auch der Entstehung nach ein nichtentzündliches Leiden ist. Sie mündet dann in eine chronisch deformierende Arthritis (siehe dort). Die Arthrosen des jugendlichen Tieres unterscheiden sich grundsätzlich von den Altersarthrosen. Die ersten entstehen unter dem Bild einer Osteochondropathie (Osteochondrose), bei denen Zirkulationsstörungen im subchondralen Bereich und Überlastung des jugendlichen Knorpels durch zu frühe Massezunahme verantwortlich gemacht werden. Die letzteren beruhen auf einem protrahierten Verschleiß der Gelenkknorpel, wobei neben einer lange währenden mechanischen Überbeanspruchung seine mangelhafte Ernährung durch die Synovia eine Rolle spielt. Während bei den jugendlichen Arthrosen die Knorpelschäden vorwiegend subchondral bzw. in den tieferen Schichten des Gelenkknorpels beginnen, liegen diese bei den Altersarthrosen vorwiegend an dessen Oberfläche.

Das Wesen der Arthrosen ist ohne Kenntnis der Anatomie und Physiologie des Gelenkes nicht zu erfassen (s. auch S. 387).

Der Gelenkknorpel ist gefäßlos. Sein Stoffaustausch geschieht durch Diffusion vom prächondralen Knochen her und durch die *Synovia*. Diese wird ihrerseits von den Zellen des Stratum synoviale gebildet. Sie enthält Eiweiß und Elektrolyte und dialysierbare Bestandteile in ähnlichen Konzentrationen wie das Blut und das Proteoglykan Hyaluronat, das als visköses Gleitmittel und als Vehikel für den Stoffaustausch zwischen Gelenkknorpel und -kapsel dient. Die Resorption erfolgt ebenfalls durch die Synovialiszellen. Die Gelenkmechanik ist für den Stoffwechsel der Gelenkkapsel von Bedeutung, weil sie einen starken Einfluß auf die Durchblutung hat. Der behinderte oder verringerte Stoffaustausch zwischen Gefäß und Gelenkraum stört die Bildung der Synovia in den Synovialiszellen und führt zwangsläufig zu ihrer veränderten Zusammensetzung. Damit kann die Synovia ihrer Gleit- und Ernährungsfunktion für den Gelenkknorpel nicht mehr in vollem Umfange nachkommen, und die Ernährung der gelenknahen Knorpelschichten ist nicht mehr gewährleistet. Somit ist die Basis für eine irreversible Arthropathie geschaffen, und die gelenknahen Knorpelschichten reagieren bereits auf physiologische Belastung abnorm; es kommt zu einem Mißverhältnis zwischen Synthese und Zerfall.

Die Knorpelmatrix wird von den Chondroblasten gebildet. Sie enthält vor allem die Proteoglykane Chondroitinsulfat und Keratansulfat. Der Stoffwechsel der in Knorpelzellhöhlen eingescheideten Chondrozyten geschieht über die Grundsubstanz.

Der von den Proteoglykanen gebundene Wassergehalt des Gelenkknorpels bestimmt die Quantität des Stofftransportes. Der wachsende Gelenkknorpel jugendlicher Tiere hat einen höheren Wassergehalt und damit eine höhere Syntheseleistung. Im Alter

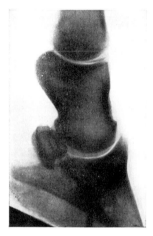

Abb. 246. Zuspitzung der vorderen Gelenkkanten an Huf- und Krongelenk im Verlauf der Arthrosis.

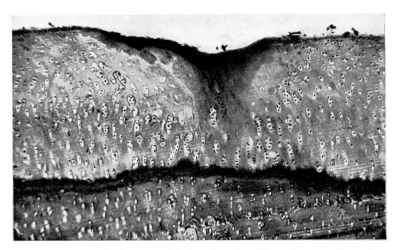

Abb. 247. Fesselgelenk eines 15jährigen Pferdes. Knorpelusuren, Erweichungsherde mit Detritus, Kernschwund, Knorpelriesenzellen in der Umgebung der Usur (Westhues 1938).

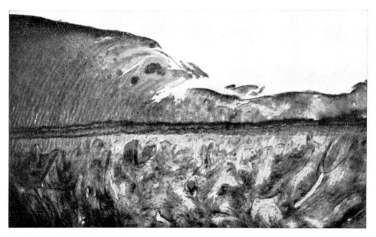

Abb. 248. Gelenkkapsel aus einem Fesselgelenk eines 20jährigen Wagenpferdes mit maximalen Schleifusuren und Randwülsten. Steifer Gang. Schnitt durch den Rand der Knorpelusur. Kernloser und zerfallener Knorpel an der Oberfläche. Verfärbung und Erweichung des Knorpels (Westhues 1938).

nimmt der Gelenkknorpel an Proteoglykanen höheren Molekulargewichtes (Keratansulfat) mit geringem Wasserbindungsvermögen und geringerer Verformbarkeit zu. Damit wird der Gelenkknorpel gegen mechanische Einflüsse weniger widerstandsfähig, und die Ernährung der Chondrozyten ist erschwert. Beides sind prädisponierende Faktoren für Abnutzungskrankheiten, z. B. *altersbedingte Arthrosen*.

Die chronische Druckbelastung einer umschriebenen Stelle führt durch regressive Veränderungen zu einer Dickenabnahme des Gelenkknorpels. Ernährungsstörungen führen dabei ebenfalls zur Degeneration der Chondrozyten mit nachfolgenden herdförmigen nekrotischen Prozessen, aus denen dann Usuren entstehen.

Neben der Diffusion von der Synovia her führt der zweite Diffusionsweg über den prächondralen Knochen zu den basalen Knorpelschichten. Ist deren Ernährung z. B. durch Zirkulationsstörungen beeinträchtigt, so kommt es zu Knorpelnekrosen und zur Ablösung großer Knorpelpartien, wie z. B. bei der Gonotrochlose des Fohlens (Osteochondrosis dissecans der Jungtiere).

10.9.3.1. Altersarthrose

Das klassische orthopädische Problem, das letztlich für das Entstehen der Arthrose wesentlich ist, ist die Diskrepanz zwischen Belastung und Belastbarkeit eines Gelenkes. Die Belastbarkeit eines Gelenkes ist tierartlich und individuell verschieden und konstitutionell bedingt. Ernährung, Aufzucht und Training sowie Stellungsanomalien und genetisch verankerte Mesenchymschwächen spielen dabei eine wesentliche Rolle. Eine „normale" Belastung der Gliedmaße eines domestizierten Tieres gibt es praktisch nicht mehr. Die Gründe liegen in einer unphysiologischen Umweltgestaltung (Stallboden) und einer unphysiologischen einseitigen Nutzung. Das Pferd z. B. unterliegt einer solchen einseitigen unphysiologischen Nutzung zu Sportzwecken oder als Arbeitstier und erlaubt auf Grund seines langen Lebens ein Studium der Gelenkveränderungen. Die Dauer und Intensität der mechanischen Beanspruchung der Gelenke ist erheblich größer als bei anderen Tieren. Sie besteht beim Arbeitspferd in schwerem Zug auf harten Kunststraßen, beim Reitpferd im Springen unter der Last des Reiters und Traben bei hoher Aktion, beim Galopprennpferd in hohen Geschwindigkeiten unter dem Reiter und beim Traber in einer für die hohen Geschwindigkeiten unphysiologischen Fortbewegungsweise. Die Summation der dadurch gesetzten Dauertraumen überschreitet dabei das physiologische Maß der Leistungsfähigkeit der Gelenke. Es wird weiter herabgesetzt, wenn diese Einwirkungen ein untrainiertes Gelenk treffen.

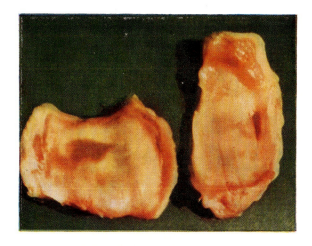

Abb. 249. Knorpeldefekte auf dem Sesamum ungulae nach Stallklauen.

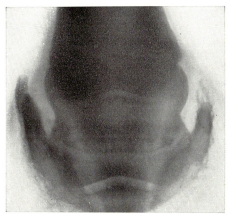

Abb. 250. Porosierung des Strahlenbeines im Verlauf der Podotrochlose (Arthrosekomplex).

Bei Rindern und Schweinen wirkt die Laufflächengestaltung des Stallbodens sowie mangelhafter Klauenhornabrieb mit Fehlbelastung der Zehengelenke arthroseerzeugend. Beim Fleischschwein kommen die Stellungs- und Bewegungsanomalien hinzu, die als Anpassung an die veränderten anatomischen Verhältnisse zu verstehen sind. Dadurch werden Gelenkabschnitte belastet, deren Strukturen nicht dafür geschaffen sind.

Die o. a. Diskrepanz zwischen Belastung und Belastbarkeit läßt folgende Kombinationen zu:

1. Zu starke oder einseitige Belastung trifft auf ein:
   a) normal entwickeltes Gelenk,
   b) minderwertiges oder altes Gelenk.

2. Normalbelastung trifft auf ein:
   a) normal entwickeltes Gelenk,
   b) minderwertiges oder altes Gelenk,

wobei die Variante 2a bei den Haustieren selten ist. Daraus folgt, daß bei der Mehrzahl dieser Tiere früher oder später mit dem Auftreten von Arthrosen zu rechnen ist, sofern es das meist kurzprogrammierte Leben von Rind und Schwein zulassen.

Es werden meist korrespondierende Gelenke betroffen, bei denen grundsätzlich die gleichen Belastungsverhältnisse vorliegen im Gegensatz zur Polyarthritis, die wahllos die Gelenke befallen kann.

Die primären Veränderungen entstehen am Knorpel und an den prächondralen Knorpelabschnitten durch Überbeanspruchung und konstitutionelle oder altersbedingte Störung der Knorpelernährung (Trophik).

Der herdförmige Knorpelabschliff kann zur diffusen, weite Teile des Gelenks umfassenden Abschleifung der Knorpelflächen führen. Dadurch verringert sich der Gelenkspalt. Am Hufgelenk des Pferdes ist die Verengung im seitlichen Röntgenogramm nicht erkennbar. Durch Vermehrung der Synovia tritt eine stärkere Füllung des Gelenks ein, die am Processus extensorius nachweisbar ist, während zugleich eine starke Ausschleifung sichtbar wird.

Den veränderten statischen Verhältnissen paßt sich der Knorpel durch Randwulstbildung an. Dies führt zur Entrundung und Verbreiterung der Gelenkflächen (Arthrosis deformans). Die Hüftgelenkpfanne kann bei

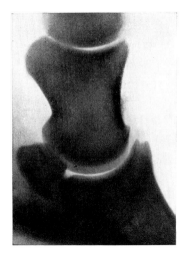
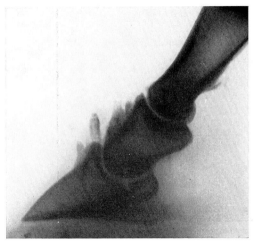

Abb. 251. Arthrose und hochgradige Periarthritis chronica ossificans des Hufgelenkes.

gleichzeitiger Abschleifung des Femurkopfes auf diese Weise verbreitert werden, um der Luxation zu entgehen (Coxa valga luxans). Durch umschriebene Knorpeldefekte entstehen freiliegende Usuren, die ihrerseits wieder Schliffusuren am gegenüberliegenden Knorpel des anderen Gelenkkopfes verursachen können.

Vorkommen. Beim Hund ist die meist bilateral vorkommende Arthrosis der Kniegelenke bekannt, die bei manchen Hunderassen (Chow-Chow) vorwiegend beobachtet wird.

Beim Pferd ist das Leiden als *Schale* im Bereich der Zehengelenke, als *Spat* am Tarsus und am Kniegelenk bekannt. Am häufigsten beobachtet man die Podotrochlose des Springpferdes, die auf die Überbeanspruchung durch den Sprung und das Gewicht des Reiters zurückzuführen ist.

Beim Rind findet man die Arthrose seltener am Sprung- (Spat), Knie- und Hüftgelenk. Dort kommt sie mit starker periartikulärer Beteiligung als Spat beim Deck- und Besamungsbullen vor. Häufig findet man sie im Bereich des Klauengelenkes nach Aufstallung ohne Klauenpflege bei Kühen infolge Verschiebung der Last auf die hinteren Gelenkabschnitte, die sich als Dauerkompression der hinteren Gelenkabschnitte auswirkt. Bei den Zuchtschweinen der Fleischschweinrassen kennen wir die Arthrose vor allem des Hüft-, Knie- und des Sprunggelenkes.

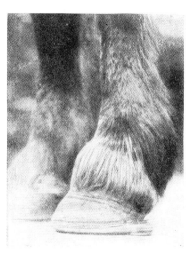

Abb. 252. Arthrosis des linken Krongelenks und Periarthritis chronica ossificans (sog. Krongelenkschale).

Klinisch sind bei der Arthrosis anfangs keinerlei Erscheinungen feststellbar. Die Arthrosis kann aber den steifen struppierten Gang abgearbeiteter, insbesondere älterer Tiere hervorrufen. Infolge der allmählich stärker werdenden Einschränkung der Beweglichkeit wird Stolpern der Tiere beobachtet. Die Tiere ermüden rascher in der Arbeit. Höchstleistungen fehlen. Diese Bewegungsstörungen werden anfangs kaum beobachtet und verstärken sich allmählich schleichend. Bis zum Auftreten einer aus-

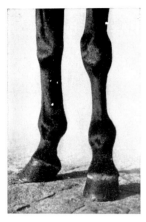

Abb. 253. Arthrosis deformans beider Fesselgelenke.

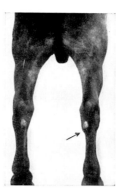

Abb. 255. Arthrosis tarsi (Spat) beim Pferd.

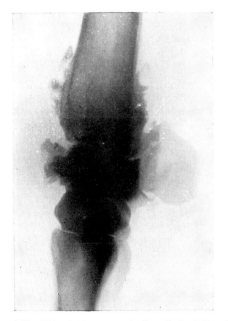

Abb. 254. Arthrose und chronisch deformierende Karpalgelenkentzündung (Pferd).

gesprochen schmerzhaften Lahmheit können manchmal Jahre vergehen. Die Gelenke weisen nur Verbrauchserscheinungen auf. Die Veränderungen treten häufig symmetrisch an den gleichen Gelenken der Vorder- und Hintergliedmaßen auf. Während Erkrankungen, die mehr die Gelenkkapsel betreffen, mit dem Schweregrad der Lahmheit deutlich korrelieren, ist das bei den degenerativen Knorpelläsionen nicht der Fall. Sie sind nicht schmerzhaft, solange sie nicht den subchondralen Knochen mitbetreffen. Erst das fortgeschrittene Stadium mit Deformierung des Gelenkes wird klinisch auffällig. Im Röntgenbild findet man bisweilen eine eigenartige Zuspitzung der normaliter abgerundeten Gelenkkanten. Die Bewegung des Gelenkes ist nicht mehr so geräumig. Die stärkste Form finden wir an der Podotrochlea des Reitpferdes (Podotrochlose) und an den stark beanspruchten Zehengelenken. Auch am Schulter-, Sprung- und Kniegelenk kommt sie vor. Im Kniegelenk des Hundes lassen sich ähnliche Schäden feststellen.

Der weitere Verlauf ist sehr wechselvoll. Es gibt Fälle, in denen trotz starker örtlicher Veränderungen keine Bewegungsstörung auftritt. Manchmal erkennt man zunächst die Auftreibung am Gelenk, der später die Lahmheit folgt. Die Behinderung im Gelenk nimmt stetig fortschreitend in Wochen und Monaten zu. Die Schmerzen sind anfangs gering. Steifheit, Schonen der Gliedmaße, Stolpern, Lahmheit während der ersten Schritte, die in der Bewegung verschwindet, sind die ersten Anzeichen der Erkrankung. An subkutan liegenden Gelenken sieht man die fortschreitende Verdickung. Die Stützbeinlahmheit steht im Vordergrund. Sie verstärkt sich im weiteren Verlauf. Längere Ruhe verschlimmert in der Regel die Lahmheit. So sieht man bei Tieren, die vorher nicht lahmten, manchmal nach längerem Stallaufenthalt wegen anderer Krankheiten plötzlich eine durch die

Arthrosis deformans verursachte Lahmheit. Sie bessert sich oft während der Bewegung, verstärkt sich aber nach längerer Arbeitsleistung und größerer Anstrengung wieder.

Beim Zuchtschwein führt die Arthrose der Hüftgelenke zum „Sitzen", die Arthrose der Sprunggelenke zum „Stechschritt".

An der erkrankten Gliedmaße stellt sich allmählich die Inaktivitätsatrophie ein, die vorn an der Schultermuskulatur und hinten an der Kruppe am deutlichsten erkennbar ist. Fieber oder andere Allgemeinerscheinungen werden nicht beobachtet.

Belastung und intensive passive Bewegung, wie Streckung oder Rotation des kranken Gelenkes, lösen Schmerzen aus. An den Zehengelenken des Pferdes ist in seltenen Fällen bei der ersten passiven Bewegung (Rotation) ein reißendes Knirschen der geschrumpften Gelenkkapsel fühlbar. Um den Gelenkspalt herum sind oft Verdickungen sicht- und fühlbar. Nach starker Beugung des Gelenkes für einige Minuten verstärkt sich die Lahmheit beim anschließenden Vortraben. Diese Beugeprobe wird meist an der Hinterextremität vorgenommen und fällt positiv bei allen chronisch deformierenden Sprung- und Kniegelenkentzündungen aus. Man kann bei positivem Ausfall jedoch nicht auf die Erkrankung eines bestimmten Gelenkes schließen.

Zur *Sicherung der Diagnose* bedient man sich der diagnostischen Injektion. Sie besteht in der Anästhesierung des Gelenkes durch Injektion in die Gelenkhöhle, in der Infiltration der Exostosen mit einer anästhesierenden Lösung oder in der Leitungsanästhesie durch Umspritzung der das Gelenk versorgenden sensiblen Nerven. Im Röntgenbild erkennt man weniger die Um- und Abbauvorgänge im Knochen (Osteoporose, Osteosklerose), sondern vor allem die periostitischen Wucherungen (Exostosen) an der Anheftungsstelle der Gelenkkapsel. Je nach dem Alter der Erkrankung können die Knochenschatten kaum angedeutet sein oder walnußgroß werden. Die Deformation der Gelenkflächen erkennt man manchmal an der Unschärfe der Gelenklinien, an der Verschmälerung des Gelenkspaltes und an der Zuspitzung der Gelenkränder. Nach Kontrastdarstellung kann man an größeren Gelenken die zottigen Veränderungen an der Synovialis erkennen. Die Synovia ist klar bis leicht getrübt und vorwiegend stark viskös. Die Anzahl der kernhaltigen Zellen und der Prozentsatz der polymorphkernigen Granulozyten liegen innerhalb des Normbereiches. Die Aktivität der Lactatdehydrogenase soll deutlich erhöht sein, nach neueren Untersuchungen auch der der Aspartataminotransferase. Der Wert der Arthroskopie bei der Arthrose steht außer Zweifel. Sie erfaßt bereits Veränderungen, die erst zu einem späteren Zeitpunkt röntgenschwellig werden.

Prognose und Verlauf. Die Prognose ist stets zweifelhaft.

Therapie. Die Veränderungen am Knorpel und Knochen sind irreparabel. Man kann nur die Symptome, vor allem den Schmerz, bekämpfen. In geringgradigen Fällen können feuchtwarme Verbände, 3–4mal täglich angegossen, Einreibungen mit Iodöl, Josorptol, Iod-Iodkalisalbe (8:100) und hautreizende Linimente Hilfe bringen.

Höhere Grade der Arthrosis sprechen auf diese Behandlung nicht an. Sie werden durch „scharfe Einreibungen" behandelt, die, je nach der Empfindlichkeit der Haut, in verschiedener Stärke verordnet werden (Ugt. hydrargyr. biiodati rubri 20–25%ig oder Ugt. canthar. an Stellen, wo kein Verband gelegt werden kann). Die Wirkung erhöht sich durch vorhergehendes kutanes Punkt- oder Strichbrennen. Auch Distanzfeuer kann nach der Einreibung angewendet werden. Einkerben der Exostose mit dem Messer (Spatschnitt nach Peters oder Wamberg) sind in manchen Fällen sehr wirksam. Bei kleineren Gelenken wird hierdurch eine vollkommene Ankylosierung angestrebt (Spat, kleine Karpalgelenke). Außer nach Spatoperation sollen die Tiere im Anschluß an die Behandlung Ruhe haben. Durch die Behandlung wird eine akute Entzündung mit starker Hyperämie hervorgerufen, die die Arthrosis zur Abheilung bringen soll. Bei vorzeitiger Inanspruchnahme des Gelenkes geht die akute Entzündung infolge Dehnung, Zerrung und Quetschung des Gelenkes wieder in die chronische Form über.

Die Lahmheit kann in unheilbaren Fällen durch die Neurektomie der das Gelenk versorgenden sensiblen Nerven beseitigt werden (hintere Palmarnervenäste, Nn. palmares, Nn. plantares, N. medianus und ulnaris, N. tibialis und fibularis profundus). Am Sprunggelenk genügt manchmal die Neurektomie des die Kapsel innervierenden N. fibularis profundus.

Vor Anwendung des Nervenschnittes kann die mehrfache oder die langdauernde örtliche Betäubung durch Infiltrations- oder Leitungsanästhesie des erkrankten Gelenkes oder direkte Injektion in das Gelenk versucht werden. Die Anästhesierung wird mehrfach im Abstand von 3–5 Tagen durchgeführt. Es können auch langwirkende Lokalanästhetika verwendet werden.

Ist bereits eine Ankylose des Gelenkes vorhanden, so führt die Behandlung nicht zum Ziel.

Glukokortikoidinjektionen haben nur vorübergehende Wirkung. Außerdienststellung und Ruhe bessern Bewegungsstörungen für eine gewisse Zeit, bringen aber keine Dauerheilung. Analgetika wirken ebenfalls nur symptomatisch während der Zeit der Verabreichung.

Neuerdings ist man bestrebt, die Arthrosis ursächlich zu behandeln. Bei Feststellung der ersten klinischen Symptome ist daher regelmäßige Bewegung in physiologischen Grenzen zweckmäßig.

Zur Regeneration des gestörten Stoffaustausches der Synovialis und Besserung der pathologischen Zusammensetzung der Synovialflüssigkeit sind verschiedene Präparate angewendet worden, die teils parenteral, teil intraartikulär verabreicht werden. Ihre Wirkung ist aber begrenzt, wenn bereits pathologisch-anatomische Veränderungen, wie Usuren, starke Abschleifung des Knorpels, periartikuläre Wucherungen, Gelenksteife oder Ankylosen vorliegen.

Arteparon® ist ein Mukopolysaccharidpolyschwefelester. Bei Hunden mit Arthrosis des Hüft- und Kniegelenks wurden nahezu zwei Drittel der Fälle beschwerdefrei durch peri- oder intraartikuläre Injektionen. Nach intraartikulärer Injektion bei Podotrochlose wurde Beschwerdefreiheit bei zwei Drittel der behandelten Pferde und bei 25% eine wesentliche Besserung erzielt.

Arumalon® ist ein Knorpel- und Knochenmarkextrakt und soll der Degeneration des Gelenkknorpels durch Wirkung auf den Mukopolysaccharidstoffwechsel entgegenwirken.

Sanarthrit®, ein älteres zur Spatbehandlung empfohlenes Mittel, besteht aus embryonalen Knorpelextrakten.

Beim Großtier konnten noch keine Heilungen im Sinne einer anatomischen Wiederherstellung nach Applikation derartiger Mittel festgestellt werden, während beim Hund die Aussichten besser sind.

Die Behandlung der Podotrochlose des Pferdes mit Langzeitkoagulantien wie Phenprokumon (Falithrom®) hat gewisse Erfolge gebracht. Nachteilig ist die Kontrolle der Blutgerinnung in gewissen Abständen.

Die Therapie wird daher auch künftig rein symptomatisch sein müssen, unter Einschluß der Neurektomie an operativ zugänglichen Stellen beim Pferd mit ihren Auswirkungen.

10.9.3.2. Juvenile Arthrose

Die jugendlichen Arthrosen haben ihren Ausgangspunkt in den tiefer gelegenen Schichten des Gelenkknorpels und im subchondralen Knochengewebe. Es handelt sich zum Teil um subchondrale Zirkulationsstörungen, die mit Nekrosen, Spongiosaeinbrüchen, subchondralen Zysten und Trümmerzonen einhergehen. Sie führen weiterhin zu partieller Gelenkknorpelablösung und werden dadurch zur *Osteochondrosis dissecans*. Bezüglich der Zirkulationsstörungen

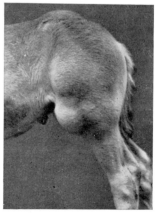

Abb. 256. Gonotrochlosis mit lateraler Luxation der Patella und Gelenkhhdrops (jugendliche Arthrose).

ist zu bedenken, daß beim jugendlichen Knochen – während des Bestehens der Epiphysenfuge – keine Verbindung zwischen den epi- und metaphysären Vaskularisationsgebieten besteht. Das Auftreten der Osteochondrose (Osteochondropathie) sowohl in den Gelenken als auch im Bereich der Wachstumsplatten bei Schweinen und Mastbullen (partielle und lokale Epiphysiolysis, auch Apophyseolysis) hat zu der Erkenntnis geführt, daß es sich bei der Osteochondrose um eine generalisierte Erkrankung handelt. Ein weiterer Entstehungsmechanismus ist als Folge einer chronischen Überbelastung der Gelenkflächen bekannt, wie sie bei sehr wachstumsintensiven Kaltblutfohlen, Mastschweinen und -bullen und auch bei großwüchsigen Hunderassen sowie bei Sportpferden mit zu frühem Training auftreten. Es kommt infolge einer funktionellen Anpassung über eine Chondrozytenproliferation zu einer Dickenzunahme des Gelenkknorpels und damit zu einer Verlängerung der Diffusionsstrecke. Diese verursacht sowohl eine Unterversorgung der in der Tiefe liegenden Chondrozyten als auch Synthesestörungen der Proteoglykane und die Bildung ödematisierter oder nekrotischer Knorpelbezirke. Diese lösen sich flächig von der knöchernen Unterlage und führen zum Bild der *Chondrosis* bzw. Osteochondrosis dissecans.

Die einzelnen Formen der Osteochondrosis dissecans treten nachweislich bei Pferd, Rind, Schwein und Hund auf. Beim Pferd gewinnen die Epiphysenreifungsstörungen mit Osteochondrosen und Arthrosen immer an Bedeutung (Paatsama 1983).

An *aseptischer Nekrose des Caput femoris* (Legg-Calvé-Perthes-Erkrankung) erkranken Hunde kleinwüchsiger Rassen im Alter von 3–10 Monaten (s. S. 424).

Die *aseptische Nekrose des Caput humeri* tritt bei großen Hunden bis zum ersten Lebensjahr auf und betrifft vorzugsweise temperamentvolle, schnellwüchsige Tiere. Die subchondrale Knochennekrose bevorzugt die statisch und mechanisch am stärksten beanspruchte kaudale Gelenkfläche des Caput humeri. Die ischämische Nekrose der Epiphyse entsteht durch mangelnde Blutversorgung während der Wachstumsphase, wo zwar das Längenwachstum des Humerus beendet, das epiphysäre Blutgefäßsystem sich aber noch nicht mit dem metaphysären vereinigt hat.

Die Tiere zeigen eine leichte bis mittelgradige Lahmheit, die bei längerer Bewegung stärker wird. Die Palpation und Extension des Schultergelenkes sind schmerzhaft. Das Röntgenogramm zeigt den abgehobenen Gelenkknorpel, Eindellung des Humeruskopfes und reaktive Strukturen. Ohne Behandlung schließt sich eine deformierende Arthrose an, die operative Entfernung der Knorpelschuppe und die chirurgische Revision des Defektes mildern diese Entwicklung.

Die aseptische Nekrose des Caput humeri befällt auch Fohlen bis zur Vollendung des ersten Lebensjahres. Ätiologie, Pathogenese und Symptome entsprechen denen des Hundes. Die operative Entfernung der Knorpelschuppe verbessert die Prognose.

Die *Gonotrochlose* des Fohlens ist eine jugendliche Arthrose unter dem Bild einer Osteochondrosis dissecans (s. S. 423).

Über die *Osteochondrosis dissecans* im *Talokruralgelenk* und im *Fesselgelenk* des Pferdes s. S. 423.

10.9.3.3. Osteochondrose (s. S. 422)

Fleischschweine und Mastbullen erkranken an generalisierter bzw. polyartikulärer Osteochondrose mit Neigung zur lokalen Manifestation. Das Zusammentreffen von ursächlichen Faktoren wie schnelle Gewichtszunahme, jugendliches Skelett und einstreulose Haltung bei beiden Tierarten rechtfertigt die Beschreibung in einem gesonderten Kapitel.

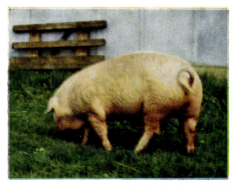

Abb. 257. Arthrosis des Hüftgelenkes einseitig.

Schweine von 100 kg und Mastbullen von 250–350 kg sind nach Alter und Skelettmerkmalen noch Jungtiere. Der Gelenkknorpel ist noch im Wachsen begriffen, die Epiphysenfugen sind noch nicht geschlossen. Die angestrebte schnelle Gewichtszunahme trifft auf noch wachsenden Knorpel, dessen zugehörige Gliedmaße aufgrund der einstreulosen Aufstallung keine Möglichkeit zum Ausweichen hat. Beim Fleischschwein kommen noch Fehlbelastungen von Gelenkflächen und Epiphysenfugen durch die angezüchtete Veränderung der Körperform hinzu. Die Folge sind partielle und totale Epi- und Apophysenlösungen und Arthrosen. Sowohl die Epiphysenlösungen als auch die Arthrosen bevorzugen bestimmte bei Schwein und Rind aber z. T. unterschiedliche Gliedmaßenregionen.

Die *Osteochondrose* tritt bereits beim jungen *Schwein* innerhalb von 4 Monaten als generalisierte Erkrankung auf. Die Störung der enchondralen Ossifikation betrifft sowohl die metaphysäre Wachstumsplatte als auch den epiphysären Gelenkknorpel. Es kommt zu Knorpelhyperplasien und -degenerationen, die in schwerste Veränderungen der Osteochondrose einmünden: Epiphyseolysis proximalis femoris und distalis ulnae und deformierende Arthrosen besonders des Sprung- und Hüftgelenkes.

Die *Coxarthrose* ist durch eine gering- bis hochgradige Lahmheit mit Klauenspitzenbelastung charakterisiert. Gelegentlich wird die erkrankte Gliedmaße im angedeuteten Innenkreis nach vorn geführt. Bei einem Teil der Schweine können knackende und reibende Geräusche im Hüftgelenk festgestellt werden. Schweine mit Coxarthrose nehmen oft eine hundesitzige Stellung ein.

Die *Arthrose des Sprunggelenkes* entspricht dem Spat des Pferdes. Es erkranken Zuchtsauen und Deckeber unter ausgeprägten klinischen Symptomen, der Beginn des Leidens – die Osteochondrose – ist schon bei Mastschweinen vor Erreichen des Endgewichtes festzustellen. Das typische Symptom der Arthrose des Sprunggelenkes ist der Stechschritt der Hinterbeine.

Die *Osteochondrose beim Mastbullen* steht vordergründig im Zusammenhang mit der schnellen Gewichtszunahme: Die höchste Erkrankungsquote liegt einige Wochen nach den höchsten Tageszunahmen, und bei weiblichen Mastrindern mit geringeren Zunahmen treten derartige Osteochondrosen kaum auf. Die häufigen degenerativen Gelenkknorpelveränderungen an der Schultergliedmaße können pathologisch-anatomisch zwar nachgewiesen, aber klinisch wegen ihrer Symptomarmut nur selten diagnostiziert werden. Die osteochondrotischen Veränderungen betreffen vorwiegend die Beckengliedmaße: Epiphyseolysis distalis tibiae und metatarsi. Die Arthrose bevorzugt das Sprunggelenk. Die Tiere liegen viel, bewegen sich steif und zeigen eine unspezifische Lahmheit. Bei Umstellung in konventionelle Haltungsbedingungen und weicher Einstreu kommt es zu funktionellen Spontanheilungen.

10.9.4. Ankylose

Ankylose bezeichnet die Versteifung eines Gelenkes. Sie ist der mögliche Endzustand einer Arthrose. Neben der vollständigen und unvollständigen Ankylose unterscheidet man von der Pathogenese her zwei Arten: die artikuläre Form (Ankylosis intracapsularis, Ankylosis vera) und die periartikuläre Form (Brückenankylose, Ankylosis synovia).

Die *artikuläre Form* entsteht nach Gelenkknorpelschäden (Usuren). Der die Usuren ausfüllende Pannus der einen Gelenkfläche verwächst mit dem der anderen und überbrückt den Gelenkspalt zunächst fibrös (= fibröse Gelenksteife). Aus dieser Verbindung entsteht dann die unbewegliche knöcherne Ankylose. Die straffen Karpal- und Tarsalgelenkabschnitte des Pferdes neigen dazu (sogenannter innerer Spat des Pferdes).

Die *periartikuläre Form* wird durch eine Schrumpfung und Verdickung der Gelenkkapsel eingeleitet, die am Übergang in das Periost dieses durch Zerrung zu verstärktem Wachstum reizt. Die Verknöcherungen von Bandansätzen, Periost und Gelenkkapsel führen zur äußeren Verknöcherung (Spatexostose bei Spat des Pferdes). Die Spaterkrankung des Pferdes ist sowohl ein Beispiel für die periartikuläre als auch für die artikuläre Ankylose. Die Arthrosen an den Zehengelenken des Pferdes führen meist zur periartikulären Ankylose (Schale, Ringbone).

Die Ankylose ist das Ziel einer Arthrosebehandlung. Sie ist abgeschlossen, wenn die Lahmfreiheit erreicht ist. Bei Infektion der kleinen Zehengelenke beim Wiederkäuer wird die Ankylose durch Gelenkknorpelresektion angestrebt. Gelegentlich wird eine Ankylose operativ durch ein Osteosyntheseverfahren (Arthrodese) hergestellt (z. B. bei Luxationen), um die Gliedmaße funktionsfähig zu erhalten.

10.9.5. Hüftgelenkdysplasie

Die angeborene Hüftgelenkdysplasie ist eine bei allen Haustieren, besonders beim jungen Hund, bei Schweinen langen Typs und Rindern der Mastrassen auftretende Erkrankung meist beider Hüftgelenkpfannen. Sie zeichnet sich durch eine fortschreitende Abflachung des Acetabulum und reaktiv ausgelöste Veränderungen an den übrigen Gelenkanteilen aus. Es erkranken vor allem Hunde der größeren Rassen (Schäferhund, Boxer, Rottweiler, Bernhardiner, Dobermann u. a.). Das Leiden ist erblich. Es zeigt sich klinisch beim Hund und Schwein im 5.–11., beim Fohlen im 5.–6., beim Rind im 8.–12. Lebensmonat. Die Tiere gehen steif, u. U. lahm. In der Bewegung ermüden die Tiere schnell. Sie haben häufig Schwierigkeiten beim Aufstehen und Niederlegen. Im Röntgenbild ist das Acetabulum abgeflacht. Es werden röntgenologisch beim Hund vier Grade unterschieden. In höheren Graden stellen sich eine Osteoarthrosis mit Bildung von Randwülsten am Acetabulum, Subluxation des Femurkopfes und osteoarthrotische Verformung desselben ein (Abplattung).

Die *Prognose* ist schlecht. Erkrankungen ersten und zweiten Grades können lebenslänglich bestehen, ohne daß sie je bemerkt werden. Die Lahmheit bessert sich durch Ruhe. Eine Besserung kann durch Veränderung der Belastung im Hüftgelenk erreicht werden. Die am wenigsten aufwendige Methode ist die Myotomie des M. pectineus. Bei Subluxation des Femurkopfes kann beim Hund seine Resektion versucht werden.

Für die Zucht muß an über 10 Monate alten Hunden der röntgenologische Nachweis der ausreichenden Pfannentiefe (Messung nach Norberg) und der vollen Funktionstüchtigkeit des Gelenkes durch autorisierte Untersuchungsstellen nach festgelegtem Beurteilungsschema erbracht werden.

Literatur

Berg, R.: Angewandte und topographische Anatomie der Haustiere. 2. Aufl. VEB Gustav Fischer Verlag, Jena 1982.

Cohrs, P., und Messow, C.: Gelenke. Normalanatomische Vorbemerkungen. In: Joest, E.: Handbuch der speziellen pathologischen Anatomie der Haustiere. Bd. 1. Parey Verlag, Berlin und Hamburg 1962, 220.

Cotta, H.: Zur Physiologie der Gelenke. Langenbecks Arch. klin. Chir. **316**, Kongreßbericht (1966), 391.

Dämmrich, K., und Loppnow, H.: Regressive Veränderungen. In: Stünzi, H., und Weiss, E.: Allgemeine Pathologie für Tierärzte und Studierende der Veterinärmedizin. Verlag Paul Parey, Berlin und Hamburg 1982.

Dettmer, N.: Betrachtungen zum Wirkungsmechanismus von Mukopolysaccharidschwefelsäureestern am arthrotischen Knorpel. Zschr. Rheumaforsch. (Darmstadt) **25** (1966a), 122.

Dettmer, N.: Elektronenmikroskopische Aspekte degenerativer Gelenkerkrankungen und ihre therapeutische Bedeutung. Zschr. ärztl. Fortbild. (Jena) **55** (1966b), 4.

Dettmer, N., und Cotta, H.: Form und Funktionsprobleme an der menschlichen Gelenkkapsel unter normalen und pathologischen Bedingungen. Arch. orthop. Unfallchir. (München) **61** (1967), 104.

Dietz, O., Gängel, H., und Stumpf, H. J.: Vergleichende metrische Erhebungen an gesunden Schweinen alten Typs und an Fleischschweinen sowie klinische, röntgenologische und Stoffwechseluntersuchungen an lahmen Fleischschweinen. Gesundheitliche Aspekte der Fleischschweinproduktion. VEB Gustav Fischer Verlag, Jena 1972, 49.

Eisenmenger, E.: Experimenteller Beitrag zur intraartikulären Injektion von Mucopolysacharid-polyschwefelsäureester (Eleparon®). Berl. Münch. tierärztl. Wschr. **81** (1968), 386.

Gängel, H., und Stumpf, H. J.: Lahmheiten beim Zuchtschwein langen Typs. Mh. Vet.-Med. **19** (1968), 731.

Gängel, H.: Diagnostische Aspekte der Synoviazytologie bei Pferd und Rind. Arch. exper. Vet.-Med. **25** (1971), 65.

Gängel, H.: Diagnostizierung der Gliedmaßenschäden bei Mastbullen mit Hilfe klinischer, bakteriologischer, zytologischer, chemischer und pathologisch-anatomischer Untersuchungsverfahren und Klärung ihrer Ursachen im Vergleich zu anderen Mastbeständen. F/E-Bericht Humboldt-Univ., Berlin 1974.

Gängel, H.: Zu einigen Bedingungen der Entstehung von Osteoarthrosen. Vergleichende Morphologie beim Tier. Wiss.-Zschr. der Humboldt-Univ. zu Berlin, Math.-Nat. R. **XXVIII**, 1 (1979), 169.

Gängel, H.: Über die diagnostische Verwertbarkeit der Synovia bei Erkrankungen der Synovialräume des Pferdes. Mh. Vet.-Med. **35** (1980), 694.

Grøendalen, T.: Osteochondrosis and Arthrosis in Pigs. V. A comparison of the incidence in three different lines of the Norwegian landrace breed. Acta vet. Scand. (København) **15** (1974), 61.

Herrmann, H. J.: Pathomorphologische Untersuchungen zur Epiphysiolysis bei Pferd und Rind. Schweiz. Arch. Tierheilk. **110** (1968), 234.

Herrmann, H. J.: Zur Pathologie, Pathogenese und Ätiologie der Epiphysiolysis capitis femoris des Schweines. Arch. exp. Vet.-Med. **23** (1969), 19.

Herrmann, H. J.: Zur Pathomorphologie, Pathogenese und Ätiologie der Osteoarthropathien des Schweines. Arch. exper. Vet.-Med. **26** (1972), 617.

Klein, W., und Huth, F.: Arthroskopie und Histologie von Kniegelenkserkrankungen. F. K. Schattauer Verlag, Stuttgart-New York 1980.

Knezevic, P., und Wruhs, O.: Die Arthroskopie bei Pferd, Rind, Schwein und Hund. Sonderdruck aus „Veterinär-Medizinische Nachrichten" (1977) 1, 53.

Koch, T., und Meister, R.: Anatomische Untersuchungen am Fleischschwein unter besonderer Berücksichtigung des passiven Bewegungsapparates. Gesundheitliche Aspekte der Fleischschweinproduktion. VEB Gustav Fischer Verlag, Jena 1972, 23.

Kubitza, G.: Zu Therapie degenerativer Gelenkerkrankungen bei Pferden und Hunden. Tierärztl. Umschau **21** (1966), 402.

Lange, W.: Zur Zytologie der normalen und pathologischen Synovia des Rindes hinsichtlich ihrer klinischen Verwertbarkeit. Vet.-med. Diss., Humboldt-Univ. Berlin 1960.

Luy, P.: Beitrag zur Kenntnis der Synovia und zur Funktion der Synovialgruben des Rindes. Tierärztl. Rsch. **41** (1935), 173.

McWraith, C. W.: Current concepts in equine degenerative joint disease. J. Am. Vet. Med. Assoc. **180** (1982), 239.

Müller, F.: Schleimbeutel und Sehnenscheiden des Pferdes. Arch. wiss. prakt. Tierhk. Berlin **70** (1936), 351.

Nagel, E., und Seifert, H.: Zur Heretabilität röntgendiagnostisch erfaßbarer Osteochondropathien des Fleischschweines. Mh. Vet.-Med. **35** (1980), 698.

Neuffer, K.: Bedeutung der Bewegungsanomalien beim Fleischschwein und Darstellung des Untersuchungsmaterials. Gesundheitliche Aspekte der Fleischschweinproduktion. VEB Gustav Fischer Verlag, Jena 1972, 13.

Paatsama, S., und Mitarb.: A Study of Osteochondritis Dissecans of the Canine Humeral Head using Histological, OTC Bone Labelling, Microradiographic and Microangiographic Methods. J. Small Anim. Pract. **12** (1971), 603.

Paatsama, S.: Wachstumstörungen beim Pferd. Vortrag, Berlin 1983.

Pobisch, R.: Aseptische Nekrose des Humeruskopfes — eine Lahmheitsursache bei Junghunden. Wien. tierärztl. Mschr. **49** (1962), 571.

Prenning, W., und Wangerin, G.: Untersuchungen zur Diagnostik und Ätiologie der Gliedmaßenerkrankungen von industriemäßig gehaltenen Mastbullen. Dipl.-Arb., Humboldt-Univ. Berlin 1974.

Reiland, S.: Osteochondrosis in the pig. A morphologic and experimental investigation with special reference to the leg weakness syndrome. Akad. Avhandl., Stockholm 1975.

Schebitz, H.: Degenerative Arthritis of the Shoulder Joint following Aseptic Necrosis of the Humeral Head in Foals. Proc. XI Convention, Amer. Assoc. Equine Pract. (1956), 359.

Schneider, W.: Zur Behandlung von Gelenkerkrankungen beim Hund mit Arumalon ad us. vet. Tierärztl. Umschau **29** (1974), 236.

Seffner, W.: Untersuchungen zur Pathologie des Hüftgelenkes beim Schwein als Beitrag zu den Osteochondrosen und Arthrosen des Schweines. Mh. Vet.-Med. **32** (1977), 469.

Tömböl, T., und Vizkeleti, T.: Untersuchungen über das Entstehen der Bursae synoviales. Anat. Anz. (Jena) **111** (1962), 51.

10.9.6. Synovialdiagnostik

Die Synovia ist eine klare, farblose bis gelbe, fadenziehende Flüssigkeit von schleimigklebriger Konsistenz. Sie ist der Inhalt der Gelenke, Sehnenscheiden und Schleimbeutel. Die Synovia wirkt als Schmier- und Gleitmittel und ist Mittler des Stoffwechsels für die oberen Schichten des Gelenkknorpels. Physiologische Parameter wie Alter, Geschlecht, Ruhe oder Bewegung verändern die Zusammensetzung der Synovia nur unwesentlich. Demgegenüber spiegelt die Synovia die entzündlichen oder degenerativen Veränderungen der den Synovialraum begrenzenden Strukturen in einer bestimmten Weise wider.

Das Arbeits- oder Sportpferd erkrankt auf Grund seiner spezifischen Nutzung an den verschiedensten Synovitiden. Beim Rind ist das Spektrum der Erkrankung beschränkter. Bei den anderen Tieren ist diese diagnostische Möglichkeit nicht nutzbar, weil das Naturell, der geringe Wert des Tieres, oder die Menge der zu gewinnenden Synovia von einer Punktion Abstand nehmen läßt. Das ist der Grund, weshalb sich diese Untersuchungsmethode vor allem auf das Pferd bezieht.

Die o. a. Widerspiegelung der pathologischen Veränderungen des Gelenkes in der Synovia versetzt uns in die Lage, aus dem Synovialraum diagnostische und prognostische Schlüsse zu ziehen und damit den klinischen und röntgenologischen Befund wirksam zu ergänzen. Vorteilhaft wirkt sich die Tatsache aus, daß die Synovia bei intrasynovialer Anästhesie und Therapie ohnehin anfällt und es somit zu keiner zusätzlichen Traumatisierung des Synovialraumes kommt. Andererseits bringt es die Dynamik der Entzündung mit sich, daß die erarbeiteten Werte in hohem Maße vom Stadium und Schweregrad der Synovitis abhängen, während die Untersuchung des Punktates nur den augenblicklichen Zustand reflektiert. Daraus ergeben sich objektive und bei Berücksichtigung der verschiedenen Autoren und Untersuchungsmethoden auch subjektive Schwankungen der Werte. Die oft geringe Menge der Synovia wirkt limitierend auf die Anzahl der Untersuchungen und zwingt damit zur Einhaltung einer bestimmten Reihenfolge:

1. Untersuchungen ohne Synovialverbrauch, wie Feststellung des Aussehens, des Trübungsgrades und grobsinnliche Prüfung der Viskosität,
2. Zellzahl,
3. Differentialbild.

Diese Werte haben für den Kliniker zunächst die größte Aussagekraft und stehen innerhalb so kurzer Zeit zur Verfügung, daß sie die Therapie wesentlich beeinflussen können. Die Beurteilung des Gerinnungsvermögens und die bakteriologische Untersuchung sollten nach Möglichkeit folgen. Alle weiteren Untersuchungen liefern verwertbare zusätzliche Angaben oder sind, wie die quantitative Erfassung der Enzymaktivitäten, bei einer bestimmten Fragestellung indiziert.

Aussehen. Die normale Synovia ist farblos bis gelb und enthält keine Flocken. Das Auftreten rötlicher Schlieren weist auf eine frische intrasynoviale Blutung durch das Punktionstrauma hin, während eine homogene Rotfärbung auf eine vorangehende Traumatisierung des Synovialraumes, wie Kontusion oder intraartikuläre Fraktur, schließen läßt. Eine dunkelgelbe bis blaßbraune Farbe kommt durch freies Bilirubin aus dem Erythrozytenabbau zustande und deutet auf eine länger zurückliegende Traumatisierung des Synovialraumes hin. Pyogene Synovitiden haben ein weißgraues bis gelbes Exsudat, die ichoröse Form ein braunrotes.

Trübungsgrad. Normale Synovia ist klar. Trübungen entstehen, wenn sich kolloidale und geformte Substanzen vermehren. Eine Erythrozytenzahl nach Traumatisierung des Synovialraumes bis $2,5 \times 10^9/l$ ($2500/mm^3$) läßt die Synovia klar, bis zu $10 \times 10^9/l$ ($10000\ mm^3$) Erythrozyten bewirken eine leichte, über $10 \times 10^9/l$ ($10000\ mm^3$) Erythrozyten eine stärkere Trübung.

Das Ansteigen der kernhaltigen Zellen infolge von Entzündungen bewirkt eine kaum sichtbare Trübung bei der subakuten aseptischen Synovitis, die über die akute und perakute aseptische Form bis zu stark getrübt bei der purulenten und putriden Synovitis ansteigt. Die Anwesenheit von Flocken deutet auf eine serofibrinöse Entzündung hin. Chronische aseptische Synovitiden weisen sowohl klare als auch leicht getrübte und getrübte Synovia auf.

Viskosität. Die Synovia normaler Synovialräume ist in unterschiedlichem Maße viskös. Das betrifft sowohl gleichartige als auch unterschiedliche Synovialräume. Die in der Literatur angegebenen Werte sind wegen der unterschiedlichen Methodik nicht ohne weiteres vergleichbar. Grundsätzlich ist die

Stärke der durchschnittlichen relativen Viskosität umgekehrt proportional der Größe des Gelenkes und der durchschnittlichen Synoviamenge. So enthält z. B. das Talokruralgelenk etwa 10×10^{-3} l (10 ml) Synovia bei einer relativen Viskosität von 4,43, das Fesselgelenk des Hinterbeines etwa $4,5 \times 10^{-3}$ l (4,5 ml) bei 46,68 relativer Viskosität.

Die Viskosität der Synovia hängt hauptsächlich von ihrem Gehalt an dem Proteoglykan Hyaluronat ab und gilt als deren Maß bezüglich Quantität, Qualität und Polymerisationsgrad. Alle drei Faktoren können sich bei Erkrankungen des Synovialraumes ändern. Objektive Meßergebnisse pathologischer Synovia, die mit Hilfe von Viskosimetern gefunden wurden, liegen zur Zeit noch nicht vor. Der Kliniker beurteilt die Viskosität der Synovia grobsinnlich durch Reiben zwischen zwei Fingern und nach der Länge des Fadens, den ein Tropfen Synovia nach sich zieht. Eine deutlich erniedrigte Viskosität, teilweise bis zur Konsistenz von Wasser, zeigt die Mehrheit der Synoviaproben aus Hygromen. Bei akuten Synovitiden ist der Viskositätsgrad unterschiedlich. Die Synovia bei Arthritis chronica deformans ist vorwiegend stark viskös.

Zytologische Untersuchung. Die normale Synovia enthält keine Erythrozyten. Ihre Anwesenheit beruht auch bei pathologischen Proben in der Regel auf dem Punktionstrauma. In diesen Fällen sind rote Schlieren in der aufgefangenen Synovia sichtbar.

Kernhaltige Zellen kommen in Form der Synoviaeigenzellen („Synoviozyten") und der neutrophilen Granulozyten in bestimmter Anzahl und in einem bestimmten Verhältnis zueinander in der Synovia sowohl gesunder als auch erkrankter Synovialräume vor.

Die quantitative Zellbestimmung erfolgt in der Fuchs-Rosenthal-Kammer, für extrem hohe Zellzahlen in der Kammer nach Neubauer. Die Anfärbung des Substrates geschieht in einer Leukozytenpipette in unterschiedlichen Verdünnungen mit der modifizierten Matreninschen Lösung. Die qualitative Zellbestimmung erfolgt bei vermutetem zellreichen Punktat im nach Pappenheim gefärbten Ausstrichpräparat, bei zu erwartender geringer Zellzahl im Sedimentkammerpräparat.

Die durchschnittliche Anzahl der kernhaltigen Zellen und der Prozentsatz der neutrophilen Granulozyten in der Synovia gesunder und erkrankter *Synovialräume* ergeben nach eigenen Untersuchungen die nachfolgend angeführten Werte.

- Gesunde Synovialräume des Pferdes

	Anzahl der kernhaltigen Zellen (Mittelwert)		Mittelwert der neutrophilen Granulozyten %
	l	mm³	
kleine Gelenke	$209{,}8 \times 10^6$	209,8	5,3
große Gelenke	$301{,}9 \times 10^6$	301,9	5,9
Sehnenscheiden	$189{,}5 \times 10^6$	189,5	2,3

- Gesunde Synovialräume des Rindes

	Anzahl der kernhaltigen Zellen (Mittelwert)		Mittelwert der neutrophilen Granulozyten %
	l	mm³	
kleine Gelenke	$300{,}6 \times 10^6$	300,6	2,1
große Gelenke	$207{,}8 \times 10^6$	207,8	3,5
Sehnenscheiden	$203{,}9 \times 10^6$	203,9	1,6

Die *Hygrome* enthalten in der Synovia die geringste Zellzahl mit dem geringsten Prozentsatz neutrophiler Granulozyten.

- Hygrome des Pferdes

	Anzahl der kernhaltigen Zellen (Mittelwert)		Mittelwert der neutrophilen Granulozyten %
	l	mm³	
kleine Gelenke	$241{,}2 \times 10^6$	241,2	2,0
große Gelenke	$296{,}0 \times 10^6$	296,0	1,4
Sehnenscheiden	$181{,}1 \times 10^6$	181,1	2,6
Bursen	$81{,}7 \times 10^6$	81,7	1,0

Die Zellzahl der Synovia von Gelenken des Pferdes mit chronisch deformierender Arthritis und bei Periarthritiden entspricht mit $119{,}4 \times 10^6/l$ ($199{,}4/mm^3$) bzw. $152{,}9 \times 10^6/l$ ($152{,}9/mm^3$) den bei den Hygromen gefundenen Werten. Ihr durchschnittlicher Prozentsatz von neutrophilen Granulozyten ist mit 6 und 3 dagegen höher.

Beim Rind enthält die Synovia aus Gelenken mit chronisch deformierender Arthritis $262{,}1 \times 10^6/l$ ($262{,}1/mm^3$) kernhaltige Zellen mit einem Prozentsatz von 9,5 neutrophilen Granulozyten.

Die Synovia der *chronisch aseptischen serösen Synovitis* zeigt sowohl in Zellzahl als auch im Prozentsatz der neutrophilen Granulozyten eine deutliche Steigerung.

• Chronisch aseptische seröse Synovitis des Pferdes

	Anzahl der kernhaltigen Zellen (Mittelwert)		Mittelwert der neutrophilen Granulozyten %
	l	mm³	
kleine Gelenke	$649{,}9 \times 10^6$	649,4	9,1
große Gelenke	$1023{,}5 \times 10^6$	1023,5	12,7
Sehnenscheiden	$957{,}4 \times 10^6$	957,4	10,3
Bursen	$670{,}7 \times 10^6$	670,7	7,7

• Chronisch aseptische seröse Synovitis des Rindes

	Anzahl der kernhaltigen Zellen (Mittelwert)		Mittelwert der neutrophilen Granulozyten %
	l	mm³	
Sehnenscheiden	$5660{,}0 \times 10^6$	5660,0	11,6
Bursen	$1875{,}5 \times 10^6$	1875,5	43,4

Die Synovia der *akuten aseptischen serösen Synovitis* ist durch eine weitere Erhöhung beider Zahlenwerte gekennzeichnet.

• Akute aseptische seröse Synovitis des Pferdes

	Anzahl der kernhaltigen Zellen (Mittelwert)		Mittelwert der neutrophilen Granulozyten %
	l	mm³	
kleine Gelenke	$1179{,}0 \times 10^6$	1179,0	11,5
große Gelenke	$4035{,}1 \times 10^6$	4035,1	30,4
Sehnenscheiden	$17683{,}0 \times 10^6$	17683,0	63,3

• Akute aseptische seröse Synovitis des Rindes

	Anzahl der kernhaltigen Zellen (Mittelwert)		Mittelwert der neutrophilen Granulozyten %
	l	mm³	
kleine Gelenke	$10887{,}8 \times 10^6$	10887,8	43,4
Bursen	$31908{,}9 \times 10^6$	31908,9	67,0

Die höchsten Zellwerte weist die Synovia der *Synovitis purulenta* auf.

• Synovitis purulenta des Pferdes

	Anzahl der kernhaltigen Zellen (Mittelwert)		Mittelwert der neutrophilen Granulozyten %
	l	mm³	
kl. Gelenke	$118{,}2 \times 10^9$	118195,0	82,3
gr. Gelenke	$45{,}1 \times 10^9$	45139,0	73,4
Sehnenscheiden	$161{,}6 \times 10^9$	161553,7	84,2
Bursen	$105{,}2 \times 10^9$	105158,6	83,7

• Synovitis purulenta des Rindes

	Anzahl der kernhaltigen Zellen (Mittelwert)		Mittelwert der neutrophilen Granulozyten %
	l	mm³	
kl. Gelenke	$138{,}0 \times 10^9$	138033,3	95,7
gr. Gelenke	$89{,}3 \times 10^9$	89299,2	88,5
Sehnenscheiden	$137{,}7 \times 10^9$	137744,2	74,9
Bursen	$131{,}3 \times 10^9$	131284,9	74,4

Im Stadium der pyogenen Synovitis liegen Zellzahl im Prozentsatz der Neutrophilen wesentlich niedriger, bei der Panarthritis purulenta wesentlich höher.

Gerinnungsvermögen. Normale Synovia gerinnt nicht. Die selektive Permeabilität des gesunden Stratum synoviale verhindert den Durchtritt aller gerinnungsfördernden Substanzen. Gelegentlich wird die Synovia dickflüssig, erreicht aber auch durch Schütteln wieder ihre normale Konsistenz. Synovia von Hygromen gerinnt selten, bei Synovitis chronica serosa aseptica nicht oder nach 48 Stunden, bei chronisch deformierender Arthritis innerhalb von 15 bis 125 Minuten, bei der akuten aseptischen und eitrigen Synovitis innerhalb von 60 Minuten.

Bakteriologische Untersuchung. Bei vermuteter Gelenkinfektion sollte eine bakteriologische Untersuchung des Punktates vorgenommen werden, soweit es die Menge des Punktates zuläßt. Selbst bei eitrigen Arthritiden ergeben nach den Routineuntersuchungen mikrobiologischer Einrichtungen erfahrungsgemäß nur etwa 20% der Proben ein positives Resultat. Dieses Ergebnis wird durch intraartikuläre Infektionsversuche bestätigt. Demnach sind trotz angegangener Infektion die verschiedenen Erreger nach unterschiedlichen, aber kurzen Zeiträumen oft in der Synovia nicht mehr nachzuweisen. Die gezielte Untersuchung auf sporenlose Anaerobier und Chlamydien beim Rind erhöht den Prozentsatz des positiven Erregernachweises.

Da sich die wenigen bakteriologisch positiven Befunde bei der Spontaninfektion der Gelenke des Pferdes erfahrungsgemäß auf Streptokokken beschränken, bietet die Wahl des allgemein und intraartikulär zu verabreichenden Antibiotikums keine Schwierigkeiten.

Eiweißgehalt. Der Gesamteiweißgehalt der normalen Synovia ist relativ gering. Er beträgt 5–19 g/l (0,5–1,9 g/100 ml) bei einem Mittelwert von 11 g/l (1,1 g/100 ml). Der Nachweis erfolgt mit Hilfe der Biuretreaktion. Der Anteil des Albumins am Gesamteiweiß der Synovia ist mit 42,9% höher als im Serum (37,0%), und das Albumin-Globulin-Verhältnis folgt dem entsprechend: 1,108 in der Synovia zu 0,754 im Serum.

Die Durchschnittswerte betragen für α-Globulin 14,9%, β-Globulin 24,1% und für γ-Globulin 18,1%. Damit ist der α- und γ-Globulin-Gehalt in der Synovia niedriger als im Serum.

Erkrankungen der Synovialräume führen zu Veränderungen im Gesamteiweißgehalt der Synovia und seiner Fraktionen (Pferd):

– Seröse, aseptische Arthritis:
  Gesamteiweiß 10–48 g/l (1,0–4,8 g/100 ml), Mittelwert 29 g/l (2,9 g/100 ml).
– Arthrosis deformans:
  Gesamteiweiß 20–51 g/l (2,0–5,1 g/100 ml), Mittelwert 32 g/l (3,2 g/100 ml).
– Septische, infektiöse Arthritis:
  Gesamteiweiß 33–66 g/l (3,3–6,6 g/100 ml), Mittelwert 49 g/l (4,9 g/100 ml).

Bei den beiden erstgenannten Arthritisformen kommt es zu keiner wesentlichen Verschiebung der Eiweißfraktionen, die septische Arthritis geht dagegen mit einer Verminderung des Albumins und einer Zunahme des Globulins einher.

Zucker. Der Zuckergehalt in der Synovia entspricht im Normalfall annähernd dem des Serums des betreffenden Pferdes. Aus diesem Grunde wird die Zuckerkonzentration in beiden Körperflüssigkeiten gleichzeitig bestimmt. Man erhält dadurch die individuelle und aktuelle Bezugsgröße für den Zuckergehalt in der Synovia des erkrankten Gelenkes.

Die physiologischen Zuckerwerte der Synovia betragen 5,08–5,75 mmol/l (91,52–104,66 mg/100 ml) bei einem Durchschnitt von $5{,}41 \pm 0{,}22$ mmol/l ($97{,}50 \pm 3{,}99$ mg/100ml). Die entsprechenden Serumzuckerwerte erstrecken sich von 4,48–5,48 mmol/l (81,50 bis 98,65 mg/100 ml).

Die Synovia degenerativ erkrankter Gelenke hat einen Zuckerspiegel, der im Durchschnitt um 1,55 mmol/l (28 mg/100 ml) über dem Serumzuckerspiegel liegt. Bei allen anderen angeführten Gelenkerkrankungen liegt die Zuckerkonzentration der Synovia um folgende Werte *unter* der des Serums:

Hydrarthrose 0,06 mmol/l (1 mg/100 ml),
eitrige Arthritis ohne Erregernachweis 1,39 mmol/l (25 mg/100 ml),
infektiöse Arthritis mit Erregernachweis 1,94 mmol/l (35 mg/100 ml).

Hyaluronat. Menge und Polymerisationsgrad des Proteoglykans Hyaluronat bestimmen wesentlich die Viskosität der Synovia. Bei Synoviliden können sich beide Faktoren in einer bestimmten Weise verändern. Der Hyaluronatgehalt kann indirekt durch die Bestimmung des Glucosamingehaltes bestimmt werden. Für die klinische Diagnostik ist der Muzinklumpungstest nach van Pelt (1962) geeigneter. Die Reaktion wird in vier Grade eingeteilt:

1. kräftige, kompakte Flocke in klarer Lösung,
2. weiche Masse in trüber, schwach-gelber oder schwach-brauner Lösung,
3. kleine, bröcklige Massen in Lösung wie unter 2.,
4. einige Klumpen in sehr trüber schwachgelber bis dunkelbrauner Lösung.

Die Muzinpräzipitatqualität (MPQ) ist gewöhnlich normal (= Stufe 1 und 2) bei degenerativen Gelenkerkrankungen, Osteochondrosis dissecans, chronischer traumatischer Arthritis und bei Hygromen des Tarsalgelenkes. Jedoch ist bei den Hygromen die Größe des Präzipitates wegen der niedrigen Hyaluronatmenge kleiner. Bei eitriger und infektiöser Arthritis entspricht die MPQ der Stufe 3 und 4.

Enzymaktivitäten. Bei synovialen Erkrankungen verändern sich die Enzymaktivitäten in der Synovia infolge von Permeabilitätsänderungen der Zellmembran und Gewebszerstörungen, wobei die Enzyme in die Synovia entlassen werden. Ihr quantitativer Nachweis kann diagnostische Rückschlüsse erlauben. Verwertbare Ergebnisse liegen bisher bei der Bestimmung der Lactatdehydrogenase, der alkalischen Phosphatase, der Aspartataminotransferase und der Alaninaminotransferase vor. Der Vergleich der Ergebnisse ist nur tendenziös möglich, da die verwandten Methoden und Einheiten sich nicht immer in die SI-Werte übertragen lassen. Außerdem sind die aufgeführten Krankheitsbezeichnungen nicht identisch. Die Bedeutung der Untersuchung besteht in der möglichen Abgrenzung der Arthrosen bzw. degenerativen Arthritiden. Synoviaproben mit Blutbeimischungen sind von der Untersuchung auszuschließen.

- *Lactatdehydrogenase (Pferd)*

Kolorimetrische Untersuchungen ergeben folgende Mittelwerte (in Berger-Broida-Einheiten):

Gesunde Gelenke	108
Hydarthrose	100
Degenerative Arthritiden (Arthrosen)	211
Arthritis purulenta	262
Infektiöse Arthritis mit Erregernachweis	1 197

Mit Hilfe der Agargelelektrophorese schlüsseln sich die Werte folgendermaßen auf (in E/l):

Gesunde Gelenke	1,47 μkat/l (88 E/l)
Seröse Arthritis	4,87 μkat/l (292 E/l)
Osteochondrosis dissecans	4,9 μkat/l (291 E/l) bei gleichzeitiger Erhöhung des Isoenzyms LDH_5
Arthrose	12,3 μkat/l (739 E/l) bei gleichzeitiger Erhöhung der Isoenzyme LDH

- *Alkalische Phosphatase (Pferd)*

Die Aktivität der alkalischen Phosphatase der Synovia ist mit der des Knorpels identisch. Mit einer Aktivitätszunahme ist wie bei der Lactatdehydrogenase im Falle von Gelenkleiden zu rechnen, die mit einer Zerstörung des Knorpels einhergehen und das Enzym in die Synovia entlassen. Die Mittelwerte betragen in Sigma-Einheiten/ml:

Gesundes Gelenk	1,02
Hydarthrose	1,24
Degenerative Gelenkerkrankungen	1,35
Eitrige Arthritis ohne Erregernachweis	2,72
Infektiöse Arthritis mit Erregernachweis	23,20

- *Aspartataminotransferase (Pferd)*

Die Aktivitätsmessung dieses Enzyms ist ebenfalls als diagnostisches Hilfsmittel geeignet. Die Werte betragen in Sigma Frankel-Einheiten/ml:

Gesundes Gelenk	53
Hydarthrose	50
Degenerative Gelenkerkrankung	77
Eitrige Arthritis ohne Erregernachweis	128
Infektiöse Arthritis mit Erregernachweis	118

Die Untersuchungen von Ricker (1983) über die Enzymaktivitäten der Lactatdehydrogenase (LDH), alkalischen Phosphatase (AP), Asparaginaminotransferase (AST) und der Alaninaminotransferase (ALT) in gesunden und erkrankten Gelenken von Pferd und Rind ergeben folgendes Bild:

- Mittelwerte der Enzymaktivitäten in der Synovia gesunder und erkrankter Gelenke (in nkat/l)

	LDH	AP	AST	ALT
Pferd				
Gesunde Gelenke	783,66	570,34	1471,00	349,0

	LDH	AP	AST	ALT
Hydrops	336,88	440,29	945,38	208,62
Arthrose	881,55	624,14	2344,91	274,82
Subakute Arthritis	2551,25	1721,25	2914,30	1059,33
Arthritis purulenta	3156,00	2174,30	4428,70	1213,00
Rind				
Gesunde Gelenke	1344,8	962,5	413,36	191,25
Arthritis purulenta	8683,3	3792,3	1470,7	820,00

Wie sich aus den aufgeführten Werten zwanglos ergibt, besteht bei den aufgeführten Enzymaktivitäten folgende Tendenz: Die Werte bei den Hygromen liegen unter denen des gesunden Gelenkes. Sie steigen über die Arthrose, subakute, akute seröse aseptische Arthritis bis zur Arthritis purulenta an. Der Wert der Bestimmung der Enzymaktivität liegt in der möglichen Unterscheidung der Synovia eines gesunden Gelenkes einerseits von der des Hygroms oder eines arthrotischen Gelenkes. Dafür ist die Bestimmung der Aspartataminotransferase am besten geeignet.

Literatur

Cabaud, P. A., and Wroblewski, F.: Colorimetric Measurement of Lactic Dehydrogenase Activity of Body Fluids. Am. J. Clin. Path. 30 (1958), 234.

Dabich, D., and Neuhaus, O. W.: Proc. Soc. Exp. Biol. Med. 123 (1966), 584, zit. bei Panndorf, H., und Grün, E. (1978).

Eisenmenger, E.: Gelenkspunktionen für Diagnostik und Therapie. Tierärztl. Prax. 2 (1974), 401.

Folin, O.: Two Revised Copper Methods for Blood Sugar Determination. J. Biol. Chem. 82 (1929), 83.

Folin, O., and Wu, H.: A System of Blood Analysis. A Simplified and Improved Method of Determination of Sugar. J. Biol. Chem. 41 (1920) 367.

Gängel, H.: Diagnostische Aspekte der Synoviazytologie bei Pferd und Rind. Arch. exper. Vet.-Med. 25 (1971), 65.

Gängel, H.: Über die diagnostische Verwertbarkeit der Synovia bei Erkrankungen der Synovialräume des Pferdes. Mh. Vet.-Med. 35 (1980), 694.

Kersjes, W. A.: Over Synovia en Synovitis. Vet.-med. Diss., Utrecht 1963.

Lange, W.: Zur klinischen Verwertbarkeit zytologischer Synoviauntersuchungen beim Rind Arch. exper. Vet.-Med. 15 (1961), 993.

Lippert, H.: SI-Einheiten in der Medizin. VEB Gustav Fischer Verlag, Jena 1980.

Matrenin, A. N.: O metodach podstachota eritrozitow i lejkozitow pri issledowanii krowi selskochosjajstwennych shiwotnych. Trudy Burjat-Mongolskogo Zoo-Veterinarnowo Instituta (russ.) 7 (1951), 100 f., zit. bei Lange, W. (1961).

Micheletto, B.: Annali Fac. Met. vet. Torino 101 (1957), 541, zit. bei Persson, L. (1971).

Panndorf, H., und Grün, E.: Zum Verhalten einiger Enzymaktivitäten in der Synovia erkrankter Gelenke und Sehnenscheiden des Pferdes. Mh. Vet.-Med. 12 (1978), 449.

van Pelt, R. W.: Properties of equine synovial fluid. J. Amer. Vet. med. Assoc. 141 (1962), 1051.

van Pelt, R. W.: Interpretation of synovial fluid findings in the horse. J. Amer. Vet. med. Assoc. 153 (1974), 91.

Persson, L.: On the synovia in horses. Acta vet. scand. Suppl. 35 (1971).

Rejnö, S.: LDH and LDH Isoenzyme of Synovial fluid in the Horse. Acta vet. scand. 17 (1976), 178.

Ricker, Uta: Orientierende Untersuchungen über die Eignung einiger Synoviaenzyme zur Diagnostik von Gelenkerkrankungen bei Pferd und Rind. Dipl.-Arb., Humboldt-Universität Berlin 1983.

Seyfarth, H.: Gelenkergüsse und Gelenkresorption. Johann Ambrosius Barth, Leipzig 1956.

Sundblad, L.: Studies on hyaluronic acid in synovial fluids. Acta Soc. Med. upsal. 58 (1953), 3–4, 113.

10.10. Osteopathien

10.10.1. Entzündung der Knochenhaut, Periostitis

10.10.1.1. Akute aseptische Knochenhautentzündung, Periostitis aseptica acuta

Diese Form der Knochenhautentzündung kommt in der Regel umschrieben vor und entsteht traumatisch durch Quetschung, Druck, Stoß, seltener Zerrung oder Zerreißung. Meist sind wenig geschützte, direkt unter der Haut liegende Knochen betroffen. Vereinzelt kann aber auch eine Entzündung anderer Strukturen (z. B. Sehnenscheiden, Gelenke, Haut) auf das Periost übergreifen.

Die Knochenhaut erscheint verdickt, gequollen, fühlt sich wärmer an und ist hochgradig druckempfindlich. Funktionsstörung zeigt sich nur an, wenn Insertionsstellen von Muskeln, Sehnen und Bändern und Gelenkkapseln im Bereich der erkrankten Knochenhaut liegen.

Gewöhnlich erfolgt nach 8–14 Tagen Heilung. Bei wiederholter Irritation derselben Stelle geht die Erkrankung in ein chronisches Stadium über.

Therapeutisch kommen adstringierende und antiphlogistische, später leicht hyperämisierende Mittel zum Einsatz (Aciterran), Eudermatan, DMSO, Glukokortikoide, feuchtwarme Verbände, Bepinselung mit Tinctura iodi, Einreibungen mit Jodvasogen. Ungt. kalii iodati, Kampfersalbe, Ungt. hydrarg. cinerei. Verbände schützen gleichzeitig vor wiederholter Gewalteinwirkung.

10.10.1.2. Chronische fibröse Knochenhautentzündung, Periostitis chronica fibrosa

Erkrankt durch fortgesetzten Druck oder mechanische Reizung nur die gefäßreiche oberflächliche Bindegewebsschicht des Periostes, so entwickelt sich eine Periostitis chronica fibrosa. Dabei entsteht eine umschriebene, derb-elastische Verdichtung des Bindegewebes, eine *Periostschwiele*.

Sie ist kaum schmerzhaft und auch nicht warm. Beim Pferd werden derartige Schwielen auf dem Nasenrücken durch Druck des Halfters, an der Stirn, am Unterkiefer (Ladendruck) und an anderen Stellen des Körpers durch ständiges Scheuern beobachtet.

Außer dem Abstellen der für die Irritation verantwortlichen Ursachen sind keine weiteren Behandlungen nötig. Wärme oder hyperämisierende Einreibungen können den Heilungsverlauf verkürzen. Die Verdickungen bilden sich etwas zurück, ohne in der Regel ganz zu verschwinden.

10.10.1.3. Chronische ossifizierende Knochenhautentzündung, Periostitis chronica ossificans

Meist beschränkt sich die chronische Periostitis nicht auf die Bindegewebsschicht, sondern geht auf die dem Wachstum dienende Kambiumschicht über. So entsteht neues Knochengewebe (Periostitis chronica ossificans). Infolge gemeinsamer Gefäß- und Nervenversorgung ist meist auch der Knochen mit betroffen.

Je nach Ort und Umfang der Entzündung entwickeln sich diffuse oder zackenförmige Knochenwucherungen von unterschiedlicher Größe. Sie werden *Exostosen, Hyperostosen, Osteophyten, Supraossa (Überbeine)* oder *Periostkallus* genannt. Beim Pferd werden sie an den Seitenrändern des Fesselbeines im Bereich von Bandansatzstellen als „*Leist*" bezeichnet.

Neben der bereits erwähnten traumatischen Genese durch fortgesetzte Zerrungen an den Ansatzstellen von Bändern, Muskeln, Sehnen und Gelenkkapseln spielen Zerreißungen und Wunden der Knochenhaut sowie fortgeleitete chronische Entzündungen der Umgebung bei der Entstehung eine Rolle. Letzteres ist der Fall bei schlecht heilenden Wunden, Geschwüren, Fisteln, chronischer Phlegmone (Begleitperiostitis).

Die chronische ossifizierende Knochenhautentzündung kommt vorwiegend beim Pferd, weniger bei anderen Pflanzenfressern, selten bei Fleischfressern vor.

Dabei lokalisieren sich die Exostosen meist an den Zehenknochen. Bei Kaltblutpferden sind sie nach mehrjähriger Arbeit die Regel. Sie führen in Gelenknähe zur chronischen deformierenden Gelenkentzündung. Am Metakarpus und Metatarsus wer-

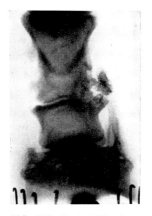

Abb. 258. Periostitis chronica ossificans an Fesselbein und Kronbein (Leist).

den sie inter-, post- und tiefe metakarpale oder metatarsale Überbeine genannt.

Wegen geringer Bemuskelung ist auch der Schädel für Traumen leicht zugänglich. Man findet deshalb am Nasenrücken oder am Unterkieferast häufig knopf- oder pilzförmige Exostosen, die meist das Ergebnis eines Geschirrdruckes sind. In Ausnahmefällen können Knochenwucherungen aber auch einmal vom Endost ausgehen (Enostosen) und z. B. in der Schädelhöhle oder im Rückenmarkkanal zu nervösen Ausfallerscheinungen führen.

Die Konturveränderungen des Knochens können unterschiedliche Formen haben (Vorsprünge, Höcker, Hörner, Leisten, diffuse Auflagerungen usw.). Funktionsstörungen werden nur am Anfang, später bei mechanischer Bewegungseinschränkung beobachtet. Die Haut über den Exostosen ist verschiebbar. Druckschmerz und vermehrte Wärme sind nur zu Beginn der Erkrankung feststellbar.

Die Röntgenaufnahme gibt Auskunft über Ausdehnung, Form und Grad der Veränderungen des Knochengewebes. Zu Beginn ihrer Entwicklung geben die Knochenwucherungen nur schwache Schatten. Erst mit fortschreitender Verdichtung und Mineralisation nimmt die Härte der Kompakta zu. Pajtle (1963) konnte experimentell nachweisen, daß bei artifizieller Läsion der Knochenhaut 15–16 Tage nach dem Insult röntgenologisch Veränderungen nachzuweisen sind.

Die Verknöcherung kann gleichmäßig fortschreiten und allmählich in Form und Dichte ein elfenbeinähnliches Aussehen erhalten *(Eburnisation)* oder netzartig zu einem schwammartigen Knochengerüst führen, dessen Hohlräume erst später ossifizieren.

Bei leistungsförmiger Periostitis muß an Heilungsvorgänge nach Fissuren und Frakturen gedacht werden. Die Röntgenaufnahme kann bei entsprechender Projektionsrichtung Aufschluß darüber geben.

Überbeine bleiben meist hart. Mit fortschreitender Gewebsverdichtung kann sich der Umfang verkleinern, ein Vorgang, der mit der Applanation des Kallus in der Frakturheilung identisch ist. Dabei ist ein solcher Grad an Abflachung möglich, daß die Knochenwucherungen kaum noch wahrnehmbar sind. Die Beseitigung von Exostosen gelingt nur schwer. Therapeutische Bemühungen zielen deshalb darauf ab, ein Fortschreiten des Wachstums aufzuhalten und bestehende Funktionsstörungen zu beheben. Dabei kommt es vor allem darauf an, alle ursächlichen Faktoren zu beseitigen.

Heilungserfolge sind mit scharfen Einreibungen und der Kaustik möglich. Über gute Ergebnisse wird auch bei der Anwendung von Natriumoleat berichtet, das in mehreren Depots von 1–1,5 ml im Bereich des Krankheitsherdes subkutan appliziert wird. Gut isolierte, gestielte Osteophyten können operativ entfernt werden. Häufig werden jedoch danach Rezidive beobachtet.

10.10.1.4. Metakarpale Periostose des Galopprennpferdes

Die metakarpale Periostose des Galopprennpferdes stellt eine schmerzhafte, später harte Vorwölbung der vorderen Kontur am Übergang vom oberen zum mittleren Drittel des vorderen Mittelfußknochens dar. Sie wird in Pferdezucht- und Rennsportkreisen als „Schienbeinschmerzen" oder „Schienbeinerkrankung" (engl. sore shines) bezeichnet. Die Krankheit tritt vorzugsweise bei zweijährigen, vereinzelt bei dreijährigen Vollblütern auf. Bei Trabern wird sie ab und zu am Metatarsus gesehen.

Der Periostose schließt sich in der Regel eine Hyperostose an. Beide sind als Reaktion auf eine nicht kompensierbare Biegungsbelastung anzusehen. Sie manifestiert sich vorwiegend am Metakarpus, weil durch die extreme Beugung und darauffolgende schnelle Streckung der Gelenke während des Fußens im Galopp die Belastung der vorderen Diaphysenwand dieses Knochens besonders verstärkt wird. Ist der Boden weich und elastisch, so wird der Biegungsdruck gedämpft, und es wirkt vorwiegend der Biegungszug. Ist er dagegen hart, so wird der Biegungsdruck verstärkt und abrupt wirksam.

Ein dieser Beanspruchung nicht gewachsener Knochen wird versuchen, sich durch Transformation bzw. Hypertrophie, d. h. durch Verstärkung der belasteten Zehen, anzupassen. Als Ursache dieser ungenügenden Stabilitätsresistenz des Knochens wird eine allgemeine Osteopathie im Sinne einer Osteodystrophia fibrosa vermutet, die mit einer nicht adäquaten Nährstoffversorgung des Knochens vor Abschluß des Skelettwachstums erklärt wird. Deshalb tritt diese Erkrankung vorwiegend bei zweijährigen Vollblütern nach intensiver Galoppbelastung auf hartem Boden auf.

Die Krankheit äußert sich in einer schmerzhaften, derben Vorwölbung der vorderen Kontur des Hauptmittelfußknochens. Da die Erkrankung meist beiderseits auftritt, besteht häufig ein verkürzter Schritt (klammer Gang).

Röntgenologisch wird anfangs eine Schwellung der Knochenhaut festgestellt. Im weiteren Verlauf werden Osteophyten sichtbar. Als Endprodukt resultiert eine teils umschriebene, teils diffuse subperiostale Kompaktaverdickung, die meistens bereits vor dem Auftreten klinischer Erscheinungen feststellbar ist.

Die Behandlung zielt zunächst auf eine Beseitigung der lokalen Reaktionen hin. Dabei kommen antiphlogistische und hyperämisierende Mittel zum Einsatz. Den Vorzug haben iodhaltige Einreibungen. Genovese (1974) berichtet über gute Heilungserfolge mit der subkutanen Applikation von Natriumoleat in mehreren Depots.

Wichtig sind prophylaktische Maßnahmen in Form optimaler Nährstoffversorgung, regelmäßiger Bewegung während der gesamten Jugendentwicklung und Vermeidung intensiver Galoppbelastungen vor Abschluß der Skelettreifung.

10.10.1.5. Osteoarthropathia hypertrophicans

(Akropachie, Osteoperiostitis ossificans, Periostitis hyperplastica, Osteoarthropathia hypertrophicans Bamberger-Marie, osteopulmonales Syndrom)

Die Osteoarthropathie stellt eine progressive, symmetrische Erkrankung der Extremitätenknochen dar, die durch periostale Wucherungen (Osteophyten) besonders an den Phalangen hervorgerufen wird. Diese Knochenveränderungen sind Sekundärerscheinungen eines Primärleidens im Bereich der Lunge (Osteopulmonales Syndrom), z. B. Lungentuberkulose, Lungenkarzinom, Bronchiektasien, arteriovenöse Aneurysmen oder Empyeme in der Lunge bzw. im Thorax. In Ausnahmefällen können auch einmal extrathorakale krankhafte Veränderungen als Ursache auftreten, die mit Gewebszerfall einhergehen. Die eigentliche Ursache für das Zustandekommen der generalisierten, ossifizierenden Periostitis ist unbekannt. Es sollen infektiös-toxische, nutritive und endokrine Faktoren eine Rolle spielen.

Diskutiert wird die Annahme einer arteriellen Hyperämie in den peripheren Körperteilen bei verminderter Sauerstoffspannung, die durch Lungendestruktionen und Herzfehler hervorgerufen werden sollen.

Die Krankheit kommt am häufigsten beim Hund, seltener beim Pferd vor. Über einzelne Fälle wird von Rind, Schaf, Lama, Kaninchen, Ratte, Hirsch, Löwe, Katze und Geflügel berichtet. Der Mensch erkrankt häufiger im höheren Lebensalter. Die Veränderungen lokalisieren sich entweder an den Vorderbeinen, den Hinterbeinen oder an allen vier Extremitäten. Nur vereinzelt werden sie an der Mandibula oder als periostale Epiphysenwucherungen an den Rippen gesehen. Am stärksten befallen werden meist Karpal-, Tarsal- und Fesselgelenke. Die Gliedmaßen sind walzenförmig verdickt, ödematös und heiß. Druck, aktive und passive Bewegung sind hochgradig schmerzhaft. Das Allgemeinbefinden ist nur durch das Grundleiden gestört. Es besteht kaum Lahmheit, jedoch Bewegungsunlust und Mattigkeit.

Röntgenologisch stellen sich die Osteophyten als wolkige oder zackige Aufhellungen entlang der Röhrenknochen dar, die die Gelenke überspringen und in verschieden starker Ausdehnung und Intensität die Knochenkonturen verwischen. Die Epiphysen sind besonders stark vergrößert. Für die Diagnose ist auch der Röntgenbefund des Thorax wichtig.

Die Behandlung ist auf das Grundleiden auszurichten, lokale Therapie ist erfolglos. Die Heilungsaussichten liegen, sofern das Primärleiden im Lungenraum liegt, bei ca. 10 %.

10.10.1.6. Pyogene Knochenhautentzündung

Die pyogene Periostitis verläuft unter dem Bild der serösen oder purulenten Periostphlegmone. Sie entsteht exogen nach infizierten Periostwunden, komplizierten Frakturen, in der Umgebung von Trepanationsstellen, Wunden, Fisteln, Abszessen, Geschwüren, durch Übergreifen pyogener Entzündungsprozesse auf die Knochenhaut oder auch endogen im Anschluß an eine purulente Ostitis *(Kopfhöhlenempyem)*.

Das erkrankte Periost ist verdickt und schmerzhaft. Liegt der erkrankte Knochen direkt unter der Haut, so ist diese gespannt, derb-elastisch, gummiähnlich und bei gleichzeitiger Unterhautphlegmone nicht verschiebbar. Hochgradige Schmerzhaftigkeit bedingt meist Funktionsstörung.

Wird das Periost eitrig eingeschmolzen, entstehen multiple Abszesse (Periostitis suppurativa). Zugleich greift die Eiterung auf tieferliegende Gewebsschichten über. Das Periost löst sich unter Bildung subperiostaler Abszesse vom Knochen. Der Knochen selbst erhält ein kahles, sandpapierähnliches Aussehen und eine morsche Konsistenz.

Durch Unterbrechung der vom Periost kommenden Gefäßversorgung entstehen Knochennekrosen (Sequesterbildung). Dünnere platte Knochen im Bereich der Kieferhöhle können einer völligen Nekrose anheimfallen. Häufig bildet sich in der Umgebung dieser Nekrosen neues Knochengewebe, so daß Vorgänge einer eitrigen Einschmelzung und Knochenneubildung miteinander vergesellschaftet sind. An den langen Röhrenknochen entsteht oft fortgeleitet eine eitrige Osteomyelitis.

Häufig nimmt die pyogene Periostitis einen protrahierten, chronischen Verlauf. Vorherrschend sind dann mehr proliferative Entzündungsvorgänge. Das Periost ist dabei verdickt und schwielig. Abszedierungen treten nur noch an umschriebenen Stellen auf. Das gewucherte osteoide Gewebe verknöchert und lagert sich bald flächenförmig, bald in Form von Zacken der Kompakta an.

Die akute, abszedierende, fortschreitende Form wird besonders am subkutan liegenden Periost (Kopf), die chronische, proliferative, zirkumskripte Form in der Umgebung von tiefliegenden Wunden und Fisteln beobachtet.

Die Behandlung entspricht der Therapie der Phlegmone. Neben parenteraler Applikation von Sulfonamiden und Antibiotica werden lokal feuchtwarme, antiseptische Verbände oder milde, hyperämisierende Einreibungen vorgenommen. Abszesse sind frühzeitig zu spalten, subperiostale Knochennekrosen operativ zu entfernen.

10.10.2. Entzündung der Knochensubstanz, Ostitis

Im Bereich der Kompakta laufen Entzündungsvorgänge zunächst nur an den Blutgefäßen und den Haversschen Kanälen ab, da die Knochengrundsubstanz mit den Knochenzellen sich nicht primär entzünden kann. Entzündliche Veränderungen am Knochengewebe sind deshalb stets sekundär.

Sie entstehen in der Regel traumatisch durch Quetschung, kontinuierliche Überlastung (Belastungsostitis) und durch Übergreifen entzündlicher Vorgänge vom Periost oder vom Knochenmark.

Die Ostitis verläuft stets chronisch in zwei Formen:

– als Ostitis rarefaciens unter Bildung von Hohlräumen (entzündliche Osteoporose),
– als Ostitis condensans oder Osteosklerose, die sich durch eine Verdichtung des Knochengewebes auszeichnet. Meist kommen beide Formen nebeneinander vor, wobei häufig die Osteosklerose der Ostitis rarefaciens folgt. Daneben gibt es die eitrige Ostitis.

Die **Ostitis rarefaciens** *(entzündliche Osteoporose)* führt zur umschriebenen Einschmelzung und Resorption des Knochengewebes durch neugebildete, vielkernige Osteoblasten. Im Bereich der Haversschen Kanäle entstehen kleine Höhlen (Lakunen). Der Knochen erhält dadurch ein poröses Aussehen und ist weniger widerstandsfähig gegen Belastungen. Die Hohlräume werden durch Granulationsgewebe ausgefüllt, das stark vaskularisiert ist.

Bei der **Osteosklerose** *(Ostitis condensans)* wird überstürzt Knochengewebe neu gebildet, so daß sich dieses verdichtet. Sie entsteht oft als reparatorischer Prozeß nach einer Ostitis rarefaciens. Auch sie läuft an den Haversschen Kanälen und Blutgefäßen ab, deren Lumina sich allmählich verengen. Der Knochen erhält eine größere Härte und Festigkeit.

Osteopathia craniomandibularis hypertrophicans deformans. Diese erbliche Knochenhyperplasie scheint nur bei einigen Terrierrassen im Jugendalter vorzukommen. Sie beschränkt sich ausschließlich auf das Kopfskelett, und hierbei bevorzugt auf den Unterkiefer und die Bulla ossea des Schläfenbeines. Sie führt zu Kieferanschwellungen mit Kaubeschwerden ohne Beeinträchtigung des Zahnwachstums. Der Verlauf ist in der Regel progredient, im Einzelfall jedoch auch schubweise. Histologisch läßt sich ein nichtentzündlicher Knochenumbau der kompakten und spongiösen Knochenanteile nachweisen, der schließlich zu einem Nebeneinander alter und neuer Knochenlamellen und -röhrchen führt. Umgebildeter Knochen ist dabei schlecht mineralisiert und durch Kittlinien deutlich von den primären Knochenanteilen abgegrenzt. Diese Verhältnisse erinnern an die Ostitis deformans (Paget) des Menschen, die im höheren Alter vorkommt und in ihrem Verlauf zur Knochenkrümmung und am Schädel zu tumorartigen Umfangsvermehrungen führt.

Ostitis suppurativa. Die pyogene Knocheninfektion kann einmal dadurch entstehen, daß bei einer den Knochen berührenden oder zerstörenden Verletzung (Hieb, Stich, Schußbruch, offene Frakturen, Knochenoperation) pyogene Infektionen in oder an ihn gelangen oder zum anderen von einer Infektion benachbarter Weichteile fortgeleitet werden. Die daraus resultierende eitrige Entzündung des Knochens wird als exogene Ostitis bezeichnet. Von besonderer Bedeutung ist die eitrige Ostitis des Huf-, Klauen-, Krallenbeines und des Trachtenbereiches nach Nageltritt. Eine Eröffnung des ganzen Knochenquerschnittes setzt alle Knochenschichten gleichzeitig und gleichmäßig der Infektion aus. Klinisch ist deshalb eine Trennung der drei Formen der pyogenen Knochenentzündung kaum möglich. Nur bei einer von außen fortgeleiteten Eiterung dringt der unter dem Periost befindliche Eiter nur oberflächlich in die benachbarten Haversschen Kanäle der Kortikalis ein und verschont die tieferen Rindenschichten und das Mark.

Bei sehr dünnen platten Knochen erreicht die Infektion allerdings auch auf diesem Wege das Knochenmark und führt zur exogenen Osteomyelitis.

Bakteriologisch finden sich die Erreger der pyogenen Wundinfektionen, zum Teil vermischt mit putriden Keimen. Der Knochen zeigt, wenn seine Ernährung erhaltengeblieben ist, im Wundgebiet eine starke osteoplastische Reaktion, die sich klinisch und röntgenologisch in einer erheblichen Dickenzunahme der Kortikalis durch periostale Neubildung äußert. Dieser neue Knochen hat in Form und Dichte ein elfenbeinähnliches Aussehen (Eburnisation). Diese Eburnisation ist als Ausgleichsreaktion des Körpers auf die durch die Infektion verlorengegangene Knochenfestigkeit anzusehen. Periostlose und damit ihrer Ernährung beraubte Knochenabschnitte verfallen der Demarkation und späteren Abstoßung. Da sich die Weichteilwunde über dem erkrankten Knochenabschnitt im Zuge der Sekundärheilung in der Regel schneller verkleinert, als die Absonderung des abgestorbenen Knochenteils vollendet ist, entsteht ein eiternder Fistelkanal. Bis zur völligen Reinigung der Knochenwunde von allem toten Gewebe vergehen oft Monate. Aber auch nach scheinbarer Heilung einer solchen Knochenfistel werden nicht selten Rezidive beobachtet. Ihre Ursache hat dieser Vorgang darin, daß unauffällige subperiostale und intraossale Eiterherde und ihre Toxine immer wieder bislang noch ernährte Knochenteilchen nekrotisch werden lassen. Unter Fieberanstieg und Schmerz bricht dann die schon verheilte Fistel wieder auf und stößt die abgestorbenen Knochensequester aus. Eine chronische eitrige Ostitis kommt so praktisch nie zur Heilung, wenn es nicht gelingt, den Herd operativ zu beseitigen. Sie birgt darüber hinaus stets die Gefahr einer pyogenen Allgemeininfektion und/oder einer schweren Phlegmone der Weichteile in sich.

Aufgabe der Therapie ist es, solche chronischen Eiterherde im Knochen freizulegen und bis ins gesunde, gut genährte Gewebe auszuräumen. Die damit verbundene Verringerung der Stabilität des Knochens wird in der Regel durch reaktive sklerotische Knochenverdickung ausgeglichen. Große Knochendefekte werden beim Menschen mit autoplastischen Knochenstücken unter Zugabe von Antibiotikasubstanz aufgefüllt. In 75% der Fälle wird so dauerhafte Heilung erzielt.

10.10.3. Entzündung des Knochenmarks, Osteomyelitis

Von praktischer Bedeutung ist beim Tier nur die eitrige Osteomyelitis. Spezifische Erreger rufen eine Osteomyelitis tuberculosa, malleosa, actinomycotica u. a. hervor.

Aseptische, ossifizierende Osteomyelitis. Diese Erkrankung ist sehr selten und verläuft stets chronisch. Dabei entstehen im Knochenmark Bälkchen und Septen, die an Stärke zunehmen und die Markhöhle in viele kleine Kammern aufteilen. Am Ende kommt es zur völligen Verknöcherung der Markhöhle. Als Ursache werden Fremdkörper vermutet, die bei Knochenoperationen in den Markraum gelangen.

Panostitis eosinophilica. Beim Junghund ist eine kryptogenetische chronische Entzündung der Röhrenknochen bekannt, die als eosinophile Panostitis, chronische Osteomyelitis oder Enostosis beschrieben worden ist.

Befallen werden vorzugsweise Deutsche Schäferhunde, weniger häufig andere großwüchsige Rassen, im Alter von 6—12 Monaten. Gewöhnlich erkranken mehrere Knochen gleichzeitig, besonders jedoch Humerus, Ulna, Tibia, Radius und Os femoris. In den Markhöhlen bildet sich bimssteinartige, verdichtete Spongiosa, und die Kortikalis wird durch Erweiterung der Haversschen Kanäle porosiert. Sie kann von Osteophyten überlagert sein. Die Epiphysen sind unverändert.

Die Ursache der Erkrankung ist noch unbekannt. Vermutet werden bakterielle Fokalinfektion, Virusinfektionen, genetische Disposition und Stoffwechselstörungen. Sie äußert sich in Lahmheit, Schwellung und Druckschmerz der betroffenen Knochen, die mitunter schubweise wechselnd erkranken. Fieberhafte Temperaturanstiege zu Beginn weisen auf eine Fokalinfektion hin (Tonsillitis, Analbeutel). Es werden Eosinophilie und Leukozytose im Blut und Knochenmark festgestellt.

Wichtig für die Diagnose ist die Röntgenaufnahme. Sie zeigt unregelmäßig umschriebene Verschattungen in der Markhöhle der Röhrenknochen. Später gesellen sich manchmal periostale Auflagerungen dazu.

Der Grad der Erkrankung korreliert nicht mit dem Ausmaß der röntgenologischen Veränderungen. Die Krankheitsdauer beträgt nach Gratzl (1951) bis zu 17 Monate.

Da die Ätiologie unklar ist, kann nur eine symptomatische, auf die Beseitigung der Schmerzen gerichtete Behandlung erfolgen (Analgetika, Kortikosteroide). Bei vermuteter Fokalinfektion sind Sulfonamide und Antibiotika angezeigt. Nach Pommer (1951) gilt die Röntgentherapie als Mittel der Wahl. Auch wiederholte Bluttransfusionen sollen eine günstige Wirkung haben.

Osteomyelitis purulenta. Eine eitrige Entzündung des Knochenmarks kann exogen durch eine pyogene Infektion über eine Periostitis und Ostitis von außen nach innen oder endogen auf hämatogenem Wege im

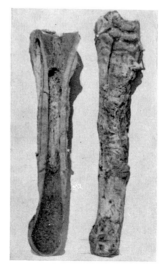

Abb. 259. Eitrige Osteomyelitis des Metatarsus mit Abszeß in der Markhöhle und starker Periostwucherung beim Pferd.

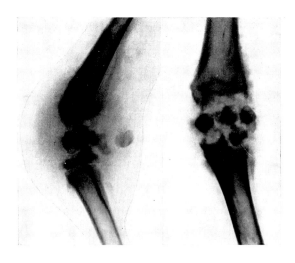

Abb. 260. Nekrose der Karpalknochen infolge eitriger Osteomyelitis nach eitriger Panarthritis bei einem einjährigen Schaf.

Verlauf einer Pyämie entstehen. Sie führt stets zur Beteiligung aller Knochenschichten *(Panostitis)*.

Die Osteomyelitis kann herdförmig umschrieben auftreten oder den gesamten Knochen erfassen.

Zu Beginn der Entzündung zeigen sich Rötung und Schwellung im Markraum. Später entstehen Abszesse, die zu einem großen Knochenabszeß konfluieren können. Die Spongiosa ist mit Eiter durchsetzt, das Periost schwielig verdickt und ossifiziert. Dadurch entstehen starke Knochenauflagerungen. Durch den Entzündungsreiz verdichtet sich auch das Bindegewebe in der Umgebung. Da die ernährenden Gefäße am Periost thrombosieren, stirbt die Spongiosa allmählich ab und wird nekrotisch. In manchen Fällen wird das Periost durch subperiostale Eiterung vom Knochen abgehoben.

Die Folge beider Vorgänge – mangelnde Blutversorgung innen, Abhebung des Periosts außen – ist eine mehr oder weniger ausgedehnte Knochennekrose. Kleinere Knochen, wie Kronbein, Knochen des Karpus und Tarsus, werden im ganzen nekrotisiert. Die entzündliche Drucksteigerung im abgeschlossenen Markraum kann auch zur Ausbreitung der Infektion in der ganzen Markhöhle führen. Dabei wird das Mark in eine graugrüne Masse verwandelt. Erst an der distalen und proximalen Epiphyse findet eine solche Markphlegmone ihre Begrenzung. Unter Umständen kann dabei die gesamte Diaphyse eines Röhrenknochens absterben, oder die Epipyhsen lockern sich und lösen sich ab. Eiterdurchbruch in die benachbarten Gelenke sind keine Seltenheit.

Brechen die subperiostalen Abszesse durch die Weichteilschichten, entstehen chronische lokale Eiterungen, die in ihrem Verlauf einer exogenen Ostitis entsprechen. Wie dort herrschen Fisteleiterungen und Sequesterabstoßung vor. Der Knocheneiter stinkt typisch kariös.

Damit ist zunächst auch die größte Gefahr einer toxischen und bakteriellen Allgemeininfektion gebannt. Der Markraum selbst wird nach dem allmählichen Abklin-

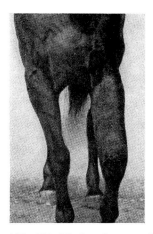

Abb. 261. Eitrige Osteomyelitis des Radius nach Eindringen eines erbsengroßen Granatsplitters in die Markhöhle.

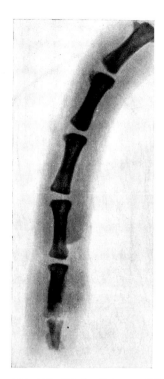

Abb. 262. Eitrige Osteomyelitis der letzten Schwanzwirbel beim Hund.

gen der Entzündungsprozesse durch Neubildung eines dichten Knochengewebes mehr oder weniger ausgefüllt (Osteosklerose). Herde können dabei der Vernichtung entgehen und von sklerotischen Knochen umgeben noch jahrelang virulente Erreger beherbergen.

Im allgemeinen beginnen 8 Tage nach Beginn der Erkrankung vom abgehobenen wie auch dem Knochen anliegendem Periost aus die osteoplastischen Vorgänge. Es entstehen, besonders an den langen Röhrenknochen, feine, neue Knochenlamellen zwischen Kortikalis und Periost (Periostitis ossificans), die von der 3. Woche an auch röntgenologisch nachweisbar sind.

Diese Knochenneubildung hat die Aufgabe, die Verbindung zwischen den lebensfähig gebliebenen Knochenteilen wieder herzustellen, indem sie den toten Knochen mit einer Hilfskonstruktion aus neuem, lebendem Knochengewebe umgibt (Totenlade). Auf diese Weise wird Spontanfrakturen vorgebeugt und besonders die Form der langen Röhrenknochen erhalten. Wenn die Totenlade eine ausreichende Dicke erreicht hat, hört ihr Wachstum von selbst auf. Beim Kleintier können so manchmal ganze Röhrenknochen absterben und von einer knöchernen Kapsel umgeben werden. Wo das Periost fehlt, bleibt die appositionelle Knochenneubildung aus. Die Abstoßung der Sequester, die meist die ganze Wand der Kortikalis umfaßt, dauert Monate. Sie geht als entzündliche Demarkation mit starker Granulation und Eiterung einher. Je größer die von der Totenlade umschlossenen Sequester sind, desto mehr Löcher (Kloaken) weist sie auf, durch die der Eiter nach außen abfließt. Bakteriell bedingte Entzündungen können auf unterschiedlichen Infektionswegen entstehen:

– als Wundinfektion bei offenen Frakturen,
– als Komplikation bei Knochenoperationen,
– nach Nageltritten und anderen perforierenden Knochenwunden,
– nach Schußwunden.

Zur Wundinfektion sind auch die dentogenen Entzündungen der Kieferknochen zu zählen. Infektionspforten bilden dabei das Zahnfleisch und das Periodontium, besonders während des Zahnwechsels. Die Entzündung entwickelt sich in Abhängigkeit vom Eintritt der Erreger entweder vom Zahnfleisch aus periostal über die Haversschen Kanäle oder vom Zahnfach über eine Periodontitis zur Kieferosteomyelitis. Diese Kieferpanostitis ist zu Beginn eitrig-rarefizierend, später stehen Osteomyelosklerose und Periostitis ossificans im Vordergrund.

Eine unspezifische Panostitis der Kieferknochen ist auch als kraniomandibuläre Osteopathie bei Junghunden beschrieben worden. Sie tritt bis zum Alter von 9 Monaten besonders bei Scotch-, Cairn-, Highland-Terriern und beim Beagle auf. Die Erkrankung besitzt eine gewisse Ähnlichkeit mit der infantilen Hyperostose Caffey-Silverman des Menschen. Eine weitere Ursache für eine Osteomyelitis des Kiefers kann auch eine eitrige Pulpitis sein, die beispielsweise beim Hund bei Karies oder Zahnfraktur vom 4. maxillaren Prämolar oder beim Ferkel vom abgekniffenen Caninus ausgeht.

Als dentogene Infektion ist auch die Kieferaktinomykose des Rindes zu betrachten. Sie geschieht über Verletzungen des Zahnfaches oder der Schleimhaut. Dabei entstehen kleine granulomatöse Entzündungsherde mit Mikroabszessen und charakteristische Drusenbildung. Im Kiefer werden die durch Knochenabszesse hervorgerufenen Defekte mit aktinomykotischem Gewebe ausgefüllt. Nach Einschmelzen der Kompakta entwickelt sich eine Periostitis ossificans, die zur beuligen Umfangsvermehrung des Kiefers führt. Häufig treten Haut- und Schleimhautdurchbrüche auf.

– Als fortgeleitete Infektionen aus eitrig-entzündlichen Veränderungen der Umgebung des Knochens, die häufig ihre Ursache in Verletzungen der Weichteile haben. Deshalb besteht in Art und Ausbreitung der Entzündungsvorgänge Übereinstimmung mit den beschriebenen Wundinfektionen bei Knochenverletzungen.

Ätiologisch spielen auch eitrige Gelenkentzündungen, die nicht fachgerecht und rechtzeitig behandelt worden sind, eine Rolle. Seltener sind sie die Folge einer metastatischen pyogenen Polyarthritis (Kälber- und Fohlenlähme).

Nach Nekrose des Gelenkknorpels infiziert sich das epiphysäre Knochenmark und wird eitrig eingeschmolzen. Des weiteren kann die Erkrankung bei einem Gelenkempyem über eine periartikuläre Phlegmone auf den Knochen übergreifen. Der Einbruch der Entzündung in den Markraum geschieht dabei über Periosteiterung und Haverssche Kanäle oder perivaskulär über die Foramina nutritia.

– Als hämatogene Infektion bei einer generalisierten Allgemeinerkrankung. Die Erreger erreichen über die Blutbahn den Knochen und infizieren die gut vaskularisierten Abschnitte des Knochenmarks. Das sind an den Röhrenknochen besonders die Epiphysen und bei Jungtieren die metaphysären Wachstumszonen. Das bevorzugte Angehen bakterieller Entzündungen in diesem Bereich erklärt sich aus der hochgradigen Vaskularisation der Metaphyse im jugendlichen Alter und aus der besonderen Gefäßarchitektur.

Eine haarnadelartige Umbiegung afferenter Kapillaren in der Nähe der Fugenplatte mit anschließender trichterförmiger Erweiterung zu einem System sinusoider Venen führt zu einer Verlangsamung des Blutstroms bei gleichzeitigem Permeabilitätsanstieg der Gefäßwand. Dadurch entstehen günstige Bedingungen für Verweildauer, Anreicherung und Gefäßdurchtritt von Erregern. Begünstigend wirken weiterhin fehlende oder ungenügende Phagozytosefähigkeit des unreifen Retikuloendothels der metaphysären Gefäßsprossen während des Knochenwachstums.

Als weitere pathogenetische Mechanismen werden eine allergisch-hyperergische Reaktionslage in Verbindung mit äußeren Traumen als Vorbedingung für eine lokalisierte Erregerhaftung dieser Art diskutiert.

Prädestiniert sind weiterhin Rippen-, Wirbelkörperspongiosa und vorgeschädigte Knochenbezirke.

Auf diesem Wege entstehen metastatische Abszesse in den Röhrenknochen bei Fohlen- und Kälberlähme und bei der durch Mischinfektion verursachten eitrig-abszedierenden Arthritis des Schweines. Nicht selten entwickelt sich auch im Laufe einer Rotlaufseptikämie eine Spondylitis oder Osteomyelitis. Unter modernen Haltungsbedingungen treten bei Mastbullen gehäuft akute und chronisch rezidivierende Osteomyelitiden durch embolisch-hämatogene Erregerverbreitung aus einem Primärherd auf. Bevorzugt sind die distalen Partien der Tibia und des Metatarsus betroffen. Als Komplikation werden Fugendestruktion und Epiphysiolysis beobachtet.

Bei Brucellose, Salmonellose, Listeriose, Malleus und anderen Infektionen werden Granulome im Knochenmark gefunden.

Früher wurden besonders häufig auch tuberkulöse Knochenveränderungen beim Rind, Schwein und Huhn beobachtet. Die dabei auftretenden Veränderungen und Erweichungen von Knochenteilen entstehen durch Zusammenschluß miliarer Tuberkel zu größeren Herden. Die produktiv verlaufenden Tuberkuloseformen bei Pferd und Hund demarkieren durch eine Schicht verdichteter Spongiosa (Osteomyelosklerose).

Während das Knochenmark bei der Rinder- und Schweinetuberkulose nur selten miterkrankt, ist bei der Hühnertuberkulose das Knochenmark bei über 90% der Fälle beteiligt.

Die chronische tuberkulöse Periostitis äußert sich in einer starken Osteophytenbildung.

Die eosinophile Panostitis der Junghunde ist nach Gratzl (1951) ebenfalls eine hämatogene eitrige Osteomyelitis, die nach Staupe, Leptospirose und Tonsillitis auftreten kann. Über das Vorkommen mykotischer Knochenentzündung ist wenig bekannt. Fälle von Osteomyelitis et Periostitis mycotica bei Kokzidioidomykose werden beim Hund beobachtet.

Im Röntgenbild zeigen sich in den ersten 2 Wochen der Krankheit keine Veränderungen. Danach sieht man Periostauflagerungen und erkennt auch, in welchem Maße Knochenteile der Nekrose anheimfallen werden, weil sich der tote, kalkdichte Knochen deutlich abhebt. Der lebende Knochen unterliegt vor allem bei der hämatogenen Osteomyelitis starken entzündlichen Umbauveränderungen, die seinen Kalkgehalt reduzieren und dadurch fleckig erscheinen lassen (Osteoporose).

Der Verlauf ist unterschiedlich. Bei der pyogenen hämatogenen Osteomyelitis kann der Tod innerhalb kurzer Zeit eintreten. In allen anderen Fällen dauert die Krankheit Monate. Nach Verschluß der ersten Fistelkanäle brechen neue auf. Neben Subluxationen der Gelenke können Frakturen und Verbiegungen des weniger widerstandsfähigen Knochens auftreten.

Das Allgemeinbefinden verschlechtert sich erst nach Wochen. Häufig bestehen Inappetenz und Abmagerung. Zu Beginn der Erkrankung ist die Körpertemperatur zum Teil stark erhöht. Die Tiere liegen viel. Beim Großtier kann eine Belastungsrehe auf dem gesunden Bein auftreten. Wegen Dekubitus und Festliegen wird häufig die Tötung notwendig.

In der Behandlung steht eine frühzeitige lokale und allgemeine Antibiotika- und Sulfonamidtherapie im Mittelpunkt. Sie muß bis zum Verschwinden aller Symptome fortgesetzt werden. Dabei muß bedacht werden, daß durch den Kollateralmangel der Metaphysen und die im Entzündungsgebiet auftretenden thrombotisch-embolischen Gefäßverschlüsse häufig keine für eine volle therapeutische Wirksamkeit notwendige Antibiotikakonzentration im lebenden und toten Knochengewebe erreicht wird.

Eine chirurgische Intervention des Osteomyelitisherdes verbessert die Heilungsaussichten. Die Knochenwunden werden kürettiert und tamponiert. Das Fieber sinkt danach schnell ab. Bei eitriger Osteomyelitis des Kieferknochens ist der kranke Zahn mit allem nekrotischen Gewebe zu entfernen. Auch am Schädel, an den Rippen und am Schulterblatt sind die Heilungserfolge gut.

Bei der Rippe ist notfalls die Resektion des kranken Teiles vorzunehmen. Schweif und Rute sind zu amputieren. Sind an den langen Röhrenknochen bereits Fistelungen und Sequestrierung eingetreten, so ist die Prognose auf Wiederherstellung ungünstig. Die Markhöhle ist in diesen Fällen mit Trepan und Meißel zu öffnen und nach Sequestrotomie und Entfernung des nekrotischen Gewebes locker zu tamponieren oder mit einer Spüldrainage zu versehen.

Hals-, Brust- und Rückenwirbel, manche Teile des Beckens und das Os femoris sind operativ schwer zugänglich. Als vorrangig sind daher vorbeugende Maßnahmen anzusehen, unter denen der Vermeidung lokaler Infektionen durch Einschränkung von Verletzungsgefahren bzw. der frühzeitigen Eliminierung von potentiellen Primärherden einer hämatogenen Osteomyelitis (wie z. B. durch Schwanzamputationen) besondere Bedeutung zukommt.

Literatur

Baumann, G.: Zur Pathomorphologie und Pathogenese von hämatogenen Osteomyelitiden bei Mastbullen. Fachtierarzt-Abschlußarbeit, Berlin 1979.

Baumann, R., und Pommer, A.: Die chronische Osteomyelitis der jungen Schäferhunde. Wien. tierärztl. Mschr. **38** (1951), 670.

Böhning, R. H., Suter, P. F., Hohn, R. B., and Marshall, J.: Clinical and radiological survey of canine panostitis. J. Amer. Vet. Med. Assoc. **156** (1970), 870.

Bolz, W., Dietz, O., Schleiter, H., und Teuscher, R.: Lehrbuch der Speziellen Veterinärchirurgie, 2. Aufl. VEB Gustav Fischer Verlag, Jena 1975.

Broday, R. S.: Hypertrophic Osteoarthropathy in the Dog – A Clinicopathologic Survey of 60

Cases. J. Amer. Vet. Med. Assoc. **159** (1971), 1242.

Burdenjuk, A. F., i Vlasenko, V. M.: Osteomielit pjasti i pljusny u krupnogo vogatogo skota. Veterinarija (Moskva) **5** (1973) 97.

Delahanty, D. D.: Hematogenous osteomyelitis in a joung calf. J. Amer. Vet. Med. Assoc. **121** (1952), 18.

Dietz, O., Mill, J., Richter, W., und Wilsdorf, G.: Zur Problematik der sog. Schienbeinerkrankung des Vollblutpferdes. Mh. Vet.-Med. **26** (1971), 703.

Dietz, O., und Wiesner, E.: Handbuch der Pferdekrankheiten für Wissenschaft und Praxis. VEB Gustav Fischer Verlag, Jena 1982.

Ecke, H., Rühl, R., und Bikfalvi, A.: Experimentelle Osteomyelitis am Tier. Bruns Beitr. klin. Chirurgie **200** (1960), 472.

Freudiger, U., und Zimmer, E. A.: Zur Differentialdiagnose einer sklerotischen Kieferveränderung in der Art der infantilen kortikalen Hyperostose Caffey-Silverman. Schweiz. Arch. Tierheilk. **111** (1969), 135.

Frost, H. M., Villaneua, A. R., and Roth, H.: Pyogenic osteomyelitis diffusion in live and dead bone with particular reference to tetracycline antibiotics. Henry Ford Hosp. Med. Bull. **8** (1960), 255.

Funk, K. A.: Über 11 Fälle hämatogen entstandener Osteomyelitis der Röhrenknochen beim Rind. Berl. Münch. Tierärztl. Wschr. **91** (1978), 276.

Gehrling, H., und Brass, W.: Die „craniomandibuläre Osteopathie" des Hundes. Dtsch. Tierärztl. Wschr. **74** (1967), 546.

Genovese, R. L.: The use of sodium oleate in splints and bucked shines. Proc. 20th Annu. Conv. Amer. Assoc. Equine Pract. **237** (1974).

Gratzl, E.: Die eosinophile Panostitis der Junghunde (Osteomyelitis der jungen Schäferhunde). Wien. tierärztl. Mschr. **38** (1951), 629.

Guffy, M. M.: Knochensequester und nicht heilende Wunden bei Pferden. J. Amer. Vet. Med. Assoc. **152** (1968), 1638.

Higgenbotham, R. L.: The use of sodium oleate for splint lameness in the standard bred. Proc. 20th Annu. Conc. Amer. Assoc. Equine Pract. **235** (1974).

Holland, C. J., und Mohri, N.: Zur Pathogenese der akuten hämatogenen Osteomyelitis. Z. Orthop. **110** (1972), 629.

Mass, E., Radostits, O. M., and Leipold, H. W.: Osteomyelitis in a calf. J. Amer. Vet. Med. Ass. **158** (1971), 1369.

Obel, A. L.: Nekrose und Entzündung des Skeletts. In: E. Joest: Handbuch der speziellen pathologischen Anatomie der Haustiere. 3. Aufl., Band I. Verlag Paul Parey, Berlin-Hamburg 1969.

Pajtle, M.: Die Aktivität der alkalischen Phosphatase bei experimentell hervorgerufener Periostitis beim Pferd. Ber. XVII. Welttierärztekongreß, Hannover 1963.

Renk, W., und Dämmrich, K.: Ein Beitrag zur Panostitis der Kieferknochen und zur Differentialdiagnose der Osteodystrophia fibrosa beim Hund. Berl. Hünch. Tierärztl. Wschr. **76** (1963), 226.

Richter, W.: Erhebungen über belastungsbedingte Gliedmaßenerkrankungen des juvenilen und adulten Sportpferdes. Ver.-med. Diss. (B), Berlin 1975.

Ronney, J. R., Prickett, M. M, and Lexington, K.: Foreg splints in horses. Cornell Vet. **56** (1966), 259.

Schebitz, H., und Brass, W.: Allgemeine Chirurgie für Tierärzte und Studierende. Verlag Paul Parey, Berlin-Hamburg 1976.

Schmitt, W.: Allgemeine Chirurgie. Verlag Johann Ambrosius Barth, Leipzig 1977.

Strasser, H., und Brunk, R.: Gehäuftes Auftreten einer nekrotisierenden Panostitis der Kieferknochen bei Beagle-Hunden. Dtsch. Tierärztl. Wschr. **78** (1971), 285.

Vrigasoff, A.: Ein Beitrag zur Behandlung der ossifizierenden Periostitiden und der Osteoarthrosen. Zschr. Forschungsinst. Landw. Ministerium Sofia (1956), 204.

Weaver, A. D.: Chronic localized osteomyelitis of the bovine limb. Brit. Vet. J. **128** (1972), 470.

11. Systemische Skeletterkrankungen

Man unterscheidet bei den systemischen Skeletterkrankungen:
- Entwicklungsstörungen des Skeletts und
- stoffwechselbedingte Knochenerkrankungen.

11.1. Entwicklungsstörungen des Skeletts

Entwicklungsstörungen des Skeletts können angeboren sein oder erworben werden. Sie führen zu qualitativen oder quantitativen Veränderungen des Skeletts bei Jungtieren. Dabei erfolgt keine reguläre Ausbildung des Skeletts und seiner Strukturen innerhalb des physiologischen Entwicklungszeitraumes.

Von besonderem Interesse sind Deformationen der Wirbelsäule, die als Kyphose (Dorsalverkrümmung), Lordose (Ventralverkrümmung) und als Skoliose (Lateralverkrümmung) bezeichnet werden.

11.1.1. Zwerg- und Riesenwuchs

Zwergwuchs (Nanosomie) kann durch Wachstumsstillstand oder Wachstumsverzögerung entstehen. Beim Wachstumsstillstand endet das Wachstum, bevor die endgültige Größe erreicht wird, wobei die Entwicklungsdauer physiologisch oder verkürzt sein kann. Eine Wachstumsverzögerung ist durch eine verlängerte Entwicklungszeit gekennzeichnet.

Beim Zwergwuchs dauert die Zeit des Epiphysenschlusses länger, die Verknöcherungszentren sind verkleinert.

Es besteht ein deutlicher Rückstand in der Skelettreifung. Hin und wieder wird ein Myxödem beobachtet.

Die betroffenen Tiere bleiben in der Körpergröße und anderen Merkmalen infantil. Auffällig ist ein unproportional großer Kopf. Die Ursachen sind unterschiedlich.

Bekannt sind Kümmerer infolge chronischer Erkrankungen, wie z. B. bei der enzootischen Pneumonie der Ferkel, Parasitosen bei Junghunden, Kälbern und Lämmern.

Des weiteren kann Zwergwuchs durch quantitativen und qualitativen Nahrungsmangel infolge endo- oder exogener Ursachen (Eiweißmangel, Hypovitaminosen) entstehen.

Endokrin bedingter Zwergwuchs ist bei Tieren selten. Eine Insuffizienz des Wachstumshormons des Hypophysenvorderlappens wird als *Hypopituitarismus* bezeichnet. Dabei ist auch die Partialfunktion der Adenohypophyse herabgesetzt. Er wurde bei Zysten der Adenohypophyse oder Kraniopharyngeomen des Hundes beobachtet. Bei tot geborenen Guernseykälbern fehlte die Adenohypophyse ganz.

Endemisch tritt hypothyreotischer oder athyreotischer kretinistischer Zwergwuchs in Kropfgegenden beim Menschen auf. Vereinzelt wird er hier auch beim Schwein, Hund und Schaf gefunden.

Auch die Östrogene haben einen Einfluß auf das Wachstum. So führt eine Überproduktion an Follikelhormon zum vorzeitigen Epiphysenschluß und damit zu einer verringerten Körpergröße, eine Erscheinung, die beim Rind eine Bedeutung besitzt.

Großwuchs (Gigantismus) kann durch Selektion aus einer natürlichen Variationsbreite einer Rasse oder Art (z. B. beim Hausschwein) oder durch Kastration innerhalb der Wachstumsperiode (Großwuchs bei Ochsen oder Wallachen durch längeres Wachsen der Epiphysenfugenscheiben) entstehen. Pathologischer Riesenwuchs beruht auf einer vermehrten Inkretion des hypophysären Wachstumshormons, das die

Knorpelzellproliferation in den Epiphysenfugenscheiben anregt.

Nach Siegel (1966) kommt dabei bei allen Tieren ein Diabetes mellitus vor, der auf eine Insulintherapie nicht anspricht. Eine verstärkte Bildung somatotropen Hormons (STH) erfolgt in eosinophilen Adenomen der Adenophyse. Sie wird bei Jungtieren nicht beobachtet.

11.1.2. Akromegalie

Durch vermehrte Inkretion von somatotropem Hormon nach Beendigung des Knorpelwachstums entsteht eine Knochenhypertrophie mit periostalen Auflagerungen und Verdickung der gipfelnden Teile des Körpers, der Akren (Nase, Ohr, Lippe, Zunge, Finger, Penis, Klitoris usw.). Diese Erkrankung wird als Akromegalie bezeichnet. Sie entsteht durch Zysten und Tumoren der Hypophyse. Einzelne Fälle wurden beim Hund bei eosinophilen Adenomen beschrieben. Dabei sind die Schädelknochen verdickt und die Krallenbeine verlängert.

11.1.3. Chondrodysplasia fetalis

Die Chondrodysplasia fetalis ist eine genetisch bedingte oder spontan entstehende Entwicklungsstörung der knorpeligen Skelettanlagen. Eine ungeordnete Knorpelzellproliferation an den Epiphysenfugen führt dabei zu einer Verdickung der Epiphysen und zu einem reduzierten Längenwachstum. Die Knorpelzellen zeigen keine Säulenanordnung. Die Reifung und der Abbau erfolgen unregelmäßig. Die Osteogenese ist nicht gestört.

Ein dadurch bedingtes verkürztes und plumpes Aussehen der Röhrenknochen sowie eine durch Wachstumshemmung der Schädelbasis entstehende eingezogenen Nase mit aufgewölbtem Hirnschädel führt zu einem Mops- oder Bulldoggenhabitus. In Abhängigkeit vom Verhalten des Knorpelgewebes unterscheidet man drei Formen der Chondrodysplasie:

– die hypoplastische Form (verkürzte Diaphysen),
– die malazische Form (verkürzte Diaphysen und Erweichung und Quellung der Knorpelgrundsubstanz in der Epiphysenmitte),
– die hyperplastische Form (Vergrößerung und Verunstaltung der Epiphyse). Sie kann zu Bewegungsstörungen führen.

Die Chondrodysplasie kommt bei Kälbern, Hunden und Kaninchen vor. Kälber werden meist tot geboren oder sterben kurz nach der Geburt. Die Erkrankung gilt bei Dexter- und Telemarkrindern als erblich.

Bei chondrodysplastischen Rinderzwergen mit Brachyzephalie gibt es ferner die Form der Snorter Dwarfs, die auf einem rezessiv-erblichen Defekt im Mukopolysaccharid- bzw. Glykoaminoglykanstoffwechsel beruht. Es besteht eine gewisse Übereinstimmung mit dem Pfaundler-Hurlerschen Syndrom des Menschen (Gargoylismus).

Weniger stark wird die Krankheit bei Hunden beobachtet, bei denen sie eine übersteigerte Ausprägung chondroplastischer Rassemerkmale darstellt. Beispiele dafür sind die Schädelform beim Brüsseler Zwerggriffon, Schädel und Wirbelsäule der Englischen Bulldogge und des Boston-Terrier, die Gliedmaßen bei Teckel, Basset, Scotch- und Sealyham-Terrier oder das gesamte Skelett des Pekinesen und der Französischen Bulldogge.

Bemerkenswert ist beim Teckel, Pekinesen und bei der Französischen Bulldogge die Neigung zur Enchondrosis intervertebralis.

11.1.4. Osteogenesis imperfecta

Die Osteogenesis imperfecta tritt bei Jungkatzen und Welpen 5–8 Wochen nach der Geburt auf. Sie gilt nach Calkuis und Mitarb. (1956) beim Hund als erblich. Der Krankheit liegt eine Störung der Matrixbildung zugrunde, die nicht nur mit einer quantitativ verminderten Osteogenese einhergeht, sondern auch mit Bildung einer minderwertigen Matrix.

Periostale und endostale Osteoblasten bilden zu wenig Knochengewebe. Die Folge sind dünne Kortikalis der langen Röhrenknochen, wenig weite tarsale Räume und geringe Ausbildung von Spongiosabälkchen an den Metaphysen. Es überwiegt zellreiches geflechtartiges Knochengewebe mit unterschiedlich dichter Mineralisation. Das chondrale Wachstum ist physiologisch.

Die Ca- und P-Werte sind im Serum normal, im Knochen aber oft verringert.

Die alkalische Phosphatase kann vermindert sein. Die Osteogenesis imperfecta entspricht einer juvenilen Osteoporose. Die dadurch bedingte geringe Stabilität der Knochen führt zu einer erhöhten Frakturbereitschaft (Knickungsbrüche, Grünholzfrakturen) und Knochendeformationen. Weitere Skelettveränderungen sind Wirbelsäulenverkrümmung (Keilwirbelbildung) und Einengung der Beckenhöhle. Sie kann zur Koprostase führen. Im Röntgenbild fällt eine dünne, scharf konturierte Rindenschicht auf. Bei Knickfrakturen bildet sich nur wenig Kallus. In leichten Fällen normalisiert sich die Knochenbildung im 3.–6. Monat. Der Heilungsverlauf kann durch ein optimales Ca : P-Verhältnis im Futter (zu Beginn der Erkrankung 2 : 1, später 1,2 : 1) unterstützt werden. Darüber hinaus ist die Applikation von Vitamin D und Anabolika möglich. Im gefährdeten Alter sind die Tiere möglichst vor Traumen zu bewahren.

Bei schwerer Deformation der Wirbelsäule und Läsion des Rückenmarks ist die Prognose ungünstig.

11.1.5. Osteopetrose (Osteosklerose)

Die Osteopetrose oder Marmorkrankheit gilt beim Menschen als eine erbliche Skeletterkrankung. Bei Tieren kommt sie hereditär in Kaninchen- und Mäusezuchten vor. Sie wurde einmal an einem Wurf Teckel gesehen.

Die Osteopetrosis gallinarum wird durch ein Virus der Leukosegruppe hervorgerufen.

Charakteristisch ist eine Verzögerung oder sogar ein Ausbleiben des modellierenden osteoblastischen Knochengewebsabbaues, während der Knochenanbau weitergeht. Die Folge davon ist eine Verbreiterung der Kortikalis der Röhrenknochen bei gleichzeitiger Verengung des diaphysären Markraumes. Dieser wird durch sklerotische Spongiosa ausgefüllt, die aus persistierenden plumpen Knochenbälkchen mit vielfacher Anschichtung von Knochengewebe besteht. Wegen des ausbleibenden periostalen Abbaues erscheinen die Metaphysen keulenartig verdickt. Das kompakte marmorähnliche Aussehen des Knochengewebes hat zum Begriff Marmorkrankheit (Albers-Schönberg) geführt. Die Knochen sind wenig widerstandsfähig und brechen leicht. Das Größenwachstum entspricht dem Alter. Beobachtet wurden des weiteren Epiphysendeformation, Lymphknoten-, Leber- und Milzvergrößerungen und Veränderungen des Knochenmarks.

11.1.6. Lokale aseptische Knochennekrosen

Bei Mensch und Tier treten vorwiegend im jugendlichen Alter an verschiedenen Knochen des Skeletts aseptische Nekrosen auf. Als Ursache wird ein Mißverhältnis zwischen Belastung und Leistungsfähigkeit des Knochens vermutet. Dauertraumen sollen zur Zerrüttung der mikrokristallinen Struktur des Knochens, zu Durchblutungsstörungen und so zur Knorpel-Knochen-Nekrose führen.

Untersuchungen über die Ätiologie und Pathogenese dieser Erkrankung beim Mensch, Hund, Schwein, Mastrind und Pferd bestätigen die Beeinträchtigung der arteriellen Knochenversorgung durch embolischen Verschluß der Epiphysenarterien. Da die Epiphysenarterien nach ihrer Funktion Endarterien sind, führen Thrombosierungen einzelner Gefäße zur zirkumskripten Nekrose, die im Prozeß der Demarkierung die Abstoßung eines Knorpel-Knochen-Fragments (Osteochondrosis dissecans) bewirkt.

Im Extremfall kann die gesamte Epiphyse erfaßt werden und sich von der Metaphyse lösen (Epiphysiolysis, Apophysiolysis).

Darüber hinaus spielen konstitutionelle Störungen bzw. kongenitale, endokrine und nutritive Prädispositionen in der Ätiologie dieser Erkrankung eine nicht unerhebliche Rolle. Familiäre Häufungen der Fälle beim Menschen und beim Traberpferd lassen eine erbliche Neigung der Erkrankung vermuten. Das Auftreten bei jungen, noch nicht ausgewachsenen Tieren könnte durch die geringe Festigkeit der Epiphysen zu erklären sein, da sich unter dem Knorpel noch kein festerer subchondraler Knochen gebildet hat.

Übereinstimmend wird die Osteochondrose histopathologisch als subchondrale epiphysäre Knochennekrose charakterisiert. Sie kann danach klinisch und pathologisch-anatomisch als Vorstufe bzw. als ein Entwicklungsstadium einer jugendlichen Arthrose bezeichnet werden. Insofern bestehen fließende Übergänge zu den jugendlichen Osteochondropathien. Bei den Haustieren kommt die Osteochondrosis am Schulter-, Kniescheiben-, Sprung- und Fesselgelenk des Pferdes, als polyartikuläre Osteochondrosis beim Schwein und am Schulter-, seltener Kniegelenk des Hundes vor.

Apo- und Epiphysenlösung sind beim Schwein, beim Hund, beim Kaltblutfohlen sowie beim Mastrind bei massiver metastatischer Infektion der Epiphyse beschrieben worden. In diesem Zusammenhang dürfen auch die verschiedenartigen Veränderungen an, in und nahe der distalen Radius- und/oder Ulnaepiphyse nicht unerwähnt bleiben, die besonders beim industriemäßig gehaltenen Fleischrind und bei intensiv trainierten 2–3jährigen Rennpferden auftreten.

Eine ungleiche Entwicklung der distalen Radiusepiphyse führt beim Pferd, Schwein und Rind zur X-beinigen Stellung. Solche Entwicklungsstörungen werden beim Hund (besonders Basset-Hound) als „Kurvensyndrom" beschrieben.

Aseptische Nekrosen werden als Ergebnis fortgesetzter mechanischer Überbelastung auch an den Sesambeinen des Pferdes gesehen. Bei der spontanen distalen Griffelbeinfraktur gelten sie als prädisponierender Faktor.

Wie bei unseren Haustieren lokalisieren sich derartige aseptische Nekrosen auch beim Menschen an verschiedenen Knochen des Skeletts.

So zeigt sich eine schmerzhafte Schwellung im Bereich der Fußwurzelknochen bei 5- bis 9jährigen Knaben.

Histologisch werden verschmälerte Spongiosabälkchen und nekrotische Herde am Kahnbein nachgewiesen. Diese Veränderungen werden als Erkrankung des Os naviculare pedis (Köhler) bezeichnet.

Am Köpfchen des Mt2, seltener am Mt3 oder Mt4 kann bei Mädchen von 10–18 Jahren ein Druckschmerz auftreten, der durch eine aseptische Nekrose verursacht wird. Im Röntgenbild sind zunehmende Abflachung des Köpfchens, eine Verdichtung der Knochenzeichnung mit dazwischenliegenden Aufhellungen und Randosteophytenbildung zu sehen. Diese Erkrankung ist als Epiphysennekrose des Köpfchens des Metatarsus (Freiberg-Köhler) bekannt. Eine Erkrankung bei Handarbeitern im Alter von 20–30 Jahren, die sich in Schmerzen, Schwellung und Bewegungseinschränkung des Handgelenks äußert, wird als Lunatummalazie (Kniböck) des Menschen bezeichnet. Das Röntgenbild zeigt eine Deformation des Mondbeines mit kalkarmen Abbauzonen und zystischen Aufhellungen.

Weitere aseptische Nekrosen können beim Menschen an den Epiphysen nahe den kleinen Gelenken von Hand und Zehen im Kindesalter (Thiemannsche Fingerkrankheit), an der unteren Brust- und oberen Lendenwirbelsäule (Scheuermannsche Krankheit), am Schienbeinhöcker (Schlattersche Krankheit), an der Humerusepiphyse, der Radiusepiphyse, an den Sesambeinen, am Os cuniforme II, an der Patella und als Schenkelhalsmalazie auftreten.

11.1.6.1. Osteochondrosis dissecans (s. S. 398)

Die monoartikuläre Osteochondrosis dissecans kommt außer beim Menschen beim Rind, Hund und Pferd vor. Häufig wird sie nicht erkannt oder als Zufallsbefund bei der Röntgenuntersuchung ermittelt.

Beim Menschen ist sie durch ein idiopathisch abgetrenntes subchondrales Knochenfragment mit darüberliegendem Knorpel in Nähe einer konvexen Gelenkfläche gekennzeichnet. Das gilt zumindest auch für das Pferd.

Im Bereich des Schultergelenkes (aseptische Nekrose des Humeruskopfes) wird die Erkrankung bei 7–12 Monate alten Fohlen oder 4–12 Monate alten Hunden großer Rassen gesehen, die schnellwüchsig und temperamentvoll sind. Sie tritt ein- oder beiderseitig auf.

Im wesentlichen finden sich die Veränderungen an der kaudalen Hälfte der Gelenkfläche des Caput humeri, die statisch und mechanisch am stärksten belastet wird. Diese Druckbelastung soll zu einem Zusammenbruch des Spongiosagerüstes der proximalen Epiphyse führen und so zunächst eine Eindellung des Knorpelüberzuges des Caput humeri und später die Abtrennung einer Knorpelschuppe bewirken.

Die Tiere zeigen eine Hangbeinlahmheit unterschiedlichen Grades und Druckschmerz bei passiver Streckung und Beugung des Schultergelenkes sowie bei Betastung der Schultergelenkgegend. Mitunter ist Krepitation nachweisbar. Für eine genaue Diagnose ist die Röntgenuntersuchung in Seitenlage, beim Fohlen in Rückenlage nötig, bei der die Eindellung am Humeruskopf und später auch die abgelösten Knorpelstücke nachgewiesen werden können.

Therapeutisch haben sich im Anfangsstadium der Erkrankung Analgetika, Ca-Präparate, Vitamin D und Anabolika bewährt. Glukokortikoide sind kontraindiziert.

Bei teilweiser oder vollständiger Lösung des Knorpel-Knochen-Fragmentes sind die operative Entfernung der Knorpelschuppe und die Kürettierung der darunter befindlichen sklerosierten Spongiosa notwendig. Dadurch kann einer Arthropathia deformans vorgebeugt werden.

Bei Voll- und Kaltblutpferden sowie beim Menschen werden intrakapsuläre Knorpel- oder Knochenfragmente im Kniegelenk gefunden. Sie befinden sich meist im Femoropatellargelenk und lassen sich durch Arthrotomie beseitigen.

Auch der Gonotrochlose, einer schweren deformierenden Arthrose des Kniescheibengelenkes, die bei Fohlen im Alter von 5 bis 6 Monaten bis zur 3 Jahren auftreten kann, soll eine Osteochondrose vorausgehen. Die abgelösten Knorpelteile stellen eine ständig Reizung der Synovialmembran dar und führen zur immer stärkeren Abnutzung der Gelenkflächen des Os femoris bzw. der Patella. Im Frühstadium der Erkrankung lohnt sich daher ein operativer Eingriff zur Entfernung des Knorpeldissekates. Später kann der Einsatz von sauren Mukopolysacchariden und von Anabolika versucht werden. Die Prognose ist jedoch ungünstig.

Am häufigsten findet man die Osteochondrosis dissecans im Tibiotarsalgelenk beim Traber, weniger häufig beim Vollblut, Reitpferd und Zugpferd. Die Veränderungen entstehen im Alter von 3–6 Monaten während einer starken Wachstumsphase und werden zu 80% der Fälle beiderseitig beobachtet. Betroffen sind meist männliche Tiere.

Klinisch fällt in vielen Fällen eine zunehmende Füllung des Gelenkes auf. Bewegungsstörungen, wie Hypoflexion des Tibiotarsalgelenkes, steifer Trab und Schwierigkeiten beim Drehen sind selten. Kleine Fragmente bedingen keine Lahmheit und stellen Zufallsbefunde bei der Röntgenuntersuchung dar. Empfehlenswert sind bilaterale Aufnahmen mit kraniolateraler-kaudomedialer (70°) und kaudolateraler-kraniomedialer (115°) Projektion. Diese Untersuchung ist zur differentialdiagnostischen Abklärung der Osteochondrosis dissecans beim Hydrops tarsi unumgänglich.

Ein operativer Eingriff zur Entfernung des Fragmentes ist beim Pferd nur dann angezeigt, wenn eine stärkere Zunahme der Gelenkflüssigkeit oder Bewegungsstörungen vorliegen. Bei vorheriger Glukokortikoidtherapie kann die Arthrotomie frühestens 6–8 Wochen nach der letzten Injektion vorgenommen werden.

Freie Körper (Corpora libera) werden vielfach auch im Fesselgelenk des Pferdes gefunden. Sie lösen sich meist vom dorsalen, seltener vom palmaren oder plantaren Rand der distalen Epiphyse des Mittelfußknochens. Nur vereinzelt sind sie Ursache einer Lahmheit. Größere Fragmente können jedoch eine akute Claudicatio bewirken. In diesen Fällen gelingt durch eine operative Beseitigung des gelösten Knorpel-Knochen-Teiles eine völlige funktionelle Wiederherstellung.

11.1.6.2. Epiphysenlösung (Epiphysiolysis, Apophysiolysis)

Unter Epiphysiolysis wird eine Ab- bzw. Auflösung einer Epiphyse verstanden. Die Krankheit tritt ein- und beiderseitig bei jugendlichen Tieren auf, die gut bemuskelt sind und deren Wachstum noch nicht abgeschlossen ist.

Die Erkrankung stellt eine lokalisierte Osteopathie dar, die durch eine Reifungsstörung bzw. aseptische Nekrose charakterisiert ist. Von dieser idiopathischen Form ist die traumatische differentialdiagnostisch zu trennen, die oft beim Hund angetroffen wird.

Beim Pferd werden vorwiegend gut genäherte Fohlen schwerer Rassen befallen. Hier handelt es sich genau wie beim Schwein um Epiphysenlösungen des Femurkopfes. Daneben sind jedoch beim Schwein Epiphysiolysen an der distalen Femur- sowie beim Rind und Schwein auch an der distalen Ulnaepiphyse bekannt. Nach Eröffnung der unveränderten Gelenkkapsel fällt am Os femoris der Kopf nicht heraus, weil er durch das Ligamentum teres in der Gelenkpfanne festgehalten wird. Der Gelenkknorpel ist unverändert. Vom Epiphysenknorpel sind jedoch nur noch einzelne erbsengroße Inseln an der Epi- und Diaphyse vorhanden. Später kann die Gelenkkapsel durch Überlastung reißen. Für Frakturen typische Blutungen fehlen. Eine beginnende partielle Ablösung wird durch geringgradige Lahmheiten angezeigt. Meist sind jedoch klinische Symptome erst nach völliger Ablösung erkennbar.

Die Tiere zeigen dann eine hochgradige Lahmheit, wobei bei Femurkopfablösungen beim Pferd und Schwein die erkrankte Gliedmaße in leichter Beugehaltung in Adduktionsstellung in Richtung auf die diagonale Vordergliedmaße belastet wird. Darüber hinaus bestehen häufig Schmerzen bei Palpation der Hüftgelenkgegend, Asymmetrie des Beckens, weiche, schlaffe Beschaffenheit der Kruppenmuskulatur und mitunter ein schabendes, knirschendes Geräusch bei passiver Bewegung.

Tritt die Erkrankung beiderseits auf, kommen die Tiere zum Festliegen. Sie vermögen nach dem Aufheben nur kurze Zeit zu stehen. Durch das Hochgleiten des Os femoris über das Hüftgelenk hinaus entstehen manchmal bindegewebige Verwachsungen der Epiphyse mit der Femurmitte.

Die Ursache der idiopathisch bedingten Epiphysenlösung ist nicht endgültig geklärt. Allgemein wird eine Synthesestörung der Osteochondroblasten angenommen, die zu einer ungenügenden Verknöcherung des osteoiden Gewebes in der Epiphysenfuge führt. Für die Apophysenlösung trifft die gleiche Pathogenese zu. Sie kommen am Sitzbeinhöcker bei der Jungsau, an der Tuberositas tibiae bei Hund, Katze, Pferd (Morbus Osgood-Schlatter) und an den Wirbelkörpern bei Doggen besonders im Halsbereich vor (zervikale Spondylolisthesis).

Die Diagnose muß röntgenologisch gestellt werden. Die Prognose ist stets schlecht. Eine Therapie gibt es zur Zeit nicht. Im Anfangsstadium können Vitamin D und Mineralien gegeben werden.

11.1.6.3. Calvé-Perthessche Erkrankung

Die beim Menschen seit langem bekannte Erkrankung führt auf Grund der noch unklaren Ätiologie verschiedene Bezeichnungen, wie Malum deformans juvenile coxae, Coxa plana, Osteochondrosis deformans juvenilis usw. Zuerst wurde sie von Calvé, Legg, Perthes und Waldström beschrieben.

Es handelt sich dabei um eine aseptische Nekrose an der proximalen Femurepiphyse, die bei Knaben im Alter von 5–15 Jahren, bei den Haustieren familiär gehäuft bei Terrier und Pudel mit 5–11 Monaten auftritt. Vereinzelt wird sie auch bei Katzen und Schweinen gesehen.

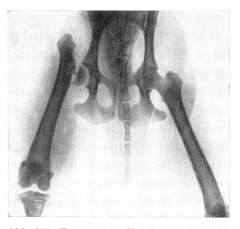

Abb. 263. Traumatische Epiphysiolysis am Femurkopf bei einem 6 Monate alten Drahthaar-Foxterrier.

Als Ursache wird eine erbliche Gewebsminderwertigkeit vermutet. Aber auch endokrine Faktoren oder Nekrosen des Knochenkerns durch Traumen werden diskutiert, die zu einer Störung des Verkalkungs- und Knochenbildungsprozesses führen. Gelenkbelastungen fördern die Knochennekrose.

Über den nekrotischen Herden dellt sich der Gelenkknorpel ein und führt so zur Femurkopfdeformation. Er wird stärker abgeflacht, und das Hüftgelenk weist oft durch Abstoßung umschriebener Knorpelteile (Osteochondrosis dissecans) freie Körper (Gelenkmäuse) auf. Allmählich entsteht eine Coxarthrosis chronica deformans (Wucherung der Synovialis, Schliffusuren im Knorpel, Knorpelrandwülste usw.).

Beim Hund werden neben einer Degeneration des Ligamentum teres reaktive Veränderungen an der Gelenkkapsel und am Acetabulum gefunden. Kinder hinken, äußern Schmerzen im Hüftgelenkbereich und zeigen eine eingeschränkte Beweglichkeit des Gelenkes. Hunde schonen die erkrankte Gliedmaße. Die Veränderung tritt meist einseitig auf.

Im Röntgenbild fällt zunächst eine Verkleinerung des Caput femoris auf. Später ist eine deutliche Abflachung (Coxa plana) mit typischen Aufhellungsherden zu sehen. Am Kollum beobachtet man Entkalkungen, Verdickungen und Randexostosen. Schließlich zeigen sich Abflachung des Acetabulum und Spornbildung am Pfannendach. Der Schluß der Epiphysenfugenlinie tritt später als auf dem gesunden Bein ein.

Die Prognose ist zweifelhaft. Selbstheilungen sind beobachtet worden. Günstig wirken Ruhe, Wärme, Muskelmassage und die Verabreichung von Anabolika.

Bei besonders lebhaften Tieren kann die erkrankte Gliedmaße für 3–4 Wochen an der seitlichen Thoraxwand fixiert werden.

Literatur

Baber, R. H.: Osteochondrosis of the tibial tuberosity of the horse. J. Amer. Vet. Med. Assoc. **137** (1960), 354–355.

Bach, S., und Haase, M.: Zum Auftreten einer Knochensystemerkrankung bei Mastbullen. Mh. Vet.-Med. **21** (1966), 167.

Bandi, W.: Über die Ostechondritis dissecans. Helvet. chir. acta **18** (1951), 221.

Bildbericht Nr. 21: Distale Epiphysenlösung am Metatarsus (mit Dislokation nach medial) bei einem Jungrind. Dtsch. tierärztl. Wschr. **78** (1971), 565.

Birkeland, R., and Haakenstad, L. E.: Intracapsular body fragments of the distal tibia of the horse. J. Amer. Vet. Med. Assoc. **152** (1968), 1526.

Bodurov, N., und Mitarb.: Epiphysenlösung beim Rind. Vet. med. Nauki (Sofija) **12** (1975), 2, 16–22.

Bolz, W., Dietz, O., Schleiter, H., und Teuscher, R.: Lehrbuch der Speziellen Veterinärchirurgie. 2. Aufl. VEB Gustav Fischer Verlag, Jena 1975.

Calkuis, E., Kahn, D., and Diner, W. C.: Idiopathic familial osteopetrosis in dogs – "Osteogenesis imperfecta" Amer. New York Acad. Sci. **64** (1956), 140.

Carlson, R. L., Lohser, C. L., Eld, L. A., und Hughbanks, F. G.: Korrektur der winkeligen Gliedmaßendeformation durch epiphyseale Klammerung. Mod. Vet. Pract. **53** (1972), 8, 41–42.

Cheli, R.: Über die metakarpo-metatarsale Epiphysenlösung beim Rind. Clin. Vet. (Milano) **89** (1966), 11, 337.

Craig, P. H., and Riser, W. H.: Osteochondritis dissecans in the Proximal Humerus of the Dog. J. Amer. Vet. Rad. Soc. **VI** (1965), 40.

Crew, F. A. E.: The significance of an achondroplasia-like condition met within in cattle. Proc. Roy Soc. **95** (1923), 228.

Cunningham, B.: Beiderseitige Epiphysenlösung am Femurkopf bei einem Landrasseneber. Irish vet. J. (N.S.) **20** (1966), 4, 66.

Dämmrich, K.: Die Beeinflussung des Skeletts durch die Schilddrüse bei Tieren. Berl. Münch. Tierärztl. Wschr. **76** (1963), 31 und 53.

Dämmrich, K.: Morphologie der angeborenen und erworbenen Wachstumsstörungen. Zbl. Vet.-Med. **8** (1966), 19, 138.

Dämmrich, K.: Ein Beitrag zur Chondroplasia fetalis bei Tieren. Berl. Münch. Tierärztl. Wschr. **80** (1967), 101.

Dämmrich, K.: Zur formalen Pathogenese der Systemerkrankungen des Skeletts bei Tieren. Berl. Münch. Tierärztl. Wschr. **83** (1970), 106.

Dahme, E., und Weiss, E.: Grundriß der speziellen pathologischen Anatomie der Haustiere. Ferdinand Enke Verlag, Stuttgart 1978.

De Moor, A., Verschooten, F., and Hoorens, J.: Osteochondritis dissecans of the tibiotarsal joint in the horse. Proc. XIX. World Vet. Congr. Mexico City (1971), Vol. 1, 378.

De Moor, A., Verschooten, F., Desmet, P., Steenhaut, M., Hoorens, J., and Wolf, G.: Osteochondritis dissecans of the tibio-tarsal joint in the horse. Equine Vet. J. **4** (1972), 139.

Dietz, O., und H. Gängel: Zur Ätiologie, Pathogenese und Symptomatologie der Osteoarthropathien bei Mastbullen unter industriemäßigen Haltungsbedingungen. Vortrag IX. Kong. d. Weltgesellschaft f. Rinderkrankheiten, Paris 1976.

Dietz, O., Gängel, H., Prennig, W., Wangerin, G., und Schwarz, C.: Erworbene Gliedmaßenschäden in der Endmastphase bei unterschiedlichen Haltungstechnologien. Mh. Vet.-Med. **22** (1978), 850.

Dietz, O., Nagel, E., und Richter, W.: Zur Problematik von intraartikulären Absprengungsfrakturen bzw. einer Osteochondrosis dissecans am Fesselgelenk des Pferdes. Mh. Vet.-Med. **4** (1976), 141–145.

Dietz, O., und Rechenberg, R.: Betrachtungen zur Osgood-Schlatterschen Erkrankung bei Pferd, Hund und Katze. Mh. Vet.-Med. **17** (1962), 21, 868–872.

Dietz, O., und Schröder, E.: Chirurgische Behandlung und postoperative Belastbarkeit bei der Osteochondrosis dissecans am Schultergelenk des Hundes. Mh. Vet.-Med. **34** (1979), 501–504.

Gängel, H., und Stumpf, J.: Lahmheiten beim Zuchtschwein langen Typs. Mh. Vet.-Med. **23** (1968), 731.

Gardiner, T. B.: Osteochondritis dissecans in three members of one family. J. Bone Surg. Am. Ed. **37**-B (1955), 19.

Garner, H. E., Clair, L. E. S., and Hardenbrook, H. L.: Clinical and radiographic studies of the distal portion of the radius in race horses. J. Amer. Vet. Med. Assoc. **149** (1966), 1536.

Gehring, H.: Ein Beitrag zur aseptischen Femurkopf- und Femurhals-Nekrose beim Hund. Kleintier-Praxis (Hannover) **21** (1976), 3, 90–94.

Göbel, F.: Beitrag zur Epiphysenlösung am Femurkopf beim Fohlen. Tierärztl. Rdsch. **48** (1942), 243.

Griffiths, R. C.: Osteochondritis dissecans of the canine shoulders. J. Amer. Vet. Med. Assoc. **153** (1968), 1733.

Grigorescu, L., Blidariu, T., Stancu, D., Temelcu, M., und Ionescu, A.: Untersuchungen über die Ablösung der Ischiadicum-Lendenwirbelapophyse und die coxofemorale Desmorexie bei Schweinen. Agron. Timişoara Lucrazia stiintifice, Ser. Med. Vet. **15** (1972), 331–341.

Haakenstad, L. D., og Birkeland, R.: Osteochondritis dissecans i hasseleddet hos hest. Kirurgisk og konservativ behandling. Proc. 12th Nordisk Vet. Congr. Reykjavik 1974, 34.

Hamilton, G. F., und Mitarb.: Epiphysiolysis capititis femoris beim Kalb, J. Amer. Vet. Med. Assoc. **172** (1978), 11, 1318.

Hellmich, K.: Die Epiphysenlösung am Femurkopf bei jungen Pferden. Ein Beitrag zu den regulatorischen Wachstumsmalazien. Tierärztl. Rdsch. **44** (1938), 533.

Henschel, E., und Grüll, F.: Zur Therapie der Distractio cubiti beim Bassethound. Kleintier-Praxis (Hannover) **20** (1975), 8, 267–271.

Herrmann, H. J.: Pathomorphologische Untersuchungen zur Epiphysiolysis beim Pferd und Rind. Schweiz. Arch. Tierheilk. **110** (1968), 5, 234.

Herron, M. R.: A simplified surgical approach to the canine shoulder. Mod. Vet. Pract. **50** (1969), 37–39.

Hoorens, J., Oyaert, W., und Thoonen, H.: Epiphysiolysis des Femurkopfes beim Schwein. Vlaams diergeneeskund. Tijdschr. **35** (1966), 1, 16.

Jelinek, O.: Epiphysiolysis carpitis femoris suis. Veterinarství **17** (1967), 5, 223–224.

Johansson, H., and Rejnö, S.: Light and electron microscopic examination of equine synovial membrane. A comparison between healthy joints and joints with intraarticular fractures and osteochondrosis dissecans. Acta Vet. scand. **17** (1976), 153.

Kennedy, P. C., Kendrich, J. W., and Stormont, C.: Adenophyseal aplasia, an inherited defect associated with abnormal gestation in Guernsey cattle. Cornell vet. **47** (1957), 160.

King, J. M., Kavanaugh, J. F., and Bentinek-Smith, J.: Diabetes mellitus with pituitary neoplasma in a horse and a dog. Cornell vet. **52** (1962), 133.

Knezevic, P., und Fessl, L.: Zur Epiphysiolysis capitis femoris beim Pferd. Dtsch. tierärztl. Wschr. **89** (1982), 7, 272.

Körner, E.: Untersuchungen über das Auftreten einer Arthrosis deformans des Sprunggelenkes bei Schweinen holländisch-dänischer Blutführung. Vet.-med. Diss., Hannover 1963.

Krook, L.: Metabolic brue diseases of endocrine origin. In: E. Joest: Handbuch der speziellen pathologischen Anatomie der Haustiere. 3. Aufl. Band I. Verlag Paul Parey, Berlin-Hamburg 1969.

La Croix, J. A.: Diagnosis of orthopedic problems peducilar to the growing dog. Vet. Med. Small Animal Clinician **65** (1970), 3, 229–236.

Leighton, R. L.: Open reduction of the canine shoulder joint. J. Amer. Vet. Med. Assoc. **155** (1969), 1987–1988.

Lettow, E., und Dämmrich, K.: Beitrag zur Klinik und Pathologie der Osteogenesis imperfecta bei Junghunden. Zbl. Vet.-Med. **7** (1966), 936.

Luksch, F.: Über Hypophysentumoren bei Hunden. Tierärztl. Arch. **3** (1923), 1.

Marek, J., Wellmann, D., und Urbanyi, L.: Rachitisversuch beim Kalb und die Rachitisätiologie. Arch. Tierheilk. **69** (1935), 151.

Martin, J., und Holzschuh, W.: Über eine bei Mastbullen gehäuft vorkommende Mineralstoffwechselstörung. Mh. Vet.-Med. **19** (1964), 9, 321–327.

Mason, T., and McLean, A.: Osteochondrosis dissecans of the head of humerus in two foals. Equine Vet. J. **9** (1977), 189.

McCaw, M., and Mitten, R.: Osteochondrosis or leg weakness syndrome in Swine. Iowa State Univ. Vet. Amer. **42** (1980), 1, 10–13.

Mickwitz, G. v.: Zum Vorkommen der Epiphysiolysis bei Sauen. DTW 68 (1961), 627.

Moore, J., and McIlwraith, W.: Osteochondrosis of the equine stifle. Vet. Rec. **100** (1977), 133.

Morarn, G.: Epiphyseal detachment in pigs kept under intensive conditions. Revista Zootech. Med. Vet. (Bucureşti) **20** (1970), 5, 55–64.

Mose, N. M.: Epiphysenrud eller Epityeløsening af Femur hos Heston. Nord. Vet. Med. **1** (1949), 685.

Murphy, P. A., Weavers, E D., and Barret, J. N.: Epiphysitis in beefcattle fattened on slatted floors. Vet. Rec. **97** (1975), 23, 445–447.

O'Brien, T.: Radiology of the equine stifle. Proc. 19th Ann. Conv. Amer. Assoc. Equine Pract. (1973), 271.

Paatsama, S., Jursila, J., and Alitalo, J.: Changes in the distal epiphysis, the epiphyseal plate and the metaphysis of the radius as a cause of lameness in finish-bred horses. Equine Vet. J. **2** (1970), 308.

Pearce, L., and Brown, W. H.: Hereditary achondroplasia in the rabbit. J. Exper. Med. **82** (1945), 261.

Pobisch, R.: Aseptische Nekrose des Humeruskopfes – Lahmheitsursache bei Junghunden. Wien. Tierärztl. Mschr. **49** (1962), 571.

Prier, W. D.: Die chirurgische Behandlung der Osteochondritis dissecans. Berl. Münch. Tierärztl. Wschr. **82** (1969), 419.

Reiland, S.: Osteochondrosis in the pig. Vet.-med. Diss., Stockholm 1975.

Rejnö, S., and Strömberg, B.: Osteochondrosis in the horse. II. Pathology. Acta Radiol. Stockholm Suppl. **358** (1978), 153.

Riser, W. H., and Fankhauser, R.: Osteopetrosis in the dog. A report of three cases. J. Amer. vet. Rad. Soc. **9** (1970), 29.

Robins, G. M.: A case of osteochondritis dissecans of the stifle joint in a bitch. J. Small Anim. Pract. **11** (1970), 813.

Šabec, D.: Untersuchungen über eine Arthrosis des Sprunggelenkes beim Schwein. Vet.-med. Diss., Hannover 1960.

Šabec, D.: Untersuchungen über die Ablösung der Sitzbeinhöcker (Apophyseolysis) bei Jungsauen. Dtsch. Tierärztl. Wschr. **68** (1967), 231.

Šabec, D.: Zur Symptomatologie und Diagnostik der Sitzbeinhöckerablösung (Apophyseolysis) beim Schwein. Dtsch. tierärztl. Wschr. **78** (1971), 1, 5–9.

Samy, M.: Osteochondrosis dissecans bei Mensch, Hund und Pferd. Vet.-med. Diss., Hannover 1977.

Schebitz, K. H., und Brass, W.: Allgemeine Chirurgie. Verlag Paul Parey, Berlin-Hamburg 1975.

Schebitz, H., Dämmrich, K., und Waibl, H.: Intraartikuläre Absprengungsfrakturen im Articulus talocruralis beim Pferd. Berl. Münchn. Tierärztl. Wschr. **88** (1975), 309.

Schmidt, G. R., Dueland, R., and Vaughan, J. T.: Osteochondrosis dissecans of the equine shoulder joint. Vet. Med. and Small Animal Clinician **70** (1975), 5, 542–547.

Seibel, S., Dämmrich, K., und Andreae, V.: Überbelastungsschäden an der distalen Epiphysenfugenscheibe des Radius bei Mastbullen aus verschiedenen Aufstallungsformen. Berl. Münchn. Tierärztl. Wschr. **86** (1973), 441–447.

Seifert, H., Nagel, E., Seffner, W., und Baumann, G.: Populationsgenetische Untersuchungen und Heretabilitätsschätzung zu den juvenilen Osteochondropathien des Fleischschweines mit Hilfe der phänotypischen Bonitur. Mh. Vet.-Med. **36** (1981), 781.

Sherrod, W. W.: A practitioner's experience with epiphysitis in foals. Veterinary medicine **70** (1975), 1443.

Siegel, E. T.: Diabetes Mellitus in a horse (Correspondence). J. Amer. Vet. Med. Assoc. **149** (1966), 1016.

Siegel, E. T.: Effect of hormones on bone. Cornell Vet. Suppl. **58** (1968), 95.

Stillman, B. C.: Osteochondritis dissecans and Coxa plana. J. Bone Surg. **48 B** (1966), 64.

Strömberg, B.: Osteochondritis dissecans of the knee joint. A clinical, radiographic and pathologic study. J. Amer. Vet. Rad. Soc. **14** (1973), 83.

Strömberg, B.: A review of the salient features of osteochondrosis in the horse. Equine Vet. J. **11** (1979), 211.

Strömberg, B., and Rejnö, S.: Osteochondrosis in the horse. A clinical and radiologic investigation of osteochondritis dissecans of the knee and hock joint. Acta Radiol. (Stockholm) Suppl. **358** (1978), 139.

Tasher, J. B., Whithman, C. E., and Martin, B. R.: Diabetes mellitus in the horse. J. Amer. Vet. Med. Assoc. **149** (1966), 393.

Tillmann, H., und Huhn, J.: Über einige Gelenkschäden der Fohlen. Festschrift. S. Hirzel-Verlag, Leipzig 1952, 175.

Vaughan, L. C., und Jones, D. G. C.: Osteochondritis dissecans of the Head of the Humerus in Dogs. J. Small Anim. Pract. **9** (1968), 283.

Vaughan, L. C.: Wachstumsstörungen der Epiphysenfugen bei Hunden. Vet. Rec. **98** (1976), 10, 185.

Vigre, E.: Experiments with Methandienone. Vet. Rec. **75** (1963), 769.

Vrzgula, L., Augustinski, V., und Miklušilat, K.: Gehäuftes Auftreten von Störungen des Mineralstoffwechsels bei Mastbullen. Veterinařstvi **15** (1965), 3, Ref. Mh. Vet.-Med. (1966), 958.

11.2. Stoffwechselbedingte Knochenerkrankungen

Bei den metabolischen Osteopathien wird ein regulär entwickeltes Skelett durch Störungen des Stoffwechsels beeinflußt. Der Knochen ist ein großes Stoffwechselorgan. Neben seiner Stützfunktion ist er als Mineralstoffdepot des Körpers anzusehen. Er speichert neben einer Reihe von anorganischen Bestandteilen, wie Mg, Na, K, Cl, Zitronensäure und Spurenelementen, vor allem Ca und P, wobei die Aufrechterhaltung der Calciumhomöostase die wichtigste Aufgabe ist.

$$Ca^{++} \rightleftharpoons HPO_4 = const.$$

Calcium befindet sich im Skelett in mobiler und fixer Form. Mobiles Calcium dient der Erhaltung einer aktuellen Ca-Homöostase. Dabei werden die Ca-Ionen mit Hilfe einer Änderung des pH-Wertes in den sauren Bereich von der extrazellulären Flüssigkeit herausgelöst.

Das mobile Ca ist an randständige Hydroxylgruppen des Apatits sowie locker an Mukopolysaccharide in Appositionsräumen gebunden.

Das fixe Calcium befindet sich stabil im Hydroxylapatit des mineralisierten Knochengewebes und ist somit nicht für eine aktuelle Bedarfsdeckung geeignet. Es kann nur durch zelligen Abbau des Knochengewebes (Osteoblasten, Osteolyozyten, Osteozyten) freigesetzt werden.

Bei längerer Nutzung der Depots kommt es zu einer Atrophie des Knochengewebes. Zur Erhaltung der Stützfunktion ist deshalb das funktionelle vom metabolischen Knochengewebe getrennt.

Als metabolisches Knochengewebe gelten bei Vögeln die sogenannten Medullarknochen und bei Säugern die lamellären Anschichtungen an innere Generallamellen und Spon-

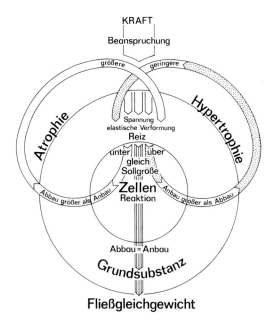

Abb. 264. Der Knochen als Reglersystem (nach Kummer 1962).

giosabälkchen. Die funktionellen Strukturen werden erst nach völligem Verbrauch des metabolischen Knochengewebes angegriffen. Die Depotbildung selbst erfolgt mit der Mineralisation des neugebildeten Knochengewebes (Osteoid). Saure Mukopolysaccharide leiten durch Anreicherung von Ca-Ionen den Mineralisierungsprozeß ein.

Neutrale Mukopolysaccharide fallen dann durch Aufnahme von PO_4 primäres Calciumphosphat aus, das durch Überführung von sekundärem und tertiärem Calciumphosphat in Hydroxylapatit die Umwandlung osteoiden in mineralisiertes Knochengewebe abschließt. Die Regulation dieses Prozesses geschieht durch Angebot und Bedarf an Ca und P sowie durch Vitamine, Hormone und das Calcitonin, das von den parafollikulären Schilddrüsenzellen (C-Zellen) gebildet wird.

Von besonderer Bedeutung ist dabei das Vitamin D (Calciferol). Es entsteht fotochemisch durch Sonnenbestrahlung in der Haut, indem aus dem Provitamin Ergosterol, das in Pflanzen vorkommt, das Vitamin D_2 (Ergocalciferol) und aus 7-Dehydrocholesterol tierischer Gewebe das Vitamin D_3 (Cholecalciferol) gebildet wird.

Nur das 1,25-Dihydroxy-Vitamin D$_3$ wird im Gegensatz zu früheren Auffassungen im Körper wirksam.

Seine Bedeutung besteht in:
- einer Erhöhung der Calciumresorption im Darm (antagonistische Wirkung zum Parathormon),
- einer Erhöhung des Calciumphosphatspiegels im Blut,
- einer Herabsetzung der Calciumphosphatausscheidung durch die Niere.

Daraus ist ersichtlich, daß das Vitamin D$_3$ für eine normale Knochenentwicklung außerordentlich wichtig ist. Mangelzustände können bei Jungtieren und bei hoher Laktationsleistung von Muttertieren durch vermehrten Bedarf auch bei normaler Fütterung auftreten.

Daneben haben das Vitamin A und das Vitamin C für die Skelettentwicklung notwendige Aufgaben. Vitamin A beeinflußt die Proliferation und Synthese der Osteochondroblasten. Kaiser (1968) sieht im Vitamin A den Gegenspieler zum Vitamin D. Vitamin C, das mit Ausnahme des Menschen, der Primaten und des Meerschweinchens selbst synthetisiert werden kann, ist besonders für Reaktionen der Hydroxylierung und Oxidation von Ascorbinsäure wichtig. Es nimmt damit Einfluß auf die Bildung der Interzellularsubstanz, die Reifung der Erythrozyten, die Gefäßpermeabilität und die Osteoblastenfunktion. Ein Vitamin-C-Mangel hat daher eine Störung der Bindegewebsbildung und des Knochenwachstums sowie beim Säugling und Hundewelpen ein Krankheitsbild zur Folge, das mit Blutungen besonders an der Knorpel-Knochen-Grenze einhergeht und als Möller-Barlowsche Krankheit bekannt ist.

Endogen wird des weiteren die Ca-Homöostase durch das Parathormon der Epithelkörperchen und das Calcitonin gesteuert. Das Parathormon hat über die Niere, den Magen-Darm-Trakt und die Milchdrüse eine direkte knochenspezifische Wirkung. Seine Hauptaufgabe ist die Gewährleistung einer physiologischen Calciumkonzentration in der extrazellulären Flüssigkeit. Es ist der Antagonist zum Vitamin D$_3$. Parathormon setzt durch osteoblastischen Abbau des Knochengewebes Calcium frei und verringert die Rücksorption von Phosphat durch die Nierentubuli.

Steigender Calciumspiegel im Serum und Vitamin D$_3$ hemmen die Ausschüttung von Parathormon.

Dagegen verstärken eine hypokalzämische Stoffwechsellage und ein erhöhter Phosphorgehalt im Serum die Parathormoninkretion. Parathyreoidea, Niere, Serumcalcium und Serumphosphat beeinflussen sich somit gegenseitig.

Eine anhaltende Hyperkalzämie bedingt eine Ausschüttung von Calcitonin, das durch Hemmung des osteoblastischen Abbaus die Freisetzung von Calcium verhindert.

Weitere Steuerungsfaktoren für das Knochenwachstum sind die Nebenniere, die Schilddrüse und die Gonaden. Die Keimdrüsen unterstützen das Wachstumshormon und fördern die Ausreifung der Epiphysenfuge. Nach Abschluß der Skelettentwicklung stimulieren sie die Osteoblastentätigkeit.

Eine Unterfunktion der männlichen Keimdrüsen kann u. a. beim Jugendlichen zu einem disproportionierten eunuchoidalen Hochwuchs (Gigantismus), zum verzögerten Epiphysenschluß und zur Epiphysiolysis führen.

Von den weiblichen Sexualhormonen haben die Östrogene einen gewissen Einfluß auf den Mineralstoffhaushalt. So bremst das Follikelhormon beim Knochenaufbau das Wachstum und führt zum zeitweiligen Epiphysenschluß. Mangel an Follikelhormon hat anfänglich gesteigertes Längenwachstum und Ossifikationsstörungen zur Folge.

Eine wichtige Rolle spielen auch die Hormone der Nebennierenrinde. Nebennierenrinde und Keimdrüse beeinflussen sich gegenseitig. Die Kalium-, Calcium- und Phosphorausscheidung wird gefördert, wenn Östrogene oder Androgene sie nicht rückgängig machen. Die Glukokortikoide hemmen die Zellproliferation in der Epiphysenfuge und die Osteoblastentätigkeit. Ihr proteinabbauender Effekt erzeugt eine unphysiologische Produktion von Knochenmatrix. Es kommt dabei durch einen antagonistischen Effekt zum Vitamin D$_3$ auch zur Resorptionshemmung von Calcium im Darm. Eine verstärkte Glukokortikoidzufuhr führt daher zur Osteoporose und zur erhöhten

Frakturbereitschaft. Die Kallusbildung wird gehemmt.

Beim Menschen sind die Folgen einer Überproduktion an Glukokortikoiden als Cushing-Syndrom, eine Überproduktion von androgenen Steroiden als adrenogenitales Syndrom bekannt. Bei Störungen dieser Regulationsmechanismen im Stoffwechsel des Knochens kommt es zu spezifischen Krankheitsbildern einer Atrophie oder Dystrophie, von denen die Osteoporose, die Rachitis bei juvenilen, die Osteomalazie bei adulten Tieren oder die Osteodystrophia fibrosa generalisata am wichtigsten sind.

Osteoporose. Die Osteoporose ist der Ausdruck einer erworbenen Knochenatrophie bei juvenilen und adulten Tieren. Sie kann lokal oder generalisiert auftreten. Der Osteoporose liegt ein Schwund von Knochengewebe durch gesteigerte Resorption oder durch mangelhafte Apposition infolge einer Inaktivität der Osteoblasten zugrunde. Dadurch ist keine Bildung osteoiden Gewebes möglich. Durch Verringerung der Balkenstruktur vergrößern sich die Markräume. Der Knochen wird porös und neigt zu Verbiegungen. Seffner (1980) versteht unter Osteoporose solche Veränderungen am Skelett, bei denen die reine Knochensubstanz pro Volumen- bzw. Flächeneinheit herabgesetzt ist, der Mineralisierungsgrad im allgemeinen keine Abweichungen von der Norm aufweist. Man unterscheidet zwei Formen:

– die *hypoplastische Osteoporose (juvenile Osteoporose)* mit vermindertem Anbau bei physiologisch vor sich gehendem Abbau und
– die *resorptive Osteoporose (adulte Osteoporose)* mit gesteigerten Abbauvorgängen.

Daraus resultieren bei beiden Formen stark erweiterte Binnenräume des Skeletts, Rarefizierung der Kompakta und Vergrößerung der Haversschen Kanäle. Auch Veränderungen am Epiphysenknorpel sind möglich. Sie äußern sich in einer Verschmälerung des Säulenknorpels und einer Verkleinerung der Knorpelzellen.

Für die Ätiologie, die zum Teil noch unbekannt ist, kommen folgende Ursachen in Betracht:

– Inaktivitätsatrophie lokal an gelähmten oder durch Knochen- oder Gelenkerkrankungen längere Zeit nicht belasteten Gliedmaßen (Sudecksche Atrophie). Generalisiert wird sie bei Raumfahrern beobachtet. Sie stellt eine physiologische Anpassung an ein unphysiologisches Geschehen dar und ist reversibel.
– Senile Osteoporose nach Bartelsheimer und Schmitt-Rode (1957) ist wie die Inaktivitätsatrophie physiologisch und keine Osteopathie im eigentlichen Sinne.
– Osteoporose infolge quantitativ und qualitativ unzureichender Fütterung. Besonders bei Jungtieren kann bei Eiweißmangel im Futter Osteoporose auftreten (z. B. Großkatzen, die mutterlos aufgezogen wurden, Parasitosen).
– Mangel an Vitamin A, B_2 und C kann bei wachsenden Tieren die Osteoblastenbildung so herabsetzen, daß besonders in den in ständigem Ab- und Aufbau befindlichen Epiphysen ein Schwund eintritt (Hypovitaminose C, Möller-Barlowsche Erkrankung).
– Osteoporose durch hormonale Dysfunktion infolge Überproduktion an Glukokortikoiden oder hypogonade Osteoporose durch Ausfall der anabolen Wirkung von Geschlechtshormonen bei Kastraten. Ähnliche Veränderungen können auch durch längere Applikation von Glukokortikoiden entstehen.
– Neurotrophische Atrophie osteoiden Gewebes nach Nervenschnitt im Bereich der Zehenknochen.
– Osteoporose infolge von Resorptionsstörungen im Magen-Darm-Trakt.

Die mangelhafte Festigkeit der Knochen führt zu leichteren (Fischwirbelbildung, Verbiegung der langen Röhrenknochen) und zu schweren Deformationen (Frakturen, partielle Epiphysenablösung, Keilwirbelbildung und Wirbelkompressionsfrakturen). Kennzeichnend ist weiterhin eine mangelhafte knöcherne Kallusbildung bei Frakturen.

Für die Diagnostik ist eine verstärkte Strahlendurchlässigkeit aller Knochen auffällig. Anzahl und Dicke der metaphysären Spongiosabälkchen sind verringert. Die Epiphysenfugen sind schmal und geradlinig von der Metaphyse abgesetzt. Die Röhren-

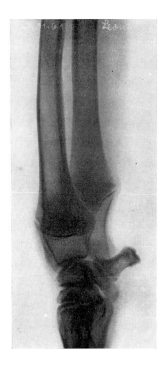
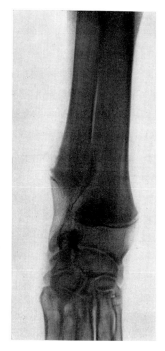

Abb. 265. Sporenähnliche Zackenbildung am peripheren Rand und ausgeprägte Ränderung in der Wachstumszone zwischen Epi- und Diaphyse an Radius und Ulna beiderseits nach Rachitis beim Hund.

knochen zeigen eine dünne, scharf konturierte, nur aus wenigen Lamellen bestehende Kortikalis. Die Werte für Ca und P im Serum sind physiologisch. Nur die alkalische Phosphatase ist in manchen Fällen erniedrigt.

Die Feststellung von Seffner (1970), daß die Osteoporose mit Osteomalazie gekoppelt sein kann, hat vor allem differentialdiagnostischen Wert.

Für die Behandlung der Osteoporose hat eine Korrektur des Ca : P-Verhältnisses, die Applikation von Anabolika und eine entsprechende Eiweißversorgung Bedeutung.

Rachitis. Die Rachitis ist eine Skeletterkrankung der Jungtiere. Kennzeichnend ist dabei eine ausbleibende Mineralisation des Knochengewebes, das in der osteoiden Phase erhalten bleibt, und eine mangelhafte Verkalkung der Knorpelgrundsubstanz in der Eröffnungszone der Epiphysenfugen. Ursache dieser Erkrankung ist eine Ca-P-Mineralstoffwechselstörung des Knochens. Besondere Bedeutung hat dabei ein gestörtes Ca : P-Verhältnis im Futter. Vitamin-D-Mangel wird ätiologisch beim Tier nur dann wirksam, wenn bereits ein Ca- oder P-Defizit vorliegt.

Der Mangel an Ca, P und Vitamin D kann durch Unterbilanzen im Futter oder durch Störung der enteralen Resorption entstehen. Beim Vitamin D ist außerdem eine unzureichende Biosynthese von Cholecalciferol in der Haut möglich. Eine erbliche Prädisposition wird beim Deutschen Kaltblutpferd und beim Saugferkel beschrieben.

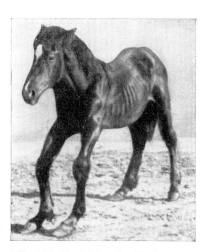

Abb. 266. Rachitis beim Fohlen.

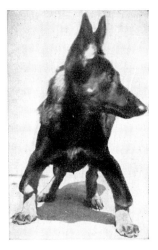

Abb. 267. Rachitis beim Hund.

Die Rachitis ist bei Nutztieren infolge einer optimalen Ca-, P- und Vitamin-D-Versorgung selten geworden. Einzelne Fälle werden gelegentlich bei der Katze beobachtet, für die das Ca: P-Verhältnis 1,2: 1 betragen sollte. Auch großwüchsige Hunde zeigen häufig einen kurzzeitigen rachitischen Schub. Als Symptome der Erkrankung werden Bewegungsstörungen (stachliger Gang), Lahmheit auf einzelnen oder mehreren Gliedmaßen, auffallende Umfangsvermehrungen an den Knochenenden, Gliedmaßenverkrümmungen und Auftreibungen an den Knorpel-Knochen-Grenzen der Rippen (rachitischer Rosenkranz) beschrieben. Auch eine rachitisch bedingte Epiphysiolysis ist möglich. Deformationen des Beckens führen zu Störungen des Kotabsatzes und später zu Geburtsbehinderungen.

Es bestehen Kalzifikationsdefekte, blutigentzündliches Periost und unregelmäßige Kalzifikationslinien zwischen Epi- und Diaphyse.

Histologisch fallen zuerst an primären und sekundären Spongiosabälkchen, dann an den periostal entstehenden Lamellen osteoide Säume auf. Da das Osteoid nicht abgebaut werden kann, behalten die Metaphysen der Röhrenknochen den gleichen Umfang wie die Epiphysenplatte (Doppelgelenk). Der Knorpelabbau ist bei fortlaufender Knorpelproliferation verzögert. Dadurch ist der Säulenknorpel verlängert und die Epiphysenfuge insgesamt verbreitert.

An der Epiphysenfugenscheibe entsteht die ,,rachitische Zone" mit einem Gewirr osteoider Bälkchen, unaufgeschlosser Knochenzapfen und Fasermark. Weitere Veränderungen können sekundär durch Störungen der Statik, Mechanik und Dynamik bei funktioneller Beanspruchung des Knochens entstehen. Die mangelnde Festigkeit des Knochens kann eine reparatorische Mehrbildung von Osteoid namentlich an den mechanisch am stärksten belasteten Teilen in Form periostaler und endostaler Osteophytenbildung sowie Sklerosierung des Knochens (Periostitis rachitica) veranlassen.

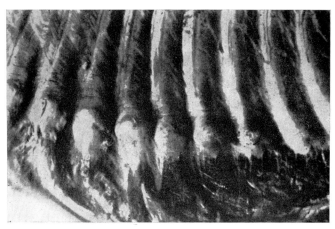

Abb. 268. Rachitis beim Hund. Knotige Verdickungen am Übergang von der Knochen- zur Knorpelrippe.

Für die Diagnose ist die Röntgenuntersuchung wesentlich. Dabei fallen Skelettveränderungen auf, die der Pathogenese entsprechen:

- Verbreiterung der Epiphysenfuge, kelchförmige Auftreibung, geringe Strahlendichte, bandförmige Aufhellung in der Metaphyse,
- geringe Strahlenresorption in der sogenannten rachitischen Zone,
- die Kortikalis der Röhrenknochen ist besonders beim Hund dünn.

Allgemein ist der Knochen röntgenologisch schlecht darstellbar, da er eine ähnliche Dichte wie Weichteile aufweist. Serologische Ca- und P-Bestimmungen sind infolge des oft schubweisen Verlaufs wenig aussagekräftig. Die alkalische Phosphatase ist jedoch immer erhöht.

Bei der Therapie steht eine Regulierung der Ca-, P- und Vitamin-D-Versorgung im Vordergrund. Darüber hinaus sind Resorptionsstörungen zu beseitigen.

Bestehende Deformationen können in einem geringen Umfang gebessert werden. In besonderen Fällen ist eine operative Korrektur des Knochens möglich.

Osteomalazie. Die Osteomalazie ist eine Skeletterkrankung erwachsener Tiere. Sie beruht auf einer sekundären Demineralisierung des fertigen Knochens. Betroffen ist das gesamte Skelett, wobei der Knochen langsam abgebaut wird und erweicht. Die Folge sind Verbiegungen, besonders der Röhrenknochen, sowie eine Verbreiterung der Epiphysenplatten. Als Ursache kommen wie bei der Rachitis endogene und exogene Mangelsituationen in der Ca-, P- und Vitamin-D-Versorgung in Frage. Besonders häufig tritt Osteomalazie als Folge einer hypophosphatämischen Stoffwechsellage bei P-Unterversorgung auf. Beim Rind entstehen zusätzliche Anforderungen durch Trächtigkeit und Laktation. Daneben haben auch Resorptionsstörungen von Ca, P und/oder Vitamin D bei chronischen Erkrankungen der Leber, der Bauchspeicheldrüse oder des Darmes Bedeutung.

Die Erkrankung ist infolge handelsüblicher Sicherungszusätze im Futter selten geworden.

Kennzeichnend für die Osteomalazie ist der schleichende Ersatz mineralisierten Knochengewebes durch Osteoid, der zuerst an Spongiosabälkchen und Generallamellen erfolgt, in fortgeschrittenen Fällen aber auch auf den Osteonknochen übergreift. Zunächst als ostoide Säume ausgebildet, werden später bandförmig durch den Knochen ziehende Abschnitte in osteoides Gewebe umgebaut (Loosersche Umbauzonen der Rippen- und Beckenknochen).

Klinisch tritt die Osteomalazie bei Kleintieren als Periostschmerz, wechselnde Lahmheit, Bewegungsunlust, ab und zu mit Hyperästhesien in Erscheinung. Beim Rind bestehen erhöhte Frakturneigung und Festliegen.

Im Röntgenbild fällt eine vermehrte Strahlendurchlässigkeit auf. Die sogenannten Looserschen Umbauzonen stellen sich als bandförmige Aufhellungszonen an den Rippen und am Darmbein dar. An den Endplatten der Wirbelkörper können knopfförmige Vorfälle der Zwischenwirbelscheiben in die Wirbelkörperspongiosa auftreten, die als Schmorlsche Knötchen bezeichnet werden.

In der Behandlung ist wie bei der Rachitis zu verfahren.

Osteodystrophia fibrosa generalisata. Die Osteodystrophia fibrosa generalisata ist beim Tier die häufigste metabolisch bedingte Knochenerkrankung. Sie stellt eine Systemerkrankung des Skeletts dar, die sowohl juvenile als auch adulte Tiere befällt. Dabei laufen drei Vorgänge ab:

- gesteigerter Abbau des Knochens durch Osteoklasten,
- überstürzte Umbildung von Knochen durch Osteoblasten und
- Umwandlung des Knochenmarks in Fasermark.

Ätiologisch liegt eine vermehrte Sekretion von Parathormon durch die Epithelkörperchen *(Hyperparathyreoidismus)* vor. Nach den auslösenden Ursachen werden primärer, sekundärer und tertiärer Hyperparathyreoidismus unterschieden.

Der *primäre Hyperparathreoidismus* entspricht einer autonomen vermehrten Parathormonsekretion durch hormonal aktive Neoplasien der Epithelkörperchen, die einen überstürzten Knochengewebsabbau verur-

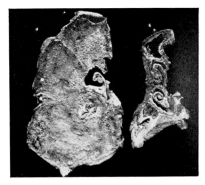

Abb. 269. Querschnitt durch den linken Oberkiefer eines gesunden (rechts) und eines an Osteodystrophia fibrosa erkrankten Schweines (links) in Höhe von P_1.

sachen. Die Calciumausschüttung führt zu einer hyperkalzämischen Stoffwechsellage. Sie kann die Ursache einer Hyperkalzinose bzw. Urolithiasis sein. Einzelfälle sind beim Hund bekannt. Der Phosphorspiegel im Serum sinkt durch beschleunigte Ausscheidung infolge Hemmung der renalen Rückresorption oder stellt sich im Normbereich ein.

Der *sekundäre Hyperparathyreoidismus* entsteht regulatorisch durch Freisetzung von Skelettcalcium zur Deckung des Serumcalciumbedarfs. Diese Hypersekretion ist an einer Hyperplasie der Hauptzellen in den Epithelkörperchen erkennbar. Als Ursache für einen erhöhten Calciumbedarf kommen endogene und exogene Faktoren in Frage.

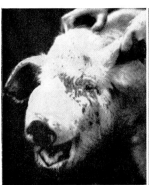 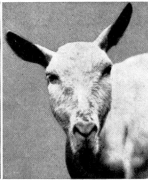 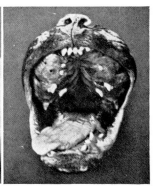

Abb. 270. Osteodystrophia fibrosa des Oberkiefers bei Schwein, Ziege und Hund.

● Formen des Hyperparathyreoidismus

Primärer Hyperparathyreoidismus   autonome Adenome der Epithelkörperchen
    Symptome: Hyperkalzämie,
                   Hypo- oder Normophosphatämie,
                   Osteodystrophia fibrosa,
                   Urolithiasis.

Sekundärer Hyperparathyreoidismus   regulative Hyperplasie der Epithelkörperchen
                                                (nephrogene, enterogene, alimentäre Form)
    Symptome: Hypokalzämie,
                   Hyperphosphatämie,
                   Osteodystrophia fibrosa.

Tertiärer Hyperparathyreoidismus   autonome, adenomatöse Hyperplasie der Epithelkörperchen
    Symptome: Hyperkalzämie   → Normokalzämie, Calcitonin
                 Hyperphosphatämie   → Normophosphatämie,
                 Osteodystrophia fibrosa → ohne Osteoblasten,
               Urolithiasis.

Beim Hund spielt als endogene Ursache häufig die interstitielle Nephritis bzw. Pyelonephritis eine Rolle. Das Calcium wird dabei zur Neutralisation saurer Stoffwechselprodukte benötigt, die durch Schädigung distaler Tubulusabschnitte vermehrt entstehen (renaler sekundärer Hyperparathyreoidismus).

Exogene Ursachen sind z. B. eine einseitige Fütterung bei Einhufern, Ziegen und Schweinen, zu reichliche Versorgung bei Fleischfressern mit Muskelfleisch (Katzen) oder Innereien und Zerealien (Junghunde großer Rassen im Alter von 3–12 Wochen).

Da diese Futterstoffe sehr viel Phosphat enthalten, kommt es zu einer Störung des Ca : P-Verhältnisses im Sinne einer hyperphosphatämischen und hypokalzämischen Stoffwechsellage. Die Freisetzung des notwendigen Calciums aus dem Skelett geschieht durch eine vermehrte Bildung und Ausschüttung von Parathormon (sekundärer alimentärer Hyperparathyreoidismus). Dieser anfänglich regulative Vorgang kann bei längerer Störung der Mineralstoffversorgung zur autonomen Überfunktion werden. Dieser Zustand entspricht dem primären Hyperparathyreoidismus. Er ist durch nutritive Maßnahmen nicht zu beeinflussen *(tertiärer Hyperparathyreoidismus)*.

Die Osteodystrophia fibrosa äußert sich klinisch bei Pferd, Schwein, Ziege, erwachsenem Hund oder Katze in einer Freisetzung von Calcium durch den Abbau des metabolischen Knochengewebes. Schließlich greift er auf das funktionelle Knochengewebe über (Osteodystrophia fibrosa generalisata). Das abgebaute Knochengewebe wird durch ein Fasergewebe ersetzt. Betroffen sind zunächst mechanisch stark beanspruchte Stellen, z. B. die Zahnfächer und Kieferknochen. Dabei werden die Zähne locker, und die Kieferknochen verdicken sich wulstförmig. Infolge Einengung der Nasenhöhlen entstehen Schnarchen und schleimiger Ausfluß (Schnüffelkrankheit beim Schwein). Durch Einengung des Tränennasenkanals zeigt sich ein fortlaufender Tränenfluß. Die Haut über diesem verdickten Kiefer ist gespannt und nicht verschiebbar.

Am übrigen Skelett fällt eine erhöhte Strahlendurchlässigkeit auf. Abbauherde in der Kortikalis der langen Röhrenknochen, besonders im Übergangsbereich zum Gelenkknorpel und an den Insertionsstellen der Gelenkkapseln und Bänder, führen zu Lahmheit und Spontanfrakturen.

Beim Pferd wurde hin und wieder ein Abriß der Achillessehne vom Kalkaneus beobachtet. Durch Druck der Oberschenkelköpfe kann bei Fleischfressern eine Einengung der Beckenhöhle entstehen, die zur Koprostase führt.

Darüber hinaus kann anhaltender Phosphatüberschuß im Futter Durchfall, Fieber, Abmagerung und Symptome einer Nierenerkrankung bis hin zur Urämie zur Folge haben. Die alkalische Phosphatase ist erhöht.

Bei Junghunden, bei denen die typischen Veränderungen noch nicht vorkommen, lokalisieren sich die krankhaften Alterationen besonders auf die Epiphysenfuge. Infolge einer zunehmenden Markfibrose ist der Aufschluß der Epiphysenfugenscheiben unregelmäßig. Dadurch sind Epiphysenablösungen, Gliedmaßendeformationen und Einknickungsbrüche nicht selten. Diese Veränderungen entstehen an den Hintergliedmaßen häufiger als vorn. Befallen werden in der Regel Junghunde großer Rassen, weil sie schnell wachsen und deshalb früher Beifutter erhalten. Es erkranken meist Tiere im Alter von 3–12 Wochen.

Fasergewebsbildung in den Kieferknochen, die in der 8. Lebenswoche einsetzen kann, führt zu weiten Diastasen zwischen den Schneidezähnen.

Bei längerem Bestehen der Osteodystrophia fibrosa verringert sich vielfach der Knochenabbau zugunsten einer verstärkten Knochengewebsbildung. Man nimmt an, daß sich dieser Zustand durch eine vermehrte Sekretion von Calcitonin (Hypercalcitonismus) entwickelt, die durch das Überangebot an freigesetztem Calcium induziert wird.

Therapeutisch verspricht beim primären und tertiären Hyperparathyreoidismus nur die Exstirpation der tumorösen Veränderungen der Epithelkörperchen Erfolg. Sollte dabei eine Entfernung der Schilddrüse nicht vermeidbar sein, so können die ausfallenden Hormone substituiert werden. Sind die Epithelkörperchen nicht verändert, kann eine tumoröse Entartung akzessorischen

Drüsengewebes im Bereich der Herzbasis vorliegen, über die nur eine Thorakotomie Aufschluß gibt. Der sekundäre renale Hyperparathyreoidismus verlangt eine Behandlung der Niereninsuffizienz. Dabei ist aber keine Besserung der Skelettveränderung zu erwarten. Die günstigsten Heilungsaussichten zeigen Skelettveränderungen im Sinne einer Osteodystrophia fibrosa, die alimentär bedingt sind. Besonders bei Junghunden kann durch eine Korrektur des Ca : P-Verhältnisses (2 : 1) der Zustand positiv beeinflußt werden. Bei älteren Tieren mit ausgeprägten Veränderungen ist jedoch keine Rückbildung mehr zu erwarten.

Enzootische Kalzinose. Die Erkrankung entsteht durch Aufnahme von Futterpflanzen, die einen hyperkalzämischen Wirkstoff enthalten, und führt zu einer ähnlichen Gefäß- und Organverkalkung wie bei der Hypervitaminose D.

Die Krankheit wird bei Rind und Schaf auf bestimmten Weiden der österreichischen und bayrischen Alpen beobachtet. Als Ursache wird in Bayern die Aufnahme von Goldhafer *(Trisetum flavescens)* und in Österreich ein chronischer Magnesiummangel vermutet. In Südamerika soll beim Rind (Enteque secs, Espichamento) eine ähnliche Erkrankung durch eine Solanaceenart *(Solanum malaxylon)* hervorgerufen werden.

Fluorose. Die Wirkungen einer vermehrten Fluoraufnahme werden von der aufgenommenen Menge, der Einwirkungsdauer, dem Alter der Tiere sowie von der Resorbierbarkeit der Fluoride bestimmt. Natriumfluoride sind leicht, Calciumfluoride schwer resorbierbar.

Kleine Mengen von Fluor fördern die Bildung von schwerlöslichem Fluorapatit in den Zähnen und bilden so eine wirkungsvolle Kariesprophylaxe.

Größere Mengen schädigen dagegen das Skelett. Das Hydroxylapatit des Skeletts wird allmählich durch Fluorapatit ersetzt, der nur sehr schwer von Osteoblasten abgebaut werden kann. Gleichzeitig regt Fluor die Osteoblasten zur vermehrten Knochengewebsbildung an. Manchmal können aber auch schon geringere Mengen Fluor Mineralisationsstörungen, im Sinne einer Rachitis oder Osteomalazie verursachen, indem durch Fluorionen Ca^{++} aus dem Skelett herausgelöst wird. Ursache von Fluorosen sind meist Emissionen von Aluminiumfabriken, Hüttenwerken und chemischen Fabriken, durch die Fluor in den Futterpflanzen angereichert wird. Spontane Fluorosen sind von Pferd, Rind, Schaf und Ziege bekannt. Beim Schwein wird sie selten beobachtet.

Klinisch zeigen sich besonders bei Rind, Schaf und Pferd Abmagerung, Bewegungsunlust und Lahmheit. Vorherrschend ist ein gehäuftes Auftreten in einer Herde.

An den Zähnen entstehen durch mangelhafte Dentin- und Schmelzverkalkungen Zahndefekte und brüchige Herde im Dentin. Der Grad und das Ausmaß dieser Zahnveränderungen lassen Rückschlüsse über die Dauer einer bestehenden Fluorose zu, die für die Prognose wichtig sind.

Nach Futterwechsel oder der Nutzung nicht kontaminierter Weiden klingen die Erscheinungen meist ab.

Veränderungen an den Gelenken werden dadurch nicht beeinflußt.

11.2.1. Veränderungen durch gestörte Vitaminversorgung

Hypovitaminose A. Hypovitaminose A äußert sich in Proliferations- und Synthesestörungen der Osteochondroblasten. Das Längenwachstum sistiert. Beim Fohlen führen Veränderungen an der Epiphysenfuge zur Epiphysiolysis, und beim Hund wird Osteoporose mit hochgradigen Knochenauftreibungen beobachtet. Die Unterdrückung des Knochengewebsabbaus hat im Bereich der Schädelhöhle und des Wirbelkanals durch Raumbeschränkung eine Beeinträchtigung des Gehirn- und Rückenmarks mit neurologischen Symptomen zur Folge. Dadurch konnte bei Kälbern mit experimenteller Hypovitaminose A durch Verengung des Canalis opticus eine Atrophie des Nervus opticus mit Blindheit erzeugt werden.

Hypervitaminose A. Überversorgungen sind nur bei fettlöslichen Vitaminen möglich, weil ihre Resorption verzögert erfolgt.

Bei chronischer Hypervitaminose A laufen Wachstums- und damit verbundene Differenzierungsvorgänge schneller ab. Die schmalen Epiphysenfugen öffnen sich überstürzt. Die Steigerung der modellierenden

Abbauvorgänge führt an den Röhrenknochen zu einer Verstärkung der Kortikalis. Sie kann im metaphysären Teil von Osteophyten überlagert sein. Hypervitaminose A wird bei Katzen beobachtet, die längere Zeit mit Leber gefüttert worden sind. Leber enthält viel Vitamin A, viel Calcium und wenig Phosphor.

Die Tiere zeigen Inappetenz, stumpfes Haarkleid und Bewegungsunlust infolge Schmerzen im Bereich der großen Gelenke. An der Wirbelsäule führt ankylosierende Osteophytenbildung häufig zu neurologischen Erscheinungen (Radikulitis, Zervikalsyndrom).

Für die Diagnose ist neben der Anamnese der Röntgenbefund wichtig.

Die Regulierung des Ca:P-Verhältnisses (2:1) kann bereits nach wenigen Tagen Besserung erzielen. Die Symptome, die durch Osteophytenbildung am Skelett entstanden sind, lassen sich dadurch nicht beheben.

Hypovitaminose C. Vitamin C (l-Ascorbinsäure) wird von Pflanzen sowie von den meisten Tieren synthetisiert. Ausnahmen bilden Mensch, Primaten und Meerschweinchen. Deshalb werden Mangelerscheinungen im allgemeinen nur bei diesen Spezies beobachtet. Infolge Störung der Biosynthese von Vitamin C sind auch bei Haustieren Skelettveränderungen (beim Ferkel und beim Hund bis zu 1 Jahr) möglich.

Mangelnde Vitamin-C-Versorgung führt bei Säuglingen und Hundewelpen zu Erscheinungen einer juvenilen Osteoporose und infolge von Gefäßbrüchigkeit zu Blutungen besonders an mechanisch beanspruchten Körperteilen (Muskeln, Sehnen, Gelenke, Markraum, unter dem Periost). Das wird als Möller-Barlowsche Erkrankung bezeichnet. Hunde zeigen des weiteren Wachstumsstörungen, schmerzhafte Anschwellungen der Epiphysen, mitunter auch eine rosenkranzähnliche Verdickung der Rippenknorpelgrenzen. Verändert sind vor allem die distalen Metaphysen von Radius, Ulna und Tibia. Diese Vorgänge haben unterschiedliche Bewegungsstörungen und häufig ausgeprägte Kyphose zur Folge.

Rezidivierend treten kurze Fieberschübe auf, die ein apathisches Verhalten bedingen. Leukozytose mit Kernlinksverschiebung sowie erhöhter Senkungsgeschwindigkeit des Blutes sind Symptome einer ablaufenden Entzündung.

Therapeutisch sind neben der parenteralen Applikation hoher Vitamin-C-Gaben ein ausgewogenes Ca:P-Angebot und eine optimale Eiweißversorgung bedeutungsvoll.

Hypovitaminose D. Eine Hypovitaminose D kann sich infolge der bereits beschriebenen Bedeutung dieses Vitamins für den Knochenstoffwechsel in Veränderungen am Skelett juveniler oder bei vermehrtem Bedarf (hohe Laktationsleistung bei Rindern) auch adulter Tiere äußern.

Deshalb können Defizite an Vitamin D auch bei normalem Angebot auftreten. Als Ursachen dafür sind zu nennen:

- unzureichende Zufuhr,
- Mineralstoffmangel,
- Resorptionsstörungen im Darm,
- ungenügende Sonnenbestrahlung,
- primäre und sekundäre Vitamin-D-Resistenz.

Primäre Resistenz ist als rezessiv-erbliche Rachitis beim Ferkel bekannt. Sekundär kann die Vitamin-D-Resistenz bei Niereninsuffizienz entstehen.

Beim Jungtier sind die Folgen eines Vitamin-D-Mangels Rachitis, beim Erwachsenen die Osteomalazie.

Hypervitaminose D. Diese Erkrankung hat ihre Ursache meist in einer langdauernden übermäßigen Aufnahme von Vitamin D. Aber auch einmalige Überdosierung kann zur akuten Intoxikation führen (Erbrechen, Inappetenz, Durst, Polyurie). Für die Toxizität sind die Art des Präparates und die Reaktionslage des Tieres bedeutungsvoll. So nimmt sie beispielsweise von Lebertran über bestrahltes Ergosterol bis hin zum tierischen Sterol zu. Beim Mensch und bei Vögeln hat Vitamin D_3 eine größere Wirkung als Vitamin D_2, und Kaninchen und Katzen reagieren empfindlicher als Hunde, Ferkel und Kälber.

Im allgemeinen vertragen junge, schnell wachsende Tiere mehr als kranke, kümmernde. Hohe Dosen Vitamin A vermögen die Wirkung des Vitamin D einzuschränken. Zunächst entwickelt sich eine Hyperkalzämie mit charakteristischen dystrophischen Verkalkungen (in Lunge, Herz, Niere und

Gefäßen bei Ferkel, Hund, Kalb). Bei Ratten, Kaninchen, Katze und Pferd ist vorzugsweise das Gefäßsystem, insbesondere die Aorta, betroffen. Dieser Vorgang kann durch gleichzeitige Calciumapplikation gefördert oder durch Calciumentzug gebremst werden.

Am Skelett wird zu Beginn ein gesteigerter Knochengewebsabbau beobachtet, der auf dem Synergismus zwischen Parathormon und dem vermehrten 25-Hydroxycholecalciferol beruht. Mit Zunahme der Hyperkalzämie stellen die Epithelkörperchen ihre Sekretion ein. Dadurch klingt der Gewebeabbau ab, und die C-Zellen scheiden verstärkt Calcitonin aus. Im Skelett wird durch mineralisierte Knochengewebsbildung vermehrt Calcium angereichert.

Dabei zeigt sich besonders im Bereich der Spongiosa eine deutliche Zubildung von Knochenbälkchen (Osteosklerose), die auf Grund des hohen Proteoglykangehaltes in der Matrix besonders intensiv mineralisieren. Neben Symptomen wie Abmagerung, glanzlosem, struppigem Haarkleid, Erbrechen, Urämie, ab und zu Husten und Dyspnoe werden Veränderungen am Skelett wie Wachstumsverzögerung, Lahmheit, Frakturen an den Rippen usw. beobachtet. Der Ca-Spiegel im Blut ist erhöht, die Werte der alkalischen Phosphatase sind jedoch normal.

Skelettveränderungen können röntgenologisch nur im fortgeschrittenen Stadium erfaßt werden.

Therapeutisch liegt das Hauptgewicht auf

● Krankheiten am Skelett, die durch Mangel an Mineralstoffen und Spurenelementen beeinflußt bzw. hervorgerufen werden (nach Stünzi und Weiss)

Mangel an	Spezies	Krankheiten	Weitere Ursachen/Beeinflussung
Calcium	Schwein	Osteodystrophia fibrosa, Epiphysiolysis, Eklampsie	P-Überschuß, Ca-P-Stoffwechsel gestört, herabgesetzte Leistung, Vitamin-D-Mangel, Nierenschäden, Vitamin-D-Mangel
Calcium, Phosphor	alle Jungtiere	Rachitis	
Calcium, Phosphor	alle erwachsenen Tiere	Osteomalazie	
Phosphor	Mastbullen	Gelenk-, Sehnenscheidenveränderungen	
Phosphor	Milchkühe	Milk-Lameness	
Phosphor	Jungtiere	herabgesetzte Wachstumsgeschwindigkeit	
Magnesium (chronisch)	Rind	erhöhte Frakturneigung, Magnesiumabbau im Knochen in Verbindung mit Verkalkungsherden in verschiedenen Organen, Haarausfall	Magnesium wird aus dem Knochen zu 50 % mobilisiert
Mangan	Schwein, Ratte, Rind, Schaf, Ziege	Störung der Fortpflanzung, Sterilität	
Mangan	junge Hühner, Truthühner	Periosis (Fersenkrankheit) mit epiphysären Verknöcherungen	
Mangan	Rind, Schwein	mangelhafte Skelettentwicklung mit Motilitätsstörungen	zusätzlich Cholinmangel nötig
Kupfer	Schwein	Störung der Kollagensynthese durch mangelnde Aktivierung der Lysinoxidase Veränderungen im Knorpel-Knochengewebe des wachsenden Skeletts	

einer Korrektur des Vitamin-D- und Mineralstoffangebotes. Darüber hinaus muß für ausreichende Vitamin-A-Zufuhr gesorgt werden.

11.2.2. Veränderungen durch gestörte Versorgung mit Mineralstoffen und Spurenelementen

Krankheiten entstehen einmal durch Mangel oder durch Überangebot. Dabei kann ein Mangel exogen bedingt sein, indem nicht genügend zugeführt wird, oder endogen, indem die Resorption oder Verwertung im Körper behindert ist. Die Folgen sind Störungen des intermediären Mineralstoffwechsels und des Säure-Basen-Gleichgewichtes und äußern sich in Veränderungen:
- der Knochen- und Zahnbildung,
- des osmotischen Druckes,
- der Regulierung kolloidaler Vorgänge,
- der Reizbarkeit bzw. Reizbeantwortung im Nervensystem.

Literatur

Albright, F., und Reifenstein, E. C.: The parathyroid glands and metabolic disease. The Williams and Wilkins Company, Baltimore 1948.

Buddeke, E.: Grundriß der Biochemie. 5. Aufl. Walter de Gruyter, Berlin-New York 1977.

Buddeke, E.: Grundriß der Pathobiochemie. Walter de Gruyter, Berlin-New York 1978.

Cheville, N. F.: Cell Pathology. Iowa State University Press (1976).

Clarke, E. G. C., und Clarke, M. L.: Veterinärmedizinische Toxikologie. VEB Gustav Fischer Verlag, Jena 1968.

Cohrs, P.: Zur pathologischen Anatomie und Pathogenese der chronischen Fluorvergiftung des Rindes. Dtsch. tierärztl. Wschr. **49** (1941), 352.

Dämmrich, K.: Osteoporose bei Jungtieren. Path. Vet. **4** (1967), 435.

Dämmrich, K.: Osteoporose bei erwachsenen Tieren. Dtsch. tierärztl. Wschr. **74** (1967), 138.

Dämmrich, K.: Experimentelle D_3-Hypervitaminose bei Ferkeln. Zbl. Vet.-Med. **A 10** (1963), 322.

Dämmrich, K.: Rachitis und Osteodystrophia fibrosa. Zbl. Vet.-Med. **A 14** (1967), 597.

Dämmrich, K.: Osteomalazie bei Hund und Katze. Dtsch. tierärztl. Wschr. **75** (1968), 64.

De Luca, H. H.: Vitamin D Metabolism and Function. Springer, Berlin-Heidelberg-New York 1979.

Dirksen, G., Plank, P., Spiess, A., Tännichen, A., und Dämmrich, K.: Über eine enzootische Kalzinose beim Rind. Dtsch. tierärztl. Wschr. **77** (1970), 321.

Fourman, P.: Calciumstoffwechsel und Knochenkrankheiten. Georg Thieme Verlag, Stuttgart 1963.

Gratzl, E., und Pommer, A.: Möller-Barlowsche Krankheit beim Hund. Wien tierärztl. Mschr. **28** (1941), 481, 513, 531.

Grieser, N., und Bronsch, K.: Fluor und Fluortoleranzen in der Ernährung der Nutztiere. Berl. Münch. tierärztl. Wschr. **77** (1964), 373 und 401.

Günther, K.: Über die Wirkungsweise der D-Vitamine und ihre Bedeutung für die Tierernährung (I. Mitt.). Zschr. Tierphysiol. Tierernährung, Futtermittelkunde **21** (1966), 361.

Innes, J. M. R., and Sanders, L. Z.: Comparative Neuropathology. Academic Press, New York-London 1962.

Kaiser, G.: Leitfaden für die Orthopädie. VEB Gustav Fischer Verlag, Jena 1968.

Kaufmann, A.: Untersuchung über die Störung des Leberstoffwechsels beim Hyperkortizismus (Cushing-Syndrom) mit Hilfe von Leberfunktionsproben und Punktathistologie. Vet.-med. Diss., Berlin 1980.

Kitt, Th., und Schulz, L.-C.: Lehrbuch der allgemeinen Pathologie. 9. Aufl. F. Enke Verlag, Stuttgart 1982.

Kolb, E.: Lehrbuch der Physiologie der Haustiere. 4. Aufl. VEB Gustav Fischer Verlag, Jena 1980.

Köhler, H., und Libiseller, R.: Über das Auftreten der sog. „Weidekrankheit" bei Kühen in Österreich in Zusammenhang mit Düngung und Fütterung. Zbl. Vet.-Med. **A 17** (1970), 289.

Krook, L.: Knochen – metabolische Knochenkrankheiten. In: E. Joest: Handbuch der speziellen pathologischen Anatomie der Haustiere. 3. Aufl. Band I. Verlag Paul Parey, Berlin-Hamburg 1969.

Krook, L.: Dietary calcium-phosphorous and lameness in the horse. Cornell Vet. Hipp. **58** (1968), 59.

Kummer, B.: Funktioneller Bau und Anpassung des Knochens. Anat. Anz. (Jena) **110** (1962), 261.

Kutschmann, K.: Zum klinischen Bild der Osteodystrophia fibrosa generalisata bei der Katze. Mh. Vet.-Med. **57** (1982), 302.

Lehmiger, A. L.: Biochemistry. 2 Ed. Coorth Publishers Inc., New York 1975.

Leoschenko, V. L.: Besonderheiten der Diagnostik der Vitamin-D-Hypovitaminosen. Veterinarija (Moskva) **6** (1981), 54–55.

Marek, J., und Wellmann, O.: Die Rachitis. Gustav Fischer Verlag, Jena 1932.

Meyer, H., Clark, S. T., Schnelle, G. B., and Will, D. H.: Hypertrophic osteodystrophy associated with disturbance of vitamin C synthesis in dogs. J. Amer. Vet. Med. Assoc. **130** (1957), 483.

Meyer, H. L.: Leistungsminderungen und Gesundheitsstörungen durch Futter und Fütterung (Ernährungsschäden). In: Roots/Haupt/Hartwig: Veterinärhygiene. 2. Aufl. (1972).

Nichols, G. jun., Schartum, S., and Vals, G. M.: Some effects of vitamin D and parathyroid hormone on the calcium and phosphorus metabolism in vitro. Act. phys. Scand. **57** (1963), 59.

Potel, K.: Lehrbuch der Pathologischen Physiologie der Haustiere. VEB Gustav Fischer Verlag, Jena 1969.

Spörri, H., und Stüwl, H.: Pathophysiologie der Haustiere. Paul Parey Verlag, Berlin-Hamburg 1969.

Sandersleben, J. v.: Spondylosis ancylopoetica der Hals- und Brustwirbelsäule bei der Katze als Folge einer Vitamin-A-Hypervitaminose. Kleintier-Praxis **17** (1972), 165.

Siegenthaler, W.: Klinische Pathophysiologie. 4. Aufl. Georg Thieme Verlag, Stuttgart 1979.

Siegel, E. T.: Diabetes mellitus in a horse. (Correspondence). J. Amer. Vet. Med. Ass. **149** (1966), 1016.

Schebitz, H., und Brass, W.: Allgemeine Chirurgie. Paul Parey Verlag, Berlin-Hamburg 1975.

Stünzi, H., und Weiss, E.: Allgemeine Pathologie. 7. Aufl. Paul Parey Verlag, Berlin-Hamburg 1982.

Tasher, J. B., Whitman, C. E., and Martin, B. R.: Diabetes mellitus in the horse. J. Amer. Vet. Med. Ass. **149** (1966), 393.

Wiesner, E.: Ernährungsschäden der landwirtschaftlichen Nutztiere. VEB Gustav Fischer Verlag, Jena 1967.

Zollinger, H. V.: Pathologische Anatomie. Georg Thieme Verlag, Stuttgart 1971.

12. Geschwülste (Neoplasmen, Tumoren, Blastome)

12.1. Allgemeines

Definitionen, Begriffe. Als Tumor bezeichnet man knotige oder mehr knollige oder infiltrativ flächenhaft sich ausbreitende autonome, teilungsfähige Zellneubildungen, die als Wachstumsexzesse entstehen. Sie gefährden bei größerem Umfang, bei Metastasierung oder Rezidivierung das Leben des Gesamtorganismus. Der Reifezustand der sich teilenden Zellen ist für das Krankheitsgeschehen von Bedeutung. Der histologische Aufbau der Geschwulst weicht von der Struktur des normalen Gewebes ab. Man unterscheidet Geschwulstparenchym und Geschwulststroma (Interstitium). Letzteres enthält neben dem Stützgewebe die ernährenden Blutgefäße.

Gutartige (benigne) Tumoren bestehen aus ausgereiften Zellen. Sie sind durch expansives Wachstum charakterisiert. Sie treten meist solitär auf, dehnen sich gleichmäßig, meist langsam aus und verdrängen das Nachbargewebe. Längere Wachstumspausen sind möglich. Benigne Tumoren sind operativ leicht zu entfernen, wenn sie nicht in lebenswichtigen Organen sitzen oder diese komprimieren (Gehirn, Rückenmark, Darmlumen, Lungen usw.).

Bösartige (maligne) Tumoren (Sarkome, Karzinome): Der Begriff der *Malignität* weicht in der Klinik von der Definition des Pathologen ab. Letzterer betont die Heterologie der Zelle, der Kliniker versteht darunter alle Tumoren, die das Leben des Gesamtorganismus bedrohen. Hierzu gehört der Modus der Ausbreitung, die Neigung zum Rezidiv und zur Metastasierung. Maligne Tumoren erkennt man am überstürzten Wachstum unausgereifter Zellen, die zerfallen können und Zysten und Blutungen im heteroplastischen Tumor zurücklassen. Hauptmerkmal der Malignität, in diesem Fall der Autonomie, des anarchistischen und parasitären Verhaltens sind das uneingeschränkte Wachstum, das Fehlen jeglicher physiologischer Regulation, das zur Gewebszerstörung führt. Dabei ist das *infiltrierende Wachstum* ein Kennzeichen der Sarkome und Karzinome. Sie senden Zellsprosse und -stränge ins benachbarte gesunde Gewebe, durchdringen es und gehen den Weg des geringsten Widerstandes. Für den Chirurgen ist dabei die Grenze zwischen gesundem und erkranktem Gewebe makroskopisch nicht erkennbar. Wuchern Tumorzellen in Kanalsysteme hinein, können Zellen sich ablösen, verschleppt werden und *Metastasen* bilden, z. B. in den Harnwegen, Luftwegen, Gallengängen usw. Traumen begünstigen eine Zellverschleppung. Sarkomzellen können sich aktiv infolge ihrer amöboiden Beweglichkeit an anderen Stellen ansiedeln. Die Sarkom- und Karzinommetastasen entstehen primär auf dem Blut- oder Lymphwege. Durch Ansiedlung an vielen anderen Stellen des Körpers bilden sich die Tochtertumoren, die zur *Karzinomatose* oder *Sarkomatose* führen. Die primäre Ausbreitung entlang der Lymphbahnen – lymphogene Metastasierung – führt zur Metastasierung im regionären Lymphknoten (sog. *regionäre Metastasierung*). Die *primäre hämatogene Metastasierung* bildet Fernmetastasen, die sich vorwiegend in den Kapillargebieten der inneren Organe (Lunge, Leber, Milz) ansiedeln (Sekundärmetastase) und zur Bildung von Tertiärmetastasen Veranlassung geben können. Die frühere Annahme, daß die aus dem Zellverband gelösten Zellen auf dem Lymphwege zu entfernten Organen gelangen, ist durch Nachweis im Blut zirkulierender freier Tumorzellen widerlegt.

Der Nahrungsentzug im Bereich des intermediären Stoffwechsels verursacht Abmagerung und später *Geschwulstkachexie*, die durch die Funktionsstörung sekundär erkrankter lebenswichtiger Organe (Leber, Lunge, Darm, Niere u. a. m.) verstärkt wird und zum Tod führt. Bei Trägern bösartiger Tumoren mit Kachexie trägt die toxische Wirkung freiwerdender Eiweißintermediärprodukte zur weiteren Erschöpfung bei. Dies kann Hungerkachexie auslösen, die zur Verringerung des Eiweiß- und Elektrolytbestandes, zur Dehydratation, hepatogenen Glucoseverarmung und zum völligen Schwund aller Fettreserven führt.

Zum *Rezidiv* kommt es, wenn Zellen bei der Exstirpation des Tumors zurückbleiben. Es entsteht eine neue, gleichartige Geschwulst, die oft kürzere Zeit benötigt als die Entstehung des Primärtumors. Ein großzügiges operatives Vorgehen muß dieser Gefahr begegnen. Auch benigne Tumoren können lebensbedrohend wirken, wenn ihre Lage funktionsbehindernd wirkt, z. B. durch Obturationsstenose der Trachea, des Darmkanals, Kompression des Rückenmarks, der Harnröhre durch Prostatahypertrophie oder -tumor u. a. m. Geschwülste endokriner Organe können Störungen der Hormonbildung veranlassen, wie etwa Tumoren des Nebennierenmarks, der Nebennierenrinde, der Nebenschilddrüse, der Schilddrüse, der Ovarien oder der Hoden. Man unterscheidet dabei „stumme" Tumoren, die nicht sezernieren, und andere, welche infolge der Zellproliferation Inkrete absondern. Der Sertolizellen-Tumor des Hundes produziert z. B. östrogene Stoffe und führt zur Feminisierung männlicher Tiere.

Vorkommen, Häufigkeit. Alle Wirbeltiere können Geschwulstträger sein. Bei den Haustieren steht der Hund als am häufigsten mit Tumoren behaftetes Tier an der Spitze. Ihm folgen in der Häufigkeit als Geschwulstträger Pferd, Katze und mit Abstand das Rind. Bei den kleinen Wiederkäuern und beim Schwein kommen Tumoren selten vor, wobei Mastschweine nicht das Geschwulstalter erreichen. Beim Geflügel stehen Geschwülste des hämatopoetischen Systems auf viraler Genese im Vordergrund. Für die Häufigkeit des Vorkommens von Tumoren bei den einzelnen Haustierarten spielen *Alter*, *Rasse* und *Geschlecht* eine gewisse Rolle, wobei diese Dispositionen am sichtbarsten beim Hund ausgeprägt sind. Auch beim Tier treten im *höheren Lebensalter*

Geschwülste häufiger auf. Dies trifft für Hund und Katze, aber auch für das Pferd zu. Zivilisationseinflüsse spielen dabei eine untergeordnete Rolle. Malignome auslösende Reize können jahrelang einwirken. Andererseits kommt ein Mastschwein mit einem Lebensalter von 10–12 Monaten überhaupt nicht, das adulte Zuchtschwein mit einem Lebensalter von 3–5 Jahren kaum jemals ins Geschwulstalter. Epitheliale Tumoren sind altersabhängiger als mesenchymale. Treten Tumoren bei juvenilen Tieren auf, so sind sie meist angeboren (s. Ätiologie), oder es handelt sich wie bei der Papillomatose des Rindes, den Fibropapillomen des Pferdes um virusinduzierte Tumoren. Im Senium nimmt bei den Haustieren die Häufigkeit des Vorkommens insbesondere von malignen Tumoren wieder ab.

Beispiele für Rassedispositionen findet man am besten bei Hunden. Boxer leiden zu 80 % an mesenchymalen Tumoren der Haut- und Schleimhaut. Am bekanntesten ist die Disposition für Mastzelltumoren und die Epulis sarcomatosa. Neben der Rasse, auch damit verbunden, spielt die Farbe des Haarkleides eine Rolle. Schwarze Pudel leiden an Melanomen. Schimmelartige Pferde zeigen oft multiple Melanome, die im Alter zur Melanosarkomatose führen. Boxer leiden außerdem nicht selten an Gliomen.

Von *Geschlechtsdisposition* spricht man, wenn Neubildungen in Organen oder Geweben auftreten, die bei beiden Geschlechtern einer Tierart den gleichen Bau und die gleiche Funktion haben, wobei ein Geschlecht häufiger an Neoplasmen erkrankt als das andere. Ein typisches Beispiel für eine geschlechtsgebundene Disposition von 80–90 % ist das Vorkommen von Zirkumanaltumoren bei Rüden, wohingegen Prostata- und Mammatumoren in diesem Sinne nicht geschlechtsdisponiert auftreten, da dem weiblichen Tier eine der Prostata ähnliche Drüse fehlt und beim männlichen Tier die Brustdrüse sich in Bau und Funktion von der des weiblichen Tieres wesentlich unterscheidet.

Über das Vorkommen von Geschwulsterkrankungen ist in letzter Zeit von Überreiter (1977) bei Hund, Katze und Pferd in Form einer klinischen Geschwulststatistik berichtet worden. Zur Zeit spielen in allen Ländern mit intensiver Landwirtschaft das Vorkommen, die Diagnostik und die Tilgung der Rinderleukose eine große Rolle. Hier kann bei nunmehr praktizierter serologischer Diagnostik ein repräsentatives Material über Vorkommen und Ausbreitung der Erkrankung erhalten werden.

Ätiologie, Geschwulstentstehung. Die kausale Pathogenese der Tumoren ist nicht vollständig geklärt. Oft läßt sich die Ursache nur vermuten (Spontantumoren). Man unterscheidet folgende Geschwulstentstehungstheorien:

Keimversprengungstheorie: Angeboren können Myoblastome, Melanome, Angiome, Lipome, vor allem Teratome, Kiemengangzysten und Dermoide sein. Sie bilden sich aus Restgeweben, die physiologisch der Resorption anheimfallen, oder durch pathologisches Wachstum versprengter, abgeschnürter oder verlagerter embryonaler Gewebskeime (Theorie von Cohnheim und Ribbert). Von klinischer Bedeutung sind *Choristome*. Es handelt sich um Keimversprengung. Am bekanntesten ist das Dermoid an der Konjunktiva des Hundes oder die Dermoidzyste am Hoden oder Ovar des Pferdes. *Teratome* bestehen aus Abkömmlingen aller drei Keimblätter. Sie sind wirr durcheinander angeordnet. Man findet sie von benigner oder maligner Natur in Nasennebenhöhlen, Hoden oder Ovar.

Irritationstheorie: Dabei kann Tumorwachstum durch chemische, physikalische, entzündliche Reize allein oder in Kombination ausgelöst werden. Es kommen dabei als chemische *Kokanzerogene* wachstumsfördernde Hormone und Geschlechtshormone in Betracht. Die ko- oder präkanzerogene Wirkung körpereigener, z. B. hormonaler Substanzen wird vermutet, da z. B. Methylcholanthren mit Cholesterol, Gallensäuren, Steroiden, Vitaminen, Hormonen und Enzymen nahe verwandt ist. Hormone sind keine Vollkanzerogene. Sie wirken bei der Entstehung von Mamma- und Prostatatumoren als Kofaktoren. Viele chronisch-chemische Reize vermögen Tumoren zu erzeugen. Chemische Kanzerogene sind einige polyzyklische aromatische Kohlenwasserstoffe, jedoch nur solche mit einem bestimmten Fluoreszenzspektrum (z. B. Dibenzanthrazen, Benzpyren, Methylcholanthren). Das aus dem Steinkohlenteer gewonnene Benzpyren vermag nach längerer Zeit durch Einpinseln auf die Haut am häufigsten Karzinome und Spindelzellensarkome zu erzeugen (sogenannte *Reiztumoren*). Aromatische Amine (Anilin), Ethylamine (TEM), Harnstoffabkömmlinge (Urethan, Thioharnstoff), halogenierte aliphatische Verbindungen (Tetrachlorkohlenstoff), gewisse Kunststoffe (Teflon, Silikon, Polyvinylpyrrolidon), anorganische Verbindungen (Asbest, Arsen, Blei) und Nitrosamine vermögen bei Daueranwendung Tumoren zu erzeugen. Alle genannten Substanzen wirken nicht spezifisch tumorbildend. Es können Sarkome oder Karzinome entstehen. Chronische physikalische Entzündungsreize geben zur malignen Tumorbildung Veranlassung. Wir konnten bei falsch behandelten Granulationsgewebshyperplasien beim Pferd Sarkome entstehen sehen. Aus irritierten Samenstrangfisteln entstanden bösartige Samenstrangtumoren. Durch Reiz des Stirnjochs entsteht bei Rindern in Sumatra und Indien das Plattenepithelkarzinom (Horn cancer). Bei Merinoschafen kommen Karzinome nach Einspießen von Grassamen vor. Die Tumorgenese nach thermischen Reizen, besonders in Brandnarben, ist bekannt. UV-Strahlen können Plattenepithelkarzinome bei Angoraziegen in Südafrika in der Perinealregion, an den Ohrmuscheln und am Hornansatz auslösen. Auch bei weißbehaarten Katzen findet man Plattenepithelkarzinome an den Ohren, bei Rindern in Amerika an den Augen. Seit langem ist bekannt, daß α-, β- und γ-Strahlen, Neutronen hoher Geschwindigkeit bei wiederholter und lang anhaltender Wirkung konzerogen wirken. Zu den für die Veterinärmedizin in der Natur vorkommenden Kanzerogenen gehören die Mykotoxine, besonders das Aflatoxin B1 und das Lacton, das im Adlerfarn vorkommt.

Die Irritationstheorie steht im Zusammenhang mit der **Hyperregenerationstheorie**. Dabei wird die kausale Tumorgenese als postembryonale Maldifferenzierung angesehen. Wird dabei gesundes oder in Heilung befindliches Gewebe kontinuierlich gereizt (siehe oben) und regeneriert es sich damit im Wechsel, so entgleist schließlich die physiologische Regeneration. Es kommt zum Regenerationsexzeß. Bekannt ist beim Pferd der Keloidkrebs, beim Menschen das Magenulkus, das zum Karzinom wird.

Von **Mutationstheorie** wird gesprochen, wenn die Kanzerogenese durch somatische Mutation induziert wird. Man findet in Geschwulstzellen Chromosomenanomalien. Kanzerogene und ionisierende Strahlen lösen selbst mutagene Wirkungen aus.

Infektionstheorie: Tumorerzeugende Viren sind seit langem bekannt. Sie sind dadurch gekennzeichnet, daß die Tumoren an mehreren Stellen des Körpers zugleich oder kurz hintereinander entstehen (Virustumoren). Sie bilden Antikörper, wachsen aber weiter. Bekannt sind die durch ein filtrierbares Virus übertragbare Papillomatose der Rinder und Pferde, das Rous-Sarkom des Huhns, die Fibromatose des Pferdes, die Papillomatose und Myxomatose des Kaninchens, die Leukose des Rindes und Huhnes. Beim Mastzelltumor und beim transmissiblen venerischen Sarkom (Sticker-Tumor) des Hundes wird eine Virusätiologie angenommen.

Vererbungstheorie: Eine Tumorheretabilität ist nicht bewiesen. Es gibt eine Geschlechts-, Rassen- oder Artdisposition.

Formale Pathogenese, Ausbreitung. Der tumorbildende Prozeß verläuft in zwei Phasen: Die Initial- oder Determinationsphase zeigt keine klinischen Symptome. Normale Zellen werden in Tumorzellen umgewandelt. Bei physiologischem Wachstum halten sich Aufbau und Zerfall der Zellen die Waage. Die Struktur bleibt unverändert. Der Mitose geht eine Phase von 577 Stunden voraus, in der die Desoxyribonucleinsäuren verdoppelt werden. Die Verdoppelungen finden nicht wahllos im Gewebe, sondern in bestimmten Indifferenzschichten statt. Während der Phase einer Kanzerosierung bleiben die Mitochondrien unverändert. Die Zelle wird zunächst hyperplastisch. Die Ribonucleinsäure- und die Proteinsynthese aus dem Plasma kommen während der Hyperplasie stark in Fluß. Die Kanzerogene kommen im Lamellensystem des geordneten Ergastoplasmas zur Wirkung und zerstören dieses Strukturprotein. Dies wird durch ungeordnetes Ergastoplasma ersetzt. So wird die normale Körperzelle in die Tumorzelle umgewandelt. In der Entwicklungs- oder *Realisationsphase* vermehren sich die kranken Zellen. Hierbei spielen die Viren oder andere Kanzerogene eine untergeordnete Rolle. Die Periode des Tumorwachstums setzt ein. Erst bei entsprechender Größe wird der Tumor klinisch manifest. Die Geschwülste wachsen dabei autonom, anarchistisch, nach eigenen Gesetzen, sind nicht typisch für die Körperform und üben, abgesehen von manchen innersekretorischen Drüsentumoren, keine physiologische Tätigkeit aus.

Einteilung, Nomenklatur. Aus jedem Gewebe des Körpers kann eine Geschwulst entstehen. Danach erfolgt die Einteilung nach der Histogenese. Man kennt daher epitheliale und mesenchymale Tumoren und solche, an deren Aufbau mehrere Gewebsarten beteiligt sind (Mischgeschwülste, Kompositionstumoren, Teratome). Innerhalb der verschiedenen Gewebsgruppen lassen sich die Geschwülste wieder unterteilen nach Zellart und Reifezustand dieser Zellen. Ein Teil der Neoplasmen besteht aus reifen, gleichartigen Zellen, die sich von den normalen nur wenig oder gar nicht unterscheiden (reife, homologe, benigne oder homoiotypische Tumoren). Andere bestehen aus unausgereiftem, embryonalem Gewebe, dessen Zellen auf einer frühen Stufe der Entwicklung stehengeblieben sind und sich sofort wieder teilen. Der Polymorphismus der Zellkerne ist auffallend (Unreife, maligne oder heterotypische Tumoren). Zysten rechnet man nur dann zu den Tumoren, wenn sie durch selbständiges Wachstum des Zystenbalges Tumorcharakter tragen (z. B. die Epithel-, Dermoid- und Teratoidzysten).

Die Benennung der Geschwülste erfolgt nach der Bezeichnung der Ausgangsgewebsart. Nach der embryonalen Gewebsherkunft teilt man sie ein in mesenchymale und epitheliale und Mischgeschwülste. Innerhalb dieser Gruppen werden sie weiter differenziert und nach klinischen Begriffen und histologischem Erscheinungsbild in gutartige und bösartige Tumoren unterteilt. Die bösartigen, malignen Tumoren mesenchymaler Herkunft werden als *Sarkome*, die epithelialer Herkunft als *Karzinome* bezeichnet. *Semimaligne Tumoren* sind solche, die nach längerem Bestehen maligne werden können oder nach Exstirpation benigner Tumoren rezidivieren.

Symptome, klinische Morphologie. Die Form von gutartigen Tumoren ist knotig, knollig, höckrig, gummiballähnlich, warzenförmig (verrukös), pilzförmig (fungös), gestielt (polypös), pendelnd oder baumähnlich verzweigt. Sie können einzeln (Solitärtumoren) oder multipel an Prädilektionsstellen am oder im Körper vorkommen. Es ist daher die Körperoberfläche auf das Vorkommen von Tumoren zu untersuchen. Lieblingsstellen von Hautgeschwülsten sind Kopf (Stirn, Augenlider, Ohren, Lippen), Hals, Vorbrust, Unterbrust, Unterbauch, Hintergliedmaßen und Schwanz- und Afterregion. Epitheliale Tumoren ragen über das Niveau der Oberfläche hervor. Infiltrativ wachsende Geschwülste sind undeutlich gegen die Umgebung abgesetzt, durchbrechen manchmal die Oberfläche und zeigen granulomähnliche Wucherungen mit Geschwüren, Fisteln oder Höhlen, die durch regressive Veränderungen entstanden sind. Danach erfolgt bei den Haustieren die rektale und externe palpatorische Untersuchung der Bauch- und Beckenhöhle. Tumoren wachsen meist langsam. Ihre Konsistenz ist unterschiedlich. Bei lockerem Aufbau fühlen sich die Geschwülste schwammig an. Pseudofluktuation zeigen manche *Lipome* und weiche *Fibrome*, Fluktuation zeigen Zystadenome und manchmal zerfallende Karzinome. Derb-bindegewebig fühlen sich die meisten Tumoren (Fibrome, Sarkome usw.) an. Gummiähnliche Konsistenz findet man bei manchen Karzinomen. Typisch für alle Tumoren ist, daß akute Entzündungserscheinungen (vermehrte Wärme, Schmerz, Rötung) fehlen, sofern nicht zusätzliche Symptome durch mechanische Reizung und Infektion hinzukommen. Stauungsödeme an Extremitäten oder Kopf findet man in fortgeschrittenen Fällen bei Venenkompression durch den Tumor. Gutartige Tumoren lassen sich meist palpatorisch gut gegen das Nachbargewebe abgrenzen, während dies bei infiltrativ wachsenden Geschwülsten nicht der Fall ist. Expansiv wachsende Tumoren können durch Druck im Nachbargewebe Atrophieerscheinungen auslösen und je nach Lokalisation zusätzliche funktionelle Beschwerden, wie Lahmheit, Schluckbehinderung, Atemnot, Ileus oder Subileus. Wenn möglich, sollten immer

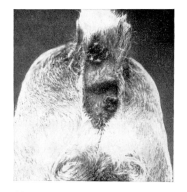

Abb. 271. Rosettenförmiger Abklatschtumor an der Unterfläche der Rute nach Adenokarzinom der Analdrüsen bei einem 10jährigen Airedaleterrier-Rüden.

die regionären Lymphknoten und die diesen folgenden untersucht werden. Metastasen lassen sie bindegewebig hart, knollig und kugelig erscheinen. Die Läppchenkonsistenz ist verschwunden. Schmerzen bestehen nicht. Eine solche Metastasierung weist auf das Vorliegen eines Sarkoms oder Karzinoms hin. Der Lunge und der Leber sind in bezug auf Metastasen beim Hund besondere Beachtung zu schenken. Oft sind abdominale Metastasen groß und deutlich palpabel. Metastasen in der Brusthöhle sind meist mit dem Röntgenogramm nachweisbar.

Allgemeinsymptome bei Geschwulsterkrankungen lassen sich auf verschiedenartige Ursachen zurückführen. Der Tumor kann als raumfordernder Prozeß wirken. Dies führt zu Verlagerungen von Organen oder Organteilen oder zu Kompressionen. Das Prostataadenom oder -karzinom komprimiert Rektum oder Urethra, Bauchhöhlentumoren oder Lebertumoren komprimieren den Darm, die Struma carcinomatosa s. sarcomatosa komprimiert die Trachea. Es kann zu Blutabfluß- oder Lymphabflußstörungen kommen. Dadurch entstehen auch Brust- oder Bauchhöhlentranssudate.

Geschwülste und Geschwulstzellen entziehen Nährstoffe. Es kommt zum Konditionsverlust. In fortgeschrittenen Fällen und bei tumorösem Geschehen endokriner Organe können toxische und humorale Wirkungen beobachtet werden. So findet man bei Hoden-, Ovarial-, Nebennierentumoren Haarausfall, Fettsucht, Abmagerung, Exantheme. Bei Lebertumoren bestehen Blutgerinnungsstörungen, bei Milzgeschwülsten Störungen in der Erythropoese usw. Zerfallendes Geschwulstgewebe selbst wirkt als Eiweißabbauprodukt. Vereinzelt hat man, wie beim Myelom, auch immunologische Nebenwirkungen, wobei die physiologische Immunglobulinsynthese gestört ist. Derartige Allgemeinsymptome sind nicht spezifisch für ein tumoröses Geschehen; sie treten auch bei anderen Organerkrankungen oder Infektionskrankheiten auf. Die Humanmedizin verwendet bei Auftreten mehrerer allgemeiner Geschwulstsymptome die Bezeichnung „paraneoplastisches Syndrom".

Bei Organtumoren können sich die Symptome direkt am Organ manifestieren und seine Funktion beeinflussen, wie es bei Knochentumoren an den Gliedmaßen der Fall ist. Andererseits hat man bei Nebennierenrindentumoren Alopezien, die zunächst nur einen Rückschluß auf ein solches endokrines tumoröses Geschehen zulassen.

Von klinischer Bedeutung ist die Wuchsform der Geschwülste. Homoiotypische Tumoren wachsen expansiv und grenzen sich gut vom Nachbargewebe ab. Es sind nahezu immer benigne Tumoren. Karzinome und Sarkome als heterotypische Tumoren zeigen ein infiltratives Wachstum. Sie durchsetzen und zerstören das Nachbargewebe

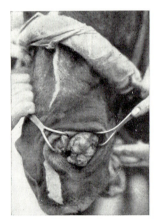

Abb. 274. Polypöses, von der Nasenscheidenwand ausgehendes Fibrom mit geschwüriger Oberfläche.

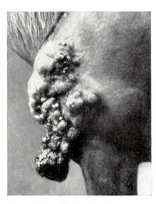

Abb. 272. Multiple Fibrome an der Schulter des Pferdes.

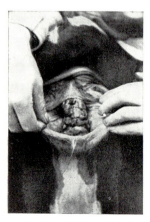

Abb. 273. Scheidenfibrome beim Rind.

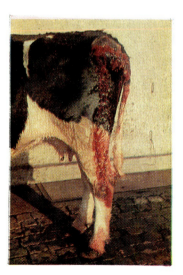

Abb. 275. Fibrom auf der Kruppe des Rindes, irritierte Oberfläche.

und machen vor keinem anderen Gewebe halt. Gelangen Tumorzellen in die Blut- oder Lymphbahn, so werden sie verschleppt und können sich an anderen Stellen ansiedeln und dort Tochtergeschwülste *(Metastasen)* bilden. Die *hämatogene Metastasierung* erfolgt meist in Lunge, Leber, Epiphysen, die *lymphogene Metastasierung* im regionären Lymphknoten.

Die *lymphogene Metastasierung* ist besonders für maligne epitheliale Tumoren, also Karzinome typisch. Über Lymphspalten und kleine Lymphgefäße werden die Tumorzellen in das Einzugsgebiet des regionären Lymphknotens verschleppt. Der Kliniker muß hier bei der Therapie beachten, daß manche Lymphspalten und Lymphgefäße subfaszial ableiten und daher eine noch so radikale oder großflächige Exzision fehlerhaft ist und einen Dauererfolg zunichte macht. Man denke an Melanome in der Haut und Schleimhauttumoren am Magen-Darm-Kanal. Nach Durchlaufen aller ableitenden Lymphknoten gelangen die Geschwulstzellen in den Ductus thoracicus, in das Herz und über die A. pulmonalis in die Lunge. Damit wird die lymphogene Metastasierung stets sekundär zur hämatogenen, meist multiplen Metastasierung in der Lunge.

Zur *primären hämatogenen Metastasierung* kommt es bei malignen mesenchymalen Tumoren, also Sarkomen, die ihren Sitz im Knochenmark oder anderen blutbildenden Organen haben. Das infiltrativ-destruierende Wachstum dieser Geschwülste führt zum Einbruch in Kapillaren oder in kleine Venen. Beim Hund beobachtet man immer wieder, daß bei Schilddrüsenkarzinomen, beim Nierenkarzinom und beim Nebennierenmarkblastom es zum Einbruch in größere Venen kommt. Bei der hämatogenen Metastasierung ist der *Cavatyp* am bekanntesten, über die A. pulmonalis erfolgt die Metastasierung in der Lunge. Primärtumoren der Leber metastasieren ebenfalls hämatogen über den *Cavatyp*. Primärtumoren der Lunge metastasieren über die Vv. pulmonales wieder in der Lunge *(Lungentyp).* Primärtumoren des Darmes metastasieren über den *Pfortadertyp* in die Leber. Klinisch für die Veterinärmedizin von geringer Bedeutung ist die retrograde hämatogene Metastasierung.

Die *kanalikuläre Metastasierung* findet entlang bestehender Kanalwege in Hohlorganen statt. Für die klinische Veterinärmedizin hat dies eventuell für die Lunge eine Bedeutung.

Von *Implantationsmetastasierung* spricht man, wenn sich Tumorzellen von Bauchhöhlenorganen ablösen und über Bauch- oder Beckenhöhle ausgeschwemmt werden. Besteht in solchen Körperhöhlen bereits ein Transsudat, so spricht man von Abschwimmmetastasen, an Kontaktflächen auch von Abklatschmetastasen.

Von einer *Geschwulstgeneralisation* wird gesprochen, wenn sich Metastasen an vielen Stellen oder in mehreren Organen des Körpers bilden. Von einer Geschwulstkachexie wird gesprochen, wenn auf Grund eines Tumorgeschehens ein allgemeiner Erschöpfungszustand eingetreten ist. Ein Geschwulstrezidiv liegt dann vor, wenn nach Exstirpation, besonders einer Präkanzerose oder einer heterotypischen Geschwulst, an der gleichen Stelle das Geschwulstwachstum wieder einsetzt.

Bei generalisiertem oder chronischem Geschwulstgeschehen kann es zu anämischen Erscheinungen kommen. Sie können von Blutungen zerfallender Geschwülste stammen. Normo- oder hyperchrome Anämien können die Folge einer ungenügenden Zellproduktion im roten Knochenmark, auch nach Zytostatikaanwendung sein.

Bei senilen Hundepatienten mit Ikterus und Abmagerung sollte an extrahepatische Verlegung der ableitenden Gallengänge gedacht werden.

Die Röntgenuntersuchung kann als Nativ- oder Einzel-/Doppelkontrastverfahren wertvolle Dienste leisten. Tumoren geben einen Schatten, der nur die Lokalisation und die Ausbreitung anzeigt. Insbesondere lassen sich Veränderungen an Gelenken, Knochen, in den Körperhöhlen beim Kleintier gut nachweisen.

Diagnose. Eine Auskunft über den Charakter eines Tumors vermag nur die histologische Untersuchung zu geben. Hierzu ist die Probeexzision erforderlich. Man entnimmt mit Biopsiegeräten kleinste Gewebestückchen. In Kliniken wird parallel zur Operation zusätzlich die Gefrierschnittuntersuchung während der Operation durchgeführt, damit man prinzipiell weit genug im Gesunden absetzt. Die zytologische Untersuchung auf Tumorzellen in Exsudaten (nach Punktion der Brust- und Bauchhöhle) oder in Sekreten (Nasensekret, Lungenschleim u. a.) kann brauchbare Ergebnisse liefern. Von oberflächlich liegenden Schleimhauttumoren kann man Abstriche entnehmen, aus denen vom Histologen die Tumorzellen identifiziert werden können. Die Feststellung im Blut zirkulierender Tumorzellen zum Nachweis der Metastasierung von Karzinomen ist möglich. Es sind dabei eine Anreicherung der Zellen aus dem Blut und eine mehrmalige Untersuchung erforderlich. Sofern eine intraoperative histologische Untersuchung gewährleistet ist, sollte eine präoperative Biopsie unterlassen werden, da sie bei malignen Geschwülsten stimulierend auf das Tumorwachstum und auf eine Metastasierung wirkt.

Bei Vorhandensein von entsprechenden Laboratorien kann nach Tumorexstirpation eine Testung verschiedener Zytostatika auf ihre hemmenden Eigenschaften gegenüber dem Wachstum und der Vermehrung des Tumorgewebes durchgeführt werden (Antizytogramm). Mit Hilfe der Röntgenuntersuchung (siehe oben) kann der Tumor lokalisiert und eventuell über seine Ausbreitung und über eine Metastasierung etwas ausgesagt werden. Mit Hilfe des Röntgenbefundes, auch unter Zuhilfenahme von Negativ- oder Positivkontrastverfahren, können auf Grund der Kontur des Tumors Hinweise auf eine Benignität oder Malignität erhalten werden. Eine exakte Spezifizierung ist nicht möglich. Praxis und Klinik erweisen jedoch immer wieder, daß bei Tumorpatienten, insbesondere Hunden und Katzen, aufwendige röntgendiagnostische Verfahren wegen der Verzögerung der Operation, der zusätzlichen Belastung der Patienten durch Narkose und Kontrastverfahren selten möglich sind.

Schonender ist eine *Szintigraphie*. Es können damit vor allem tieferliegende, nicht palpable Tumoren lokalisiert werden. Zwischen gesundem und Geschwulstgewebe bestehen Differenzen in der Vaskularisation und im Diffusionsvermögen. Nimmt das Geschwulstgeschehen ein appliziertes Radioisotop vermehrt auf, so spricht man von einem positiven Isotopenbild der Geschwulst. Es kann aber auch der Tumor geringere Mengen des applizierten Radioisotops aufnehmen als das umgebende gesunde Gewebe. Man erkennt dann den Tumor als „leeren Raum" auf dem Szintogramm. Die Szintigraphie ist bis jetzt nur wenigen veterinärmedizinischen Spezialeinrichtungen zur Tumordiagnostik vorbehalten. Sie wird weiter an Bedeutung gewinnen. In zunehmendem Maße werden immunologische Verfahren in die Tumordiagnostik einbezogen. Mit dem mikrobiologischen Krebstest (Schneeweiß et al. 1980) können benigne von malignen Tumoren unterschieden, Präkanzerosen und Rezidive erkannt werden.

Stadieneinteilung und Klassifikation von Tumoren: Da sich die Humanmedizin in verschiedenen Geschwulstforschungszentren der Welt in der Tumorforschung der Haustiere, besonders des Hundes, des Pferdes und der Katze bedient, ist es für die vergleichende Pathologie und die vergleichende Klinik sinnvoll, sich bei der Stadieneinteilung der Geschwülste und ihrer Klassifikation auch in der Veterinärmedizin den Vorschlägen der UICC (Union Internationale Contre le Cancer) anzulehnen. Danach sind bisher 26 Tumorlokalisationen definiert. Das System baut auf der Tumorausdehnung (T) auf, schließt den regionären Lymphknotenbefund (N) und eine mögliche Fernmetastasierung (M) (sogenanntes *TNM-System*) ein. Die TNM-Formel sollte auch beim Tier vor Einleitung der Therapie durch eine präzise Befunderhebung aufgestellt werden.

Sind dabei Tumoren *direkt* zugänglich, z. B. bei der Hündin Mammatumoren, beim Rüden Analtumoren, so bedeutet z. B. T_1 einen Tumor von 0–2 cm, T_2 einen von 2 bis 5 cm und T_3 einen von über 5 cm Durchmesser. Ein zusätzlicher Faktor a bedeutet, daß der darunterliegende Muskel nicht mit infiltriert ist, der Faktor b, daß eine solche Muskelinfiltration bereits vorliegt. Beim Symbol T_4 würde beim Mammatumor oder Analtumor, der mehr als 5 cm große Tumor Haut und Brust- bzw. Bauchwand bzw. alle Schichten der Perinealregion einbezogen haben. Liegen *indirekt* zugängliche Tumoren vor, z. B. ein vermutliches Tonsillenkarzinom beim Hund oder ein Plattenepithelkarzinom in der Mundhöhle beim Pferd, so würden die Symbole T_1–T_3 bzw. T_4 nach den miterkrankten anatomischen Strikturen des Oropharynx bzw. der Mundhöhle bestimmt. Danach würde T_1 nur die Tonsille bzw. das Alveolarperiost, T_2 die Miterkrankung der Schleimhauttasche bzw. des Zahnfleisches und T_3 die Miterkrankung einer dritten benachbarten anatomischen Struktur bedeuten. Das Symbol T_4 zeigt an, daß das Tumorgeschehen nicht mehr exakt klinisch abzugrenzen ist.

Wird prätherapeutisch ein *Biopsieverfahren* eingesetzt, so werden *pathologische Stadien* auf der Grundlage der Tumorinfiltration fixiert. Es bedeutet P_1S ein Bioptatbefund aus der Darmwand oder der Blasenwand, der nur auf eine Erkrankung der Mukosa hinweist, P_1 auf eine Miterkrankung der Lamina propria, P_2 auf eine Miterkrankung der oberflächlichen und P_3 der tiefen Muskelschicht und P_4 auf eine Miterkrankung der Nachbarorgane oder Strikturen.

Die Lymphknotenbefunde bzw. ihre Symbole bedeuten:

N_0 = der regionäre Lymphknoten ist *nicht* palpabel,
N_1 = der oder die Lymphknoten sind palpabel und verschiebbar,
N_2 = die Lymphknoten sind palpabel, aber untereinander oder mit benachbarten Strikturen fixiert,
N_3 = die dem regionären Lymphknoten nächstfolgenden sind miterkrankt.

Wird noch beim Symbol N ein Zusatzfaktor „a" oder „b" angegeben, so bedeutet „a", daß der Lymphknoten klinisch als tumorfrei, „b" als tumorös verändert angesehen wird.

Sind keine Fernmetastasen vorhanden, so wird M_0 dokumentiert, ansonsten M_1.

Für die klinische Veterinärmedizin kann man danach ebenfalls 4 Hauptstadien beim bösartigen Geschwulstgeschehen unterscheiden:

klinisches Stadium	TNM-Kategorien
I	$T_1N_0M_0$ $T_2N_0M_0$
II	$T_1N_1M_0$ $T_2N_1M_0$
III	$T_1N_{23}M_0$ $T_2N_{23}M_0$
	$T_3N_{0123}M_0$ $T_4N_{0123}M_0$
IV	jegliches TN-Symbol + M_1

Für die vergleichende Geschwulstforschung Mensch/Tier stellt das TNM-System zwar keine optimale Klassifikation dar, sie ist jedoch für alle Diagnostiken und Therapien (Chirurgen, Radiologen und Chemotherapeuten) eine unentbehrliche Verständigungsmöglichkeit mit einheitlichen Kriterien.

Die Geschwülste bei den Haustieren werden in Anlehnung an die Humanpathologie nach der „WHO-International Classification of Tumors of Domestic Animals", Bulletin of the World Health Organization, Part 1, 50 (1–142), 1974 und Part 2, 53 (137–304), 1976 eingeteilt und angesprochen. Die Grundlagen dieser Klassifikation werden nachfolgend angeführt. In bezug auf Einzelheiten muß auf die Lehrbücher der Allgemeinen Pathologie verwiesen werden. Bei den *epithelialen Tumoren* werden, sofern die *Histogenese* erkennbar ist, als *gutartige Geschwülste* unterschieden:

Papillom
Fibropapillom } vom Deckepithel ausgehend
Basalzelltumor (Basaliom)

Bei multiplem Auftreten, wie es beim Rind der Fall ist, spricht man von Papillomatose.

Adenom
Zystadenom } vom Drüsenepithel ausgehend

Epitheliale Tumoren mit *erkennbarer Histogenese*, jedoch von *bösartigem Charakter* sind:

Plattenepithelkarzinom, Kankroid
Zylinderepithelkarzinom } vom Deckepithel ausgehend
Übergangszellkarzinom (Harnwege!)

Adenokarzinom   vom Deckepithel ausgehend

Zu den *malignen Tumoren epithelialer Herkunft*, bei denen eine *Histogenese* nicht erkennbar ist, gehören das:

Carcinoma solidum medullare,
Carcinoma solidum simplex,
Carcinoma scirrhosum.

Epitheliale Tumoren, die als für bestimmte Organe typisch entstehen, sind:

Leberzellkarzinom (beim Hund bekannt, häufige Ursache des Aszites), Phäochromozytom des Nebennierenmarks beim Hund, Seminom, Sertolizelltumor, Leydigzelltumor beim Hund, Theka- und Luteinzelltumor bei der Hündin, der Stute, Trichoepitheliom beim Hund und Pferd, Adamantinom als Tumor der Zahnschmelzschicht beim Pferd.

Tumoren des pigmentbildenden Gewebes: Als gutartige Tumoren ist das Melanom, das bei Hunden und Schimmelpferden nicht selten ist, als bösartige Tumoren das maligne Melanom bzw. das Melanosarkom bekannt.

Die *Tumoren mesenchymaler Herkunft* werden nach ihrer originären Histogenese unterteilt in:

Benigne Tumoren, vom Bindegewebe ausgehend:

Fibroma durum,
Fibroma molle,
Myxom,
Lipom (Hund, Pferd),
(Sarkoid).

Maligne Tumoren, vom Bindegewebe ausgehend:

Sarkom,
Fibrosarkom,
Hämangioperizytom des Hundes,
Myxosarkom,
Liposarkom.

Benigne Tumoren, vom Knochen- und Knorpelgewebe ausgehend:

Chondrom,
Osteom,
Osteochondrom,
Odontom.

Maligne Tumoren, vom Knochen- und Knorpelgewebe ausgehend:

Chondrosarkom,
osteogenes Sarkom.

Benigne Tumoren, von der Muskulatur ausgehend:

Myom ⎧ Rhabdomyom,
     ⎩ Leiomyom.

Maligne Tumoren, von der Muskulatur ausgehend:

Leiomysarkom,
Rhabdomyosarkom.

Benigne Tumoren, von den Gefäßen ausgehend:

Hämangiom,
Glomustumor,
Lymphangiom.

Maligne Tumoren, von den Gefäßen ausgehend:

malignes Hämangioendotheliom (Angiosarkom),
Lymphangiosarkom.

Benigne Tumoren, von blutbildenden Organen bzw. dem retikulohistiozytären System ausgehend:

Lymphom (Lymphozytom),
Histiozytom,
venerischer Tumor des Hundes, sogenanntes Sticker-Sarkom.

Maligne Tumoren, von blutbildenden Organen ausgehend:

Lymphosarkom,
Retikulosarkom,
Plasmozytom,
Mastzellentumor, Mastozytosis,
Chlorom,
Leukose mit der lymphatischen, der myeloischen und erythroischen Form.

Die *Tumoren, die vom Nervensystem ausgehen*, werden in solche neuroektodermaler Herkunft, wie

Medulloblastome,
Gliome,
Paragliome und
Gangliozytome,

und in solche mesodermaler Herkunft, wie

Meningeome,
perineurale Fibroblastome,

klassifiziert.

Über Tumoren, die als Mischgeschwülste angesprochen werden, ist bereits (s. o.) berichtet worden.

Differentialdiagnose. Alle aus erkennbarer Ursache entstandenen Gewebshyperplasien (Granulome, Hautschwielen, Keloide, Tylome), Exostosen, die infektiösen Granulome (Aktinomykose, Botryomykose, Nocardiose) werden nicht zu den Geschwülsten gerechnet. Die Virustumoren werden als echte Geschwülste angesehen. Zysten können als Geschwülste entstehen, aber auch erworben werden (Retentionszysten). Hernien und Abszesse können bei der adspektorischen und palpatorischen Untersuchung von Tumoren abgegrenzt werden.

Geschwulsttherapie. Grundprinzip ist es, alle Geschwulstzellen zu entfernen. Teilresektionen regen das Tumorwachstum an. Deshalb soll die radikale Frühoperation schnell erfolgen. Dies gilt vor allem für heterotypische, unausgereifte Geschwülste. Dabei sind die regionären Lymphknoten stets mit zu entfernen. Die Exstirpation ist einfach bei abgegrenzten, gutartigen Geschwülsten. Bei Sarkomen und Karzinomen ist die Grenze zwischen gesundem und Geschwulstgewebe undeutlich. Es muß daher weit im gesunden Gewebe operiert werden. Mit dem Tumor verwachsene Haut oder Schleimhaut ist zu entfernen. Je nach Form und Lage schält man Tumoren aus. Absetzen mit Ligaturen, Wegätzen ist gefährlich und bringt nur vorübergehende Erfolge.

Bei bösartigen Tumoren kann eine vorherige Unterbindung der abführenden Venen, um eine Zellverschleppung zu vermeiden, versucht werden. Damit kann eine Metastasierung verhindert werden. Man arbeitet elektrochirurgisch. Beim Koagulationsschnitt wird die Schnittfläche durch verkochtes Eiweiß verschlossen. Der Tumor kann auch völlig koaguliert werden. Gleich gute Resultate können mit der Kryochirurgie erzielt werden. Sie setzt sich bei Schleimhauttumoren, Haut- und Lidtumoren immer mehr durch. Bei lymphogen metastasierenden Tumoren ist zur Zeit die intraoperative histologische Diagnostik die beste und sicherste Methode, um Tumorgewebe weit genug im Gesunden abzusetzen. Ist dies nicht möglich, wird zur Verhütung lymphogener Metastasen die postoperative Spülung der Wunde mit lokalwirkenden zytostatischen Lösungen angeraten. In jedem Fall sind regionäre Lymphknotenmetastasen und weitere vorgeschaltete, eventuell erkrankte Lymphknoten zu entfernen. Die Amputation ist oft die beste Form der Radikaloperation. Sie kommt in Frage im Fall der Nickhaut, an Augapfel, Ohr, Zunge, Penis, Uterus, Mamma, Schweif bzw. Rute, Hoden, Eierstock, Darm und unter bestimmten Bedingungen der Gliedmaße. Die Milz kann in toto exstirpiert werden. Die Entfernung von Leber- oder Lungenlappen ist auch beim Hund nicht ohne Aussicht auf einen zeitlich begrenzten Erfolg.

Die *Röntgenbestrahlung* leistet in der Behandlung bösartiger Geschwülste gute Dienste. Die Strahlen schädigen vorwiegend die jungen, in Teilung begriffenen Zellen. Deshalb verwendet man dieses Verfahren zur Vorbestrahlung zwecks Verkleinerung oder Arretierung inoperabler oder zunächst noch nicht operabler oder operativ nicht zugänglicher Tumoren und zur postoperativen Nachbehandlung. Kleine Hauttumoren können völlig verschwinden. Die Radiumbestrahlung ist möglich, hat jedoch in der Veterinärmedizin bisher keine allgemeine Anwendung gefunden, da der Aufwand zu groß ist.

Die Strahlenwirkung greift am Enzymstoffwechsel im Kern und im Zellplasma an, wobei es letztlich auf eine Hemmung in der Bildung der Desoxyribo- und der Diphosphornucleinsäure ankommt.

Die Strahlentherapie hat in den letzten Jahren immer mehr zur Anwendung von stärker durchdringenden und härteren Strahlen geführt. Man will damit die Wirkung immer besser auf das Tumorgewebe konzentrieren. Zum Einsatz kommen γ-Strahlen von ^{60}Cobalt, ^{137}Cäsium oder in einem Betatron erzeugte Strahlen. Man trifft damit profunde Gewebe, ohne superfizielle Verbrennungen auszulösen.

In der Veterinärmedizin wird an einigen Universitätseinrichtungen mit Erfolg die konventionelle Röntgenbestrahlungstherapie durchgeführt. Es liegen Angaben über die erfolgreiche Bestrahlung von Perianaldrüsen- und Analbeuteltumoren, Hauttumoren und Schleimhauttumoren vor. Man bestrahlt mit 2500–5000 rad und erreicht permanente Remissionen oder sogar Dauerheilung.

Schließlich können *Operation, Strahlentherapie* und *Chemotherapie* miteinander kombiniert werden. Für die Chemotherapie im Geschwulstgeschehen ergibt sich folgendes:

Chemotherapeutika, die die Entwicklung und Vermehrung wachsender Tumoren hemmen, werden als *Zytostatika* bezeichnet. Man kennt jedoch weder tumorspezifische Stoffwechselreaktionen noch tumorspezifische Stoffwechselgifte. So ist die Wirksamkeit zytostatischer Substanzen gegenüber Geschwulstzellen nur deshalb intensiver als gegenüber normalen Zellen, weil eben die Stoffwechselreaktionen der Geschwulstzellen schneller ablaufen, als dies bei normal wachsenden Zellen der Fall ist. Diese Wachstumsunterschiede sind oft so gering, daß unter einer Zytostatikatherapie in annähernd gleichem Umfang Geschwulstzellen und normal wachsende Zellen geschädigt werden. Hieraus ergibt sich die manchmal so geringe therapeutische Breite der zytostatisch wirkenden Chemotherapeutika. Sehr empfindlich reagieren maligne Tumoren des hämatopoetischen Systems, während sich andere maligne Tumoren resistent verhalten. Zu beachten ist, daß ein Teil der Zytostatika die Proteinsynthese hemmen, wodurch die Immunkörpersynthese abgeblockt wird. So können Zytostatika auch als Immundepressiva genutzt werden. Es werden in Human- und Veterinärmedizin, hier besonders beim Tumorgeschehen der kleinen Haustiere, zahlreiche Substanzen und Wirkstoffgruppen als Zytostatika genutzt:

– *Alkylantien:* Es sind Substanzen mit Dichlorethylaminogruppen, wie N-Lost-Derivate (Cyclophosphamid, Cytostasen, Chlorambucil) oder mit Ethylenimingruppen wie TEM, TEPA, Triaziguon (Trenimon) oder mit Sulfonsäuregruppen wie Busulfan.

Diese als *Radiomimetika* bezeichneten Verbindungen versetzen über die Bildung von kovalenten Bindungen innerhalb der DNS-Doppelhelix zwei gegenüberliegende Basen. Aber auch Bindungen zwischen DNS und RNS können auftreten. Diese abnormalen Basenpaarungen induzieren Fehlinformationen bei der genetischen Übertragung.

– *Antimetabolite:* Sie beeinflussen mehr oder weniger selektiv die Stoffwechselreaktionen. Es handelt sich dabei um

– *Glutaminsäureantagonisten:* z. B. Azaserin;

– *Pyrimidinantagonisten:* z. B. 6-Azarauracil, halogenierte Uracile u. a.;

– *Purinantagonisten:* z. B. 8-Azaguanin, 6-Mercaptopurin u. a.;

– *Folsäureantagonisten:* z. B. Aminopterin, Amethopterin.

Diese Antimetabolite beeinflussen überwiegend die Synthese und die Verwertung von Nucleinsäurebausteinen. Dabei kommt die Wirkung der Pyrimidinantagonisten durch eine kompetitive Verdrängung des Uracils bei der Pyrimidinnucleotid-Synthese zustande. Der Einbau von Adenin und Hypoxanthin in die betreffenden Nucleotide wird durch die Purinantagonisten verhindert. Der Aufbau von Pyrimidinen und Purinen wird durch die Folsäureantagonisten gestört. Sie verhindern die Umwandlung von Folsäure in die als Methyl- und Formylgruppendonatoren wirkende Tetrahydrofolsäure. Außerdem verdrängen sie die Tetrahydrofolsäure von ihrem Wirkungsort.

– *Mitosehemmgifte:* Am bekanntesten sind Colchicin, Demecolcin und die Vinca-Alkaloide. Mit diesen Hemmgiften wird die Mitose in der Metaphase blockiert. Bei den Leukozyten werden dabei zahlreiche Spindeln als Ausdruck der gehemmten Zellteilung sichtbar.

– *L-Asparaginase:* Im extrazellulären Raum wird der Asparaginspiegel gesenkt. Dadurch werden Tumorformen beeinflußt, die für ihr Wachstum Asparagin benötigen, aber nicht fähig sind, es selbst zu produzieren.

– *Hormone:* Im Tumorgeschehen wird bei ihrem Einsatz die verschiedene Stoffwechselwirkung ausgenutzt. Es besteht keine zytostatische Wirkung im eigentlichen Sinne. Man arbeitet entweder mit Glukokortikoiden, die eine lymphopenische Wirkung entfalten/oder mit gegengeschlechtlichen Hormonen. So werden bei Prostata- und Perianaldrüsentumoren Stilbene oder Östrogene und bei Mammatumoren Androgene eingesetzt.

– *Antineoplastische Antibiotika:* Sie wirken mehr oder weniger tumorspezifisch, wobei vielleicht die Infektionstheorie bei derartigem Tumorgeschehen, nachgewiesen oder nicht, eine Rolle spielt. Es sind von Bedeutung:

– Olivomycin, wirksam bei Teratoblastomen, Embryonaltumoren des Ovars, Chorionepitheliom, Melanomen, Tonsillentumoren und eigenen Sarkomen.

– Bruneomycin (Rufokromomycin), wirksam bei der Lymphogranulomatose, beim Retikulosarkom, bei lymphozytärer Leukose und bei Wilms-Tumoren des Menschen.
– Rubomycin (Daunorubicin, Daunomycin, Rubdomycin), wirksam bei akuten Leukosen, beim Lympho- und Retikulosarkom und einigen Tumoren bei juvenilen Individuen.

Die Wirksamkeit dieser Präparate kann in Kombination mit anderen Zytostatika erhöht werden.

Die allgemeine Chemotherapie mit Zytostatika muß abgegrenzt werden von lokal, auch im Tumorgeschehen, einzusetzenden zytostatisch wirkenden Therapeutika.

Dakinsche Lösung (0,5% Natriumhypochlorit, mit NaOH auf pH 9 gepuffert) wird zur postoperativen Wundspülung nach Tumorexstirpation verwendet. Sie muß 4 Minuten lang mit der Wunde Kontakt, haben, um Tumrozellen abzutöten.

Monoxychlorosen benutzt man zur peritonealen Spülung. Normales Gewebe wird aber irritiert und die Wundheilung gestört. Es wird zur Sterilisation des Operationsgebietes usw. verwendet.

Quecksilberperchlorid findet ebenfalls lokale Anwendung. Zur lokalen Tumortherapie wendet man schließlich die Implantation von radioaktiven Isotopen (z. B. Cäsium, Iridium und Gold) in das Geschwulstgewebe an. Dabei wird die Peripherie des Tumors nicht beeinflußt, da die Isotope in Nadeln oder Kapseln eingeschlossen sind und die Strahlendosis nur über eine bestimmte Zeit an das anliegende Gewebe abgegeben wird. Isotope mit γ-Strahlung werden für eine Tiefen-, für eine Oberflächentherapie solche mit β-Strahlung eingesetzt. Die Veterinärmedizin praktiziert diese Behandlung routinemäßig nicht.

Prognose. Sie hängt von Lage, Ausdehnung und vom Geschwulstcharakter ab. Bei ausgereiften Geschwülsten ist die Prognose günstig, wenn es sich um operable Solitärtumoren handelt. Sie ist zweifelhaft bei älteren, großen Tumoren mit Sekundärveränderungen im Nachbargewebe (Kompressionsatrophie, Usuren usw.) oder Lagerung in der Nähe lebenswichtiger Organe (Gehirn, Rückenmark, Gelenk usw.). Ungünstig ist die Prognose stets bei Sarkomen und Karzinomen mit Metastasierung. Bei großen Tumoren mit Rezidivgefahr (Karzinom der Kieferhöhle oder der Orbita beim Pferd, Analkarzinome des Hundes) und wenn die Reduzierung des Allgemeinzustandes Metastasen vermuten läßt, ist die Prognose schlecht. Bei alten Tieren ist das Operationsrisiko am größten. Bei schlechtem Allgemeinzustand infolge von Herz-, Leber- oder Nierenkrankheiten ist es beim Hund ebenfalls größer. Melanome bei Schimmelpferden und Hunden sollte man unberührt lassen, wenn sie nur Schönheitsfehler darstellen. Es ist immer noch schwer, den Kleintierbesitzer davon zu überzeugen, daß die Prognose um so günstiger ist, wenn großzügig operiert werden darf.

12.2. Benigne Tumoren epithelialer Herkunft

12.2.1. Papillom

Es wächst auf mehreren Hautpapillen. Die verhornende Epidermisschicht ist zerklüftet, die Basis breiter und oft durch Zug des Gewichtes gestielt. Durch Irritation blutet die Oberfläche leicht und verändert sich geschwürig. Dadurch entsteht ein stinkender Belag. Durch Ätzmittel und keratolytische Behandlung kann die verhornte Oberfläche entfernt werden.

Papillomatose: Beim Rind ist die durch ein DNS-Virus zur Familie der Papovaviridae gehörende Papillomatose eine Hauterkrankung der Jungtiere im Alter von $1/2$ bis 2 Jahren. Die Ansteckung erfolgt gegenseitig. Kontaktinfektion scheint ausschlaggebend zu sein. Blutungen durch Risse, Quetschungen u. a. führen zur Ausbreitung über den Körper. Prädilektionsstellen sind die Augenlider, Backen, Stirn, Ohren, die Innenseite des Ellenbogengelenkes, der Hals, der Unterbauch (besonders in der Medianlinie), das Präputium und das Euter. Auch bei Pferd und Hund ist die Infektion erwiesen.

Therapie: Das solitäre Papillom wird subkutan exstirpiert. Bei der Papillomatose des Rindes wird exstirpiertes, gesäubertes

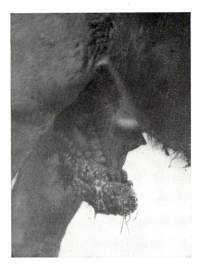

Abb. 276. Papillome am Schlauch des Pferdes mit Geschwüren auf der Oberfläche.

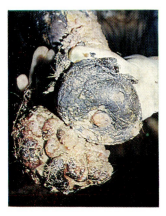

Abb. 277. Papillom an der Glans penis des Pferdes.

Papillommaterial in physiologischer Kochsalzlösung zerkleinert, bis eine milchige Suspension entstanden ist. Man setzt ihr 0,1% Formalin oder 0,5% Phenol zu, läßt den Brei 48 Std. bei Zimmertemperatur stehen, filtriert durch Gaze oder Mull und spritzt in Abständen von einer Woche 10 bis 20 ml. Meist genügt die einmalige Injektion. Heilung tritt innerhalb von 2–4 Wochen durch Eintrocknen und Abfallen der Papillome ein. Fallen größere Papillome nicht ab, oder kann man sie nicht enukleieren, so kann eine Einreibung mit Colchicinsalbe 4%ig, das Ätzen, Ausbrennen oder Abbinden der Papillome mit elastischer Gummiligatur vorgenommen werden. Auch die operative Entfernung einzelner Papillome ist zu empfehlen. Bei Rind und Pferd werden intravenöse Procaingaben empfohlen. Beim Hund erzielt man Erfolge durch örtliche Umspritzung und Infiltration unter die Schleimhaut. Mit beginnender Geschlechtsreife tritt oft Selbstheilung ein. Die Defekte in der Haut lassen nach 3 Monaten beim Rind keine Lederschädigung bei der Gerbung zurück. Papillome im äußeren Gehörgang beim Hund müssen durch Gehörgangspaltung zugänglich gemacht werden.

Schleimhautpapillome treten multipel bei älteren Tieren an den mit Plattenepithel ausgestatteten Schleimhäuten auf. Sie sind weicher und größer. Vom Zylinderepithel gehen die Papillome im Nasen-Rachen-Raum, am Kehlkopf, im Magen-Darm-Kanal, im Uterus und in der Harnröhre aus.

Vorkommen: beim Rind an der Lippen- und Backenschleimhaut, am weichen Gaumen, an Zunge, Scheide und Penis. Wir haben sie auch im Netzmagen beobachtet. Dort können sie an der Schlundrinne einen Ventilverschluß verursachen. Beim Pferd sind sie seltener. Bei Hund und Katze findet man sie in der Mundhöhle, besonders am Zahnfleisch des Oberkiefers (Epulis).

Therapie: Man entfernt sie nach den Regeln der Tumorchirurgie, wenn sie stören. Oft verursachen schon kleine, fadenförmige Polypen starke Blutungen. Penispapillome bzw. Fibropapillome beim Bullen und Eber werden elliptisch bis durch die Tunica albuginea umschnitten. Es erfolgt Faszien- und Schleimhautnaht.

Differentialdiagnose: Die Dermatitis verrucose (Warzenmauke) des Pferdes ist durch exogene Ursachen bedingt. Der Hufkrebs ist keine Papillomatose. Hauthörner (Cornu cutaneum) sind selten einmal angeboren oder als Teratome entstanden. Epitheliale Geschwülste der Haut, der Schleimhaut und sonstiger epithelialer Gebilde haben stets einen bindegewebigen Anteil. Sie werden deshalb bei Überwiegen des bindegewebigen Anteils auch als *Fibropapillome* bezeichnet. Als exophytische Epitheliome heben sie sich über die Oberfläche hervor.

12.2.2. Basalzelltumor (Basaliom)

Diese Tumoren gehen von den Basalzellen der Kutis aus. Das Stroma ist bindegewebig. Sie ulzerieren bisweilen, metastasieren nicht, können jedoch bei nicht weiträumiger Exzision rezidivieren. Sie kommen häufiger beim Menschen als beim Tier vor. Man rechnet sie auch zu den Präkanzerosen.

12.2.3. Verruca, Warze

Auf einer vergrößerten Hautpapille sitzt verhorntes Epithel. Die Warze tritt über die Oberfläche hervor und ist mit einer verhornten Kappe oder zerklüfteter Hornmasse überzogen. Die sogenannte Wurzel reicht nicht bis in die Unterhaut hinein. In den Schleimhäuten geht sie meist vom mehrschichtigen Plattenepithel aus. Man rechnet die Warzen nicht immer zu den echten Geschwülsten. Sie werden am besten radikal exzidiert. Ätzen oder Kaustik zeigt leicht Rezidive.

12.2.4. Adenom, Drüsengeschwulst

Adenome sind ausgereifte fibroepitheliale Tumoren des Drüsenepithels mit bindegewebigen Stromaanteilen. Man findet sie in den Drüsen selbst. Sie sind bindegewebig abgegrenzt und produzieren das Sekret der zugehörigen Drüse.

Exokrine Adenome sind tubulär oder alveolär aufgebaut. Das trabekuläre Adenom findet man in der Schilddrüse bei Hund und Pferd und in den Epithelkörperchen. Alveoläre Adenome sezernieren in den Alveolarraum. Da die Ausführungsgänge fehlen, wird das Sekret in Form von Zysten retiniert. Man spricht dann von *Zystadenomen*. In den vergrößerten Drüsen finden sich kleine, abgekapselte Hohlräume. Seltener wird der Inhalt resorbiert. Tubuläre Adenome enthalten gewucherte Tubuli mit epithelialer Auskleidung.

Vorkommen: Adenome der Haut gehen von Schweiß- oder Talgdrüsen aus. Schleimhautadenome werden als Polypen in der Nasenhöhle des Pferdes gefunden. Adenome der Harderschen Drüse kommen in der Nickhaut bei Hund, Pferd und Rind vor.

Mischtumoren sind häufig. Fibroadenome sind knollig, härter und abgekapselt. Sie können ebenso wie Zystadenome als ver-

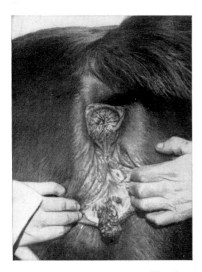

Abb. 278. Warzen an der Klitoris bei der Stute.

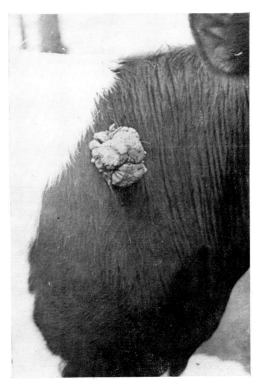

Abb. 279. Warze am Hals des Rindes.

kalkte Adenome und Chondroadenome oder Osteoadenome im Gesäuge des Hundes gefunden werden. Auch beim Mutterschwein werden sie beobachtet. Im Euter des Rindes sind sie selten. Prostataadenome findet man beim älteren Rüden.

Endokrine Adenome führen bisweilen zu vermehrter Hormonausschüttung.

Hypophysenvorderlappenadenome verursachen vermehrtes Größenwachstum, Stoffwechselstörungen (Hyperglykämie) oder andere hormonale Störungen. Adenome der Schilddrüsen (Struma = Kropf) treten bei Hund, Pferd und Ziege auf. *Nebenschilddrüsenadenome* verursachen den Hyperparathyreoidismus. Sie können Ursache einer Osteodystrophia localisata oder generalisata sein. Sie wandeln den Knochen und das Knochenmark um (Bildung von Fasermark, Knochenabbau, Zystenbildung, Verformung der Knochen).

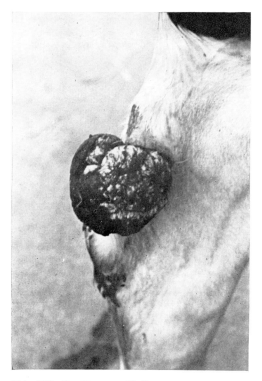

Abb. 280. Papillom am Kalkaneus.

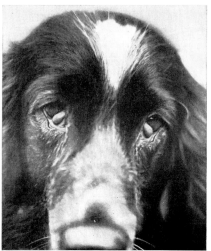

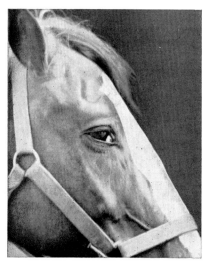

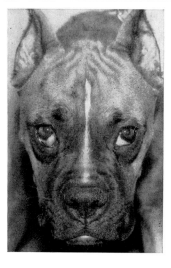

Abb. 281a–c. Adenome der Nickhaut bei Pferd und Hund.

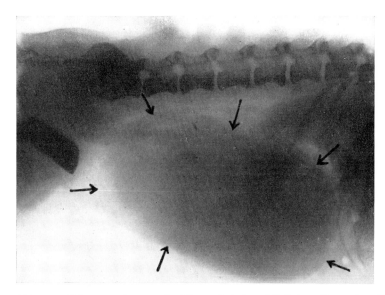

Abb. 282. Fibrozystadenome des Uterus bei einer 10jährigen Deutschen Schäferhündin.

Inselzellenadenome des Pankreas führen zur Hypoglykämie, zur vermehrten Bildung von Insulin oder bei Insulinmangel zur Hyperglykämie. Tubuläre Hodenadenome führen zur Zysten- und Knotenbildung und Umfangsvermehrung des Hodens. *Zystadenome des Ovars* kommen bei allen weiblichen Haustieren vor. *Adenome der Nebennierenrinde* führen zum Cushing-Syndrom, des *Nebennierenmarks* zum Phäochromozytom.

Die *Therapie* besteht in der Entfernung der ganzen Drüse. Bei Mammatumoren können Segmente entfernt werden, besser ist die Exstirpation der gesamten Milchleiste mit dem regionären Lymphknoten da alle Mammatumoren als präkanzerogen anzusehen sind. Bei Hodentumoren erfolgt die Semikastration.

Hormone können Adenome, die von Inkretdrüsen ausgehen, dann beeinflussen, wenn sie antagonistisch wirken. Zugleich hemmen sie die Wirkung der Hypophyse und wirken eventuell auch zytostatisch. Östrogene gibt man bei Prostataadenomen, bei Zirkumanaldrüsenadenomen, Androgene bei Mammaadenomen und Zystadenomen, Glukokortikoide bei Tumoren des lymphatischen Systems. Beim Cushing-Syndrom kann die Exstirpation der erkrankten Nebenniere versucht werden.

Differentialdiagnose: Maligne Drüsentumoren wachsen infiltrierend. Oft ist die Haut oder Schleimhaut über ihnen nicht verschiebbar. Eine Vergrößerung und ein Verlust der Markigkeit weisen auf Malignität hin.

12.3. Vom Deckepithel ausgehende maligne Tumoren

Das *Karzinom* ist die bösartige Geschwulst des Epithelgewebes. Es ist durch das infiltrierende Wachstum in die Umgebung hinein, sein schnelles Wachstumstempo, die meist lymphogene, primäre Metastasierung, die Gefahr der Rezidivierung post operationem und die Beeinträchtigung des Allgemeinbefindens durch die schnell einsetzende Erschöpfung (Tumorkachexie) gekennzeichnet.

Vorkommen: Ein Karzinom ist meist eine Erkrankung des erwachsenen und alternden Tieres. Deshalb stellt man es bei Haustieren, die bis zu hohem Alter oder bis zum natürlichen Tod gehalten werden (Pferd, Hund und Katze), am häufigsten fest. Beim Hund ist ab 6. Lebensjahr, beim Pferd ab

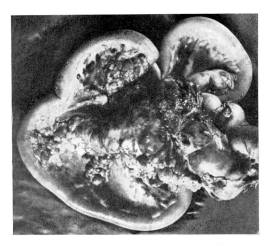

Abb. 283. Metastatische Tumoren am Darmgekröse beim Hund.

10. bis 12. Lebensjahr mit einem Karzinom zu rechnen. Karzinome im jugendlichen Alter sind bei Haustieren eine absolute Seltenheit.

Pathogenese: Das Tumorgewebe entsteht aus Epithelzellen von Haut, Schleimhaut, Drüsen oder aus embryonalen Resten mit Epithel ausgekleideter Zysten. Die Zellen teilen sich überhastet und unordentlich bereits in einem frühen Entwicklungsstadium. Das Stroma besteht aus Bindegewebe und kann oft mit dem schnellen Wachstum des Epithels nicht Schritt halten. Dadurch ist die Ernährung des Tumors in Frage gestellt. Das Gewebe zerfällt wieder schnell. Dies erkennt man klinisch am Vorhandensein von Nekrosen, Ulcera, Eindellungen (Krebsnabel) nach Perforation der Haut. Da das infiltrative Wachstum radiär erfolgt und dadurch bei subkutaner Lage schnell die Haut perforiert wird und Geschwüre entstehen, geht durch sekundäre Infektionen von den meisten Karzinomen ein übler Geruch aus. Ein Karzinom mit starkem Bindegewebsstroma (Scirrhus) fühlt sich hart, knotig an. Es ist undeutlich von der Umgebung abgesetzt. Die sogenannten medullären Karzinome sind weicher. In Schleimhäuten sind sie anfangs manchmal im Aussehen von Granulationsgewebe nicht zu unterscheiden (z. B. am freien Rand des Blinzknorpels, an der Alveolarschleimhaut). Die Untersuchung der regionären Lymphknoten läßt beim Tier oft die Metastasenbildung bereits erkennen (beachte TNM-System!).

Nach der Herkunft der Zellen unterscheidet man 4 Arten von Karzinomen.

12.3.1. Plattenepithelkarzinom

Es geht von der Epidermis der Haut oder den Pflasterepithelzellen der kutanen Schleimhaut aus. Es kann in der Haut Horn bilden (Hornkrebs, Kankroid), das in der Mitte der Epithelzellennester als sogenannte *Krebsperle* abgelagert wird. Nur der Basalzellenkrebs verhornt nicht.

Vorkommen: Hautkrebs findet man an Kopf, Augenlidern, am Hals, After, an Scheide und Rute. Durch ständige Berührung mit anderen Hautstellen können Kontakt- oder Abklatschtumoren entstehen (äußere Haut, Lippen, Ösophagus, Vulva, Vagina, Penis usw.).

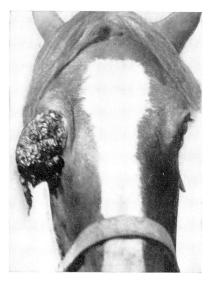

Abb. 284. Karzinom des Bulbus, das die Augenlider beiseitegedrängt hat. Dauerheilung wurde noch durch Exstirpatio bulbi erzielt.

12.3.2. Zylinderepithelkarzinom

Es geht aus dem Epithel der Mukosa hervor und vermag je nach Herkunft der Zellen manchmal Schleim zu bilden.

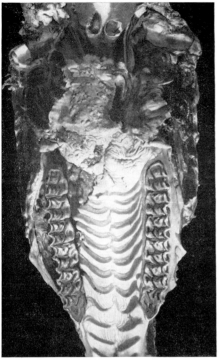
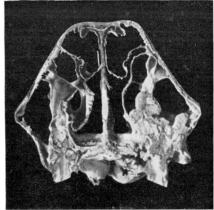

Abb. 285. Vom Periodont ausgehendes, geschwürähnliches Karzinom, das in 5 Monaten entstanden ist und zur Lockerung aller Zähne der linken Backenreihe führte. Faustgroße Metastase im retropharyngealen Lymphknoten. Der Querschnitt ist zwischen M_2 und M_3 gelegt.

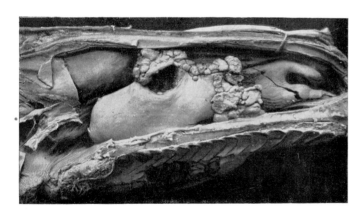

Abb. 286. Vom Periodont ausgehendes Karzinom der Nasenhöhle beim Pferd.

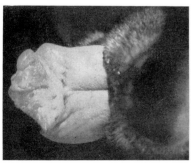

Abb. 287. Plattenepithelkarzinom der Zugnenspitze bei einem 6jährigen Schäferhund.

Vorkommen: Nasenschleimhaut, Trachea, Bronchien, Lunge, Speiseröhre, Magen, Dünn- und Mastdarm und Uterus. Karzinome der das Siebbein bedeckenden Schleimhaut sind beim Hund nicht selten. Beim Pferd überwiegen die Karzinome der Konjunktiven und die, die von embryonalen Resten des Epithels im Periodont ausgehen. Als Epulis carcinomatosa tritt es am Zahnfleisch alter Hunde (Boxer) auf. Fließende Übergänge zu sarkomatösen Veränderungen konnten nachgewiesen werden.

12.3.3. Übergangszellkarzinom

Diesen Tumortyp findet man in der Schleimhaut der harnableitenden Wege bei Hund und Katze.

12.3.4. Adenokarzinom

Das Adenokarzinom bildet sich in Hautdrüsen oder in anderen drüsigen Organen. Weitaus am häufigsten ist es als Mammatumor bei älteren Hündinnen anzutreffen. Es sind Hündinnen, die nicht geworfen haben oder wiederholt scheinträchtig gewesen sind. In der Schilddrüse vermag das Adenokarzinom Kolloid zu bilden. Prostatakarzinome kommen beim Hund vor. Adenokarzinom der Zirkumanaldrüsen kommen zu 90% beim Rüden vor.

Therapie: Das Karzinom ist durch Medikamente nicht zu heilen. Die Behandlung mit Zytostatika verzögert eventuell das Wachstum. Die Röntgen- und Gammabestrahlung bringt bei kleineren Krebstumoren an der Oberfläche (Haut und zugängliche Abschnitte der Schleimhaut, Analdrüsen) gute Erfolge. Die operative Therapie ist dann von Erfolg, wenn frühzeitig vor dem Auftreten von Metastasen radikal operiert wird, wobei die erkrankten Teile weiträumig exstirpiert werden müssen (z. B. Amputation, Entfernung von Organen, Nickhautexstirpation, Exenteratio orbitae, Darmresektion und ähnliches). Bei Adenokarzinomen kann zusätzlich die gegengeschlechtliche Hormontherapie versucht werden.

Differentialdiagnose: Der Hufkrebs des Pferdes ist eine mit Parakeratose verbundene Wucherung des Papillarkörpers der Huflederhaut. Es ist eine Bakteriose und Mykose. Bei unheilbaren Hautgeschwüren ist Krebs auszuschließen. Die histologische Untersuchung entscheidet.

Zu den Tumoren, bei denen *eine Histogenese nicht erkennbar* ist, gehören das Carcinoma solidum medullare, das Carcinoma solidum simplex und das Carcinoma scirrhosum.

Ein organspezifischer Tumor benigner oder maligner Natur ist das *Leberzellkarzinom*. Es ist beim Hund nicht selten. Ältere Hunde werden meist erst im kachektischen Zustand vorgestellt. Es bestehen jedoch gleichzeitig Leibesumfangsvermehrung und Aszites. In der Aszitesflüssigkeit gelingt manchmal der Nachweis der Leberkarzinomzellen. Es gibt keine Therapiemöglichkeit.

Allmählich entstandene *Hodenvergrößerungen* bei Hunden und Katern, insbesondere bei inguinal oder abdominal gelegenen Hoden, sprechen für *Seminome, Sertolizelltumoren* oder *Leydigzelltumoren*. Die Semikastration führt nur zu länger anhaltenden Erfolgen, wenn die periaortalen Lymphknoten mit entfernt werden.

Theka- und Luteinzelltumoren des Eierstockes sind knotig, knollig. Sie sind mit dem Pneumoperitoneum gut zu diagnostizieren und erfordern die Totalexstirpation von Uterus und Ovarien.

Das *Adamantinom* ist ein benigner Tumor des Zahnschmelzorgans. Wegen funktioneller Störung muß der Zahn entfernt werden.

12.4. Tumoren des pigmentbildenden Gewebes

Melanom, malignes Melanom (Melanosarkom). *Naevi* sind geschwulstähnliche fleckige Hautveränderungen von dunkler Farbe.

Melanome bestehen aus retikulären oder spindligen Zellen, deren Protoplasma mit schwarzgefärbten Pigmentkörnern (Melanin) angefüllt ist. Das *melaninbildende Bindegewebe* liegt in den tieferen Lagen der Kutis. Melanome sind durch eine Binde-

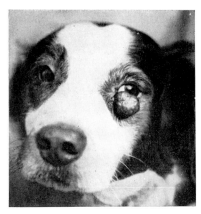

Abb. 288. Melanom am linken Augenlid bei einem 8jährigen Wachtelrüden.

gewebshülle von der Umgebung abgesetzt. Sie können einen größeren Umfang annehmen. Sie sind weich, knotig, bisweilen diffus ausgebreitet, und liegen in der Kutis; sie können sich nach der Unterhaut zu vorwölben und verrukös oder zapfenähnlich über die Hautoberfläche hervorragen. Die Schnittfläche ist braunschwarz. Der tintenähnliche Zellinhalt läßt sich mit dem Messer abstreifen.

Solitär vorkommende Melanome sind selten. Am meisten findet man sie noch bei Hunden mit pigmentlosen oder braunen Haaren über die Körperoberfläche verstreut. Lieblingsstellen der schwarzen, oft feigwarzenähnlichen bis bohnengroßen Melanome sind die unteren Augenlider, der Bauch, die Brustwand, der Hals, die Innenschenkel und die Extremitäten. Bei schimmelartigen Pferden treten sie an den Lippen, den Lidern, am Ohr, an der Schweifrübe, am After und an der Scheide bevorzugt auf.

Die *Differentialdiagnose* gegenüber den malignen Melanomen bzw. Melanosarkomen ist schwer. Außerdem können Melanome bei älteren Tieren durch Irritation bösartig werden.

Therapie: Man vermeide unnötige Operationen, wenn Melanome nur Schönheitsfehler darstellen. Nur in dringenden Fällen wird radikal operiert, wenn man sich davon überzeugt hat, daß an anderen Stellen des Körpers keine Farbstoffgeschwülste nachweisbar sind oder geschwürige Veränderungen der Oberfläche zur Operation zwingen. Die Melanomchirurgie erfordert den dreidimensionalen Eingriff, d. h., breitflächig und gleichzeitig tief durch die Faszie hindurch muß exzidiert werden. Wegen der lymphogenen Metastasierung ist gegebenenfalls der regionäre Lymphknoten mit zu exstirpieren.

Die *Melanosarkomatose*, besser die maligne Melanose des Pferdes ist eine typische Erkrankung der Schimmel. Sie verläuft langsam und tritt oft erst mit der Depigmentierung der schwarzen oder braunen Haaranteile etwa vom 7. bis 9. Jahr ab ins entscheidende Stadium. Lieblingsstellen sind Augenlider, Lippen, Ohrspeicheldrüse, Unterbauch, Präputium oder Euter, die Unterflächen des Schweifes, Vulva und die Zirkumanalgegend. Aber auch an allen anderen Stellen können die knotigen malignen Melanome mit langsamer Wachstumsneigung auftreten. In den Lymphknoten der Haut, der Muskulatur, des Darmes und der Lunge findet man sie gelegentlich bei der Sektion. Von der Schnittfläche der Tumoren fließt eine tintenähnliche Flüssigkeit ab.

Therapie: Solange die Tumoren Schönheitsfehler sind, wird nicht operiert. Behindernde Tumoren (Ohrspeicheldrüse) oder solche mit geschwüriger Hautoberfläche werden weiträumig umschnitten, sofern dies operationstechnisch möglich ist. Mit Rezidivierung und Metastasierung ist schnell zu rechnen.

Eine weitere Rolle spielen beim Hund und seltener beim Rind die *malignen, pigmentbildenden Tumoren*. Sie enthalten Rund- und Spindelzellen mit Pigment im Zelleib.

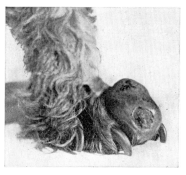

Abb. 289. Mantelförmig die Zehe umgebendes Melanosarkom bei einem 9jährigen Airedaleterrier (rasiert).

Sie sind vom gutartigen Melanom anfangs nicht zu unterscheiden.

Beim Hund findet man sie bei einigen Rassen öfters (Boxer, Collie, Airedale-Terrier, Foxterrier und Wachtelhunde). Sie sind meist multipel über den Körper verstreut. Manchmal vergehen Jahre, bis das bösartige Wachstum eintritt. Bisweilen liegen sie diffus ausgebreitet plattenähnlich in der Haut. Die Zehen können sie mantelförmig umgeben. Beim Rind treten sie auch an den Augenlidern auf. Bei Hund und Rind bringt eine radikale Operation in diesen Fällen gute Resultate.

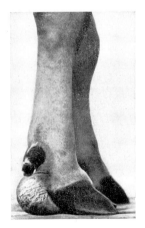

Abb. 291. Hartes Fibrom am Ballen beim Rind.

12.5. Vom Bindegewebe ausgehende benigne Tumoren

12.5.1. Fibrom

Es besteht aus Bindegewebszellen mit fibrillärer Zwischensubstanz. Fibrome liegen mit Vorliebe als mehr oder weniger derbe Knoten in Haut, Unter- oder Schleimhaut. Sie wachsen langsam, expansiv, so daß sie nach Spaltung der Haut manchmal leicht aus der Kapsel herausspringen *(Fibroma durum)*. Die Schnittfläche ist grauweiß und sieht sehnig-speckig aus. Mischgeschwülste mit Fett-, Knorpel-, Knochen-, Gefäß-, Nerven- und Muskelgewebe sind nicht selten (Lipofibrom, Chondrofibrom, Osteo-, Angio-, Neuro-, Myofibrome u. a.).

Fibrome der Haut kommen als weiche, zellreiche, kleine, rundliche, sogenannte

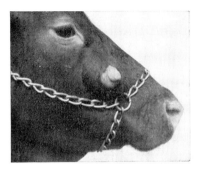

Abb. 290. Solitäres, mit breiter Basis in der Unterhaut verankertes Fibrom beim Rind. Die Haut ist rasiert.

Fleischwärzchen, auch als Fibropapillome (siehe dort) in multipler Form bei Pferd, Rind und Hund vor. Sie sind manchmal pigmentiert. Als weiche Gebilde ragen sie über das Niveau der Haut hervor *(Fibroma molle)*. Harte Fibrome entstehen aus kutanem Bindegewebe oder aus Gefäßbindegewebe. Sie enthalten ein dichtes Zellgefüge, sind gegen die Subkutis scharf abgesetzt und an der Oberfläche von dünner Haut überzogen. Bisweilen wachsen sie pilzförmig und werden durch den Zug des Eigengewichtes zu pendelnden Knoten *(Fibroma pendulum)*. Andere, meist kleinere Fibrome können intradermal liegen.

Fibrome der Unterhaut sind kugelig bis eiförmig, liegen manchmal nesterweise in verschiedenster Größe nebeneinander und haben eine fest fibröse Kapsel, aus der sie sich leicht entfernen lassen. Schleimhautfibrome sieht man an der Mundschleimhaut beim Hund (Epulis formatosa), seltener in der Nasenhöhle, in der Harnblase, Scheide, am Penis u. a. Sie weisen Sekundärveränderungen auf der Oberfläche (Wunden, Geschwüre, Blutungen) durch Irritationen auf. Bei Boxern können sie bösartig werden, wodurch die Epulis sarcomatosa entsteht.

Fibrome der Faszien, Aponeurosen, des Periostes sind selten. Das Keloid ist ein harter Bindegewebstumor mit Hyalinisierung der Bindegewebsfasern. *Differentialdiagnostisch* ist es vom Narbenkeloid zu unterscheiden. Dies entsteht durch chronische, entzündliche Hyperplasie des Granulationsgewebes vorwiegend in den Gelenkbeugen und am Mittelfuß von Pferd und Rind.

Haut- und Unterhautfibrome trifft man bei allen Tieren, besonders aber beim Pferd in mannigfaltiger Form an fast allen Stellen des Körpers, mit Vorliebe am Kopf, Ohr, Unterbauch und an den Extremitäten. Häufig treten sie auch multipel über die Lieblingsstellen verstreut auf, z. B. beiderseits an den Augenlidern, Augenbögen, Ohren, an der Innenseite des Ellenbogengelenkes und in der Umgebung des Unterbauches (Fibromatose). Die Ätiopathogenese der Fibropapillomatose des Pferdes ist nicht sicher bewiesen. Man kann ihr nicht mehr immer einen gutartigen Geschwulstcharakter zubilligen. Die Virusätiologie ist teilweise bewiesen. Es bestehen aber auch enge Beziehungen zum Sarkoid.

Therapie: Die operative Entfernung der oft sehr zahlreich wachsenden und in der Größe zwischen einer Erbse und einer Faust variierenden, häufig nesterweise gruppierten Tumoren ist schwierig und deshalb manchmal nicht in einer Sitzung durchzuführen. Oft übersieht man kleine Tumoren, die dann wachsen und rezidivähnlich den Verlauf komplizieren. Nach Entfernung von Fibromen müssen die Wunden genäht werden, da es sonst zu Granulationsgewebshyperplasien kommen kann. Die Vakzinierung kann bei Fibropapillomatose des Pferdes erfolgreich sein. Juvenile Fibrome beim Pferd läßt man von selbst heilen.

Differentialdiagnostisch sind Fibrome von Granulationsgewebshyperplasien, Narbenkeloiden und anderen bindegewebigen Indurationen, von durch Druck entstandenen Hautschwielen, von Tylomen und verdickten Narben abzutrennen. Sie wachsen nicht weiter, wenn die Irritation abgestellt worden ist.

12.5.2. Myxom

Es besteht aus sternförmig verästelten Zellen, die in einer schleimigen Grundsubstanz liegen. Sie rühren von Resten embryonalen Schleimgewebes her, das z. B. in der Whartonschen Sulze des Nabelstranges enthalten ist. Es ist weich, saftreich, gut abgegrenzt und zeigt Pseudofluktuation.

Chondrome können sich myxomatös verändern.

Multiple Myxome wurden in der Stirnhöhle und in den Hornzapfenhöhlen des Rindes festgestellt. Sie sind von geringer praktischer Bedeutung, da sie kaum vorkommen, keine klinischen Erscheinungen auslösen und nur durch Zufall diagnostiziert werden.

12.5.3. Lipom

Es besteht aus Lappen und Läppchen von Fettgewebe mit übernormal großen Fettzellen. Es geht meist vom Unterhautbindegewebe aus, enthält jedoch wenig Bindegewebe. Nur das seltene Lipoma durum zeigt stärkere Bindegewebsanteile. Lipome wachsen langsam. Sie bleiben daher lange Zeit unbemerkt, da sie mit normalem Fettgewebe verwechselt werden. Lipome sind nur gering vaskularisiert. Sie sind von einer dünnen Bindegewebskapsel umgeben. Sie wachsen oft finger- oder zapfenartig, auch lappig peripherwärts aus. Sie schieben sich zwischen Muskellagen ein, dabei reichen sie manchmal von der Unterhaut bis zum Bauchfell. Längere Zeit bestehende Lipome wandeln sich manchmal in Ölzysten um, sie können verkalken oder verknöchern. Bei Wundinfektion nekrotisiert und verjaucht das Fettgewebe. Lipome fühlen sich weich (Lipoma molle), bei entsprechender Größe schwappend an (Pseudofluktuation), sie sind schmerzlos und undeutlich durch Palpation abzugrenzen. Meist verzweigen sie sich mehr als zunächst vermutet wird.

Vorkommen: bei allen Tierarten subkutan, subfaszial, intermuskulär, submukös, subperitoneal, an Mesenterium, Darm, Netz, Pleura, Uteruswand und überall dort, wo Fettgewebe liegt. Pendelnde Lipome in der Bauchhöhle des Pferdes, manchmal auch beim Hund, werden meist erst bei Operationen entdeckt, wenn sie Organe einengen oder abschnüren. Lipome an der Schulter wachsen beim Pferd in die Achselhöhle hinein. Prädilektionsstellen beim Pferd und Esel sind der Kamm (Hals), die Brust- und Bauchwand, das Präputium, die Scheide,

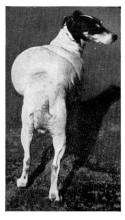

Abb. 292. Hantelförmiges Lipoma molle in der Flanke eines 9jährigen Foxterriers, das sich durch ein faustgroßes Loch zwischen den Muskeln in die Bauchhöhle verschiebt und subperitoneal in Kopfgröße die linke Hälfte der Bauchhöhle ausfüllt. Durch Operation geheilt.

der After und der Schwanzansatz, beim Hund weiterhin die Nickhaut, die Brust, die Schulter, die Innenseite des Ellenbogengelenkes, die Innenfläche der Hinterschenkel, der Rücken, die Vulva und die Flanke. Hantelförmige Lipome in der Flanke liegen beim Hund manchmal je zur Hälfte subkutan und subperitoneal, mit dünnem Stiel durch einen Muskelschlitz hindurch verbunden. Beim Rind kommen sie am häufigsten in der Bauchhöhle und in der Scheide vor.

Die meist gut abgekapselten Lipome lassen sich nach Eröffnung der Kapsel stumpf entfernen. Man achte darauf, daß alle Fortsätze miterfaßt werden, da sie sonst rezidivieren. Die Blutung ist gering. Angeborene Lipome sind stärker bindegewebig durchsetzt, daher blutreicher und schwerer total zu entfernen. Zurückgebliebene Reste sind durch Nachoperation schwieriger zu entfernen. Es besteht auch die Gefahr der Fettnekrose. Die Wundversorgung muß die oft große Höhlenbildung berücksichtigen (Tamponade, Drainage, Gegenöffnungen).

12.5.4. Sarkoid des Pferdes

Wahrscheinlich gehört zu den durch DNS-Viren bedingten Geschwülsten auch das Sarkoid des Pferdes. Es ist für das Pferd wirtsspezifisch. Es handelt sich klinisch um einen sarkomähnlichen, öfter ulzerierenden und leicht und wiederholt rezidivierenden Hauttumor. Als Ursache nimmt man das Rinderpapillomvirus an. Die virale DNS wird bei diesem Tumor repliziert, wobei anzunehmen ist, daß keine Integration in die Wirtszelle stattfindet. Damit findet auch keine Synthese von Viruspartikeln statt. Die klinischen Erfahrungen beim Sarkoid des Pferdes sprechen nicht dafür, daß virale Antigene produziert werden.

Das histologische Bild ist dem Fibrom sehr ähnlich. *Differentialdiagnostisch* muß man an maligne Melanome denken. Lieblingssitze sind die Haut an Ober- und Unterschenkel, die seitliche Widerristgegend und der Hals. Man operiert großzügig bzw. exstirpiert weit im Gesunden. Die Rezidivgefahr ist dann gering, erst recht, wenn man den regionären Lymphknoten mit exstirpieren kann.

12.6. Vom Bindegewebe ausgehende maligne Tumoren

Sarkom. Es geht vom Bindegewebe aus. Das Sarkom zeigt ein progressives, destruierendes Wachstum, das auch vor Knochengewebe keinen Halt macht. Die Malignität eines jeden Sarkoms geht mit einer schnellen Metastasierung einher. Rezidivierung ist die Regel. Sarkome können von allen Stellen ausgehen, an denen Bindegewebe liegt.

Einteilung. Aus wenig differenzierten embryonalen Mesenchymzellen können die verschiedensten Sarkomformen entstehen. Man unterscheidet Spindel-, Rund-, Riesenzellen- und polymorphzellige Sarkome (sogenannte Zellsarkome). Ist das Gewebe differenziert, so kann man Fibro-, Hämangioperizytome, Myxo- und Liposarkome unterscheiden. Es wird auch die Einteilung nach dem Ausgangsorgan bzw. -gewebe vorgenommen, so daß man von Chondro-, Myxo-, Osteo-, Myo-, Melano-, Angio-, Lymphosarkomen usw. spricht.

Pathogenese. Das Sarkom wächst zunächst expansiv, später erst zerstörend, in-

12. Geschwülste (Neoplasmen, Tumoren, Blastome)

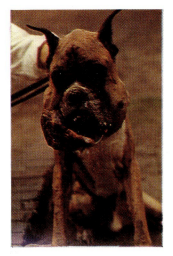

Abb. 293. Sarkomatose am Kopf.

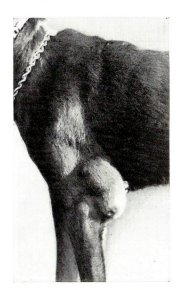

Abb. 295. Subkutanes Sarkom am Ellenbogen bei einem 6jährigen Dobermannrüden. In 2 Jahren entstanden.

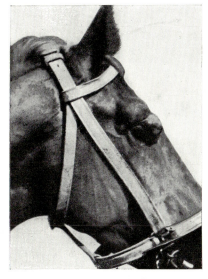

Abb. 294. Subkutanes Sarkom im Bereich des rechten Augenbogens bei einem 7jährigen Pferd.

filtrativ. Dies sieht man am besten im Röntgenbild beim Osteosarkom. Zu dieser Zeit stellen sich schon Allgemeinstörungen und lokale Symptome (Lahmheit, Schmerzen usw.) ein. Die Metastasierung erfolgt schnell. Wachstum und Kernteilung gehen dann im Sarkom überstürzt vor sich. Das Leben des Geschwulstträgers ist in jedem Fall bedroht. Sarkome findet man auch schon bei jugendlichen Tieren und beim Menschen.

Rundzellensarkom: Es hat die niedrigste Gewebsreife und ist deshalb prognostisch am ungünstigsten zu beurteilen. Es hat wenig Stroma und fühlt sich weich, beutelähnlich an. Auf der feuchten Schnittfläche ist es locker aufgebaut und von grauer Farbe. Es wächst und metastasiert sehr schnell.

Spindelzellensarkom: Es geht vom lockeren interstitiellen Bindegewebe aus und ist ebenfalls weich und locker aufgebaut. Man findet es in und unter der Haut, im Muskelgewebe, am Periost und an Gefäßen.

Riesenzellensarkom: Es ist ebenso wie die anderen Zellsarkome in der Regel unheilbar.

Polymorphzelliges Sarkom: Es enthält verschieden unausgereifte Zellarten und gehört ebenso wie das Rund- und Spindelzellensarkom zu den bösartigsten Tumoren. Andere histologische Schnitte zeigen mehr das Bild eines *Fibrosarkoms*. Die Erkrankung tritt beim Pferd in der Haut der Gliedmaßen, des Kopfes, der Schulter und des Abdomens auf. Die virale Genese scheint bewiesen. Es hat eine höhere Gewebsreife und erscheint histologisch besser differenziert. Es liegt im subkutanen, intermuskulären, subserösen Bindegewebe, im Knochenmark oder geht von der Bindegewebsschicht des Periostes aus. Man bezeichnet es auch gern als Sarkoid (siehe Sarkoid). Eine weitere Variante des Fibrosarkoms ist das *Hämangioperizytom* des Hundes. Man findet im histologischen Schnitt peritheliomartige Strukturen.

Myxosarkom: Es enthält eine schleimige Grundsubstanz.

Liposarkom: Man erkennt es an den eingelagerten großen Fettzellen.

Therapie: Bei Verdacht auf Weichteilsarkome, wie Fibrosarkom bei Pferd und Hund, Hämangioperizytom des Hundes, Myxosarkom oder Liposarkom wird die Radikaloperation erforderlich, wenn ein infiltratives Wachstum erkennbar wird oder geschwürige Sekundärveränderungen der Haut oder Blutungen sich einstellen. Es muß weit im Gesunden, mindestens 5—7 cm vom Tumor entfernt, exzidiert werden. Der Lymphknoten sollte, wenn möglich, mit entfernt werden. Die Prognose ist zweifelhaft, da viele kleinste, noch wachsende, zur Zeit der Operation bereits vorhandene, aber schlecht auffindbare Tumoren nicht erkannt werden können. Thorax und Abdomen müssen, wenn möglich, auf Metastasierung untersucht werden. Die Vor- und Nachbehandlung bringt bei Sarkomen kaum einen Nutzen.

12.7. Vom Knochen- und Knorpelgewebe ausgehende benigne Tumoren

12.7.1. Chondrom

Es ist ein Tumor, der aus Knorpelgewebe besteht (hyalines Chondrom). *Ekchondrome* entstehen dort, wo Knorpel bereits vorhanden sind. *Enchondrome* gehen von embryonalem Knorpel der Knochen aus. Sie entstehen auch in knorpelfreien Geweben (Hoden, Niere, Parotis, Mamma des Hundes u. a. m.). Knorpelzellen häufen sich zum Tumor an, sie liegen oft zu mehreren in einer Kapsel. Chondrome sind nahezu ohne sichtbare Gefäße. Sie haben ein schwaches bindegewebiges Stroma. *Myxochondrome* gehen aus dem Perichondrium hervor. Chondrome können erweichen *(Chondroma cysticum)*, verkalken *(Chondroma petrificans)* oder verknöchern *(Chondroma ossificans)*.

Häufig sind Mischtumoren wie Fibrochondrome, Chondromyome, Osteochondrome u. a.

Vorkommen: Man findet sie in den Nasenmuscheln bei Pferden und Hunden, an der Nasenscheidewand, am Ohrgrund, am Kehlkopf, an der Luftröhre, als branchiogene Chondrome im oberen Halsdrittel, an den Bronchien, Rippenknorpeln, unter der Haut, in der Schilddrüse, der Ohrspeicheldrüse, in der Mamma des Hundes, in der Rektumwand, im Uterus, in den Nieren, in den Hoden, an den Knorpelteilen der Skelettknochen (Epiphyse, Symphysenknorpel und Zwischenwirbelscheiben), an Kiefer, Siebbein, Keilbein, Schulterblattknorpel u. a. m. Solide Chondrome sind selten. Sie sind hart, derb, schmerzlos und fühlen sich wie gesunder Knorpel an. Das Röntgenbild ergibt bei Chondromen einen homogenen Schatten, dadurch können Osteome, Periostosen und Exostosen ausgeschlossen werden. Im Gelenk von Pferden hat man vereinzelt Chondrome gefunden. Die Chondrome kommen meist solitär vor. Gelegentlich findet man sie bei der Kastration besonders von abdominalen Kryptorchiden und bei der Exstirpation von Mammatumoren. Diese sind meist Mischgeschwülste. Nicht störende, sichtbare Chondrome braucht man nicht zu entfernen. Sie wachsen sehr langsam. In allen anderen Fällen müssen sie bei Behinderung der Umgebung total entfernt werden. Die Exstirpation des Tumors bietet keine Schwierigkeiten, wenn er gut zugänglich ist. Chondrome aus dem Gelenk werden über die Arthrotomie entfernt.

Differentialdiagnostisch ist das schnell wachsende, bösartige Chondrosarkom auszuschließen. Chondrome im Gelenk sind von einer Osteochondrosis dissecans oder von einer „Chip-fracture" abzugrenzen. Dies gelingt meist schon mit der Nativröntgenaufnahme.

12.7.2. Osteom

Das Osteom entsteht aus osteoidem Knorpelgewebe oder aus der Osteoidschicht des Periostes. Osteome sind hart, knöchern,

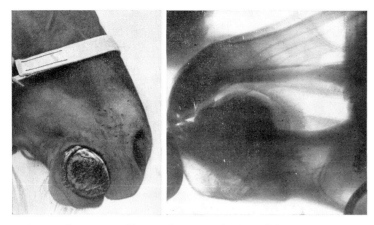

Abb. 296. Osteom am Unterkiefer eines 2jährigen Pferdes. Der Schleimhautüberzeug ist durch äußere Einflüsse z. T. verlorengegangen.

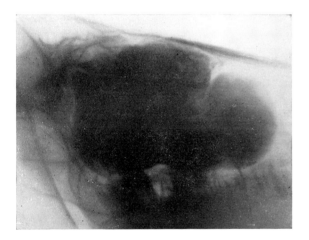

Abb. 297. Osteom im Bereich der linken Kieferhöhle bei einem 7jährigen Pferd.

deutlich abgegrenzt. Auf Grund ihrer Lokalisation werden *Exostosen* von *Enostosen* unterschieden. Man kann sie auch als periphere Osteome bezeichnen.

Enostosen (zentrale Osteome) entwickeln sich in Richtung der Markhöhle des Knochens, verkleinern die Markhöhle oder engen sie ein. Im Wirbelkanal oder im Sinussystem des Kopfes entstehen ebenfalls Enostosen, die zu funktionellen Störungen führen können. Man unterscheidet das *Osteoma durum s. eburneum*, es besteht aus kompaktem Knochengewebe; das *Osteoma spongiosum* ist schwammig und aus Spongiosa aufgebaut; das *Osteoma medullare* enthält mit Knochenmark gefüllte Räume. Vom Epiphysenknorpel ausgehende Osteome werden auch als *kartilaginäre Exostosen* oder Osteome bezeichnet.

Osteome in anderen Geweben und Organen entstehen durch embryonale Keimversprengung. Sie werden zu Lebzeiten selten diagnostiziert. Man findet sie im Gehirn, in der Parotis, in Muskeln, am After, im Euter bzw. Gesäuge. Die häufigsten Mischtumoren sind Osteofibrome und Osteochondrome.

Osteome wachsen langsam im jugendlichen Alter, später unter Umständen gar nicht mehr. Man erkennt sie am festen Zusammenhang mit dem Knochen. Sie sind halbkuglig, oft pilz- oder knopfförmig (am Unterkiefer), auf der Oberfläche glatt oder nur leicht höckrig und nicht schmerzhaft. Die Haut ist über Osteomen stets verschiebbar, sofern nicht Traumen von außen zu Verwachsungen mit der Unterhaut geführt haben. In der Mundhöhle sind sie von Schleimhaut überzogen.

Enostosen sind nur an den Folgesymptomen (Einengung des Markkanals von Röhrenknochen, Kompression des Rückenmarks mit Querschnittslähmung, Einengung einer Kopfhöhle) erkennbar. Das Röntgenogramm weist sie in diesen Fällen deutlich nach.

Osteome wachsen mit Abschluß des Körperwachstums in der Regel kaum noch. Sie können sich jedoch auch durch Konsolidierung verkleinern. Ein operatives Vorgehen, wenn nicht aus kosmetischen Gründen, ist nur nötig, wenn sie funktionsstörend wirken. Die Abtragung mit Säge, Meißel oder Fräse führt oft zur Bildung von *Periostosen* auf primär entzündlicher Basis *(Periostitis)*. Eine vollständige Glättung der Oberfläche wird deshalb beim Pferd wegen der reaktiven Gewebszubildung kaum erreicht. Sofern das Periost eröffnet, nach Abtragung des Osteoms genäht werden kann, ist die Prognose günstiger.

Differentialdiagnostisch sind die meist typisch gelegenen, auf entzündlicher Basis entstandenen Überbeine (Supraossa, Periostitis ossificans), wie metakarpale und metatarsale Überbeine, die durch Über- und Fehlbelastungen jugendlicher Knochen entstandenen Periostosen, der Frakturkallus, die chronische Periostitis ossificans (Leist) und die periartikulären Osteophyten im Verlauf der Arthritis chronica ossificans (Schale) und der Arthrose (Osteoarthrose) dadurch auszuschließen, daß sie oft nicht in, sondern nach der Wachstumsperiode des Tieres entstanden sind, sich auf traumatischer oder entzündlicher Grundlage entwickeln und eine typische Lage haben. Das bösartig wachsende Osteosarkom verursacht später Schmerzen und Lahmheit. Seine Diagnostizierung ist für den Patienten lebenswichtig (s. S. 469). Andere Knochenerkrankungen, wie die Akropachie, sind durch typische klinische Bilder gekennzeichnet.

12.7.3. Osteochondrom

Es handelt sich um eine gutartige Mischgeschwulst. Sie ist klinisch kaum als solche zu identifizieren. Osteochondrome kommen als linsengroße oder kirschkerngroße Tumoren an der Synovialmembran hängend beim Pferd vor. Sie können Lahmheitsursache sein. Der Röntgenbefund gibt Hinweise. Durch Arthrotomie kann Heilung erzielt werden.

12.7.4. Odontom

Es ist ein Zahntumor. Man unterscheidet ein *Odontoma molle* und ein *Odontoma durum*. Dabei besteht das Odontoma durum hauptsächlich aus Dentin. Von der Lokalisation her werden Zahnkörper- und Wurzelodontome unterschieden. Man stellt den Tumor leicht bei der Untersuchung der Mundhöhle fest. Das Röntgenbild gibt weiteren Aufschluß. Die Therapie zielt auf die Entfernung des tumorös veränderten Zahnes ab.

12.8. Vom Knorpel- und Knochengewebe ausgehende maligne Tumoren

12.8.1. Chondrosarkom

Chondrosarkome sind bei Haustieren selten. Sie können von Bandscheiben, Menisken, vom Epiphysenfugenknorpel bei jungen Tieren und vom Gelenkknorpel ausgehen. Chondrosarkome an den Gliedmaßen lassen bei kleinen Haustieren eventuell noch eine Gliedmaßenamputation zu. Man kann je-

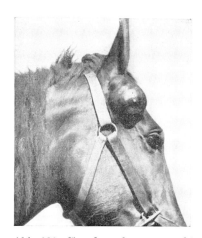

Abb. 298. Chondrosarkom am rechten Ohrgrund.

doch auch damit einer kurz über lang eintretenden Metastasierung nicht entgegenwirken.

12.8.2. Osteogenes Sarkom

Es kommt in vielfacher Form vor. Meist findet man Mischgeschwülste (Chondromyxosarkom, Osteochondrosarkom, Osteomyxofibrosarkom).

Am Knochen selbst unterscheidet man prinzipiell zweierlei Arten: *Sarkome, die aus der Nachbarschaft auf den Knochen übergreifen (sekundäre Sarkome).* Sie rechnen nicht zu den osteogenen Sarkomen im eigentlichen Sinne.

Osteosarkome im engeren Sinne. Das osteogene Tumorgewebe reift nicht zum Knochengewebe aus.

Primäre osteogene Sarkome entwickeln sich im Knochen selbst. Je nach dem Ausgangsgewebe entsteht das *Chondromyxosarkom.* Man findet es meist bei noch nicht ausge-

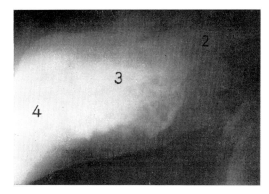

Abb. 301. Röntgenbild zu Abb. 300.

wachsenen Tieren. Es geht vom Periost aus. Das *osteoplastische Sarkom* entsteht subperiostal in den peripheren Knochenschichten. Es bildet sich sarkomatöses Knochengewebe, das sich im Bereich des Periostes in spitzen- und zackenähnlichen Gebilden senkrecht zur Knochenoberfläche anordnet (Spiculae).

Die *Ewing-Tumoren* sind Sarkome, die von den Retikulumzellen des Knochenmarks ausgehen und beim Hund festgestellt wurden. Der Knochen wird umfangreicher, fühlt sich bindegewebig hart an, ist meist auf Druck schmerzhaft. Charakteristisch ist, daß sich die Umfangsvermehrung nur auf den Knochenbereich erstreckt und die Gelenkenden frei, die Gelenke selbst also nicht ergriffen sind. Das Röntgenbild läßt die Veränderungen gut erkennen. Die normale Knochenzeichnung wird undeutlich und fleckig. Die Prognose ist schlecht. Beim Hund kann die hohe Gliedmaßenamputation durchgeführt werden.

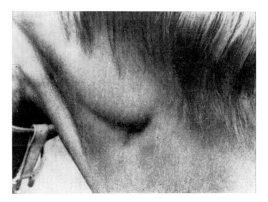

Abb. 299. Fibromyxosteosarkom am III. Halswirbel.

Das *chondroplastische Sarkom* entsteht aus dem Epiphysenknorpel bei noch nicht abgeschlossenem Knochenwachstum. Das Sarkom dringt schnell in Epi- und Metaphyse vor und verändert den Knochen sarkomatös. Im Röntgenbild sind die Defekte erkennbar. Differentialdiagnostisch muß im Anfangsstadium an Osteomyelitis gedacht werden.

Beim *osteolytischen Sarkom* bilden sich einzelne fibröse Tumoren von Sarkomcharakter in der Epiphyse, meist von der Wachstumszone oder vom Endost her. Es wuchert in die Markhöhle der langen Röhrenknochen hinein. Die Kortikalis bleibt

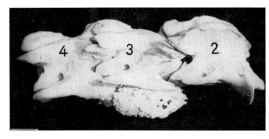

Abb. 300. Präparat zu Abb. 299.

470 *12. Geschwülste (Neoplasmen, Tumoren, Blastome)*

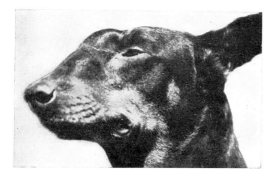

Abb. 302. Osteosarkom im Bereich der Nasen- und Stirnhöhle bei einer 5jährigen Dobermannhündin seit 3 Monaten.

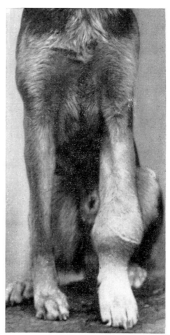

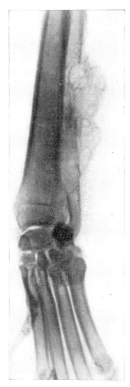

Abb. 303. Osteolytisches Sarkom der Ulna beim Hund.

meist nur als dünne Schale erhalten. Bisweilen erkennt man im Röntgenbild die Diaphyse überhaupt nicht mehr. Sie wird völlig durch das Sarkom zerstört. Die Prognose ist schlecht. Bei Kleintieren können Gliedmaßenamputationen das Leben kaum verlängern.

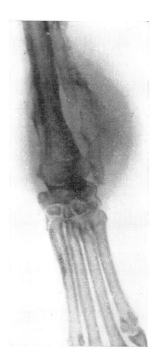

Abb. 304. Osteolytisches Sarkom der Vorarmknochen seit 3 Monaten bei einem $1^1/_2$jährigen Deutschen Schäferhund.

12. Geschwülste (Neoplasmen, Tumoren, Blastome) 471

12.9. Von der Muskulatur ausgehende Tumoren

Myom, Geschwulst des Muskelgewebes. Das *Rhabdomyom* (Myoma striocellulare) besteht aus Wucherungen der quergestreiften Skelettmuskulatur. Die Querstreifung ist verlorengegangen, das Gewebe schlecht differenziert. Der bindegewebige Anteil ist deutlich. Rhabdomyome sind manchmal knollig gegliedert, fühlen sich härter an und können einen größeren Umfang annehmen. Die Schnittfläche sieht blaßgrau-rötlich aus. Rhabdomyome sind selten. Sie werden beim Pferd und Huhn festgestellt.

Das *Leiomyom* (Myoma laevicullulare) ist die Geschwulst der glatten Muskulatur. Je nach dem Anteil des Bindegewebes ist es hart (fibröses Myom) oder weicher. Seine Oberfläche ist glatt. Die Tumoren sitzen in der Wand der Hohlorgane. Serosa und Schleimhaut lassen sich darüber verschieben. Sie können groß werden und dadurch das Lumen des Organs verlegen. Regressive Veränderungen (Zysten, Nekrose) kommen

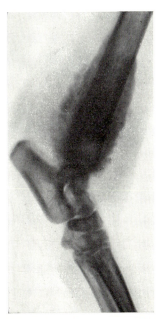

Abb. 305. Sarkom an der Tibia des Hundes.

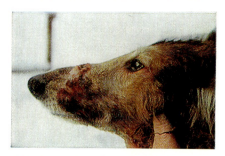

Abb. 306. Osteosarkom im Oberkieferbereich.

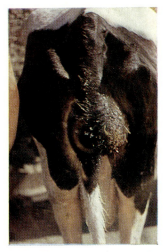

Abb. 307. Osteosarkom am Schwanz.

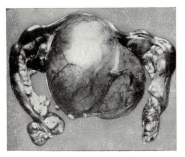

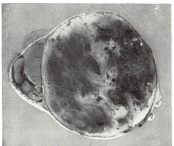

Abb. 308. Hysterektomiertes intramurales Uterusmyom bei einer 11jährigen Deutschen Schäferhündin und Querschnitt durch diesen Tumor. Letzte Geburt erfolgte vor $1^{1}/_{2}$ Jahren.

vor. Sie sind gut von der Umgebung durch eine Kapsel abgesetzt. *Klinische Bedeutung* besitzen sie in der Uteruswand der Hündin, in der Vagina, im Ösophagus, Magen, Darm und in der Harnblase. An den anderen Organen sind sie selten. Sind drüsige Bestandteile eingelagert, so entstehen Adenomyome.

Differentialdiagnostisch sind sie von Fibromen schwer zu unterscheiden.

Da bei längerem Bestehen von Leiomyomen eine Malignität möglich ist, soll die Radikaloperation nach den Regeln der Tumorchirurgie, wenn möglich unter Resektion eines Darmabschnittes, Amputation des Uterus usw. durchgeführt werden.

Myosarkome kommen ganz selten als Rhabdomyosarkome in der quergestreiften und als Leiomyosarkome in der glatten Muskulatur vor; letztere noch am häufigsten in der Blase beim Hund. Die Prognose ist sehr schlecht.

12.10. Von den Gefäßen ausgehende benigne Tumoren

Hämangiom, Geschwulst des Gefäßgewebes. Hämangiome sind geschwulstartige Wucherungen des gefäßbildenden Gewebes, die zu Gefäßerweiterung und zur Neubildung von Gefäßen führen. Sie liegen in der Haut oder schwammartig in Haut oder Schleimhaut und überragen die Oberfläche. Die Gefäßwucherungen sind untereinander durch Bindegewebe verbunden. Die Neubildung von Gefäßen geht vom Kapillarendothel aus und durchwuchert die Umgebung. Nach Wuchsform und Ausdehnung unterscheidet man Haemangioma simplex, H. cavernosum und H. racemosum.

Sie kommen bei allen Tieren einzeln oder über die Haut verstreut, seltener in der Schleimhaut oder an inneren Organen (Nasenschleimhaut, Luftsack, Konjunktiva, Zahnfleisch, Gaumen, Lippe, Penisschleimhaut, Scheide, Euter, Schwanz des Rindes) vor. Sie können angeboren sein.

Hämangiome sind kompressibel. Durch Druck läßt sich das Blut entleeren. Sie liegen nahe an der Oberfläche, so daß es bei Scheuern oder Verletzungen zu Blutungen kommt. Man entfernt sie nur bei schnellem Wachstum, wenn starke Blutungen oder geschwürige Veränderungen auftreten. Sonst läßt man sie in Ruhe, insbesondere wenn sie klein bleiben.

Die *Therapie* besteht in der Radikaloperation. Exakte Blutstillung ist nötig. Bisweilen ist eine Behandlung wegen der verborgenen Lage (Nasenschleimhaut) nicht möglich. Es wird kauterisiert und kryochirurgisch gearbeitet. Hämangiome im Luftsack können zur Epistaxis führen. Man unterbindet die zuführenden Arterien.

Differentialdiagnostisch sind Varizen und Teleangiektasien unbekannter Ursache auszuschalten.

Glomustumoren sind außerordentlich selten.

Lymphangiome (Lymphgefäßgeschwülste) sind im Aufbau ähnlich. Es handelt sich um eine tumorhafte Sprossung von Lymphkapillaren. Nach der Form unterscheidet man das Lymphangioma simplex, cavernosum und cysticum. Sie entstehen wahrscheinlich auf angeborener Grundlage und kommen sehr selten vor.

Differentialdiagnostisch sind sie von den häufig vorkommenden Lymphangiektasien zu trennen, die nach langdauernden Lymphangitiden oder durch Stauung entstehen.

12.11. Von den Gefäßen ausgehende maligne Tumoren

12.11.1. Malignes Hämangioendotheliom (Angiosarkom)

Im histologischen Schnitt ähnelt der Aufbau sehr dem Hämangiom. Es wächst jedoch plötzlich, überhastet und infiltrierend. Es konnte bei Hunden in der Milz gefunden werden.

12.11.2. Lymphangiosarkom

Es entsteht primär im lymphatischen Gewebe, auch im lymphatischen Tumorgewebe durch Irritation bei Rinderleukose. Solitär kommt es sonst kaum vor. Als Sarkom des Lymphknotens entsteht es metastatisch. Die *Lymphoangiosarkomatose* hat Geschwulstcharakter. Sie ist bei der Katze eine Systemerkrankung. Onkogene Viren, besonders das feline Leukämievirus, sind mit größter Wahrscheinlichkeit an der Entstehung beteiligt. Die prophylaktische Impfung bringt einen sicheren, jedoch keinen absolut sicheren Schutz.

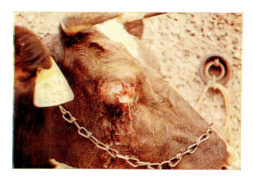

Abb. 309. Lymphosarkom der Orbita.

12.12. Von den blutbildenden Organen bzw. dem retikulohistiozytären System ausgehende benigne Tumoren

Beim **Lymphom (Lymphozytom)** kann es sich klinisch als auch pathohistologisch nur um hyperplastisches Gewebe handeln, so daß man mit der Tumordiagnose zurückhaltend sein sollte.

Das **Histiozytom** trifft man in der Haut des Hundes an. Es sind kleinknotige, das Hautniveau überragende Gebilde. Wenn sie Schönheitsfehler sind, sollten sie nicht, bei Irritation alsbald reseziert werden. Den übertragbaren venerischen Tumor am Bulbus penis des Hundes beobachtet man bei streunenden Hunden. Die Übertragung kommt während des Deckaktes zustande. So entstehen auch an der Schleimhaut der Vagina und Vulva, am Präputium blumenkohlartig zerklüftete Tumoren. Die regionären Lymphknoten können miterkranken. Spontane Remissionen sind möglich. Die Tumorzellen ähneln denen des Histiozytoms beim Hund. Der Tumor selbst wird auch als *Sticker-Tumor* bezeichnet.

12.13. Von den blutbildenden Organen bzw. dem retikulohistiozytären System ausgehende maligne Tumoren

Auf das **Lymphosarkom** ist bereits verwiesen worden. Das **Retikulosarkom** trifft man am häufigsten als *den* malignen Tumor der Milz beim Hund und bei der Katze an. Frühzeitige Milzexstirpation verhindert eine Metastasierung für 1–2 Jahre. Röntgenuntersuchung und weißes Blutbild weisen auf die Erkrankung hin.

Das **Plasmozytom** kommt als maligner Tumor meist multipel vor. Es produziert mit großer Wahrscheinlichkeit abnorme Proteine, insbesondere pathologische Immunglobuline. Klinisch zeigt sich dies in schweren Allgemeinstörungen mit degenerativen Nierenschädigungen (Nephrose). Plasmozytome konnten bisher nur beim Hund beobachtet werden.

Die **Mastzelltumoren** kommen als *Hauttumoren* mesenchymaler Herkunft häufig beim Hund multipel vor (Mastozytosis). Eine Rassedisposition besteht bei Boxern. Metastasierung ist möglich. Es gelingt eine zellfreie Übertragung. Dies spricht für eine Virusätiologie. Bei der Katze können Mastzelltumoren durch das feline Panleukopenie-Virus bedingt sein.

Chlorome sind für die Veterinärmedizin bedeutungslos.

Bei der **Leukose** handelt es sich um eine systemartige neoplastische Proliferation von Blutzellen oder deren Vorstufen. Klinische Bedeutung hat die Rinderleukose, weniger die des Schweines, Schafes und des Pferdes. Die enzootische lymphatische Leukose des Rindes wird durch das bovine Leukosevirus (BLV, C-Partikel) hervorgerufen. Die Diagnose wird heute am sichersten auf serologischem Wege gestellt. Chirurgisch ist die Erkrankung bedeutungslos. Sie muß *differentialdiagnostisch* bei zahlreichen Abdominalerkrankungen des Rindes Beachtung finden.

12.14. Vom Nervensystem ausgehende Tumoren

Neuroektodermaler Herkunft sind **Medulloblastome**. Sie sind eine Seltenheit. Klinisch ist ihr Vorkommen nur zu vermuten.

Gliome gehen vom Stützgewebe des Zentralnervenshstems (Neuroglia) aus. Sie wachsen meist gutartig, solitär, langsam, aber wenig scharf begrenzt und sind etwas derber als die Gehirnsubstanz.

Vorkommen: Vorwiegend in Gehirn und Rückenmark, seltener in Ganglien und peripheren Nerven. Sie sind bei Pferd und Hund bekannt und kommen bei Hunden brachyzephaler Rassen besonders vor. *Paragliome* und *Gangliczytome* sind sehr selten.

Alle Gehirntumoren stellen raumfordernde Prozesse innerhalb der Schädelkapsel dar. Die erkrankten Tiere zeigen Verhaltensstörungen, von der Lokalisation der Tumoren abhängig, unterschiedlichen Grades. Das Pneumo- oder Ventrikuloröntgenogramm und die intrakranielle Angiographie können zur Lokalisation eines intrakraniellen Tumors beitragen und Hinweise auf Benignität oder Malignität auf Grund der Gefäßversorgung des Tumors liefern. Operation und Exstirpation des Tumors über eine Trepanation und kryochirurgische Entfernung können versucht werden.

Mesodermaler Herkunft sind **Meningeome** und **perineurale Fibroblastome**.

Als Meningeome bezeichnet man Geschwülste der harten Hirnhaut verschiedenartigster Natur (Fibrome, Lipome, Adenome, Chondrome, Angiome usw.). Ähnlich geht die Entwicklung von Lipomen, Myxomen, Sarkomen im Epiduralgewebe vor sich.

Periphere Nerven: **Neurinome** entstehen aus den Zellen der Schwannschen Scheide. Das Stroma besteht aus fibrillärem Bindegewebe. **Neurofibrome** gehen vom Endoneurium aus und enthalten vereinzelte Nervenfasern als Wucherung des Neurolemms (der Zellen der Schwannschen Scheide). Sie kommen multipel beim Rind vor (Rankenneurome im Schultergeflecht). Sonst sind sie selten.

Differentialdiagnostisch kommt das sogenannte Amputationsneurofibrom in Frage, das nach der Durchtrennung von Nerven am zentralen Stumpf durch Wucherung des neuralen Bindegewebes (Epi-, Peri- und Endoneurium) entsteht. Neurofibrome ähneln sehr im histologischen Aufbau den als **Sarkoid** bezeichneten Haut- und Unterhauttumoren des Pferdes. **Neurome** entwickeln sich aus markhaltigen Fasern und markhaltigen Nervenfasern.

Ganglioneurome enthalten außerdem Ganglienzellen.

Das Amputationsneurofibrom kann dadurch verhindert werden, indem blutarm bzw. blutleer operiert wird, der proximale Amputationsstumpf mit Perineurium übernäht und die Operationswunde 3–4 Wochen absolut ruhiggestellt wird.

12.15. Mischgeschwülste

Mischgeschwülste sind daran erkennbar, daß das Parenchym aus zwei oder mehreren Gewebearten besteht. Jedes Gewebe hat Geschwulstcharakter. Sie treten vielfältig auf, als benigne Fibroadenome, Fibrochondrome, Osteochondrome, Osteofibrome, Myxofibrome, Chondroadenome, Fibroosteochondrome u. a. m. Maligne sind die Adenomyxosarkome und die Karzinosarkome.

Teratom („Wundergeschwulst"). Tumoren, die aus allen drei Keimblättern hervorgehen, bezeichnet man als Teratome. Sie vermögen bei Vorhandensein ausgereifter Gewebe organähnliche Geschwülste zu bilden und enthalten manchmal Zähne, Haare, Federn, Knochen u. a. m.

Vorkommen: Zahnteratome kommen bei Pferd und Schaf vor. Schneidezahnähnliche Formen findet man im abdominalen Hoden, in großer Zahl manchmal in der Kieferhöhle oder im Unterkiefer. Backenzahnähnliche Formen, die als Kiemenfurchenteratome aus Zahnkeimen embryonaler Keimanlage stammen, findet man bei Fohlen am Stirn-, Felsen- oder Tränenbein sitzend. Manchmal ist eine kleine Alveole vorhanden. Die umgehende Zahnbalgzyste endet mit einem Kanal am Ohrrand und sondert Schleim ab (Ohrfistel). Auch die

Talg und Haare enthaltenden *Dermoidzysten* sind den Teratomen zuzurechnen. Dermoide werden total exzidiert. Die Prognose ist gut.

Literatur

Bauer, K. H.: Das Krebsproblem. Einführung in die allgemeine Geschwulstlehre für Studierende, Ärzte und Naturwissenschaftler. 2. Aufl. Springer-Verlag, Berlin-Göttingen-Heidelberg 1963.

Beveridge, W. I. B., and Sobin, L. H.: International Classification of Tumours of Domestic Animals. Part I, Bulletin of the WHO **50** (1974), 1–142; Part II, **53** (1976), 137–304.

Brodey, R. S.: Surgical treatment of canine osteosarcoma. J. Amer. Vet. Med. Assoc. **147** (1965), 729.

Brodey, R. S., and Abt, D. A.: Results of surgical treatment in 65 dogs with osteosarcoma. J. Amer. Vet. Med. Ass. **168** (1976), 11, 1032.

Cardeilhac, P. T.: Recent approaches to the treatment of neoplastic disease in animals. J. Americ. Vet. Med. Ass. **156** (1970), 3, 355.

Essex, M., and Grant, C. K.: Tumor immunology in domestic animals. In: Brandley, C. A., and Cornelius, C. E., Adv. Vet. Sci. Comp. Med. **23**.

Fedler, Helga: Ein Beitrag zur Häufigkeit der Tumoren des Hundes unter besonderer Berücksichtigung der Haut- und Mammatumoren. Vet.-med. Diss., München 1975.

Frese, K.: Beitrag zur Häufigkeit der Hauttumoren des Hundes. Vet.-med. Diss., Gießen 1960.

Frese, K.: Statistische Erhebungen über die Hautgeschwülste. Zbl. Vet.-Med., Reihe A, **15**, 5 (1968), 418.

Joyce, J. R.: Cryosurgical Treatment of Tumors of Horses and Cattle. J. Amer. Vet. Med. Ass. **168** (1976), 3, 226.

Karbe, E.: Tumorursachen bei Haustieren. Schweiz. Arch. Tierheilk. **113** (1971), 601.

Kasbohm, Ch., und Lettow, E.: Kasuistik intraabdominaler „Tumoren" beim Hund. Berl. Münch. tierärztl. Wschr. **74** (1961), 34.

Kitt, Th., und Schulz, L.-Cl.: Lehrbuch der Allgemeinen Pathologie. 9. Aufl. Ferdinand Enke Verlag, Stuttgart 1982.

Kosugi, K.: Beitrag zur Statistik der Geschwülste bei den Haussäugetieren. Vet.-med. Diss., Gießen 1973.

Krüger, G.: Ein Beitrag zur Tumorhäufigkeit bei Haustieren. Tierärztl. Umschau **28** (1973), 633, **30** (1975), 79, **34** (1979), 771.

Lewis, R. D.: Radon implant therapy of squamous cell carcinom and equine sarcoid. 10th Annual Proc. Amer. Assoc. Equine Pract. Convention Golden, Colorado (1964), 217.

Milles, J. H. L., and Nielsen, S. W.: Canine Haemangiopericytomas – A survey of 200 tumours. J. Small Animal Pract. **8**, 10 (1967), 599.

Misdorp, W.: Diagnose und weitere Merkmale von Tumoren bei Haustieren. Tijdschr. Diergeneeskd. **103** (1978), 1, 24.

Moulton, J. E.: Tumors in domestic animals. 2nd. Ed. University of California Press, Berkeley, Los Angeles, London 1978.

Owen, L. N.: Bone tumours in the Dog. J. S. African Vet. Med. Assoc. **37** (1966), 4, 395.

Pivník, L., und Fankhauser, R.: Zur Kasuistik der Tumoren des Zentralnervensystems bei landwirtschaftlichen Nutztieren. Schweiz. Archiv Tierheilk. **113** (1971), 3, 148.

Pouchelon, J. L.: Klinische und biologische Krebsdiagnose. Rec. Méd. vétér. **153** (1977), 11, 737.

Sandersleben, J. von: Die epithelialen Geschwülste der Haut bei den Haustieren unter besonderer Berücksichtigung der benignen Epitheliome. Berl. Münch. Tierärztl. Wschr. **80** (1967), 15, 285.

Schmidt, R. E., and Langham, R. F.: A survey of feline neoplasmas. J. Amer. Vet. Med. Assoc. **151** (1967), 10, 1325.

Stünzi, H., und Weiss, E.: Allgemeine Pathologie für Tierärzte. 7. Aufl. Verlag Paul Parey, Berlin-Hamburg 1982.

Theilen, G. H., and Madewell, B. R.: Veterinary Cancer Medicine. Lea und Febiger, Philadelphia 1979.

Thrall, D. E.: Orthovoltage radiotherapy of oral fibrosarcomas in dogs. J. Amer. vet. med. Assoc. **179** (1981), 2, 159.

Überreiter, O.: Beitrag zur Diagnostik und Therapie von Tumoren bei Tieren (Pferd, Hund, Katze). Wien. tierärztl. Mschr. **52** (1965), 211, Fortschr. Ber. H 1 (1965) und Wien. tierärztl. Mschr. 6 (1965), 597, 7 (1965), 685.

Vitovec, J.: Statistical Data on 370 Cattle Tumors collected over the Years 1964–1973 in South Bohemia. Zbl. Vet.-Med. A **23** (1976), 445.

Walsh, M. B., and Brown, St. R.: Chemotherapy of dog with malignant lymphoma. Vet. Med. Small Animal Clin. **76** (1981), 4, 511.

Weiss, E., Frese, K., und Rudolph, R.: Klassifikation und Nomenklatur der Hauttumoren bei Haussäugetieren. Tierärztl. Umschau **7** (1977), 361.

13. Zysten

Definition. *Als Zysten bezeichnet man kugelige oder sackähnliche, allseitig geschlossene Hohlräume, die mit einem Deckzellenbelag ausgekleidet sind und einen flüssigen oder breiigen Inhalt haben.* Die Auskleidung kann dem Bau der Haut entsprechen (Epithel- und Dermoidzysten). Besteht sie aus Schleimhaut, spricht man von *branchiogenen Zysten* oder *Enterozysten*.

Als *Pseudozysten* bezeichnet man mit Flüssigkeit gefüllte Hohlräume ohne epi- oder endotheliale Auskleidung, z. B. traumatisch entstandene Flüssigkeitsansammlungen (Blutungen, Extravasate), ferner durch Nekrose, Degeneration und Erweichung oder durch Parasiten gebildete Hohlräume. Auch die durch erworbenen Verschluß des Ausführungsganges von Drüsen entstandenen Hohlräume zählen zu den unechten.

Die Entstehung kann sehr verschiedenartig sein. Zysten entstehen zum Teil durch embryonale Gewebsverlagerung oder durch Abtrennung von Gewebs- oder Organkeimen. Dann werden sie zu den gutartigen Tumoren gerechnet. Die Kontinuität mit der Epitheldecke ist also nicht mehr vorhanden, da sie sich unter der Haut oder Schleimhaut selbständig entwickeln. Die Vergrößerung von Zysten vollzieht sich durch selbständiges Wachstum der Zystenwand. Auch hier bestehen wieder enge Beziehungen zu geschwulstartigem Wachstum.

Andere Zysten bilden sich in Geschwülsten durch deren abnormes Wachstum (Zystadenom) oder durch Erweichung, Degeneration, Verflüssigung von Tumorgewebe.

Eine weitere Gruppe von Zysten entsteht durch örtliche Fehl- oder Mißbildungen. Sie sind ebenfalls angeboren. So entwickeln sich z. B. Retentionszysten durch sekundäre Stauung des Drüsenproduktes. Auch sie rechnet man noch zu den „echten" Zysten. Wenn der Ausführungsgang der Drüse durch entzündliche oder andere Vorgänge verwachsen ist und der Inhalt sich zystenähnlich staut, entstehen ähnliche Zysten jederzeit während des Lebens. Es handelt sich dann jedoch um Pseudozysten. Diese Zysten vergrößern sich, indem die Zystenwand durch Stauung des flüssigen Inhaltes geweitet wird.

Symptome. Zysten vergrößern sich langsam. Sie haben eine runde bis ovale Form. Ihre Oberfläche ist stets glatt. Immer sind sie scharf umschrieben und deutlich von der Umgebung abgesetzt. Meist sind sie prall, seltener schwappend gefüllt. Der Inhalt ist entweder flüssig, breiähnlich oder knetbar. Die Zysten lassen sich meist im Gewebe verschieben und sind von unveränderter Haut bedeckt. Nur die Atherome liegen in der Haut. Zysten sind weder vermehrt warm noch schmerzhaft. Der Zystenbalg ist meist beim Anheben der Haut mit den Fingerspitzen fühlbar. Ist die Fluktuation nicht eindeutig nachweisbar, so wird die Diagnose durch die Punktion und durch Aspiration des Inhaltes mit der Spritze gesichert. Knochenzysten werden im Röntgenbild erkennbar.

13.1. Epithelzysten

Epithelzysten sind tumorähnlich aufgebaut und werden daher zu den fibroepithelialen Geschwülsten gerechnet. Ein anderer Teil gehört zu den Mischgeschwülsten. Es gibt verschiedene Arten von Epithelzysten.

Dermoidzyste. Dermoidzysten kommen hauptsächlich in der Unterhaut vor und stehen mit der Epidermis nicht in Zusammenhang. Seltener findet man sie in den inneren Organen (Hoden, Ovarien, Gehirn, Leibeshöhle des Huhnes usw.). Sie liegen besonders an Stellen embryonaler Spalten und Einsenkungen, wo fetale Abschnürungen und Verlagerungen leicht eintreten können. Einfache Dermoidzysten sind mit glattem Epithel ausgekleidet und enthalten eine schleimig-wässerige Flüssigkeit. Zusammengesetzte, teratomähnliche Dermoide sind oft durch leistenartige Vorsprünge gekammert. Die Zystenwand ist ähnlich aufgebaut wie die Haut. Sie enthält Epidermis, einen Papillarkörper, Haare, Talg- und manchmal auch Schweißdrüsen, beim Huhn auch Federstümpfe. Der Inhalt der Zyste ist grauweiß, dickbreiig und durch den Gehalt an Talgdrüsensekret oft fettig, salbenähnlich oder grützeähnlich. Die in das Lumen hineinwachsenden Haare werden manchmal 10–20 cm lang. Beim Rind liegen sie am Hals, im Kehlgang oder am hinteren Kieferrand. Sie enthalten oft ein Büschel Haare von normaler Länge und eine ölig-tranige, gelbe, leicht talgähnlich gerinnende Flüssigkeit. Man kann in toto exstirpieren.

Die **Zahnsackzyste** wird beim Fohlen beobachtet. Es handelt sich um Follikularzysten, die von den Zahnsäckchen, meist den M I, ausgehen und sich in die Kiefer- und Nasenhöhle hinein ausdehnen. Sie vergrößern sich, wenn das Fohlen etwa $^3/_4$ bis 1 Jahr alt ist, meist derart, daß die Zyste die gesamte Kieferhöhle ausfüllt, die Kieferknochen nach außen vorwölbt und eine Druckatrophie verursacht, so daß der Knochen manchmal im Bereich der Kieferhöhle auf Fingerdruck nachgibt. Nasenhöhlenwärts komprimiert die mit einer dünnen knöchernen Kapsel und schleimigem Inhalt ausgestattete und überall der Kieferhöhlenschleimhaut eng anliegende Zyste die Nasenhöhle oft derart, daß bei der Atmung trompetenähnliche Töne entstehen. Infolge Kompression des Tränennasenganges besteht meist Augenausfluß. Die Basis der ballonähnlichen Zyste liegt an der Zahnwurzel, die bei der operativen Entfernung der Zyste freigelegt wird. Auch am Unterkiefer des Fohlens kann man ähnlich aufgebaute Zahnsackzysten feststellen. Bisweilen befanden sich auch Zahnteratome in ihnen. Das Leiden wird leicht mit einer Osteodystrophia fibrosa, Ostitis fibrosa bzw. schleimigen Degeneration der Nasenmu-

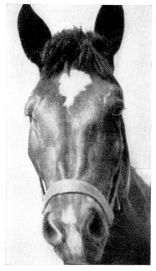

Abb. 310. Zahnsackzyste (sog. schleimige Degeneration der Nasenmuschel) rechts.

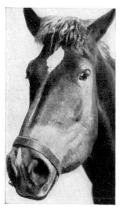

Abb. 311. Zahnsackzyste des Unterkiefers beim Fohlen.

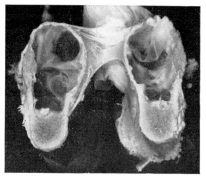

Abb. 312. Querschnitt durch den Unterkiefer eines Fohlens, starke Zystenbildung.

schel verwechselt. Es muß frühzeitig operiert werden. Sofern die Exstirpation der Zystenwand und die Resektion und Konservierung der Zahnwurzel gelingen, kann dauerhafte Heilung eintreten.

Kiemengangzyste. Die Kiemengangzyste (branchiogene Zyste) geht aus Resten der Kiemengänge hervor und kommt beim Pferd im oberen Halsteil vor. Ihre Innenauskleidung besteht aus vollausgebildeter Epidermis mit Papillarkörper. Die Kutis ist oft stark verbreitert, das Bindegewebe bisweilen hyalin entartet. Der Inhalt besteht aus einer dickschleimigen bis gallertigen, honiggelben Flüssigkeit. Die Zysten haben eine längliche Form, ähnlich einer Birne, deren Stiel zwischen Hinterkieferrand und Pharynx in die Tiefe führt. Sie sind angeboren oder entwickeln sich bei jungen Tieren. Sie werden oft doppelfaustgroß. Sie werden in toto exstirpiert.

Zungengrundzyste. Zysten im Bereich des Kehlkopfes und Rachens (*Zungengrundzyste*, pharyngeale Zyste, *Epiglottiszyste*, präepiglottische Zyste) sind häufig beim Pferd und Rind. Oft sind sie gestielt. Sie verursachen Schling- oder Atembeschwerden. Laryngoskopisch erkennt man sie gut. Sie erreichen Hühnerei- bis Gänseeigröße. Ihr Inhalt ist schleimig. Meist sind sie angeboren. Es kann sich um Zysten des Ductus thyreoglossus, um innere Kiemengangzysten oder auch um Zysten handeln, die aus versprengten Epithelkeimen entstanden sind. Es kommen auch Retentionszysten vor. Am häufigsten sind die von Resten des Ductus thyreoglossus ihren Ausgang nehmenden Zysten, die am Zungengrund oder an der Basis der Epiglottis im Bereich der Plica glossoepiglottica median liegen. Am abgelegten Fohlen können sie auch mit der Hand ertastet und umfaßt werden. Man exstirpiert sie mit dem Drahtschlingenekraseur.

Nabelzyste. Die Nabelzyste liegt in der Nabelgegend und im Nabelstrang als kugelrundes, hühnerei- bis faustgroßes, schleimgefülltes Gebilde. Man findet sie bei Fohlen. Sie entsteht aus Resten der embryonalen Nabelblase und täuscht einen Nabelbruch vor.

Die Urachuszyste entwickelt sich bei Kälbern und Fohlen aus Resten des Urachus. Sie liegt als geschlossenes, sackartiges Gebilde am Nabel-Blasen-Band, kann aber auch mit dem Blasenlumen in Verbindung stehen. Die Exstirpation der Zyste verspricht Erfolg.

Traumatische Epithelzyste. Traumatische Epithelzysten bilden sich nach Verlagerung kleinerer Hautstückchen im Anschluß an Verletzungen oder aus abgelösten Teilen tiefliegender epithelialer Gebilde (Haarbälge, Talg- und Schweißdrüsen). Sie umgeben manchmal Fremdkörper und eingeheilte glattwandige Geschoßteile (Enzytierung von Geschossen und Fremdkörpern). Sie haben einen graugelben, meist schleimigen Inhalt. Die Exstirpation bringt dauerhaften Erfolg.

13.2. Retentionszysten

Retentionszysten entstehen durch angeborenen oder erworbenen Verschluß des Ausführungsganges von Drüsen und drüsenhaltigen Hohlorganen. Der flüssige Inhalt staut sich und weitet die Wand. Ein Teil der Flüssigkeit kann resorbiert werden, so daß sich der Inhalt eindickt und die pralle Füllung des kugelrunden Gebildes schwappend und beutelähnlich wird. Durch den inneren Druck kann die epitheliale Auskleidung zum Teil verlorengehen.

Atherom, Grützbeutel. Atherome (Grützbeutel) entstehen durch Verstopfung und Verschluß von Ausführungsgängen der Talgdrüsen in der Haut. Man fühlt sie als kugelige, kirsch- bis gänseeigroße Gebilde in der Haut, die sich über die Hautoberfläche hervorwölben. Mit der Haut sind sie auf der Unterlage verschiebbar. Sie haben einen grütze- oder breiähnlichen Inhalt (Atherombrei). Der Zystenbalg ist derb und fest. Er liegt im Korium. Die Wand besteht aus mehrschichtigem Epithel, das von fibrillärem Bindegewebe umgeben ist. Spaltung, besser Exstirpation bringt Heilung.

Schleimhautzyste. Schleimhautzysten entstehen durch Abflußstörung nach Verschluß des Ausführungsganges von Schleimdrüsen. Sie werden in der Mundhöhle von Pferd und Rind, seltener beim Hund beobachtet. An der Schleimhaut der Unterlippe, unter der Zunge und an den Seitenflächen derselben, am Zungenbändchen, am Gaumensegel, an der Backenschleimhaut, an der Epiglottis, am Nasenflügel, selten in der Luftröhre, findet man grauweiße, walnuß- bis hühnereigroße, mit Schleim gefüllte, ovale bis kugelige, auf der Unterlage verschiebbare Zysten. Sie werden auf Grund ihres Inhaltes auch gern als *Honigzysten* bezeichnet. Auch im Scheidenvorhof der Kuh und im Mastdarm des Pferdes findet man gelegentlich Retentionszysten. Die Zystenwand ist dünn. Oft platzen sie bei stärkerem Druck. Der Schleimhautüberzug ist manchmal durch mechanische Schädigungen über den Zysten gerötet und entzündet.

Halszyste und Ranula. Halszyste und Ranula (Froschgeschwulst) des Hundes entstehen durch Verschluß des Ausführungsganges der Speicheldrüsen (Gl. submaxillaris und Gl. sublingualis). Der Ausführungsgang dehnt sich stark durch Druck des gestauten Drüsenproduktes. Entweder wölbt er sich unter der Zunge zu beiden Seiten des Zungenbändchens etwa in Hühnereigröße auf dem Mundhöhlenboden vor *(Ranula)*, oder er erweitert sich zwischen den Unterkieferästen, nach unten vorgewölbt und diesen Raum völlig ausfüllend *(Halszyste)*. In fortgeschrittenen Fällen hängt die Zyste gestielt in Doppelfaustgröße herab. Der Inhalt ist honiggelb und schleimig oder apfelgeleeähnlich. Deswegen wurden diese Zysten auch als *Honiggeschwülste (Meliceres)* bezeichnet.

Weitere Retentionszysten von chirurgischer Bedeutung findet man am Augenlid durch Verschluß des Ausführungsganges der Tränendrüse, im entarteten Kryptorchidenhoden, im Ovarium, als Zystenkropf in der Schilddrüse und als Milchzyste (Galaktozele), die besonders in der Mamma des Hundes vorkommt.

Die Halszyste und die Ranula können meist nur dauerhaft durch Verödung, besser durch Totalexstirpation der zugehörigen Drüse geheilt werden.

13.3. Exsudations- und Extravasationszysten

Flüssigkeitsansammlungen im Gewebe oder in vorgebildeten Höhlen, die durch Exsudation oder durch Blutextravasate entstehen, hat man früher auch als Zysten bezeichnet. Die nach Quetschungen, Muskel- und Blutgefäßzerreißungen im Gewebe auftretenden *Hämatome* können sich mit einer bindegewebigen Kapsel umgeben. Ihr Inhalt wird allmählich gelblich, dünnflüssig oder beim Rind dick, zäh, schleimig, gelb und eiterähnlich. Diese aus alten Hämatomen entstehenden Zysten besitzen keine epitheliale Auskleidung.

Exsudationszysten findet man manchmal als Folge der chronischen Vaginitis nach Abheilung der Kastrationswunden beim Wallach. Diese Vaginalzysten können durch den M. cremaster ähnlich wie ein Hoden hochgezogen werden und täuschen dann einen Hoden vor.

Auch glattwandige Geschosse und andere Fremdkörper werden oft in Zystenform bindegewebig abgekapselt (Enzystierung von Geschossen). In jedem Fall bringt die Exstirpation Heilung.

13.4. Erweichungszysten, Knochenzysten

Durch Verflüssigung, Erweichung und zystöse Entartung können im Gewebe auf verschiedene Art und Weise Hohlräume entstehen. Verschluß von Blutgefäßen durch Quetschung, Thrombose usw. kann z. B. zur Ernährungsstörung und zum Absterben umschriebener Bezirke führen. Intramuskuläre Injektion stark reizender oder schwer resorbierbarer Arzneimittel, degenerative Vorgänge, Eiterherde u. a. führen zur Bildung von Hohlräumen, die durch Granulationsgewebe, das sich zu festem Bindegewebe umwandelt, dicht und undurchlässig von dem umgebenden Gewebe abgeschlossen werden. Es sind Pseudozysten, die keine Epithelauskleidung besitzen.

Auch die innerhalb von wachsenden Geschwülsten auftretenden Zysten entstehen

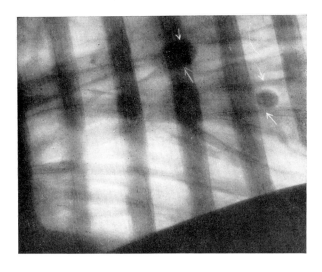

Abb. 313. Verkalkte Echinokokkenblasen in der Lunge des Pferdes.

durch regressive Veränderungen, so z. B. das Zystosarkom, Zystokarzinom, Chondroma cysticum, die Ölzyste im Lipom, das Zystofibrom.

Ebenso entstehen im Verlauf der Ostitis fibrosa oder der Osteochondropathien bei allen Haustieren, besonders beim Pferd (Pettersson und Reid 1968, Reid 1970, Verschooten 1980), Zysten im epiphhsären und metaphysären Bereich, so im Fesselbein, am Metakarpus, Metatarsus, Kronbein, an den Femurkondylen (Stewart und Reid 1982). Röntgenologisch liegen sie in der Kortikalis oder subchondral bzw. subkartilaginär. Sie können bei älteren Pferden, müssen jedoch nicht, Lahmheitsursache sein. Manchmal sind sie aneurysmalen Ursprungs (Steiner und Rendano 1982). Nach Niebauer und Mitarb. (1982) entstehen sie bei jungen Pferden metastatisch als Mikroabszesse. Bei Lahmheit kann das Ausfräsen oder die Kürettage versucht werden. In vielen Fällen führt Stallruhe oder Weidegang zur funktionellen Heilung.

13.5. Parasitäre Zysten

Verschiedene Parasiten bilden im Gewebe während ihres Wachstums größere Hohlräume, die vom Körper durch Bindegewebe abgekapselt werden. Es sind Pseudozysten.

Der *Coenurus cerebralis* bildet im Gehirn des Schafes und Rindes große Blasen, die zur Kompression des Gehirns führen und oft sogar eine Druckatrophie und Hervorwölbung des Os parietale (im Frühjahr) verursachen. Die Rinderfinne *(Cysticercus inermis)* bildet kugelige, etwa kirschgroße Zysten in der Muskulatur. Der Lieblingssitz sind die Masseteren und die Herzmuskulatur. Die etwa erbsengroßen Schweinefinnen *(Cysticerus cellulosae)* durchsetzen manchmal in großer Zahl die gesamte Muskulatur, auch das Herz und andere Organe mit etwa erbsengroßen Zysten, oft ohne klinische Erscheinungen hervorzurufen.

Echinokokkenblasen können sich überall im Körper entwickeln. Man findet sie in Leber, Lunge, in Nieren, Milz, unter dem Peritoneum, in Muskeln und Knochen. Der Körper umgibt sie mit einer bindegewebigen Kapsel. Diese Zysten können verkalken oder vereitern. Man findet sie bei Schwein, Schaf, Rind, Pferd und Mensch.

Eine chirurgische Therapie bei parasitären Zysten kann bei *Coenurus cerebralis* durch Trepanation und Entfernung der Blase mit Inhalt durchgeführt werden.

Literatur

Niebauer, G. W., Plenk, jun. H., und Köppel, E.: Zur Pathogenese subchondraler Knochenzysten beim Pferd. Wiener tierärztl. Mschr. **69** (1982), 12, 345.

Pettersson, H., and Reiland, S.: Periarticular subchondral bone cysts in horses. Proc. Am. Ass. Equine Pract. (1968), 245.

Pettersson, H., and Sevelius, F.: Subchondral Bone Cysts in the Horse: A Clinical Study. Equine Vet. J. **1** (1969), 75.

Reid, D. F.: Radiographic diagnosis and appearance of osseus cyst-like lesions in horses previously reported as periarticular subchondral bone cysts. Proc. Am. Ass. Equine Pract. (1970), 185.

Steiner, J. V., and Rendano, V. T.: Aneuryal bone cyst in the horse. Cornell Vet. **72** (1982), 1, 57.

Stewart, B., und Reid, Ch. F.: Osseus cyst-like lesions of the medial femoral condyle in the horse. J. Amer. veter. med. Assoc. **180** (1982), 3, 254.

Verschooten, F.: Posttraumatische Subchondrale Beenzysten en Subchondrale Beennekrose bij het Paard. Vlaams diergeneesk. Tschr. **49** (1980), 237.

Verschooten, F., and de Moor, A.: The examination of lameness in horses: Some clinical and radiological considerations. Vlaams diergeneesk. Tschr. **44** (1975), 129.

14. Anwendung von Vitaminen, Enzymen und Hormonen in der Chirurgie

Vitamine und Hormone finden in der Chirurgie, in der Therapie und in der Prophylaxe Anwendung. Die Enzyme, zum Teil auch noch als Fermente bezeichnet, werden in ihren Aktivitäten diagnostisch erfaßt. Damit ist eine Einbeziehung in die gesamte klinische Diagnostik möglich. An Hand der Enzymaktivitätsspiegel kann der Krankheitsverlauf verfolgt, kontrolliert und gegebenenfalls bis zur Heilung überwacht werden. Auf bestimmten Gebieten der Chirurgie ist eine Enzymtherapie unerläßlich.

14.1. Vitamine

Bei den Vitaminen handelt es sich um verhältnismäßig einfache organische Verbindungen. Kleinste Mengen sind für Gesundheit und für die dem jeweiligen Haustier zuzuordnende Produktionsleistung unbedingt erforderlich. Die einzelnen Vitamine wirken als Biokatalysatoren oder sind Bestandteil eines Koenzyms. Man findet praktisch kaum bei chirurgischen Erkrankungen der Haustiere Vitaminmangelzustände, die als Hypovitaminosen bezeichnet werden. Noch weniger oder überhaupt nicht kommen in den europäischen Ländern Avitaminosen vor, sofern nicht Arzneimittel oder mit den Futtermitteln Stoffe zugeführt worden sind, die ein bestimmtes im Organismus vorhandenes Vitamin vernichten. Da sehr viele Vitamine über den Magen-Darm-Kanal aufgenommen werden, sofern sie nicht selbst vom Organismus produziert werden, kann es im Gefolge von Magen-Darm-Erkrankungen zu einem relativen Mangel durch mangelhafte Resorption oder bei manchen Erkrankungen zu einem gesteigerten Verbrauch kommen, wodurch in beiden Fällen eine Hypovitaminose manifest werden kann.

Durch fabrikmäßig hergestellte Futtermittel oder durch Verabreichung verdorbenen Futters kann die Vitaminzufuhr mit der Nahrung verringert sein. Neben gestörter Resorptionsvorgänge bei Magen-Darm-Erkrankungen kann eine sogenannte Endokarenz vorliegen, wenn der Einbau der Vitamine im intermediären Stoffwechsel z. B. bei Stoffwechselerkrankungen, wie sie bei Schwein und Rind immer häufiger vorkommen, gestört ist. Katabole Stoffwechselvorgänge spielen in der Chirurgie eine immer größere Rolle. Dabei ist an den Transportstreß, den Behandlungsstreß, den Schockzustand, die Schilddrüsenhyperfunktion und letzten Endes auch an Langzeitglukokortikoidbehandlungen zu denken, wobei es jeweilig zu Vitaminmangelzuständen kommen kann. Ein erhöhter Vitaminbedarf wird durch orale oder parenterale Zufuhr gedeckt. Mit Überdosierungsschäden ist nur bei intensiver Zufuhr von Vitamin D und Vitamin A zu rechnen. Einige Haustiere vermögen Vitamin C selbst zu synthetisieren, andere bilden aus der Mikroflora des Magen-Darm-Kanals die B-Vitamine. Wird die Mikroflora bei chirurgischen Magen-Darm-Erkrankungen durch hohe Antibiotikagaben vernichtet, so müssen in diesen Fällen die B-Vitamine auch zur Stabilisierung der Mikroflora des Magen-Darm-Kanals oral zugeführt werden.

Vitamin A (Retinol, antixerophthalmisches Vitamin). Vitamin A ist im Lebertran und besonders auch in der Milch enthalten. Nahezu alle grünen Futterpflanzen enthalten das Provitamin, besonders in Form des β-Karotins. Sowohl Karotine als auch das Vitamin A selbst sind wenig stabil. So gehen z. B. bei der Heugewinnung, aber auch bei der Silierung 40–80 % des Karotingehaltes verloren. Die Umwandlung des Karotins erfolgt in beschränktem Umfang in der Darmwand und in der Leber. Dort sowie im Euter und in der Netzhaut wird Vitamin A gespeichert. Diese Speicherungspotenz ist bei Jungtieren geringer als bei erwachsenen Tieren. Dadurch überstehen erwachsene Tiere einen Vitamin-A-Mangelzustand besser als Jungtiere.

Die chirurgischen Indikationen zur Substitution von Vitamin A sind durch seine Funktion als Epithelschutz- und antixerophthalmisches Vitamin gegeben.

Eine ungestörte Wundheilung und damit die Formation von Granulations- und Epithelgewebe sind nur bei einer ausgeglichenen Versorgung mit Vitamin A möglich. Vitamin A beeinflußt den Knorpel- und Knochenstoffwechsel, insbesondere die Mukoproteine und die Mukopolysaccharide. Degenerative Gelenkerkrankungen im Jugendalter sind möglicherweise auf ein Vitamin-A-Defizit zurückzuführen. Ein Vitamin-A-Mangel setzt die Widerstandsfähigkeit gegen bakterielle, virale Infektionen und parasitäre Erkrankungen eindeutig herab. Bei Vitamin-A-Mangel ist die Bildung von Schutzkolloiden reduziert. Damit wird letzten Endes die Bildung von Konkrementen in den harnableitenden Wegen begünstigt. Zur Prophylaxe bei der Urolithiasis, insbesondere bei den Wiederkäuern und den Fleischfressern, gehört damit eine ausreichende Versorgung mit Vitamin A. Dies ist besonders auch in der postoperativen Phase erforderlich. Vitamin-A-Mangel führt weiterhin zu degenerativen Veränderungen an Drüsenzellen. Besonders empfindlich ist die Gl. lacrimalis. Dadurch ist die Produktion von Tränenflüssigkeit eingeschränkt oder aufgehoben, die Hornhaut wird nicht mehr benetzt, und es stellt sich eine Xerophthalmie bzw. Keratomalazie ein. Hochgradiger Vitamin-A-Mangel führt bei Jungrindern zur unvollständigen Regeneration des Sehpurpurs und damit zur mangelhaften Dunkeladaptation. Damit kann eine zunächst unbemerkt bleibende Hemeralopie allmählich in eine Netzhautdegeneration und damit in eine Amaurosis übergehen. Starker Vitamin-A-Mangel kann bei jugendlichen Schweinen und Fleischfressern zu Störungen des Knochenwachstums führen. Es kommt dabei am unverkalkten Osteoid durch Aktivierung von Osteoblasten zu eigenartigen Neubildungen. Diese betreffen meist die Epiphysen- bzw. Metaphysenregionen und führen zu unklaren Lahmheiten.

Umgekehrt führt eine erhebliche Überdosierung von Vitamin A zu Knochenschmerzen, die mit kortikalen Hyperostosen verbunden sind.

Therapeutisch setzt man Vitamin A bei allen chronischen und pyogenen Dermatitiden und Dermatosen wie bei Pusteln, Akne, Furunkulose ein. Man verabreicht es oral oder intramuskulär, lokal verwendet man lebertranhaltige Salben oder Öle. In der Therapie von Hornhauterkrankungen, insbesondere bei Degenerationen und Dystrophien, wird neben einer allgemeinen Therapie Vitamin A lokal in den Konjunktivalsack verabreicht. Bei chronischen Erkrankungen des Huf- oder Klauenhorns soll man Pferde und Wiederkäuer lange Zeit mit karotinreicher Nahrung versorgen.

Nach der operativen Behandlung der Urolithiasis bei Wiederkäuern, Fleischfressern wird Vitamin A prophylaktisch verabreicht. Das gleiche sollte in der Nachbehandlung bei Magengeschwüren und anderen geschwürartigen Veränderungen erfolgen.

Es ist bekannt, daß Vitamin A als Gegenspieler des Thyroxins eine Rolle spielt. Es hemmt die Bildung des thyreotropen Hormons. Deshalb ist bei Hyperthyreose, wie sie beim Hund und möglicherweise auch beim Pferd vorkommt, ein Einsatz von Vitamin A zu erwägen.

Man gibt Pferden und Rindern 250000 IE Vitamin A, Schweinen 50000 IE pro 50 kg Körpermasse und Hunden 25000–50000 IE je nach Größe, parenteral (langsam intravenös oder verteilt auf mehrere Stellen tief intramuskulär). Entsprechende Mengen können wiederholt in Tropfenform mit dem Futter verabreicht werden.

Vitamin D. Verschiedene Sterole haben eine antirachitische Wirkung, wobei dem Vitamin D_2 und D_3 eine entscheidende Bedeutung zukommen. Das in Pflanzen vorkommende Ergosterol wird unter UV-Strahlen in das Vitamin D_2 übergeführt, das in der Haut vorkommende 7-Dehydrocholesterol wird unter Einwirkung von UV-Strahlen in das Vitamin D_3 übergeführt. Auch in UV-bestrahlter Hefe kann Vitamin D_2 angereichert werden. Die Resorption von mit getrockneter pflanzlicher Nahrung aufgenommenem Vitamin D_2 erfolgt im Dünndarm, jedoch nur unter Einwirkung von Gallensäuren. Bei Cholelithiasis, bei Obstruktionen oder Kompressionen des Ductus choledochus kann die Resorption der über den Verdauungstrakt aufgenommenen D-Vitamine eingeschränkt oder aufgehoben sein. Dem Vitamin D_3 werden zwei Hauptwirkungen zugeschrieben: In Wechselbeziehung mit den Hormonen Calcitonin und Parathormon regelt es den Calcium-, Phosphat- und Magnesiumhaushalt. Dabei wird die Resorption von Calcium und anorganischem Phosphat aus dem Darmkanal gefördert. Vitamin D_3 senkt die Aktivität der alkalischen Phosphatase im Knochen und fördert damit dessen Kalzifizierung.

Vitamin-D-Mangelzustände führen beim juvenilen Organismus zu Verkalkungsstörungen des wachsenden Skelettes. Man findet insbesondere beim Fleischfresser eine Auftreibung an den Metaphysen, die auf eine mangelnde Mineralisierung hinweist. Durch Überbelastung kommt es zur Verbiegung der Knochen und damit zu dem Erscheinungsbild der Rachitis. Ein Mangelzustand bei erwachsenen Tieren, besonders während der Trächtigkeit oder der Laktation, führt zur Osteomalazie und damit auch zur Entstehung von Spontanfrakturen. Eine Vitamin-D-Applikation in der Chirurgie ist nur dann zweckmäßig, wenn gleichzeitig die Mineralstoffversorgung normalisiert wird und nur dann, wenn ausgeprägte Mangelzustände vorliegen. Ein Vitamin-D-Mangel bei Osteogenesis imperfecta ist nicht bewiesen. Die Knochenheilung durch Vitamin-D-Applikation wird nicht gefördert. Von einer übermäßigen Zufuhr von Vitamin D ist generell abzuraten, da Überdosierungen zu Aktivierungen der Nebennierenrinde, der Schilddrüse, zu Wachstumsdepression und Verkalkungen in der Media der Arterien, in der Aorta, im Myokard und in der Tunikamuskulatur des Magen-Darm-Apparates sowie von Niere und Lunge führen.

Therapeutisch wird Vitamin D bei Osteomalazien bzw. Osteomalazien mit Spontanfrakturen verabreicht. Man gibt Pferden, Rindern und Schweinen bis zu 1000 IE Vitamin D_3 pro kg Körpermasse und Tag. Es ist für ausreichend Aufenthalt im Freien zu sorgen.

Vitamin E (Tocopherole). Bedeutungsvoll ist das α-Tocopherol. Die Tocopherole kommen in pflanzlichen und tierischen Futtermitteln, insbesondere in Getreidekörnern, chlorophyllhaltigen Pflanzenteilen und Fischölen vor. Im Organismus wird Vitamin E in Leber, Fettgewebe, Lunge und Milz gespeichert. Die wichtigste Vitamin-E-Wirkung, die sich wahrscheinlich auch intrazellulär abspielt, ist diejenige als Lipidantioxidans. Damit können sich jedoch erst dann Vitamin-E-Mangelsymptome bei Haustieren einstellen, wenn Vitamin E monatelang in der Nahrung fehlt oder das Tier Stoffe mit dem Futter aufnimmt, die Vitamin E zerstören. So entstehen z. B. in der Schweinefütterung aus ranzigen Fischölen bzw. aus ungesättigten Fettsäuren Peroxide, die wiederum zum erhöhten Abbau von Vitamin E im Körper und damit zu Skelett- und Herzmuskeldegenerationen führen. Solche Schweine leiden an Bewegungsstörungen, die sich in Steifheit der Nachhand und in Festliegen äußern können. Beim Kalb und beim Fohlen kann ein Vitamin-E-Mangel im Verein mit einem Selenmangel zur sogenannten White muscle disease führen. Derartige Krankheitsbilder können durch Verabreichung therapeutischer Dosen von Vitamin E und Selen zum Verschwinden gebracht werden. Therapeutisch wirkt Vitamin E ebenfalls in Kombination mit Selen günstig bei der Myositis eosinophilica des Hundes, bei der Myoglobinurie bzw. dem Tighing-up des Pferdes in Kombination mit anderen antiphlogistisch wirkenden Präparaten. Pferden und Rindern gibt man bis zu 1000 IE, Schweinen und Hunden bis zu 100 IE pro Tier und Tag.

Vitamin K (Phyllochinone). Dieses Vitamin wird auch als antihämorrhagisches oder Koagulationsvitamin bezeichnet. Verschiedene Naphthochinonderivate haben eine Vitamin-K-Wirkung. Es kommt reichlich in grünen Pflanzen, wie Klee, Gras und Luzerne vor, wird aber auch von der Mikroflora des Verdauungsapparates gebildet. Seine Resorption erfolgt nur bei Anwesenheit von Gallenflüssigkeit, seine Speicherung erfolgt in der Leber. Das synthetische Präparat wird als Menadion bezeichnet. Das Menadionbisulfit ist wasserlöslich. Die entscheidende physiologische Wirkung des Vitamin K besteht in der Absicherung der Prothrombinkomplexbildung in der Leber. Es greift in die Synthesen der Gerinnungsfaktoren VII und X und des Prothrombins selbst ein. Leberparenchymschäden führen immer zur Blutungsneigung. Stets besteht gleichzeitig eine verminderte Kapillarresistenz.

Bei allen Gallenstauungen, Leberdegenerationen, beim Obstruktionsikterus ist infolge Störung des intermediären Fettstoffwechsels mit Vitamin-K-Mangelsymptomen zu rechnen. Bei der Langzeittherapie sowohl auf parenteralem als auch auf oralem Wege mit Antibiotika oder Sulfonamiden kann die Mikroflora im Pansen der Wiederkäuer bzw. im Dickdarm derartig geschädigt sein, daß es zu einer Vitamin-K-Hypovitaminose kommt.

Typische Mangelsymptome werden durch die Aufnahme von Verbindungen mit Antivitamin-K-Charakter erzielt. Ein typisches K-Antivitamin ist das Dicumarol. Verschimmelter Süßklee (sweet-clover-disease) besitzt einen hohen Dicumarolgehalt. Die Tiere verbluten aus kleinsten Wunden oder in die Unterhaut. Katzen und Hunde, die dicumarolhaltiges Rattengift aufgenommen haben, können in den Magen-Darm-Kanal oder aus kleinsten Hautwunden verbluten.

Therapeutisch wird Menadion als Vitamin-K-Präparat bei allen hämorrhagischen Diathesen, auch bei denen des Pferdes, eingesetzt. Man gibt es bei der Süßkleevergiftung des Rindes, bei der Cumarinvergiftung bei Hund und Katze, bei der Warfarinvergiftung des Pferdes während der Therapie der Podotrochlose, bei der Blutfleckenkrankheit (Morbus maculosus) und prophylaktisch bei allen Erkrankungen, die mit Leberschädigungen einhergehen und in Kombination mit Antibiotika und Sulfonamiden bei Langzeittherapiemaßnahmen.

Eine Prothrombinzeitverlängerung kann mit dem Quicktest erkannt werden.

Hunden gibt man bei akuten Fällen bis zu 10 mg/kg Körpermasse langsam intravenös. Pferde und Rinder erhalten pro Tag bis 500 mg.

Vitamin P. Wirksamer Bestandteil des Vitamin P ist Rutin. Eine gesteigerte Kapillarpermeabilität wird durch Rutin normalisiert, eine verminderte Kapillarresistenz beseitigt. Vitamin C und Vitamin P wirken synergistisch. Man gibt Vitamin P prophylaktisch und therapeutisch zur Gefäßabdichtung im Schockgeschehen, bei anaphylaktischen Reaktionen, bei Sicker- und Parenchymblutungen, bei Transfusionszwischenfällen und toxischen bzw. toxisch-infektiösen Gefäßschäden.

Vitamine der B-Gruppe. Die B-Vitamine beteiligen sich am Intermediärstoffwechsel. Sie spielen dabei eine zum Teil entscheidende Rolle.

Vitamin B_1 (Aneurin, Thiamin): Dieses Vitamin unterstützt die Bildung energiereicher Substanzen des Kohlenhydratstoffwechsels. Es wird in der Schleimhaut des Dünndarmes mit Adenosintriphosphorsäure zu Thiaminpyrophosphat phosphoryliert. Man bezeichnet diesen Stoff als Cocarboxylase. Er fungiert als prosthetische Gruppe des Phosphorthiaminenzyms. Dieses Enzym ist innerhalb des Zitronensäurezyklus am Brenztraubensäureumsatz entscheidend beteiligt.

Vitamin-B_1-Mangelerscheinungen können in der Chirurgie dann eine Bedeutung erlangen, wenn sie durch eine Senkung im Brenztraubensäureumsatz ausgelöst werden. Vitamin B_1 verstärkt den Acetylcholineffekt am Magen-Darm-Kanal. Ein Mangelzustand führt zur verminderten Reizwirkung auf die cholinergischen Fasern. Es kommt am Verdauungskanal zur Einschränkung der sekretorischen und motorischen Funktionen.

Therapeutisch verabreicht man Vitamin B_1 bei allen funktionellen Stenosen, wie Kardiastenose (Hund, Rind), Stenose am Ostium reticuloomasico-abomasicum, bei Pylorusstenose (Hund, Rind) und beim paralytischen Ileus, wie er beim Pferd, Rind und Hund besonders am Ileum bzw. am Ostium ileocaecale vorkommt. Die medikamentelle und die operative Therapie des Megakolons bei Hund und Katze müssen durch Vitamin-B_1-Medikation unterstützt werden. Gleichzeitig wird dadurch eine tonussteigernde Wirkung am Magen-Darm-Kanal ausgelöst. Weitere Indikationen zur Vitamin-B_1-Applikation sind traumatische Neuritiden bzw. Kontusionen peripherer motorischer Nerven, wie Lähmungen des N. facialis, des N. trigeminus, des N. radialis, des N. obturatorius, des N. femoralis, des N. tibialis und des N. fibularis.

Da sämtliche pyogenen Allgemeinerkrankungen wie Pyämie, Septikämie zur fettigen Leberdegeneration führen, sollte bei derartigen Allgemeinerkrankungen Vitamin B_1 unterstützend appliziert werden. Bei postoperativer und postnarkotischer Azidose sind Injektionen von Cocarboxylase angezeigt. Pferde und Rinder erhalten 500 bis 700 mg in Abständen von 1–2 Tagen, Schweine 100 mg pro Tag und Hunde 25–100 mg in Abständen von 1–2 Tagen subkutan, intramuskulär oder oral.

Vitamin B_2 (Riboflavin, Laktoflavin): Vitamin B_2 kommt normalerweise in tierischen und pflanzlichen Futtermitteln ausreichend vor. Konzentriert ist es in Hefe und Fischmehlen enthalten. Pansen- und Dickdarmbakterien vermögen Vitamin B_2 ausreichend zu bilden. Vitamin-B_2-Mangel führt zu degenerativen Veränderungen am Nervensystem; dies trifft in gleicher Weise für die stark innervierte Hornhaut zu. Vitamin-B_2-Mangel erhöht die Krampfbereitschaft.

Therapeutisch gibt man Vitamin B_2 bei Hornhautparenchymschäden und allen nerval bedingten Krampfzuständen. Es werden pro 50 kg KM 5 mg Vitamin B_2 pro Tag verabreicht.

Vitamin B_6 (Adermin, Pyridoxin): Vitamin B_6 stellt ein Coenzym der Transaminasen dar. Es beeinflußt den Eiweißstoffwechsel. Bei Vitamin-B_6-Mangel ist die Transaminaseaktivität herabgesetzt.

Prophylaktisch und therapeutisch gibt man Vitamin B_6 bei Kinetosen. Man verabreicht 3 mg pro 50 kg KM pro Tag.

Nicotinsäureamid (Niacinamid, Pellagraschutzstoff, PP-Faktor): Nicotinsäure und ihr Amid sind als Vitamin wirksam. Niacinamid kommt in Körnern, Früchten, grünen Pflanzen und in der Hefe vor. Das Vitamin ist Bestandteil der Codehydrasen I und II. Diese nehmen bei der biologischen Oxidation eine zentrale Stellung ein. Nicotinsäure führt zur Gefäßdilatation im Bereich des Kopfes, des Herzens und der Extremitäten. Bei der als Black-tongue-disease bezeichneten Erkrankung des Hundes, wobei eine ulzerierende Stomatitis und Ösophagitis vorhanden sind, gibt man Hefe bzw. Niacinamid mit gutem Erfolg.

Pantothensäure: Sie nimmt über das Coenzym A eine Schlüsselposition im intermediären Stoffwechsel ein. Coenzym A baut energiereiche Verbindungen auf und beteiligt sich an der Cholesterol- und Fettsäuresynthese. Coenzym A hat Entgiftungsfunktionen für die Leber. Pantothensäure ist weiterhin von Bedeutung für den Aufbau und für die normale Funktion von Haut und Schleimhaut. Entzündliche Veränderungen von Haut und Schleimhaut können durch Pantothensäuremangel hervorgerufen werden. Beim Schwein werden immer wieder stechschrittartige Bewegungsstörungen auf einen Pantothensäuremangel zurückgeführt.

Pantothensäure gibt man als Lösung, Salbe oder Gelee auf schlecht heilende Brandwunden und bei Haut- und Schleimhautgeschwüren. Bei Pantothensäuremangel beim Schwein gibt man 15 mg pro 50 kg KM pro Tag.

Folsäure: Eine Folsäuretherapie kann bei der mit Thrombozytopenie einhergehenden Epistaxis bei Vollblut- und Traberpferden versucht werden.

p-Aminobenzoesäure: p-Aminobenzoesäure ist Baustein des Folsäuremoleküls. Zahlreiche Mikroorganismen benötigen die p-Aminobenzoesäure zur Folsäuresynthese. Man bezeichnet sie als Wuchsstoff der Bakterien. Die Sulfanilsäure ist chemisch der p-Aminobenzoesäure ähnlich. Sie verdrängt in vitro und in vivo den Folsäurebaustein. Bei ausreichender Konzentration von Sulfonamidderivaten im Blut oder im Gewebe wird das Bakterienwachstum durch Verdrängen der p-Aminobenzoesäure unterdrückt. Daher kommt es zur Bakteriostase. Die Infektion wird durch körpereigene Abwehr überwunden. Lokalanästhetika auf Procainbasis zeigen bei ihrem Abbau im Gewebe eine Spaltung in Dimethylaminoethanol und in p-Aminobenzoesäure. Dadurch wird die Wirksamkeit ins Gewebe verbrachter Sulfonamide beeinträchtigt bzw. eine Keimvermehrung in der lokal betäubten Wunde begünstigt.

Vitamin B_{12} (Cyanocobalamin, Erythrotin): Vitamin B_{12} ist zur Bildung von Erythrozyten erforderlich. Damit hat es weiterhin Bedeutung für Gewebsregeneration und Neubildung, Myelinbildung und schließlich für Ernährung und Wachstum. Der Wiederkäuer synthetisiert bei ausreichender Cobaltzufuhr Vitamin B_{12} im Pansen. Bei Pansenazidosen, Pansenalkalosen oder bei sogenannter Pansenfäule sollte neben der Zufuhr einer physiologischen Pansenflora für ausreichende Cobaltgaben bzw. für Vitamin-B_{12}-Zufuhr gesorgt werden. Anämien werden durch Vitamin-B_{12}-Gaben günstig beeinflußt. Erwachsenen Wiederkäuern gibt man 1–2 mg Vitamin B_{12} pro Tag.

Vitamin C (l-Ascorbinsäure). Vitamin C kann von allen Haustieren intermediär aus d-Glucose oder d-Galactose synthetisiert werden. Vitamin C ist überall im Gewebe und in den Zellen verteilt. Es besitzt Aufgaben in den Redoxprozessen, wo es auf Enzyme wirkt und ist wahrscheinlich auch an der Biosynthese der Nebennierenrindenhormone beteiligt. Vitamin-C-Mangel ist bei Haustieren nur bei Versagen der Eigensynthese zu erwarten. Es kann beim Schwein und Hund zu skorbutähnlichen oder präskorbutischen Erscheinungen (Möller-Barlowsche Erkrankung) kommen. Außerdem sind bei Vitamin-C-Mangel negative Auswirkungen auf die Wund- und Knochenbruchheilung zu verzeichnen. Unter Streßsituationen ist der Ascorbinsäurebedarf gesteigert.

Beim Schwein und Hund werden im Zusammenhang mit Epiphysenlösungen am Femurkopf und an anderen Röhrenknochen Vitamin-C-Mangelzustände vermutet. In der Veterinärchirurgie wird es besonders an Rekonvaleszenten verabreicht, da ein erhöhter Vitamin-C-Bedarf bei allen Infektionen, in der postoperativen Phase und bei schweren Verbrennungen besteht. In der Leistungsphysiologie der Renn- und Reitpferde wird immer wieder darauf hingewiesen, daß nach anstrengender Muskelarbeit ein erhöhter Vitamin-C-Bedarf vorliegt. Vitamin C greift in biochemische Vorgänge der Blutgerinnung ein und ist an der Bildung von Bindegewebe und der interzellulären Kittsubstanz beteiligt. Dieser Bildung schreibt man die gefäßabdichtende Wirkung des Vitamin C zu. Eine ausreichende Vitamin-C-Versorgung ist für ein normales Knochen- und Zahnwachstum und für eine ungestörte Kallusbildung notwendig. Bei der Behandlung von Hornhautdefekten hat sich die lokale Vitamin-C-Applikation zur Beeinflussung der Kapilarisierung neben einer später folgenden Vitamin-A-Gabe bewährt. In der Schockbekämpfung setzt man Vitamin C mit gutem Erfolg ein.

Als therapeutische Dosen gibt man großen Haustieren 400–500 mg, kleinen Haustieren 100–200 mg Vitamin C pro Tag in Tablettenform oder als 5%ige Lösung i.m.

Literatur

Dannenberg, H. D.: Ergebnisse von Vitamin-A-Bestimmungen bei Schweinen. Mh. Vet.-Med. **22** (1967), 773.

Dannenberg, H. D.: Vitamin-A-Versorgung und Mastleistungsergebnisse bei Schweinen. Tierzucht **24** (1970), 380.

Grundschober, F., Niebauer, G. W., und Punzet, G.: Morbus-Möller-Barlow bei einem Hundewelpen (ein Fallbericht). Kleintierpraxis **27** (1982), 3, 111.

Jaeschke, G., und Keuer, H.: Beitrag zum Ascorbinsäurestatus des Pferdes. 1. Mitt. Methodik und Normbereiche. Berl. Münch. Tierärztl. Wschr. **91** (1978), 14, 279.

Jaeschke, G., und Keller, H.: Beitrag zum Ascorbinsäurestatus des Pferdes. 4. Mitt. Das Verhalten von Serumwerten nach intravenöser Applikation. Berl. Münch. Tirärztl. Wschr. **95** (1982), 4, 71.

Kolb, E.: Probleme der Carotin- bzw. Vitamin-A-Versorgung bei Nutztieren. Mh. Vet.-Med. **22** (1958), 692.

Kotowski, K.: Der Einfluß der Vitamin-A-Therapie auf Haut- und Augenerkrankungen bei Kälbern. Przegtad Hodowlany **36** (1968), 19.

Logtestijn, J. G., and Vanderlinden, A. P.: Muscle Degeneration in Hungarian Steers. Tijdschr. Diergeneesk. **96** (1971), 209.

Pobisch, R., und Onderscheka, K.: Die Vitamin-A-Hypervitaminose bei der Katze. Wien. tierärztl. Mschr. **63** (1976), 10, 283, und Wien. tierärztl. Mschr. **63** (1976), 11, 334.

Renm, W. F., Zerobin, K., Christeller, S., Kunovits, G., und Weiser, H.: Untersuchungen zur Diagnostik von klinischen Vitamin-B_1-Mangelsymptomen bei Rindern. Berl. Münch. Tierärztl. Wschr. **84** (1971), 64.

Stanisak, O.: Erfahrungen mit der hochdosierten Vitamin-B_{12}-Therapie in der Kleintierpraxis. Wien. Tierärztl. Mschr. **48** (1961), 32.

Suter, P.: Zur Gefahr der Überdosierung von Vitamin-D-Präparaten. Schweiz. Arch. Tierheilkd. **99** (1957), 421.

Wintzer, H. J., und Godehardt, F.: Die Bestimmung von Vitamin E im Serum und das Verhalten des Serumtocopherolspiegels nach parenteraler Verabreichung von Vitamin E-Selen bei Pferden. Berl. Münch. Tierärztl. Wschr. **91** (1978), 14, 273.

14.2. Enzyme

Enzymdiagnostik und Enzymtherapie haben in der Veterinärchirurgie Bedeutung erlangt.

14.2.1. Enzymdiagnostik

Die Enzymdiagnostik spielt besonders bei der Diagnose, der Differentialdiagnose des Ikterus und bei der Erkennung von Störungen im Muskel- und Knochenstoffwechsel eine Rolle. Dabei haben bestimmte Erkrankungen spezifische Veränderungen der Enzymaktivitäten im Blut bzw. im Serum zur Folge. Wird ein Enzym nur von einem Zelltyp bevorzugt produziert, so fällt die Deutung des veränderten Serumenzymspiegels leichter. Besteht ein normaler Serumenzymspiegel, so spricht dies für ein Gleichgewicht zwischen Produktion, Sekretion, Zerstörung bzw. Ausscheidung.

Transaminasen. Die Transaminaseaktivitäten sind beim Stauungsikterus des Rindes selten und dann auch nur gering erhöht, während bei allen akuten Hepatitiden und mit Leberparenchymschäden einhergehenden Ikterusformen erhebliche Transaminaseaktivitätssteigerungen nachzuweisen sind. Es können im Serum die Alaninaminotransferase(ALT)- bzw. die Glutamat-Pyruvat-Transaminase-Aktivität (GPT) und die Aspartat-Aminotransferase(AST)- bzw. die Glutamat-Oxalacetat-Transaminase-Aktivität (GOT) bestimmt werden. Die Angaben erfolgen in U/l (= mU/ml). Eine Einheit (U) ist die Enzymmenge, die unter möglichst optimalen Meßbedingungen 1 μMol Substrat in 1 min umsetzt. Man mißt bei 25 °C und bezieht sich meist auf 1 ml Körperflüssigkeit.

Einheit wird mit U (unit), Millieinheit mit mU (milli-unit) abgekürzt.

Bei den einzelnen Haustieren liegen die Normalwerte bei:

ALT- bzw. GPT-Aktivität:
Rind   – 50 U/l (833,50 nkat/l),
Pferd   – 15 U/l (250,05 nkat/l) (abhängig vom Trainingszustand),
Schwein – 15 U/l (250,05 nkat/l),
Hund   – 40 U/l (666,80 nkat/l) (optimiert)
Katze   – 23 U/l (383,41 nkat/l),
Schaf   – 18 U/l (300,06 nkat/l).

Die ALT GPT) kommt bei Hund und Katze besonders in der Leber vor, wo sie im Zytoplasma der Parenchymzellen enthalten ist. Beim Pferd und Rind wird die ALT auch in den quergestreiften Muskelzellen gebildet. Bei akuter Hepatitis sind ALT und AST erhöht, auch bei anikterischem Verlauf. Bei frischem Obturationsikterus steigen die Transaminasen weniger an als bei akuter Hepatitis.

AST- bzw. GOT Aktivität:
Rind   – 80 U/l (1 333,60 nkat/l),
Pferd   – 220–260 U/l (3 667,40–4 334,20 nkat/l) (abhängig vom Trainingszustand),
Schwein – 32 U/l (533,44 nkat/l),
Hund   – 40 U/l (666,80 nkat/l) (optimiert),
Katze   – 22 U/l (366,74 nkat/l),
Schaf   – 60 U/l (1 000,20 nkat/l).

Die alleinige Bestimmung von AST (GOT) reicht zur Diagnose einer Hepatopathie nicht aus, da dieses Enzym nicht leberspezifisch ist. Zur Beurteilung des Trainingszustandes des Pferdes, von Myopathien, von Muskelschäden und Streßfolgen bei Pferden und Schweinen können die Enzymbestimmungen von AST (GOT) und CK (CPK) gute Aussagen liefern.

Phosphatasen. Bedeutungsvoll für die Chirurgie ist die Phosphatasediagnostik. Die Orthophosphorsäure kann durch Phosphatasen (Phosphorsäuremonoesterasen) aus den verschiedensten Phosphorsäureverbindungen abgespalten werden. Man unterscheidet die saure und alkalische Phosphatase. Das Wirkungsoptimum der sauren Phosphatase liegt bei pH 4,9–5,2, das der alkalischen bei pH 9,3–10,5. Phosphatasen finden sich reichlich in den Osteoblasten und Osteoklasten, den Nieren und im Epithel der harnableitenden Wege, in der Darmschleimhaut, in der Leber und in der Prostata. Eine Erhöhung der Aktivität der alkalischen Serumphosphatase ist bei metastasierenden malignen Tumoren sowie allen mit gesteigertem Knochenumbau einhergehenden Erkrankungen bei den Haustieren zu erwarten. Dies ist nach bisher bekannt gewordenen Untersuchungen bei der Osteogenesis imperfecta (Hund), bei bösartigen Knochengeschwülsten (Osteosarkome) der kleinen und großen Haustiere, bei Osteodystrophia fibrosa, Rachitis, Epiphysenreifungsstörungen bei den Haustieren, Osteomyelitis und bei Osteomalazie nachgewiesen worden. Ein Rückgang der Aktivitä der alkalischen Phosphatase kann bei einigen der genannten Erkrankungen als Erfolg der eingeleiteten Therapie gewertet werden.

Die Aktivität der alkalischen Serumphosphatase wurde früher in King-Armstrong- bzw. Bodansky-Einheiten pro ml bestimmt und ausgedrückt (3 King-Armstrong-Einheiten entsprachen ca. 1 Bodansky-Einheit). Man bestimmt sie jetzt nach internationalen Enzymeinheiten. Diese werden in U/l = (mU/ml) ausgedrückt.

Folgende Normalwerte ergeben sich:

Rind – 200 U/l (mU/ml) (3334,00 nkat/l),
Pferd – 220 Ul/ (mU/ml) (3667,40 nkat/l), Fohlen bis zu 2,5fache Aktivität,
Schwein – 220 Ul/l (mU/ml) (3667,40 nkat/l), Ferkel bis zu 2,5fache Aktivität,
Schaf – 150 U/l (mU/ml) 2500,50 nkat/l),
Hund – 190 U/l (mU/ml) (3167,30 nkat/l).

Der Hyperparathyreoidismus ist mit einem erheblichen Anstieg der alkalischen Phosphatase im Serum verbunden. Bei sekundärem Hyperparathyreoidismus wird gleichzeitig eine Hyperphosphatämie bei Normo- bis Hypokaliämie gefunden. Erhöhte Aktivität der sauren Phosphatase findet man beim Prostatakarzinom des Hundes. Normalwert: 11 U/l (mU/ml).

Lactatdehgdrogenase (LDH). Die LDH-Aktivität wird zur Diagnostik von Erkrankungen der Leber, des Blutes, bei Skelettmuskelschäden und Tumoren angewendet. Bei Myokarditis ist die Aktivität der LDH, der CK und der AST (GOT) gleichzeitig erhöht. Im Schockzustand kann die LDH-Aktivität, genauso wie bei maligner Hyperthermie und bei Erkrankungen der Skelettmuskulatur, stark erhöht sein.

Folgende Normalwerte ergeben sich:

Rind – 1500 U/l (mU/ml) (25005,00 nkat/l),
Pferd – 150 U/l (mU/ml) (2500,50 nkat/l),
Schwein – 1500 U/l (mU/ml), (25005,00 nkat/l), nach Streß, bei maligner Hyperthermie wesentlich höher,
Schaf – 530 U/l (mU/ml) (8835,10 nkat/l),
Hund – 100–150 U/l (mU/ml) (1667,00–2500,50 nkat/l),
Katze – 100 U/l (mU/ml) (1667,00 nkat/l).

Kreatinkinase (CK). In der Skelettmuskulatur wird die höchste Kreatinkinase-Aktivität nachgewiesen, danach im Gehirn und Herzmuskel. Die CK-Aktivität wird bei Erkrankungen der Skelettmuskulatur seit langem bei Pferden und Schweinen, weniger bei den anderen Haustieren bestimmt. Traumen, Streß und chirurgische Eingriffe, bei Sportpferden das Übertrainiertsein, sind die häufigsten auslösenden Ursachen. Aber auch nach Tetracyclin-, Chlorpromazin-, Diazepam-Applikation, im Schock, bei Hypothyreose, bei Psychosen (Rennpferde, Rennhunde) kommt es zum CK-Anstieg. Bei allen Haustieren findet man Normalwerte um 50 U/l. Landschweine haben wesentlich höhere Werte. Die Aktivitätswerte können als Hinweis auf eine Muskeldystrophie angesehen werden. Beim Herztod werden Werte von 10000–100000 mU/ml gefunden. Hohe Werte werden beim Tod nach Streß, bei Lumbago des Pferdes und beim Tetanus gefunden. Lokale Muskelschäden nach einer Belastung von 30–45 min rufen eine Aktivitätserhöhung der AST, der CK und der Aldolase hervor. Erblich bedingte Myopathien bei Fohlen und Lämmern können frühzeitig durch erhöhte Aktivität erkannt werden. Auf die Bestimmung des Trainingszustandes durch

CK- und AST-Bestimmung wurde hingewiesen. Die eosinophile Myositis des Hundes zeigt ebenfalls erhöhte Werte.

Als Normalwerte ergeben sich:

Rind – 40–60 U/l (mU/ml) (666,80–1000,20 nkat/l),
Kalb – 30–60 U/l (mU/ml) (500,10–1000,20 nkat/l),
Pferd – 50–60 U/l (mU/l) (833,50–1000,20 nkat/l),
Schwein – 1250 U/l, Landrassen (mU/ml) (20837,50 nkat/l),
– 500 U/l, Edelschweine (mU/ml) (8335,00 nkat/l),
Hund – 50 U/l (mU/ml) (833,50 nkat/l),
Katze – 80 U/l (mU/ml) (1333,60 nkat/l).

Differentialdiagnostische Bedeutung. Bei Muskelquetschungen, -zermalmungen, nach eingreifenden Operationen, umfangreicher Gangrän kann sowohl die Aktivität der AST, der ALT als auch der LDH (Lactatdehydrogenase + Lactatoxidoreduktase) erhöht sein.

14.2.2. Enzymtherapie

In der Veterinärchirurgie einschließlich der Augenheilkunde haben die Pankreasenzyme Trypsin und Chymotrypsin, die pflanzliche Proteinase Chymopapain, die Hyaluronidase, die Streptodornase eine Bedeutung erlangt.

Trypsin und Chymotrypsin. Trypsin und Chymotrypsin sind proteolytische Enzyme, die von der Bauchspeicheldrüse in aktiver Form abgegeben und im Dünndarm aktiviert werden. Nahezu alle Eiweiße werden von beiden Enzyme angegriffen. Sie stehen genügend rein und in wirksamer Form zu therapeutischen Zwecken zur Verfügung. Trypsin wird zur Abdauung und damit zur Reinigung bzw. beschleunigten Demarkation von Nekrosen in Wundhöhlen, Fisteln und auf Brandwunden als gebrauchsfertiges lyophilisiertes Enzympulver eingesetzt. Es muß direkt in die Höhle, den Fistelkanal bzw. auf die Nekrosen gebracht werden. Obwohl gesundes Gewebe kaum anverdaut wird, sollte die umgebende Epidermis mit Zinkpaste oder ähnlichem abgedeckt werden, um Reizerscheinungen zu vermeiden.

Trypsinpulver kann bei der Behandlung von Genick- und Widerristfisteln des Pferdes, bei Analbeutel- und Zirkumanaldrüsenfisteln, bei Intertrigo des Hundes, bei Zehenphlegmone des Rindes und des Schweines und bei allen anderen von Weichteilen ausgehenden Nekrosen und Fisteln zum Einsatz kommen. Es kann weiterhin zur Verflüssigung von Pleuraempyemen und Fibrinbelägen auf der Pleura oder dem Peritoneum verwendet werden.

Zur intravenösen und intramuskulären Injektion wird kristallines Trypsin benötigt. Es wird mit Erfolg bei akuter Thrombophlebitis eingesetzt und wirkt hier weniger thrombusauflösend als vielmehr entzündungshemmend (Unger 1966).

Chymotrypsin wird zur Zonulolysis empfohlen. Die Injektion von gelöstem kristallinem Chymotrypsin erfolgt dabei nach Passage der vorderen Augenkammer mit der Kanüle zwischen Vorderfläche der Linse und Hinterfläche der Iris. Es kommt zur Anverdauung der Zonulafasern, wodurch die intrakapsuläre Linsenextraktion weniger Schwierigkeiten bereitet.

Chymotrypsin und die pflanzliche Proteinase Chymopapain werden mit gutem Erfolg an verändertes, verkalktes oder vorgefallenes Diskusgewebe herangeführt. Durch derartige Chymopapain-Injektionen hat man bei der Enchondrosis intervertebralis, der Diskushernie bzw. dem Nucleuspulposus-Prolaps günstige Resultate erzielt.

Hyaluronidase. Hauptbestandteile der interzellulären Binde- und Stützsubstanzen sind die Hyaluronsäure und die Chondroitinschwefelsäure. Sie setzen dem Flüssigkeitsstrom einen gewissen Widerstand entgegen bzw. hemmen das Diffusionsbestreben von interzellulären Flüssigkeitsansammlungen. Hyaluronidase fördert den Abbau der Hyaluronsäure. Es kommt zur gesteigerten Gewebs- und Gefäßpermeabilität. Dies hat einen vermehrten Abfluß in Richtung Blutbahn zur Folge. Hyaluronidase hat schließlich die Eigenschaft, die Oberflächenspannung herabzusetzen. Es wurde früher nach internationalen Einheiten (IE) dosiert, heute erfolgt die Kennzeichnung nach sogenannten viskosereduzierenden Einheiten

(VRE). Hyaluronidase-Injektionen in infizierte Gewebe sind kontraindiziert, da sich die Erreger dadurch leichter ausbreiten können. In der Chirurgie macht man sich vor allem die resorptionsfördernden Eigenschaften der Hyaluronidase zunutze. Durch Hyaluronidasezusatz werden subkutan injizierte oder infundierte Flüssigkeitsmengen schneller resorbiert. Die Resorptionsgeschwindigkeit einer subkutanen Dauertropfinfusion kommt unter Hyaluronidasezusatz der einer intravenösen Dauertropfinfusion gleich. Für saugende Welpen und Katzen und Saugferkel ist die Hyaluronidaseapplikation bei Verabreichung größerer Flüssigkeitsmengen und kollabierten oder nicht auffindbaren Venen ein wesentlicher Vorteil. Dies kann zur Regulierung des Wasser- bzw. Elektrolythaushaltes erforderlich sein. Hyaluronidase kann mit Medikamenten zusammengebracht werden, deren pH-Wert zwischen 4,0–8,0 liegt.

Anwendung von Hyaluronidase in der *Lokalanästhesie:* Es werden einer Novocain(Procain)-Lösung bzw. einem chemisch verwandten Lokalanästhetikum von 100 ml 500–1000 Einheiten Hyaluronidase zugesetzt. In diesen Fällen kann sofort nach Anlegen der Infiltrations- oder Leitungsanästhesie mit der Operation begonnen werden. Der Hyaluronidasezusatz führt außerdem zur Einsparung von Lokalanästhetikum. Flächen- und Tiefenausdehnung der Anästhesie sind gesteigert. Infolge Auflockerung des Perineuriums führen auch ungenau gesetzte Leitungsanästhesien noch zum Erfolg. Die Anästhesiedauer wird durch Hyaluronidasezusatz zum Anästhetikum verkürzt. Diese Verkürzung wird durch Beibehaltung des üblichen Adrenalinzusatzes als Sperrkörper wieder aufgehoben.

Bei einigen neueren Lokalanästhetika wie dem Chlorprocain, Hostocain (Farbwerke Hoechst), Xylocain (Lidocain) (Astra, Södertalje, Schweden) und Ursocain (Lidocain) (VEB Serumwerk Bernburg) ist wegen des schnellen Wirkungseintrittes kein Hyaluronidasezusatz erforderlich.

Als *Therapeutikum* kann Hyaluronidase in Hämatome und Serome zur Resorptionsbeschleunigung injiziert werden. Erfolge mit intraartikulärer Hyaluronidase-Injektion (50–100 Einheiten) sind beim Vorliegen von Hygromen (Hydrops) im Anschluß an Distorsionen, Kontusionen und aseptischen Gelenkentzündungen bei Pferd und Rind zu erwarten. Gelenkergüsse im Gefolge von degenerativen, nichtentzündlichen Gelenkerkrankungen und angeborene Hygrome können nicht beeinflußt werden. Der in diesen Fällen gestörte Knorpelstoffwechsel würde durch Hyaluronidase weiterhin ungünstig beeinflußt. Durch Injektion von Hyaluronidase (100–500 Einheiten) in narbiges Gewebe kann versucht werden, Narbenkontrakturen zu erweichen und damit eine Dehnungsbehandlung durchzuführen. Der Hyaluronidase sollte in solchen Fällen ein Lokalanästhetikum zugesetzt werden.

Eine therapeutische, mehr prophylaktische Bedeutung hat Hyaluronidase bei der Urolithiasis von Hund, Katze und Schaf erlangt. Gegenüber dem Blut stellt der Harn eine hypertonische Lösung einzelner, z. T. schwer löslicher Kristalloide dar. Diese können durch bestimmte Kolloide wie Mucin, Nucleinsäure, Urochrom, Chondroitinschwefelsäure und andere hydrophile Kolloide in stärker konzentrierten Lösungen gehalten werden, als es ihrer Löslichkeit entspricht. Dadurch wird beim gesunden Tier ein Auskristallisieren verhindert. Eine Harnsteinbildung beginnt neben anderen zahlreichen prädisponierenden Faktoren (alimentäre, klimatische, geographische, geologische, hydrographische Faktoren, Vitamin-A-Mangel) mit einer Zustandsänderung der Kristalloide und Kolloide. Dabei bewirken die mukoiden Kolloide bei ihrem relativen Übergewicht gegenüber den stabilisierenden Kolloiden eine Ausfällung und ein Verkitten der Kristalloide. Dies geschieht im Zusammenwirken mit harnfremden Kolloiden. Es bildet sich das Steingerüst bzw. der Steinkern.

Nach der operativen Entfernung von Nieren-, Harnblasen- und Harnröhrensteinen kann beim Hund, bei der Katze und beim Schafbock durch parenterale Hyaluronidase-Injektion eine erfolgreiche postoperative Prophylaxe betrieben werden. Kleine Hunde und Katzen erhalten in den ersten Tagen p. op. je 10 VRE, große Hunde und Schafe je 15 VRE Hyaluronidase. Dann gibt man 3 Injektionen bei gleichbleibender Dosis in 2tägigem Abstand und 4 Injektionen in 4tägigem Abstand. Nach ca. 6–8 Wochen wird die gleiche Kur wiederholt. Entsprechende Diätvorschriften sind einzuhalten. Bei Schafen soll das Ca:P-Verhältnis im Futter 1:1 betragen. Hyaluronidase fördert die körpereigene Produktion solcher hydrophiler, stabilisierender Schutzkolloide, die die Neubildung von Harngrieß oder Harnsteinen verhindern. Die Harnkristalle verlieren, indem die Schutzkolloide einen molekularen Film auf ihrer Oberfläche bilden, die Fähigkeit, aneinander zu haften. Infolge der Herabsetzung der Harnviskosität durch diese Schutzkolloidbildung wird die Ausschwemmung noch vorhandenen Harngrießes beschleunigt.

Eine allgemeine Hyaluronidaseanwendung ist bei Schockzuständen, venösen Stauungen und erniedrigtem Serumeiweißspiegel kontraindiziert.

Streptokinase und Streptodornase. Streptokinase ist ein intrazelluläres Stoffwechselprodukt der Streptokokken. Sie aktiviert das im Plasma in inaktiver Vorstufe vorliegende proteolytische Enzym Plasminogen zum Plasmin. Plasmin ist in der Lage, Fibrin und andere Proteine abzubauen.

Streptodornase ist ein Enzymkomplex, der das Kerneiweiß (Desoxyribonucleoprotein) hydrolysiert. Als Katalysatoren müssen Magnesium- und Manganionen anwesend sein. Sollen saure Substanzen (z. B. Eiter) durch Streptodornase verflüssigt werden, so müssen alkalische Puffersubstanzen zugesetzt werden.

Beide Enzyme greifen lebendes Gewebe, Kollagen, fibröses Gewebe und Mukoproteine nicht an.

Sie können zur Verflüssigung von fibrinhaltigen Empyemen, wie sie besonders als Pleura- und Peritonealempyeme bei Rind und Schwein vorkommen, eingesetzt werden. 4–6 Std. nach Verflüssigung derartiger Empyeme kann punktiert oder über eine Drainage das verflüssigte Entzündungsprodukt abgelassen werden. Zur Beschleunigung der Demarkation kann Streptokinase neben dem proteolytischen Enzym Trypsin mit gutem Erfolg eingesetzt werden. Streptokinase besitzt außerdem einen thrombusauflösenden Effekt.

Thrombin. Thrombin ist ein dem Albumin ähnliches Protein mit dem Molekulargewicht 75000. Es ist ein Enzym, das in Spuren seine Autokatalyse bewirkt. Es spaltet vom Fibrinogenmolekül entstandene Peptide ab. Dadurch polymerisiert das Fibrinogen zu langen Fäden. Thrombin darf nur lokal zur Gerinnungsförderung bei unstillbaren Blutungen eingesetzt werden.

14.3. Hormone

14.3.1. Allgemeines

Für die prophylaktische, metaphylaktische und therapeutische Beeinflussung chirurgischer Erkrankungen sind folgende endokrine Drüsen bzw. die von diesen abgegebenen Hormone von Bedeutung: Hypophyse, Thyreoidea, Parathyreoidea, die Langerhansschen Inseln des Pankreas, die Nebennieren mit Nebennierenrinde und Nebennierenmark, Hoden, Ovarien und Plazenta. Dabei müssen bei der Anwendung der Hormone die bestehenden Regulationsmechanismen beachtet werden. Von Bedeutung ist, daß die Hormone der vom Hypothalamus-Hypophysen-System regulierten endokrinen Drüsen, nämlich der Schilddrüse, der NNR und der Gonaden, die übergeordnete hypophysäre Hormonsekretion und dadurch sekundär die Funktion der betreffenden Drüsen hemmen. So kann die antiinflammatorische Langzeittherapie mit Glukokortikoiden über die Hypophyse zu einer Atrophie bis hin zu einem Funktionsausfall der Nebennierenrinde führen. Wird eine solche Hormontherapie plötzlich und vollständig abgesetzt, ist der Körper nicht mehr in der Lage, bei Bedarf genügend NNR-Hormone zu produzieren. Es kann dadurch zu ernsten Komplikationen z. B. in Streßsituationen kommen. Anderseits benutzt man einen derartigen Funktionsausfall, um einen bestimmten Therapieeffekt zu erzielen. So wird beim Adenokarzinom der Mamma der Hündin und der Katze neben der operativen Behandlung am besten in Form der Totalexstirpation der gesamten Gesäugeleiste männliches Geschlechtshormon verabreicht. Hierdurch wird die Funktion der Ovarien ausgeschaltet. Sinngemäß verfährt man umgekehrt beim Prostataadenom, beim Prostatakarzinom und bei chronischen Analbeutelentzündungen und -tumoren des Rüden.

Neuerdings bezeichnet man Stoffe, die durch Diffusion von Zelle zu Zelle wirken, als *Gewebshormone*. Von ihnen werden Blutgefäße, glatte Muskulatur und Drüsen beeinflußt. Am bedeutsamsten sind Acetylcholin, Histamin, Serotonin, Angiotensin, Bradykinin und Gastrin. Handelt es sich um Substanzen, die von den Neuronen produziert werden, so gebraucht man auch den Begriff „*Neurohormon*". Gewebshormone und „Neurohormone" sind fest ins Schockgeschehen integriert.

Bei chirurgischen Erkrankungen spielt die Wirkung der Hormone in der unmittelbaren postoperativen Phase bzw. in der Rekonvaleszenz eine entscheidende Rolle. Die Katecholamine Adrenalin bzw. Noradrenalin werden als Adaptationsvermittler ausgeschüttet. Man stellt dadurch bedingt eine Insulinsuppression mit einer nach jedem Trauma, nach jeder schweren Infektion, nach jedem Streß auftretenden Hyperglykämie fest. Adrenalin/Noradrenalin-Ausschüttung ruft gleichzeitig einen Glukokortikoid- und einen Aldosteronanstieg hervor.

Die endokrinen Drüsen können sich in einem Hyperfunktions- oder in einem Hypofunktionszustand befinden. Ein zu hoher Hormonspiegel kann durch partielle oder totale Exstirpation oder durch chemische Substanzen unterdrückt, normalisiert oder ausgeschaltet werden. So geht man z. B. eine Hyperthyreose chirurgisch oder mit Thyreostatika an. Beim malignen Hyperinsulinismus kann man mit Streptotocin (R) die B-Zellen der Langerhansschen Inseln depressiv beeinflussen. Schilddrüsenkarzinome können, wenn möglich, exstirpiert oder mit ^{131}Iod behandelt werden.

Bei den Haustieren werden die Unterfunktionszustände, die mehr von internistischem Interesse sind, z. B. der Diabetes mellitus, der Morbus Addison und das Myxödem, durch Substitution beeinflußt. Teilweise wird dabei immer mehr die Injektion der fehlenden Hormonmengen durch andere Applikationsformen verdrängt. So implantiert man Testosteronkristalle, man läßt über die Schleimhäute Oxytocin oder Glukokortikoide resorbieren. Antidiabetika können auch beim Hund oral verabreicht werden.

In der Veterinärmedizin, besonders bei oder in Kombination mit chirurgisch zu behandelnden Erkrankungen, werden die Hormone lokal, allgemein (systemisch) oder lokal und allgemein gleichzeitig eingesetzt.

14.3.2. Hypophysenhormone

14.3.2.1. Hypophysenvorderlappenhormone

Das **adrenokortikotrope Hormon (ACTH)** wird teilweise in der Chirurgie eingesetzt. Eine Wirkung ist nur bei Tieren mit funktionstüchtiger Nebenniere zu erwarten. ACTH kann bei folgenden chirurgischen Indikationen parenteral gegeben werden:

- Myoglobinurie bei Pferd und Rind,
- Muskeldegenerationen jeglicher Genese des Schweines (akute Rückenmuskelnekrose, PSE usw.),
- Myositis eosinophilica des Hundes,
- Tighing-up-Syndrom des Pferdes,
- Polyarthritiden allergischer Genese aller Tierarten,
- sekundäre Ketosen beim Rind,
- akute, subakute und rezidivierende Rehe beim Pferd, Rind und Schwein,
- allgemeine Verbrennungskrankheit, Erfrierungssymptome, Hitzschlag
- Schlangenbiß,
- Enchondrosis intervertebralis und Spondylosis deformans des Hundes

Folgende Dosierungen sind anzuwenden:
Pferd, Rind: 100–200 IE ACTH-Depot pro die, 1–3mal,
Schwein: 10–50 IE ACTH-Depot pro die bzw. 1–2 IE pro 5 kg KM,
Hund: 1–2 IE ACTH-Depot pro 5 kg KM pro die.

Gonadotropine. Von den hypophysären Gonadotropinen haben in der Chirurgie das zwischenzellstimulierende Hormon (ICSH) bzw. das HCG eine gewisse Bedeutung erlangt. Sie sind für den vollständigen Descensus testium verantwortlich und stimulieren die Entwicklung und das Wachstum des interstitiellen Zellkomplexes des Hodens.

Kryptorche Pferde, Rinder, Schweine und kleine Wiederkäuer werden aus züchterischen Gründen nicht behandelt, sondern kastriert oder als Schlachttiere verwertet. Auch bei Vorliegen eines einseitigen Kryptorchismus sind die Tiere von der Zucht auszuschließen. Beim Rüden, beim Pony, beim Renn- und Reitpferd wird manchmal eine Korrektur des Kryptorchismus verlangt. Vor einer im Erfolg unsicheren operativen Korrektur mit nachfolgender Hodenatrophie können in solchen Fällen, sofern nicht eine absolute Enge der Leistenspalten vorliegt, gonadotrope Vorderlappenextrakte (Gonadotropin), besonders ICSH gegeben werden. Eine Wirkung im Sinne einer Vollendung des Descensus testium ist nur vor Eintritt der Geschlechtsreife, beim Rüden maximal bis zum Alter von einem, beim Pferd bis zum zweiten Lebensjahr zu erwarten. Dies trifft insbesondere für einen abdominalen Kryptorchismus zu. Besser sind die Ergebnisse bei beiden Tierarten bei Vorliegen eines inguinalen Kryptorchismus, d. h. wenn kleine, weiche Hoden hoch inguinal, außen am Leistenring palpabel sind. Der Wert der Behandlung mit hypophysären Gonadotropinen ist schwer zu beteilen, da ein Teil der retinierten Hoden bis zum Eintritt der Geschlechtsreife oder längere Zeit vorher noch spontan in das Skrotum hinabtritt.

Bei Hunden mit abdominalem oder inguinalem Kryptorchismus verabreicht man 300–1000 IE Gonadotropin jeden 2. Tag intramuskulär, insgesamt 5–7mal. Eine solche Kur kann nach 4–6 Wochen wiederholt werden. Beim Menschen werden für eine Kur insgesamt 20000 IE verabreicht (Waschulewski 1972). Beim Pony kann die gleiche Dosierung, beim Renn- und Reitpferd die 10fache Dosierung zur Anwendung kommen. Über die erfolgreiche Anwendung von Gonadotropinen beim Kryptorchismus bei Zuchtbullen und Zuchtrüden berichteten Senze und Mitarb. (1972). Über den züchterischen Wert dieses Verfahrens kann man gesteilter Meinung sein. Mit Gonadotropinen erfolgreich behandelte Pferde, Bullen und Rüden sollten wegen der Erblichkeit des Leidens immer von der Zucht ausgeschlossen werden.

14.3.2.2. Hypophysenhinterlappenhormone

Die HHL-Hormone **Vasopressin** und **Oxytocin** kommen in der Chirurgie als Extrakte häufig gemeinsam zum Einsatz. Beide Hormone haben spezifische Wirkungen auf den Organismus. Bei Mangel an Vasopressin verliert die Niere die Fähigkeit zur Harnkonzentration. Es wird hypotonischer Harn in großen Mengen ausgeschieden. Das spezifische Harngewicht schwankt zwischen 1001 und 1006. Das Leiden ist als *Diabetes insipidus* bei Mensch, Hund und Pferd bekannt (Leemann 1971). Auffallend ist die Polydipsie mit Wasseraufnahme bis zu 10 l beim Hund, beim Pferd bis zu 120 l pro Tag. Erhalten die Tiere nicht genügend Flüssigkeit, trinken sie den eigenen Harn. Als Therapie werden beim Hund 0,5–1 IE, beim Pferd bis zu 10 IE Vasopressin pro Tag injiziert.

Vasopressin kontrahiert in hohen Dosen die glatte Muskulatur der Blutgefäße einschließlich die der Koronararterien. Es ist deshalb wichtig, daß bei eklamptischen (Hund, Schwein) und urämischen (chronische Nephritis, Hund) in der Geburt stehenden Tieren HHL-Extrakte nicht gegeben werden (Hausschild 1968).

Der Reiz zur Oxytocinausschüttung erfolgt durch Saugen an den Zitzen und durch Zervixdilatation. Dadurch werden Uteruskontraktionen, eventuell mit Abgang der Secundinae, und durch Kontraktion der glatten Muskulatur des Euters eine Milchejektion bewirkt.

Eine günstige Beeinflussung durch Oxytocin (1–3 IE) oder durch HHL-Extrakte wird bei postoperativen Schwellkörperblutungen nach Urethrotomie bei Rüden beobachtet. Die Wirkung setzt nach ca. 30 min ein.

14.3.3. Schilddrüsenhormone

Die Schilddrüsenhormone Triiodthyronin und Thyroxin sind Stoffwechselhormone mit vielfältigen Wirkungen. Besteht eine Hyperfunktion der Schilddrüse geringen Ausmaßes, so steht das klinische Bild der Thyreotoxikose im Vordergrund. Ein noch höherer Schilddrüsenhormonspiegel zeigt das klinische Bild des *Morbus Basedow*.

Bei einer Hyperthyreose werden bei den Haustieren Struma, Tachhkardien und Arrhythmien, Abmagerung trotz guten oder sogar gesteigerten Appetits, Exzitationen und Unruhe und selten Exophthalmus beobachtet. Derartige klinisch manifeste oder subklinisch verlaufende Hyperthyreosen treten bei Hunden, bei Vollblut- und Traberpferden auf, die bei geringsten Reizen mit Tachykardien, Herzrhythmusstörungen und Nervosität reagieren. Die Schilddrüse ist in diesen Fällen nicht auffallend vergrößert. Die Hyperthyreose wird auch beim Tier, besonders beim Hund, nicht selten durch einen isolierten, aktiven oder „heißen Knoten" der Schilddrüse ausgelöst. Wird dadurch das thyreotrope Hormon der Hypophyse gebremst ,so spricht man von einer dekompensierten Hyperthyreose (Reding 1977).

Bei der Therapie der Hyperthyreose kommt es darauf an, die Hormonsynthese in der Schilddrüse zu hemmen. Präparate mit derartigen Eigenschaften werden als *Antithyreotika* oder auch *Thyreostatika* bezeichnet. Sie gehören verschiedenen chemischen Stoffklassen an. Es sind wirksam Iod bzw. Iodsalze, radioaktives Iod, Perchlorat- und Rhodanid-Ionen sowie einige organische schwefelhaltige Verbindungen. Iodsalze werden in Form von Lugolscher oder Plummerscher Lösung verabreicht. Von der Lugolschen Lösung gibt man Hunden mit Hyperthyreoidismus je nach Größe täglich 3–6 Tropfen mit dem Futter. Zur Unterstützung dieser Therapie können auf die rasierte Haut über der Schilddrüse bzw. über der Struma wiederholt in wöchentlichen Abständen Iodanstriche angebracht werden. Eine derartige Iodmedikation sollte nur solange fortgesetzt werden, bis sich beim Hyperthyreoidismus bzw. bei der hyperthyreoten Struma ein Rückgang der klinischen Erscheinungen bzw. eine Rückbildung des Kropfes einstellt, da sonst die Gefahr einer Iodkachexie oder eines Iodismus besteht. Bei hyperthyreoter Struma bei jungen Hunden und jüngeren Pferden werden recht gute Resultate mit der i.v. Verabreichung einer sog. Götzeschen Iodstammlösung erzielt (Rp.: Iodi puri 1,0; Kalii iodati 15,0; Natrii iodati 15,0; Aqua dest. ad 100,0). Von dieser Iodstammlösung werden Hunden je nach Größe am 1., 7. und 14. Behandlungstag 1–3 ml verdünnt mit 15 ml Aqua dest. i.v. injiziert. Pferden gibt man am 1., 7. und 14. Behandlungstag 15–20 ml dieser Iodstammlösung verdünnt mit 100 ml Aqua dest. i.v.

Perchlorate und Rhodanide hemmen kompetitiv die Iodaufnahme durch die Schilddrüse und damit die Hormonsynthese. Wie bei allen Substanzen mit dieser Wirkung führt eine zu hohe Dosierung z. B. des Kaliumperchlorats zum Auftreten von Myxödemen. Man gibt Hunden 0,05–0,1 g pro Tag, bis sich die klinischen Erscheinungen normalisieren. Die Rhodanide kommen wegen ihrer Nebenerscheinungen (Hypertonie) kaum noch zur Anwendung. Zu den organischen Schwefelverbindungen mit antithyreoidaler Wirkung gehören Präparate, die sich vom Thioharnstoff ableiten. Die bekanntesten Antithyreotika sind einige Thiouracile. Sie hemmen die Hormonsynthese in der Schilddrüse, besonders die Iodanlagerung an das Tyrosin. Bei der Basedowschen Erkrankung mit ausgeprägten klinischen Symptomen werden bei Hund und Pferd zusätzlich symptomatische Behandlungen mit Bromsalzen, Barbituraten und Neuroleptika durchgeführt.

Die klinische Anwendung von Schilddrüsenhormonen ist bei der **Hypothyreose** angezeigt. Es besteht Trägheit, die erkrankten Tiere neigen zur Fettsucht und beiderseitigem symmetrischem Haarausfall; die Haut wird schwammig, trocken und rissig. Sie zeigen Bradykardie.

Eine angeborene Hypothyreose zeigt sich durch Zwergwuchs, eine erworbene Hypothyreose durch Wachstumsstillstand an. Die Unterfunktion wird mit ihren klinischen Folgen als *Kretinismus* bezeichnet. Auch hierbei kann es zum – kompensatorischen – *Kropf* kommen. Eine Substitutionstherapie wird mit Thyroxin, Triiodthyronin oder mit Thyreoidea sicca in individueller Dosierung durchgeführt. Thyroxin wird injiziert, da es bei oraler Applikation etwa 60% seiner parenteralen Wirksamkeit verliert, während dieser Verlust beim Triiodthyronin nur etwa 15% beträgt. Ansonsten sind die Wirkungen beider Schilddrüsenhormone qualitativ gleich, doch ist die Wirksamkeit des Triiodthyronins etwa 5mal höher als die des Thyroxins. Man verabreicht bei Unterfunktionen der Schilddrüse Hunden je nach Größe 0,1–0,3 mg Thyroxin täglich s.c., i.m. oder i.v. Das Triiodthyronin wird per os gegeben. Als Anfangsdosis sollten bei Myxödem beim Hund maximal 0,01 bis 0,05 mg pro Tag verabreicht werden.

Eine absolute chirurgische Substitutionstherapie mit Schilddrüsenhormonen ist bei einer Hypofunktion der Restschilddrüse nach Kropfoperationen angezeigt. Eine Grundumsatzbestimmung ist bei Haustieren, auch bei Hunden nach durchgeführten Schilddrüsenoperationen, kaum möglich. Eine Serumcholesterolbestimmung gibt Aufschluß darüber, ob Schilddrüsenhormon weiterhin substituiert werden muß. Beim Vorliegen eines Hypothyreoidismus sind die Serumcholesterolwerte erhöht, beim Hyperthyreoidismus dagegen erniedrigt.

14.3.4. Parathormon

Die Ausschüttung des Nebenschilddrüsenhormons wird durch den Blutcalcium- und phosphatspiegel reguliert. Es bestehen damit enge Zusammenhänge zwischen dieser Regulation und der Zufuhr von Calcium und Phosphor mit dem Futter.

Eine Zufuhr bzw. eine Substitution von Parathormon ist bei teilweiser oder vollständiger Entfernung der Epithelkörperchen im Gefolge der Strumaoperation angezeigt. Die Entfernung äußert sich durch Symptome eines Ca-Ionenmangels: Depolarisierbare Membranen, vor allem die der Nerven- und Muskelzellen, werden labiler, und die entsprechenden Organe werden durch unterschwellige Reize in Aktionen versetzt. Am auffälligsten ist dies an der quergestreiften Muskulatur sichtbar. So kommt es beim Hund nach einer Strumaoperation, bei der versehentlich die Epithelkörperchen teilweise oder vollständig entfernt wurden, zum Hypoparathyreoidismus mit den klinischen Symptomen der parathyreopriven postoperativen *Tetanie*. Es treten Krampfanfälle bei erhaltenem Bewußtsein auf. Die neuromuskuläre Erregbarkeit ist erhöht. Der Calciumspiegel ist stark erniedrigt. Durch intravenöse Calciumgaben kann ein solcher tetanischer Anfall vorübergehend kupiert werden. Bei totalem Ausfall des Nebenschilddrüsenhormons kann eine dauernde Regulierung des Calciumspiegels nur durch Parathormon (Nebenschilddrüsenextrakt) erfolgen. Man verabreicht Hunden 25–50 UFP-Einheiten bzw. 5–10 Collip-Einheiten s.c., i.m. oder i.v. Gleichzeitig können organische Calciumkomplexe verabreicht werden. Nebenschilddrüsenextrakte führen jedoch erst nach einigen Stunden zur Bereitstellung ausreichender Mengen endogener Ca-Ionen. Ihre Wirkung geht mit der Zeit verloren, da der Organismus Antihormone bildet. In solchen Fällen werden hohe Dosen Vitamin D verabreicht. Außerdem hat sich ein reduziertes Derivat des sich bei der UV-Bestrahlung von Ergosterol neben dem Ergocalciferol (Vitamin D_2) bildenden Tachysterols, das Dehydrotachysterol, bewährt. Dehydrotachysterol kann oral verabreicht werden. Man gibt Hunden 0,25–1 mg täglich. Dadurch werden die klinischen Erscheinungen einer Nebenschilddrüseninsuffizienz nach einigen Tagen zum Verschwinden gebracht. Eine derartige Therapie erfordert ebenso wie die mit Nebenschilddrüsenextrakten eine Kontrolle des Blutcalciumspiegels. Bei Überdosierungen kann es zu Verkalkungen in Gefäßen, Nieren und der Muskulatur kommen. Dabei handelt es sich um gleiche Symptome, wie sie bei der Nebenschilddrüsenüberfunktion bekannt sind.

14.3.5. Insulin

Bei einigen Haustieren ist der *Diabetes mellitus*, die sogenannte Zuckerharnruhr, von klinischer Bedeutung. Sie kommt vereinzelt beim Hund, aber auch beim Pferd und Rind vor. Verursacht wird sie vor allem durch eine Erkrankung der Bauchspeicheldrüse, wobei es zu Schädigungen der B-Zellen der Langerhansschen Zellen des Pankreas kommt. Damit liegt die Bedeutung einer Insulinsubstitution zunächst auf internistischem Gebiet.

Die klassischen klinischen Erscheinungen äußern sich beim Diabetes mellitus in rascher Ermüdung und Abmagerung, die trotz guter Freßlust bis zur Kachexie führt. Die Tiere zeigen großen Durst (Polydipsie) und häufigen Harnabsatz (Polyurie). Besteht die Erkrankung längere Zeit, so werden Hautjucken (Pruritus) mit Alopezie, Akne, Furunkulose sowie Linsentrübung (Cataracta diabetica) festgestellt. Diese sekundären Erscheinungen bei subakutem Diabetes sind von chirurgischem Interesse. Beim Pferd sind auch Schmerzen an den Gelenken, an den Hufen, hoher Puls und Dyspnoe festgestellt worden. Alle an Diabetes mellitus erkrankten Haustiere, Pferde, Hunde, Rinder, aber auch hin und wieder Katzen, weisen eine schlechte Heilungstendenz beim Vorhandensein von Wunden auf. Sklerotisierungen der Gefäße können beim Pferd zur Hufgangrän führen. Bei der Harnuntersuchung findet man neben hohem Zuckergehalt Acetonkörper und Eiweiß. Der Harn wird fast farblos, sehr dünnflüssig, hat wenig Sediment und zeigt ein hohes spezifisches Gewicht. Bei Hund und Katze führt der Zuckergehalt im Harn zur Bildung kleinster Kristalle an den Haaren des Präputiums bzw. der Vulva.

Die Diagnose basiert auf der Harnuntersuchung, wobei eine positive Reaktion auf Glucose nachgewiesen wird. Das spezifische Harngewicht liegt bei 1040–1060. Die Zuckerausscheidung kann bis auf 8 g%, der Blutzuckerspiegel auf über 300 mg% ansteigen. Nur ein wiederholter Nachweis von erhöhten Blutzucker- und Harnzuckerwerten läßt bei gleichzeitigem Kräfteverfall, starker Freßlust und allen anderen genannten klinischen Erscheinungen die Diagnose chronischer Diabetes mellitus zu.

Differentialdiagnostisch ist aus chirurgischer Sicht ein Steroiddiabetes nach Langzeitverabreichung hoher Dosen von Glukokortikoiden abzugrenzen. Bei einem solchen Steroiddiabetes verschwinden die Glukosurie und auch der erhöhte Blutzuckerspiegel nach Absetzen der Therapie mit Nebenrindenhormonen. Polyurien treten beim Hund bei chronischer Nephritis, bei der Pyometra, beim Diabetes insipidus und vermehrter Wasseraufnahme auf. In diesen Fällen ist jedoch der Zuckernachweis negativ.

Die *Prognose* ist bei allen Haustieren bei akutem und chronischem Diabetes zweifelhaft und beim Vorliegen chirurgischer Sekundärsymptome wie Furunkulose, Akne, Cataracta ungünstig.

Bei der *Therapie* ist die Kohlenhydraternährung einzuschränken. Gleichzeitig muß die Insulintherapie durchgeführt werden. Die Inselzelltransplantation ist experimentell beim Hund mit Erfolg durchgeführt worden. Sie wird bei dieser Tierart eine gewisse Bedeutung erlangen können, da geeignete Spender jederzeit zur Verfügung stehen. In solchen Fällen würde sich auch eine Cataract-Operation lohnen (Dietz 1983).

Ein weiterer Insulineinsatz erfolgt bei Haustieren zu Mastkuren bei stark ausgeprägter Magersucht und auch als Adjuvans bei vorhandenen Leberparenchymschäden, wie sie z. T. beim Rind und Schwein eine Rolle spielen. In solchen Fällen werden beim Kleintier 5–10, beim Großtier 100–200–400 IE täglich verabreicht.

Eine weitere chirurgische Indikation zur Insulinmedikation ist in den letzten Jahren aufgedeckt worden. Es liegen Berichte darüber vor, daß durch Verbringen von Insulin auf schlecht heilende Wunden oder auf bzw. in Wunden mit Granulationsgewebshypoplasien die Bildung von Granulationsgewebe, die Epithelisierung und Vernarbung angeregt werden (Belfield und Mitarb. 1970).

Diese Ergebnisse sind in der Zwischenzeit von Edmonds (1976) bei der Überwachung der Wundheilung im distalen Gliedmaßenbereich beim Pferd bestätigt worden.

14.3.6. Nebennierenrindenhormone und adrenokortikotropes Hormon

14.3.6.1. Mineralokortikoide

Die vorwiegend in der Zona glomerulosa der NNR gebildeten Mineralokortikoide Aldosteron und Desoxycorticosteron beeinflussen den Natrium-, Chlor-, Kalium- und Wasserhaushalt, wobei zwischen ihnen und den Glukokortikoiden fließende Übergänge in der Wirkung bestehen. Ein Mangel an Mineralokortikoiden führt zu lebensbedrohlichen Störungen im Wasser- und Salzhaushalt. Dabei kommt es zur Hyponatriämie, zur Hypochlorämie mit den klinischen Symptomen wie Schwäche und Erbrechen. Ein Mangel an Mineralokortikoiden kann sich aber auch als hypotone Dehydratation mit Tachykardie, Hypotonie und Schock (s. S.

518) manifestieren; bei hypotoner Hyperhydratation bestehen Somnolenz und verminderte Ansprechbarkeit. Eine Hyperkaliämie führt zu Muskelkrämpfen, Herzarrhythmien und Paresen.

Mineralokortikoide wirken auf das Bindegewebe entzündungssteigernd, also prophlogistisch. Es kommt dabei zur Steigerung der Hyaluronsäureproduktion, zur Aktivierung der Hyaluronidase, zur Herabsetzung der Polymerisation der Grundsubstanz, zur Steigerung der Aktivität der Bindegewebszellen, der Faserbildung, der Kapillarsprossung und der Phagozytosefähigkeit der neutrophilen Leukozyten.

Aldosteron wird nach Hauschild (1968) bei Vergiftungen, Infektionen und im Schockzustand beim Menschen in Dosen von 0,05 bis 0,5 mg verabreicht. **Desoxycorticosteron** besitzt bei intramuskulärer Applikation nur etwa ein Fünfzigstel der Wirksamkeit des Aldosterons. Es ist meist als Essigsäureester (Desoxycorticosteronazetat, DOCA) im Handel. Beim Menschen werden 2,5–10 mg verabreicht.

Über die Dosierungen beim Haustier liegen bisher keine genauen Angaben vor. Eine stärkere Wirkung auf den Elektrolythaushalt besitzen auch die synthetischen Verbindungen 9-α-Fluorhydrocortison und Fluorcortisonacetat. Diese Substanzen haben gleichzeitig eine Glukokortikoidwirkung. Sie kommen immer mehr bei den Indikationen für Glukokortikoide zum Einsatz, oder sie werden wegen ihrer Mineraleffekte örtlich als Kristallsuspension zur intraartikulären Injektion, als Augentropfen und als Salben angewendet.

14.3.6.2. Glukokortikoide

Möglichkeiten und Gefahren des Einsatzes von Glukokortikoiden. Die in der Zona fasciculata der NNR gebildeten Glukokortikoide üben bei allgemeiner (systemischer) Anwendung eine wesentliche Wirkung auf den Kohlenhydratstoffwechsel aus. Sie fördern die Glukoneogenese im Organismus durch verstärkten Eiweißabbau, durch verbesserte Verwertung der Fette, haben damit bei allgemeiner Anwendung einen katabolen Effekt. Fraktur- und Wundheilung werden verzögert. Durch Verabreichung von Anabolika kann dieses bis zu einem gewissen Grade ausgeglichen werden.

Für den klinischen Einsatz besonders wichtig ist die antiallergische, antiphlogistische, antiexsudative, antipyretische und antitoxische Aktivität der natürlichen Glukokortikoide und ihrer synthetischen Derivate. Unter ihrer Einwirkung werden allergische Reaktionen schnell abgeschwächt oder klinisch gar nicht erst manifest. Dieser Effekt wird auch bei Gewebe- und Organtransplantationen ausgenutzt. Ferner wird durch Glukokortikoide die Reaktionsbereitschaft des Bindegewebes, der synovialen Häute und der Kapillaren herabgesetzt. Man bezeichnet diese Wirkung auch als „Mesenchymnarkose" und will damit ausdrücken, daß mesenchymale Gewebe auf eine Alteration bei gleichzeitiger Glukokortikoidwirkung gar nicht mehr oder nur noch schwächer als normal zu reagieren vermögen. Exsudative und proliferative Entzündungserscheinungen werden reduziert, entzündliche Schwellungen bilden sich zurück der Entzündungsschmerz läßt nach. Beim Übergang zu chronischen Entzündungsprozessen werden die Proliferation der Fibroblasten und die Neubildung von Bindegewebe gehemmt, da die Synthese der Grundsubstanzen, z. B. des Chondroitinsulfates und der Hyaluronsäure, herabgesetzt ist. Hierin liegt auch der Grund, daß arthrotische Prozesse unter Glukokortikoidtherapie zwar zeitweilig schmerzfrei werden, eine Ausheilung niemals, eher eine Verschlechterung des Zustandes eintritt. Der hemmende Effekt auf das Bindegewebe ist auch dafür verantwortlich, daß Glukokortikoide die Bildung von Granulationsgewebe bremsen und dadurch Wundheilung und Vernarbung verzögern. Auch die Frakturheilung wird unter ihrem Einfluß hinausgeschoben.

Die antiphlogistische Wirkung der Glukokortikoide ist dann erwünscht, wenn im Anschluß an einen Entzündungsreiz eine übermäßige Entzündungsreaktion abläuft. Bei einer allgemeinen oder lokalen Glukokortikoidtherapie sollte jedoch berücksichtigt werden, daß jede Entzündung zunächst einen nützlichen Abwehrvorgang darstellt. Ein Abbremsen dieser Abwehrreaktion kann deshalb auch kontraindiz ert sein. Bestehen bei den Haustieren lokalisierte abgekapselte bakterielle Infektionsherde (Leberabszesse, pyogene Lymphadenitiden, Wurzelgranulome, Analbeutelentzündungen, pyogene Tonsillitiden, pyogene Bursitiden usw.) oder pyogene Peritonitiden und Pleuritiden, so kann es bei einer systemischen oder zwecks Adhäsionsprophylaxe lokal durchgeführten Glukokortikoidapplikation zur Ausbreitung der Infektion und damit zur pyogenen Allgemeinerkrankung (Septikämie, Pyämie) kommen. Eine Glukokortikoidapplikation bei akuten Infektionen schließt immer die Gefahr eines proinfektiösen Effektes durch Förderung einer Keimvermehrung ein. Alle diese Gefahren erhöhen sich besonders bei Applikation größerer Mengen und bei längerer Anwendungsdauer. Eine lokale Glukokortikoidtherapie wird deshalb bei aseptischen Prozessen meist mit einer gleichzeitigen prophylaktischen Gabe von Antibiotika kombiniert, und bei der Behandlung pyogener Entzündungsprozesse oder von Virusinfektionen werden über längere Zeit hohe therapeutische Dosen von Breitbandantibiotika verabreicht.

Die gefäßabdichtende und tonussteigernde Wirkung der Glukokortikoide macht man sich bei einigen Schockformen zunutze. Sie ist von besonderem Wert bei den Schockzuständen, bei denen eine allgemeine Permeabilitätssteigerung der Kapillaren, vor allem ihrer venösen Anteile, und eine Gefäßdilatation die größte Gefahr darstellen. Es sind die Schockformen, die sich nicht durch die übliche Blutvolumenauffüllung mittels Vollblut- oder Plasmatransfusion oder Dextran-Dauertropfinfusion beheben lassen. Hier kann eine intravenöse Glukokortikoidgabe lebensrettend wirken.

Im Zusammenhang damit besteht die Schutzwirkung von Glukokortikoiden bei Streßzuständen, die noch nicht in allen Einzelheiten erforscht ist. Die unterschiedlichsten auf den tierischen Organismus einwirkenden Reize, wie Traumen (Unfälle), Operationen, extreme physische Belastungen (Renn- und Reitpferde, Gebrauchshunde, Rennhunde), psychische Belastungen (frühzeitige Entfernung vom Muttertier, Einstellen in fremde Herden), chemische Einflüsse (Giftgas, Insektizide, Herbizide, Vergiftungen), thermische Einflüsse (Kälte, Hitze) oder plötzliche abnorme Umweltveränderungen (Flugzeugtransporte von Pferden, Schweinen, Rindern, Eisenbahn- oder Autotransporte), wirken als Stressoren über das Zentralnervensystem auf den Hypophysenvorderlappen ein. In solchen Fällen kommt es zur gesteigerten Produktion von ACTH und damit zur Stimulierung der NNR. Diese sezerniert dann vermehrt Glukokortikoide. Es handelt sich bei einer solchen Kettenreaktion um einen Schutz und Kompensationsmechanismus des Organismus gegenüber verschiedenen Belastungen. Die Belastungsfähigkeit ist jedoch bei einzelnen Haustieren begrenzt. Sind die Belastungen zu intensiv, so kann der Schutzmechanismus versagen. Sind sie weniger intensiv, dauern jedoch längere Zeit an, kann es zur Erschöpfung kommen. Die wesentlichste Streßreaktion ist das periphere Kreislaufversagen, also der Schock, der häufig nur durch den Einsatz von Glukokortikoiden zu beherrschen ist.

Die Verabreichung hoher Glukokortikoiddosen über längere Zeit kann neben den genannten noch zu weiteren Störungen führen, die denen beim Cushing-Syndrom zu beobachtenden entsprechen. Als Ursachen dieser Erkrankung sind bekannt: 1. eine primäre Nebennierenrindenhyperplasie oder Tumoren (Adenom oder Adenokarzinom) der Nebennierenrinde, 2. ein endogen oder exogen bedingtes Überangebot an ACTH, meist bedingt durch Hypophysenvorderlappentumoren, und 3. eine lang anhaltende Verabreichung hoher Glukokortikoiddosen. Es liegen Hinweise darüber vor, daß das Cushing-Syndrom beim Hund durch hypophysär-adrenale Überfunktion in 10–15% der Fälle (Siegel 1982) vorkommt. Nach Potel (1969) konnte das *Cushing-Syndrom* bei 15 Hunden, vorwiegend Boston-Terrier im Alter von 6 bis 16 Jahren, beobachtet werden. Die klinischen Symptome bestanden in Heißhunger, Alopezie, Hyperkeratose, Muskelschwäche, Polydipsie, Polyurie, Lymphopenie (> 15%) und Eosinopenie.

Die Alopezie stellt sich 4–6 Monate nach Beginn der Polyurie und Polydipsie ein (Siegel 1982). Zwergpudel, Toypudel und Teckel erkranken am häufigsten. Es kann zum Hängebauch kommen. Bei der Hündin besteht Anöstrie, beim Rüden Hodenatrophie.

Coffein und Munson (nach Potel 1969) wiesen adenomatöse Hyperplasien der basophilen Zellen der Adenohypophyse, sekundäre symmetrische Hyperplasien der Nebennierenrinde und Atrophie der Haarfollikel, der Talgdrüsen und der Epidermis nach. Die Hauterscheinungen sollen auf dem Zusammentreffen eines hohen Glukokortikoidspiegels und ungünstigen Ernährungsbedingungen beruhen. Das Cushing-Syndrom tritt beim Hund selten im Alter unter 5 Jahren auf und wird in der Regel im Alter von 7 Jahren und älter beobachtet.

Lubberink (1977) legte eine Dissertation über ,,Diagnosis and Treatment of Canine Cushing's Syndrom" vor. 64 Tiere wurden behandelt. 28 Tiere wurden hypophysektomiert, bei 2 Tieren erfolgte die beiderseitige Adrenalektomie und 34 Hunde wurden mit dem zytotoxischen Mittel o,p-DDD behandelt.

Bei diesen Tieren bestanden außerdem osteoporotische Skelettveränderungen, die generell als Folge einer Hyperfunktion der Nebennierenrinde mit Überangebot von Glukokortikoiden gedeutet wurden. Durch eine Langzeittherapie mit hohen Dosen von NNR-Hormonen werden insbesondere beim Fleischfresser die gleichen klinischen Symptome ausgelöst.

Ein **Steroid-Diabetes**, wie er beim Menschen durch ein endogen oder exogen bedingtes Überangebot an Glukokortikoiden hervorgerufen wird, scheint nach Walker (1962) beim Tier sehr selten zu sein. Von Harvey und Hoe (1966) ist über das vereinzelte Auftreten von Leberschädigungen berichtet worden. Bei jeder Langzeittherapie, besonders mit hohen Dosen, muß aber mit dem Auftreten einer Osteoporose mit allen ihren Folgen gerechnet werden. Dieser Effekt beruht ebenso wie die bei Jungtieren zu beobachtende Wachstumshemmung auf der eiweißkatabolen Wirkung der Glukokortikoide.

Bei einer längerdauernden Verabreichung von Glukokortikoiden ist ferner zu berücksichtigen, daß infolge der Resistenzminderung und Beeinträchtigung der körpereigenen Abwehrvorgänge Infektionen auftreten können. Eine derartige Therapie sollte auch nie plötzlich abgebrochen, sondern die Dosierung sollte allmählich reduziert werden. Über eine Hemmung der ACTH-Sekretion aus der Hypophyse ruft die Glukokortikoidverabreichung eine Atrophie der NNR mit herabgesetzter Funktion hervor. Beim plötzlichen Abfall des Kortikoidspiegels nach Absetzen der Behandlung sind die Nebennieren dann zunächst nicht in der Lage, genügend Hormon zu produzieren.

Bei der Unterfunktion der Nebennierenrinde liegt eine verminderte Sekretion der Gluko- und Mineralokortikoide, also auch der adrenalen Androgene vor. Es wird der Morbus Addison mit Schwäche, Gewichtsverlust, Dehydratation, Vomitus, Appetitmangel, Obstipation oder Diarrhoe und Myalgien ausgelöst. Das Vorkommen einer solchen Hypofunktion beim Tier ist selten und ungeklärt. Vermehrte Pigmentation tritt nur beim Menschen auf.

Anwendung der Glukokortikoide bei den Haustieren. Die therapeutisch eingesetzten Glukokortikoide sind das Cortison, das Hydrocortison oder Cortisol, das 2–3mal wirksamer als Cortison ist, Prednison (Dehydrocortison), Prednisolon (Dehydrocortisol), Fluorohydrocortison, Dexamethason, Methylprednisolon, Triamcinolon und Betamethason. Die synthetischen Präparate Prednison und Prednisolon sind 3–6-, die Fluorocortisone, das Dexamethason und das Triamcinolon etwa 10–20mal stärker wirksam als das Cortison und Hydrocortison.

Es gibt derzeit zahlreiche Glukokortikoide mit Langzeitwirkung. Solche Präparate können lokal und systemisch appliziert werden. Die Kombination beider Applikationsarten ist ebenfalls möglich und kann bei entsprechender Indikation die Heilung erheblich beschleunigen.

Es können stets eine allgemeine und eine lokale Glukokortikoidtherapie miteinander kombiniert werden, wodurch bei akuten Erkrankungen das Leiden abgekürzt und Komplikationen verhütet werden können. Bei chronischen Erkrankungen, insbesondere chronischen orthopädischen Erkrankungen, wie Arthritiden, Tendinitiden und Ostitiden, bringt die Therapie eine Besserung nur für eine gewisse Zeit, und es besteht stets die Gefahr eines Rezidivs. Für die einzelnen Haustiere ergeben sich für eine allgemeine und lokale Glukokortikoidtherapie bei chirurgischen Erkrankungen folgende Indikationen:

Pferd: allgemeine (intramuskuläre) Applikation: Myoglobinurie, Tighing-up-Syndrom, Urtikaria, Myalgie, Polyarthritis, Schocksyndrom nach Streß (Diarrhoe, Endotoxinschock, anaphylaktischer Schock), allergisches Emphysem, generalisiertes Ödem und Lymphangitis. Bei diesen Allgemeinerkrankungen des Pferdes werden verabreicht: 500–1000 mg Cortison i.m. oder 250–1000 mg Hydrocortison i.m. oder 50 bis 200 mg Prednison bzw. Prednisolon i.m. oder (Rossdale 1971) einmalig oder beim allergischen Emphysem wiederholt im Abstand von 2 Tagen 10–20 mg Betamethason oder Dexamethason.

Über die von Gerber (1969) vorgeschlagene diagnostische und therapeutische Langzeitbehandlung mit Dexamethason bei chronischen Lungenerkrankungen des Pferdes sind die Meinungen wegen der zu erwartenden Spätfolgen, insbesondere von Spontanfrakturen (Dietz und Mitarb., 1974), geteilt. Tragende Stuten verfohlen infolge vorzeitiger Einleitung der Geburt.

Bei sämtlichen Schocksyndromen durch vorausgegangenen Streß und beim allergischen Emphysem sollte die allgemeine Glukokortikoidtherapie durch einen therapieeinleitenden ACTH-Stoß ergänzt werden. Zusätzlich zur ACTH- und Glukokortikoidtherapie werden beim Auftreten von Ödemen und bei der Lymphangitis Saliuretika empfohlen, bei Myoglobinurie verabreicht man Salicylate und Phenylbutazon.

Bei der akuten Rehe (Pododermatitis aseptica diffusa) wird eine systemische Glukokortikoidtherapie empfohlen, jedoch wird mit Nachdruck darauf verwiesen, daß dies nur im Frühstadium (Colles und Jeffcott 1977, Kurt und Jackson 1975, Coffman und Mitarb. 1969, Coffman und Garner 1972) einen Erfolg zeigt.

Hohe Dosen von Glukokortikoiden oder Langzeitbehandlungen können andererseits eine Reheerkrankung auslösen. Bei bereits chronisch verlaufenden Reheanfällen ist die Glukokortikoidtherapie kontraindiziert (Coffman und Mitarb. 1969, Colles und Jeffcott 1977).

Ein großes Indikationsfeld für die lokale Glukokortikoidtherapie besteht bei den verschiedenen infektiösen, insbesondere aber auch nichtinfektiösen orthopädischen Erkrankungen des Pferdes. Bei infektiösen Arthritiden und Tendovaginitiden wird in das Gelenk bzw. in die Sehnenscheide unter gleichzeitiger Verabreichung hoher Dosen (ca. 3 Mill. IE Penicillin) Antibiotika injiziert. Die Glukokortikoidtherapie bezweckt dabei nur die Beseitigung oder Verminderung des Schmerzes, und die antibiotische Therapie hat im Vordergrund zu stehen. Wiederholte Glukokortikoidinjektionen können degenerative Veränderungen an den Gelenkflächen fördern.

Deshalb lehnt man bei primär arthrotischen Gelenkerkrankungen die intraartikuläre Therapie mit Glukokortikoiden ab. Bei allen aseptischen Erkrankungen des Knochens und der Knochenhaut beim Pferd, z. B. bei der „Schienbeinerkrankung" der zweijährigen Pferde, bei Periarthritis an den Zehengelenken und bei Überbeinen wie auch bei anderen lokalisierten Ostitiden, werden Glukokortikoide einmalig oder wiederholt lokal an den Entzündungsherd verbracht. Man injiziert 150–250 mg Hydrocortison oder 50–100 mg Prednisolon oder 50 mg Fluorohydrocortison bzw. Dexamethason oder Betamethason. Das gleiche trifft für alle akuten und chronischen aseptischen Arthritiden, Tendovaginitiden und Bursitiden zu. Bei der Tendinitis kann die entzündete Sehne mit Glukokortikoiden umspritzt werden. Eine solche Therapie ist nicht ohne Risiko. Es werden zwar akutentzündliche Prozesse zeitweilig gestoppt. Die ohnehin schon schlechte reparatorische Fähigkeit der Sehne wird weiter herabgesetzt. Bei vorausgegangener Tendinose, genauso wie bei primärer Arthrose, ist jegliche Glukokortikoidtherapie kontraindiziert. Bei nahezu allen derartigen aseptischen Erkrankungen am Skelettsystem sind zusätzliche allgemeine Gaben von Phenylbutazon, Salicylaten oder auch von ACTH und Glukokortikoiden angezeigt. In einigen Fällen, so bei Tendinitis und Tendovaginitis, kann die Glukokortikoidtherapie mit chirurgischen Maßnahmen oder mit einer Physiotherapie kombiniert werden.

Bei akuter Rehe kann die ein- und mehrmalige intraarterielle Glukokortikoidinjektion (Mittelfußarterien) versucht werden. Damit werden akute Entzündungserscheinungen innerhalb der Hornkapsel gestoppt.

Die lokale Glukokortikoidtherapie hat sich beim Pferd auch beim Vorliegen einiger Hauterkrankungen bewährt. Glukokortikoidhaltige Salben kommen in Kombination mit Antibiotika bei durch Staphylokokken oder Streptokokken hervorgerufenen lokalen Dermatitiden in der Sattellage oder am Widerrist zum Einsatz. Die Dermatitis in der Fesselbeuge des Pferdes spricht auf glukokortikoidhaltige Salben sehr gut an. Bei der Urtikaria des Pferdes verabreicht man 10–20 mg Dexamethason oder Betamethason in Kombination mit ACTH oder Antihistaminika parenteral oder per os (Rossdale 1971).

Kontraindiziert ist jegliche allgemeine oder lokale Glukokortikoidtherapie vor, während oder nach der Arthrotomie wegen Osteochondrosis dissecans, Absprengungsfrakturen oder Arthrodesen. Schließlich werden die Glukokortikoide bei verschiedenen Augenerkrankungen des Pferdes lokal in Salbenform, subkonjunktival per injectionem oder auch parenteral mit gutem Erfolg eingesetzt. Die wichtigsten Indikationsgebiete sind akute und chronische Keratitiden und Konjunktivitiden und die periodische Augenentzündung *(Periodische Ophthalmie)*. Hierbei wird durch subkonjunktivale Injektion eine wirksame Glukokortikoidkonzentration im mittleren Augen-Abschnitt erreicht.

Die Therapie mit Glukokortikoiden bei der periodischen Augenentzündung erfolgt am besten in Kombination mit Mydriatika.

Rind: Beim Rind kommt die Glukokortikoidtherapie in folgenden Fällen zur Anwendung: allgemeine (intramuskuläre) Applikation: fütterungsbedingte akute Rehe (Pododermatitis diffusa aseptica), wobei bei Milchkühen die Ergebnisse recht gut (Morrow 1966, MacLean 1965), bei Mastrindern unbefriedigend sein sollen (MacLean 1966), alle mit Intoxikationen und degenerativen Lebererkrankungen einhergehenden Indigestionen, alle degenerativen Hepatitiden nach funktionellen und mechanischen Ileuszuständen am Magen-Darm-Kanal (Pylorusstenose, Dünndarminvagination, Blinddarmdilatation und -torsion, Labmagendislokationen nach links oder nach rechts), Ketose (Vigue 1958, Burns 1963, Kurzweg 1966, Reilly 1971, Austin 1972, Rosenberger 1970, Heidrich und Gruner 1974; u. a.), alle sekundären Ketosen, wie sie im Gefolge der Reticuloperitonitis traumatica, der Dislocatio abomasi, der Dilatatio et Torsio caeci, der Drehung des Gekröses und im Gefolge der Dünndarminvagination vorkommen können. Wiederholte parenterale Glukokortikoidgaben haben sich auch bei Gallenabflußstörungen des Rindes und der fütterungsbedingten oder postpuerperalen Myoglobinurie bewährt. Bei all den erwähnten Erkrankungen sind zusätzliche kausale oder auch symptomatische, häufig auch operative Maßnahmen neben der Glukokortikoidtherapie erforderlich.

Dem allgemeinen Glukokortikoideinsatz in der postoperativen Phase, z. B. nach dem Kaiserschnitt beim Rind (Kurzweg 1966), nach der Fremdkörperoperation zwecks Verbesserung des Allgemeinzustandes, kann wegen der damit verbundenen Gefahren einer verzögerten Wundheilung nicht prinzipiell zugestimmt werden.

Die Dosierung bei allgemeiner Glukokortikoidtherapie des Rindes liegt höher, als es bei ähnlichen oder gleichgearteten Erkrankungen beim Pferd der Fall ist. Man verabreicht beim Rind 1–1,5 g Hydrocortison pro Tag oder auch 400–500 mg Prednisolon. Die Injektionen können je nach Krankheitsverlauf am 3. und 5. Behandlungstag wiederholt werden.

Für die lokale Glukokortikoidapplikation bestehen bei Gliedmaßenerkrankungen des Rindes die gleichen Indikationen wie beim Pferd. Zu beachten ist, daß die meisten Synovialraumaffektionen des Rindes pyogener Natur sind, wobei *Bacteroides* und *Corynebacterium pyogenes* als Erreger in 80–90% der Fälle eine Rolle spielen. Derartige pyogene Gelenk-, Sehnenscheiden- und Schleimbeutelentzündungen des Rindes können mit Glukokortikoid-Antibiotika-Kombinationen kaum zur Abheilung gebracht werden. Es hat hier der chirurgische Eingriff im Vordergrund mit einer postoperativen Antibiotika- und Metronidazoltherapie zu stehen.

Beim Rind erbringt außerdem die intraabdominale Injektion von Glukokortikoiden zur Adhäsionsprophylaxe im Anschluß an Laparotomien (nach der Rumenotomie, nach der Sectio caesarea und anderen intraabdominalen Eingriffen) gute Erfolge. Man injiziert 250–500 mg Hydrocortison in wäßriger Lösung bzw. als Kristallsuspension in die Bauchhöhle. Glukokortikoidhaltige Salben haben sich für diese Zwecke nicht bewährt. Beim Vorliegen von pyogenen Peritonitiden wird Hydrocortison-Kristallsuspension in Kombination mit wäßrigen Antibiotikalösungen intraabdominal injiziert.

In der Augenheilkunde erfolgt die Anwendung von Glukokortikoiden insbesondere bei Erkrankungen der Hornhaut und der Konjunktiva. Bei der infektiösen Keratokonjunktivitis kommen glukokortikoidhaltige Augensalben in Kombination mit Chloramphenicol oder Tetracyclin dann zum Einsatz, wenn keinerlei Hornhautdefekte mehr bestehen. Die Aufhellung der Hornhaut erfolgt in diesen Fällen schnell. Bei Erkrankungen der mittleren und hinteren Augenabschnitte des Rindes, wie sie im Gefolge der Viruserkrankungen des Respirationsapparates auftreten, können zur Vermeidung irreversibler Veränderungen an der Linse, der Iris und dem Ziliarkörper glukokortikoidhaltige Salben in den Konjunktivalsack verbracht oder Lösungen von Kristallsuspensionen subkonjunktival injiziert werden.

Schwein: Für das Schwein bestehen bisher bekannt gewordene, jedoch nur teilweise erprobte Indikationen für eine allgemeine Glukokortikoidtherapie bei: Klauenrehe, metastatischer Polyarthritis und chronischer Arthritis.

Bei den Polyosteochondropathien bzw. dem Osteochondrose/Arthrose-Komplex ist eine systemische Glukokortikoidtherapie kontraindiziert (Dietz 1976). Bei einigen generalisierten Myopathien des Schweines bringt die systemische Therapie eine beschleunigte Heilung.

Hund und Katze: Für den Hund ergeben sich für eine systemische Applikation folgende Indikationen: Spondylosis deformans, Spondylarthritis ancylopoetica, Nucleuspulposus-Prolaps bzw. Enchondrosis intervertebralis, meist in Kombination mit B-Vitaminen, Analgetika und Anabolika, Myositis oder Panostititis eosinophilica in Kombination mit Bluttransfusionen, Dextraninfusionen, Vitamin E/Selen-Kombinationspräparaten bzw. Antibiotika. Bei den genannten Erkrankungen führt die Glukokortikoidwirkung schnell zum Verschwinden der schmerzhaften Symptome.

Eine NNR-Insuffizienz (s. o.) führt zum Krankheitsbild des Morbus Addison. Untersuchungen über das Vorkommen und die Symptomatik dieser Erkrankung liegen nur beim Hund vor. Nach Austin (1971) sind bisher 34 Fälle beschrieben worden.

Zur systematischen Behandlung werden injiziert: Cortison 2 mg pro kg KM i.m., Hydrocortison 1–2 mg pro kg KM i.m., Prednison und Prednisolon 0,25–0,75 mg pro kg KM i.m. Bei lokalisierten Skeletterkrankungen und Synovialraumaffektionen des Hundes bestehen für eine lokale Behandlung die gleichen Indikationen wie bei anderen Haustieren. Man injiziert in größere Gelenke ca. 50 mg Hydrocortison bzw. 10 bis 20 mg Prednisolon.

Glukokortikoidhaltige Salben oder Puder werden beim Hund besonders bei der Otitis externa erythematosa, der Otitis crustosa und auch in Kombination mit Antibiotika bei der Otitis externa purulenta angewendet. Hierbei sind der entzündungswidrige und juckreizstillende Effekt gleichermaßen wirksam. Eine gute Wirkung haben glukokortikoidhaltige Salben bei verschiedenen Dermatitiden des Hundes. Nach Laparotomien können auch beim Hund 75–125 mg Hydrocortison intraabdominal zur Adhäsionsprophylaxe gegeben werden. Derartige intraabdominale Glukokortikoidapplikation sollte jedoch bei solchen Hunden vermieden werden, die rassebedingt nach Laparotomien zu Nahtdehiszenzen (sogenannter Platzbauch) neigen.

Bei zur Adhäsion neigenden Peritonitiden injiziert man Glukokortikoide frühestens 8–10 Tage p. op. in Kombination mit Antibiotika, um Nahtdehiszenzen zu vermeiden.

Sofern keine Hornhautepitheldefekte vorliegen, haben sich auch beim Hund Hydrocortison- bzw. Prednisolon-Augensalben oder -tropfen, aber auch subkonjunktivale Injektionen von Glukokortikoiden bei verschiedenen Keratitiden, z. B. der parenchymatösen Keratitis und der Keratitis chronica superficialis sowie bei ähnlichen pannösen Hornhautentzündungen, bei exsudativen (hämorrhagischen und fibrinösen) Iritiden, bei der Keratitis posterior und zur Aufhellung älterer epithelisierter Hornhauttrübungen bewährt. Es werden bis zu 25 mg Hydrocortison bzw. 10 mg Prednisolon injiziert. Bei Ulcus corneae ist eine Glukokortikoidtherapie kontraindiziert.

Bei allen Haustieren hat sich schließlich eine allgemeine Glukokortikoidtherapie bei den verschiedenen Schockformen bewährt (Austin 1971). So werden bei hämorrhagischem Schock 40–50 mg Hydrocortison pro kg KM gegeben. Beim Endotoxinschock, wie er beim Hund und Schwein am häufigsten vorkommt, sollte die Dosis mindestens verdoppelt werden. Über gleich gute Erfolge wird von Austin (1972) bei der Schlangenbißintoxikation bei allen Haustieren berichtet. Zur Prophylaxe und Therapie beim anaphylaktischen Schock sollten sehr hohe Dosen von Glukokortikoiden intravenös verabreicht werden. Das gleiche trifft zu, wenn ein Schockzustand aus traumatischer Ursache heraus entstanden ist. Sämtliche allergischen Erscheinungen können bei allen Haustieren durch eine allgemeine oder auch lokale Nebennierenhormontherapie zur Abheilung gebracht werden. Nach den Angaben von Austin (1971) kann ein Glukokortikoideinsatz bei Hund und Katze erfolgreich bei Neoplasien durchgeführt werden. Besonders bewährt hat sich eine Applikation bei Geschwülsten des retikuloendothelialen Systems. In derartigen Fällen werden Glukokortikoide in Kombination mit Zytostatika gegeben. Damit konnten bei Hund und Katze Lymphosarkome zur Rückbildung gebracht werden.

Eine lokale Glukokortikoidtherapie (Salbe, Gelee) wirkt bei Combustio erythematosa, beim Erythema solare, bei der Combustio bullosa schmerzlindernd, histaminneutralisierend und antiphlogistisch. Bei allen Haustieren werden Granulationsgewebshyperplasien durch eine lokale Nebennierenrindenhormonbehandlung eingeschränkt.

Bei Hepatose/Hepatitis wirkt die Glukokortikoidtherapie der Verfettung entgegen und unterstützt die Glykogenspeicherung. Relative Gegenindikationen zur Kortikoidtherapie bestehen bei Magen- und Darmulzera (Labmagenulkus, Ulcus ventriculi beim Schwein), beim Diabetes mellitus (Hund), bei allen Osteoporoseformen (Rind, Schwein), bei Abszessen, Phlegmonen, bei gestörter Wundheilung und bei Jungtieren im Wachstumsalter. Bei hochträchtigen Tieren, die sich im Schockzustand befinden, kann die intravenöse Glukokortikoidtherapie zur Einleitung der Geburt führen.

14.3.7. Nebennierenmarkhormone

Im Nebennierenmark werden Adrenalin und Noradrenalin (Arterenol) gebildet. Sie besitzen im physiologischen Bereich teils gleichgerichtete, teils antagonistische Wirkungen. Beide Hormone sind als periphere Kreislaufmittel bekannt. Man unterscheidet bei den Adrenergika und den Noradrenergika sogenannte α- und β-Wirkungen. Die α-Wirkungen äußern sich in erregenden, motorischen Effekten auf Organe mit α-Rezeptoren, wie z. B. die Haut- und Splanchnikusgefäße sowie Organe mit glatter Muskulatur. Die β-Wirkungen zeigen sich in einer Erweiterung der Muskelgefäße, in einer Erweiterung der Bronchien und in einer Tachykardie. Das Adrenalin hat α- und β-Wirkungen, während das Noradrenalin starke α-Wirkungen und nur schwächere β-Wirkungen aufweist.

Adrenalin und Noradrenalin kommen allgemein und lokal zur Anwendung. Eine Kontraindikation zur allgemeinen Verabreichung ist bei Schilddrüsenüberfunktion, bei Hypertonie und bei allen akuten und chronischen Herzmuskelerkrankungen gegeben. Außerdem ist Adrenalin kontraindiziert bei Narkosezwischenfällen, die durch Chloroform, Halothan, Chlorethyl und Cyclopropan hervorgrufen werden. Auch bei Vergiftungen mit halogenierten Kohlenwasserstoffen und beim Diabetes mellitus darf Adrenalin nicht zum Einsatz kommen.

Die lokale vasokonstriktorische Wirkung des Adrenalins wird in der Chirurgie genutzt. Sofern mit der Verabreichung von Lokalanästhetika keine Heilwirkung bezweckt wird (sog. Heilanästhesie), setzt man

Adrenalin den verschiedensten Lokalanästhetika zu. Hierdurch wird eine Gefäßkonstriktion hervorgerufen, die eine verzögerte Resorption zur Folge hat und dadurch die Wirkungsdauer von Oberflächen-, Leitungs- und Infiltrationsanästhesien verlängert. Gleichzeitig wird die toxische Wirkung größerer Mengen Lokalanästhetika verringert. In der blutenden Wunde, besonders bei parenchymatösen und Kapillarblutungen, hat Adrenalin eine blutstillende Wirkung.

Bei allgemeiner Anwendung wirkt Noradrenalin besser, da es eine intensive Blutdrucksteigerung hervorruft. Bei einmaliger intravenöser Injektion hat es nur eine kurze Wirkungsdauer und führt nicht zur Erhöhung des Herzminutenvolumens und der Herzfrequenz. Es hat sich auch bei den Haustieren gezeigt, daß im Schockzustand nach Regulierung des Blutvolumens durch Plasma, Plasmaexpander oder Vollbluttransfusionen den Infusionslösungen nur im Ausnahmefall Noradrenalin zugesetzt werden darf. Zur Normalisierung von übermäßigen Blutdruckabfällen nach fehlerhafter Neuroleptikaapplikation im Schockzustand sollte Noradrenalin vorsichtig dosiert mit den Infusionslösungen im Dauertropfverfahren gegeben werden. Eine hemmende Wirkung auf die Darmmotilität, wie sie beim Adrenalin auftritt, übt Noradrenalin nicht aus.

Sowohl Noradrenalin als auch Adrenalin sind Basen, die meist als Hydrochlorid im Handel sind. Wichtig ist, daß beide Präparate, per os zugeführt, praktisch wirkungslos sind, da sie teilweise im Darm zersetzt bzw. in der Leber zerstört werden. Am zweckmäßigsten hat sich die subkutane Injektion erwiesen, wobei allerdings die Resorption durch beide Präparate selbst infolge ihrer vasokonstriktorischen Wirkung gehemmt ist. Intravenös sollte man Adrenalin und Noradrenalin nur stark verdünnt (1:1000) und sehr langsam geben. Die zum Teil noch erwähnte intrakardiale Injektion von Adrenalin oder Noradrenalin bei plötzlichem Herzstillstand als ultima ratio ist nur dann sinnvoll, wenn durch gleichzeitige Herzmassage dafür gesorgt wird, daß Adrenalin mit dem Ventrikelblut auch in die Koronargefäße gelangt. Es muß dabei geringer dosiert werden als bei subkutaner oder gar intravenöser Anwendung, da die Verdünnung nur mit dem Ventrikelblut erfolgt, also bedeutend geringer ist.

Zur allgemeinen Anwendung, z. B. bei inneren Blutungen, kommt Adrenalin bei Pferd und Rind in einer Dosierung von 10 ml, beim Hund von 1–3 ml der Lösung 1:1000. Auch bei subkutaner Injektion erfolgen Gefäßverengung und Blutdrucksteigerung schon nach einigen Minuten. Beim Pferd setzt deutlich sichtbar Schweißausbruch ein. Dieses Symptom ist differentialdiagnostisch von dem bei der beginnenden Verblutung eintretenden Schwitzen zu trennen. Nach etwa 1 Stunde läßt die Wirkung des Adrenalins nach. Wenn innerhalb dieser Zeit die Thrombosierung des enggestellten Gefäßes nicht eingetreten ist oder der Blutpfropf sich lockert, kann es zu Nachblutungen kommen. Wird Adrenalin bei den Haustieren subkutan gegeben, treten an der Injektionsstelle später manchmal unpigmentierte Haare auf. Man injiziert deshalb am besten an der Unterbrust.

Von Bedeutung könnten auch beim Tier, besonders beim Hund und Sportpferd, Nebennierentumoren sein (s. S. 500), die Adrenalin oder Noradrenalin produzieren. Solche Phäochromozytome können (Reding 1977) auch ektopisch gelagert sein. Sie können für Blutdruckkrisen (Hypertonie), für Hyperglykämie und Glukosurie verantwortlich sein. Die paroxysmale Hypertonie ist (Freudiger 1965) bisher nur beim Hund beschrieben und untersucht worden. Die Anfälle werden dabei durch physische und psychische Belastung ausgelöst und bestehen in Husten, anhaltender Dyspnoe und Angstzuständen. Der Tod kann durch Herzversagen und Lungenödem eintreten. Die Diagnose kann nur durch aufwendige Funktionsteste gestellt werden (Freudiger 1965).

14.3.8. Keimdrüsenhormone

Androgene. Die therapeutische Anwendung der vor allem im Hoden gebildeten Androgene, deren Hauptvertreter das Testosteron ist, hat in der Chirurgie nur als Substitutionstherapeutikum eine Bedeutung. Bei der

Behandlung von Osteoarthropathien, aber auch von lokalisierten Knochen- bzw. Skeletterkrankungen (Osteoporosen, Osteomalazien, dysplastischen Gelenkerkrankungen, Perthessche Erkrankung) konnten besonders mit Testosteronimplantaten gute funktionelle Resultate erhalten werden. Auch Testosteron-Östrogen-Kombinationen wurden für diese Indikationen empfohlen. Die klinischen Erfahrungen der letzten Jahre haben gezeigt, daß mit den sogenannten Anabolika mit geringer androgener Wirkung gleich gute Erfolge erzielt werden können. Dies trifft auch für die Behandlung von Hypoproteinämien zu.

Anabole Steroide. Als anabole Steroide werden vor allem synthetische Derivate der natürlichen Androgene bezeichnet, die bei einem starken eiweißanabolen Effekt eine nur geringe androgene, also vermännlichende Wirkung haben.

Die wichtigsten Anabolika mit geringer androgener Wirkung sind das Methandriol, das Methandrostenolon, das Methylandrostenolonacetat, das Nandrolonphenylpropionat, das Nortestosteronphenylpropionat, das Nandrolondecanoat und das 4-Chlortestosteronacetat. Die Veresterung mit größeren Säureresten, z. B. mit Phenylpropionsäure oder Önanthsäure, führte auch bei diesen Steroiden zu ausgeprägten Depoteffekten. Ester der Essigsäure besitzen nur eine mäßig verlängernde und verstärkte Wirkung, so daß solche Verbindungen alle 1–3 Tage gegeben werden müssen. Sie sind jedoch besser steuerbar. Bei der Einstellung eines Patienten auf Anabolika müssen bei hoher Dosierung die noch erhaltene androgene Wirkung und die sich u. U. daraus herzuleitenden Gefahren berücksichtigt werden.

Die Anabolika haben in der Humanmedizin ein weites Indikationsfeld gefunden. Sie werden u. a. mit gutem Erfolg in der Pädiatrie bei dystrophischen Kindern, bei Wachstumsstörungen, zur Überwindung postinfektiöser Zustände, bei Osteoporose und bei Myopathien eingesetzt. Beim erwachsenen Menschen ist die Unterernährung bei Magersucht verschiedener Genese eine der wichtigsten Indikationen für die Verabreichung von anabolen Steroiden. Eine durch chronische Infektionskrankheiten hervorgerufene verminderte Eiweißsynthese und der oftmals bis in den toxischen Bereich angestiegene Proteinabbau sowie enterale Resorptionsstörungen und Gewebszerstörungen im Gefolge des Krankheitsverlaufes lassen sich mit anabolen Hormonen weitgehend beheben. Bei lang anhaltender Strahlenbehandlung haben die Anabolika eine gewisse Schutzwirkung, und beim metastasierenden Mammakarzinom werden sie mit gutem Erfolg eingesetzt. Weitere Indikationen sind die Osteoporosen unterschiedlicher Genese, die Osteogenesis imperfecta und die Chondrodystrophia fibrosa. Schlecht heilende, mit verzögerter Kallusbildung einhergehende Frakturen können mit anabolen Steroiden erfolgreich behandelt werden. Häufig gibt man anabole Steroide bei progressiven Muskeldystrophien. Über günstige Wirkungen wird weiter bei schweren Verbrennungen sowie bei Nieren-, Leber- und Herzerkrankungen berichtet. Für die Chirurgie wird der Einsatz von Anabolika während der prä- und postoperativen Phase empfohlen. Dabei liegt das Schwergewicht auf der Einschränkung einer postoperativen Katabolie.

Die günstige Wirkung der anabolen Steroide auf den Proteinhaushalt führte dazu, daß diese Präparate zur Erhöhung der Körpermasse und der Muskelkraft bei im Training stehenden Individuen zum Einsatz kommen. Voraussetzung ist ein gleichzeitiges Training der entsprechenden Muskulatur.

Kontraindikationen bestehen insbesondere beim Prostatakarzinom und während der Gravidität.

Aus den bisher bekannten und zum Teil gesicherten humanmedizinischen Anwendungsgebieten ergeben sich die Indikationen zum Anabolikaeinsatz in der Veterinärmedizin. Dieser scheint besonders bei schlecht heilenden Frakturen, wobei die Anabolikagabe zur positiven Calciumbilanz führt, bei dysplastischen Gelenkerkrankungen und Osteoarthropathien gegeben zu sein. Hinzu kommen Wachstumsstörungen mit verzögertem Epi- oder Apophysenschluß. So könnte man den Anabolikaeinsatz theoretisch bei allen in der Massentierhaltung vorkommenden Osteochondropathien beim Schwein und Mastrind empfehlen, wenn im Alter hoher Körpermassezunahme mit starker Muskelbildung die Epiphysenreifung und der Epiphysenschluß verzögert eintreten und damit das Osteochondrose/Arthrose-Syndrom klinisch manifest wird. Jedoch stehen einem solchen Einsatz fleischqualitätsmäßige und gesundheitliche Probleme beim Menschen entgegen (Dietz 1976). Über die Behandlung mit Anabolika bei derartigen Indikationen liegen Angaben von Vigre (1963) und Stihl (1968) und über die Beeinflussung des Stoffwechsels von Stöckl und Mitarb. (1967) vor.

Ein Erfolg ist auch bei Hypoproteinämien zu erwarten. Diese können bei Haustieren bei allen mit Schluck- und Schlingbeschwerden, Dysphagien bzw. Regurgitieren einhergehenden Störungen auftreten, die eine ungenügende Futteraufnahme zur Folge haben. Dazu gehören alle Speiseröhrenverlagerungen und -stenosen, Gaumenspalten insbesondere bei Hund und Katze und die Kardiastenose, der Kardiaspasmus, wie er bei Rind, Hund und Katze bekannt ist. Hypoproteinämien treten weiterhin bei ungenügender Ausnutzung des Futters infolge Erbrechens, lang anhaltender Durchfälle oder einer beschleunigten Darmpassage (Enteritis) auf. Zu Hypoproteinämien kommt es auch bei jeder akuten und erheblichen Blutung nach Unfällen bzw. Unfallwunden und Operationen und bei oder im Gefolge von allen chronischen Blutungen, wie sie z. B. bei Geschwürbildung im Labmagen des Rindes, im Magen des Schweines, im Labmagen des Kalbes und bei zerfallenden malignen Tumoren bei allen Haustieren zu beobachten sind. Ferner treten sie bei umfangreichen Plasmaverlusten bzw. Plasmaübertritt aus der Blutbahn ins interstitielle Gewebe auf, z. B. bei Verbrennungen, Erfrierungen, im Schockzustand (sogenannter protoplasmatischer Schock), bei größeren operativ gesetzten Wundflächen und bei manchen Höhlenergüssen. Auch Eiweißverluste im Gefolge lang anhaltender Eiterabsonderungen, bei toxischen Leberschädigungen, nach pyogenen Allgemeinerkrankungen und bei urämischen Krankheitszuständen (Urolithiasis, chronische Nephritis, Nephrose) sind hier zu nennen. Postoperativ kommt es proportional zur Schwere des Eingriffes infolge Steigerung des Gesamtstoffwechsels zum Eiweißverlust, der vorwiegend die Albumine betrifft. Ein toxischer Eiweißkatabolismus kann schließlich auch nach Narkosen und schweren gedeckten Verletzungen auftreten. Erhält der Organismus mit der Nahrung nicht genügend Kohlenhydrate und Fette bzw. ist die Futteraufnahme unzureichend, so findet eine weitere Steigerung des endogenen Eiweißabbaues statt. Dabei kann es zum Anstieg des Rest-N-Gehaltes im Blut kommen, der Ausdruck des erhöhten Eiweißabbaues ist.

Bartels (1964) schlägt für den Hund folgende Indikationen vor: Osteoporose, schlecht heilende Frakturen, Hüftgelenkdysplasie, Anämien, Appetitlosigkeit, Kümmern von Jagdhunden, Haarschäden, Muskelatrophie und Struma. Er warnt bei der Anwendung von Anabolika vor einem möglichen frühzeitigen Epiphysenschluß, insbesondere bei Jagdhunden, und weist darauf hin, daß es bei Hündinnen zur Läufigkeit kommen kann.

Müller (1975) berichtet über altersbedingte Endokrinopathien beim Hund. Es kann zu Veränderungen der Hormonproduktion in Menge und Art kommen. Es können vermehrt Östrogene, Gestagene und Androgene gebildet werden. Der Anabolikaeinsatz beim alten Hund sollte danach nicht wahllos erfolgen.

Von Vigre (1963), Stihl (1968) und Teuscher (1972) wurden Anabolika auch zur Leistungssteigerung bei Pferden erprobt. Teuscher verwendete bei Rennpferden das 19-Nortestosteron-17-β-decanoat, von dem er monatlich 500–600 mg i.m. verabreichte. In den letzten Jahren ist es auch im Pferdesport weltweit zur unkontrollierten Verabreichung von Anabolika zwecks Leistungssteigerung gekommen. Dabei werden Anabolika meist mit dem Futter über Tage oder gar Wochen hinweg gegeben. Diese unkontrollierte, nicht medizinisch indizierte Applikation ist abzulehnen, unabhängig davon, daß eine solche Applikation unter den Dopingbegriff fällt.

14.3.9. Gewebshormone

Sie werden nach ihrer chemischen Struktur eingeteilt in: **Polypeptide,** wozu das Gastrin, Sekretin, Pankreozymin, Cholezystokinin, das Bradykinin, Kalidin und das Angiotensin gehören; in die **Glukoproteine** mit dem Erythropoetin; in die **Amine** mit dem Serotonin, dem Histamin und dem Acetylcholin und in die **Fettsäurederivate** mit den Prostaglandinen.

Von klinischer Bedeutung für den Verdauungstrakt sind das Gastrin, das Sekretin, das Pankreozymin und das Cholezystokinin.

Gastrin stimuliert die Salzsäureproduktion und die Pepsinsekretion im Magen bzw. Labmagen. Dabei wird Gastrin durch mechanische (Magendilatation), durch chemische (alkalischer pH-Wert des Magensaftes) und nervale (Vagusstimulation) Reize freigesetzt. Eine Gastrinüberproduktion führt zum Ulcus ventriculi. So wird die Vagotomie auch immer mehr eine Indikation beim Vorliegen chronischer Gastritiden und beim Ulcus ventriculi bei den Fleischfressern.

Sekretin ähnelt dem Glukagon. Es hemmt die Magensaftsekretion.

Pankreozymin setzt Amylase, Trypsinogen und Lipase frei.

Cholezystokinin wirkt auf die Gallenblasenmuskulatur, kontrahiert und entleert die Gallenblase. Durch Vagotomie wird auch der Cholezystokinineffekt an der Gallenblase blockiert.

Kinine wirken vasodilatierend; **Angiotensin** führt zur Vasokonstriktion.

Die Glukoproteine sind als Gewebshormone für die Veterinärchirurgie in ihrer Bedeutung noch nicht erforscht.

Von den Aminen steigert das **Serotonin** die Darmmotilität. Es wird mit dem Karzinoidsyndrom in Zusammenhang gebracht. *Karzinoide* sind Tumoren, die von Schleimhäuten ausgehen, die Zylinderepithel tragen. Sie spielen bei den Haustieren praktisch keine Rolle.

Histamin wird in großen Mengen beim anaphylaktischen Schock freigesetzt. Im Hautbereich entsteht durch Histamin Jukken, Brennen und Quaddelbildung. Es erweitert die Kapillaren, steigert die Gefäßpermeabilität und fördert das interstitielle Ödem. Damit können pathogenetisch die klinischen Erscheinungen bei der Hufrehe, der Klauenrehe, bei der Myoglobinaemia paralytica equi erklärt werden. Als Histaminhemmstoffe sind die Antihistaminika im Handel.

Acetylcholin ist als Übertragerstoff an den neuromuskulären Synapsen bekannt. Es eignet sich als Adrenalinantagonist zur Beseitigung einer Vasokonstriktion, erweitert die Gefäße, verlangsamt die Herzschläge und senkt den Blutdruck. Es wird beim Pferd durch Cholinesterase schnell abgebaut. Man muß es daher zusammen mit einem seiner Inhibitoren verabreichen.

Erste erfolgversprechende Untersuchungen bei akuten Arthritiden, Arthrosen und Tendinitiden beim Pferd liegen von Hanulay (1977) vor. Bei 83 Sportpferden wurde Acetylcholin in einer Dosis von 0,1 zusammen mit 2 ml Synostigmin und 3–5 ml 1–2%igen Mesocains in die digitalen Venen und in die A. metacarpea palmaris superficialis injiziert. Oberhalb der Injektionsstelle wurden die Venen durch eine Esmarchsche Blutleere komprimiert. Bei 46 Fällen mit Distorsionen und Kontusionen des Kron- oder Fesselgelenkes, bei 13 subakuten Tendinitiden der oberflächlichen Beugesehne, bei 9 Tendinitiden des M. interosseus, bei 7 Fällen von chronischer Lymphangitis, bei 2 Gliedmaßenwunden, bei 5 Fällen mit Podotrochlose und bei einer Späterkrankung kam diese Therapie zum Einsatz. In allen Fällen, bis auf die Podotrochlosefälle, kam es innerhalb von 14 Tagen zur Heilung.

Literatur

Amman, K.: ACTH, Cortison und seine Derivate in der Veterinärchirurgie und Augenheilkunde. Schweiz. Arch. Tierheilk. **100** (1958), 236–265.

Anderson, I. O., und Falster, L. B.: Kurze Bemerkung über ACTH in der Schweinepraxis. Medlemsbl. danske Dyrlaegeforen **40** (1957), 12–13.

Austin, A. R.: The clinical application of corticosteroids. Suppl. Vet. Rec. **89** (1971), 16–19.

Baird, M. A., and Heitzman, R. J.: Anti-ketogenic action of glucocorticosteroids in the cow. Suppl. Vet. Rec. **89** (1971), 13–15.

Bartels, K. P.: Anabolica in der Kleintierpraxis. Kleintierpraxis **9** (1964), 116–117.

Belfield, W. O., Golinsky, S., und Compton, M. D.: Anwendung von Insulin bei der offenen Wundheilung. Vet. Med. Small Animal Clin. **65** (1970), 455–460.

Burns, K. N.: A comparison of the glucogenic effects of some compounds used in the treatment of ketosis. Vet. Rec. **75** (1963), 763–768.

Coffman, J., and Garner, H. E.: Acute laminitis. J. Amer. Vet. Med. Assoc. **161** (1972), 1280–1283.

Coffman, J. R., Johnson, J. H., and Fishburn, F. J.: Management of chronic laminitis in the horse. J. Amer. Vet. Med. Assoc. **155** (1969), 45–49.

Colles, C. M., and Jeffcott, L. B.: Laminitis in the horse. Vet. Rec. **100** (1977), 262–264.

Dietz, O.: Probleme der Gliedmaßen- und Klauengesundheit. Tierhygiene-Information Eberswalde-Finow, **8** (1976).

Dietz, O.: persönliche Mitteilung (1983).

Dietz, O., Mill, J., und Teuscher, R. jun.: Experimentelle Untersuchungen zur Anwendung anaboler Steroide bei Sportpferden. Mh. Vet.-Med. 29 (1974), 938–944.

Dvorak, M., and Fafaroski, P.: Use of corticosteroids in treatments of diarrhoeic diseases in calves. Veterinaria 4 (1971), 197–207.

Edmonds, T.: Evaluation of the effects of topical insulin on woundhealing in the distal limb of the horse. Small Anim. Clin. 71 (1976), 451–457.

Freudiger, U.: Die Nebennierenrinden-Insuffizienten beim Hund. Dtsch. tierärztl. Wschr. 72 (1965), 60–64.

Freudiger, U., und Christoph, H.-J.: Klinik der Hundekrankheiten. VEB Gustav Fischer Verlag, Jena 1973.

Fromme, W.: Erfahrungen mit dem Anabolikum 17β-Hydroxandrosta-1,4-dien-3-on-16-undecanoat der CIBA Aktiengesellschaft bei der Behandlung von Rekonvaleszenten und im Wachstum zurückgebliebenen Schweinen, sogezannten Kümmerern. Vet.-med. Diss., Hannover 1967.

Gerber, H.: Einsatz von Kortikosteroiden in der Orthopädie des Pferdes und bei anderen Anwendungsgebieten 67 (1980), 154.

Gerber, H.: Klinik und Therapie chronischer Lungenleiden des Pferdes. Dtsch. tierärztl. Wschr. 76 (1969), 234–238.

Glade, M. J.: Glucocorticoid-induced inhibition of Osteolysis and the development of Osteopetrosis, Osteonecrosis and Osteoporosis. Cornell Vet. 72 (1982), 1, 76.

Hanulay, J.: Acetylcholin-Applikation in der Orthopädie von Sportpferden. XII. Congress of European Society of Veterinary Surgery, Košice-ČSSR (1977), 106.

Harvey, D. G., and Hoe, M.: Corticosteroid therapy and liver function tests in dogs. Vet. Rec. 78 (1966), 252.

Hauschild, F., und Görisch, V.: Einführung in die Pharmakologie und Arzneiverordnungslehre. VEB Georg Thieme Verlag, Leipzig 1968.

Heidrich, H. D., und Gruner, J.: Rinderkrankheiten. 2. Aufl. VEB Gustav Fischer Verlag, Jena 1982.

Hondeshell, G. W.: Injektionstherapie mit dem langwirkenden Betamethason bei verschiedenartigen Erkrankungsformen der Vorder- und Hintergliedmaßen des Pferdes. Prakt. Tierarzt 54 (1973), 9, 384.

Jahn, W., und Lammers, L.: Klinische Anwendung von ACTH und Cortison in der Veterinärmedizin. Vet.-med. Nachr. 3 (1956), 138–154.

Jahn, W.: ACTH und Glukocorticoide. Dtsch. tierärztl. Wschr. 64 (1957), 446–450.

Kurt, J., and Jackson, L.: Equine laminitis. Iowa State Univ. Veter. 37 (1975), 52–54.

Kurzweg, W.: Zur Glukocortikoid-Therapie in der Veterinärmedizin. Mh. Vet.-Med. 21 (1966), 941–945.

Kurzweg, W.: Untersuchungen über den Einfluß des Anabolikums „TURINABOL" auf das Wachstum und die Zumastergebnisse beim Schwein. Arch. exper. Vet.-Med. 20 (1966), 501.

Lawson, M. R.: ACTH therapy of tarsal sheath enlargements with associated lameness. Vet. Rec. 66 (1954a), 216.

Lawson, M. R.: Acute laminitis in the horse. Treatment with adrenocorticotropic hormone. Vet. Rec. 66 (1954b), 615.

Leeman, W.: in: K. Wamberg: Handlexikon der Tierärztlichen Praxis. Medical Book Co., Kopenhagen 1971.

Lubberink, A. A. M. E.: Diagnosis and Treatment of Canine Cushing's Syndrome. Proefschrift, Utrecht 1977.

Mastrangelo, A.: ACTH et pathologie osseuse. Schweiz. Arch. Tierheilk. 98 (1956), 210–217.

MacLean, C.: Observations on acute laminitis of cattle in South Hampshire. Vet. Rec. 77 (1965), 662–672.

MacLean, C.: Observations on laminitis in intensiv beef units. Vet. Rec. 78 (1966), 223–231.

McAuliff, Ph. W. V., und Steele, J. R.: Die Behandlung der Azetonämie bei Milchkühen. Ein klinischer Bericht. Vet. Medicine 49/88 (1954), 69–74.

McKay, A. G., and Milne, F.: Observations on the intraartikular use of corticosteroids in the racing thoroughbred. J. Amer. Veter. Med. Assoc. 168 (1976), 1039–1041.

Mill, J.: Klinische Erfahrungen in der Behandlung hypersexueller Verhaltensweisen des Hengstes. Mh. Vet.-Med. 29 (1974), 951–954.

Morrow, D. A.: Laminitis in cattle. Vet. Med. Small Animal Clin. 61 (1966), 138–146.

Müller, L. F.: Alterungsbedingte Endokrinopathien. Prakt. Tierarzt 56 (1975), 50–53.

Offerein, E.: Erfahrungen mit einem Depot-Glukokortikoid in der Pferdepraxis. Prakt. Tierarzt 57 (1976), 417.

Opitz, M., und Kutzer, H.: Primäre, chronische Nebennierenrindeninsuffizienz bei einem Hund. Berl. Münch. tierärztl. Wschr. 82 (1969), 248–252.

Paatsama, S., Rissanen, P., and Rokkanen, P.: Effect of certain hormones on tendinous tissue. An experimental investigation on young dogs. Europ. Soc. of Vet. Surgery, Bologna (1968), 25/30.

Potel, K.: Lehrbuch der Pathologischen Physiologie der Haustiere. VEB Gustav Fischer Verlag, Jena 1969.

Reding, R.: in: Schmitt, W.: Allgemeine Chirurgie. Joh. Ambrosius Barth Verlag, Leipzig 1977.

Reilly, P. E. B.: Acute effects of glucocorticosteroids on carbohydrate metabolism. Suppl. Vet. Rec. **89** (1971), 11–12.

Rogers, J. W.: Practical aspects of the use of ACTH in treating bovine ketosis. J. Amer. Vet. Med. Assoc. **125** (1954), 294.

Ronneberger, H.: Therapie mit anabolen Substanzen bei Kleintieren. Berl. Münch. tierärztl. Wschr. **76** (1963), 494–496.

Rosenberger, G.: Krankheiten des Rindes. Verlag Paul Parey, Berlin-Hamburg 1970.

Rossdale, P. D.: Experiences in the use of corticosteroids in horse practice. Suppl. Vet. Rec. **89** (1971), 29–33.

Schörner, G.: Konservative Behandlung der Prostatahypertrophie beim Rüden mit α_1-Chlormadinonacetat. Wien. Tierärztl. Mschr. **64** (1977), 8/9, 231.

Senze, A., Marcinkowski, K., Rauluszkiewicz, St., und Wasecki, A.: Hormontherapie des Kryptorchismus bei Zuchtbullen und Zuchthunden. Weter. (Wrocław) **27** (1972), 195–200.

Siegel, E. T.: Endokrine Krankheiten des Hundes. Paul Parey-Verlag, Berlin-Hamburg 1982.

Sønnichsen, H. V.: Dexon®, applicability in the horse. Nord. Vet. Med. **27** (1975), 575.

Stihl, H. G.: Über die Anwendung eines anabolen Steroides in der Pferdepraxis. Berl. Münch. tierärztl. Wschr. **81** (1968), 378–382.

Stöckl, W., und Mitarb.: Über die Wirkung von 19-nor-Testosteron-17-Beta-Cyclohexylpropionat bei Rindern. Wien. tierärztl. Mschr. **54** (1967), 584–590.

Strande, A.: in: K. Wamberg: Handlexikon der Tierärztlichen Praxis. Medical Book Co., Kopenhagen 1972.

Teuscher, R.: Untersuchungen zur Anwendung eines anabolen Steroids bei Rennpferden. Vet.-med. Diplomarbeit, Humboldt-Universität, Berlin 1972.

Vernimb, G. D., et al.: Onset and duration of corticosteroid effect after injection of Betasone for treating equine arthropathies. Vet. Med. and Small Animal Clin. **72** (1977), 241.

Vigre, E.: Experiments with methandienone. Vet. Rec. **75** (1963), 769–771.

Vigue, R. F.: Use of a new adrenocortical steroid (Ultracortenol) in bovine ketosis. J. Amer. Vet. Med. Assoc. **133** (1958), 326–329.

Walker, D.: Diabetes mellitus following steroid therapy. Vet. Rec. **74** (1962), 1543–1545.

Waschulewski, H.: Zur Behandlung des Kryptorchismus unter besonderer Berücksichtigung der Hormontherapie mit Gonabion. Zbl. Chir. **97** (1972), 521–528.

Westermark, H. W.: Die Wirkung von ACTH auf Mineralwerte, auf Proteinanteile und auf die Eosinophilenzahl des Blutes von Kühen während der Parese. Proc. XVth Intern. Vet. Congr., Stockholm 1953.

15. Eiweiß-, Wasser-, Elektrolyt- und Säure-Basen-Haushalt

Eiweiß-, Wasser- und Elektrolythaushalt und Säure-Basen-Haushalt bilden eine funktionelle Einheit, wobei zahlreiche regulatorische Wechselbeziehungen bestehen.

15.1. Eiweißhaushalt

Das „Blut" besteht als flüssiges Gewebe wie alle anderen Gewebe des Körpers aus Zellen und Zwischensubstanzen. Es setzt sich zu 40–45% aus korpuskulären Elementen, zu 55–60% aus Plasma als Zwischensubstanz zusammen. Alle seine Funktionen können nur unter Wirkung beider Bestandteile erfüllt werden.

Die zelligen Bestandteile des Blutes sind weitgehend erforscht. Die Bedeutung der Bluteiweißkörper für die Chirurgie ist erst in den letzten 20 Jahren erkannt worden.

Das Plasma unterscheidet sich vom Blutserum dadurch, daß es noch Fibrinogen und anstelle des Thrombins Prothombin enthält. Es besteht aus Wasser, Salzen und Eiweißkörpern. Dabei wird sein Wassergehalt mit 90–91% vom Organismus verhältnismäßig konstant gehalten, wofür in erster Linie die Eiweißkörper verantwortlich sind. Sie benötigen Plasmawasser, um in Lösung zu bleiben, und sorgen für das Flüssigkeitsgleichgewicht zwischen Blut und Gewebe.

Blutionen sind Natrium, Chlor, Kalium, Calcium, Magnesium und Phosphor. Dabei ist der Gehalt an Natrium und Chlor meist in Form des NaCl, weniger als $NaHCO_3$ am höchsten. Die anderen Ionen, wie K, Ca, Mg und P, treten gewichtsmäßig in den Hintergrund. Der Organismus hält den Salzgehalt des Blutes genauso konstant wie den Gehalt an Bluteiweiß und Blutwasser.

Die Eiweißkonzentration im Blutserum liegt bei 5,0–8,5 g/100 ml (Rind 6,0–8,0 g/100 ml, Pferd 6,0–7,8 g/100 ml, Schwein 5,5–8,5 g/100 ml, Hund 5,5–7,5 g/100 ml). Die wichtigsten Proteinfraktionen sind die Albumine (relativ niedermolekular) und die Globuline (höhermolekular). Bei einer elektrophoretischen Fraktionierung werden neben der Bestimmung des Albumins die α-, β- und γ-Globulin-Fraktionen ermittelt. Der Anteil dieser einzelnen Fraktionen am Serumprotein ist tierartlich unterschiedlich. Beim Menschen liegt der Gehalt an Albumin, bei den Haustieren der an Globulinen höher.

Bei der papierelektrophoretischen Trennung der Plasma- bzw. Serumproteine ergeben sich die folgenden Durchschnittswerte.

- Relative Werte (in %) am Gesamtprotein

	Mensch	Pferd	Rind	Schwein	Hund
Albumin	61	40	44	45	40
α-Globuline	14	16	14	17	13,8
β-Globuline	10	23	11	18	20,4
γ-Globuline	15	21	18	20	12,3

Die Proteine des Blutes stabilisieren durch Wasserbindung das Blutvolumen und damit das Verhältnis von intra- und extrazellulärer Flüssigkeit. Sie sind wesentlich an der Steuerung des Säure-Basen-Gleichgewichtes beteiligt. Bei Absinken des Plasmaproteingehaltes unter 5,5 (sogenannte kritische Plasmakonzentration) ändert sich der kolloidosmotische Druck in zunehmendem Maße. Damit wird die Fähigkeit des Plasmas eingeschränkt, in der Blutbahn genügend Blutwasser zu halten. Die Wasserbindungsfähigkeit ist besonders an das Serumalbumin gebunden.

Die Albumine üben wichtige Transportfunktionen für Fettsäuren, Gallenfarbstoffe,

Sulfonamide und andere Arzneimittel aus. Jede stärkere Verminderung der Albuminfraktion ist pathologisch und wird meist durch Eiweißmangel bzw. durch Lebererkrankungen verursacht. Die α-Globuline fungieren als Träger der Lipoproteide sowie als Transportmittel für fettlösliche Vitamine und Hormone. Ein Anstieg der α-Globulin-Fraktionen ist u. a. bei akuten Entzündungen, schweren Gewebszerstörungen (Zermalmungen, Zertrümmerung), im Schock und bei Nephrose vorhanden. Die β-Globuline sind Träger von Lipo- und Glukoproteiden. Sie sind Transportmittel für Eisen, Kupfer, Zink, für Phospholipoide sowie für Vitamine und Hormone. Mit einer Vermehrung der β-Globuline ist im Schock, bei entzündlichen Prozessen und Nephrosen zu rechnen. Die γ-Globuline stellen spezifische Antikörper dar. Eine γ-Globulin-Vermehrung wird bei allen chronischen Entzündungen, u. a. auch bei Leberzirrhose, festgestellt.

Zu den Globulinen gehört das Fibrinogen. Auch der Fibrinogengehalt im Plasma steigt im Schockgeschehen an.

Im Interesse stabiler Kreislaufverhältnisse sucht der Organismus den kolloidosmotischen Druck unter allen Umständen solange wie möglich konstant zu halten. Es werden deshalb im Bedarfsfalle Proteine minder wichtiger Gewebe wie etwa der Muskulatur mobilisiert, um die Synthese von Blutprotein in der Leber zu ermöglichen. Normale Plasma- bzw. Serumeiweißwerte sagen über die Gesamteiweißsituation des Organismus nichts aus. Man findet sie auch bei stark abgemagerten Tieren noch im Normbereich. Ist der Plasma- bzw. Serumproteinspiegel erniedrigt, so bedeutet das ein Vorliegen von Eiweißmangel und gleichzeitig den verstärkten Abbau von Gewebseiweiß. Auch bei degenerativen Lebererkrankungen ist der Plasmaproteingehalt (insbesondere der Albumingehalt) vermindert. Die Gesamteiweißwerte haben allerdings keinen absoluten Charakter, denn durch Dehydratation (Bluteindickung) oder Hyperhydratation (Blutverwässerung) können die Werte beeinflußt werden.

Ermittelt man normale Plasmaeiweißwerte, so ist es wichtig festzustellen, ob auch die Eiweißfraktionen qualitativ und quantitativ unverändert geblieben sind. Jedes Trauma, jede Infektion, jede Intoxikation, mangelnde Eiweißzufuhr, jeder Streß führen zur Reduzierung des Albumins und zum Anstieg der Globuline. Müssen hierbei wichtige Organleistungen (z. B. Herztätigkeit, Leberfunktion) unbedingt gewährleistet bleiben, so wird als Quelle zur Synthese der meisten Zell- und Organproteine zunächst auf das Plasmaalbumin als Eiweißreserve zurückgegriffen. Hierdurch sinkt der Plasmaalbumingehalt ab. Der osmotische Druck des Plasmas wird dadurch aufrechterhalten, daß die Globulinfraktionen infolge der erhöhten Synthese von Globulinen aus abgebauten, weniger absolut lebenswichtigen Geweben (Muskulatur) eine Vermehrung erfahren. Erst sehr spät, bei Weiterbestehen oder Fortschreiten der Erkrankung, kommt es auch zum Absinken des Globulinspiegels.

In der Genesungsphase bei ausreichender Eiweißzufuhr werden erst die Globuline, dann das Albumin ersetzt.

Eine Hypoproteinämie ist stets eine Hypoalbuminämie mit gleichzeitigem Anstieg der Globuline. Damit schließt eine Hypoproteinämie eine Hypoalbuminämie stets ein, eine Normoproteinämie schließt jedoch eine Hypoalbuminämie nicht sicher aus.

Eiweißmangel muß erkannt und behandelt werden. Eine Hypoproteinämie besteht bei den Haustieren bei Werten unter 5,0 g/100 ml.

Bei chirurgischen Patienten kann es zu mehr oder weniger beträchtlichen Eiweißverlusten durch Zellzerfall, durch Gewebsverluste, durch Produktion von Drüsensekreten (z. B. hohe Milchleistung bei gleichzeitigem Vorliegen von Digitalphlegmonen), durch erzwungene Muskelinaktivität (z. B. während der Frakturbehandlung und -heilung, durch Stallruhe) und bei Eiweißmobilisation zur Gewinnung von Brennmaterial bei unzureichender Kohlenhydratzufuhr bzw. bei fehlender Futteraufnahme kommen. Eine Hypoproteinämie ist bei Haustieren im Gefolge folgender chirurgischer Erkrankungen zu erwarten:

1. bei allen mit Schluck- und Schlingbeschwerden, Dysphagien bzw. Regurgitieren einhergehenden Erkrankungen, die eine ungenügende Futteraufnahme zur Folge

haben. Dies trifft für alle Arten von Ösophagealstenosen, beim Vorliegen von Gaumenspalten, für Kardiaspasmus und -stenose zu.

2. Bei der Aufnahme einer vollwertigen Ration, jedoch ungenügender Ausnutzung derselben infolge Erbrechens, infolge von Durchfällen oder beschleunigter Darmpassage. Dies kann bei Gastritis traumatica des Hundes, Pylorusstenose, auch bei einigen Ileusformen bei Hund, Rind und Schwein und bei allen toxischen Gastroenteritiden der Fall sein.

3. Bei allen akuten und erheblichen Blutungen nach Unfällen und Operationen und bei allen chronischen Blutungen, wie sie bei Labmagenulcera und bei zerfallenden malignen Tumoren zu beobachten sind.

4. Bei größerem Plasmaaustritt aus der Blutbahn ins interstitielle Gewebe, wie es bei Verbrennungen, im Schockzustand (sogenannter protoplasmatischer Schock), bei größeren operativ gesetzten Wundflächen und bei manchen Höhlenergüssen der Fall ist.

5. Eiweißverluste treten schließlich im Gefolge lang anhaltender Eiterabsonderung, bei toxischer Leberzellschädigung infolge pyogener Allgemeinerkrankung und dann auf, wenn urämische Krankheitszustände renale Eiweißverluste (Albuminurie) bewirken.

6. Postoperativ kommt es proportional zur Größe des Eingriffes infolge Steigerung des Gesamtstoffwechsels zum Eiweißverlust, der vorwiegend die Albumine betrifft. Die Globuline zeigen zu dieser Zeit (3.–9. Tag post operationem) meist normale bis leicht erhöhte Werte. Ein toxischer Eiweißkatabolismus kann nach Narkosen und schweren gedeckten Verletzungen auftreten. Erhält der Organismus mit der Nahrung nicht genügend Kohlenhydrate und Fette bzw. ist die Futteraufnahme unzureichend, so findet eine weitere Steigerung des endogenen Eiweißabbaues statt. Es kann ein Anstieg des Rest-N-Gehaltes im Blut bis auf 60 mg% auftreten, der Ausdruck des erhöhten Eiweißabbaues ist.

Schließlich muß berücksichtigt werden, daß bei chirurgischen Patienten der Wiederaufbau von zerstörtem Gewebe, die Neubildung von Enzymen, Immunkörpern und vor allem von Blutbestandteilen meist in gesteigertem Umfange notwendig ist und daß somit ein erheblich gesteigerter Eiweißbedarf besteht.

Als klinische Symptome eines akuten bis chronischen Eiweißmangels treten Abmagerung, Muskelschwäche in Form eines gehäuften Liegens oder eines schwankenden Ganges und Appetitmangel auf. Die Pulsqualität ist infolge Blutdruckerniedrigung schlecht. Im chronischen Eiweißmangelzustand vermindert sich der kolloidosmotische Druck im Plasma. Hierdurch kommt es zum Übertritt von Plasmawasser und Plasmaionen in die interstitiellen Flüssigkeitsräume. Es treten Ödeme auf. Die Ödembereitschaft zeigt sich als Wundödem in traumatisierten Geweben und in Neigung zur Entstehung von Dekubitalulcera.

Verhältnismäßig schnell kommt es bei stärkerem Eiweißmangel zur Leberdegeneration. Damit läßt deren Entgiftungsfunktion nach. Der Umfang der Synthese von Eiweißstoffen in der Leber sinkt bei Eiweißmangel ab.

Bei Tieren mit Eiweißmangelzuständen besteht eine verminderte Widerstandskraft allen bakteriellen und Virus-Infektionen gegenüber. Die als Globuline vorliegenden Antikörper nehmen ab. Wunden, insbesondere auch Knochenbrüche, heilen verzögert. Im Anschluß an Laparotomien besteht vermehrt Platzbauchgefahr. Ein subakuter Eiweißmangel kann sich bei Ileus und bei an Peritonitis leidenden Tieren besonders auswirken, da eine Hypoproteinämie wiederum peristaltikverzögernd wirkt. Man findet diesen Zustand nicht selten bei Hunden und Katzen, die länger als eine Woche an Fremdkörperileus erkrankt sind. Bei diesen Tieren ist das Operationsrisiko erhöht, da jeder zusätzliche Blutverlust das Herbeiführen eines Schocks begünstigt. Eine Eiweißeinschwemmung aus dem Gewebe in die Blutbahn erfolgt unter diesen Bedingungen nur noch verzögert.

Der Eiweißhaushalt hat in der Chirurgie eine entscheidende Bedeutung für die Stabilität des Kreislaufs, die Wundheilung, die Infektabwehr und die Schockentstehung.

Bei allen Operationen, die bei Haustieren aus wirtschaftlichen, züchterischen, kosmetischen Indikationen (Kastrationen, Ohren-,

Schwanzkupieren usw.) heraus, auch zur Beseitigung angeborener Mängel (Nabelbrüche, Hodensackbrüche) am gesunden Tier durchgeführt werden, ist eine präoperative Überprüfung der Eiweißversorgungslage nicht erforderlich (Ausnahmen: abgemagerte Tiere). Bei derartigen Patienten ist eine vollwertige postoperative Nahrungsaufnahme gesichert.

Stellt man präoperativ eine Hypoproteinämie fest, so sollte diese, wenn möglich, vor der Operation beseitigt werden. Der Normalisierung der Albuminfraktion kommt dabei eine besondere Bedeutung zu. Der natürlichste Weg, um Eiweiß zuzuführen, ist die Steigerung des Eiweißanteils im Futter durch Einsatz eiweißreicher Futtermittel. Dies ist wegen Versagens der Futteraufnahme bei Tieren, die an Hypoproteinämien infolge länger bestehendem Ileus, chronischer Kardia- oder Pylorusstenose usw. leiden, nicht möglich.

Über den Verdauungsweg zugeführte Proteine führen durch Verstärkung der Aminosäurenzufuhr rasch zu einer Steigerung der Proteinsynthese in der Leber. Dabei wird auch die verstärkte Bildung von Proteinen in anderen Geweben ermöglicht.

Nach eingreifenderen größeren Operationen und bei postoperativ eingeschränkter Nahrungsaufnahme beschleunigt eine Blut- oder Plasmainfusion die Wiederherstellung normaler kolloidosmotischer Verhältnisse. Dies trifft beispielsweise für Darmresektionen (Rind, Hund, Pferd), Milzexstirpationen (Hund), Pyloromyotomien (Hund), Hysterektomien bei Hund und Schwein u. a. zu. Die Behandlung eines Eiweißmangels zielt in zwei Richtungen:

1. Senkung des gesteigerten endogenen Eiweißabbaues durch ausreichende orale oder parenterale Zufuhr von Kohlenhydraten und Fett zur Energiegewinnung – Verhütung und frühzeitige Behandlung von infektiösen, toxischen und hypoxämischen Schädigungen.

2. Ausgleich der erhöhten Eiweißverluste durch parenterale Infusion von aus Casein gewonnenen Eiweißhydrolysaten oder Aminosäuregemischen, wenn die natürliche Nahrungsaufnahme nicht in erforderlichem Umfang möglich ist. Die parenterale Ernährung mit Aminosäuren ist frei von Nebenwirkungen und gestattet es, die postoperativen Eiweißverluste über längere Zeit nahezu vollständig zu ersetzen und damit die katabole Stoffwechsellage zu beseitigen. Voraussetzungen sind eine ausreichende Energiezufuhr sowie die Aufnahme von Vitaminen und Mineralstoffen (Kalium, Phosphat), welche für die Eiweißsynthese erforderlich sind. Der wirksamste und schnellste Eiweißersatz bei Hypoproteinämie ist darüber hinaus die Blut-, Plasma- oder Seruminfusion. Blut sollte dann gegeben werden, wenn gleichzeitig eine Anämie vorliegt. Bei umfangreichen Verbrennungen oder im traumatischen Schock, wobei mit Plasmaaustritt aus der Blutbahn zu rechnen ist, infundiert man Plasma oder Serum (vgl. Schocktherapie).

Auch größere, bei Operationen verlorengegangene Blutmengen ersetzt man wieder durch Blutübertragung (s. Blutersatz und Bluttransfusion S. 57 u. 41).

Bei Hund und Katze mit Dünndarmileus, die trotz Dehydratation und Eiweißmangel aus vitaler Indikation heraus operiert werden müssen, sollte in der postoperativen Phase die Wasser- und Elektrolytzufuhr vorsichtig vorgenommen werden. Eine weitere Verdünnung der Plasmaproteine muß in diesen Fällen vermieden werden. Sollte es zum Absinken des kolloidosmotischen Druckes kommen, so erhöht sich die Ödembereitschaft. Dies kann sich als Wund- oder auch Lungenödem mit tödlichem Ausgang auswirken. Man versucht auch hier, annähernd normale Eiweißverhältnisse herzustellen. Wasser und Salze werden deshalb in Eiweißlösungen (Plasma, Serum, Vollblut) oder in kolloidalen Lösungen (Periston, Dextran [z. B. Macrodex®, Infukoll®]) zugeführt.

Der Zusammenhang zwischen Eiweiß-, Wasser- und Elektrolythaushalt wird aus den genannten Umständen deutlich ersichtlich. Ein ausgeglichener Eiweißhaushalt mindert operativ bedingte Schockgefahren, reduziert postoperative Komplikationen, fördert die Wundheilung und kürzt die Rekonvaleszenzperiode ab.

Hyperproteinämien sind chirurgisch bedeutungslos.

15.2. Wasser- und Elektrolythaushalt

Der gesunde Tierkörper besteht zu ca. 60% der Körpermasse aus Wasser. Er verfügt über sorgfältige Regulationsmechanismen, um den Wasserbestand im Organismus aufrechtzuerhalten. Das Wasser verteilt sich auf den intra- und extrazellulären Flüssigkeitsraum. Der extrazelluläre Raum besteht aus dem intravaskulären (intravasalen) Blutplasma und dem extravaskulären (interstitiellen), d. h. dem zwischen den Zellen liegenden Abschnitt. Etwa 20–25% der Körpermasse machen den extrazellulären Flüssigkeitsraum aus. Die einzelnen Flüssigkeitsräume sind in ihrer Größe unterschiedlich und stellen jeweils für sich funktionelle Einheiten dar. Sie sind gegeneinander durch Membranen (Gefäßmembran, Zellmembran) mit spezifischen Eigenschaften getrennt, durch die ein reger Austausch von Wasser, Elektrolyten und organischen Verbindungen stattfindet.

Die intrazelluläre Flüssigkeit enthält Eiweiß, ihr wichtigstes Kation ist Kalium, ihr hauptsächlichstes Anion ist Phosphat. Die interstitielle Flüssigkeit des extrazellulären Raumes enthält relativ wenig Eiweiß. Ihr hauptsächlichstes Kation ist Natrium. Als wichtigste Anionen kommen Chlorid und Hydrogencarbonat vor. Die den intrazellulären und den interstitiellen Raum trennenden Zellmembranen sind für Wasser durchlässig. Die Permeabilität für Elektrolyte ist unterschiedlich. Das Volumen beider Räume wird weitgehend von den osmotischen Kräften der gelösten Substanzen bestimmt.

Im intravaskulären Raum (Blutplasma) findet man die gleichen Elektrolyte wie im interstitiellen Raum. Als zusätzliche Ladungsträger fungieren in beträchtlichem Maße die Plasmaeiweiße. Die Gefäßmembran trennt den intravaskulären und den interstitiellen Raum: Sie ist für Wasser und Elektrolyte durchlässig, nicht jedoch für Eiweißstoffe. Wasser und Elektrolyte können somit im Bedarfsfall zwischen beiden Räumen schnell ausgetauscht werden. Damit bilden beide Räume weitgehend eine funktionelle Einheit: den extrazellulären Raum.

Auch für die Chirurgie ist der tägliche Flüssigkeitswechsel in den inneren Organen, besonders im Magen-Darm-Kanal, in Form von Sekretion und Resorption von Bedeutung. Vom gesunden Organismus wird der größte Teil der in den Magen-Darm-Kanal sezernierten Flüssigkeit wieder rückresorbiert.

Elektrolyte sind Substanzen, die in wäßriger Lösung in Ionen mit entgegengesetzter Ladung dissoziieren. Als positiv geladene Ionen (Kationen) sind Na^+, K^+, Ca^{++} und Mg^{++}, als negativ geladene (Anionen) Cl^-, PO_4^{---}, HCO_3^-, Eiweiß und organische Säurereste von Bedeutung.

Die Konzentration der Elektrolyte in den Körperflüssigkeiten wird neuerdings nicht mehr in mg% (= mg/100 ml), also in absolutem Gewicht der in Lösung befindlichen Substanzen angegeben. Chemische Substanzen reagieren nämlich nicht nach absolutem, sondern nach äquivalentem Gewicht miteinander. Dieses Verhältnis kann im Ionogramm nach Gamble (Völcker und Mitarb. 1964, Wirth 1965, Fritsch 1965) dargestellt werden. Es setzt sich z. B. 1 Äquivalent NaCl (58,5) aus 23 g Na^+ (Atomgewicht des Na 23) und 35,5 g Cl^- (Atomgewicht des Cl 35,5) zusammen. Ein Milliäquivalent (mval) NaCl besteht danach aus 23 mg Na und 35,5 mg Cl. Es reagiert beim Neutralisationsvorgang immer 1 mval Kation mit 1 mval Anion:

$$1 \text{ mval} = \frac{\text{Molekulargewicht in mg}}{\text{Wertigkeit}}$$

Man gab bisher mg auf 100 ml (mg%) an. Man gibt nunmehr mval pro Liter (mval/l) an. Die Umrechnung von mg% auf mval erfolgt nach der Formel:

$$\text{mval/l} = \frac{\text{mg\%} \times 10 \times \text{Wertigkeit}}{\text{Atomgewicht}}$$

Für die in Frage kommenden Kationen und Anionen ergibt sich: 1 mval Na^+ = 23 mg, 1 mval K^+ = 39 mg, 1 mval Cl^- = 35,5 mg, 1 mval Ca^{++} = 20 mg, 1 mval Mg^{++} = 12 mg. Das S. I.-System schlägt für Ca^{++}, Mg^{++} und Cl^- die Einheitsbezeichnung mmol/l vor. Gleiches trifft für Na^+ und K^+ zu.

Alle Körperflüssigkeiten und -säfte, dazu gehören z. B. der Liquor cerebrospinalis, der Magensaft, das Pankreas-, das Speicheldrüsensekret, die Galle, sind bestrebt, ihre Elektrolytkonzentration aufrechtzuerhalten. Treten im Flüssigkeitshaushalt Volumenschwankungen auf, so sind dies primär keine

Wasser-, sondern Elektrolytverschiebungen. Intrazelluläres Kalium kann teilweise durch Natriumchlorid, in größerem Maße durch Natriumhydrogencarbonat ausgetauscht werden. Das Natrium des extrazellulären Raumes ist durch kein anderes Kation zu ersetzen. Hieraus ergibt sich die so lebenswichtige Bedeutung des Natriums für den gesamten Wasserhaushalt. Wird Natrium vermehrt aufgenommen, so bedeutet dies Wasserzunahme. Natriumchloridverlust zieht Wasserverlust nach sich.

Bei der Verteilung des Körperwassers und der Elektrolyte im intrazellulären und intravaskulären Raum spielen die Proteine eine wesentliche Rolle. Ihre wasserbindende Fähigkeit ist wichtig zur Erhaltung einer normalen Verteilung des Wassers zwischen intravaskulärem und interstitiellem Raum.

Von allen Flüssigkeitsräumen ist für die praktische klinische Beurteilung nur das intravaskuläre Volumen und dessen Zusammensetzung einer genauen Analyse zugängig.

Für die einzelnen Haustiere ergeben sich dabei die folgenden Normalplasmawerte.

Man erhält hierdurch gleichzeitig eine Inhaltsanalyse des interstitiellen Raumes, in dem lediglich das Eiweiß in wesentlich niedrigerer Konzentration vorkommt. Da zwischen intravaskulärem Raum Wasser verhältnismäßig leicht verschoben werden kann, stellt der interstitielle Raum ein natürliches Wasserreservoir dar. Besteht ein akuter Flüssigkeitsverlust aus der Blutbahn, so kann das Plasmavolumen durch Flüssigkeitsaufnahme aus dem interstitiellen Raum aufrechterhalten werden.

Die tägliche Wasser- und Elektrolytaufnahme und -abgabe des Körpers erfolgen in unterschiedlichen Mengen. Die Homöostase, d. h. die Aufrechterhaltung des inneren Körpermilieus, wird dabei durch qualitativ und quantitativ vermehrte oder verminderte Abgabe garantiert.

Der Organismus nimmt Wasser durch Trinkwasser und Futter auf. Ihm steht außerdem das bei Oxidationsvorgängen entstehende Wasser zur Verfügung. Der tägliche Kochsalz-(Na-) und Kaliumbedarf ist bei den Haustieren ähnlich wie der Wasserbedarf von den Produktionsleistungen und von den klimatischen Verhältnissen abhängig. Kochsalz-(Na-) und Kaliumbedarf werden bei Karnivoren normalerweise mit dem üblichen Futter gedeckt. Bei Pflanzenfressern liegt bei mangelnder Zufuhr von Salzmischungen vielfach eine Kochsalzunterversorgung vor. Zur kompensatorischen Natriumretention kommt es dann, wenn der tägliche Kaliumbedarf längere Zeit nicht gedeckt wird.

Hyperhydratation, Überwässerung (Wasser- und Elektrolytintoxikation infolge übermäßiger Zufuhr). Bei der normalen Trinkwasseraufnahme ist es kaum möglich, den Organismus mit Wasser und Elektrolyten (Na, K) zu überladen. Nach Stillung des Durstes lehnt das Tier eine weitere Flüssigkeitszufuhr ab. Diese Verhältnisse ändern sich in dem Augenblick, wo Wasser oder Salzlösungen intravenös, subkutan oder auch rektal zugeführt werden. Man unterscheidet die hypotone und die hypertone Hyperhydratation.

Die hypotone Hyperhydratation ist selten. Sie stellt eine Wasserintoxikation dar und tritt dann ein, wenn im Übermaß parenteral salzlose Flüssigkeit zugeführt und diese

• Normalplasmawerte von Haustieren

	mg/100 ml	mval	mmol (S. I.)
Pferd			
Na^+	290–360	145–180	70–90
K^+	13–22	6,5–11	3,25–5,5
Ca^{++}	8,0–13,0	4,0–6,5	2,0–3,24
Cl^-	320–380	160–190	80,0–95,0
HCO_3^-	128–154	64–77	32–38
Rind			
Na^+	310–360	150,60	75
K^+	16–22	7–8	3,5–4
Ca^{++}	8,0–11,5	5,6	2,8
Cl^-	—200	111	50–55
HCO_3^-	—150	—60–70	30–35
Schwein			
Na^+	330–370	155	78
K^+	19,5–23,5	7,8	4
Ca^{++}	8,0–11,5	4,0–5,7	2,0–2,8
Cl^-	100–250	50–125	25–62,0
HCO_3^-	110–180	55–60	27–30
Hund			
Na^+	290–360	138,50	70
K^+	14–20	7,0–10,0	3,5–5,0
Ca^{++}	8,0–12,0	4,0–6,0	2,0–3,0
Cl^-	370–414	150–200	70,0–100
HCO_3^-	124–170	60–70	30–35

durch mangelnde Nierenleistung nicht genügend ausgeschieden wird. Man beobachtet diesen Zustand hin und wieder bei Hunden, bei denen infolge der in den ersten 18 bis 36 Std. post operationem vorhandenen Oligurie nicht genügend Flüssigkeit ausgeschieden wird. Führt man jetzt reichlich elektrolytfreies Wasser, z. B. Glucoselösung zu, so sammelt sich im extrazellulären Raum zuviel Flüssigkeit an. Der osmotische Druck sinkt (Hyponatriämie), und Wasser verlagert sich in den intrazellulären Raum.

Die hypertone Hyperhydratation (Kochsalz(Na-)-Intoxikation) kann postoperativ in den ersten 1–2 Tagen durch ungenügende Nierenleistung auftreten, wenn im Übermaß intravenös, subkutan oder rektal Kochsalzlösung zugeführt wird. Die Flüssigkeit im extrazellulären Raum ist vermehrt. Es besteht Hypernatriämie und dadurch erhöhter osmotischer Druck. Klinisch zeigt sich dies in Wundödem, Lungenödem, gesteigertem Venendruck, Aszites und in Herzversagen. Bei Blutverdünnung vermindern sich die Hämoglobin- und Plasmaeiweißwerte, die Plasmaelektrolytwerte sind u. U. erhöht: Besteht von vornherein bereits in solchen Fällen eine Hypoproteinämie, so vergrößert sich die Gefahr einer Salzretention. Hieraus wird die Notwendigkeit einer präoperativen Überprüfung des Blutproteinhaushaltes ersichtlich. Durch Blut- und Plasmainfusion kann in solchen Fällen der Eiweißhaushalt normalisiert werden. Bei hypotoner oder hypertoner Hyperhydratation wird die Zufuhr von elektrolytfreien oder von Kochsalz-(Na-)-Lösungen auf das erforderliche Maß reduziert.

Einfluß chirurgischer Maßnahmen auf Wasser- und Elektrolythaushalt. Eine vermehrte Wasserabgabe ist bei jedem größeren chirurgischen Eingriff, z. B. bei Laparotomien, Thorakotomien, auch durch gleichzeitige vermehrte Schweißabsonderung durch erhöhte Raumtemperatur, bei Vorlagerung innerer Organe, auch über Atmung und Haut zu erwarten. Dadurch hervorgerufene Veränderungen im Wasser- und Elektrolythaushalt sind klinisch meist nicht zu erfassen. Sie werden unbemerkt ausgeglichen.

Von Bedeutung sind postoperative Störungen im Wasser- und Elektrolythaushalt, die neben Wasser und Kochsalz auch Kalium und Stickstoff betreffen. Sie verlaufen proportional zur Schwere des Eingriffes. Es besteht postoperativ eine verminderte Fähigkeit, besonders bei schweren Operationen, Wasser und Natriumionen mit dem Harn zu eliminieren. Kalium und N-haltige Verbindungen hingegen werden in erhöhtem Maße abgegeben. Die Retention von Wasser und Natriumchlorid erfolgt besonders im extrazellulären Raum. Die postoperativ vermehrte Kaliumausscheidung hält etwa 1–2 Tage an. Dabei wird intrazelluläres Kalium mobilisiert. Zum Teil wird Kalium auch aus zerstörtem Gewebe frei und ausgeschieden. Die postoperative Kaliumbilanz ist deshalb meist negativ. Dies kann zum gleichen Zeitpunkt auch für die Stickstoffbilanz zutreffen. Dafür sind mangelnde Eiweißaufnahme in den ersten Tagen nach der Operation und vermehrter Gewebszerfall verantwortlich zu machen. Auch sinkt im postoperativen Verlauf, parallel mit der verminderten Na-Ausscheidung, das Plasmavolumen ab. Ist die Natriumretention behoben, so tritt Normalisierung ein.

Orale und parenterale Flüssigkeitszufuhr. Eine therapeutische orale oder parenterale Flüssigkeitszufuhr bei Haustieren ist nicht erforderlich, wenn die Patienten bis kurz vor der Operation und bald danach normale Flüssigkeitsmengen aufnehmen. In der Kleintier-, aber auch in der Abdominalchirurgie bei Rind und Pferd setzt es sich immer mehr durch, sofern vor einem operativen Eingriff ein ausgeglichener Flüssigkeits- und Elektrolythaushalt in Frage gestellt ist, durch klinische und Laboruntersuchungen sich einen Einblick in die jeweiligen Verhältnisse zu verschaffen. Es sind dabei u. a. Hauttugor, Muskeltonus, Blutdruck und Feuchtigkeitsgrad der Schleimhäute von Bedeutung. Durch Laboruntersuchungen können Rest-N-Gehalt im Blut, Plasmaeiweißwerte, spezifisches Gewicht des Harns und Plasmaelektrolytwerte ermittelt und im Ionogramm festgehalten werden. Nur hierdurch ist es möglich, die prä-, intra- und postoperativ zugeführten Flüssigkeiten und Elektrolyte den Anforderungen des Organismus in sinnvoller Weise anzupassen. Mangelzustände müssen beseitigt, zu ausgiebige Wasser- und Elektrolytzufuhr vermieden werden. Vor, während und nach der Kolikchirurgie beim Pferd sollte zumindest der Blut-pH-Wert, der Hämatokrit-Wert und der Säure-Basen-Status ermittelt werden.

Bei oraler Flüssigkeitsaufnahme regeln Durst und Abneigung eine ausreichende Zufuhr und verhindern eine Überwässerung. Derartige Schutzvorrichtungen fehlen bei parenteraler Flüssigkeitsapplikation. Die Zufuhr kann rektal, subkutan und intravenös erfolgen. Die Wasser und Elektrolytgaben werden am sichersten auf dem intravenösen Weg per Dauertropf vorgenommen. Bei geschädigtem Kreislauf ist die Resorption aus dem Dickdarm und der Subkutis gestört. Jegliche parenterale, besonders die intravenöse Flüssigkeitszufuhr ist kein Ersatz für die Aufnahme auf oralem Weg. Man hüte sich besonders beim Kleintier in der postoperativen Phase vor einer übermäßigen Zufuhr von Wasser oder Elektrolyten. Dies führt zur hypotonen oder hypertonen Hyperhydratation. Kalium sollte stets erst dann gegeben werden, wenn ein regelmäßiger und ausreichender Harnabsatz gewährleistet ist (sogenannte Nierenstarterinfusion).

Dehydratation (Wasser- und Elektrolytmangelzustände). Exsikkose bedeutet Wasser- und Natriumdefizit. Störungen im Kaliumhaushalt und im Säure-Basen-Gleichgewicht sind hierbei von geringerer Bedeutung.

Alleiniger Wassermangel ist selten. Er ist bei allen Haustieren dann zu erwarten, wenn länger anhaltende Stenosen der Speiseröhre (obturierende Fremdkörper, Kompressionsstenosen, Narbenstenosen und funktionelle Stenosen) oder der Kardia vorliegen. Im extrazellulären Raum kommt es zur Konzentration und Erhöhung des osmotischen Druckes (hypertone Dehydratation). Die weitere Folge ist ein Übertritt von Wasser aus dem intrazellulären Raum in den extrazellulären. Dies bedeutet nunmehr eine intrazelluläre Dehydratation.

Klinisch und durch Laboruntersuchung ist dieser Zustand gut zu erfassen. Die Tiere zeigen ständig Durst. Aufgenommenes Wasser wird sofort wieder abgegeben. Kleinste Flüssigkeitsreste werden gierig aufgeleckt. Sämtliche Schleimhäute sind trocken. Die Tiere werden schwach und können in ausgeprägten Fällen bewußtlos (Dehydratationsschock) werden. Hämoglobin-, Hämatokrit- und Bluteiweißwerte steigen infolge der Eintrocknung an. Die Nieren (Oligurie) müssen jetzt mit geringsten Flüssigkeitsmengen Natrium- und Kalium-Ionen sowie die Produkte des Eiweißabbaues eliminieren. Ein allmähliches Nierenversagen (Anurie) führt zum Anstieg des Rest-N-Gehaltes im Blut.

Alleiniger Natriumionenmangel (Hyponatriämie) im extrazellulären Raum ist selten. In solchen Fällen tritt eine Verminderung des osmotischen Druckes auf. Die Verlagerung des Wassers erfolgt in den intrazellulären Raum (hypotone Dehydratation). Die Nieren scheiden den relativen Wasserüberschuß aus. Die Folge ist eine extrazelluläre Dehydratation. Bei derartiger, durch Natriummangel hervorgerufener hypotoner extrazellulärer Dehydratation zeigen die Tiere kein Durstgefühl. Sie sind schlapp, liegen fast ausschließlich, manchmal werden dabei krampfhafte Muskelzuckungen beobachtet. Die Haut wird faltig und trocken. Das Plasmavolumen verkleinert sich zunehmend und damit auch die zirkulierende Blutmenge. Es kommt zu den Symptomen des peripheren Kreislaufversagens. Hämoglobin- und Hämatokritwerte steigen an. Die Plasmaelektrolytwerte bleiben lange konstant.

Am häufigsten treten Wasser- und Kochsalz(Na-)-Mangel gleichzeitig auf. Es besteht hierbei stets eine intra- und extrazelluläre Dehydratation. Die häufigsten Ursachen sind alle Arten von Ileus sowie Durchfälle. Bei gleichzeitigem Erbrechen entsteht außerdem eine hypochlorämische metabolische Alkalose. Aber auch bei starken Flüssigkeitsansammlungen oberhalb einer Stenose, z. B. im Gefolge aller funktionellen Stenoseformen des Rindes, bei der Dilatatio caeci und der rechtsseitigen Labmagenverlagerung des Rindes oder auch bei starken Flüssigkeitsansammlungen in der Bauchhöhle, besonders bei exsudativen Peritonitiden, kann es zu derartiger, sogenannter isotoner Dehydratation, verbunden meist mit hypochlorämischer Alkalose beim Rind, kommen (Espersen 1961). Beim Pferd kommt es bei sekundärer Magenüberladung zur Azidose.

Die klinischen Symptome entsprechen denen der extrazellulären Dehydratation: Verlust des Hauttugors, trockene Schleimhäute, eingefallene Augen, Abgeschlagenheit, niedriger Blutdruck, Absatz von wenig Harn mit hohem spezifischem Gewicht mit keinem oder nur geringem Natrium- und Chlorgehalt. Es besteht Hämokonzentration (hoher Hämatokritwert). Die Plasmaelektrolyte weisen normale oder nur gering veränderte Konzentrationen auf. Der Rest-N-Gehalt im Blut ist erhöht. Meist besteht kein Durst. Es kommt zusätzlich zu Störungen im Säure-Basen-Gleichgewicht (Azidose oder Alkalose), später zum Nierenversagen und zum Kaliummangel.

Therapie bei Dehydratation (Wasser- und Kochsalzmangel). Liegt auf Grund der klinischen Symptome und der Laborwerte eine offensichtliche Dehydratation vor, so beläuft sich die Defizitmenge an Wasser schätzungsweise auf $1/15-1/12$ der Körpermasse. Falls möglich, soll die Rehydratation innerhalb von 2-3 Tagen und nur bei dringender Indikation 12-24 Std. vor der Operation vorgenommen werden. Sie erfolgt zur Beseitigung der gleichzeitig vorhandenen hypochlorämischen Alkalose in Form der Infusion einer 0,9%igen NaCl-Lösung. Man sollte dabei kleinen Haustieren nicht mehr als 4-5% der Körpermasse mengenmäßig infundieren. Rindern gibt man mehrere Liter Kochsalzlösung intraperitoneal (Espersen 1961). Da eine Dehydratation stets mit Na-Mangelzuständen verbunden ist, wäre es falsch, zur Beseitigung der Exsikkose zunächst größere Mengen 5%ige Glucoselösung intravenös zu geben. Geschieht dies trotzdem, so kommt es zur weiteren Verdünnung der extrazellulären Elektrolytkonzentration. Dieser Zustand ist als hypotone Hyperhydratation bzw. *Wasserintoxikation* beschrieben worden. Osmotisch bedingt entsteht hieraus eine übermäßige intrazelluläre Wasseransammlung. Derartige Fehleinschätzungen des Elektrolythaushaltes sind bei chirurgischen Patienten nicht selten. Es ist insofern dann eine paradoxe Situation vorhanden, als das an Wasser verarmte Tier an einer hypotonen Hyperhydratation leidet. Hieraus ergibt sich am deutlichsten, daß die Dehydratation mit isotonischer NaCl-Lösung zu beseitigen und somit das extrazelluläre Volumen aufzufüllen ist. Anschließend wird die Oligurie mit Glucosegaben oder anderen sogenannten *Nierenstartern* angegangen.

Nierenstarter sind Elektrolytlösungen, die viel Wasser, kein Kalium, wenig Natrium- und Chlorionen enthalten, wie z. B. das Tutofusin NS (Pfrimmer). Auch Glukofusal (Asid), Vitafusal (Dessau) u. a. werden zur Behandlung der Oligurie, Anurie und Urämie empfohlen. Man gibt 10-40 ml dieser Lösungen pro kg/KM und Tag. Am besten eignet sich das Dauertropfverfahren. Hierbei werden etwa 30 Tropfen pro Minute zugeführt. Wirth (1968) empfiehlt, den im Vordergrund stehenden Chloridverlust zunächst durch eine langsame intravenöse Injektion einer 10%igen Kochsalzlösung in einer Dosierung von 0,5-1,0 ml/kg Körpermasse auszugleichen. Anschließend soll die Rehydratation durch Verabreichung einer isotonischen, isoionischen Elektrolytlösung (z. B. Sterofundin, 20-50 mg/kg KM) erfolgen.

Störungen des Kaliumhaushaltes bei chirurgischen Erkrankungen. Kalium verteilt sich nach der Resorption aus dem Darmkanal vorwiegend auf den intrazellulären Flüssigkeitsraum. Die Herbivoren nehmen mit der Nahrung mehr auf als die Karnivoren. Kalium kommt in allen Futtermitteln in großen Mengen vor, so daß meist ein erheblicher Kaliumüberschuß besteht. Wird Kalium weit über den Bedarf hinaus zugeführt, so werden in erhöhtem Umfang Kaliumionen abgegeben. Rind, Pferd und kleine Wiederkäuer scheiden verhältnismäßig viel Kalium mit dem Harn aus. Nur ca. 2% der Gesamtkaliummenge des Körpers befinden sich im extrazellulären Raum. Der Kaliumplasmaspiegel liegt bei den Haustieren bei 3,0-5,0 m mol/l. Der intrazelluläre Flüssigkeitsraum stellt ein Kaliumreservoir dar, auf das zugunsten des extrazellulären Raumes jederzeit bei Bedarf zurückgegriffen werden kann. Die einseitige Verteilung des Kaliums kommt dadurch zustande, daß die meisten Zellen die Fähigkeit besitzen, Kalium aktiv zu speichern. Die Erythrozyten sind bei den Haustieren in unterschiedlichem Maße in der Lage, Kalium zu akkumulieren. Als intrazelluläres Kation ist es direkt an Enzymreaktionen beteiligt. Der Prozeß der Erregungsleitung ist an Veränderungen der Verteilung des Kaliums zwischen intra- und extrazellulärer Flüssigkeit gebunden. Intrazellulär bzw. innerhalb der Nerven- und Muskelfasern gespeichertes Kalium tritt im Laufe der Erregung aus den Zellen bzw. Fasern aus. Kalium wird nach Beendigung der Erregung wieder in die Zellen hineingepumpt Es ist ferner für die Aufrechterhaltung des osmotischen Druckes und für die Funktion verschiedener Enzymsysteme von großer Wichtigkeit. Innerhalb der Zellen kann es in seinen Funktionen nur teilweise durch Natrium ersetzt werden. Besteht Kaliummangel, so wird dadurch eine intrazelluläre Natriumretention hervorgerufen.

Jeder Streß, d. h. auch jede größere Operation, zieht über eine erhöhte Funktion der Nebennierenrinde Störungen im Kaliumhaushalt in Form eines kurzfristigen Anstiegs der Kaliumwerte im Plasma und einer vermehrten Kaliumausscheidung mit dem Harn nach sich. Auf die Abhängigkeit der Störungen im Elektrolythaushalt von der Schwere des operativen Eingriffs ist bereits hingewiesen worden. Die postoperativ vermehrte Kaliumausscheidung normalisiert sich meist innerhalb von 1–2 Tagen. Dies kann ausbleiben, wenn durch postoperative Gaben von Glucose und Kochsalzlösung die Kaliumverluste bei reaktiver Polyurie weiterhin gesteigert werden. Dabei kann bei den Haustieren der Plasmakaliumspiegel auf 2,0 mmol/l und darunter absinken. Sind Flüssigkeits- und Futteraufnahme wieder normal, so reguliert sich auch der Plasmakaliumspiegel ein, und die Kaliumdiurese verschwindet.

Klinisch manifeste Kaliummangelzustände sind bei Haustieren selten. Sie sind bei Pflanzenfressern kaum zu erwarten. Es muß die Normalisierung der postoperativen vermehrten Kaliumausscheidung (Polyurie) ausbleiben oder im Gefolge von prä- oder postoperativen Kaliumverlusten durch Resorptionsstörungen aus dem Verdauungskanal zu Mangelerscheinungen kommen. Dies ist der Fall, wenn vor der Entstehung eines Ileus längere Zeit Diarrhoen bzw. Enteritiden oder bei verschiedenen Stenoseformen ähnliche Symptome bestanden und die Tiere längere Zeit gehungert haben. Hierbei ist zu beachten, daß bei starker Dehydratation infolge der dabei bestehenden Hämokonzentration der Plasmakaliumspiegel normal erscheinen kann. Erfolgt die Rehydratation, so kann es unter bedrohlichem Absinken der Plasmakaliumwerte zur Hypokaliämie kommen. Kaliummangel beeinträchtigt die Bildung und Verwertung der Milchsäure. Das Kaliumion ist für den Glucoseabbau notwendig. Klinisch bestehen bei Kaliummangel infolge Herabsetzung des Muskeltonus allgemeine Muskelschwäche (Adynamie), Appetitmangel, Apathie, Verweigerung von Flüssigkeitsaufnahme, Schluckbeschwerden und Erbrechen. Auch die Darmtätigkeit ist stark herabgesetzt oder aufgehoben. Es kann Meteorismus oder das klinische Bild eines paralytischen Ileus vorhanden sein. Schwerer Kaliummangel führt zu Herzrhythmusstörungen.

Die Diagnose eines Kaliummangels wird durch Ermittlung der Höhe des Plasmakaliums gesichert. Eine gleichzeitige Dehydratation, verbunden mit Hämokonzentration, darf dabei nicht zu Fehlbeurteilungen führen. Das EKG zeigt bei Kaliummangel eindeutige Veränderungen (Senkung der ST-Strecke, Erniedrigung und Verbreiterung oder Umkehr der T-Welle, verlängertes QT-Intervall).

Therapie bei Kaliummangel. Falls möglich, sollte eine orale Kaliumsubstitution durch Gaben von Kaliumchlorid erfolgen. Der tägliche Kaliumbedarf beträgt bei Kälbern 10,0 g, bei Rindern mit 10 kg Milchleistung 50,0 g, bei Rindern mit 20 kg Milchleistung 100,0 g sowie bei säugenden Sauen und alten Ebern 12–15 g. Täglicher Bedarf und Kaliumverluste sollten vor allem bei Rindern, bei denen auf operativem Wege Labmagenverlagerungen nach links oder rechts, Labmagentorsionen und Blinddarmdilatationen und -dislokationen behoben wurden, und bei Rindern, die in hoher Milchleistung stehen, berücksichtigt werden. Eine intravenöse Kaliumzufuhr soll erst dann einsetzen, wenn die Harnausscheidung in vollem Umfang gewährleistet ist. Bei isotoner Dehydratation und Hypokaliämie muß das Wasser- und Natriumchloriddefizit weitgehend ersetzt und der Harnabsatz gewährleistet sein, ehe Kalium gegeben wird. Man verabreicht Vollelektrolytlösungen, z. B.: Äquifusal®, Ursolyt®, Isotonal®, Subsidal®, Tutofusin®, Sterofundin®. Als Elektrolytkonzentrat ist 7,5%ige Kaliumchloridlösung im Handel. Kalium darf bei

Tieren mit Nierenschädigungen nicht zum Einsatz kommen. Gleiche Vorsicht ist für nierengeschädigte Tiere bei der Transfusion größerer Blutmengen geboten. Da in lagernden Blutkonserven der Kaliumspiegel infolge Hämolyse und stoffwechselbedingten Austritts aus den Blutzellen Werte über 10 mmol/l erreicht, kann die rasche Infusion großer Blutmengen ernste Kaliumanstiege (Hyperkaliämie) verursachen. Der transfusionsbedingte Kaliumanstieg steht in direkter Abhängigkeit zum Alter der Blutkonserven, zum Blutvolumen des Patienten und zum Verhältnis der infundierten Blutmenge zu diesem Blutvolumen. Kaliumlösungen, die intravenös gegeben werden, sollten eine Konzentration von 20 mmol/l nicht überschreiten. Die Kaliumzufuhr ist durch Bestimmung des Plasmakaliumgehaltes zu kontrollieren. Zu Herzstörungen, Paresen der Skelettmuskulatur und vasokonstriktorisch bedingten Parästhesien infolge Hyperkaliämie kommt es bei einem Plasmakaliumspiegel über 3,5 mmol/l zum Herzstillstand nach Kammerflimmern bei 7—7,5 mmol/l.

15.3. Säure-Basen-Haushalt (Azidose, Alkalose)

Für den normalen Ablauf der Lebensvorgänge ist die Erhaltung eines verhältnismäßig eng begrenzten pH-Bereichs in den Zellen und im Blut von Bedeutung. Unter physiologischen Bedingungen liegt der pH-Wert im extrazellulären Flüssigkeitsraum bei den Haustieren im Bereich von 7,3—7,6. Durch die Narkose, durch prä-, intra- und postoperativ bedingte erhöhte Stoffwechselbelastungen kommt es zu Schwankungen nach der sauren oder alkalischen Seite. Das Säure-Basen-Gleichgewicht wird vom gesunden Organismus durch zahlreiche Puffersysteme (Hydrogencarbonat, Plasmaproteine, Hämoglobin, primäres und sekundäres Phosphat) aufrechterhalten. Dabei erfolgen die notwendigen Korrekturen der Stoffwechsellage laufend über die Lunge (verstärkte oder verminderte Abgabe von CO_2) und die Nieren (verstärkte Ausscheidung basischer oder saurer Ionen).

Ein wichtiges Puffersystem des Blutes stellt das System Hydrogencarbonat — Kohlensäure dar. Treten sauer reagierende Substanzen in das Blut ein, so addiert das Hydrogencarbonat ein Wasserstoffion und geht dabei in die Kohlensäure über. Die an das Hämoglobin und die Plasmaproteine gebundenen Alkali-Ionen spielen bei der Abpufferung der fortlaufend im Stoffwechsel entstehenden Säuren (Kohlensäure, organische Säuren, Schwefel- und Phosphorsäure) eine entscheidende Rolle. Sie machen 90 % der Pufferwirkung aus.

Wenn es nun unter besonderen Bedingungen prä-, intra- oder postoperativer Verhältnisse zu zusätzlichen Verschiebungen im Säure-Basen-Haushalt kommt, so sind dafür ursächlich immer pathologische Veränderungen des Eiweiß-, Wasser- und Elektrolythaushaltes verantwortlich zu machen. Es kann zu einer Vermehrung der sauren Bestandteile (Azidose) oder zu einer Vermehrung der basischen Bestandteile (Alkalose) kommen.

Azidose. Für die Chirurgie ist die *respiratorische Azidose* von Bedeutung. Es kommt dabei infolge mangelhafter CO_2-Ausatmung zur Erhöhung des CO_2-Partialdruckes im Blut. Dies wiederum kann durch Verkleinerung der atmenden Lungenoberfläche oder durch Beeinträchtigung des Atemzentrums bedingt sein. Häufiger sind sogenannte *metabolische Azidosen*. Sie werden im Schock, nach Trauma mit und ohne Blutverlust, nach längerem Hungern, bei Speiseröhrenerkrankungen, bei langer Bewußtlosigkeit, nach übermäßigem Verlust alkalischer Körperflüssigkeit und beim Tetanus beobachtet. Bei Rindern spielt außerdem die Vermehrung von Ketokörpern (primäre und sekundäre Azetonämie), bei Hunden und Rindern der Diabetes mellitus ursächlich eine Rolle. Die Ausscheidung saurer Stoffwechselprodukte durch die geschädigten Nieren kann vermindert sein. Eine hyperchlorämische Azidose entsteht dann, wenn zwecks parenteraler Flüssigkeitszufuhr die 0,9%ige, sogenannte „physiologische" Kochsalzlösung wiederholt und in größeren Mengen verabreicht worden ist. Sie ist zwar isoton, hat jedoch bei einem Verhältnis Na : Cl = 1 : 1 einen Chloridüberschuß. Dieser bewirkt eine Verschiebung des pH-Wertes nach der sauren Seite infolge Verdrängung der HCO_3-Ionen und Ersatz durch Cl-Ionen. Hierdurch wird die Alkalireserve (Standardhydrogencarbonat) im Sinne einer hyperchlorämischen Azidose (Na/Cl-Verhältnis im Plasma Na^+ 1,0 zu Cl^- 0,7) vermindert.

Alkalose. Auch bei den Alkalosen können eine *respiratorische Alkalose* und eine *metabolische Alkalose* unterschieden werden. Als Ursachen kommen ein Säuredefizit oder ein Basenüberschuß in Frage. Durch Hyperventilation, besonders bei Ausschaltung der Spontanatmung und verstärkter Sauerstoffzufuhr im geschlossenen Narkosesystem, kommt es zur Verminderung des CO_2-Partialdruckes im arteriellen Blut und damit zum Säuredefizit. Bei Haustieren ist die respiratorische Alkalose verhältnismäßig selten. Mit metabolischen Alkalosen ist bei hohen Verlusten von Kochsalz bzw. Salzsäure zu rechnen, wie es z. B. bei chronischem Erbrechen der Fleischfresser (Salzsäureverlust, hypochlorämische Alkalose), aber z. T. auch bei Abomaso-Enteritis und anderen Labmagenerkrankungen (Espersen 1961) des Rindes der Fall ist. Bei Pflanzenfressern, besonders bei Wiederkäuern, kann es auf alimentärem Wege durch übermäßige Zufuhr leicht resorbierbarer Alkalien mit dem Futter, bei Fleischfressern auch durch mangelhafte Ausscheidung von Alkalien durch die Nieren (Nierenerkrankungen) zu Alkalosen kommen. Um eine Störung im Säure-Basen-Haushalt zu erfassen, gibt die Bestimmung der sogenannten *Alkalireserve* bzw. des *Standardhydrogencarbonats* wertvolle Hinweise. Falls möglich, können noch der pH-Wert des Blutes und der CO_2-Partialdruck des Blutes bestimmt werden. In die Praxis der Veterinärchirurgie haben sich diese Bestimmungen besonders vor, während und nach der Ileuschirurgie beim Pferd bewährt.

Die Normalwerte des Standardhydrogencarbonats liegen bei den Haustieren bei 10–11 mmol/l. Errechnet man den Basenüberschuß (BÜ bzw. BE (base excess)), so erhält man konkrete Angaben, wieviel mmol/l Base zuviel oder auch zuwenig vorhanden sind (Plus-Basenüberschuß bei Alkalose, Minus-Basenüberschuß bei Azidose). Der normale Basenüberschuß wird mit 0 ± 1,2 mmol/l angegeben. Den Plus- oder Minus-Basenüberschuß errechnet man, indem man vom Ist-Standardhydrogencarbonatwert den Normalstandardhydrogencarbonatwert abzieht.

Die *Therapie bei Störungen im Säure-Basen-Haushalt* zielt auf Wiederherstellung einer Homöostase ab. Bei Azidosen werden alkalisierende Lösungen gegeben. Es eignen sich 8,5%ige Natriumhydrogencarbonatlösung und 11–12%ige Natriumlactatlösung. Hydrogencarbonatlösungen sind schwierig zu sterilisieren und kaum lagerfähig. Natriumlactatlösungen werden als Elektrolytlösungen mit erhöhtem Lactatgehalt im Handel angeboten. Wird Lactat abgebaut, so wird Carbonat freigesetzt. Die Wirkung setzt langsam ein, hält aber länger als beim Hydrogencarbonat an.

Neuerdings wird auch ein sogenannter *Trispuffer* (THAM, Trihydrooxymethyl aminomethan) empfohlen. In der Veterinärmedizin liegen wenig Erfahrungen darüber vor. Er ist als Trometamol im Handel. Bei metabolischen, besonders hypochlorämischen Alkalosen erfolgt die Therapie durch gezielten Flüssigkeits- und Elektrolytersatz. Dies geschieht durch Kochsalzlösung und isotonische Lövulose- oder Glucoselösungen. Man gibt Hunden intra operationem und am 2. und 3. Tag post operationem täglich 100–200 ml einer Lösung gleicher Teile isotonischer (sogenannter physiologischer) Kochsalzlösung und 5%iger Glucoselösung intravenös oder subkutan. Bei Pferden und Rindern (bei Labmagenverlagerungen usw.) gibt man 4000–5000 ml dieser 1 : 1 gemischten Lösungen. Die hypochlorämische Alkalose ist der einzige Fall, bei dem die isotonische NaCl-Lösung noch zur Infusion verwendet wird. Hierbei ist der hohe Chloridanteil zur Beseitigung der Hypochlorämie therapeutisch wichtig.

Nur bei schwerwiegenden metabolischen Alkalosen ist eine Infusion isotonischer (0,83%iger) NH_4Cl-Lösung erforderlich. Hunden gibt man 50–150 ml, Großtieren 2000–3000 ml pro Tag.

Sachregister

A
Abschürfung 221
– Haut- 221
Abszeß 166
– aseptischer 168
– Reifung 168
Acetylcholin 508
Adenom 455
Agglutination 66, 67
Akne 158
Akromegalie 420
Aktinobazillose 203
Aktinomykose 203
Alkalose 521
Allgemeinerkrankung, pyogene 188
Anämie 57
Anaerobier, sporenbildende 195
Aneurysma 230, 351
Angiotensin 508
Ankylose 338, 339
Antibiotika 73, 140
Antigene 58, 59, 63
Antikörper 63, 64
Antisepsis 72, 73
Antiseptika 73
Apophysiolysis 423
Arteriitis 372
Arthritis 386
– aseptica acuta 387
– chronica deformans 389
– purulenta 172
– pyogene 182
Arthropodenstiche 110
Arthrose 386, 390
– Alters- 392
– juvenile 397
Arthroskopie 281
Azidose 521

B
Basaliom 455
Bauchbruch 311
biologische Vorprobe 67
Blastom 441
Blitzschlag 304
Blutentnahmetechnik 58
Bluterguß 221
Blutgerinnung 23

Blutgerinnungsstörung 24
– angeborene 24
– erworbene 24
– thrombozytäre 24
Blutgruppen 59, 63
Blutkonserven 65
Blutleere, künstliche 26
Blutmenge 21
Blutstillung 25
– endgültige 26
– medikamentelle 27
– spontane 22
– vorläufige 25, 26
Bluttransfusion 57
Blutung 21
– arterielle 21
– kapilläre 22
– parenchymatöse 22
– primäre 21
– sekundäre 21
– venöse 21
Botryomykose 214
Brustbeule 171
Bursitis 227, 382
– pyogene 180

C
Calvé-Perthessche Erkrankung 424
Chemotherapie 76, 137
Chipfraktur 246, 279
Chlorom 473
Cholezystokinin 508
Chondritis 386
– chronisch ossifizierende 386
– – pyogene 386
Chondrodysplasia fetalis 420
Chondrom 466
Chondrosarkom 468
Combustio 16, 287
Commotio 218, 219
Congelatio 16, 293
Contusio 218, 219

D
Dammbruch 311
Decollement, traumatisches 221, 222
Degeneration 358

Dehnung 218, 230
Dehydratation 518
Dekubitus 220
Dermatitis 365
– verrucosa 366
Desinfektion
– der Hände 81
– des Operationsfeldes 81
– des Raumes 83
Desinfektionsmittel 73
Diastase 282
Dilaceratio 224
Dilatation 349
Distension 218, 230
Distorsion 218, 280
Divertikel 349

E
Eccema madidans 366
Ecchymosis 221
Eingeweidebruch 219, 305
Eiter 156
Eiweißhaushalt 511
Ektasie 129, 349
Ekzem 365
Elephantiasis 162, 165
Emphysem 71, 170, 224
– Behandlung 72
– interstitielles 71
– subkutanes 71, 72
– traumatisches 224
Entwicklungsstörung, Skelett 419
Entzündung 358
– demarkierende 113
Enzymdiagnostik 488
Epiphysenlösung 423
Epiphysiolysis 423
Epithelisierung 116
– mangelhafte 128
Erfrierung 293
– allgemeine 296
– örtliche 293
Erschütterung 218, 219
– Gehirn 219
Erysipel 161
Exkoriation 221
Exostose 230
Exsudation 113, 359

F

Fibrinogen 23
Fibrinolyse 24
– Hyper- 25
Fibrom 462
Fieber 70
– aseptisches 70, 71
– septisches 71
Fieberkurve 70
Fissur 218, 241
Fistel 116, 134
– Eiter- 134
– Organ- 136
– Therapie der 136
Fluorose 436
Fokalinfektion 189
Follikulitis 158
Fragmentexstirpation 279
Fraktur 218, 243
– Biegungs- 244
– Abknickungs- 246
– Impressions- 246
– Quetschungs- 246
– Torsions- 246
– Zertrümmerungs- 246
Fraktur, Einteilung 247
– Behandlung 260
– – konservative 263
– – operative 266
– Bruchformen 247
– Heilung 257
– Heilungsverlauf, Kontrolle 277
– Notversorgung 261
– Symptomatologie 252
– Verschiebung, Dislokation 256
Furunkel 158
Furunkulose 158

G

Gangrän 326
Gasbrand 196
Gasphlegmone 196
Gastrin 508
Gefäßerweiterung 351
Gelenkentzündung 182
Gelenkkontusion 229
Geschwülste 441
Geschwulst, Ätiologie 443
– Differentialdiagnose 450
– Einteilung 444
– formale Pathogenese 444
– Generalisation 447
– Geschlechtsdisposition 442
– Häufigkeit 442
– Hyperregenerationstheorie 443
– Infektionstheorie 444
– Irritationstheorie 443

– Keimverschleppungstheorie 443
– Klassifikation 448
– Metastasierung 442
– Mutationstheorie 444
– Prognose 453
– Symptome 445
– Therapie 451
– Vorkommen 442
– Zytostatika 452
Geschwür 131
Gliom 474
Glomustumor 472
Granula 114
Granulationsgewebe 114, 116
Granulationsgewebshyperplasie 119, 123, 126
Granulationsgewebshypoplasie 127

H

Hämangioendotheliom 472
Hämangiom 472
Hämatom 221
Hämoglobin 59
Hämolyse 58, 63, 64, 66
Hämophilie 23, 24, 25
Hämorrhagie 21
hämorrhagische Diathese 23
Hämorrhoiden 353
Hämostyptika 27
Hautentzündung 365
Hauttransplantation s. Transplantation
Heilung 111
– per primam intentionem 117
– ungestörte 113
– unter dem Schorf 118
Heilungsstörungen 120
– tendenz 111
– vorgänge 112
Heparin 59, 61
Hernie 305, 219
– Allgemeines 305
Hernia cruralis 310
– diaphragmatica 312
– femoralis 310
– foraminis epiploici 314
– inguinalis 308
– ligamentosa 315
– omentalis 315
– perinealis 311
– scrotalis 308
– spatii lienorenalis 314
– umbilicalis 308
– ventralis 311, 233
Histamin 508
Histiozytom 473

Hitzschlag 293
Hospitalismus 154
Hydarthros 389
Hydrops 355, 380
– Gelenk- 389
Hydrothorax 355
Hydrozele 355
Hygrom 227, 389
Hyperhydratation 516
Hyperplasie 328
– Bindegewebs- 328
– Granulationsgewebs- 328
– Knochen- 328
Hypertrophie 328
– Arbeits- 328
– Muskel- 328
Hypervitaminose A 436
Hypoparathyreoidismus 434
Hypopituitarismus 419
Hypovitaminose A 436
– C 437
– D 437

I

Ileus 336
Implantatentfernung 279
Intoxikation 188

K

Kältewirkung 296
Kaliumhaushalt, Störungen 519
Kalzinose, enzootische 436
Karbunkel 158, 161
Karzinom 457
– Adeno- 460
– Plattenepithel- 458
– Übergangszell- 460
– Zylinderepithel- 458
Kinin 508
Knochenbruch 218, 243
Knochenentzündung, pyogene 188
Knochenerkrankung, stoffwechselbedingte 430
Knochenriß 218, 241
Koagulopathie 23, 24
– Immun- 23
– Verbrauchs- 23
Kompression 219
– Myokard 219
Kontraktur 338
– Muskel- 339
– Sehnen- 341

L

Ladendruck 220
Lähmung 226
– Facialis 226

Laesio 15
Leukose 473
Lipom 463
Loosersche Umbauzonen 433
Luxation 218, 281
Lymphadenitis, pyogene 175
Lymphangiom 472
Lymphangiosarkom 472
Lymphangitis epizootica 216
– pyogene 174
– ulcerosa 217
Lymphknotenentzündung, pyogene 175
Lymphom 473

M
Mastzelltumor 473
Medulloblastom 474
Melanom 460
Meliceres 479
Meningeom 474
Mischgeschwulst 474
Muskelentzündung 368
– pyogene 171
Muskelquetschung 224
Muskelzerreißung 231
Myom 471
– Leio- 471
– Rhabdo- 471
Myositis 368
– purulenta acuta 172
– – chronica 172
– serosa acuta 171
– traumatica ossificans 225
Myxom 463

N
Naevus 460
Naht
– Darm- 92
– Entspannungs- 92
– intrakutane Haut- 91
– Knopf- 91
– Material 92
– Vereinigungs- 91
– Wund- 89
Narbe 117
– atrophische 129
– Ausbuchtung der 129
– hypertrophische 130
– Verknöcherung der 131
Narbengeschwür 129
Narbengewebe 116f.
Narbenkeloid 131
Narbenkontraktur 130
Narbenretraktion 117

Nekrose 323
– Quetschungs- 224
Neoplasma 441
Nervenentzündung 371
Neuralgie 372
Neuritis 371
Neurom 226
Neuropraxie 220
Nicotinsäureamid 486
Nocardiose 212

O
Odontom 468
Osteochondrom 468
Osteochondrose, generalisierte, Mastbulle 398
– –, Schwein 398
Osteochondrosis dissecans 422
Osteodystrophia fibrosa generalisata 433
Osteogenesis imperfecta 420
Osteom 466
Osteomalazie 433
Osteomyelitis 413
Osteopathia craniomandibularis 412
– hypertrophicans 410
Osteopathie 407
Osteopetrose 421
Osteoporose 430
Osteosklerose 411, 421
Ostitis 411
– condensans 411
– rarefaciens 411
– suppurativa 412

P
Pankreozymin 508
Panostitis eosinophilica 413
Pantothensäure 486
Papillom 453
Paralyse 225
Parese 225
Periostitis 407
– aseptica 407
– chronica 408
– pyogene 411
Periostose, metakarpale 409
Phagozytose 113
Phlebektasie 353
Phlebitis 373
– pyogene 172
Phlegmone 162
Phosphatase 488
Piephacke 227
Plasmozytom 473
Primärheilung 117

Pseudarthrose 278
Pustel 158
Pyämie 192

Q
Quetschung 218, 219
– Gefäß- 230
– Gelenk- 229
– Haut- 220
– Knochen- 229
– Muskel- 224
– Nerven- 225
– Schleimbeutel- 227
– Sehnen- 226
– Sehnenscheiden- 228

R
Ranula 479
Rachitis 431
Regeneration 112f.
Regenerationsfähigkeit der Gewebe 111f.
Reparation 112
Restitutio ad integrum 112
Retikulosarkom 473
Riesenwuchs 419
Rotz 217
Ruptur 230
– faszikuläre 236
– fibrilläre 236
– partielle 237
– totale 237

S
Salben 73
Saprämie 195
Sarkoid 464
Sarkom 464
– Lipo- 466
– Myxo- 466
– osteogenes 469
– polymorphzelliges 465
– Riesenzell- 465
– Rundzell- 465
– Spindelzell- 465
– Sticker-Tumor- 473
Säure-Basen-Haushalt 521
Schenkelbruch 310
Schienbeinerkrankung 409
Schlangenbisse 110
Schleimbeutelentzündung 180
Schmerz 30
– ausschaltung 31
– bekämpfung 31, 32
– empfindlichkeit 31
– losigkeit 31, 32
– Oberflächen- 30

– postoperative Schmerzbehandlung 32
– primärer Wundschmerz 30
– reiz 30
– rezeptoren 30
– sekundärer Wundschmerz 31
– Tiefenschmerz 30
Schock 33–55
– allergisch-anaphylaktischer 34, 45, 47
– endotoxämischer (septischer) 33, 38, 40, 51
– Entstehung 33
– hypovolämischer 33, 41
– ischämischer 34, 39
– kardiogener 34, 39, 47
– Prognose 41
– stagnierender 35, 37, 39, 42, 44
– Therapie 41
– traumatischer 34
Schwiele 117
Sehnenscheidenphlegmone 111
Sekretin 508
Sekundärheilung 118f., 122
Septikämie 190
Serom 224
Serotonin 508
Sklerodermie 162, 165
Sommerwunden 132
Sonnenstich 292
Starkstromverletzung 303
Starrkrampf 199
Stauungsödem 356
Stelzfuß
– arthrogener 341
– tendogener 341
Stenose 330
– funktionelle 335
– Kompressions- 333
– Narben- 334
– Obturations- 330
Stephanofilarien 133
Sterilisation 77
– Auskochen 77
– Heißdampfsterilisation 78
– Heißluft- 78
– Hochdruckdampf- 77
– Kälte- 78
– Ultraschallverfahren 78
Stollbeule 227
Störungen der Wundheilung 120f., 123ff.
Strahlen, ionisierende 297
– schäden 297
– syndrom 300
– wirkung 298
Strahlenpilzerkrankung 203

Streptotrichose 212
Striktur 334
Sudecksche Atrophie 430
Suffusion 221
Suggillation 221
Sulfonamide 73
Syndrom, osteopulmonales 410
Synovia 401
Synoviadiagnostik 401
Synovia, Aussehen 402
– Enzymaktivitäten 406
– Gerinnungsvermögen 405
– Hyaluronat 406
– Trübungsgrad 402
– Viskosität 402
– Zytologie 403

T
temporärer Hautersatz 95
Tendovaginitis
– pyogene 176
– suppurativa 172
Teratom 474
Tetanus 199
Thrombophlebitis 172
Transaminase 488
Transfusion
– Auto- 58
– Gefahren der 63
– Technik 61
Transplantation
– Haut- nach Braun-Reverdin 96
– – – Thiersch 98
Trauma 218
Tuberkulose 218
Tumor 441
Tunnelplastik nach MacLennan-Obel 98
Tylom 220, 366

U
Überwurf 314
Ulkus 131

V
Varikozele 353
Varix 353
Verbrennung 287
Verbrennung, Phosphor 292
Verbrennungskrankheit 291
Verletzung 15, 218
– chemische 16
– gedeckte 15, 218
– geschlossene 218
– offene 218
– thermische 16
Vernarbung 116

Verrenkung 218, 281
Verruca 455
Verstauchung 218, 280
Virulenz 152
Vitamine 482
Vitamin A 482
– B_1 485
– B_2 486
– B_6 486
– B_{12} 486
– C 487
– D 483
– E 484
– K 484
– P 485
Vulnus 17

W
Wasser- und Elektrolythaushalt 515
Wiederherstellungsarten 113
Wundarten 100, 117
– lebensgefährlich infizierte 109
– Operationswunden 100
– perforierende Bauchhöhlenwunden 102
– – Brusthöhlenwunden 103
– – Gelenkwunden 102
– – Sehnenscheidenwunden 102
– Quetschwunden 100
– Rißwunden 100
– Stichwunden 101
Wundbehandlung 119, 122
Wundclostridiose 196
Wunde 17
– akzidentelle 18, 100
– eiternde 156
– granulierende 114
– Merkmale der 18
– penetrierende 17, 18
– Pfählungs- 17, 18
– Schnitt- 17, 100
– Stich- 17, 101
– zusammengesetzte 17
Wundfieber 70
Wundheilung 111
– Wundheilungsarten 117
– Wundheilungsstörungen 120f., 123ff.
– Wundheilungstendenz 111
– Wundheilungsvorgänge 112
Wundhöhle 18, 19, 20
Wundinfektion 152
– aerogene 154
– hämatogene 154
– Kontakt- 153
– lymphogene 154
– primäre 153

– putride 195
– pyogene 154
– sekundäre 153
– spezifische 203
Wundinhalt 19
Wundrand 18
Wundversorgung 87
– Ausscheidung nach Bergmann 87
– Dränage 87
– endgültige 84
– frische 84
– Klammern 91
– Not- 84
– offene Behandlung 89
– Pflaster 94

– Plastik 92
– Prophylaxe 88
– Puder 73
– Säuberung 84
– Spülungen 73
– Umschneidung nach Friedrich 85
– Verband 93
– verbandlose Behandlung 89, 94

Z

Zerreißung 218, 230
– Muskel- 231
– Organ- 240
– Sehnen- 234
Zerrung 230, 231

Zwergwuchs 419
Zyste 476
– Epithel- 476
– Erweichungs- 479
– Exsudations- 479
– Extravasations- 479
– Hals- 479
– Kiemengangs- 478
– Knochen- 480
– Nabel- 478
– nichtepitheliale 224
– parasitäre 480
– Retentions- 478
– Schleimmhaut- 478
– Zahnsack- 477
– Zungengrund- 478

Bolz/Dietz

ISBN 3 432 80535-7

Lehrbuch der Allgemeinen Chirurgie für Tierärzte

Ihre Meinung über dieses Buch ist für uns von großem Interesse. Bitte beantworten Sie uns deshalb ein paar Fragen.

Bitte trennen Sie dieses Blatt heraus und senden Sie es im Umschlag an:

Ferdinand Enke Verlag
Postfach 1304
D - 7000 Stuttgart 1

Besten Dank für Ihre Bemühungen!

Qualität des Inhalts

1. Wie ist das Thema behandelt?
   - ☐ zu ausführlich
   - ☐ zu kurz
   - ☐ angemessen
   - ☐ _____

2. Wie ist der Stoff dargestellt?
   - ☐ schwer verständlich
   - ☐ gut verständlich
   - ☐ weitschweifig
   - ☐ _____
   - ☐ unübersichtlich
   - ☐ anschaulich
   - ☐ didaktisch gut gegliedert
   - ☐ _____

3. Welche zusätzlichen Forderungen sähen sie gern erfüllt?
   - ☐ Text ausführlicher
   - ☐ mehr Tabellen und Grafiken
   - ☐ mehr Abbildungen
   - ☐ straffere Gliederung
   - ☐ stichwortartige Zusammenfassungen
   - ☐ _____

   Sachregister
   - ☐ nicht ausreichend
   - ☐ ausreichend

   Literaturverzeichnis
   - ☐ zu lang
   - ☐ ausreichend
   - ☐ zu kurz

bitte wenden!

Qualität der Ausstattung

	sehr gut	gut	ge-nügend	unge-nügend
Druck				
Papier				
Abbildungen				
Tabellen, graf. Darstellungen				
Gliederung				
Einband				

Der Preis des Buches ist

☐ zu hoch   ☐ angemessen   ☐ günstig

Bemerkungen: _____

_____
_____
_____
_____
_____
_____
_____
_____

Wir nehmen Sie gern in unsere Informationskartei auf.

Bitte machen Sie uns dazu ein paar Angaben:

Name, Vorname _____

Adresse _____

_____

Beruf (Studienfachrichtung) _____

Semesterzahl _____